令和６年度版薬事法令ハンドブック

－医薬品医療機器等法、施行令、施行規則－

薬事日報社

目　次

法令の構成についての概要…… 7

医薬品、医療機器等の品質、有効性及び安全性の確保等に関する法律……9

第１章　総則（第１条・第２条）…… 9
第２章　地方薬事審議会（第３条）…… 14
第３章　薬局（第４条－第 11 条）…… 14
第４章　医薬品、医薬部外品及び化粧品の製造販売業及び製造業（第 12 条－第 23 条）…… 23
第５章　医療機器及び体外診断用医薬品の製造販売業及び製造業等
　第１節　医療機器及び体外診断用医薬品の製造販売業及び製造業（第 23 条の２－第 23 条の２の 22）…… 47
　第２節　登録認証機関（第 23 条の２の 23 －第 23 条の 19）…… 68
第６章　再生医療等製品の製造販売業及び製造業（第 23 条の 20 －第 23 条の 42）…… 79
第７章　医薬品、医療機器及び再生医療等製品の販売業等
　第１節　医薬品の販売業（第 24 条－第 38 条）…… 99
　第２節　医療機器の販売業、貸与業及び修理業（第 39 条－第 40 条の４）…… 112
　第３節　再生医療等製品の販売業（第 40 条の５－第 40 条の７）…… 116
第８章　医薬品等の基準及び検定（第 41 条－第 43 条）…… 117
第９章　医薬品等の取扱い
　第１節　毒薬及び劇薬の取扱い（第 44 条－第 48 条）…… 118
　第２節　医薬品の取扱い（第 49 条－第 58 条）…… 120
　第３節　医薬部外品の取扱い（第 59 条・第 60 条）…… 125
　第４節　化粧品の取扱い（第 61 条・第 62 条）…… 127
　第５節　医療機器の取扱い（第 63 条－第 65 条）…… 129
　第６節　再生医療等製品の取扱い（第 65 条の２－第 65 条の５）…… 131
第 10 章　医薬品等の広告（第 66 条－第 68 条）…… 133
第 11 章　医薬品等の安全対策（第 68 条の２－第 68 条の 15）…… 134
第 12 章　生物由来製品の特例（第 68 条の 16 －第 68 条の 25）…… 144
第 13 章　監督（第 69 条－第 76 条の３の３）…… 148
第 14 章　医薬品等行政評価・監視委員会（第 76 条の３の４－第 76 条の３の 12）…… 177
第 15 章　指定薬物の取扱い（第 76 条の４－第 77 条）…… 178
第 16 章　希少疾病用医薬品、希少疾病用医療機器及び希少疾病用再生医療等製品等の指定等（第 77 条の２－第 77 条の７）…… 182

第 17 章　雑則（第 78 条－第 83 条の 5）……185
第 18 章　罰則（第 83 条の 6 －第 91 条）……201
附則……208

医薬品、医療機器等の品質、有効性及び安全性の確保等に関する法律施行令……245

第 1 章　総則（第 1 条・第 1 条の 2）……245
第 2 章　地方薬事審議会（第 1 条の 3）……245
第 3 章　薬局（第 2 条－第 2 条の 14）……246
第 4 章　医薬品、医薬部外品及び化粧品の製造販売業及び製造業（第 3 条－第 35 条）……249
第 5 章　医療機器及び体外診断用医薬品の製造販売業及び製造業等
第 1 節　医療機器及び体外診断用医薬品の製造販売業及び製造業（第 36 条－第 37 条の 39）……273
第 2 節　登録認証機関（第 38 条－第 43 条）……288
第 6 章　再生医療等製品の製造販売業及び製造業（第 43 条の 2 －第 43 条の 46）……291
第 7 章　医薬品、医療機器及び再生医療等製品の販売業等（第 44 条－第 57 条）……307
第 8 章　医薬品等の検定（第 58 条－第 62 条）……314
第 9 章　医薬品等の取扱い（第 63 条）……315
第 10 章　医薬品等の広告（第 64 条）……315
第 11 章　医薬品等の安全対策（第 64 条の 2・第 64 条の 3）……315
第 12 章　生物由来製品の特例（第 65 条）……316
第 13 章　監督（第 66 条－第 69 条）……316
第 14 章　希少疾病用医薬品、希少疾病用医療機器及び希少疾病用再生医療等製品の指定等（第 70 条）……320
第 15 章　雑則（第 70 条の 2 －第 83 条）……320
附則……339
別表第 1（医療機器の範囲－第 1 条関係）……341
別表第 2（再生医療等製品の範囲－第 1 条の 2 関係）……343

医薬品、医療機器等の品質、有効性及び安全性の確保等に関する法律施行規則……345

第 1 章　薬局（第 1 条－第 18 条）……345
第 2 章　医薬品、医薬部外品及び化粧品の製造販売業及び製造業（第 19 条－第 114 条）……373
第 3 章　医療機器及び体外診断用医薬品の製造販売業及び製造業等

第 1 節　医療機器及び体外診断用医薬品の製造販売業及び製造業
（第 114 条の 2 －第 114 条の 85）……………………………… 435
第 2 節　登録認証機関（第 115 条－第 137 条）……………………………… 493
第 4 章　再生医療等製品の製造販売業及び製造業
（第 137 条の 2 －第 137 条の 78）……………………………… 508
第 5 章　医薬品、医療機器及び再生医療等製品の販売業等
（第 138 条－第 196 条の 13）……………………………… 552
第 6 章　医薬品等の基準及び検定（第 196 条の 14 －第 203 条）……………… 621
第 7 章　医薬品等の取扱い（第 204 条－第 228 条の 9）……………………… 629
第 8 章　医薬品等の広告（第 228 条の 10）……………………………… 664
第 9 章　医薬品等の安全対策（第 228 条の 10 の 2 －第 228 条の 27）………… 664
第 10 章　生物由来製品の特例（第 229 条－第 243 条）……………………… 680
第 11 章　監督（第 244 条－第 249 条の 7）……………………………… 686
第 12 章　指定薬物の取扱い（第 249 条の 8 －第 249 条の 14）……………… 689
第 13 章　希少疾病用医薬品、希少疾病用医療機器及び希少疾病用再生医療等
製品等の指定等（第 250 条－第 253 条）……………………………… 690
第 14 章　雑則（第 254 条－第 289 条）……………………………… 694
附則……………………………… 726
様式［番号と関係条文、標題のみ掲載］……………………………… 738
別表第 1（薬局開設者の報告事項－第 11 条の 3 関係）……………………… 746
別表第 1 の 2（薬局・店舗販売業における掲示事項、特定販売を行うにつ
いて広告するときに表示する情報－第 15 条の 6、第 15 条の 14、
第 147 条の 7、第 147 条の 12 関係）……………………………… 749
別表第 1 の 3（特定販売を行うについて広告するときに表示する情報
－第 15 条の 6、第 147 条の 7）……………………………… 750
別表第 1 の 4（一般用医薬品を配置するときに添える書面に記載する事項
－第 149 条の 10）……………………………… 750
別表第 2（医療機器の修理区分－第 181 条関係）……………………………… 751
別表第 3（毒薬及び劇薬の範囲－第 204 条関係）［略］
別表第 4（医療機器に関する表示の特例－第 224 条関係）……………………… 755
別表第 4 の 2（添付文書等への記載を要する医療機器－第 223 条の 2 関係）…… 755
別表第 5（広告が制限される特定疾病用の医薬品及び再生医療等製品
－第 228 条の 10 関係）［略］
別表第 6（医療機器たる附属品－第 282 条関係）……………………………… 756

付録

1　再生医療等の安全性の確保等に関する法律及び臨床研究法
の一部を改正する法律案の概要 ……………………………757
2　厚生科学審議会医薬品医療機器制度部会における次期医薬

品医療機器等法改正に向けた検討テーマ ……………………………758

索引 ………………………………………………………………………………759

編注

書名等：「薬事法（昭和 35 年法律第 145 号）」が平成 25 年法律第 84 号で題名改正され、平成 26 年 11 月 25 日から「医薬品、医療機器等の品質、有効性及び安全性の確保等に関する法律（昭和 35 年法律第 145 号）」となったが、「薬事」という言葉は法律条文中でも使われているので、本書は引き続き「薬事法令ハンドブック」をメインの書名とした。

「医薬品、医療機器等の……法律」は名前が長いので、「医薬品医療機器法」「医薬品医療機器等法」「薬機法」と略称されているが、この法律では医薬品と医療機器のほかにも化粧品、医薬部外品、再生医療等製品なども規制対象となっているので、本書の表紙などには「医薬品医療機器等法」を使っている。

参照条文：「→施行規則 1 ②」は、「医薬品医療機器等法施行規則第 1 条第 2 項参照」の意味。この場合、法＝医薬品医療機器等法、施行令＝同法施行令、施行規則＝同法施行規則。他の法令は「公布年・法令番号［略称］」と表示。この場合、昭＝昭和、平＝平成、令＝令和、厚労省＝厚生労働省。

本書の内容：令和 6 年 5 月 17 日現在。

次の5つの法律による医薬品医療機器等法の改正規定は未施行のため、本文に入れずに改正条文の後に◆で改正内容等を表示した－－令和 4 年法律第 48 号（民事訴訟法等一部改正法）、令和 4 年法律第 68 号（刑法等一部改正法の施行に伴う関係法整理法）、令和 5 年法律第 63 号（デジタル社会形成基本法等一部改正法）、令和 5 年法律第 84 号（大麻取締法及び麻向法一部改正法）、令和 6 年法律第 25 号（特定電気通信役務提供者の損害賠償責任の制限等法一部改正法）。各改正法の施行日は以下のとおり。

令 4 法 48：公布の日〔令 4・5・25〕から起算して 4 年を超えない範囲内において政令で定める日から施行。政令未公布。

令 4 法 68：政令で定める刑法等一部改正法の施行日〔令和 5 年政令第 318 号で令和 7 年 6 月 1 日〕から施行。

令 5 法 63：公布の日〔令 5・6・16〕から起算して 3 年を超えない範囲内において政令で定める日。政令未公布。

令 5 法 84：公布の日〔令 5・12・13〕から起算して 1 年を超えない範囲内において政令で定める日。政令未公布。

令 6 法 25：公布の日〔令 6・5・17〕から起算して 1 年を超えない範囲内において政令で定める日。政令未公布。

法令の構成についての概要

1. 法令や通達の意味など

法令	制定・改廃機関
憲法	国民投票
法律	国会
政令	内閣
省令	各省
告示	各省
条例	地方自治体議会

法律：国会の議決を経て制定。憲法、条約に次ぎ、政令、条例など他の法形式の上位にある。例＝「医薬品医療機器等法」
因みに、法令は、題名のほか、公布年と法令番号で特定する。例＝「医薬品医療機器等法（昭和35年法律第145号）」

政令：憲法及び法律の規定を実施するためのものと、法律の委任に基づくものがある。
例＝「医薬品医療機器等法施行令」（しこうれい・せこうれい）

省令：各省大臣が法律又は政令の施行又はそれらの特別の委任に基づいて発する命令。厚生労働省令の例＝「医薬品医療機器等法施行規則」、「薬局等構造設備規則」、「医薬品、医薬部外品、化粧品、医療機器及び再生医療等製品の製造販売後安全管理の基準に関する省令」（ＧＶＰ省令）など

告示：公の機関がある事項を広く一般に知らせる行為。または法令を補うものとして定める事項。厚生労働省告示の例＝「医薬品医療機器等法第２条第８項の規定により厚生労働大臣が指定する特定保守管理医療機器」など

通知：各省庁等が都道府県や関係機関等に対して発出する所管の法令の解釈や運用、行政執行の方針等を示した文書。厚生労働省医薬食品局長通知の例：厚生労働省医薬食品局長から各都道府県知事宛て、平成26年11月21日薬食発1121第2号「医薬品の承認申請について」。法令の特定には制定年と法令番号が必要だが、通知の特定には発出年月日と通知番号が必要。

2. 法律と政令、省令等の関係　（医薬品医療機器等法での例。｛　｝内は編注）

法律［法第13条第3項］：第１項の許可｛医薬品、医薬部外品、化粧品の製造業の許可｝は、３年を下らない**政令**で定める期間ごとにその更新を受けなければ、その期間の経過によつて、その効力を失う。

政令［施行令第10条］：法第13条第３項の政令で定める期間は、５年とする。ただし、薬局製造販売医薬品の製造に係る許可については、法第13条第

３項の政令で定める期間は、６年とする。

法律［**法第６条**］：医薬品を取り扱う場所であつて、第４条第１項の許可を受けた薬局でないものには、薬局の名称を付してはならない。ただし、**厚生労働省令**で定める場所については、この限りでない。

省令［**施行規則第 10 条**］：法第６条ただし書の規定により、薬局の名称を付することができる場所は、病院又は診療所の調剤所とする。

法律［**法第 12 条の２第２号**］：申請に係る医薬品、医薬部外品又は化粧品の製造販売後安全管理の方法が、**厚生労働省令**で定める基準に適合しないとき。

省令［**平成 16 年厚生労働省告示第 135 号**］：「医薬品、医薬部外品、化粧品、医療機器及び再生医療等製品の製造販売後安全管理の基準に関する省令」

法律［**法第２条第８項**］：この法律で「特定保守管理医療機器」とは、医療機器のうち、｛中略｝**厚生労働大臣が**薬事・食品衛生審議会の意見を聴いて**指定**するものをいう。

告示［**平成 16 年厚生労働省告示第 297 号**］：「医薬品医療機器等法第２条第８項の規定により厚生労働大臣が指定する特定保守管理医療機器」

３．法令条文の読み方　（医薬品医療機器等法での例）

　　　　　　　　　　　　　　項 ［第１項を示す１は表示されない］

見出し→　（定義）　　　　　↓

第２条　この法律で「医薬品」とは、次に掲げる物をいう。

号→　一　日本薬局方に収められている物

号→　二　人又は動物の疾病の診断、治療又は予防に使用されることが目的とされている物であつて［後略］

号→　三　［略］

項→　２　この法律で「医薬部外品」とは、次に掲げる物であつて人体に対する作用が緩和なものをいう。

［次に掲げる物略］

例えば、上記の下線部をいう場合は、「第２条第１項第１号（だいにじょうだいいっこうだいいちごう」。

（薬事日報社発行、薬事衛生研究会編「薬事関係法規・制度解説」より、一部改変）

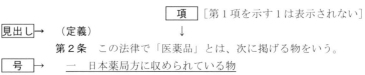

医薬品、医療機器等の品質、有効性及び安全性の確保等に関する法律

（昭和35年8月10日 法律第145号）

改正 前略 **令4**：5/20法47、5/25法48（未施行）、6/17法68（未施行） **令5**：5/26法36、6/16法63（未施行）、12/13法84（未施行） **令6**：5/17法25（未施行）

目次

第一章 総則（第一条―第二条）
第二章 地方薬事審議会（第三条）
第三章 薬局（第四条―第十一条）
第四章 医薬品、医薬部外品及び化粧品の製造販売業及び製造業（第十二条―第二十三条）
第五章 医療機器及び体外診断用医薬品の製造販売業及び製造業等
第一節 医療機器及び体外診断用医薬品の製造販売業及び製造業（第二十三条の二―第二十三条の二の二十二）
第二節 登録認証機関（第二十三条の二の二十三―第二十三条の十九）
第六章 再生医療等製品の製造販売業及び製造業（第二十三条の二十―第二十三条の四十二）
第七章 医薬品、医療機器及び再生医療等製品の販売業等
第一節 医薬品の販売業（第二十四条―第三十八条）
第二節 医療機器の販売業、貸与業及び修理業（第三十九条―第四十条の四）
第三節 再生医療等製品の販売業（第四十条の五―第四十条の七）
第八章 医薬品等の基準及び検定（第四十一条―第四十三条）
第九章 医薬品等の取扱い
第一節 毒薬及び劇薬の取扱い（第四十四条―第四十八条）
第二節 医薬品の取扱い（第四十九条―第五十八条）
第三節 医薬部外品の取扱い（第五十九条・第六十条）
第四節 化粧品の取扱い（第六十一条・第六十二条）
第五節 医療機器の取扱い（第六十三条―第六十五条）
第六節 再生医療等製品の取扱い（第六十五条の二―第六十五条の五）
第十章 医薬品等の広告（第六十六条―第六十八条）
第十一章 医薬品等の安全対策（第六十八条の二―第六十八条の十五）
第十二章 生物由来製品の特例（第六十八条の十六―第六十八条の二十五）
第十三章 監督（第六十九条―第七十六条の三の三）
第十四章 医薬品等行政評価・監視委員会（第七十六条の三の四―第七十六条の三の十二）
第十五章 指定薬物の取扱い（第七十六条の四―第七十七条）
第十六章 希少疾病用医薬品、希少疾病用医療機器及び希少疾病用再生医療等製品等の指定等（第七十七条の二―第七十七条の七）
第十七章 雑則（第七十八条―第八十三条の五）
第十八章 罰則（第八十三条の六―第九十一条）
附則

第一章 総則

（目的）

第一条 この法律は、医薬品、医薬部外品、化粧品、医療機器及び再生医療等製

品（以下「医薬品等」という。）の品質、有効性及び安全性の確保並びにこれらの使用による保健衛生上の危害の発生及び拡大の防止のために必要な規制を行うとともに、指定薬物の規制に関する措置を講ずるほか、医療上特にその必要性が高い医薬品、医療機器及び再生医療等製品の研究開発の促進のために必要な措置を講ずることにより、保健衛生の向上を図ることを目的とする。

（国の責務）

第一条の二　国は、この法律の目的を達成するため、医薬品等の品質、有効性及び安全性の確保、これらの使用による保健衛生上の危害の発生及び拡大の防止その他の必要な施策を策定し、及び実施しなければならない。

（都道府県等の責務）

第一条の三　都道府県、地域保健法（昭和二十二年法律第百一号）第五条第一項の政令で定める市（以下「保健所を設置する市」という。）及び特別区は、前条の施策に関し、国との適切な役割分担を踏まえて、当該地域の状況に応じた施策を策定し、及び実施しなければならない。

（医薬品等関連事業者等の責務）

第一条の四　医薬品等の製造販売、製造（小分けを含む。以下同じ。）、販売、貸与若しくは修理を業として行う者、第四条第一項の許可を受けた者（以下「薬局開設者」という。）又は病院、診療所若しくは飼育動物診療施設（獣医療法（平成四年法律第四十六号）第二条第二項に規定する診療施設をいい、往診のみによつて獣医師に飼育動物の診療業務を行わせる者の住所を含む。以下同じ。）の開設者は、その相互間の情報交換を行うことその他の必要な措置を講ずることにより、医薬品等の品質、有効性及び安全性の確保並びにこれらの使用による保健衛生上の危害の発生及び拡大の防止に努めなければならない。

（医薬関係者の責務）

第一条の五　医師、歯科医師、薬剤師、獣医師その他の医薬関係者は、医薬品等の有効性及び安全性その他これらの適正な使用に関する知識と理解を深めるとともに、これらの使用の対象者（動物への使用にあつては、その所有者又は管理者。第六十八条の四、第六十八条の七第三項及び第四項、第六十八条の二十一並びに第六十八条の二十二第三項及び第四項において同じ。）及びこれらを購入し、又は譲り受けようとする者に対し、これらの適正な使用に関する事項に関する正確かつ適切な情報の提供に努めなければならない。

2　薬局において調剤又は調剤された薬剤若しくは医薬品の販売若しくは授与の業務に従事する薬剤師は、薬剤又は医薬品の適切かつ効率的な提供に資するため、地域における医療及び介護の総合的な確保の促進に関する法律（平成元年法律第六十四号）第十二条の二第三項の規定による情報の提供その他の厚生労働省令で定める方法によつて、医療を受ける者の薬剤又は医薬品の使用に関する情報を他の医療提供施設（医療法（昭和二十三年法律第二百五号）第一条の二第二項に規定する医療提供施設をいう。以下同じ。）において診療又は調剤に従事する医師若しくは歯科医師又は薬剤師に提供することにより、医療提供施設相互間の業務の連携の推進に努めなければならない。

→令 4 厚生労働省令 178［医療を受ける者の薬剤又は医薬品の使用に関する情報の提供の方法を定める省令］

3　薬局開設者は、医療を受ける者に必要な薬剤及び医薬品の安定的な供給を図るとともに、当該薬局において薬剤師による前項の情報の提供が円滑になされるよう配慮しなければならない。

（国民の役割）

第一条の六　国民は、医薬品等を適正に使用するとともに、これらの有効性及び安全性に関する知識と理解を深めるよう努めなければならない。

（定義）

第二条　この法律で「医薬品」とは、次に掲げる物をいう。

一　日本薬局方に収められている物

二　人又は動物の疾病の診断、治療又は予防に使用されることが目的とされている物であつて、機械器具等（機械器具、歯科材料、医療用品、衛生用品並びにプログラム（電子計算機に対する指令であつて、一の結果を得ることができるように組み合わされたものをいう。以下同じ。）及びこれを記録した記録媒体をいう。以下同じ。）でないもの（医薬部外品及び再生医療等製品を除く。）

三　人又は動物の身体の構造又は機能に影響を及ぼすことが目的とされている物であつて、機械器具等でないもの（医薬部外品、化粧品及び再生医療等製品を除く。）

2　この法律で「医薬部外品」とは、次に掲げる物であつて人体に対する作用が緩和なものをいう。

一　次のイからハまでに掲げる目的のために使用される物（これらの使用目的のほかに、併せて前項第二号又は第三号に規定する目的のために使用される物を除く。）であつて機械器具等でないもの

イ　吐きけその他の不快感又は口臭若しくは体臭の防止

ロ　あせも、ただれ等の防止

ハ　脱毛の防止、育毛又は除毛

二　人又は動物の保健のためにするねずみ、はえ、蚊、のみその他これらに類する生物の防除の目的のために使用される物（この使用目的のほかに、併せ

て前項第二号又は第三号に規定する目的のために使用される物を除く。）であつて機械器具等でないもの

三　前項第二号又は第三号に規定する目的のために使用される物（前二号に掲げる物を除く。）のうち、厚生労働大臣が指定するもの

→平21厚労省告示25［厚生労働大臣が指定する医薬部外品］

3　この法律で「化粧品」とは、人の身体を清潔にし、美化し、魅力を増し、容貌を変え、又は皮膚若しくは毛髪を健やかに保つために、身体に塗擦、散布その他これらに類似する方法で使用されることが目的とされている物で、人体に対する作用が緩和なものをいう。ただし、これらの使用目的のほかに、第一項第二号又は第三号に規定する用途に使用されることも併せて目的とされている物及び医薬部外品を除く。

4　この法律で「医療機器」とは、人若しくは動物の疾病の診断、治療若しくは予防に使用されること、又は人若しくは動物の身体の構造若しくは機能に影響を及ぼすことが目的とされている機械器具等（再生医療等製品を除く。）であつて、政令で定めるものをいう。

→施行令1・別表1

5　この法律で「高度管理医療機器」とは、医療機器であつて、副作用又は機能の障害が生じた場合（適正な使用目的に従い適正に使用された場合に限る。次項及び第七項において同じ。）において人の生命及び健康に重大な影響を与えるおそれがあることからその適切な管理が必要なものとして、厚生労働大臣が薬事審議会の意見を聴いて指定するものをいう。

→平16厚労省告示298［厚生労働大臣が指定する高度管理・管理・一般医療機器］

6　この法律で「管理医療機器」とは、高度管理医療機器以外の医療機器であつて、副作用又は機能の障害が生じた場合において人の生命及び健康に影響を与えるおそれがあることからその適切な管理が必要なものとして、厚生労働大臣が薬事審議会の意見を聴いて指定するものをいう。

→平16厚労省告示298［厚生労働大臣が指定する高度管理・管理・一般医療機器］

7　この法律で「一般医療機器」とは、高度管理医療機器及び管理医療機器以外の医療機器であつて、副作用又は機能の障害が生じた場合においても、人の生命及び健康に影響を与えるおそれがほとんどないものとして、厚生労働大臣が薬事審議会の意見を聴いて指定するものをいう。

→平16厚労省告示298［厚生労働大臣が指定する高度管理・管理・一般医療機器］

8　この法律で「特定保守管理医療機器」とは、医療機器のうち、保守点検、修理その他の管理に専門的な知識及び技能を必要とすることからその適正な管理が行われなければ疾病の診断、治療又は予防に重大な影響を与えるおそれがあるものとして、厚生労働大臣が薬事審議会の意見を聴いて指定するものをいう。

→平16厚労省告示297［厚生労働大臣が指定する特定保守管理医療機器］

9　この法律で「再生医療等製品」とは、次に掲げる物（医薬部外品及び化粧品

を除く。）であつて、政令で定めるものをいう。

一　次に掲げる医療又は獣医療に使用されることが目的とされている物のうち、人又は動物の細胞に培養その他の加工を施したもの

イ　人又は動物の身体の構造又は機能の再建、修復又は形成

ロ　人又は動物の疾病の治療又は予防

二　人又は動物の疾病の治療に使用されることが目的とされている物のうち、人又は動物の細胞に導入され、これらの体内で発現する遺伝子を含有させたもの

→施行令１の２・別表２

10　この法律で「生物由来製品」とは、人その他の生物（植物を除く。）に由来するものを原料又は材料として製造をされる医薬品、医薬部外品、化粧品又は医療機器のうち、保健衛生上特別の注意を要するものとして、厚生労働大臣が薬事審議会の意見を聴いて指定するものをいう。

→平15厚労省告示209［厚生労働大臣が指定する生物由来製品及び特定生物由来製品］

11　この法律で「特定生物由来製品」とは、生物由来製品のうち、販売し、貸与し、又は授与した後において当該生物由来製品による保健衛生上の危害の発生又は拡大を防止するための措置を講ずることが必要なものであつて、厚生労働大臣が薬事審議会の意見を聴いて指定するものをいう。

12　この法律で「薬局」とは、薬剤師が販売又は授与の目的で調剤の業務並びに薬剤及び医薬品の適正な使用に必要な情報の提供及び薬学的知見に基づく指導の業務を行う場所(その開設者が併せ行う医薬品の販売業に必要な場所を含む。)をいう。ただし、病院若しくは診療所又は飼育動物診療施設の調剤所を除く。

13　この法律で「製造販売」とは、その製造（他に委託して製造をする場合を含み、他から委託を受けて製造をする場合を除く。以下「製造等」という。）をし、又は輸入をした医薬品（原薬たる医薬品を除く。）、医薬部外品、化粧品、医療機器若しくは再生医療等製品を、それぞれ販売し、貸与し、若しくは授与し、又は医療機器プログラム（医療機器のうちプログラムであるものをいう。以下同じ。）を電気通信回線を通じて提供することをいう。

14　この法律で「体外診断用医薬品」とは、専ら疾病の診断に使用されることが目的とされている医薬品のうち、人又は動物の身体に直接使用されることのないものをいう。

15　この法律で「指定薬物」とは、中枢神経系の興奮若しくは抑制又は幻覚の作用（当該作用の維持又は強化の作用を含む。以下「精神毒性」という。）を有する蓋然性が高く、かつ、人の身体に使用された場合に保健衛生上の危害が発生するおそれがある物（大麻取締法（昭和二十三年法律第百二十四号）に規定する大麻、覚醒剤取締法（昭和二十六年法律第二百五十二号）に規定する覚醒剤、麻薬及び向精神薬取締法（昭和二十八年法律第十四号）に規定する麻薬及び向精神薬並びにあへん法（昭和二十九年法律第七十一号）に規定するあへん及び

けしがらを除く。）として、厚生労働大臣が薬事審議会の意見を聴いて指定するものをいう。

→平 19 厚生労働省令 14［指定薬物及び医療等の用途を定める省令］

◆ R5.12.13 法 84（大麻取締法及び麻薬及び向精神薬取締法の一部を改正する法律）附則 15 条で次のように改正。公布の日から起算して 1 年を超えない範囲内において政令で定める日から施行。：第二条第十五項中「大麻取締法（昭和二十三年法律第百二十四号）に規定する大麻、」を削る。

16　この法律で「希少疾病用医薬品」とは、第七十七条の二第一項の規定による指定を受けた医薬品を、「希少疾病用医療機器」とは、同項の規定による指定を受けた医療機器を、「希少疾病用再生医療等製品」とは、同項の規定による指定を受けた再生医療等製品を、「先駆的医薬品」とは、同条第二項の規定による指定を受けた医薬品を、「先駆的医療機器」とは、同項の規定による指定を受けた医療機器を、「先駆的再生医療等製品」とは、同項の規定による指定を受けた再生医療等製品を、「特定用途医薬品」とは、同条第三項の規定による指定を受けた医薬品を、「特定用途医療機器」とは、同項の規定による指定を受けた医療機器を、「特定用途再生医療等製品」とは、同項の規定による指定を受けた再生医療等製品をいう。

→厚労省告示で指定

17　この法律で「治験」とは、第十四条第三項（同条第十五項及び第十九条の二第五項において準用する場合を含む。）、第二十三条の二の五第三項（同条第十五項及び第二十三条の二の十七第五項において準用する場合を含む。）又は第二十三条の二十五第三項（同条第十一項及び第二十三条の三十七第五項において準用する場合を含む。）の規定により提出すべき資料のうち臨床試験の試験成績に関する資料の収集を目的とする試験の実施をいう。

18　この法律にいう「物」には、プログラムを含むものとする。

第二章　地方薬事審議会

第三条　都道府県知事の諮問に応じ、薬事（医療機器及び再生医療等製品に関する事項を含む。以下同じ。）に関する当該都道府県の事務及びこの法律に基づき当該都道府県知事の権限に属する事務のうち政令で定めるものに関する重要事項を調査審議させるため、各都道府県に、地方薬事審議会を置くことができる。

2　地方薬事審議会の組織、運営その他地方薬事審議会に関し必要な事項は、当該都道府県の条例で定める。

→施行令 1 の 3

第三章　薬局

（開設の許可）

第四条　薬局は、その所在地の都道府県知事（その所在地が地域保健法（昭和二十二年法律第百一号）第五条第一項の政令で定める市（以下「保健所を設置する市」という。）又は特別区の区域にある場合においては、市長又は区長。次項、第七条第四項並びに第十条第一項（第三十八条第一項並びに第四十条第一項及び第二項において準用する場合を含む。）及び第二項（第三十八条第一項において準用する場合を含む。）において同じ。）の許可を受けなければ、開設してはならない。

2　前項の許可を受けようとする者は、厚生労働省令で定めるところにより、次に掲げる事項を記載した申請書をその薬局の所在地の都道府県知事に提出しなければならない。

一　氏名又は名称及び住所並びに法人にあつては、その代表者の氏名

二　その薬局の名称及び所在地

三　その薬局の構造設備の概要

四　その薬局において調剤及び調剤された薬剤の販売又は授与の業務を行う体制の概要並びにその薬局において医薬品の販売業を併せ行う場合にあつては医薬品の販売又は授与の業務を行う体制の概要

五　法人にあつては、薬事に関する業務に責任を有する役員の氏名

六　次条第三号イからトまでに該当しない旨その他厚生労働省令で定める事項

3　前項の申請書には、次に掲げる書類を添付しなければならない。

一　その薬局の平面図

二　第七条第一項ただし書又は第二項の規定により薬局の管理者を指定してその薬局を実地に管理させる場合にあつては、その薬局の管理者の氏名及び住所を記載した書類

三　第一項の許可を受けようとする者及び前号の薬局の管理者以外にその薬局において薬事に関する実務に従事する薬剤師又は登録販売者を置く場合にあつては、その薬剤師又は登録販売者の氏名及び住所を記載した書類

四　その薬局において医薬品の販売業を併せ行う場合にあつては、次のイ及びロに掲げる書類

イ　その薬局において販売し、又は授与する医薬品の薬局医薬品、要指導医薬品及び一般用医薬品に係る厚生労働省令で定める区分を記載した書類

ロ　その薬局においてその薬局以外の場所にいる者に対して一般用医薬品を販売し、又は授与する場合にあつては、その者との間の通信手段その他の厚生労働省令で定める事項を記載した書類

五　その他厚生労働省令で定める書類

4　第一項の許可は、六年ごとにその更新を受けなければ、その期間の経過によつて、その効力を失う。

5　この条において、次の各号に掲げる用語の意義は、当該各号に定めるところ

による。

一　登録販売者　第三十六条の八第二項の登録を受けた者をいう。

二　薬局医薬品　要指導医薬品及び一般用医薬品以外の医薬品（専ら動物のために使用されることが目的とされているものを除く。）をいう。

三　要指導医薬品　次のイからニまでに掲げる医薬品（専ら動物のために使用されることが目的とされているものを除く。）のうち、その効能及び効果において人体に対する作用が著しくないものであつて、薬剤師その他の医薬関係者から提供された情報に基づく需要者の選択により使用されることが目的とされているものであり、かつ、その適正な使用のために薬剤師の対面による情報の提供及び薬学的知見に基づく指導が行われることが必要なものとして、厚生労働大臣が薬事審議会の意見を聴いて指定するものをいう。

イ　その製造販売の承認の申請に際して第十四条第十一項に該当するとされた医薬品であつて、当該申請に係る承認を受けてから厚生労働省令で定める期間を経過しないもの

ロ　その製造販売の承認の申請に際してイに掲げる医薬品と有効成分、分量、用法、用量、効能、効果等が同一性を有すると認められた医薬品であつて、当該申請に係る承認を受けてから厚生労働省令で定める期間を経過しないもの

ハ　第四十四条第一項に規定する毒薬

ニ　第四十四条第二項に規定する劇薬

四　一般用医薬品　医薬品のうち、その効能及び効果において人体に対する作用が著しくないものであつて、薬剤師その他の医薬関係者から提供された情報に基づく需要者の選択により使用されることが目的とされているもの（要指導医薬品を除く。）をいう。

→施行令 2 の 6、施行規則 1、6、7、7 の 2、平 26 厚生労働省告示 255［要指導医薬品］

（許可の基準）

第五条　次の各号のいずれかに該当するときは、前条第一項の許可を与えないことができる。

一　その薬局の構造設備が、厚生労働省令で定める基準に適合しないとき。

→昭 36 厚生省令 2［構造設備規則］

二　その薬局において調剤及び調剤された薬剤の販売又は授与の業務を行う体制並びにその薬局において医薬品の販売業を併せ行う場合にあつては医薬品の販売又は授与の業務を行う体制が厚生労働省令で定める基準に適合しないとき。

→昭 39 厚生省令 3［業務体制省令］

三　申請者（申請者が法人であるときは、薬事に関する業務に責任を有する役員を含む。第六条の四第一項、第十九条の二第二項、第二十三条の二の二第

三号、第二十三条の二の三第四項（第二十三条の二の四第二項において準用する場合を含む。）、第二十三条の二の十七第二項及び第二十三条の三十七第二項において同じ。）が、次のイからトまでのいずれかに該当するとき。

イ　第七十五条第一項の規定により許可を取り消され、取消しの日から三年を経過していない者

ロ　第七十五条の二第一項の規定により登録を取り消され、取消しの日から三年を経過していない者

ハ　禁錮以上の刑に処せられ、その執行を終わり、又は執行を受けることがなくなつた後、三年を経過していない者

ニ　イからハまでに該当する者を除くほか、この法律、麻薬及び向精神薬取締法、毒物及び劇物取締法（昭和二十五年法律第三百三号）その他薬事に関する法令で政令で定めるもの又はこれに基づく処分に違反し、その違反行為があつた日から二年を経過していない者

ホ　麻薬、大麻、あへん又は覚醒剤の中毒者

ヘ　心身の障害により薬局開設者の業務を適正に行うことができない者として厚生労働省令で定めるもの

ト　薬局開設者の業務を適切に行うことができる知識及び経験を有すると認められない者

→施行令 2、施行規則 8、9

◆ R4. 6. 17 法 68（刑法等一部改正法の施行に伴う関係法整理法）附則 249 条で次のように改正。刑法等一部改正法施行日（令和 7 年 6 月 1 日）から施行：第五条第三号ハ中「禁錮」を「拘禁刑」に改める。

（名称の使用制限）

第六条　医薬品を取り扱う場所であつて、第四条第一項の許可を受けた薬局（以下単に「薬局」という。）でないものには、薬局の名称を付してはならない。ただし、厚生労働省令で定める場所については、この限りでない。

→施行規則 10

（地域連携薬局）

第六条の二　薬局であつて、その機能が、医師若しくは歯科医師又は薬剤師が診療又は調剤に従事する他の医療提供施設と連携し、地域における薬剤及び医薬品の適正な使用の推進及び効率的な提供に必要な情報の提供及び薬学的知見に基づく指導を実施するために必要な機能に関する次に掲げる要件に該当するものは、その所在地の都道府県知事の認定を受けて地域連携薬局と称することができる。

一　構造設備が、薬剤及び医薬品について情報の提供又は薬学的知見に基づく指導を受ける者（次号及び次条第一項において「利用者」という。）の心身

の状況に配慮する観点から必要なものとして厚生労働省令で定める基準に適合するものであること。

二　利用者の薬剤及び医薬品の使用に関する情報を他の医療提供施設と共有する体制が、厚生労働省令で定める基準に適合するものであること。

三　地域の患者に対し安定的に薬剤を供給するための調剤及び調剤された薬剤の販売又は授与の業務を行う体制が、厚生労働省令で定める基準に適合するものであること。

四　居宅等（薬剤師法（昭和三十五年法律第百四十六号）第二十二条に規定する居宅等をいう。以下同じ。）における調剤並びに情報の提供及び薬学的知見に基づく指導を行う体制が、厚生労働省令で定める基準に適合するものであること。

2　前項の認定を受けようとする者は、厚生労働省令で定めるところにより、次の各号に掲げる事項を記載した申請書をその薬局の所在地の都道府県知事に提出しなければならない。

一　氏名又は名称及び住所並びに法人にあつては、その代表者の氏名

二　その薬局の名称及び所在地

三　前項各号に掲げる事項の概要

四　その他厚生労働省令で定める事項

3　地域連携薬局でないものは、これに地域連携薬局又はこれに紛らわしい名称を用いてはならない。

4　第一項の認定は、一年ごとにその更新を受けなければ、その期間の経過によつて、その効力を失う。

→施行令2の7－2の12、施行規則10の2、10の9

（専門医療機関連携薬局）

第六条の三　薬局であつて、その機能が、医師若しくは歯科医師又は薬剤師が診療又は調剤に従事する他の医療提供施設と連携し、薬剤の適正な使用の確保のために専門的な薬学的知見に基づく指導を実施するために必要な機能に関する次に掲げる要件に該当するものは、厚生労働省令で定めるがんその他の傷病の区分ごとに、その所在地の都道府県知事の認定を受けて専門医療機関連携薬局と称することができる。

一　構造設備が、利用者の心身の状況に配慮する観点から必要なものとして厚生労働省令で定める基準に適合するものであること。

二　利用者の薬剤及び医薬品の使用に関する情報を他の医療提供施設と共有する体制が、厚生労働省令で定める基準に適合するものであること。

三　専門的な薬学的知見に基づく調剤及び指導の業務を行う体制が、厚生労働省令で定める基準に適合するものであること。

2　前項の認定を受けようとする者は、厚生労働省令で定めるところにより、次の各号に掲げる事項を記載した申請書をその薬局の所在地の都道府県知事に提出しなければならない。

一　氏名又は名称及び住所並びに法人にあつては、その代表者の氏名

二　その薬局において専門的な薬学的知見に基づく調剤及び指導の業務を行うために必要なものとして厚生労働省令で定める要件を満たす薬剤師の氏名

三　その薬局の名称及び所在地

四　前項各号に掲げる事項の概要

五　その他厚生労働省令で定める事項

3　第一項の認定を受けた者は、専門医療機関連携薬局と称するに当たつては、厚生労働省令で定めるところにより、同項に規定する傷病の区分を明示しなければならない。

4　専門医療機関連携薬局でないものは、これに専門医療機関連携薬局又はこれに紛らわしい名称を用いてはならない。

5　第一項の認定は、一年ごとにその更新を受けなければ、その期間の経過によつて、その効力を失う。

→施行令２の７－２の12、施行規則10の３、10の９

（認定の基準）

第六条の四　第六条の二第一項又は前条第一項の認定の申請者が、第七十五条第四項又は第五項の規定によりその受けた認定を取り消され、その取消しの日から三年を経過しない者であるときは、第六条の二第一項又は前条第一項の認定を与えないことができる。

2　第五条（第三号に係る部分に限る。）の規定は、第六条の二第一項及び前条第一項の認定について準用する。

（薬局の管理）

第七条　薬局開設者が薬剤師（薬剤師法第八条の二第一項の規定による厚生労働大臣の命令を受けた者にあつては、同条第二項の規定による登録を受けた者に限る。以下この項及び次項、第二十八条第二項、第三十一条の二第二項、第三十五条第一項並びに第四十五条において同じ。）であるときは、自らその薬局を実地に管理しなければならない。ただし、その薬局において薬事に関する実務に従事する他の薬剤師のうちから薬局の管理者を指定してその薬局を実地に管理させるときは、この限りでない。

→薬剤師法８の２①（再教育研修命令）

2　薬局開設者が薬剤師でないときは、その薬局において薬事に関する実務に従事する薬剤師のうちから薬局の管理者を指定してその薬局を実地に管理させな

ければならない。

3　薬局の管理者は、次条第一項及び第二項に規定する義務並びに同条第三項に規定する厚生労働省令で定める業務を遂行し、並びに同項に規定する厚生労働省令で定める事項を遵守するために必要な能力及び経験を有する者でなければならない。

4　薬局の管理者（第一項の規定により薬局を実地に管理する薬局開設者を含む。次条第一項及び第三項において同じ。）は、その薬局以外の場所で業として薬局の管理その他薬事に関する実務に従事する者であつてはならない。ただし、その薬局の所在地の都道府県知事の許可を受けたときは、この限りでない。

（管理者の義務）

第八条　薬局の管理者は、保健衛生上支障を生ずるおそれがないように、その薬局に勤務する薬剤師その他の従業者を監督し、その薬局の構造設備及び医薬品その他の物品を管理し、その他その薬局の業務につき、必要な注意をしなければならない。

2　薬局の管理者は、保健衛生上支障を生ずるおそれがないように、その薬局の業務につき、薬局開設者に対し、必要な意見を書面により述べなければならない。

3　薬局の管理者が行う薬局の管理に関する業務及び薬局の管理者が遵守すべき事項については、厚生労働省令で定める。

→施行規則 11、12、13

（薬局開設者による薬局に関する情報の提供等）

第八条の二　薬局開設者は、厚生労働省令で定めるところにより、医療を受ける者が薬局の選択を適切に行うために必要な情報として厚生労働省令で定める事項を当該薬局の所在地の都道府県知事に報告するとともに、当該事項を記載した書面を当該薬局において閲覧に供しなければならない。

2　薬局開設者は、前項の規定により報告した事項について変更が生じたときは、厚生労働省令で定めるところにより、速やかに、当該薬局の所在地の都道府県知事に報告するとともに、同項に規定する書面の記載を変更しなければならない。

3　薬局開設者は、第一項の規定による書面の閲覧に代えて、厚生労働省令で定めるところにより、当該書面に記載すべき事項を電子情報処理組織を使用する方法その他の情報通信の技術を利用する方法であつて厚生労働省令で定めるものにより提供することができる。

4　都道府県知事は、第一項又は第二項の規定による報告の内容を確認するために必要があると認めるときは、市町村その他の官公署に対し、当該都道府県の区域内に所在する薬局に関し必要な情報の提供を求めることができる。

5　都道府県知事は、厚生労働省令で定めるところにより、第一項及び第二項の規定により報告された事項を公表しなければならない。

→施行規則 11 の 2 － 11 の 6、別表第 1

（薬局開設者の遵守事項）

第九条　厚生労働大臣は、厚生労働省令で、次に掲げる事項その他薬局の業務に関し薬局開設者が遵守すべき事項を定めることができる。

一　薬局における医薬品の試験検査その他の医薬品の管理の実施方法に関する事項

二　薬局における調剤並びに調剤された薬剤及び医薬品の販売又は授与の実施方法（その薬局においてその薬局以外の場所にいる者に対して一般用医薬品（第四条第五項第四号に規定する一般用医薬品をいう。以下同じ。）を販売し、又は授与する場合におけるその者との間の通信手段に応じた当該実施方法を含む。）に関する事項

2　薬局開設者は、第七条第一項ただし書又は第二項の規定によりその薬局の管理者を指定したときは、第八条第二項の規定により述べられた薬局の管理者の意見を尊重するとともに、法令遵守のために措置を講ずる必要があるときは、当該措置を講じ、かつ、講じた措置の内容（措置を講じない場合にあつては、その旨及びその理由）を記録し、これを適切に保存しなければならない。

→施行令 2、施行規則 3、11 の 7 － 15 の 11、別表 1 の 2、別表 1 の 3

（薬局開設者の法令遵守体制）

第九条の二　薬局開設者は、薬局の管理に関する業務その他の薬局開設者の業務を適正に遂行することにより、薬事に関する法令の規定の遵守を確保するために、厚生労働省令で定めるところにより、次の各号に掲げる措置を講じなければならない。

一　薬局の管理に関する業務について、薬局の管理者が有する権限を明らかにすること。

二　薬局の管理に関する業務その他の薬局開設者の業務の遂行が法令に適合することを確保するための体制、当該薬局開設者の薬事に関する業務に責任を有する役員及び従業者の業務の監督に係る体制その他の薬局開設者の業務の適正を確保するために必要なものとして厚生労働省令で定める体制を整備すること。

三　前二号に掲げるもののほか、薬局開設者の従業者に対して法令遵守のための指針を示すことその他の薬局開設者の業務の適正な遂行に必要なものとして厚生労働省令で定める措置

2　薬局開設者は、前項各号に掲げる措置の内容を記録し、これを適切に保存し

なければならない。

→施行規則15の11の2

（調剤された薬剤の販売に従事する者）

第九条の三　薬局開設者は、厚生労働省令で定めるところにより、医師又は歯科医師から交付された処方箋により調剤された薬剤につき、薬剤師に販売させ、又は授与させなければならない。

→施行規則15の12

（調剤された薬剤に関する情報提供及び指導等）

第九条の四　薬局開設者は、医師又は歯科医師から交付された処方箋により調剤された薬剤の適正な使用のため、当該薬剤を販売し、又は授与する場合には、厚生労働省令で定めるところにより、その薬局において薬剤の販売又は授与に従事する薬剤師に、対面（映像及び音声の送受信により相手の状態を相互に認識しながら通話をすることが可能な方法その他の方法により薬剤の適正な使用を確保することが可能であると認められる方法として厚生労働省令で定めるものを含む。）により、厚生労働省令で定める事項を記載した書面（当該事項が電磁的記録（電子的方式、磁気的方式その他人の知覚によつては認識することができない方式で作られる記録であつて、電子計算機による情報処理の用に供されるものをいう。以下第三十六条の十までにおいて同じ。）に記録されているときは、当該電磁的記録に記録された事項を厚生労働省令で定める方法により表示したものを含む。）を用いて必要な情報を提供させ、及び必要な薬学的知見に基づく指導を行わせなければならない。

2　薬局開設者は、前項の規定による情報の提供及び指導を行わせるに当たつては、当該薬剤師に、あらかじめ、当該薬剤を使用しようとする者の年齢、他の薬剤又は医薬品の使用の状況その他の厚生労働省令で定める事項を確認させなければならない。

3　薬局開設者は、第一項に規定する場合において、同項の規定による情報の提供又は指導ができないとき、その他同項に規定する薬剤の適正な使用を確保することができないと認められるときは、当該薬剤を販売し、又は授与してはならない。

4　薬局開設者は、医師又は歯科医師から交付された処方箋により調剤された薬剤の適正な使用のため、当該薬剤を購入し、若しくは譲り受けようとする者又は当該薬局開設者から当該薬剤を購入し、若しくは譲り受けた者から相談があつた場合には、厚生労働省令で定めるところにより、その薬局において薬剤の販売又は授与に従事する薬剤師に、必要な情報を提供させ、又は必要な薬学的知見に基づく指導を行わせなければならない。

5　第一項又は前項に定める場合のほか、薬局開設者は、医師又は歯科医師から交付された処方箋により調剤された薬剤の適正な使用のため必要がある場合として厚生労働省令で定める場合には、厚生労働省令で定めるところにより、その薬局において薬剤の販売又は授与に従事する薬剤師に、その調剤した薬剤を購入し、又は譲り受けた者の当該薬剤の使用の状況を継続的かつ的確に把握させるとともに、その調剤した薬剤を購入し、又は譲り受けた者に対して必要な情報を提供させ、又は必要な薬学的知見に基づく指導を行わせなければならない。

6　薬局開設者は、その薬局において薬剤の販売又は授与に従事する薬剤師に第一項又は前二項に規定する情報の提供及び指導を行わせたときは、厚生労働省令で定めるところにより、当該薬剤師にその内容を記録させなければならない。

→施行規則15の13－15の14の3

（薬局における掲示）

第九条の五　薬局開設者は、厚生労働省令で定めるところにより、当該薬局を利用するために必要な情報であつて厚生労働省令で定める事項を、当該薬局の見やすい場所に掲示しなければならない。

→施行規則15の15、15の16、15の16の2、別表1の2

（休廃止等の届出）

第十条　薬局開設者は、その薬局を廃止し、休止し、若しくは休止した薬局を再開したとき、又はその薬局の管理者その他厚生労働省令で定める事項を変更したときは、三十日以内に、厚生労働省令で定めるところにより、その薬局の所在地の都道府県知事にその旨を届け出なければならない。

2　薬局開設者は、その薬局の名称その他厚生労働省令で定める事項を変更しようとするときは、あらかじめ、厚生労働省令で定めるところにより、その薬局の所在地の都道府県知事にその旨を届け出なければならない。

→施行規則16、16の2、16の3、18

（政令への委任）

第十一条　この章に定めるもののほか、薬局の開設の許可、許可の更新、管理その他薬局に関し必要な事項は、政令で定める。

→施行令1の4－1の6

第四章　医薬品、医薬部外品及び化粧品の製造販売業及び製造業

（製造販売業の許可）

第十二条　次の表の上欄に掲げる医薬品（体外診断用医薬品を除く。以下この章において同じ。）、医薬部外品又は化粧品の種類に応じ、それぞれ同表の下欄に

定める厚生労働大臣の許可を受けた者でなければ、それぞれ、業として、医薬品、医薬部外品又は化粧品の製造販売をしてはならない。

医薬品、医薬部外品又は化粧品の種類	許可の種類
第四十九条第一項に規定する厚生労働大臣の指定する医薬品	第一種医薬品製造販売業許可
前項に該当する医薬品以外の医薬品	第二種医薬品製造販売業許可
医薬部外品	医薬部外品製造販売業許可
化粧品	化粧品製造販売業許可

2　前項の許可を受けようとする者は、厚生労働省令で定めるところにより、次の各号に掲げる事項を記載した申請書を厚生労働大臣に提出しなければならない。
一　氏名又は名称及び住所並びに法人にあつては、その代表者の氏名
二　法人にあつては、薬事に関する業務に責任を有する役員の氏名
三　第十七条第二項に規定する医薬品等総括製造販売責任者の氏名
四　次条第二項において準用する第五条第三号イからトまでに該当しない旨その他厚生労働省令で定める事項
3　前項の申請書には、次の各号に掲げる書類を添付しなければならない。
一　法人にあつては、その組織図
二　次条第一項第一号に規定する申請に係る医薬品、医薬部外品又は化粧品の品質管理に係る体制に関する書類
三　次条第一項第二号に規定する申請に係る医薬品、医薬部外品又は化粧品の製造販売後安全管理に係る体制に関する書類
四　その他厚生労働省令で定める書類
4　第一項の許可は、三年を下らない政令で定める期間ごとにその更新を受けなければ、その期間の経過によつて、その効力を失う。

→施行令 3、施行規則 19、23、24

（許可の基準）

第十二条の二　次の各号のいずれかに該当するときは、前条第一項の許可を与えないことができる。
一　申請に係る医薬品、医薬部外品又は化粧品の品質管理の方法が、厚生労働省令で定める基準に適合しないとき。

→平 16 厚生労働省令 136［薬・部外・化粧・再生 GQP 省令］

二　申請に係る医薬品、医薬部外品又は化粧品の製造販売後安全管理（品質、有効性及び安全性に関する事項その他適正な使用のために必要な情報の収集、検討及びその結果に基づく必要な措置をいう。以下同じ。）の方法が、厚生労働省令で定める基準に適合しないとき。

→平16厚生労働省令135［GVP省令］

2　第五条（第三号に係る部分に限る。）の規定は、前条第一項の許可について準用する。

→施行規則24の2

（製造業の許可）

第十三条　医薬品、医薬部外品又は化粧品の製造業の許可を受けた者でなければ、それぞれ、業として、医薬品、医薬部外品又は化粧品の製造をしてはならない。

2　前項の許可は、厚生労働省令で定める区分に従い、厚生労働大臣が製造所ごとに与える。

3　第一項の許可を受けようとする者は、厚生労働省令で定めるところにより、次の各号に掲げる事項を記載した申請書を厚生労働大臣に提出しなければならない。

一　氏名又は名称及び住所並びに法人にあつては、その代表者の氏名

二　その製造所の構造設備の概要

三　法人にあつては、薬事に関する業務に責任を有する役員の氏名

四　医薬品の製造業の許可を受けようとする者にあつては、第十七条第六項に規定する医薬品製造管理者の氏名

五　医薬部外品又は化粧品の製造業の許可を受けようとする者にあつては、第十七条第十一項に規定する医薬部外品等責任技術者の氏名

六　第六項において準用する第五条第三号イからトまでに該当しない旨その他厚生労働省令で定める事項

4　第一項の許可は、三年を下らない政令で定める期間ごとにその更新を受けなければ、その期間の経過によつて、その効力を失う。

5　その製造所の構造設備が、厚生労働省令で定める基準に適合しないときは、第一項の許可を与えないことができる。

→昭36厚生省令2［構造設備規則］

6　第五条（第三号に係る部分に限る。）の規定は、第一項の許可について準用する。

7　厚生労働大臣は、第一項の許可又は第四項の許可の更新の申請を受けたときは、第五項の厚生労働省令で定めるの基準に適合するかどうかについての書面による調査又は実地の調査を行うものとする。

8　第一項の許可を受けた者は、当該製造所に係る許可の区分を変更し、又は追加しようとするときは、厚生労働大臣の許可を受けなければならない。

9　前項の許可については、第一項から第七項までの規定を準用する。

→施行令10、15、17、施行規則25、26、30、31、33

（機構による調査の実施）

第十三条の二　厚生労働大臣は、独立行政法人医薬品医療機器総合機構（以下「機構」という。）に、医薬品（専ら動物のために使用されることが目的とされているものを除く。以下この条において同じ。）、医薬部外品（専ら動物のために使用されることが目的とされているものを除く。以下この条において同じ。）又は化粧品のうち政令で定めるものに係る前条第一項若しくは第八項の許可又は同条第四項（同条第九項において準用する場合を含む。以下この条において同じ。）の許可の更新についての同条第七項（同条第九項において準用する場合を含む。）に規定する調査を行わせることができる。

2　厚生労働大臣は、前項の規定により機構に調査を行わせるときは、当該調査を行わないものとする。この場合において、厚生労働大臣は、前条第一項若しくは第八項の許可又は同条第四項の許可の更新をするときは、機構が第四項の規定により通知する調査の結果を考慮しなければならない。

3　厚生労働大臣が第一項の規定により機構に調査を行わせることとしたときは、同項の政令で定める医薬品、医薬部外品又は化粧品に係る前条第一項若しくは第八項の許可又は同条第四項の許可の更新の申請者は、機構が行う当該調査を受けなければならない。

4　機構は、前項の調査を行つたときは、遅滞なく、当該調査の結果を厚生労働省令で定めるところにより厚生労働大臣に通知しなければならない。

5　機構が行う調査に係る処分（調査の結果を除く。）又はその不作為については、厚生労働大臣に対して、審査請求をすることができる。この場合において、厚生労働大臣は、行政不服審査法（平成二十六年法律第六十八号）第二十五条第二項及び第三項、第四十六条第一項及び第二項、第四十七条並びに第四十九条第三項の規定の適用については、機構の上級行政庁とみなす。

→施行令 16、施行規則 33、34

（保管のみを行う製造所に係る登録）

第十三条の二の二　業として、製造所において医薬品、医薬部外品及び化粧品の製造工程のうち保管（医薬品、医薬部外品及び化粧品の品質、有効性及び安全性の確保の観点から厚生労働省令で定めるものを除く。以下同じ。）のみを行おうとする者は、当該製造所について厚生労働大臣の登録を受けたときは、第十三条の規定にかかわらず、当該製造所について同条第一項の規定による許可を受けることを要しない。

2　前項の登録は、製造所において保管のみを行おうとする者の申請により、保管のみを行う製造所ごとに行う。

3　第一項の登録の申請を行おうとする者は、厚生労働省令で定めるところにより、次の各号に掲げる事項を記載した申請書を厚生労働大臣に提出しなければならない。

一　氏名又は名称及び住所並びに法人にあつては、その代表者の氏名

二　法人にあつては、薬事に関する業務に責任を有する役員の氏名

三　医薬品の製造所について第一項の登録の申請を行おうとする者にあつては、第十七条第六項に規定する医薬品製造管理者の氏名

四　医薬部外品又は化粧品の製造所について第一項の登録の申請を行おうとする者にあつては、第十七条第十一項に規定する医薬部外品等責任技術者の氏名

五　第五項において準用する第五条第三号イからトまでに該当しない旨その他厚生労働省令で定める事項

4　第一項の登録は、三年を下らない政令で定める期間ごとにその更新を受けなければ、その期間の経過によつて、その効力を失う。

5　第五条（第三号に係る部分に限る。）の規定は、第一項の登録について準用する。

→施行令16の2－16の7、施行規則34の3、34の8

（医薬品等外国製造業者の認定）

第十三条の三　外国において本邦に輸出される医薬品、医薬部外品又は化粧品を製造しようとする者（以下「医薬品等外国製造業者」という。）は、厚生労働大臣の認定を受けることができる。

2　前項の認定は、厚生労働省令で定める区分に従い、製造所ごとに与える。

3　第一項の認定については、第十三条第三項（同項第一号、第二号及び第六号に係る部分に限る。）及び第四項から第九項まで並びに第十三条の二の規定を準用する。この場合において、第十三条第三項から第八項までの規定中「許可」とあるのは「認定」と、同条第九項中「許可」とあるのは「認定」と、「第一項」とあるのは「第二項」と、第十三条の二第一項中「前条第一項若しくは第八項の許可又は同条第四項（同条第九項において準用する場合を含む。以下この条において同じ。）の許可の更新についての同条第七項（同条第九項」とあるのは「第十三条の三第一項若しくは同条第三項において準用する前条第八項の認定又は第十三条の三第三項において準用する前条第四項（第十三条の三第三項において準用する前条第九項において準用する場合を含む。以下この条において同じ。）の認定の更新についての第十三条の三第三項において準用する前条第七項（第十三条の三第三項において準用する前条第九項」と、同条第二項及び第三項中「前条第一項若しくは第八項の許可又は同条第四項の許可の更新」とあるのは「第十三条の三第一項若しくは同条第三項において準用する前条第八項の認定又は第十三条の三第三項において準用する前条第四項の認定の更新」と読み替えるものとする。

→施行令 16、17、18、18 の 2、18 の 5、施行規則 35 − 37

（医薬品等外国製造業者の保管のみを行う製造所に係る登録）

第十三条の三の二　医薬品等外国製造業者は、保管のみを行おうとする製造所について厚生労働大臣の登録を受けることができる。

2　前項の登録については、第十三条の二の二第二項、第三項（同項第一号及び第五号に係る部分に限る。）、第四項及び第五項の規定を準用する。

→施行令 18 の 6 − 18 の 11、施行規則 37 の 2、37 の 3

（医薬品、医薬部外品及び化粧品の製造販売の承認）

第十四条　医薬品（厚生労働大臣が基準を定めて指定する医薬品を除く。）、医薬部外品（厚生労働大臣が基準を定めて指定する医薬部外品を除く。）又は厚生労働大臣の指定する成分を含有する化粧品の製造販売をしようとする者は、品目ごとにその製造販売についての厚生労働大臣の承認を受けなければならない。

→施行令 19、施行規則 38、45、45 の 3、101、平 6 厚生省告示 104［承認を要しない医薬品］、平 9 厚生省告示 53［承認を要しない医薬部外品］

2　次の各号のいずれかに該当するときは、前項の承認は、与えない。

一　申請者が、第十二条第一項の許可（申請をした品目の種類に応じた許可に限る。）を受けていないとき。

二　申請に係る医薬品、医薬部外品又は化粧品を製造する製造所が、第十三条第一項の許可（申請をした品目について製造ができる区分に係るものに限る。）、第十三条の三第一項の認定（申請をした品目について製造ができる区分に係るものに限る。）又は第十三条の二の二第一項若しくは前条第一項の登録を受けていないとき。

三　申請に係る医薬品、医薬部外品又は化粧品の名称、成分、分量、用法、用量、効能、効果、副作用その他の品質、有効性及び安全性に関する事項の審査の結果、その物が次のイからハまでのいずれかに該当するとき。

イ　申請に係る医薬品又は医薬部外品が、その申請に係る効能又は効果を有すると認められないとき。

ロ　申請に係る医薬品又は医薬部外品が、その効能又は効果に比して著しく有害な作用を有することにより、医薬品又は医薬部外品として使用価値がないと認められるとき。

ハ　イ又はロに掲げる場合のほか、医薬品、医薬部外品又は化粧品として不適当なものとして厚生労働省令で定める場合に該当するとき。

四　申請に係る医薬品、医薬部外品又は化粧品が政令で定めるものであるときは、その物の製造所における製造管理又は品質管理の方法が、厚生労働省令で定める基準に適合していると認められないとき。

→施行規則 39、96、施行令 20、平 16 厚生労働省令 179［薬・部外 GMP 省令］

3　第一項の承認を受けようとする者は、厚生労働省令で定めるところにより、申請書に臨床試験の試験成績に関する資料その他の資料を添付して申請しなければならない。この場合において、当該申請に係る医薬品が厚生労働省令で定める医薬品であるときは、当該資料は、厚生労働省令で定める基準に従つて収集され、かつ、作成されたものでなければならない。

→施行規則40、42、43、45、平9厚生省令21［GLP省令］、平9厚生省令28［GCP省令］

4　第一項の承認の申請に係る医薬品、医薬部外品又は化粧品が、第八十条の六第一項に規定する原薬等登録原簿に収められている原薬等（原薬たる医薬品その他厚生労働省令で定める物をいう。以下同じ。）を原料又は材料として製造されるものであるときは、第一項の承認を受けようとする者は、厚生労働省令で定めるところにより、当該原薬等が同条第一項に規定する原薬等登録原簿に登録されていることを証する書面をもつて前項の規定により添付するものとされた資料の一部に代えることができる。

→施行規則280の2

5　厚生労働大臣は、第一項の承認の申請に係る医薬品が、希少疾病用医薬品、先駆的医薬品又は特定用途医薬品その他の医療上特にその必要性が高いと認められるものである場合であつて、当該医薬品の有効性及び安全性を検証するための十分な人数を対象とする臨床試験の実施が困難であるときその他の厚生労働省令で定めるときは、厚生労働省令で定めるところにより、第三項の規定により添付するものとされた臨床試験の試験成績に関する資料の一部の添付を要しないこととすることができる。

→施行規則45の2

6　第二項第三号の規定による審査においては、当該品目に係る申請内容及び第三項前段に規定する資料に基づき、当該品目の品質、有効性及び安全性に関する調査（既にこの条又は第十九条の二の承認（第十四条の二の二第一項（第十九条の二第五項において準用する場合を含む。）の規定により条件及び期限を付したものを除く。第十一項において同じ。）を与えられている品目との成分、分量、用法、用量、効能、効果等の同一性に関する調査を含む。）を行うものとする。この場合において、当該品目が第三項後段に規定する厚生労働省令で定める医薬品であるときは、あらかじめ、当該品目に係る資料が同項後段の規定に適合するかどうかについての書面による調査又は実地の調査を行うものとする。

7　第一項の承認を受けようとする者又は同項の承認を受けた者は、その承認に係る医薬品、医薬部外品又は化粧品が政令で定めるものであるときは、その物の製造所における製造管理又は品質管理の方法が第二項第四号に規定する厚生労働省令で定める基準に適合しているかどうかについて、当該承認を受けようとするとき、及び当該承認の取得後三年を下らない政令で定める期間を経過するごとに、厚生労働大臣の書面による調査又は実地の調査を受けなければならない。

→施行令 20 − 25、施行規則 50

8　第一項の承認を受けた者は、その承認に係る医薬品、医薬部外品又は化粧品を製造する製造所が、当該承認に係る品目の製造工程と同一の製造工程の区分（医薬品、医薬部外品又は化粧品の品質、有効性及び安全性の確保の観点から厚生労働省令で定める区分をいう。次条において同じ。）に属する製造工程について同条第三項の基準確認証の交付を受けているときは、当該製造工程に係る当該製造所における前項の調査を受けることを要しない。

→令 3 厚生労働省令 17［医薬品又は医薬部外品の製造工程の区分を定める省令］

9　前項の規定にかかわらず、厚生労働大臣は、第一項の承認に係る医薬品、医薬部外品又は化粧品の特性その他を勘案して必要があると認めるときは、当該医薬品、医薬部外品又は化粧品の製造所における製造管理又は品質管理の方法が第二項第四号に規定する厚生労働省令で定める基準に適合しているかどうかについて、書面による調査又は実地の調査を行うことができる。この場合において、第一項の承認を受けた者は、当該調査を受けなければならない。

10　厚生労働大臣は、第一項の承認の申請に係る医薬品が、希少疾病用医薬品、先駆的医薬品又は特定用途医薬品その他の医療上特にその必要性が高いと認められるものであるときは、当該医薬品についての第二項第三号の規定による審査又は第七項若しくは前項の規定による調査を、他の医薬品の審査又は調査に優先して行うことができる。

11　厚生労働大臣は、第一項の承認の申請があつた場合において、申請に係る医薬品、医薬部外品又は化粧品が、既にこの条又は第十九条の二の承認を与えられている医薬品、医薬部外品又は化粧品と有効成分、分量、用法、用量、効能、効果等が明らかに異なるときは、同項の承認について、あらかじめ、薬事審議会の意見を聴かなければならない。

12　厚生労働大臣は、第一項の承認の申請に関し、第五項の規定に基づき臨床試験の試験成績に関する資料の一部の添付を要しないこととした医薬品について第一項の承認をする場合には、当該医薬品の使用の成績に関する調査の実施、適正な使用の確保のために必要な措置の実施その他の条件を付してするものとし、当該条件を付した同項の承認を受けた者は、厚生労働省令で定めるところにより、当該条件に基づき収集され、かつ、作成された当該医薬品の使用の成績に関する資料その他の資料を厚生労働大臣に提出し、当該医薬品の品質、有効性及び安全性に関する調査を受けなければならない。この場合において、当該条件を付した同項の承認に係る医薬品が厚生労働省令で定める医薬品であるときは、当該資料は、厚生労働省令で定める基準に従つて収集され、かつ、作成されたものでなければならない。

→施行規則 45 の 4 − 45 の 7、101

13　厚生労働大臣は、前項前段に規定する医薬品の使用の成績に関する資料その他の資料の提出があつたときは、当該資料に基づき、同項前段に規定する調査（当該医薬品が同項後段の厚生労働省令で定める医薬品であるときは、当該資料が同項後段の規定に適合するかどうかについての書面による調査又は実地の調査及び同項前段に規定する調査）を行うものとし、当該調査の結果を踏まえ、同項前段の規定により付した条件を変更し、又は当該承認を受けた者に対して、当該医薬品の使用の成績に関する調査及び適正な使用の確保のために必要な措置の再度の実施を命ずることができる。

14　第十二項の規定により条件を付した第一項の承認を受けた者、第十二項後段に規定する資料の収集若しくは作成の委託を受けた者又はこれらの役員若しくは職員は、正当な理由なく、当該資料の収集又は作成に関しその職務上知り得た人の秘密を漏らしてはならない。これらの者であつた者についても、同様とする。

15　第一項の承認を受けた者は、当該品目について承認された事項の一部を変更しようとするとき（当該変更が厚生労働省令で定める軽微な変更であるときを除く。）は、その変更について厚生労働大臣の承認を受けなければならない。この場合においては、第二項から第七項まで及び第十項から前項までの規定を準用する。

→施行令 19、施行規則 45、45 の 3、46、47、101

16　第一項の承認を受けた者は、前項の厚生労働省令で定める軽微な変更について、厚生労働省令で定めるところにより、厚生労働大臣にその旨を届け出なければならない。

→施行規則 48

17　第一項及び第十五項の承認の申請（政令で定めるものを除く。）は、機構を経由して行うものとする。

→施行令 26、施行規則 101

（基準確認証の交付等）

第十四条の二　第十三条第一項の許可を受けようとする者若しくは同項の許可を受けた者、第十三条の三第一項の認定を受けようとする者若しくは同項の認定を受けた者又は第十三条の二の二第一項若しくは第十三条の三の二第一項の登録を受けようとする者若しくは第十三条の二の二第一項若しくは第十三条の三の二第一項の登録を受けた者は、その製造に係る医薬品、医薬部外品又は化粧品が前条第七項に規定する政令で定めるものであるときは、厚生労働省令で定めるところにより、当該許可、認定又は登録に係る製造所における当該医薬品、医薬部外品又は化粧品の製造管理又は品質管理の方法が同条第二項第四号に規定する厚生労働省令で定める基準に適合しているかどうかについて、厚生労働大臣に対し、医薬品、医薬部外品又は化粧品の製造工程の区分ごとに、その確認を求めることができる。

2　厚生労働大臣は、前項の確認を求められたときは、書面による調査又は実地の調査を行うものとする。

3　厚生労働大臣は、前項の規定による調査の結果、その製造所における製造管理又は品質管理の方法が前条第二項第四号に規定する厚生労働省令で定める基準に適合していると認めるときは、その製造所について当該基準に適合していることが確認されたことを証するものとして、厚生労働省令で定めるところにより、第一項に規定する医薬品、医薬部外品又は化粧品の製造工程の区分ごとに、基準確認証を交付する。

4　前項の基準確認証の有効期間は、当該基準確認証の交付の日から起算して政令で定める期間とする。

5　第三項の規定により基準確認証の交付を受けた製造業者が、次の各号のいずれかに該当することとなつた場合には、速やかに、当該基準確認証を厚生労働大臣に返還しなければならない。

一　当該基準確認証に係る第一項に規定する医薬品、医薬部外品又は化粧品の製造工程について、製造管理若しくは品質管理の方法が前条第二項第四号に規定する厚生労働省令で定める基準に適合せず、又はその製造管理若しくは品質管理の方法によつて医薬品、医薬部外品若しくは化粧品が第五十六条（第六十条及び第六十二条において準用する場合を含む。次号において同じ。）に規定する医薬品、医薬部外品若しくは化粧品若しくは第六十八条の二十に規定する生物由来製品に該当するようになるおそれがあることを理由として、第七十二条第二項の命令を受けた場合

二　当該基準確認証を受けた製造所について、その構造設備が、第十三条第五項の規定に基づく厚生労働省令で定める基準に適合せず、又はその構造設備によつて医薬品、医薬部外品若しくは化粧品が第五十六条に規定する医薬品、医薬部外品若しくは化粧品若しくは第六十八条の二十に規定する生物由来製品に該当するようになるおそれがあることを理由として、第七十二条第三項の命令を受けた場合

→施行令 26 の 2 － 26 の 6、施行規則 53 の 2 － 53 の 5

（緊急承認）

第十四条の二の二　第十四条の承認の申請者が製造販売をしようとする物が、次の各号のいずれにも該当する医薬品として政令で定めるものである場合には、厚生労働大臣は、同条第二項（第三号ハに係る部分を除く。）、第六項、第七項及び第十一項の規定にかかわらず、薬事審議会の意見を聴いて、その適正な使用の確保のために必要な条件及び二年を超えない範囲内の期限を付してその品目に係る同条の承認を与えることができる。

一　国民の生命及び健康に重大な影響を与えるおそれがある疾病のまん延その

他の健康被害の拡大を防止するため緊急に使用されることが必要な医薬品であり、かつ、当該医薬品の使用以外に適当な方法がないこと。

二　申請に係る効能又は効果を有すると推定されるものであること。

三　申請に係る効能又は効果に比して著しく有害な作用を有することにより医薬品として使用価値がないと推定されるものでないこと。

2　厚生労働大臣は、前項の規定による第十四条の承認に係る医薬品の特性その他を勘案して必要があると認めるときは、当該品目に係る同条第三項前段に規定する資料が同項後段の規定に適合するかどうか又は当該医薬品の製造所における製造管理若しくは品質管理の方法が同条第二項第四号に規定する厚生労働省令で定める基準に適合しているかどうかについて、書面による調査又は実地の調査を行うことができる。この場合において、前項の規定による同条の承認を受けようとする者又は同項の規定による同条の承認を受けた者は、当該調査を受けなければならない。

3　厚生労働大臣は、第五項の申請に係る第十四条第二項第三号の規定による審査を適正に行うため特に必要があると認めるときは、薬事審議会の意見を聴いて、第一項の期限を一年を超えない範囲内において延長することができる。

4　第一項の規定により条件及び期限を付した第十四条の承認を受けた者は、厚生労働省令で定めるところにより、当該医薬品の使用の成績に関する調査その他厚生労働省令で定める調査を行い、その結果を厚生労働大臣に報告しなければならない。

5　第一項の規定により条件及び期限を付した第十四条の承認を受けた者は、その品目について、当該承認の期限（第三項の規定による延長が行われたときは、その延長後のもの）内に、改めて同条の承認の申請をしなければならない。この場合における同条第三項の規定の適用については、同項中「臨床試験の試験成績に関する資料その他の」とあるのは、「その医薬品の使用成績に関する資料その他の厚生労働省令で定める」とする。

6　前項の申請があつた場合において、同項に規定する期限内にその申請に対する処分がされないときは、第一項の規定により条件及び期限を付した第十四条の承認は、当該期限の到来後もその処分がされるまでの間は、なおその効力を有する。

→施行令26の7、施行規則40条の2、53条の9

（機構による医薬品等審査等の実施）

第十四条の二の三　厚生労働大臣は、機構に、医薬品（専ら動物のために使用されることが目的とされているものを除く。以下この条において同じ。）、医薬部外品（専ら動物のために使用されることが目的とされているものを除く。以下この条において同じ。）又は化粧品のうち政令で定めるものについての第十四条の承認のための審査、同条第六項及び第七項（これらの規定を同条第十五項において準用する場合を含む。）、第九項並びに第十三項（同条第十五項において準用する場合を含む。）、第十四条の二第二項並びに前条第二項（次条第二項において準用する場合を含む。）の規定による調査並びに第十四条の二第三項の規定による基準確認証の交付及び同条第五項の規定による基準確認証の返還の受付（以下「医薬品等審査等」という。）を行わせることができる。

2　厚生労働大臣は、前項の規定により機構に医薬品等審査等を行わせるときは、当該医薬品等審査等を行わないものとする。この場合において、厚生労働大臣は、第十四条の承認をするときは、機構が第六項の規定により通知する医薬品等審査等の結果を考慮しなければならない。

3　厚生労働大臣が第一項の規定により機構に医薬品等審査等を行わせることとしたときは、同項の政令で定める医薬品、医薬部外品又は化粧品について第十四条の承認の申請者、同条第七項若しくは第十三項（これらの規定を同条第十五項において準用する場合を含む。）若しくは第十四条の二第二項の規定による調査の申請者又は同条第五項の規定により基準確認証を返還する者は、機構が行う審査、調査若しくは基準確認証の交付を受け、又は機構に基準確認証を返還しなければならない。

4　厚生労働大臣が第一項の規定により機構に審査を行わせることとしたときは、同項の政令で定める医薬品、医薬部外品又は化粧品についての第十四条第十六項の規定による届出をしようとする者は、同項の規定にかかわらず、機構に届け出なければならない。

5　厚生労働大臣が第一項の規定により機構に審査を行わせることとしたときは、同項の政令で定める医薬品についての前条第四項の規定による報告をしようとする者は、同項の規定にかかわらず、機構に報告しなければならない。

6　機構は、医薬品等審査等を行つたとき、第四項の規定による届出を受理したとき、又は前項の規定による報告を受けたときは、遅滞なく、当該医薬品等審査等の結果、届出の状況又は報告を受けた旨を厚生労働省令で定めるところにより厚生労働大臣に通知しなければならない。

7　機構が行う医薬品等審査等に係る処分（医薬品等審査等の結果を除く。）又はその不作為については、厚生労働大臣に対して、審査請求をすることができる。この場合において、厚生労働大臣は、行政不服審査法第二十五条第二項及び第三項、第四十六条第一項及び第二項、第四十七条並びに第四十九条第三項の規定の適用については、機構の上級行政庁とみなす。

→施行令 24、26 の 2、26 の 6、27 の 2、施行規則 54、55

（特例承認）

第十四条の三　第十四条の承認の申請者が製造販売をしようとする物が、次の各号のいずれにも該当する医薬品として政令で定めるものである場合には、厚生労働大臣は、同条第二項、第六項、第七項及び第十一項の規定にかかわらず、薬事審議会の意見を聴いて、その品目に係る同条の承認を与えることができる。

一　国民の生命及び健康に重大な影響を与えるおそれがある疾病のまん延その他の健康被害の拡大を防止するため緊急に使用されることが必要な医薬品であり、かつ、当該医薬品の使用以外に適当な方法がないこと。

二　その用途に関し、外国（医薬品の品質、有効性及び安全性を確保する上で我が国と同等の水準にあると認められる医薬品の製造販売の承認の制度又はこれに相当する制度を有している国として政令で定めるものに限る。）において、販売し、授与し、又は販売若しくは授与の目的で貯蔵し、若しくは陳列することが認められている医薬品であること。

→施行規則 41、平 21 政令 262［法第 14 条の 3 第 1 項の医薬品等を定める政令］

2　第十四条の二の二第二項の規定は、前項の規定による第十四条の承認について準用する。

3　厚生労働大臣は、保健衛生上の危害の発生又は拡大を防止するため必要があると認めるときは、第一項の規定により第十四条の承認を受けた者に対して、当該承認に係る品目について、当該品目の使用によるものと疑われる疾病、障害又は死亡の発生を厚生労働大臣に報告することその他の政令で定める措置を講ずる義務を課することができる。

→施行令 28

（新医薬品等の再審査）

第十四条の四　次の各号に掲げる医薬品につき第十四条の承認（第十四条の二の二第一項の規定により条件及び期限を付したものを除く。以下この条及び第十四条の六第一項において同じ。）を受けた者は、当該医薬品について、当該各号に定める期間内に申請して、厚生労働大臣の再審査を受けなければならない。

一　既に第十四条の承認又は第十九条の二の承認（同条第五項において準用する第十四条の二の二第一項の規定により条件及び期限を付したものを除く。以下この項において同じ。）を与えられている医薬品と有効成分、分量、用法、用量、効能、効果等が明らかに異なる医薬品として厚生労働大臣がその承認の際指示したもの（以下「新医薬品」という。）　次に掲げる期間（以下この条において「調査期間」という。）を経過した日から起算して三月以内の期間（次号において「申請期間」という。）

イ　希少疾病用医薬品、先駆的医薬品その他厚生労働省令で定める医薬品として厚生労働大臣が薬事審議会の意見を聴いて指定するものについては、その承認のあつた日後六年を超え十年を超えない範囲内において厚生労働大臣の指定する期間

ロ　特定用途医薬品又は既に第十四条の承認若しくは第十九条の二の承認を

与えられている医薬品と効能若しくは効果のみが明らかに異なる医薬品（イに掲げる医薬品を除く。）その他厚生労働省令で定める医薬品として厚生労働大臣が薬事審議会の意見を聴いて指定するものについては、その承認のあつた日後六年に満たない範囲内において厚生労働大臣の指定する期間

ハ　イ又はロに掲げる医薬品以外の医薬品については、その承認のあつた日後六年

二　新医薬品（当該新医薬品につき第十四条の承認又は第十九条の二の承認のあつた日後調査期間（第三項の規定による延長が行われたときは、その延長後の期間）を経過しているものを除く。）と有効成分、分量、用法、用量、効能、効果等が同一性を有すると認められる医薬品として厚生労働大臣がその承認の際指示したもの　当該新医薬品に係る申請期間（同項の規定による調査期間の延長が行われたときは、その延長後の期間に基づいて定められる申請期間）に合致するように厚生労働大臣が指示する期間

→施行規則 56、57、101

2　第十四条第十二項（同条第十五項において準用する場合を含む。）の規定により条件を付した同条の承認を受けた者は、当該承認に係る医薬品について、前項各号に掲げる医薬品の区分に応じ、当該各号に定める期間内に申請して、同項の厚生労働大臣の再審査を受けなければならない。

3　厚生労働大臣は、新医薬品の再審査を適正に行うため特に必要があると認めるときは、薬事審議会の意見を聴いて、調査期間を、その承認のあつた日後十年を超えない範囲内において延長することができる。

4　厚生労働大臣の再審査は、再審査を行う際に得られている知見に基づき、第一項各号に掲げる医薬品が第十四条第二項第三号イからハまでのいずれにも該当しないことを確認することにより行う。

5　第一項の申請は、申請書にその医薬品の使用成績に関する資料その他厚生労働省令で定める資料を添付してしなければならない。この場合において、当該申請に係る医薬品が厚生労働省令で定める医薬品であるときは、当該資料は、厚生労働省令で定める基準に従つて収集され、かつ、作成されたものでなければならない。

→施行規則 59 − 61、平 9 厚生省令 21［薬 GLP 省令］、平 9 厚生省令 28［薬 GCP 省令］、平 16 厚生労働省令 171［薬 GPSP 省令］

6　第四項の規定による確認においては、第一項各号に掲げる医薬品に係る申請内容及び前項前段に規定する資料に基づき、当該医薬品の品質、有効性及び安全性に関する調査を行うものとする。この場合において、第一項各号に掲げる医薬品が前項後段に規定する厚生労働省令で定める医薬品であるときは、あらかじめ、当該医薬品に係る資料が同項後段の規定に適合するかどうかについての書面による調査又は実地の調査を行うものとする。

7　第一項各号に掲げる医薬品につき第十四条の承認を受けた者は、厚生労働省

令で定めるところにより、当該医薬品の使用の成績に関する調査その他厚生労働省令で定める調査を行い、その結果を厚生労働大臣に報告しなければならない。

→施行規則 62、63

8　第五項後段に規定する厚生労働省令で定める医薬品につき再審査を受けるべき者、同項後段に規定する資料の収集若しくは作成の委託を受けた者又はこれらの役員若しくは職員は、正当な理由なく、当該資料の収集又は作成に関しその職務上知り得た人の秘密を漏らしてはならない。これらの者であつた者についても、同様とする。

（準用）

第十四条の五　医薬品（専ら動物のために使用されることが目的とされているものを除く。以下この条において同じ。）のうち政令で定めるものについての前条第一項の申請、同条第四項の規定による確認及び同条第六項の規定による調査については、第十四条第十七項及び第十四条の二の三（第四項及び第五項を除く。）の規定を準用する。この場合において、必要な技術的読替えは、政令で定める。

2　前項において準用する第十四条の二の三第一項の規定により機構に前条第四項の規定による確認を行わせることとしたときは、前項において準用する第十四条の二第一項の政令で定める医薬品についての前条第七項の規定による報告をしようとする者は、同項の規定にかかわらず、機構に報告しなければならない。この場合において、機構が当該報告を受けたときは、厚生労働省令で定めるところにより、厚生労働大臣にその旨を通知しなければならない。

→施行令 29、30、施行規則 64、65

（医薬品の再評価）

第十四条の六　第十四条の承認を受けている者は、厚生労働大臣が薬事審議会の意見を聴いて医薬品の範囲を指定して再評価を受けるべき旨を公示したときは、その指定に係る医薬品について、厚生労働大臣の再評価を受けなければならない。

2　厚生労働大臣の再評価は、再評価を行う際に得られている知見に基づき、前項の指定に係る医薬品が第十四条第二項第三号イからハまでのいずれにも該当しないことを確認することにより行う。

3　第一項の公示は、再評価を受けるべき者が提出すべき資料及びその提出期限を併せ行うものとする。

4　第一項の指定に係る医薬品が厚生労働省令で定める医薬品であるときは、再評価を受けるべき者が提出する資料は、厚生労働省令で定める基準に従つて収集され、かつ、作成されたものでなければならない。

5　第二項の規定による確認においては、再評価を受けるべき者が提出する資料に基づき、第一項の指定に係る医薬品の品質、有効性及び安全性に関する調査を行うものとする。この場合において、同項の指定に係る医薬品が前項に規定する厚生労働省令で定める医薬品であるときは、あらかじめ、当該医薬品に係る資料が同項の規定に適合するかどうかについての書面による調査又は実地の調査を行うものとする。

6　第四項に規定する厚生労働省令で定める医薬品につき再評価を受けるべき者、同項に規定する資料の収集若しくは作成の委託を受けた者又はこれらの役員若しくは職員は、正当な理由なく、当該資料の収集又は作成に関しその職務上知り得た人の秘密を漏らしてはならない。これらの者であつた者についても、同様とする。

→施行規則 66、101、平 9 厚生省令 21［薬 GLP 省令］、平 9 厚生省令 28［薬 GCP 省令］、平 16 厚生労働省令 171［薬 GPSP 省令］

（準用）

第十四条の七　医薬品（専ら動物のために使用されることが目的とされているものを除く。以下この条において同じ。）のうち政令で定めるものについての前条第二項の規定による確認及び同条第五項の規定による調査については、第十四条の二の三（第四項及び第五項を除く。）の規定を準用する。この場合において、必要な技術的読替えは、政令で定める。

2　前項において準用する第十四条の二の三第一項の規定により機構に前条第二項の規定による確認を行わせることとしたときは、前項において準用する第十四条の二第一項の政令で定める医薬品についての前条第四項の規定による資料の提出をしようとする者は、同項の規定にかかわらず、機構に提出しなければならない。

→施行令 31、32、施行規則 67、68

（医薬品、医薬部外品及び化粧品の承認された事項に係る変更計画の確認）

第十四条の七の二　第十四条第一項の承認を受けた者は、厚生労働省令で定めるところにより、厚生労働大臣に申し出て、当該承認を受けた品目について承認された事項の一部の変更に係る計画（以下この条において「変更計画」という。）が、次の各号のいずれにも該当する旨の確認を受けることができる。これを変更しようとするときも、同様とする。

一　当該変更計画に定められた変更が、製造方法その他の厚生労働省令で定める事項の変更であること。

二　第四十二条第一項又は第二項の規定により定められた基準に適合しないこととなる変更その他の厚生労働省令で定める変更に該当しないこと。

三　当該変更計画に従つた変更が行われた場合に、当該変更計画に係る医薬品、医薬部外品又は化粧品が、次のイからハまでのいずれにも該当しないこと。

イ　当該医薬品又は医薬部外品が、その変更前の承認に係る効能又は効果を有すると認められないこと。

ロ　当該医薬品又は医薬部外品が、その効能又は効果に比して著しく有害な作用を有することにより、医薬品又は医薬部外品として使用価値がないと認められること。

ハ　イ又はロに掲げる場合のほか、医薬品、医薬部外品又は化粧品として不適当なものとして、厚生労働省令で定める場合に該当すること。

2　前項の確認においては、変更計画（同項後段の規定による変更があつたときは、その変更後のもの。以下この条において同じ。）の確認を受けようとする者が提出する資料に基づき、当該変更計画に係る医薬品、医薬部外品又は化粧品の品質、有効性及び安全性に関する調査を行うものとする。

3　第一項の確認を受けようとする者又は同項の確認を受けた者は、その確認に係る変更計画に従つて第十四条の承認を受けた事項の一部の変更を行う医薬品、医薬部外品又は化粧品が同条第二項第四号の政令で定めるものであり、かつ、当該変更が製造管理又は品質管理の方法に影響を与えるおそれがある変更として厚生労働省令で定めるものであるときは、厚生労働省令で定めるところにより、その変更を行う医薬品、医薬部外品又は化粧品の製造所における製造管理又は品質管理の方法が、同号の厚生労働省令で定める基準に適合している旨の確認を受けなければならない。

4　前項の確認においては、その変更を行う医薬品、医薬部外品又は化粧品の製造所における製造管理又は品質管理の方法が、第十四条第二項第四号の厚生労働省令で定める基準に適合しているかどうかについて、書面による調査又は実地の調査を行うものとする。

5　厚生労働大臣は、第一項の確認を受けた変更計画が同項各号のいずれかに該当していなかつたことが判明したとき、第三項の確認を受けた製造管理若しくは品質管理の方法が第十四条第二項第四号の厚生労働省令で定める基準に適合していなかつたことが判明したとき、又は偽りその他不正の手段により第一項若しくは第三項の確認を受けたことが判明したときは、その確認を取り消さなければならない。

6　第一項の確認を受けた者（その行おうとする変更が第三項の厚生労働省令で定めるものであるときは、第一項及び第三項の確認を受けた者に限る。）は、第十四条の承認を受けた医薬品、医薬部外品又は化粧品に係る承認された事項の一部について第一項の確認を受けた変更計画に従つた変更を行う日の厚生労働省令で定める日数前までに、厚生労働省令で定めるところにより、厚生労働大臣に当該変更を行う旨を届け出たときは、同条第十五項の厚生労働大臣の承認を受けることを要しない。

7　厚生労働大臣は、前項の規定による届出があつた場合において、その届出に係る変更が第一項の確認を受けた変更計画に従つた変更であると認められないときは、その届出を受理した日から前項の厚生労働省令で定める日数以内に限り、その届出をした者に対し、その届出に係る変更の中止その他必要な措置を命ずることができる。
8　厚生労働大臣は、機構に、第十四条の二の三第一項の政令で定める医薬品、医薬部外品又は化粧品についての第一項及び第三項の確認を行わせることができる。
9　第十四条の二の三第二項、第三項、第六項及び第七項の規定並びに第五項の規定は、前項の規定により機構に第一項及び第三項の確認を行わせることとした場合について準用する。この場合において、必要な技術的読替えは、政令で定める。
10　厚生労働大臣が第十四条の二の三第一項の規定により機構に審査を行わせることとしたときは、同項の政令で定める医薬品、医薬部外品又は化粧品についての第六項の規定による届出は、同項の規定にかかわらず、機構に行わなければならない。
11　機構は、前項の規定による届出を受理したときは、直ちに、当該届出の状況を厚生労働省令で定めるところにより厚生労働大臣に通知しなければならない。

→施行令32の2－32の6、施行規則68の2－68の15

（承継）

第十四条の八　第十四条の承認を受けた者（以下この条において「医薬品等承認取得者」という。）について相続、合併又は分割（当該品目に係る厚生労働省令で定める資料及び情報（以下この条において「当該品目に係る資料等」という。）を承継させるものに限る。）があつたときは、相続人（相続人が二人以上ある場合において、その全員の同意により当該医薬品等承認取得者の地位を承継すべき相続人を選定したときは、その者）、合併後存続する法人若しくは合併により設立した法人又は分割により当該品目に係る資料等を承継した法人は、当該医薬品等承認取得者の地位を承継する。
2　医薬品等承認取得者がその地位を承継させる目的で当該品目に係る資料等の譲渡しをしたときは、譲受人は、当該医薬品等承認取得者の地位を承継する。
3　前二項の規定により医薬品等承認取得者の地位を承継した者は、相続の場合にあつては相続後遅滞なく、相続以外の場合にあつては承継前に、厚生労働省令で定めるところにより、厚生労働大臣にその旨を届け出なければならない。

→施行規則69

（製造販売の届出）

第十四条の九　医薬品、医薬部外品又は化粧品の製造販売業者は、第十四条第一項に規定する医薬品、医薬部外品及び化粧品以外の医薬品、医薬部外品又は化粧品の製造販売をしようとするときは、あらかじめ、品目ごとに、厚生労働省令で定めるところにより、厚生労働大臣にその旨を届け出なければならない。

2　医薬品、医薬部外品又は化粧品の製造販売業者は、前項の規定により届け出た事項を変更したときは、三十日以内に、厚生労働大臣にその旨を届け出なければならない。

→施行規則 70

（機構による製造販売の届出の受理）

第十四条の十　厚生労働大臣が第十四条の二の三第一項の規定により機構に審査を行わせることとしたときは、医薬品（専ら動物のために使用されることが目的とされているものを除く。）、医薬部外品（専ら動物のために使用されることが目的とされているものを除く。）又は化粧品のうち政令で定めるものについての前条の規定による届出をしようとする者は、同条の規定にかかわらず、厚生労働省令で定めるところにより、機構に届け出なければならない。

2　機構は、前項の規定による届出を受理したときは、厚生労働省令で定めるところにより、厚生労働大臣にその旨を通知しなければならない。

→施行令 33、施行規則 70、71

第十五条及び第十六条　削除

（医薬品等総括製造販売責任者等の設置及び遵守事項）

第十七条　医薬品、医薬部外品又は化粧品の製造販売業者は、厚生労働省令で定めるところにより、医薬品、医薬部外品又は化粧品の品質管理及び製造販売後安全管理を行わせるために、医薬品の製造販売業者にあつては薬剤師を、医薬部外品又は化粧品の製造販売業者にあつては厚生労働省令で定める基準に該当する者を、それぞれ置かなければならない。ただし、医薬品の製造販売業者について、次の各号のいずれかに該当する場合には、厚生労働省令で定めるところにより、薬剤師以外の技術者をもつてこれに代えることができる。

一　その品質管理及び製造販売後安全管理に関し薬剤師を必要としないものとして厚生労働省令で定める医薬品についてのみその製造販売をする場合

二　薬剤師を置くことが著しく困難であると認められる場合その他の厚生労働省令で定める場合

2　前項の規定により医薬品、医薬部外品又は化粧品の品質管理及び製造販売後安全管理を行う者として置かれる者（以下「医薬品等総括製造販売責任者」という。）は、次項に規定する義務及び第四項に規定する厚生労働省令で定める業務を遂行し、並びに同項に規定する厚生労働省令で定める事項を遵守するために必要な能力及び経験を有する者でなければならない。

3　医薬品等総括製造販売責任者は、医薬品、医薬部外品又は化粧品の品質管理及び製造販売後安全管理を公正かつ適正に行うために必要があるときは、製造販売業者に対し、意見を書面により述べなければならない。

4　医薬品等総括製造販売責任者が行う医薬品、医薬部外品又は化粧品の品質管理及び製造販売後安全管理のために必要な業務並びに医薬品等総括製造販売責任者が遵守すべき事項については、厚生労働省令で定める。

5　医薬品の製造業者は、自ら薬剤師であつてその製造を実地に管理する場合のほか、その製造を実地に管理させるために、製造所ごとに、薬剤師を置かなければならない。ただし、その製造の管理について薬剤師を必要としない医薬品を製造する製造所又は第十三条の二の二の登録を受けた保管のみを行う製造所においては、厚生労働省令で定めるところにより、薬剤師以外の技術者をもつてこれに代えることができる。

6　前項の規定により医薬品の製造を管理する者として置かれる者（以下「医薬品製造管理者」という。）は、次項及び第八項において準用する第八条第一項に規定する義務並びに第九項に規定する厚生労働省令で定める業務を遂行し、並びに同項に規定する厚生労働省令で定める事項を遵守するために必要な能力及び経験を有する者でなければならない。

7　医薬品製造管理者は、医薬品の製造の管理を公正かつ適正に行うために必要があるときは、製造業者に対し、意見を書面により述べなければならない。

8　医薬品製造管理者については、第七条第四項及び第八条第一項の規定を準用する。この場合において、第七条第四項中「その薬局の所在地の都道府県知事」とあるのは、「厚生労働大臣」と読み替えるものとする。

9　医薬品製造管理者が行う医薬品の製造の管理のために必要な業務及び医薬品製造管理者が遵守すべき事項については、厚生労働省令で定める。

10　医薬部外品又は化粧品の製造業者は、厚生労働省令で定めるところにより、医薬部外品又は化粧品の製造を実地に管理させるために、製造所ごとに、責任技術者を置かなければならない。

11　前項の規定により医薬部外品又は化粧品の製造を管理する者として置かれる者（以下「医薬部外品等責任技術者」という。）は、次項及び第十三項において準用する第八条第一項に規定する義務並びに第十四項に規定する厚生労働省令で定める業務を遂行し、並びに同項に規定する厚生労働省令で定める事項を遵守するために必要な能力及び経験を有する者でなければならない。

12　医薬部外品等責任技術者は、医薬部外品又は化粧品の製造の管理を公正かつ適正に行うために必要があるときは、製造業者に対し、意見を書面により述べなければならない。

13　医薬部外品等責任技術者については、第八条第一項の規定を準用する。

14　医薬部外品等責任技術者が行う医薬部外品又は化粧品の製造の管理のために必要な業務及び医薬部外品等責任技術者が遵守すべき事項については、厚生労働省令で定める。

→施行規則85－91の3

（医薬品、医薬部外品及び化粧品の製造販売業者等の遵守事項等）

第十八条　厚生労働大臣は、厚生労働省令で、医薬品、医薬部外品又は化粧品の製造管理若しくは品質管理又は製造販売後安全管理の実施方法、医薬品等総括製造販売責任者の義務の遂行のための配慮事項その他医薬品、医薬部外品又は化粧品の製造販売業者がその業務に関し遵守すべき事項を定めることができる。

2　医薬品、医薬部外品又は化粧品の製造販売業者は、前条第三項の規定により述べられた医薬品等総括製造販売責任者の意見を尊重するとともに、法令遵守のために措置を講ずる必要があるときは、当該措置を講じ、かつ、講じた措置の内容（措置を講じない場合にあつては、その旨及びその理由）を記録し、これを適切に保存しなければならない。

3　厚生労働大臣は、厚生労働省令で、製造所における医薬品、医薬部外品又は化粧品の試験検査の実施方法、医薬品製造管理者又は医薬部外品等責任技術者の義務の遂行のための配慮事項その他医薬品、医薬部外品若しくは化粧品の製造業者又は医薬品等外国製造業者がその業務に関し遵守すべき事項を定めることができる。

4　医薬品、医薬部外品又は化粧品の製造業者は、前条第七項又は第十二項の規定により述べられた医薬品製造管理者又は医薬部外品等責任技術者の意見を尊重するとともに、法令遵守のために措置を講ずる必要があるときは、当該措置を講じ、かつ、講じた措置の内容（措置を講じない場合にあつては、その旨及びその理由）を記録し、これを適切に保存しなければならない。

5　医薬品、医薬部外品又は化粧品の製造販売業者は、製造販売後安全管理に係る業務のうち厚生労働省令で定めるものについて、厚生労働省令で定めるところにより、その業務を適正かつ確実に行う能力のある者に委託することができる。

→施行規則92－92の3、97－98の8、平16厚生労働省令135［GVP省令］

（医薬品、医薬部外品及び化粧品の製造販売業者等の法令遵守体制）

第十八条の二　医薬品、医薬部外品又は化粧品の製造販売業者は、医薬品、医薬部外品又は化粧品の品質管理及び製造販売後安全管理に関する業務その他の製造販売業者の業務を適正に遂行することにより、薬事に関する法令の規定の遵守を確保するために、厚生労働省令で定めるところにより、次の各号に掲げる措置を講じなければならない。

一　医薬品、医薬部外品又は化粧品の品質管理及び製造販売後安全管理に関する業務について、医薬品等総括製造販売責任者が有する権限を明らかにすること。

二　医薬品、医薬部外品又は化粧品の品質管理及び製造販売後安全管理に関する業務その他の製造販売業者の業務の遂行が法令に適合することを確保するための体制、当該製造販売業者の薬事に関する業務に責任を有する役員及び従業者の業務の監督に係る体制その他の製造販売業者の業務の適正を確保するために必要なものとして厚生労働省令で定める体制を整備すること。

三　医薬品等総括製造販売責任者その他の厚生労働省令で定める者に、第十二条の二第一項各号の厚生労働省令で定める基準を遵守して医薬品、医薬部外品又は化粧品の品質管理及び製造販売後安全管理を行わせるために必要な権限の付与及びそれらの者が行う業務の監督その他の措置

四　前三号に掲げるもののほか、医薬品、医薬部外品又は化粧品の製造販売業者の従業者に対して法令遵守のための指針を示すことその他の製造販売業者の業務の適正な遂行に必要なものとして厚生労働省令で定める措置

2　医薬品、医薬部外品又は化粧品の製造販売業者は、前項各号に掲げる措置の内容を記録し、これを適切に保存しなければならない。

3　医薬品、医薬部外品又は化粧品の製造業者は、医薬品、医薬部外品又は化粧品の製造の管理に関する業務その他の製造業者の業務を適正に遂行することにより、薬事に関する法令の規定の遵守を確保するために、厚生労働省令で定めるところにより、次の各号に掲げる措置を講じなければならない。

一　医薬品、医薬部外品又は化粧品の製造の管理に関する業務について、医薬品製造管理者又は医薬部外品等責任技術者が有する権限を明らかにすること。

二　医薬品、医薬部外品又は化粧品の製造の管理に関する業務その他の製造業者の業務の遂行が法令に適合することを確保するための体制、当該製造業者の薬事に関する業務に責任を有する役員及び従業者の業務の監督に係る体制その他の製造業者の業務の適正を確保するために必要なものとして厚生労働省令で定める体制を整備すること。

三　医薬品製造管理者、医薬部外品等責任技術者その他の厚生労働省令で定める者に、第十四条第二項第四号の厚生労働省令で定める基準を遵守して医薬品、医薬部外品又は化粧品の製造管理又は品質管理を行わせるために必要な権限の付与及びそれらの者が行う業務の監督その他の措置

四　前三号に掲げるもののほか、医薬品、医薬部外品又は化粧品の製造業者の従業者に対して法令遵守のための指針を示すことその他の製造業者の業務の適正な遂行に必要なものとして厚生労働省令で定める措置

4　医薬品、医薬部外品又は化粧品の製造業者は、前項各号に掲げる措置の内容を記録し、これを適切に保存しなければならない。

→施行規則98の9、98の10

（休廃止等の届出）

第十九条　医薬品、医薬部外品又は化粧品の製造販売業者は、その事業を廃止し、休止し、若しくは休止した事業を再開したとき、又は医薬品等総括製造販売責任者その他厚生労働省令で定める事項を変更したときは、三十日以内に、厚生労働大臣にその旨を届け出なければならない。

2　医薬品、医薬部外品又は化粧品の製造業者又は医薬品等外国製造業者は、その製造所を廃止し、休止し、若しくは休止した製造所を再開したとき、又は医薬品製造管理者、医薬部外品等責任技術者その他厚生労働省令で定める事項を変更したときは、三十日以内に、厚生労働大臣にその旨を届け出なければならない。

→施行規則99、100

（外国製造医薬品等の製造販売の承認）

第十九条の二　厚生労働大臣は、第十四条第一項に規定する医薬品、医薬部外品又は化粧品であつて本邦に輸出されるものにつき、外国においてその製造等をする者から申請があつたときは、品目ごとに、その者が第三項の規定により選任した医薬品、医薬部外品又は化粧品の製造販売業者に製造販売をさせることについての承認を与えることができる。

2　申請者が、第七十五条の二の二第一項の規定によりその受けた承認の全部又は一部を取り消され、取消しの日から三年を経過していない者であるときは、前項の承認を与えないことができる。

3　第一項の承認を受けようとする者は、本邦内において当該承認に係る医薬品、医薬部外品又は化粧品による保健衛生上の危害の発生の防止に必要な措置をとらせるため、医薬品、医薬部外品又は化粧品の製造販売業者（当該承認に係る品目の種類に応じた製造販売業の許可を受けている者に限る。）を当該承認の申請の際選任しなければならない。

4　第一項の承認を受けた者（以下「外国製造医薬品等特例承認取得者」という。）が前項の規定により選任した医薬品、医薬部外品又は化粧品の製造販売業者（以下「選任外国製造医薬品等製造販売業者」という。）は、第十四条第一項の規定にかかわらず、当該承認に係る品目の製造販売をすることができる。

5　第一項の承認については、第十四条第二項（第一号を除く。）及び第三項から第十七項まで、第十四条の二の二並びに第十四条の二の三の規定を準用する。

6　前項において準用する第十四条第十五項の承認については、同条第十七項及び第十四条の二の三の規定を準用する。

→施行令 19 − 27、34、施行規則 39、102 − 104、106 − 111、平 16 厚生労働省令 179［薬・部外 GMP 省令］

（選任外国製造医薬品等製造販売業者に関する変更の届出）

第十九条の三　外国製造医薬品等特例承認取得者は、選任外国製造医薬品等製造販売業者を変更したとき、又は選任外国製造医薬品等製造販売業者につき、その氏名若しくは名称その他厚生労働省令で定める事項に変更があつたときは、三十日以内に、厚生労働大臣に届け出なければならない。

2　前条第五項において準用する第十四条の二の三第一項の規定により、機構に前条第一項の承認のための審査を行わせることとしたときは、同条第五項において準用する第十四条の二の三第一項の政令で定める医薬品、医薬部外品又は化粧品に係る選任外国製造医薬品等製造販売業者についての前項の規定による届出は、同項の規定にかかわらず、機構に行わなければならない。

3　機構は、前項の規定による届出を受理したときは、遅滞なく、届出の状況を厚生労働省令で定めるところにより厚生労働大臣に通知しなければならない。

→施行規則 105、105 の 2

（準用）

第十九条の四　外国製造医薬品等特例承認取得者については、第十四条の四から第十四条の八まで及び第十八条第三項の規定を準用する。

（外国製造医薬品の特例承認）

第二十条　第十九条の二の承認の申請者が選任外国製造医薬品等製造販売業者に製造販売をさせようとする物が、第十四条の三第一項に規定する政令で定める医薬品である場合には、同条の規定を準用する。この場合において、同項中「第十四条」とあるのは「第十九条の二」と、「同条第二項、第六項、第七項及び第十一項」とあるのは「同条第五項において準用する第十四条第二項、第六項、第七項及び第十一項」と、「同条の承認」とあるのは「第十九条の二の承認」と、同条第二項中「第十四条の二の二第二項」とあるのは「第十九条の二第五項において準用する第十四条の二の二第二項」と、「第十四条の承認」とあるのは「第十九条の二の承認」と、同条第三項中「第一項の規定により第十四条の承認を受けた者」とあるのは「第二十条第一項において準用する第十四条の三第一項の規定により第十九条の二の承認を受けた者又は選任外国製造医薬品等製造販売業者」と読み替えるものとする。

2　前項に規定する場合の選任外国製造医薬品等製造販売業者は、第十四条第一項の規定にかかわらず、前項において準用する第十四条の三第一項の規定による第十九条の二の承認に係る品目の製造販売をすることができる。

→平 21 政令 262［法第 14 条の 3 第 1 項の医薬品等を定める政令］

（都道府県知事等の経由）

第二十一条　第十二条第一項の許可若しくは同条第四項の許可の更新の申請又は第十九条第一項の規定による届出は、申請者又は届出者の住所地（法人の場合にあつては、主たる事務所の所在地とする。以下同じ。）の都道府県知事（薬局開設者が当該薬局における設備及び器具をもつて医薬品を製造し、その医薬品を当該薬局において販売し、又は授与する場合であつて、当該薬局の所在地が保健所を設置する市又は特別区の区域にある場合においては、市長又は区長。次項、第六十九条第一項、第七十一条、第七十二条第三項及び第七十五条第二項において同じ。）を経由して行わなければならない。

2　第十三条第一項若しくは第八項の許可、同条第四項（同条第九項において準用する場合を含む。）の許可の更新、第十三条の二の二第一項の登録、同条第四項の登録の更新若しくは第六十八条の十六第一項の承認の申請又は第十九条第二項の規定による届出は、製造所の所在地の都道府県知事を経由して行わなければならない。

第二十二条　削除

（政令への委任）

第二十三条　この章に定めるもののほか、製造販売業又は製造業の許可又は許可の更新、医薬品等外国製造業者の認定又は認定の更新、製造販売品目の承認、再審査又は再評価、製造所の管理その他医薬品、医薬部外品又は化粧品の製造販売業又は製造業（外国製造医薬品等特例承認取得者の行う製造を含む。）に関し必要な事項は、政令で定める。

→平 17 政令 91［手数料令］

第五章　医療機器及び体外診断用医薬品の製造販売業及び製造業等

第一節　医療機器及び体外診断用医薬品の製造販売業及び製造業

（製造販売業の許可）

第二十三条の二　次の表の上欄に掲げる医療機器又は体外診断用医薬品の種類に応じ、それぞれ同表の下欄に定める厚生労働大臣の許可を受けた者でなければ、それぞれ、業として、医療機器又は体外診断用医薬品の製造販売をしてはならない。

医療機器又は体外診断用医薬品の種類	許可の種類
高度管理医療機器	第一種医療機器製造販売業許可
管理医療機器	第二種医療機器製造販売業許可

一般医療機器	第三種医療機器製造販売業許可
体外診断用医薬品	体外診断用医薬品製造販売業許可

2　前項の許可を受けようとする者は、厚生労働省令で定めるところにより、次の各号に掲げる事項を記載した申請書を厚生労働大臣に提出しなければならない。

一　氏名又は名称及び住所並びに法人にあつては、その代表者の氏名

二　法人にあつては、薬事に関する業務に責任を有する役員の氏名

三　第二十三条の二の十四第二項に規定する医療機器等総括製造販売責任者の氏名

四　次条第二項において準用する第五条第三号イからトまでに該当しない旨その他厚生労働省令で定める事項

3　前項の申請書には、次の各号に掲げる書類を添付しなければならない。

一　法人にあつては、その組織図

二　次条第一項第一号に規定する申請に係る医療機器又は体外診断用医薬品の製造管理及び品質管理に係る体制に関する書類

三　次条第一項第二号に規定する申請に係る医療機器又は体外診断用医薬品の製造販売後安全管理に係る体制に関する書類

四　その他厚生労働省令で定める書類

4　第一項の許可は、三年を下らない政令で定める期間ごとにその更新を受けなければ、その期間の経過によつて、その効力を失う。

→施行規則 114 の 2、114 の 6、施行令 36、37 の 6

（許可の基準）

第二十三条の二の二　次の各号のいずれかに該当するときは、前条第一項の許可を与えないことができる。

一　申請に係る医療機器又は体外診断用医薬品の製造管理又は品質管理に係る業務を行う体制が、厚生労働省令で定める基準に適合しないとき。

二　申請に係る医療機器又は体外診断用医薬品の製造販売後安全管理の方法が、厚生労働省令で定める基準に適合しないとき。

2　第五条（第三号に係る部分に限る。）の規定は、前条第一項の許可について準用する。

→平 26 厚生労働省令 94［(QMS 業務）体制省令］、平 16 厚生労働省令 135［GVP 省令］、施行規則 114 の 7 の 2

（製造業の登録）

第二十三条の二の三　業として、医療機器又は体外診断用医薬品の製造（設計を含む。以下この章及び第八十条第二項において同じ。）をしようとする者は、製

造所（医療機器又は体外診断用医薬品の製造工程のうち設計、組立て、滅菌その他の厚生労働省令で定めるものをするものに限る。以下この章及び同項において同じ。）ごとに、厚生労働省令で定めるところにより、厚生労働大臣の登録を受けなければならない。

2　前項の登録を受けようとする者は、厚生労働省令で定めるところにより、次の各号に掲げる事項を記載した申請書を厚生労働大臣に提出しなければならない。

一　氏名又は名称及び住所並びに法人にあつては、その代表者の氏名

二　製造所の所在地

三　法人にあつては、薬事に関する業務に責任を有する役員の氏名

四　医療機器の製造業の登録を受けようとする者にあつては、第二十三条の二の十四第六項に規定する医療機器責任技術者の氏名

五　体外診断用医薬品の製造業の登録を受けようとする者にあつては、第二十三条の二の十四第十一項に規定する体外診断用医薬品製造管理者の氏名

六　第四項において準用する第五条第三号イからトまでに該当しない旨その他厚生労働省令で定める事項

3　第一項の登録は、三年を下らない政令で定める期間ごとにその更新を受けなければ、その期間の経過によつて、その効力を失う。

4　第五条（第三号に係る部分に限る。）の規定は、第一項の登録について準用する。

→施行規則114の8、114の9、114の13、施行令37の12、80③

（医療機器等外国製造業者の登録）

第二十三条の二の四　外国において本邦に輸出される医療機器又は体外診断用医薬品を製造しようとする者（以下「医療機器等外国製造業者」という。）は、製造所ごとに、厚生労働大臣の登録を受けることができる。

2　前項の登録については、前条第二項（第一号、第二号及び第六号に係る部分に限る。）、第三項及び第四項の規定を準用する。

→施行規則114の15、114の16、施行令37の13－37の15、37の18

（医療機器及び体外診断用医薬品の製造販売の承認）

第二十三条の二の五　医療機器（一般医療機器並びに第二十三条の二の二十三第一項の規定により指定する高度管理医療機器及び管理医療機器を除く。）又は体外診断用医薬品（厚生労働大臣が基準を定めて指定する体外診断用医薬品及び同項の規定により指定する体外診断用医薬品を除く。）の製造販売をしようとする者は、品目ごとにその製造販売についての厚生労働大臣の承認を受けなければならない。

→施行規則 114 の 17、114 の 22 の 3、114 の 23、114 の 27、平 17 厚生労働省告示 112［基準を定めて指定する医療機器］、同 121［基準を定めて指定する体外診断薬］、平 17 厚生労働省令 38［機器 GPSP 省令］

2　次の各号のいずれかに該当するときは、前項の承認は、与えない。

一　申請者が、第二十三条の二第一項の許可（申請をした品目の種類に応じた許可に限る。）を受けていないとき。

二　申請に係る医療機器又は体外診断用医薬品を製造する製造所が、第二十三条の二の三第一項又は前条第一項の登録を受けていないとき。

三　申請に係る医療機器又は体外診断用医薬品の名称、成分、分量、構造、使用方法、効果、性能、副作用その他の品質、有効性及び安全性に関する事項の審査の結果、その物が次のイからハまでのいずれかに該当するとき。

イ　申請に係る医療機器又は体外診断用医薬品が、その申請に係る効果又は性能を有すると認められないとき。

ロ　申請に係る医療機器が、その効果又は性能に比して著しく有害な作用を有することにより、医療機器として使用価値がないと認められるとき。

ハ　イ又はロに掲げる場合のほか、医療機器又は体外診断用医薬品として不適当なものとして厚生労働省令で定める場合に該当するとき。

四　申請に係る医療機器又は体外診断用医薬品が政令で定めるものであるときは、その物の製造管理又は品質管理の方法が、厚生労働省令で定める基準に適合していると認められないとき。

→施行令 37 の 20、施行規則 114 の 18、平 16 厚生労働省令 169［機器・体外診 QMS 省令］

3　第一項の承認を受けようとする者は、厚生労働省令で定めるところにより、申請書に臨床試験の試験成績に関する資料その他の資料を添付して申請しなければならない。この場合において、当該申請に係る医療機器又は体外診断用医薬品が厚生労働省令で定める医療機器又は体外診断用医薬品であるときは、当該資料は、厚生労働省令で定める基準に従つて収集され、かつ、作成されたものでなければならない。

→施行規則 114 の 19 － 114 の 22、平 17 厚生労働省令 37［機器 GLP 省令］、平 17 厚生労働省令 36［機器 GCP 省令］

4　第一項の承認の申請に係る医療機器又は体外診断用医薬品が、第八十条の六第一項に規定する原薬等登録原簿に収められている原薬等を原料又は材料として製造されるものであるときは、第一項の承認を受けようとする者は、厚生労働省令で定めるところにより、当該原薬等が同条第一項に規定する原薬等登録原簿に登録されていることを証する書面をもつて前項の規定により添付するものとされた資料の一部に代えることができる。

→施行令 37 の 20、施行規則 280 の 2

5　厚生労働大臣は、第一項の承認の申請に係る医療機器又は体外診断用医薬品が、希少疾病用医療機器若しくは希少疾病用医薬品、先駆的医療機器若しくは先駆的医薬品又は特定用途医療機器若しくは特定用途医薬品その他の医療上特にその必要性が高いと認められるものである場合であつて、当該医療機器又は体外診断用医薬品の有効性及び安全性を検証するための十分な人数を対象とする臨床試験の実施が困難であるときその他の厚生労働省令で定めるときは、厚生労働省令で定めるところにより、第三項の規定により添付するものとされた臨床試験の試験成績に関する資料の一部の添付を要しないこととすることができる。

→施行規則 114 の 22 の 2

6　第二項第三号の規定による審査においては、当該品目に係る申請内容及び第三項前段に規定する資料に基づき、当該品目の品質、有効性及び安全性に関する調査を行うものとする。この場合において、当該品目が同項後段に規定する厚生労働省令で定める医療機器又は体外診断用医薬品であるときは、あらかじめ、当該品目に係る資料が同項後段の規定に適合するかどうかについての書面による調査又は実地の調査を行うものとする。

7　第一項の承認を受けようとする者又は同項の承認を受けた者は、その承認に係る医療機器又は体外診断用医薬品が政令で定めるものであるときは、その物の製造管理又は品質管理の方法が第二項第四号に規定する厚生労働省令で定める基準に適合しているかどうかについて、当該承認を受けようとするとき、及び当該承認の取得後三年を下らない政令で定める期間を経過するごとに、厚生労働大臣の書面による調査又は実地の調査を受けなければならない。

→施行令 37 の 20、37 の 21、37 の 22、37 の 23、施行規則 114 の 28

8　第一項の承認を受けようとする者又は同項の承認を受けた者は、その承認に係る医療機器又は体外診断用医薬品が次の各号のいずれにも該当するときは、前項の調査を受けることを要しない。

一　第一項の承認を受けようとする者又は同項の承認を受けた者が既に次条第一項の基準適合証又は第二十三条の二の二十四第一項の基準適合証の交付を受けている場合であつて、これらの基準適合証に係る医療機器又は体外診断用医薬品と同一の厚生労働省令で定める区分に属するものであるとき。

二　第一項の承認に係る医療機器又は体外診断用医薬品を製造する全ての製造所（当該医療機器又は体外診断用医薬品の製造工程のうち滅菌その他の厚生労働省令で定めるもののみをするものを除く。以下この号において同じ。）が、前号の基準適合証に係る医療機器又は体外診断用医薬品を製造する製造所（同項の承認に係る医療機器又は体外診断用医薬品の製造工程と同一の製造工程が、当該製造所において、同号の基準適合証に係る医療機器又は体外診断用医薬品の製造工程として行われている場合に限る。）であるとき。

→平 26 厚生労働省令 95［機器・体外診断薬の区分を定める省令］、施行規則 114 の 32

9　前項の規定にかかわらず、厚生労働大臣は、第一項の承認に係る医療機器又は体外診断用医薬品の特性その他を勘案して必要があると認めるときは、当該医療機器又は体外診断用医薬品の製造管理又は品質管理の方法が第二項第四号に規定する厚生労働省令で定める基準に適合しているかどうかについて、書面による調査又は実地の調査を行うことができる。この場合において、第一項の承認を受けようとする者又は同項の承認を受けた者は、当該調査を受けなければならない。

→施行令37の22、37の23、施行規則114の28、114の33

10 厚生労働大臣は、第一項の承認の申請に係る医療機器又は体外診断用医薬品が、希少疾病用医療機器若しくは希少疾病用医薬品、先駆的医療機器若しくは先駆的医薬品又は特定用途医療機器若しくは特定用途医薬品その他の医療上特にその必要性が高いと認められるものであるときは、当該医療機器又は体外診断用医薬品についての第二項第三号の規定による審査又は第七項若しくは前項の規定による調査を、他の医療機器又は体外診断用医薬品の審査又は調査に優先して行うことができる。

11 厚生労働大臣は、第一項の承認の申請があつた場合において、申請に係る医療機器が、既にこの条又は第二十三条の二の十七の承認（第二十三条の二の六の二第一項（第二十三条の二の十七第五項において準用する場合を含む。）の規定により条件及び期限を付したものを除く。）を与えられている医療機器と構造、使用方法、効果、性能等が明らかに異なるときは、第一項の承認について、あらかじめ、薬事審議会の意見を聴かなければならない。

12 厚生労働大臣は、第一項の承認の申請に関し、第五項の規定に基づき臨床試験の試験成績に関する資料の一部の添付を要しないこととした医療機器又は体外診断用医薬品について第一項の承認をする場合には、当該医療機器又は体外診断用医薬品の使用の成績に関する調査の実施、適正な使用の確保のために必要な措置の実施その他の条件を付してするものとし、当該条件を付した同項の承認を受けた者は、厚生労働省令で定めるところにより、当該条件に基づき収集され、かつ、作成された当該医療機器又は体外診断用医薬品の使用の成績に関する資料その他の資料を厚生労働大臣に提出し、当該医療機器又は体外診断用医薬品の品質、有効性及び安全性に関する調査を受けなければならない。この場合において、当該条件を付した同項の承認に係る医療機器又は体外診断用医薬品が厚生労働省令で定める医療機器又は体外診断用医薬品であるときは、当該資料は、厚生労働省令で定める基準に従つて収集され、かつ、作成されたものでなければならない。

→施行規則114の22の4－114の22の7

13 厚生労働大臣は、前項前段に規定する医療機器又は体外診断用医薬品の使用の成績に関する資料その他の資料の提出があつたときは、当該資料に基づき、同項前段に規定する調査（当該医療機器又は体外診断用医薬品が同項後段の厚生労働省令で定める医療機器又は体外診断用医薬品であるときは、当該資料が同項後段の規定に適合するかどうかについての書面による調査又は実地の調査及び同項前段に規定する調査）を行うものとし、当該調査の結果を踏まえ、同項前段の規定により付した条件を変更し、又は当該承認を受けた者に対して、当該医療機器又は体外診断用医薬品の使用の成績に関する調査及び適正な使用の確保のために必要な措置の再度の実施を命ずることができる。

14　第十二項の規定により条件を付した第一項の承認を受けた者、第十二項後段に規定する資料の収集若しくは作成の委託を受けた者又はこれらの役員若しくは職員は、正当な理由なく、当該資料の収集又は作成に関しその職務上知り得た人の秘密を漏らしてはならない。これらの者であつた者についても、同様とする。

15　第一項の承認を受けた者は、当該品目について承認された事項の一部を変更しようとするとき（当該変更が厚生労働省令で定める軽微な変更であるときを除く。）は、その変更について厚生労働大臣の承認を受けなければならない。この場合においては、第二項から前項までの規定を準用する。

→施行令 37 の 25、施行規則 114 の 18、114 の 19、114 の 21 － 114 の 25、114 の 27、114 の 28

16　第一項の承認を受けた者は、前項の厚生労働省令で定める軽微な変更について、厚生労働省令で定めるところにより、厚生労働大臣にその旨を届け出なければならない。

→施行規則 114 の 26

17　第一項及び第十五項の承認の申請（政令で定めるものを除く。）は、機構を経由して行うものとする。

→施行規則 114 の 71、施行令 37 の 28

（基準適合証の交付等）

第二十三条の二の六　厚生労働大臣は、前条第七項（同条第十五項において準用する場合を含む。）の規定による調査の結果、同条の承認に係る医療機器又は体外診断用医薬品の製造管理又は品質管理の方法が同条第二項第四号に規定する厚生労働省令で定める基準に適合していると認めるときは、次に掲げる医療機器又は体外診断用医薬品について当該基準に適合していることを証するものとして、厚生労働省令で定めるところにより、基準適合証を交付する。

一　当該承認に係る医療機器又は体外診断用医薬品

二　当該承認を受けようとする者又は当該承認を受けた者が製造販売をし、又は製造販売をしようとする医療機器又は体外診断用医薬品であつて、前号に掲げる医療機器又は体外診断用医薬品と同一の前条第八項第一号に規定する厚生労働省令で定める区分に属するもの（当該医療機器又は体外診断用医薬品を製造する全ての製造所（当該医療機器又は体外診断用医薬品の製造工程のうち同項第二号に規定する厚生労働省令で定めるもののみをするものを除く。以下この号において同じ。）が前号に掲げる医療機器又は体外診断用医薬品を製造する製造所（当該承認を受けようとする者又は当該承認を受けた者が製造販売をし、又は製造販売をしようとする医療機器又は体外診断用医薬品の製造工程と同一の製造工程が、当該製造所において、同号に掲げる医療機器又は体外診断用医薬品の製造工程として行われている場合に限る。）であるものに限る。）

2　前項の基準適合証の有効期間は、前条第七項に規定する政令で定める期間とする。

3　医療機器又は体外診断用医薬品について第二十三条の四第二項第三号の規定により第二十三条の二の二十三の認証を取り消された者又は第七十二条第二項の規定による命令を受けた者は、速やかに、当該医療機器又は体外診断用医薬品の製造管理又は品質管理の方法が前条第二項第四号に規定する厚生労働省令で定める基準に適合していることを証する第一項の規定により交付された基準適合証を厚生労働大臣に返還しなければならない。

→施行規則 114 の 34、施行令 37 の 26

（緊急承認）

第二十三条の二の六の二　第二十三条の二の五の承認の申請者が製造販売をしようとする物が、次の各号のいずれにも該当する医療機器又は体外診断用医薬品として政令で定めるものである場合には、厚生労働大臣は、同条第二項（第三号ハに係る部分を除く。）、第六項、第七項、第九項及び第十一項の規定にかかわらず、薬事審議会の意見を聴いて、その適正な使用の確保のために必要な条件及び二年を超えない範囲内の期限を付してその品目に係る同条の承認を与えることができる。

一　国民の生命及び健康に重大な影響を与えるおそれがある疾病のまん延その他の健康被害の拡大を防止するため緊急に使用されることが必要な医療機器又は体外診断用医薬品であり、かつ、当該医療機器又は体外診断用医薬品の使用以外に適当な方法がないこと。

二　申請に係る効果又は性能を有すると推定されるものであること。

三　医療機器にあつては、申請に係る効果又は性能に比して著しく有害な作用を有することにより医療機器として使用価値がないと推定されるものでないこと。

2　厚生労働大臣は、前項の規定による第二十三条の二の五の承認に係る医療機器又は体外診断用医薬品の特性その他を勘案して必要があると認めるときは、当該品目に係る同条第三項前段に規定する資料が同項後段の規定に適合するかどうか又は当該医療機器若しくは体外診断用医薬品の製造管理若しくは品質管理の方法が同条第二項第四号に規定する厚生労働省令で定める基準に適合しているかどうかについて、書面による調査又は実地の調査を行うことができる。この場合において、前項の規定による同条の承認を受けようとする者又は同項の規定による同条の承認を受けた者は、当該調査を受けなければならない。

3　厚生労働大臣は、第五項の申請に係る第二十三条の二の五第二項第三号の規定による審査を適正に行うため特に必要があると認めるときは、薬事審議会の意見を聴いて、第一項の期限を一年を超えない範囲内において延長することができる。

4　第一項の規定により条件及び期限を付した第二十三条の二の五の承認を受けた者は、厚生労働省令で定めるところにより、当該医療機器又は体外診断用医薬品の使用の成績に関する調査その他厚生労働省令で定める調査を行い、その結果を厚生労働大臣に報告しなければならない。

5　第一項の規定により条件及び期限を付した第二十三条の二の五の承認を受けた者は、その品目について、当該承認の期限（第三項の規定による延長が行われたときは、その延長後のもの）内に、改めて同条の承認の申請をしなければならない。この場合における同条第三項の規定の適用については、同項中「臨床試験の試験成績に関する資料その他の」とあるのは、「その医療機器又は体外診断用医薬品の使用成績に関する資料その他の厚生労働省令で定める」とする。

6　前項の申請があつた場合において、同項に規定する期限内にその申請に対する処分がされないときは、第一項の規定により条件及び期限を付した第二十三条の二の五の承認は、当該期限の到来後もその処分がされるまでの間は、なおその効力を有する。

→施行規則 114 の 19 の 2、114 条の 36 の 2

（機構による医療機器等審査等の実施）

第二十三条の二の七　厚生労働大臣は、機構に、医療機器（専ら動物のために使用されることが目的とされているものを除く。以下この条において同じ。）又は体外診断用医薬品（専ら動物のために使用されることが目的とされているものを除く。以下この条において同じ。）のうち政令で定めるものについての第二十三条の二の五の承認のための審査、同条第六項、第七項、第九項及び第十三項（これらの規定を同条第十五項において準用する場合を含む。）、前条第二項（次条第二項において準用する場合を含む。）並びに第二十三条の二の十の二第八項の規定による調査並びに第二十三条の二の六第一項の規定による基準適合証の交付及び同条第三項の規定による基準適合証の返還の受付（以下「医療機器等審査等」という。）を行わせることができる。

→施行規則 114 の 28 ③、114 の 37、119 ②、施行令 37 の 24、37 の 29

2　厚生労働大臣は、前項の規定により機構に医療機器等審査等を行わせるときは、当該医療機器等審査等を行わないものとする。この場合において、厚生労働大臣は、第二十三条の二の五の承認をするときは、機構が第六項の規定により通知する審査及び調査の結果を考慮しなければならない。

3　厚生労働大臣が第一項の規定により機構に医療機器等審査等を行わせることとしたときは、同項の政令で定める医療機器又は体外診断用医薬品について第二十三条の二の五の承認の申請者、同条第七項若しくは第十三項（これらの規定を同条第十五項において準用する場合を含む。）の調査の申請者又は第二十三条の二の六第三項の規定により基準適合証を返還する者は、機構が行う審査、調査若しくは基準適合証の交付を受け、又は機構に基準適合証を返還しなければならない。

4　厚生労働大臣が第一項の規定により機構に審査を行わせることとしたときは、同項の政令で定める医療機器又は体外診断用医薬品についての第二十三条の二の五第十六項の規定による届出をしようとする者は、同項の規定にかかわらず、機構に届け出なければならない。

5　厚生労働大臣が第一項の規定により機構に審査を行わせることとしたときは、同項の政令で定める医療機器又は体外診断用医薬品についての前条第四項の規定による報告をしようとする者は、同項の規定にかかわらず、機構に報告しなければならない。

6　機構は、医療機器等審査等を行つたとき、第四項の規定による届出を受理したとき、又は前項の規定による報告を受けたときは、遅滞なく、当該医療機器等審査等の結果、届出の状況又は報告を受けた旨を厚生労働省令で定めるところにより厚生労働大臣に通知しなければならない。

→施行規則114の38

7　機構が行う医療機器等審査等に係る処分（医療機器等審査等の結果を除く。）又はその不作為については、厚生労働大臣に対して、審査請求をすることができる。この場合において、厚生労働大臣は、行政不服審査法第二十五条第二項及び第三項、第四十六条第一項及び第二項、第四十七条並びに第四十九条第三項の規定の適用については、機構の上級行政庁とみなす。

（特例承認）

第二十三条の二の八　第二十三条の二の五の承認の申請者が製造販売をしようとする物が、次の各号のいずれにも該当する医療機器又は体外診断用医薬品として政令で定めるものである場合には、厚生労働大臣は、同条第二項、第六項、第七項、第九項及び第十一項の規定にかかわらず、薬事審議会の意見を聴いて、その品目に係る同条の承認を与えることができる。

一　国民の生命及び健康に重大な影響を与えるおそれがある疾病のまん延その他の健康被害の拡大を防止するため緊急に使用されることが必要な医療機器又は体外診断用医薬品であり、かつ、当該医療機器又は体外診断用医薬品の使用以外に適当な方法がないこと。

二　その用途に関し、外国（医療機器又は体外診断用医薬品の品質、有効性及び安全性を確保する上で我が国と同等の水準にあると認められる医療機器又は体外診断用医薬品の製造販売の承認の制度又はこれに相当する制度を有している国として政令で定めるものに限る。）において、販売し、授与し、販売若しくは授与の目的で貯蔵し、若しくは陳列し、又は電気通信回線を通じて提供することが認められている医療機器又は体外診断用医薬品であること。

2　第二十三条の二の六の二第二項の規定は、前項の規定による第二十三条の二の五の承認について準用する。

3　厚生労働大臣は、保健衛生上の危害の発生又は拡大を防止するため必要があると認めるときは、第一項の規定により第二十三条の二の五の承認を受けた者に対して、当該承認に係る品目について、当該品目の使用によるものと疑われる疾病、障害又は死亡の発生を厚生労働大臣に報告することその他の政令で定める措置を講ずる義務を課することができる。

→施行令 37 の 30、施行規則 114 の 20

（使用成績評価）

第二十三条の二の九　厚生労働大臣が薬事審議会の意見を聴いて指定する医療機器又は体外診断用医薬品につき第二十三条の二の五の承認（第二十三条の二の六の二第一項の規定により条件及び期限を付したものを除く。第六項において同じ。）を受けた者又は当該承認を受けている者は、当該医療機器又は体外診断用医薬品について、厚生労働大臣が指示する期間（次項において「調査期間」という。）を経過した日から起算して三月以内の期間内に申請して、厚生労働大臣の使用成績に関する評価を受けなければならない。

→施行規則 114 の 39

2　厚生労働大臣は、前項の指定に係る医療機器又は体外診断用医薬品の使用成績に関する評価を適正に行うため特に必要があると認めるときは、調査期間を延長することができる。

3　厚生労働大臣の使用成績に関する評価は、当該評価を行う際に得られている知見に基づき、第一項の指定に係る医療機器又は体外診断用医薬品が第二十三条の二の五第二項第三号イからハまでのいずれにも該当しないことを確認することにより行う。

4　第一項の申請は、申請書にその医療機器又は体外診断用医薬品の使用成績に関する資料その他厚生労働省令で定める資料を添付してしなければならない。この場合において、当該申請に係る医療機器又は体外診断用医薬品が厚生労働省令で定める医療機器又は体外診断用医薬品であるときは、当該資料は、厚生労働省令で定める基準に従つて収集され、かつ、作成されたものでなければならない。

→施行規則 114 の 40 － 114 の 42、平 17 厚生労働省令 36［機器 GCP 省令］、平 17 厚生労働省令 37［機器 GLP 省令］、平 17 厚生労働省令 38［機器 GPSP 省令］

5　第三項の規定による確認においては、第一項の指定に係る医療機器又は体外診断用医薬品に係る申請内容及び前項前段に規定する資料に基づき、当該医療機器又は体外診断用医薬品の品質、有効性及び安全性に関する調査を行うものとする。この場合において、第一項の指定に係る医療機器又は体外診断用医薬品が前項後段に規定する厚生労働省令で定める医療機器又は体外診断用医薬品であるときは、あらかじめ、当該医療機器又は体外診断用医薬品に係る資料が同項後段の規定に適合するかどうかについての書面による調査又は実地の調査を行うものとする。

6　第一項の指定に係る医療機器又は体外診断用医薬品につき第二十三条の二の五の承認を受けた者は、厚生労働省令で定めるところにより、当該医療機器又は体外診断用医薬品の使用の成績に関する調査その他厚生労働省令で定める調査を行い、その結果を厚生労働大臣に報告しなければならない。

→施行規則 114 の 43

7　第四項後段に規定する厚生労働省令で定める医療機器又は体外診断用医薬品につき使用成績に関する評価を受けるべき者、同項後段に規定する資料の収集若しくは作成の委託を受けた者又はこれらの役員若しくは職員は、正当な理由なく、当該資料の収集又は作成に関しその職務上知り得た人の秘密を漏らしてはならない。これらの者であつた者についても、同様とする。

（準用）

第二十三条の二の十　医療機器（専ら動物のために使用されることが目的とされているものを除く。以下この条において同じ。）又は体外診断用医薬品（専ら動物のために使用されることが目的とされているものを除く。以下この条において同じ。）のうち政令で定めるものについての前条第一項の申請、同条第三項の規定による確認及び同条第五項の規定による調査については、第二十三条の二の五第十七項及び第二十三条の二の七（第四項及び第五項を除く。）の規定を準用する。この場合において、必要な技術的読替えは、政令で定める。

2　前項において準用する第二十三条の二の七第一項の規定により機構に前条第三項の規定による確認を行わせることとしたときは、前項において準用する第二十三条の二の七第一項の政令で定める医療機器又は体外診断用医薬品についての前条第六項の規定による報告をしようとする者は、同項の規定にかかわらず、機構に報告しなければならない。この場合において、機構が当該報告を受けたときは、厚生労働省令で定めるところにより、厚生労働大臣にその旨を通知しなければならない。

→施行令 37 の 31、37 の 32、施行規則 114 の 43 ③、114 の 44、114 の 45

（医療機器及び体外診断用医薬品の承認された事項に係る変更計画の確認）

第二十三条の二の十の二　第二十三条の二の五第一項の承認を受けた者は、厚生労働省令で定めるところにより、厚生労働大臣に申し出て、当該承認を受けた品目について承認された事項の一部の変更に係る計画（以下この条において「変更計画」という。）が、次の各号のいずれにも該当する旨の確認を受けることができる。これを変更しようとするときも、同様とする。

一　当該変更計画に定められた変更が、性能、製造方法その他の厚生労働省令で定める事項の変更であること。

二　第四十二条第一項又は第二項の規定により定められた基準に適合しないこととなる変更その他の厚生労働省令で定める変更に該当しないこと。

三　当該変更計画に従つた変更が行われた場合に、当該変更計画に係る医療機器又は体外診断用医薬品が、次のイからハまでのいずれにも該当しないこと。

イ　当該医療機器又は体外診断用医薬品が、その変更前の承認に係る効果又は性能を有すると認められないこと。

ロ　当該医療機器が、その効果又は性能に比して著しく有害な作用を有することにより、医療機器として使用価値がないと認められること。

ハ　イ又はロに掲げる場合のほか、医療機器又は体外診断用医薬品として不適当なものとして、厚生労働省令で定める場合に該当すること。

2　前項の確認においては、変更計画（同項後段の規定による変更があつたときは、その変更後のもの。以下この条において同じ。）の確認を受けようとする者が提出する資料に基づき、当該変更計画に係る医療機器又は体外診断用医薬品の品質、有効性及び安全性に関する調査を行うものとする。

3　第一項の確認を受けようとする者又は同項の確認を受けた者は、その確認に係る変更計画に従つて第二十三条の二の五の承認を受けた事項の一部の変更を行う医療機器又は体外診断用医薬品が同条第二項第四号の政令で定めるものであり、かつ、当該変更が製造管理又は品質管理の方法に影響を与えるおそれがある変更として厚生労働省令で定めるものであるときは、厚生労働省令で定めるところにより、その変更を行う医療機器又は体外診断用医薬品の製造所における製造管理又は品質管理の方法が、同号の厚生労働省令で定める基準に適合している旨の確認を受けなければならない。

4　前項の確認においては、その変更を行う医療機器又は体外診断用医薬品の製造所における製造管理又は品質管理の方法が、第二十三条の二の五第二項第四号の厚生労働省令で定める基準に適合しているかどうかについて、書面による調査又は実地の調査を行うものとする。

5　厚生労働大臣は、第一項の確認を受けた変更計画が同項各号のいずれかに該当していなかつたことが判明したとき、第三項の確認を受けた製造管理若しくは品質管理の方法が第二十三条の二の五第二項第四号の厚生労働省令で定める基準に適合していなかつたことが判明したとき、又は偽りその他不正の手段により第一項若しくは第三項の確認を受けたことが判明したときは、その確認を取り消さなければならない。

6　第一項の確認を受けた者（その行おうとする変更が第三項の厚生労働省令で定めるものであるときは、第一項及び第三項の確認を受けた者に限る。）は、第二十三条の二の五の承認を受けた医療機器又は体外診断用医薬品に係る承認された事項の一部について第一項の確認を受けた変更計画に従つた変更（製造方法の変更その他の厚生労働省令で定める変更に限る。）を行う日の厚生労働省令で定める日数前までに、厚生労働省令で定めるところにより、厚生労働大臣に当該変更を行う旨を届け出たときは、同条第十五項の厚生労働大臣の承認を受けることを要しない。

7　厚生労働大臣は、前項の規定による届出があつた場合において、その届出に係る変更が第一項の確認を受けた変更計画に従つた変更であると認められないときは、その届出を受理した日から前項の厚生労働省令で定める日数以内に限り、その届出をした者に対し、その届出に係る変更の中止その他必要な措置を命ずることができる。

8　厚生労働大臣は、第一項の確認を受けた者が第二十三条の二の五の承認を受けた医療機器又は体外診断用医薬品に係る同項の確認を受けた変更計画に従つた変更（第六項に規定する製造方法の変更その他の厚生労働省令で定める変更のみを行う場合を除く。）について同条第十五項の承認の申請を行つた場合には、同項において準用する同条第六項の規定にかかわらず、同項に規定する品質、有効性及び安全性に関する調査に代えて、当該変更計画に従つた変更であるかどうかについての書面による調査又は実地の調査を行うことができる。

9　厚生労働大臣は、機構に、第二十三条の二の七第一項の政令で定める医療機器又は体外診断用医薬品についての第一項及び第三項の確認を行わせることができる。

10　第二十三条の二の七第二項、第三項、第六項及び第七項の規定並びに第五項の規定は、前項の規定により機構に第一項及び第三項の確認を行わせることとした場合について準用する。この場合において、必要な技術的読替えは、政令で定める。

11　厚生労働大臣が第二十三条の二の七第一項の規定により機構に審査を行わせることとしたときは、同項の政令で定める医療機器又は体外診断用医薬品についての第六項の規定による届出は、同項の規定にかかわらず、機構に行わなければならない。

12　機構は、前項の規定による届出を受理したときは、直ちに、当該届出の状況を厚生労働省令で定めるところにより厚生労働大臣に通知しなければならない。

→施行令 37 の 33 － 37 の 35、施行規則 114 の 45 の 2 － 114 の 45 の 16

（承継）

第二十三条の二の十一　第二十三条の二の五の承認を受けた者（以下この条において「医療機器等承認取得者」という。）について相続、合併又は分割（当該品目に係る厚生労働省令で定める資料及び情報（以下この条において「当該品目に係る資料等」という。）を承継させるものに限る。）があつたときは、相続人（相続人が二人以上ある場合において、その全員の同意により当該医療機器等承認取得者の地位を承継すべき相続人を選定したときは、その者）、合併後存続する法人若しくは合併により設立した法人又は分割により当該品目に係る資料等を承継した法人は、当該医療機器等承認取得者の地位を承継する。

2　医療機器等承認取得者がその地位を承継させる目的で当該品目に係る資料等の譲渡しをしたときは、譲受人は、当該医療機器等承認取得者の地位を承継する。

3　前二項の規定により医療機器等承認取得者の地位を承継した者は、相続の場合にあつては相続後遅滞なく、相続以外の場合にあつては承継前に、厚生労働省令で定めるところにより、厚生労働大臣にその旨を届け出なければならない。

→施行規則 114 の 46、118 の 2

（製造販売の届出）

第二十三条の二の十二　医療機器又は体外診断用医薬品の製造販売業者は、第二十三条の二の五第一項又は第二十三条の二の二十三第一項に規定する医療機器及び体外診断用医薬品以外の医療機器又は体外診断用医薬品の製造販売をしようとするときは、あらかじめ、品目ごとに、厚生労働省令で定めるところにより、厚生労働大臣にその旨を届け出なければならない。

2　医療機器又は体外診断用医薬品の製造販売業者は、前項の規定により届け出た事項を変更したときは、三十日以内に、厚生労働大臣にその旨を届け出なければならない。

→施行規則 114 の 47

（機構による製造販売の届出の受理）

第二十三条の二の十三　厚生労働大臣が第二十三条の二の七第一項の規定により機構に審査を行わせることとしたときは、医療機器（専ら動物のために使用されることが目的とされているものを除く。）又は体外診断用医薬品（専ら動物のために使用されることが目的とされているものを除く。）のうち政令で定めるものについての前条の規定による届出をしようとする者は、同条の規定にかかわらず、厚生労働省令で定めるところにより、機構に届け出なければならない。

2　機構は、前項の規定による届出を受理したときは、厚生労働省令で定めるところにより、厚生労働大臣にその旨を通知しなければならない。

→施行令 37 の 33、施行規則 114 の 47 ④、48

（医療機器等総括製造販売責任者等の設置及び遵守事項）

第二十三条の二の十四　医療機器又は体外診断用医薬品の製造販売業者は、厚生労働省令で定めるところにより、医療機器又は体外診断用医薬品の製造管理及び品質管理並びに製造販売後安全管理を行わせるために、医療機器の製造販売業者にあつては厚生労働省令で定める基準に該当する者を、体外診断用医薬品の製造販売業者にあつては薬剤師を、それぞれ置かなければならない。ただし、体外診断用医薬品の製造販売業者について、次の各号のいずれかに該当する場合には、厚生労働省令で定めるところにより、薬剤師以外の技術者をもつてこれに代えることができる。

一　その製造管理及び品質管理並びに製造販売後安全管理に関し薬剤師を必要としないものとして厚生労働省令で定める体外診断用医薬品についてのみその製造販売をする場合

二　薬剤師を置くことが著しく困難であると認められる場合その他の厚生労働省令で定める場合

→施行規則 114 の 49、114 の 49 の 2

2　前項の規定により医療機器又は体外診断用医薬品の製造管理及び品質管理並びに製造販売後安全管理を行う者として置かれる者（以下「医療機器等総括製造販売責任者」という。）は、次項に規定する義務及び第四項に規定する厚生労働省令で定める業務を遂行し、並びに同項に規定する厚生労働省令で定める事項を遵守するために必要な能力及び経験を有する者でなければならない。

3　医療機器等総括製造販売責任者は、医療機器又は体外診断用医薬品の製造管理及び品質管理並びに製造販売後安全管理を公正かつ適正に行うために必要があるときは、製造販売業者に対し、意見を書面により述べなければならない。

4　医療機器等総括製造販売責任者が行う医療機器又は体外診断用医薬品の製造管理及び品質管理並びに製造販売後安全管理のために必要な業務並びに医療機器等総括製造販売責任者が遵守すべき事項については、厚生労働省令で定める。

→施行規則 114 の 50

5　医療機器の製造業者は、厚生労働省令で定めるところにより、医療機器の製造を実地に管理させるために、製造所ごとに、責任技術者を置かなければならない。

→施行規則 114 の 52

6　前項の規定により医療機器の製造を管理する者として置かれる者（以下「医療機器責任技術者」という。）は、次項及び第八項において準用する第八条第一項に規定する義務並びに第九項に規定する厚生労働省令で定める業務を遂行し、並びに同項に規定する厚生労働省令で定める事項を遵守するために必要な能力及び経験を有する者でなければならない。

7　医療機器責任技術者は、医療機器の製造の管理を公正かつ適正に行うために必要があるときは、製造業者に対し、意見を書面により述べなければならない。

8　医療機器責任技術者については、第八条第一項の規定を準用する。

9　医療機器責任技術者が行う医療機器の製造の管理のために必要な業務及び医療機器責任技術者が遵守すべき事項については、厚生労働省令で定める。

→施行規則114の51、114の53

10　体外診断用医薬品の製造業者は、自ら薬剤師であつてその製造を実地に管理する場合のほか、その製造を実地に管理させるために、製造所（設計その他の厚生労働省令で定める工程のみ行う製造所を除く。）ごとに、薬剤師を置かなければならない。ただし、その製造の管理について薬剤師を必要としない体外診断用医薬品については、厚生労働省令で定めるところにより、薬剤師以外の技術者をもつてこれに代えることができる。

→施行規則114の53の2

11　前項の規定により体外診断用医薬品の製造を管理する者として置かれる者（以下「体外診断用医薬品製造管理者」という。）は、次項及び第十三項において準用する第八条第一項に規定する義務並びに第十四項に規定する厚生労働省令で定める業務を遂行し、並びに同項に規定する厚生労働省令で定める事項を遵守するために必要な能力及び経験を有する者でなければならない。

12　体外診断用医薬品製造管理者は、体外診断用医薬品の製造の管理を公正かつ適正に行うために必要があるときは、製造業者に対し、意見を書面により述べなければならない。

13　体外診断用医薬品製造管理者については、第七条第四項及び第八条第一項の規定を準用する。この場合において、第七条第四項中「その薬局の所在地の都道府県知事」とあるのは、「厚生労働大臣」と読み替えるものとする。

14　体外診断用医薬品製造管理者が行う体外診断用医薬品の製造の管理のために必要な業務及び体外診断用医薬品製造管理者が遵守すべき事項については、厚生労働省令で定める。

→施行規則114の51、114の53の3、114の82、114の83

（医療機器及び体外診断用医薬品の製造販売業者等の遵守事項等）

第二十三条の二の十五　厚生労働大臣は、厚生労働省令で、医療機器又は体外診断用医薬品の製造管理若しくは品質管理又は製造販売後安全管理の実施方法、医療機器等総括製造販売責任者の義務の遂行のための配慮事項その他医療機器又は体外診断用医薬品の製造販売業者がその業務に関し遵守すべき事項を定めることができる。

2　医療機器又は体外診断用医薬品の製造販売業者は、前条第三項の規定により述べられた医療機器等総括製造販売責任者の意見を尊重するとともに、法令遵守のために措置を講ずる必要があるときは、当該措置を講じ、かつ、講じた措置の内容（措置を講じない場合にあつては、その旨及びその理由）を記録し、これを適切に保存しなければならない。

3　厚生労働大臣は、厚生労働省令で、製造所における医療機器又は体外診断用医薬品の試験検査の実施方法、医療機器責任技術者又は体外診断用医薬品製造管理者の義務の遂行のための配慮事項その他医療機器又は体外診断用医薬品の製造業者又は医療機器等外国製造業者がその業務に関し遵守すべき事項を定めることができる。

4　医療機器又は体外診断用医薬品の製造業者は、前条第七項又は第十二項の規定により述べられた医療機器責任技術者又は体外診断用医薬品製造管理者の意見を尊重するとともに、法令遵守のために措置を講ずる必要があるときは、当該措置を講じ、かつ、講じた措置の内容（措置を講じない場合にあつては、その旨及びその理由）を記録し、これを適切に保存しなければならない。

5　医療機器又は体外診断用医薬品の製造販売業者は、製造販売後安全管理に係る業務のうち厚生労働省令で定めるものについて、厚生労働省令で定めるところにより、その業務を適正かつ確実に行う能力のある者に委託することができる。

→施行規則 114 の 54、114 の 59 − 114 の 68、114 の 74

（医療機器又は体外診断用医薬品の製造販売業者等の法令遵守体制）

第二十三条の二の十五の二　医療機器又は体外診断用医薬品の製造販売業者は、医療機器又は体外診断用医薬品の製造管理及び品質管理並びに製造販売後安全管理に関する業務その他の製造販売業者の業務を適正に遂行することにより、薬事に関する法令の規定の遵守を確保するために、厚生労働省令で定めるところにより、次の各号に掲げる措置を講じなければならない。

一　医療機器又は体外診断用医薬品の製造管理及び品質管理並びに製造販売後安全管理に関する業務について、医療機器等総括製造販売責任者が有する権限を明らかにすること。

二　医療機器又は体外診断用医薬品の製造管理及び品質管理並びに製造販売後安全管理に関する業務その他の製造販売業者の業務の遂行が法令に適合することを確保するための体制、当該製造販売業者の薬事に関する業務に責任を有する役員及び従業者の業務の監督に係る体制その他の製造販売業者の業務の適正を確保するために必要なものとして厚生労働省令で定める体制を整備すること。

三　医療機器等総括製造販売責任者その他の厚生労働省令で定める者に、第二十三条の二の二第一項第二号及び第二十三条の二の五第二項第四号の厚生労働省令で定める基準を遵守して医療機器又は体外診断用医薬品の製造管理及び品質管理並びに製造販売後安全管理を行わせるために必要な権限の付与及びそれらの者が行う業務の監督その他の措置

四　前三号に掲げるもののほか、医療機器又は体外診断用医薬品の製造販売業

者の従業者に対して法令遵守のための指針を示すことその他の製造販売業者の業務の適正な遂行に必要なものとして厚生労働省令で定める措置

2　医療機器又は体外診断用医薬品の製造販売業者は、前項各号に掲げる措置の内容を記録し、これを適切に保存しなければならない。

3　医療機器又は体外診断用医薬品の製造業者は、医療機器又は体外診断用医薬品の製造の管理に関する業務その他の製造業者の業務を適正に遂行することにより、薬事に関する法令の規定の遵守を確保するために、厚生労働省令で定めるところにより、次の各号に掲げる措置を講じなければならない。

一　医療機器又は体外診断用医薬品の製造の管理に関する業務について、医療機器責任技術者又は体外診断用医薬品製造管理者が有する権限を明らかにすること。

二　医療機器又は体外診断用医薬品の製造の管理に関する業務その他の製造業者の業務の遂行が法令に適合することを確保するための体制、当該製造業者の薬事に関する業務に責任を有する役員及び従業者の業務の監督に係る体制その他の製造業者の業務の適正を確保するために必要なものとして厚生労働省令で定める体制を整備すること。

三　前二号に掲げるもののほか、医療機器又は体外診断用医薬品の製造業者の従業者に対して法令遵守のための指針を示すことその他の製造業者の業務の適正な遂行に必要なものとして厚生労働省令で定める措置

4　医療機器又は体外診断用医薬品の製造業者は、前項各号に掲げる措置の内容を記録し、これを適切に保存しなければならない。

→施行規則114の68の2、114の68の3

（休廃止等の届出）

第二十三条の二の十六　医療機器又は体外診断用医薬品の製造販売業者は、その事業を廃止し、休止し、若しくは休止した事業を再開したとき、又は医療機器等総括製造販売責任者その他厚生労働省令で定める事項を変更したときは、三十日以内に、厚生労働大臣にその旨を届け出なければならない。

2　医療機器又は体外診断用医薬品の製造業者又は医療機器等外国製造業者は、その製造所を廃止し、休止し、若しくは休止した製造所を再開したとき、又は医療機器責任技術者、体外診断用医薬品製造管理者その他厚生労働省令で定める事項を変更したときは、三十日以内に、厚生労働大臣にその旨を届け出なければならない。

→施行規則114の69、114の70

（外国製造医療機器等の製造販売の承認）

第二十三条の二の十七　厚生労働大臣は、第二十三条の二の五第一項に規定する

医療機器又は体外診断用医薬品であつて本邦に輸出されるものにつき、外国においてその製造等をする者から申請があつたときは、品目ごとに、その者が第三項の規定により選任した医療機器又は体外診断用医薬品の製造販売業者に製造販売をさせることについての承認を与えることができる。

2　申請者が、第七十五条の二の二第一項の規定によりその受けた承認の全部又は一部を取り消され、取消しの日から三年を経過していない者であるときは、前項の承認を与えないことができる。

3　第一項の承認を受けようとする者は、本邦内において当該承認に係る医療機器又は体外診断用医薬品による保健衛生上の危害の発生の防止に必要な措置をとらせるため、医療機器又は体外診断用医薬品の製造販売業者（当該承認に係る品目の種類に応じた製造販売業の許可を受けている者に限る。）を当該承認の申請の際選任しなければならない。

4　第一項の承認を受けた者（以下「外国製造医療機器等特例承認取得者」という。）が前項の規定により選任した医療機器又は体外診断用医薬品の製造販売業者（以下「選任外国製造医療機器等製造販売業者」という。）は、第二十三条の二の五第一項の規定にかかわらず、当該承認に係る品目の製造販売をすることができる。

5　第一項の承認については、第二十三条の二の五第二項（第一号を除く。）及び第三項から第十七項まで並びに第二十三条の二の六から第二十三条の二の七までの規定を準用する。

6　前項において準用する第二十三条の二の五第十五項の承認については、同条第十七項、第二十三条の二の六及び第二十三条の二の七の規定を準用する。

→施行規則 114 の 72、114 の 76、114 の 77、114 の 79、114 の 80、114 の 81、施行令 37 の 38、37 の 39

（選任外国製造医療機器等製造販売業者に関する変更の届出）

第二十三条の二の十八　外国製造医療機器等特例承認取得者は、選任外国製造医療機器等製造販売業者を変更したとき、又は選任外国製造医療機器等製造販売業者につき、その氏名若しくは名称その他厚生労働省令で定める事項に変更があつたときは、三十日以内に、厚生労働大臣に届け出なければならない。

→施行規則 114 の 75

2　前条第五項において準用する第二十三条の二の七第一項の規定により、機構に前条第一項の承認のための審査を行わせることとしたときは、同条第五項において準用する第二十三条の二の七第一項の政令で定める医療機器又は体外診断用医薬品に係る選任外国製造医療機器等製造販売業者についての前項の規定による届出は、同項の規定にかかわらず、機構に行わなければならない。

3　機構は、前項の規定による届出を受理したときは、遅滞なく、届出の状況を厚生労働省令で定めるところにより厚生労働大臣に通知しなければならない。

（準用）

第二十三条の二の十九　外国製造医療機器等特例承認取得者については、第二十三条の二の九から第二十三条の二の十一まで及び第二十三条の二の十五第三項の規定を準用する。

（外国製造医療機器等の特例承認）

第二十三条の二の二十　第二十三条の二の十七の承認の申請者が選任外国製造医療機器等製造販売業者に製造販売をさせようとする物が、第二十三条の二の八第一項に規定する政令で定める医療機器又は体外診断用医薬品である場合には、同条の規定を準用する。この場合において、同項中「第二十三条の二の五」とあるのは「第二十三条の二の十七」と、「同条第二項、第六項、第七項、第九項及び第十一項」とあるのは「同条第五項において準用する第二十三条の二の五第二項、第六項、第七項、第九項及び第十一項」と、「同条の承認」とあるのは「第二十三条の二の十七の承認」と、同条第二項中「第二十三条の二の六の二第二項」とあるのは「第二十三条の二の十七第五項において準用する第二十三条の二の六の二第二項」と、「第二十三条の二の五」とあるのは「第二十三条の二の十七」と、同条第三項中「第一項の規定により第二十三条の二の五の承認を受けた者」とあるのは「第二十三条の二の二十第一項において準用する第二十三条の二の八第一項の規定により第二十三条の二の十七の承認を受けた者又は選任外国製造医療機器等製造販売業者」と読み替えるものとする。

2　前項に規定する場合の選任外国製造医療機器等製造販売業者は、第二十三条の二の五第一項の規定にかかわらず、前項において準用する第二十三条の二の八第一項の規定による第二十三条の二の十七の承認に係る品目の製造販売をすることができる。

（都道府県知事の経由）

第二十三条の二の二十一　第二十三条の二第一項の許可若しくは同条第四項の許可の更新の申請又は第二十三条の二の十六第一項の規定による届出は、申請者又は届出者の住所地の都道府県知事を経由して行わなければならない。

2　第二十三条の二の三第一項の登録、同条第三項の登録の更新若しくは第六十八条の十六第一項の承認の申請又は第二十三条の二の十六第二項の規定による届出は、製造所の所在地の都道府県知事を経由して行わなければならない。

（政令への委任）

第二十三条の二の二十二　この節に定めるもののほか、製造販売業の許可又は許可の更新、製造業又は医療機器等外国製造業者の登録又は登録の更新、製造販売品目の承認又は使用成績に関する評価、製造所の管理その他医療機器又は体外診断用医薬品の製造販売業又は製造業（外国製造医療機器等特例承認取得者の行う製造を含む。）に関し必要な事項は、政令で定める。

第二節　登録認証機関

（指定高度管理医療機器等の製造販売の認証）

第二十三条の二の二十三　厚生労働大臣が基準を定めて指定する高度管理医療機器、管理医療機器又は体外診断用医薬品（以下「指定高度管理医療機器等」という。）の製造販売をしようとする者又は外国において本邦に輸出される指定高度管理医療機器等の製造等をする者（以下「外国指定高度管理医療機器製造等事業者」という。）であつて第二十三条の三第一項の規定により選任した製造販売業者に指定高度管理医療機器等の製造販売をさせようとするものは、厚生労働省令で定めるところにより、品目ごとにその製造販売についての厚生労働大臣の登録を受けた者（以下「登録認証機関」という。）の認証を受けなければならない。

→平 17 厚生労働省告示 112［基準を定めて指定する医療機器］、同 121［基準を定めて指定する体外診断薬］、法 23 の 6、施行令 40 の 2 － 40 の 4、42、施行規則 115、118

2　次の各号のいずれかに該当するときは、登録認証機関は、前項の認証を与えてはならない。

一　申請者（外国指定高度管理医療機器製造等事業者を除く。）が、第二十三条の二第一項の許可（申請をした品目の種類に応じた許可に限る。）を受けていないとき。

二　申請者（外国指定高度管理医療機器製造等事業者に限る。）が、第二十三条の二第一項の許可（申請をした品目の種類に応じた許可に限る。）を受けた製造販売業者を選任していないとき。

三　申請に係る指定高度管理医療機器等を製造する製造所が、第二十三条の二の三第一項又は第二十三条の二の四第一項の登録を受けていないとき。

四　申請に係る指定高度管理医療機器等が、前項の基準に適合していないとき。

五　申請に係る指定高度管理医療機器等が政令で定めるものであるときは、その物の製造管理又は品質管理の方法が、第二十三条の二の五第二項第四号に規定する厚生労働省令で定める基準に適合していると認められないとき。

→施行令 38、平 16 厚生労働省令 169［機器・体外診 QMS 省令］

3　第一項の認証を受けようとする者は、厚生労働省令で定めるところにより、申請書に同項の厚生労働大臣が定める基準への適合性についての資料その他の資料を添付して申請しなければならない。この場合において、当該資料は、厚生労働省令で定める基準に従つて収集され、かつ、作成されたものでなければならない。

4　第一項の認証を受けようとする者又は同項の認証を受けた者は、その認証に係る指定高度管理医療機器等が政令で定めるものであるときは、その物の製造管理又は品質管理の方法が第二十三条の二の五第二項第四号に規定する厚生労働省令で定める基準に適合しているかどうかについて、当該認証を受けようとするとき、及び当該認証の取得後三年を下らない政令で定める期間を経過するごとに、登録認証機関の書面による調査又は実地の調査を受けなければならない。

→施行令38、39、40

5　第一項の認証を受けようとする者又は同項の認証を受けた者は、その認証に係る指定高度管理医療機器等が次の各号のいずれにも該当するときは、前項の調査を受けることを要しない。

一　第一項の認証を受けようとする者又は同項の認証を受けた者が既に第二十三条の二の六第一項の基準適合証又は次条第一項の基準適合証の交付を受けている場合であつて、これらの基準適合証に係る医療機器又は体外診断用医薬品と同一の第二十三条の二の五第八項第一号に規定する厚生労働省令で定める区分に属するものであるとき。

二　第一項の認証に係る医療機器又は体外診断用医薬品を製造する全ての製造所（当該医療機器又は体外診断用医薬品の製造工程のうち滅菌その他の厚生労働省令で定めるもののみをするものを除く。以下この号において同じ。）が、前号の基準適合証に係る医療機器又は体外診断用医薬品を製造する製造所（同項の認証に係る医療機器又は体外診断用医薬品の製造工程と同一の製造工程が、当該製造所において、同号の基準適合証に係る医療機器又は体外診断用医薬品の製造工程として行われている場合に限る。）であるとき。

6　前項の規定にかかわらず、登録認証機関は、第一項の認証に係る指定高度管理医療機器等の特性その他を勘案して必要があると認めるときは、当該医療機器又は体外診断用医薬品の製造管理又は品質管理の方法が第二十三条の二の五第二項第四号に規定する厚生労働省令で定める基準に適合しているかどうかについて、書面による調査又は実地の調査を行うことができる。この場合において、第一項の認証を受けようとする者又は同項の認証を受けた者は、当該調査を受けなければならない。

→施行令40

7　第一項の認証を受けた者は、当該品目について認証を受けた事項の一部を変更しようとするとき（当該変更が厚生労働省令で定める軽微な変更であるときを除く。）は、その変更についての当該登録認証機関の認証を受けなければならない。この場合においては、第二項から前項までの規定を準用する。

→施行令42

8　第一項の認証を受けた者は、前項の厚生労働省令で定める軽微な変更について、厚生労働省令で定めるところにより、当該登録認証機関にその旨を届け出なければならない。

（基準適合証の交付等）

第二十三条の二の二十四　登録認証機関は、前条第四項（同条第七項において準用する場合を含む。）の規定による調査の結果、同条の認証に係る医療機器又は体外診断用医薬品の製造管理又は品質管理の方法が第二十三条の二の五第二項第四号に規定する厚生労働省令で定める基準に適合していると認めるときは、次に掲げる医療機器又は体外診断用医薬品について当該基準に適合していることを証するものとして、厚生労働省令で定めるところにより、基準適合証を交付する。

一　当該認証に係る医療機器又は体外診断用医薬品

二　当該認証を受けようとする者又は当該認証を受けた者が製造販売をし、又は製造販売をしようとする医療機器又は体外診断用医薬品であつて、前号に掲げる医療機器又は体外診断用医薬品と同一の第二十三条の二の五第八項第一号に規定する厚生労働省令で定める区分に属するもの（当該医療機器又は体外診断用医薬品を製造する全ての製造所（当該医療機器又は体外診断用医薬品の製造工程のうち同項第二号に規定する厚生労働省令で定めるもののみをするものを除く。以下この号において同じ。）が、前号に掲げる医療機器又は体外診断用医薬品を製造する製造所（当該認証を受けようとする者又は当該認証を受けた者が製造販売をし、又は製造販売をしようとする医療機器又は体外診断用医薬品の製造工程と同一の製造工程が、当該製造所において、同号に掲げる医療機器又は体外診断用医薬品の製造行程として行われている場合に限る。）であるものに限る。）

2　前項の基準適合証の有効期間は、前条第四項に規定する政令で定める期間とする。

3　医療機器又は体外診断用医薬品について第二十三条の四第二項第三号の規定により前条の認証を取り消された者又は第七十二条第二項の規定による命令を受けた者は、速やかに、当該医療機器又は体外診断用医薬品の製造管理又は品質管理の方法が第二十三条の二の五第二項第四号に規定する厚生労働省令で定める基準に適合していることを証する第一項の規定により交付された基準適合証を登録認証機関に返還しなければならない。

→施行令 40 の 5、40 の 6

（外国指定高度管理医療機器製造等事業者による製造販売業者の選任）

第二十三条の三　外国指定高度管理医療機器製造等事業者が第二十三条の二の二十三第一項の認証を受けた場合にあつては、その選任する指定高度管理医療機器等の製造販売業者は、同項の規定にかかわらず、当該認証に係る品目の製造販売をすることができる。

2　外国指定高度管理医療機器製造等事業者は、前項の規定により選任した製造販売業者を変更したとき、又は選任した製造販売業者の氏名若しくは名称その他厚生労働省令で定める事項に変更があつたときは、三十日以内に当該認証をした登録認証機関に届け出なければならない。

→施行規則 114 の 58

（承継）

第二十三条の三の二　第二十三条の二の二十三の認証（以下「基準適合性認証」という。）を受けた者（以下この条において「医療機器等認証取得者」という。）について相続、合併又は分割（当該品目に係る厚生労働省令で定める資料及び情報（以下この条において「当該品目に係る資料等」という。）を承継させるものに限る。）があつたときは、相続人（相続人が二人以上ある場合において、その全員の同意により当該医療機器等認証取得者の地位を承継すべき相続人を選定したときは、その者）、合併後存続する法人若しくは合併により設立した法人又は分割により当該品目に係る資料等を承継した法人は、当該医療機器等認証取得者の地位を承継する。

2　医療機器等認証取得者がその地位を承継させる目的で当該品目に係る資料等の譲渡しをしたときは、譲受人は、当該医療機器等認証取得者の地位を承継する。

3　前二項の規定により医療機器等認証取得者の地位を承継した者は、相続の場合にあつては相続後遅滞なく、相続以外の場合にあつては承継前に、厚生労働省令で定めるところにより、登録認証機関にその旨を届け出なければならない。

→施行規則 118 の 2

（準用）

第二十三条の三の三　基準適合性認証を受けた外国指定高度管理医療機器製造等事業者については、第二十三条の二の十五第三項の規定を準用する。

（認証の取消し等）

第二十三条の四　登録認証機関は、基準適合性認証を与えた指定高度管理医療機器等が、第二十三条の二の二十三第二項第四号に該当するに至つたと認めるときは、その基準適合性認証を取り消さなければならない。

2　登録認証機関は、前項に定める場合のほか、基準適合性認証を受けた者が次の各号のいずれかに該当する場合には、その基準適合性認証を取り消し、又はその認証を与えた事項の一部についてその変更を求めることができる。

一　第二十三条の二第一項の許可（基準適合性認証を受けた品目の種類に応じた許可に限る。）について、同条第四項の規定によりその効力が失われたとき、又は第七十五条第一項の規定により取り消されたとき。

二　第二十三条の二の二十三第三項に規定する申請書若しくは添付資料のうち

に虚偽の記載があり、又は重要な事実の記載が欠けていることが判明したとき。

三　第二十三条の二の二十三第二項第五号に該当するに至つたとき。

四　第二十三条の二の二十三第四項又は第六項の規定に違反したとき。

五　基準適合性認証を受けた指定高度管理医療機器等について正当な理由がなく引き続く三年間製造販売をしていないとき。

六　第二十三条の三第一項の規定により選任した製造販売業者が欠けた場合において、新たに製造販売業者を選任しなかつたとき。

→施行規則 116、119 ②

（報告書の提出）

第二十三条の五　登録認証機関は、基準適合性認証を与え、第二十三条の二の二十三第四項若しくは第六項の調査を行い、若しくは同条第八項の規定による届出を受けたとき、又は前条の規定により基準適合性認証を取り消したときは、厚生労働省令で定めるところにより、報告書を作成し、厚生労働大臣に提出しなければならない。

2　厚生労働大臣が、第二十三条の二の七第一項の規定により機構に審査を行わせることとしたときは、指定高度管理医療機器等（専ら動物のために使用されることが目的とされているものを除く。）に係る基準適合性認証についての前項の規定による報告書の提出をしようとする者は、同項の規定にかかわらず、厚生労働省令で定めるところにより、機構に提出しなければならない。この場合において、機構が当該報告書を受理したときは、厚生労働省令で定めるところにより、厚生労働大臣にその旨を通知しなければならない。

→施行規則 119、120

（登録）

第二十三条の六　第二十三条の二の二十三第一項の登録は、厚生労働省令で定めるところにより、基準適合性認証を行おうとする者の申請により行う。

2　厚生労働大臣は、指定高度管理医療機器等（専ら動物のために使用されることが目的とされているものを除く。）に係る基準適合性認証を行おうとする者から前項の申請があつた場合において、必要があると認めるときは、機構に、当該申請が次条第一項各号に適合しているかどうかについて、必要な調査を行わせることができる。

3　第一項の登録は、三年を下らない政令で定める期間ごとにその更新を受けなければ、その期間の経過によつて、その効力を失う。

4　前項の登録の更新については、第二項の規定を準用する。

→施行令 41、施行規則 121、122 − 124、125 の 2、126，127

（登録の基準等）

第二十三条の七　厚生労働大臣は、前条第一項の規定により登録を申請した者（以下この条において「登録申請者」という。）が次に掲げる要件の全てに適合しているときは、第二十三条の二の二十三第一項の登録をしなければならない。

一　国際標準化機構及び国際電気標準会議が定めた製品の認証を行う機関に関する基準並びに製造管理及び品質管理の方法の審査を行う機関に関する基準に適合すること。

二　登録申請者が第二十三条の二の二十三第一項の規定により基準適合性認証を受けなければならないこととされる指定高度管理医療機器等の製造販売若しくは製造をする者又は外国指定高度管理医療機器製造等事業者（以下この号において「製造販売業者等」という。）に支配されているものとして次のいずれかに該当するものでないこと。

イ　登録申請者が株式会社である場合にあつては、製造販売業者等がその親法人（会社法（平成十七年法律第八十六号）第八百七十九条第一項に規定する親法人をいう。）であること。

ロ　登録申請者の役員（持分会社（会社法第五百七十五条第一項に規定する持分会社をいう。）にあつては、業務を執行する社員）に占める製造販売業者等の役員又は職員（過去二年間に当該製造販売業者等の役員又は職員であつた者を含む。）の割合が二分の一を超えていること。

ハ　登録申請者（法人にあつては、その代表権を有する役員）が、製造販売業者等の役員又は職員（過去二年間に当該製造販売業者等の役員又は職員であつた者を含む。）であること。

2　厚生労働大臣は、登録申請者が次の各号のいずれかに該当するときは、前項の規定にかかわらず、第二十三条の二の二十三第一項の登録をしてはならない。

一　この法律その他薬事に関する法令で政令で定めるもの又はこれに基づく命令若しくは処分に違反して刑に処せられ、その執行を終わり、又は執行を受けることがなくなつた日から起算して二年を経過しない者であること。

二　第二十三条の十六第一項から第三項までの規定により登録を取り消され、その取消しの日から起算して二年を経過しない者であること。

三　法人にあつては、薬事に関する業務に責任を有する役員のうちに前二号のいずれかに該当する者があること。

四　本邦又は外国（我が国が締結する条約その他の国際約束であつて、全ての締約国の領域内にある登録認証機関又はこれに相当する機関にとつて不利とならない待遇を与えることを締約国に課するもののうち政令で定めるものの締約国並びに医療機器又は体外診断用医薬品の品質、有効性及び安全性を確保する上で我が国と同等の水準にあると認められる医療機器又は体外診断用医薬品の製造販売に係る認証の制度又はこれに相当する制度を有している国のうち当該認証又はこれに相当するものを本邦において行うことができる国として政令で定めるものに限る。）のみにおいて基準適合性認証を行うと認められない者であること。

3　第二十三条の二の二十三第一項の登録は、認証機関登録簿に次に掲げる事項を記載してするものとする。

一　登録年月日及び登録番号

二　登録認証機関の名称及び住所

三　基準適合性認証を行う事業所の所在地

四　登録認証機関が行う基準適合性認証の業務の範囲

→施行令 41 の 2

（登録の公示等）

第二十三条の八　厚生労働大臣は、第二十三条の二の二十三第一項の登録をしたときは、登録認証機関の名称及び住所、基準適合性認証を行う事業所の所在地、登録認証機関が行う基準適合性認証の業務の範囲並びに当該登録をした日を公示しなければならない。

2　登録認証機関は、その名称、住所、基準適合性認証を行う事業所の所在地又は登録認証機関が行う基準適合性認証の業務の範囲を変更しようとするときは、変更しようとする日の二週間前までに、その旨を厚生労働大臣に届け出なければならない。

3　厚生労働大臣は、前項の規定による届出があつたときは、その旨を公示しなければならない。

→施行規則 136 の 2

（基準適合性認証のための審査の義務）

第二十三条の九　登録認証機関は、基準適合性認証を行うことを求められたときは、正当な理由がある場合を除き、遅滞なく、基準適合性認証のための審査を行わなければならない。

2　登録認証機関は、公正に、かつ、厚生労働省令で定める基準に適合する方法により基準適合性認証のための審査を行わなければならない。

→施行規則 128

（業務規程）

第二十三条の十　登録認証機関は、基準適合性認証の業務に関する規程（以下「業務規程」という。）を定め、基準適合性認証の業務の開始前に、厚生労働大臣の認可を受けなければならない。これを変更しようとするときも、同様とする。

2　業務規程には、基準適合性認証の実施方法、基準適合性認証に関する料金その他の厚生労働省令で定める事項を定めておかなければならない。

3　厚生労働大臣は、第一項の認可をした業務規程が基準適合性認証の公正な実施上不適当となつたと認めるときは、登録認証機関（本邦にある登録認証機関の事業所において基準適合性認証の業務を行う場合における当該登録認証機関に限る。第二十三条の十一の二から第二十三条の十四まで及び第六十九条第七項において同じ。）に対し、その業務規程を変更すべきことを命ずることができる。

→施行規則 129、129 の 2

（帳簿の備付け等）

第二十三条の十一　登録認証機関は、厚生労働省令で定めるところにより、帳簿を備え付け、これに基準適合性認証の業務に関する事項で厚生労働省令で定めるものを記載し、及びこれを保存しなければならない。

→施行規則 130

（認証取消し等の命令）

第二十三条の十一の二　厚生労働大臣は、登録認証機関が第二十三条の四第一項の規定に違反していると認めるとき、又は基準適合性認証を受けた者が同条第二項各号のいずれかに該当すると認めるときは、当該登録認証機関に対し、当該基準適合性認証の取消しその他必要な措置を採るべきことを命ずることができる。

（適合命令）

第二十三条の十二　厚生労働大臣は、登録認証機関が第二十三条の七第一項各号のいずれかに適合しなくなつたと認めるときは、当該登録認証機関に対し、これらの規定に適合するため必要な措置を採るべきことを命ずることができる。

（改善命令）

第二十三条の十三　厚生労働大臣は、登録認証機関が第二十三条の九の規定に違反していると認めるときは、当該登録認証機関に対し、基準適合性認証のための審査を行うべきこと、又は基準適合性認証のための審査の方法その他の業務の方法の改善に関し必要な措置を採るべきことを命ずることができる。

（基準適合性認証についての申請及び厚生労働大臣の命令）

第二十三条の十四　基準適合性認証を受けようとする者は、申請に係る指定高度管理医療機器等について、登録認証機関が基準適合性認証のための審査を行わない場合又は登録認証機関の基準適合性認証の結果に異議のある場合は、厚生労働大臣に対し、登録認証機関が基準適合性認証のための審査を行うこと、又は改めて基準適合性認証のための審査を行うことを命ずべきことを申請することができる。

２　厚生労働大臣は、前項の申請があつた場合において、当該申請に係る登録認証機関が第二十三条の九の規定に違反していると認めるときは、当該登録認証機関に対し、前条の規定による命令をするものとする。
３　厚生労働大臣は、前項の場合において、前条の規定による命令をし、又は命令をしないことの決定をしたときは、遅滞なく、当該申請をした者に通知するものとする。

→施行規則 131

（準用）

第二十三条の十四の二　第二十三条の十第三項及び第二十三条の十一の二から前条までの規定は、登録認証機関（外国にある登録認証機関の事業所において基準適合性認証の業務を行う場合における当該登録認証機関に限る。）について準用する。この場合において、同項及び第二十三条の十一の二から第二十三条の十三までの規定中「命ずる」とあるのは「請求する」と、前条第一項中「命ずべき」とあるのは「請求すべき」と、同条第二項及び第三項中「命令」とあるのは「請求」と読み替えるものとする。

（業務の休廃止）

第二十三条の十五　登録認証機関は、基準適合性認証の業務の全部又は一部を休止し、又は廃止しようとするときは、厚生労働省令で定めるところにより、あらかじめ、その旨を厚生労働大臣に届け出なければならない。
２　厚生労働大臣は、前項の規定による届出があつたときは、その旨を公示しなければならない。

→施行規則 132、136 の 2

（登録の取消し等）

第二十三条の十六　厚生労働大臣は、登録認証機関が第二十三条の七第二項各号（第二号を除く。）のいずれかに該当するに至つたときは、その登録を取り消すものとする。
２　厚生労働大臣は、登録認証機関が次の各号のいずれかに該当するときは、その登録を取り消し、又は期間を定めて基準適合性認証の業務の全部若しくは一部の停止を命ずること（外国にある登録認証機関の事業所において行われる基準適合性認証の業務については、期間を定めてその全部又は一部の停止を請求すること）ができる。
一　第二十三条の四第一項、第二十三条の五、第二十三条の八第二項、第二十三条の九、第二十三条の十第一項、第二十三条の十一、前条第一項又は次条第一項の規定に違反したとき。
二　第二十三条の十第三項又は第二十三条の十一の二から第二十三条の十三ま

での規定による命令に違反したとき。

三　第二十三条の十四の二において準用する第二十三条の十第三項又は第二十三条の十一の二から第二十三条の十三までの規定による請求に応じなかつたとき。

四　正当な理由がないのに次条第二項各号の規定による請求を拒んだとき。

五　不正の手段により第二十三条の二の二十三第一項の登録を受けたとき。

六　厚生労働大臣が、必要があると認めて、登録認証機関（外国にある登録認証機関の事業所において基準適合性認証の業務を行う場合における当該登録認証機関に限る。以下この条において同じ。）に対して、当該基準適合性認証の業務又は経理の状況に関し、報告を求めた場合において、その報告がされず、又は虚偽の報告がされたとき。

七　厚生労働大臣が、必要があると認めて、その職員に、登録認証機関の事務所において、帳簿書類その他の物件を検査させ、又は関係者に質問させようとした場合において、その検査が拒まれ、妨げられ、若しくは忌避され、又はその質問に対して、正当な理由なしに答弁がされず、若しくは虚偽の答弁がされたとき。

八　第六項の規定による費用の負担をしないとき。

3　厚生労働大臣は、前項の規定により期間を定めて基準適合性認証の業務の全部又は一部の停止を請求した場合において、登録認証機関が当該請求に応じなかつたときは、その登録を取り消すことができる。

4　厚生労働大臣は、前三項の規定により登録を取り消し、又は前二項の規定により基準適合性認証の業務の全部若しくは一部の停止を命じ、若しくは請求したときは、その旨を公示しなければならない。

5　厚生労働大臣は、機構に、第二項第七号の規定による検査又は質問のうち政令で定めるものを行わせることができる。この場合において、機構は、当該検査又は質問をしたときは、厚生労働省令で定めるところにより、当該検査又は質問の結果を厚生労働大臣に通知しなければならない。

6　第二項第七号の検査に要する費用（政令で定めるものに限る。）は、当該検査を受ける登録認証機関の負担とする。

→施行規則 125、136 の 2

（財務諸表の備付け及び閲覧等）

第二十三条の十七　登録認証機関は、毎事業年度経過後三月以内に、その事業年度の財産目録、貸借対照表及び損益計算書又は収支計算書並びに事業報告書（その作成に代えて電磁的記録の作成がされている場合における当該電磁的記録を含む。次項及び第九十一条において「財務諸表等」という。）を作成し、五年間事業所に備えて置かなければならない。

2　指定高度管理医療機器等の製造販売業者その他の利害関係人は、登録認証機関の業務時間内は、いつでも、次に掲げる請求をすることができる。ただし、第二号又は第四号の請求をするには、登録認証機関の定めた費用を支払わなければならない。

一　財務諸表等が書面をもつて作成されているときは、当該書面の閲覧又は謄写の請求

二　前号の書面の謄本又は抄本の請求

三　財務諸表等が電磁的記録をもつて作成されているときは、当該電磁的記録に記録された事項を厚生労働省令で定める方法により表示したものの閲覧又は謄写の請求

四　前号の電磁的記録に記録された事項を電磁的方法であつて厚生労働省令で定めるものにより提供することの請求又は当該事項を記載した書面の交付の請求

→施行規則 133、134

（厚生労働大臣による基準適合性認証の業務の実施）

第二十三条の十八　厚生労働大臣は、第二十三条の二の二十三第一項の登録を受ける者がいないとき、第二十三条の十五第一項の規定による基準適合性認証の業務の全部又は一部の休止又は廃止の届出があつたとき、第二十三条の十六第一項から第三項までの規定により第二十三条の二の二十三第一項の登録を取り消し、又は登録認証機関に対し基準適合性認証の業務の全部若しくは一部の停止を命じ、若しくは請求したとき、登録認証機関が天災その他の事由により基準適合性認証の業務の全部又は一部を実施することが困難となつたときその他必要があると認めるときは、当該基準適合性認証の業務の全部又は一部を行うものとする。

2　厚生労働大臣は、前項の場合において必要があると認めるときは、機構に、当該基準適合性認証の業務の全部又は一部を行わせることができる。

3　厚生労働大臣は、前二項の規定により基準適合性認証の業務の全部若しくは一部を自ら行い、若しくは機構に行わせることとするとき、自ら行つていた基準適合性認証の業務の全部若しくは一部を行わないこととするとき、又は機構に行わせていた基準適合性認証の業務の全部若しくは一部を行わせないこととするときは、その旨を公示しなければならない。

4　厚生労働大臣が第一項又は第二項の規定により基準適合性認証の業務の全部若しくは一部を自ら行い、又は機構に行わせる場合における基準適合性認証の業務の引継ぎその他の必要な事項は、厚生労働省令で定める。

→施行規則 135、136、136 の 2

（政令への委任）

第二十三条の十九　この節に定めるもののほか、指定高度管理医療機器等の指定、登録認証機関の登録、製造販売品目の認証その他登録認証機関の業務に関し必要な事項は、政令で定める。

第六章　再生医療等製品の製造販売業及び製造業

（製造販売業の許可）

第二十三条の二十　再生医療等製品は、厚生労働大臣の許可を受けた者でなければ、業として、製造販売をしてはならない。

2　前項の許可を受けようとする者は、厚生労働省令で定めるところにより、次の各号に掲げる事項を記載した申請書を厚生労働大臣に提出しなければならない。

一　氏名又は名称及び住所並びに法人にあつては、その代表者の氏名

二　法人にあつては、薬事に関する業務に責任を有する役員の氏名

三　第二十三条の三十四第二項に規定する再生医療等製品総括製造販売責任者の氏名

四　次条第二項において準用する第五条第三号イからトまでに該当しない旨その他厚生労働省令で定める事項

3　前項の申請書には、次の各号に掲げる書類を添付しなければならない。

一　法人にあつては、その組織図

二　次条第一項第一号に規定する申請に係る再生医療等製品の品質管理に係る体制に関する書類

三　次条第一項第二号に規定する申請に係る再生医療等製品の製造販売後安全管理に係る体制に関する書類

四　その他厚生労働省令で定める書類

4　第一項の許可は、三年を下らない政令で定める期間ごとにその更新を受けなければ、その期間の経過によつて、その効力を失う。

→施行規則 137 の 2、137 の 6、施行令 43 の 2

（許可の基準）

第二十三条の二十一　次の各号のいずれかに該当するときは、前条第一項の許可を与えないことができる。

一　申請に係る再生医療等製品の品質管理の方法が、厚生労働省令で定める基準に適合しないとき。

二　申請に係る再生医療等製品の製造販売後安全管理の方法が、厚生労働省令で定める基準に適合しないとき。

2　第五条（第三号に係る部分に限る。）の規定は、前条第一項の許可について

準用する。

→平 16 厚生労働省令 136［薬・部外・化粧・再生 GQP 省令］、平 16 厚生労働省令 135［GVP 省令］、施行規則 137 の 7 の 2

（製造業の許可）

第二十三条の二十二　再生医療等製品の製造業の許可を受けた者でなければ、業として、再生医療等製品の製造をしてはならない。

2　前項の許可は、厚生労働省令で定める区分に従い、厚生労働大臣が製造所ごとに与える。

3　第一項の許可を受けようとする者は、厚生労働省令で定めるところにより、次の各号に掲げる事項を記載した申請書を厚生労働大臣に提出しなければならない。

一　氏名又は名称及び住所並びに法人にあつては、その代表者の氏名

二　その製造所の構造設備の概要

三　法人にあつては、薬事に関する業務に責任を有する役員の氏名

四　第二十三条の三十四第六項に規定する再生医療等製品製造管理者の氏名

五　第六項において準用する第五条第三号イからトまでに該当しない旨その他厚生労働省令で定める事項

4　第一項の許可は、三年を下らない政令で定める期間ごとにその更新を受けなければ、その期間の経過によつて、その効力を失う。

5　その製造所の構造設備が、厚生労働省令で定める基準に適合しないときは、第一項の許可を与えないことができる。

6　第五条（第三号に係る部分に限る。）の規定は、第一項の許可について準用する。

7　厚生労働大臣は、第一項の許可又は第四項の許可の更新の申請を受けたときは、第五項の厚生労働省令で定める基準に適合するかどうかについての書面による調査又は実地の調査を行うものとする。

8　第一項の許可を受けた者は、当該製造所に係る許可の区分を変更し、又は追加しようとするときは、厚生労働大臣の許可を受けなければならない。

9　前項の許可については、第一項から第七項までの規定を準用する。

→施行規則 137 の 8、137 の 9、137 の 13、137 の 14、施行令 43 の 9、43 の 14、43 の 16、43 の 21

（機構による調査の実施）

第二十三条の二十三　厚生労働大臣は、機構に、再生医療等製品（専ら動物のために使用されることが目的とされているものを除く。以下この条において同じ。）のうち政令で定めるものに係る前条第一項若しくは第八項の許可又は同

条第四項（同条第九項において準用する場合を含む。以下この条において同じ。）の許可の更新についての同条第七項（同条第九項において準用する場合を含む。）に規定する調査を行わせることができる。

2　厚生労働大臣は、前項の規定により機構に調査を行わせるときは、当該調査を行わないものとする。この場合において、厚生労働大臣は、前条第一項若しくは第八項の許可又は同条第四項の許可の更新をするときは、機構が第四項の規定により通知する調査の結果を考慮しなければならない。

3　厚生労働大臣が第一項の規定により機構に調査を行わせることとしたときは、同項の政令で定める再生医療等製品に係る前条第一項若しくは第八項の許可又は同条第四項の許可の更新の申請者は、機構が行う当該調査を受けなければならない。

4　機構は、前項の調査を行つたときは、遅滞なく、当該調査の結果を厚生労働省令で定めるところにより厚生労働大臣に通知しなければならない。

5　機構が行う調査に係る処分（調査の結果を除く。）又はその不作為については、厚生労働大臣に対して、審査請求をすることができる。この場合において、厚生労働大臣は、行政不服審査法第二十五条第二項及び第三項、第四十六条第一項及び第二項、第四十七条並びに第四十九条第三項の規定の適用については、機構の上級行政庁とみなす。

→施行規則137の16、137の17、施行令43の15

（再生医療等製品外国製造業者の認定）

第二十三条の二十四　外国において本邦に輸出される再生医療等製品を製造しようとする者（以下「再生医療等製品外国製造業者」という。）は、厚生労働大臣の認定を受けることができる。

2　前項の認定は、厚生労働省令で定める区分に従い、製造所ごとに与える。

3　第一項の認定については、第二十三条の二十二第三項（第一号、第二号及び第五号に係る部分に限る。）及び第四項から第九項まで並びに前条の規定を準用する。この場合において、第二十三条の二十二第三項から第八項までの規定中「許可」とあるのは「認定」と、同条第九項中「許可」とあるのは「認定」と、「第一項」とあるのは「第二項」と、前条第一項中「前条第一項若しくは第八項の許可又は同条第四項（同条第九項において準用する場合を含む。以下この条において同じ。）の許可の更新についての同条第七項（同条第九項」とあるのは「次条第一項若しくは同条第三項において準用する前条第八項の認定又は次条第三項において準用する前条第三項（次条第三項において準用する前条第九項において準用する場合を含む。以下この条において同じ。）の認定の更新についての次条第三項において準用する前条第七項（次条第三項において準用する前条第九項」と、同条第二項及び第三項中「前条第一項若しくは第六項の許可又は同条第三項の許可の更新」とあるのは「次条第一項若しくは同条第三項において準用する前条第八項の認定又は次条第三項において準用する前条第三項の認定の更新」と読み替えるものとする。

→施行規則 137 の 18 − 137 の 20、施行令 43 の 16 − 43 の 21

（再生医療等製品の製造販売の承認）

第二十三条の二十五 再生医療等製品の製造販売をしようとする者は、品目ごとにその製造販売についての厚生労働大臣の承認を受けなければならない。

→施行規則 137 の 21、137 の 24、137 の 31、137 の 67、施行令 43 の 22、43 の 27

2 次の各号のいずれかに該当するときは、前項の承認は、与えない。

一 申請者が、第二十三条の二十第一項の許可を受けていないとき。

二 申請に係る再生医療等製品を製造する製造所が、第二十三条の二十二第一項の許可（申請をした品目について製造ができる区分に係るものに限る。）又は前条第一項の認定（申請をした品目について製造ができる区分に係るものに限る。）を受けていないとき。

三 申請に係る再生医療等製品の名称、構成細胞、導入遺伝子、構造、用法、用量、使用方法、効能、効果、性能、副作用その他の品質、有効性及び安全性に関する事項の審査の結果、その物が次のイからハまでのいずれかに該当するとき。

イ 申請に係る効能、効果又は性能を有すると認められないとき。

ロ 申請に係る効能、効果又は性能に比して著しく有害な作用を有することにより、再生医療等製品として使用価値がないと認められるとき。

ハ イ又はロに掲げる場合のほか、再生医療等製品として不適当なものとして厚生労働省令で定める場合に該当するとき。

四 申請に係る再生医療等製品の製造所における製造管理又は品質管理の方法が、厚生労働省令で定める基準に適合していると認められないとき。

→施行規則 137 の 22、137 の 58、平 26 厚生労働省令 93［再生医療等製品 GMP］

3 第一項の承認を受けようとする者は、厚生労働省令で定めるところにより、申請書に臨床試験の試験成績に関する資料その他の資料を添付して申請しなければならない。この場合において、当該資料は、厚生労働省令で定める基準に従つて収集され、かつ、作成されたものでなければならない。

→施行規則 137 の 23、137 の 25、137 の 26、平 26 厚生労働省令 88［再生 GLP］、平 26 厚生労働省令 89［再生 GCP］

4 第一項の承認の申請に係る再生医療等製品が、第八十条の六第一項に規定する原薬等登録原簿に収められている原薬等を原料又は材料として製造されるものであるときは、第一項の承認を受けようとする者は、厚生労働省令で定めるところにより、当該原薬等が同条第一項に規定する原薬等登録原簿に登録されていることを証する書面をもつて前項の規定により添付するものとされた資料の一部に代えることができる。

→施行規則 280 の 2

5　第二項第三号の規定による審査においては、当該品目に係る申請内容及び第三項前段に規定する資料に基づき、当該品目の品質、有効性及び安全性に関する調査（既にこの条又は第二十三条の三十七の承認（第二十三条の二十六第一項又は第二十三条の二十六の二第一項（これらの規定を第二十三条の三十七第五項において準用する場合を含む。）の規定により条件及び期限を付したものを除く。第十項において同じ。）を与えられている品目との構成細胞、導入遺伝子、構造、用法、用量、使用方法、効能、効果、性能等の同一性に関する調査を含む。）を行うものとする。この場合において、あらかじめ、当該品目に係る資料が第三項後段の規定に適合するかどうかについての書面による調査又は実地の調査を行うものとする。

6　第一項の承認を受けようとする者又は同項の承認を受けた者は、その承認に係る再生医療等製品の製造所における製造管理又は品質管理の方法が第二項第四号に規定する厚生労働省令で定める基準に適合しているかどうかについて、当該承認を受けようとするとき、及び当該承認の取得後三年を下らない政令で定める期間を経過するごとに、厚生労働大臣の書面による調査又は実地の調査を受けなければならない。

→施行規則 137 の 31、施行令 43 の 23 － 43 の 25

7　第一項の承認を受けた者は、その承認に係る再生医療等製品を製造する製造所が、当該承認に係る品目の製造工程と同一の製造工程の区分（再生医療等製品の品質、有効性及び安全性の確保の観点から厚生労働省令で定める区分をいう。）に属する製造工程について次条において準用する第十四条の二第三項の基準確認証の交付を受けているときは、当該製造工程に係る当該製造所における前項の調査を受けることを要しない。

→令 3 厚生労働省令 18［再生医療等製品の製造工程の区分を定める省令］

8　前項の規定にかかわらず、厚生労働大臣は、第一項の承認に係る再生医療等製品の特性その他を勘案して必要があると認めるときは、当該再生医療等製品の製造所における製造管理又は品質管理の方法が第二項第四号に規定する厚生労働省令で定める基準に適合しているかどうかについて、書面による調査又は実地の調査を行うことができる。この場合において、第一項の承認を受けた者は、当該調査を受けなければならない。

9　厚生労働大臣は、第一項の承認の申請に係る再生医療等製品が、希少疾病用再生医療等製品、先駆的再生医療等製品又は特定用途再生医療等製品その他の医療上特にその必要性が高いと認められるものであるときは、当該再生医療等製品についての第二項第三号の規定による審査又は第六項若しくは前項の規定による調査を、他の再生医療等製品の審査又は調査に優先して行うことができる。

10　厚生労働大臣は、第一項の承認の申請があつた場合において、申請に係る再生医療等製品が、既にこの条又は第二十三条の三十七の承認を与えられている再生医療等製品と構成細胞、導入遺伝子、構造、用法、用量、使用方法、効能、効果、性能等が明らかに異なるときは、同項の承認について、あらかじめ、薬事審議会の意見を聴かなければならない。

11　第一項の承認を受けた者は、当該品目について承認された事項の一部を変更しようとするとき（当該変更が厚生労働省令で定める軽微な変更であるときを除く。）は、その変更について厚生労働大臣の承認を受けなければならない。この場合においては、第二項から第六項まで、第九項及び前項の規定を準用する。

→施行規則 137 の 26 － 137 の 29、137 の 31、137 の 67

12　第一項の承認を受けた者は、前項の厚生労働省令で定める軽微な変更について、厚生労働省令で定めるところにより、厚生労働大臣にその旨を届け出なければならない。

13　第一項及び第十一項の承認の申請（政令で定めるものを除く。）は、機構を経由して行うものとする。

→施行令 43 の 28

（基準確認証の交付等）

第二十三条の二十五の二　第二十三条の二十二第一項の許可を受けようとする者若しくは同項の許可を受けた者又は第二十三条の二十四第一項の認定を受けようとする者若しくは同項の認定を受けた者については、第十四条の二の規定を準用する。この場合において、同条第一項中「は、その製造に係る医薬品、医薬部外品又は化粧品が前条第七項に規定する政令で定めるものであるときは、」とあるのは「は、」と、「同条第二項第四号」とあるのは「第二十三条の二十五第二項第四号」と、同条第三項中「前条第二項第四号」とあるのは「第二十三条の二十五第二項第四号」と、同条第五項第一号中「前条第二項第四号」とあるのは「第二十三条の二十五第二項第四号」と、「第五十六条（第六十条及び第六十二条において準用する場合を含む。次号において同じ。）」とあるのは「第六十五条の五」と、「若しくは第六十八条の二十に規定する生物由来製品に該当する」とあるのは「に該当する」と、同項第二号中「第十三条第五項」とあるのは「第二十三条の二十二第五項」と、「第五十六条」とあるのは「第六十五条の五」と、「若しくは第六十八条の二十に規定する生物由来製品に該当する」とあるのは「に該当する」と読み替えるものとする。

→施行令 43 の 29 － 43 の 33、施行規則 137 の 34 の 2 － 137 の 34 の 5

（条件及び期限付承認）

第二十三条の二十六　第二十三条の二十五第一項の承認の申請者が製造販売をしようとする物が、次の各号のいずれにも該当する再生医療等製品である場合には、厚生労働大臣は、同条第二項第三号イ及びロ並びに第十項の規定にかかわらず、薬事審議会の意見を聴いて、その適正な使用の確保のために必要な条件及び七年を超えない範囲内の期限を付してその品目に係る同条第一項の承認を与えることができる。

一　申請に係る再生医療等製品が均質でないこと。

二　申請に係る効能、効果又は性能を有すると推定されるものであること。

三　申請に係る効能、効果又は性能に比して著しく有害な作用を有することにより再生医療等製品として使用価値がないと推定されるものでないこと。

→施行規則 137 の 35

2　厚生労働大臣は、第五項の申請に係る第二十三条の二十五第二項第三号の規定による審査を適正に行うため特に必要があると認めるときは、薬事審議会の意見を聴いて、前項の期限を、三年を超えない範囲内において延長することができる。

3　第一項の規定により条件及び期限を付した第二十三条の二十五第一項の承認を受けた者は、厚生労働省令で定めるところにより、当該再生医療等製品の使用の成績に関する調査その他厚生労働省令で定める調査を行い、その結果を厚生労働大臣に報告しなければならない。

4　第一項の規定により条件及び期限を付した第二十三条の二十五第一項の承認を受けた者が同条第十一項の承認の申請をした場合における同項において準用する同条第二項の規定の適用については、同項第三号イ中「認められない」とあるのは「推定されない」と、同号ロ中「認められる」とあるのは「推定される」とする。

5　第一項の規定により条件及び期限を付した第二十三条の二十五第一項の承認を受けた者は、その品目について、当該承認の期限（第二項の規定による延長が行われたときは、その延長後のもの）内に、改めて同条第一項の承認の申請をしなければならない。この場合における同条第三項の規定の適用については、同項中「臨床試験の試験成績に関する資料その他の」とあるのは、「その再生医療等製品の使用成績に関する資料その他の厚生労働省令で定める」とする。

→平 26 厚生労働省令 90［再生 GPSP］

6　前項の申請があつた場合において、同項に規定する期限内にその申請に対する処分がされないときは、第一項の規定により条件及び期限を付した第二十三条の二十五第一項の承認は、当該期限の到来後もその処分がされるまでの間は、なおその効力を有する。

7　再生医療等製品を取り扱う医師その他の医療関係者（以下「再生医療等製品取扱医療関係者」という。）は、第三項に規定する調査又は第五項の規定により読み替えて適用される第二十三条の二十五第三項後段に規定する資料の収集に協力するよう努めなければならない。

（緊急承認）

第二十三条の二十六の二　第二十三条の二十五の承認の申請者が製造販売をしようとする物が、次の各号のいずれにも該当する再生医療等製品として政令で定めるものである場合には、厚生労働大臣は、同条第二項（第三号ハに係る部分を除く。）、第五項、第六項及び第十項の規定にかかわらず、薬事審議会の意見を聴いて、その適正な使用の確保のために必要な条件及び二年を超えない範囲内の期限を付してその品目に係る同条の承認を与えることができる。

一　国民の生命及び健康に重大な影響を与えるおそれがある疾病のまん延その他の健康被害の拡大を防止するため緊急に使用されることが必要な再生医療等製品であり、かつ、当該再生医療等製品の使用以外に適当な方法がないこと。

二　申請に係る効能、効果又は性能を有すると推定されるものであること。

三　申請に係る効能、効果又は性能に比して著しく有害な作用を有することにより再生医療等製品として使用価値がないと推定されるものでないこと。

2　厚生労働大臣は、前項の規定による第二十三条の二十五の承認に係る再生医療等製品の特性その他を勘案して必要があると認めるときは、当該品目に係る同条第三項前段に規定する資料が同項後段の規定に適合するかどうか又は当該再生医療等製品の製造所における製造管理若しくは品質管理の方法が同条第二項第四号に規定する厚生労働省令で定める基準に適合しているかどうかについて、書面による調査又は実地の調査を行うことができる。この場合において、前項の規定による同条の承認を受けようとする者又は同項の規定による同条の承認を受けた者は、当該調査を受けなければならない。

3　前条第二項、第三項及び第五項から第七項までの規定は、第一項の規定により条件及び期限を付した第二十三条の二十五の承認について準用する。この場合において、前条第二項中「前項」とあるのは「次条第一項」と、「三年」とあるのは「一年」と、同条第五項中「同条第一項」とあるのは「第二十三条の二十五」と読み替えるものとする。

→施行規則 137 の 31

（機構による再生医療等製品審査等の実施）

第二十三条の二十七　厚生労働大臣は、機構に、再生医療等製品（専ら動物のために使用されることが目的とされているものを除く。以下この条において同じ。）のうち政令で定めるものについての第二十三条の二十五の承認のための審査、同条第五項及び第六項（これらの規定を同条第十一項において準用する場合を含む。）並びに第八項、第二十三条の二十五の二において準用する第十四条の二第二項並びに前条第二項（次条第二項において準用する場合を含む。）の規定による調査並びに第二十三条の二十五の二において準用する第十四条の二第三項の規定による基準確認証の交付及び第二十三条の二十五の二において準用する第十四条の二第五項の規定による基準確認証の返還の受付（以下「再生医療等製品審査等」という。）を行わせることができる。

→施行規則 137 の 29 ③、137 の 36、施行令 43 の 26、43 の 34、43 の 35

2　厚生労働大臣は、前項の規定により機構に再生医療等製品審査等を行わせるときは、当該再生医療等製品審査等を行わないものとする。この場合において、厚生労働大臣は、第二十三条の二十五の承認をするときは、機構が第六項の規定により通知する再生医療等製品審査等の結果を考慮しなければならない。

3　厚生労働大臣が第一項の規定により機構に再生医療等製品審査等を行わせることとしたときは、同項の政令で定める再生医療等製品について第二十三条の二十五の承認の申請者、同条第六項（同条第十一項において準用する場合を含む。）若しくは第二十三条の二十五の二において準用する第十四条の二第二項の規定による調査の申請者又は第二十三条の二十五の二において準用する第十四条の二第五項の規定により基準確認証を返還する者は、機構が行う審査、調査若しくは基準確認証の交付を受け、又は機構に基準確認証を返還しなければならない。

4　厚生労働大臣が第一項の規定により機構に審査を行わせることとしたときは、同項の政令で定める再生医療等製品についての第二十三条の二十五第十二項の規定による届出をしようとする者は、同項の規定にかかわらず、機構に届け出なければならない。

5　厚生労働大臣が第一項の規定により機構に審査を行わせることとしたときは、同項の政令で定める再生医療等製品についての第二十三条の二十六第三項（前条第三項において準用する場合を含む。以下この項において同じ。）の規定による報告をしようとする者は、第二十三条の二十六第三項の規定にかかわらず、機構に報告しなければならない。

6　機構は、再生医療等製品審査等を行つたとき、第四項の規定による届出を受理したとき、又は前項の規定による報告を受けたときは、遅滞なく、当該再生医療等製品審査等の結果、届出の状況又は報告を受けた旨を厚生労働省令で定めるところにより厚生労働大臣に通知しなければならない。

→施行規則 137 の 37

7　機構が行う再生医療等製品審査等に係る処分（再生医療等製品審査等の結果を除く。）又はその不作為については、厚生労働大臣に対して、審査請求をすることができる。この場合において、厚生労働大臣は、行政不服審査法第二十五条第二項及び第三項、第四十六条第一項及び第二項、第四十七条並びに第四十九条第三項の規定の適用については、機構の上級行政庁とみなす。

（特例承認）

第二十三条の二十八　第二十三条の二十五の承認の申請者が製造販売をしようとする物が、次の各号のいずれにも該当する再生医療等製品として政令で定めるものである場合には、厚生労働大臣は、同条第二項、第五項、第六項及び第十項の規定にかかわらず、薬事審議会の意見を聴いて、その品目に係る同条の承認を与えることができる。

一　国民の生命及び健康に重大な影響を与えるおそれがある疾病のまん延その他の健康被害の拡大を防止するため緊急に使用されることが必要な再生医療等製品であり、かつ、当該再生医療等製品の使用以外に適当な方法がないこと。

二　その用途に関し、外国（再生医療等製品の品質、有効性及び安全性を確保する上で我が国と同等の水準にあると認められる再生医療等製品の製造販売の承認の制度又はこれに相当する制度を有している国として政令で定めるものに限る。）において、販売し、授与し、又は販売若しくは授与の目的で貯蔵し、若しくは陳列することが認められている再生医療等製品であること。

→施行規則 137 の 24

2　第二十三条の二十六の二第二項の規定は、前項の規定による第二十三条の二十五の承認について準用する。

3　厚生労働大臣は、保健衛生上の危害の発生又は拡大を防止するため必要があると認めるときは、第一項の規定により第二十三条の二十五の承認を受けた者に対して、当該承認に係る品目について、当該品目の使用によるものと疑われる疾病、障害又は死亡の発生を厚生労働大臣に報告することその他の政令で定める措置を講ずる義務を課することができる。

→施行令 43 の 36

（新再生医療等製品等の再審査）

第二十三条の二十九　次の各号に掲げる再生医療等製品につき第二十三条の二十五の承認（第二十三条の二十六第一項又は第二十三条の二十六の二第一項の規定により条件及び期限を付したものを除く。以下この条及び第二十三条の三十一第一項において同じ。）を受けた者は、当該再生医療等製品について、当該各号に定める期間内に申請して、厚生労働大臣の再審査を受けなければならない。

一　既に第二十三条の二十五の承認又は第二十三条の三十七の承認（同条第五項において準用する第二十三条の二十六第一項又は第二十三条の二十六の二第一項の規定により条件及び期限を付したものを除く。以下この項において同じ。）を与えられている再生医療等製品と構成細胞、導入遺伝子、構造、用法、用量、使用方法、効能、効果、性能等が明らかに異なる再生医療等製品として厚生労働大臣がその承認の際指示したもの（以下「新再生医療等製品」という。） 次に掲げる期間（以下この条において「調査期間」という。）を経過した日から起算して三月以内の期間（次号において「申請期間」という。）

イ 希少疾病用再生医療等製品、先駆的再生医療等製品その他厚生労働省令で定める再生医療等製品として厚生労働大臣が薬事審議会の意見を聴いて指定するものについては、その承認のあつた日後六年を超え十年を超えない範囲内において厚生労働大臣の指定する期間

ロ 特定用途再生医療等製品又は既に第二十三条の二十五の承認若しくは第二十三条の三十七の承認を与えられている再生医療等製品と効能、効果若しくは性能のみが明らかに異なる再生医療等製品（イに掲げる再生医療等製品を除く。）その他厚生労働省令で定める再生医療等製品として厚生労働大臣が薬事審議会の意見を聴いて指定するものについては、その承認のあつた日後六年に満たない範囲内において厚生労働大臣の指定する期間

ハ イ又はロに掲げる再生医療等製品以外の再生医療等製品については、その承認のあつた日後六年

二 新再生医療等製品（当該新再生医療等製品につき第二十三条の二十五の承認又は第二十三条の三十七の承認のあつた日後調査期間（次項の規定による延長が行われたときは、その延長後の期間）を経過しているものを除く。）と構成細胞、導入遺伝子、構造、用法、用量、使用方法、効能、効果、性能等が同一性を有すると認められる再生医療等製品として厚生労働大臣がその承認の際指示したもの 当該新再生医療等製品に係る申請期間（同項の規定による調査期間の延長が行われたときは、その延長後の期間に基づいて定められる申請期間）に合致するように厚生労働大臣が指示する期間

→施行規則 137 の 38、137 の 39、137 の 67

2 厚生労働大臣は、新再生医療等製品の再審査を適正に行うため特に必要があると認めるときは、薬事審議会の意見を聴いて、調査期間を、その承認のあつた日後十年を超えない範囲内において延長することができる。

3 厚生労働大臣の再審査は、再審査を行う際に得られている知見に基づき、第一項各号に掲げる再生医療等製品が第二十三条の二十五第二項第三号イからハまでのいずれにも該当しないことを確認することにより行う。

4 第一項の申請は、申請書にその再生医療等製品の使用成績に関する資料その他厚生労働省令で定める資料を添付してしなければならない。この場合において、当該申請に係る再生医療等製品が厚生労働省令で定める再生医療等製品であるときは、当該資料は、厚生労働省令で定める基準に従つて収集され、かつ、作成されたものでなければならない。

→施行規則 137 の 40 － 137 の 42、平 26 厚生労働省令 88 [再生 GLP]、平 26 厚生労働省令 89 [再生 GCP]、平 26 厚生労働省令 90 [再生 GPSP]

5 第三項の規定による確認においては、第一項各号に掲げる再生医療等製品に

係る申請内容及び前項前段に規定する資料に基づき、当該再生医療等製品の品質、有効性及び安全性に関する調査を行うものとする。この場合において、第一項各号に掲げる再生医療等製品が前項後段に規定する厚生労働省令で定める再生医療等製品であるときは、あらかじめ、当該再生医療等製品に係る資料が同項後段の規定に適合するかどうかについての書面による調査又は実地の調査を行うものとする。

6　第一項各号に掲げる再生医療等製品につき第二十三条の二十五の承認を受けた者は、厚生労働省令で定めるところにより、当該再生医療等製品の使用の成績に関する調査その他厚生労働省令で定める調査を行い、その結果を厚生労働大臣に報告しなければならない。

→施行規則 137 の 43

7　第四項後段に規定する厚生労働省令で定める再生医療等製品につき再審査を受けるべき者、同項後段に規定する資料の収集若しくは作成の委託を受けた者又はこれらの役員若しくは職員は、正当な理由なく、当該資料の収集又は作成に関しその職務上知り得た人の秘密を漏らしてはならない。これらの者であつた者についても、同様とする。

（準用）

第二十三条の三十　再生医療等製品（専ら動物のために使用されることが目的とされているものを除く。以下この条において同じ。）のうち政令で定めるものについての前条第一項の申請、同条第三項の規定による確認及び同条第五項の規定による調査については、第二十三条の二十五第十三項及び第二十三条の二十七（第四項及び第五項を除く。）の規定を準用する。この場合において、必要な技術的読替えは、政令で定める。

2　前項において準用する第二十三条の二十七第一項の規定により機構に前条第三項の規定による確認を行わせることとしたときは、前項において準用する第二十三条の二十七第一項の政令で定める再生医療等製品についての前条第六項の規定による報告をしようとする者は、同項の規定にかかわらず、機構に報告しなければならない。この場合において、機構が当該報告を受けたときは、厚生労働省令で定めるところにより、厚生労働大臣にその旨を通知しなければならない。

→施行令 43 の 37、43 の 38、施行規則 137 の 44、137 の 45、137 の 67

（再生医療等製品の再評価）

第二十三条の三十一　第二十三条の二十五の承認を受けている者は、厚生労働大臣が薬事審議会の意見を聴いて再生医療等製品の範囲を指定して再評価を受けるべき旨を公示したときは、その指定に係る再生医療等製品について、厚生労働大臣の再評価を受けなければならない。

2　厚生労働大臣の再評価は、再評価を行う際に得られている知見に基づき、前項の指定に係る再生医療等製品が第二十三条の二十五第二項第三号イからハまでのいずれにも該当しないことを確認することにより行う。
3　第一項の公示は、再評価を受けるべき者が提出すべき資料及びその提出期限を併せ行うものとする。
4　第一項の指定に係る再生医療等製品が厚生労働省令で定める再生医療等製品であるときは、再評価を受けるべき者が提出する資料は、厚生労働省令で定める基準に従つて収集され、かつ、作成されたものでなければならない。
5　第二項の規定による確認においては、再評価を受けるべき者が提出する資料に基づき、第一項の指定に係る再生医療等製品の品質、有効性及び安全性に関する調査を行うものとする。この場合において、同項の指定に係る再生医療等製品が前項に規定する厚生労働省令で定める再生医療等製品であるときは、あらかじめ、当該再生医療等製品に係る資料が同項の規定に適合するかどうかについての書面による調査又は実地の調査を行うものとする。
6　第四項に規定する厚生労働省令で定める再生医療等製品につき再評価を受けるべき者、同項に規定する資料の収集若しくは作成の委託を受けた者又はこれらの役員若しくは職員は、正当な理由なく、当該資料の収集又は作成に関しその職務上知り得た人の秘密を漏らしてはならない。これらの者であつた者についても、同様とする。

→施行規則 137 の 46、137 の 46 の 2、施行令 43 の 31、43 の 32、平 26 厚生労働省令 88［再生 GLP］、平 26 厚生労働省令 89［再生 GCP］、平 26 厚生労働省令 90［再生 GPSP］

（準用）

第二十三条の三十二　再生医療等製品（専ら動物のために使用されることが目的とされているものを除く。以下この条において同じ。）のうち政令で定めるものについての前条第二項の規定による確認及び同条第五項の規定による調査については、第二十三条の二十七（第四項及び第五項を除く。）の規定を準用する。この場合において、必要な技術的読替えは、政令で定める。
2　前項において準用する第二十三条の二十七第一項の規定により機構に前条第二項の規定による確認を行わせることとしたときは、前項において準用する第二十三条の二十七第一項の政令で定める再生医療等製品についての前条第四項の規定による資料の提出をしようとする者は、同項の規定にかかわらず、機構に提出しなければならない。

→施行規則 137 の 47、137 の 48、施行令 43 の 39、43 の 40

（再生医療等製品の承認された事項に係る変更計画の確認）

第二十三条の三十二の二　第二十三条の二十五第一項の承認を受けた者は、厚生労働省令で定めるところにより、厚生労働大臣に申し出て、当該承認を受けた品目について承認された事項の一部の変更に係る計画（以下この条において「変更計画」という。）が、次の各号のいずれにも該当する旨の確認を受けることができる。これを変更しようとするときも、同様とする。

一　当該変更計画に定められた変更が、製造方法その他の厚生労働省令で定める事項の変更であること。

二　第四十二条第一項の規定により定められた基準に適合しないこととなる変更その他の厚生労働省令で定める変更に該当しないこと。

三　当該変更計画に従つた変更が行われた場合に、当該変更計画に係る再生医療等製品が、次のイからハまでのいずれにも該当しないこと。

イ　当該再生医療等製品が、その変更前の承認に係る効能、効果又は性能を有すると認められないこと。

ロ　当該再生医療等製品が、その効能、効果又は性能に比して著しく有害な作用を有することにより、再生医療等製品として使用価値がないと認められること。

ハ　イ又はロに掲げる場合のほか、再生医療等製品として不適当なものとして、厚生労働省令で定める場合に該当すること。

2　前項の確認においては、変更計画（同項後段の規定による変更があつたときは、その変更後のもの。以下この条において同じ。）の確認を受けようとする者が提出する資料に基づき、当該変更計画に係る再生医療等製品の品質、有効性及び安全性に関する調査を行うものとする。

3　第一項の確認を受けようとする者又は同項の確認を受けた者は、その確認に係る変更計画に定められた変更が製造管理又は品質管理の方法に影響を与えるおそれがある変更として厚生労働省令で定めるものであるときは、厚生労働省令で定めるところにより、その変更を行う再生医療等製品の製造所における製造管理又は品質管理の方法が、第二十三条の二十五第二項第四号の厚生労働省令で定める基準に適合している旨の確認を受けなければならない。

4　前項の確認においては、その変更を行う再生医療等製品の製造所における製造管理又は品質管理の方法が、第二十三条の二十五第二項第四号の厚生労働省令で定める基準に適合しているかどうかについて、書面による調査又は実地の調査を行うものとする。

5　厚生労働大臣は、第一項の確認を受けた変更計画が同項各号のいずれかに該当していなかつたことが判明したとき、第三項の確認を受けた製造管理若しくは品質管理の方法が第二十三条の二十五第二項第四号の厚生労働省令で定める基準に適合していなかつたことが判明したとき、又は偽りその他不正の手段により第一項若しくは第三項の確認を受けたことが判明したときは、その確認を取り消さなければならない。

6　第一項の確認を受けた者（その行おうとする変更が第三項の厚生労働省令で

定めるものであるときは、第一項及び第三項の確認を受けた者に限る。）は、第二十三条の二十五の承認を受けた再生医療等製品に係る承認された事項の一部について第一項の確認を受けた変更計画に従つた変更を行う日の厚生労働省令で定める日数前までに、厚生労働省令で定めるところにより、厚生労働大臣に当該変更を行う旨を届け出たときは、同条第十一項の厚生労働大臣の承認を受けることを要しない。

7　厚生労働大臣は、前項の規定による届出があつた場合において、その届出に係る変更が第一項の確認を受けた変更計画に従つた変更であると認められないときは、その届出を受理した日から前項の厚生労働省令で定める日数以内に限り、その届出をした者に対し、その届出に係る変更の中止その他必要な措置を命ずることができる。

8　厚生労働大臣は、機構に、第二十三条の二十七第一項の政令で定める再生医療等製品についての第一項及び第三項の確認を行わせることができる。

9　第二十三条の二十七第二項、第三項、第六項及び第七項の規定並びに第五項の規定は、前項の規定により機構に第一項及び第三項の確認を行わせることとした場合について準用する。この場合において、必要な技術的読替えは、政令で定める。

10　厚生労働大臣が第二十三条の二十七第一項の規定により機構に審査を行わせることとしたときは、同項の政令で定める再生医療等製品についての第六項の規定による届出は、同項の規定にかかわらず、機構に行わなければならない。

11　機構は、前項の規定による届出を受理したときは、直ちに、当該届出の状況を厚生労働省令で定めるところにより厚生労働大臣に通知しなければならない。

→施行令 43 の 41 － 43 の 43、施行規則 137 の 48 の 2 － 137 の 48 の 7、137 の 48 の 9、137 の 48 の 12 － 137 の 48 の 16

（承継）

第二十三条の三十三　第二十三条の二十五の承認を受けた者（以下この条において「再生医療等製品承認取得者」という。）について相続、合併又は分割（当該品目に係る厚生労働省令で定める資料及び情報（以下この条において「当該品目に係る資料等」という。）を承継させるものに限る。）があつたときは、相続人（相続人が二人以上ある場合において、その全員の同意により当該再生医療等製品承認取得者の地位を承継すべき相続人を選定したときは、その者）、合併後存続する法人若しくは合併により設立した法人又は分割により当該品目に係る資料等を承継した法人は、当該再生医療等製品承認取得者の地位を承継する。

2　再生医療等製品承認取得者がその地位を承継させる目的で当該品目に係る資料等の譲渡しをしたときは、譲受人は、当該再生医療等製品承認取得者の地位を承継する。
3　前二項の規定により再生医療等製品承認取得者の地位を承継した者は、相続の場合にあつては相続後遅滞なく、相続以外の場合にあつては承継前に、厚生労働省令で定めるところにより、厚生労働大臣にその旨を届け出なければならない。

→施行規則137の49

（再生医療等製品総括製造販売責任者等の設置及び遵守事項）

第二十三条の三十四　再生医療等製品の製造販売業者は、厚生労働省令で定めるところにより、再生医療等製品の品質管理及び製造販売後安全管理を行わせるために、医師、歯科医師、薬剤師、獣医師その他の厚生労働省令で定める基準に該当する技術者を置かなければならない。
2　前項の規定により再生医療等製品の品質管理及び製造販売後安全管理を行う者として置かれる者（以下「再生医療等製品総括製造販売責任者」という。）は、次項に規定する義務及び第四項に規定する厚生労働省令で定める業務を遂行し、並びに同項に規定する厚生労働省令で定める事項を遵守するために必要な能力及び経験を有する者でなければならない。
3　再生医療等製品総括製造販売責任者は、再生医療等製品の品質管理及び製造販売後安全管理を公正かつ適正に行うために必要があるときは、製造販売業者に対し、意見を書面により述べなければならない。
4　再生医療等製品総括製造販売責任者が行う再生医療等製品の品質管理及び製造販売後安全管理のために必要な業務並びに再生医療等製品総括製造販売責任者が遵守すべき事項については、厚生労働省令で定める。
5　再生医療等製品の製造業者は、厚生労働大臣の承認を受けて自らその製造を実地に管理する場合のほか、その製造を実地に管理させるために、製造所ごとに、厚生労働大臣の承認を受けて、再生医療等製品に係る生物学的知識を有する者その他の技術者を置かなければならない。
6　前項の規定により再生医療等製品の製造を管理する者として置かれる者（以下「再生医療等製品製造管理者」という。）は、次項及び第八項において準用する第八条第一項に規定する義務並びに第九項に規定する厚生労働省令で定める業務を遂行し、並びに同項に規定する厚生労働省令で定める事項を遵守するために必要な能力及び経験を有する者でなければならない。
7　再生医療等製品製造管理者は、再生医療等製品の製造の管理を公正かつ適正に行うために必要があるときは、製造業者に対し、意見を書面により述べなければならない。
8　再生医療等製品製造管理者については、第七条第四項及び第八条第一項の規定を準用する。この場合において、第七条第三項中「その薬局の所在地の都道府県知事」とあるのは、「厚生労働大臣」と読み替えるものとする。

9　再生医療等製品製造管理者が行う再生医療等製品の製造の管理のために必要な業務及び再生医療等製品製造管理者が遵守すべき事項については、厚生労働省令で定める。

→施行規則137の50－137の54

（再生医療等製品の製造販売業者等の遵守事項等）

第二十三条の三十五　厚生労働大臣は、厚生労働省令で、再生医療等製品の製造管理若しくは品質管理又は製造販売後安全管理の実施方法、再生医療等製品総括製造販売責任者の義務の遂行のための配慮事項その他再生医療等製品の製造販売業者がその業務に関し遵守すべき事項を定めることができる。

2　再生医療等製品の製造販売業者は、前条第三項の規定により述べられた再生医療等製品総括製造販売責任者の意見を尊重するとともに、法令遵守のために措置を講ずる必要があるときは、当該措置を講じ、かつ、講じた措置の内容（措置を講じない場合にあつては、その旨及びその理由）を記録し、これを適切に保存しなければならない。

3　厚生労働大臣は、厚生労働省令で、製造所における再生医療等製品の試験検査の実施方法、再生医療等製品製造管理者の義務の遂行のための配慮事項その他再生医療等製品の製造業者又は再生医療等製品外国製造業者がその業務に関し遵守すべき事項を定めることができる。

4　再生医療等製品の製造業者は、前条第七項の規定により述べられた再生医療等製品製造管理者の意見を尊重するとともに、法令遵守のために措置を講ずる必要があるときは、当該措置を講じ、かつ、講じた措置の内容（措置を講じない場合にあつては、その旨及びその理由）を記録し、これを適切に保存しなければならない。

5　再生医療等製品の製造販売業者は、製造販売後安全管理に係る業務のうち厚生労働省令で定めるものについて、厚生労働省令で定めるところにより、その業務を適正かつ確実に行う能力のある者に委託することができる。

→施行規則137の55、137の59－137の64、137の78

（再生医療等製品の製造販売業者等の法令遵守体制）

第二十三条の三十五の二　再生医療等製品の製造販売業者は、再生医療等製品の品質管理及び製造販売後安全管理に関する業務その他の製造販売業者の業務を適正に遂行することにより、薬事に関する法令の規定の遵守を確保するために、厚生労働省令で定めるところにより、次の各号に掲げる措置を講じなければならない。

一　再生医療等製品の品質管理及び製造販売後安全管理に関する業務につい

て、再生医療等製品総括製造販売責任者が有する権限を明らかにすること。
二　再生医療等製品の品質管理及び製造販売後安全管理に関する業務その他の製造販売業者の業務の遂行が法令に適合することを確保するための体制、当該製造販売業者の薬事に関する業務に責任を有する役員及び従業者の業務の監督に係る体制その他の製造販売業者の業務の適正を確保するために必要なものとして厚生労働省令で定める体制を整備すること。
三　再生医療等製品総括製造販売責任者その他の厚生労働省令で定める者に、第二十三条の二十一第一項各号の厚生労働省令で定める基準を遵守して再生医療等製品の品質管理及び製造販売後安全管理を行わせるために必要な権限の付与及びそれらの者が行う業務の監督その他の措置
四　前三号に掲げるもののほか、再生医療等製品の製造販売業者の従業者に対して法令遵守のための指針を示すことその他の製造販売業者の業務の適正な遂行に必要なものとして厚生労働省令で定める措置

2　再生医療等製品の製造販売業者は、前項各号に掲げる措置の内容を記録し、これを適切に保存しなければならない。

3　再生医療等製品の製造業者は、再生医療等製品の製造の管理に関する業務その他の製造業者の業務を適正に遂行することにより、薬事に関する法令の規定の遵守を確保するために、厚生労働省令で定めるところにより、次の各号に掲げる措置を講じなければならない。
一　再生医療等製品の製造の管理に関する業務について、再生医療等製品製造管理者が有する権限を明らかにすること。
二　再生医療等製品の製造の管理に関する業務その他の製造業者の業務の遂行が法令に適合することを確保するための体制、当該製造業者の薬事に関する業務に責任を有する役員及び従業者の業務の監督に係る体制その他の製造業者の業務の適正を確保するために必要なものとして厚生労働省令で定める体制を整備すること。
三　再生医療等製品製造管理者その他の厚生労働省令で定める者に、第二十三条の二十五第二項第四号の厚生労働省令で定める基準を遵守して再生医療等製品の製造管理又は品質管理を行わせるために必要な権限の付与及びそれらの者が行う業務の監督その他の措置
四　前三号に掲げるもののほか、再生医療等製品の製造業者の従業者に対して法令遵守のための指針を示すことその他の製造業者の業務の適正な遂行に必要なものとして厚生労働省令で定める措置

4　再生医療等製品の製造業者は、前項各号に掲げる措置の内容を記録し、これを適切に保存しなければならない。

→施行規則 137 の 64 の 2、137 の 64 の 3

（休廃止等の届出）

第二十三条の三十六　再生医療等製品の製造販売業者は、その事業を廃止し、休止し、若しくは休止した事業を再開したとき、又は再生医療等製品総括製造販売責任者その他厚生労働省令で定める事項を変更したときは、三十日以内に、厚生労働大臣にその旨を届け出なければならない。

2　再生医療等製品の製造業者又は再生医療等製品外国製造業者は、その製造所を廃止し、休止し、若しくは休止した製造所を再開したとき、又は再生医療等製品製造管理者その他厚生労働省令で定める事項を変更したときは、三十日以内に、厚生労働大臣にその旨を届け出なければならない。

→施行規則 137 の 65、137 の 66

（外国製造再生医療等製品の製造販売の承認）

第二十三条の三十七　厚生労働大臣は、再生医療等製品であつて本邦に輸出されるものにつき、外国においてその製造等をする者から申請があつたときは、品目ごとに、その者が第三項の規定により選任した再生医療等製品の製造販売業者に製造販売をさせることについての承認を与えることができる。

→施行規則 137 の 68、137 の 69、137 の 75、施行令 43 の 27、43 の 45

2　申請者が、第七十五条の二の二第一項の規定によりその受けた承認の全部又は一部を取り消され、取消しの日から三年を経過していない者であるときは、前項の承認を与えないことができる。

3　第一項の承認を受けようとする者は、本邦内において当該承認に係る再生医療等製品による保健衛生上の危害の発生の防止に必要な措置をとらせるため、再生医療等製品の製造販売業者を当該承認の申請の際選任しなければならない。

4　第一項の承認を受けた者（以下「外国製造再生医療等製品特例承認取得者」という。）が前項の規定により選任した再生医療等製品の製造販売業者（以下「選任外国製造再生医療等製品製造販売業者」という。）は、第二十三条の二十五第一項の規定にかかわらず、当該承認に係る品目の製造販売をすることができる。

→施行規則 137 の 70、施行令 43 の 35

5　第一項の承認については、第二十三条の二十五第二項（第一号を除く。）及び第三項から第十三項まで、第二十三条の二十六（第四項を除く。）、第二十三条の二十六の二並びに第二十三条の二十七の規定を準用する。

6　前項において準用する第二十三条の二十五第十一項の承認については、同条第十三項、第二十三条の二十六第四項及び第二十三条の二十七の規定を準用する。

→施行規則 137 の 76、137 の 77

（選任外国製造再生医療等製品製造販売業者に関する変更の届出）

第二十三条の三十八　外国製造再生医療等製品特例承認取得者は、選任外国製造

再生医療等製品製造販売業者を変更したとき、又は選任外国製造再生医療等製品製造販売業者につき、その氏名若しくは名称その他厚生労働省令で定める事項に変更があつたときは、三十日以内に、厚生労働大臣に届け出なければならない。

2　前条第五項において準用する第二十三条の二十七第一項の規定により、機構に前条第一項の承認のための審査を行わせることとしたときは、同条第五項において準用する第二十三条の二十七第一項の政令で定める再生医療等製品に係る選任外国製造再生医療等製品製造販売業者についての前項の規定による届出は、同項の規定にかかわらず、機構に行わなければならない。

3　機構は、前項の規定による届出を受理したときは、遅滞なく、届出の状況を厚生労働省令で定めるところにより厚生労働大臣に通知しなければならない。

→施行規則 137 の 71、137 の 71 の 2

（準用）

第二十三条の三十九　外国製造再生医療等製品特例承認取得者については、第二十三条の二十九から第二十三条の三十三まで及び第二十三条の三十五第三項の規定を準用する。

（外国製造再生医療等製品の特例承認）

第二十三条の四十　第二十三条の三十七の承認の申請者が選任外国製造再生医療等製品製造販売業者に製造販売をさせようとする物が、第二十三条の二十八第一項に規定する政令で定める再生医療等製品である場合には、同条の規定を準用する。この場合において、同項中「第二十三条の二十五」とあるのは「第二十三条の三十七」と、「同条第二項、第五項、第六項及び第十項」とあるのは「同条第五項において準用する第二十三条の二十五第二項、第五項、第六項及び第十項」と、「同条の承認」とあるのは「第二十三条の三十七の承認」と、同条第二項中「第二十三条の二十六の二第二項」とあるのは「第二十三条の三十七第五項において準用する第二十三条の二十六の二第二項」と、「第二十三条の二十五」とあるのは「第二十三条の三十七」と、同条第三項中「第一項の規定により第二十三条の二十五の承認を受けた者」とあるのは「第二十三条の四十第一項において準用する第二十三条の二十八第一項の規定により第二十三条の三十七の承認を受けた者又は選任外国製造再生医療等製品製造販売業者」と読み替えるものとする。

2　前項に規定する場合の選任外国製造再生医療等製品製造販売業者は、第二十三条の二十五第一項の規定にかかわらず、前項において準用する第二十三条の二十八第一項の規定による第二十三条の三十七の承認に係る品目の製造販売をすることができる。

→施行規則 137 の 72、137 の 73

（都道府県知事の経由）

第二十三条の四十一　第二十三条の二十第一項の許可若しくは同条第四項の許可の更新の申請又は第二十三条の三十六第一項の規定による届出は、申請者又は届出者の住所地の都道府県知事を経由して行わなければならない。

2　第二十三条の二十二第一項若しくは第八項の許可、同条第四項（同条第九項において準用する場合を含む。）の許可の更新若しくは第二十三条の三十四第五項の承認の申請又は第二十三条の三十六第二項の規定による届出は、製造所の所在地の都道府県知事を経由して行わなければならない。

（政令への委任）

第二十三条の四十二　この章に定めるもののほか、製造販売業又は製造業の許可又は許可の更新、再生医療等製品外国製造業者の認定又は認定の更新、製造販売品目の承認、再審査又は再評価、製造所の管理その他再生医療等製品の製造販売業又は製造業（外国製造再生医療等製品特例承認取得者の行う製造を含む。）に関し必要な事項は、政令で定める。

第七章　医薬品、医療機器及び再生医療等製品の販売業等

第一節　医薬品の販売業

（医薬品の販売業の許可）

第二十四条　薬局開設者又は医薬品の販売業の許可を受けた者でなければ、業として、医薬品を販売し、授与し、又は販売若しくは授与の目的で貯蔵し、若しくは陳列（配置することを含む。以下同じ。）してはならない。ただし、医薬品の製造販売業者がその製造等をし、又は輸入した医薬品を薬局開設者又は医薬品の製造販売業者、製造業者若しくは販売業者に、医薬品の製造業者がその製造した医薬品を医薬品の製造販売業者又は製造業者に、それぞれ販売し、授与し、又はその販売若しくは授与の目的で貯蔵し、若しくは陳列するときは、この限りでない。

2　前項の許可は、六年ごとにその更新を受けなければ、その期間の経過によって、その効力を失う。

（医薬品の販売業の許可の種類）

第二十五条　医薬品の販売業の許可は、次の各号に掲げる区分に応じ、当該各号に定める業務について行う。

一　店舗販売業の許可　要指導医薬品（第四条第五項第三号に規定する要指導医薬品をいう。以下同じ。）又は一般用医薬品を、店舗において販売し、又は

授与する業務
二　配置販売業の許可　一般用医薬品を、配置により販売し、又は授与する業務
三　卸売販売業の許可　医薬品を、薬局開設者、医薬品の製造販売業者、製造業者若しくは販売業者又は病院、診療所若しくは飼育動物診療施設の開設者その他厚生労働省令で定める者（第三十四条第五項において「薬局開設者等」という。）に対し、販売し、又は授与する業務
→施行規則 138

（店舗販売業の許可）

第二十六条　店舗販売業の許可は、店舗ごとに、その店舗の所在地の都道府県知事（その店舗の所在地が保健所を設置する市又は特別区の区域にある場合においては、市長又は区長。次項及び第二十八条第四項において同じ。）が与える。
2　前項の許可を受けようとする者は、厚生労働省令で定めるところにより、次に掲げる事項を記載した申請書をその店舗の所在地の都道府県知事に提出しなければならない。
一　氏名又は名称及び住所並びに法人にあつては、その代表者の氏名
二　その店舗の名称及び所在地
三　その店舗の構造設備の概要
四　その店舗において医薬品の販売又は授与の業務を行う体制の概要
五　法人にあつては、薬事に関する業務に責任を有する役員の氏名
六　第五項において準用する第五条第三号イからトまでに該当しない旨その他厚生労働省令で定める事項
3　前項の申請書には、次に掲げる書類を添付しなければならない。
一　その店舗の平面図
二　第二十八条第一項の規定によりその店舗をその指定する者に実地に管理させる場合にあつては、その指定する者の氏名及び住所を記載した書類
三　第一項の許可を受けようとする者及び前号の者以外にその店舗において薬事に関する実務に従事する薬剤師又は登録販売者（第四条第五項第一号に規定する登録販売者をいう。以下同じ。）を置く場合にあつては、その薬剤師又は登録販売者の氏名及び住所を記載した書類
四　その店舗において販売し、又は授与する医薬品の要指導医薬品及び一般用医薬品に係る厚生労働省令で定める区分を記載した書類
五　その店舗においてその店舗以外の場所にいる者に対して一般用医薬品を販売し、又は授与する場合にあつては、その者との間の通信手段その他の厚生労働省令で定める事項を記載した書類
六　その他厚生労働省令で定める書類
4　次の各号のいずれかに該当するときは、第一項の許可を与えないことができき

る。

一　その店舗の構造設備が、厚生労働省令で定める基準に適合しないとき。

二　薬剤師又は登録販売者を置くことその他その店舗において医薬品の販売又は授与の業務を行う体制が適切に医薬品を販売し、又は授与するために必要な基準として厚生労働省令で定めるものに適合しないとき。

三　申請者が、第五条第三号イからへまでのいずれかに該当するとき。

5　第五条（第三号に係る部分に限る。）の規定は、第一項の許可について準用する。

→施行令48、施行規則139

（店舗販売品目）

第二十七条　店舗販売業者（店舗販売業の許可を受けた者をいう。以下同じ。）は、薬局医薬品（第四条第五項第二号に規定する薬局医薬品をいう。以下同じ。）を販売し、授与し、又は販売若しくは授与の目的で貯蔵し、若しくは陳列してはならない。

（店舗の管理）

第二十八条　店舗販売業者は、その店舗を、自ら実地に管理し、又はその指定する者に実地に管理させなければならない。

2　前項の規定により店舗を実地に管理する者（以下「店舗管理者」という。）は、厚生労働省令で定めるところにより、薬剤師又は登録販売者でなければならない。

3　店舗管理者は、次条第一項及び第二項に規定する義務並びに同条第三項に規定する厚生労働省令で定める業務を遂行し、並びに同項に規定する厚生労働省令で定める事項を遵守するために必要な能力及び経験を有する者でなければならない。

4　店舗管理者は、その店舗以外の場所で業として店舗の管理その他薬事に関する実務に従事する者であつてはならない。ただし、その店舗の所在地の都道府県知事の許可を受けたときは、この限りでない。

→施行規則140、141

（店舗管理者の義務）

第二十九条　店舗管理者は、保健衛生上支障を生ずるおそれがないように、その店舗に勤務する薬剤師、登録販売者その他の従業者を監督し、その店舗の構造設備及び医薬品その他の物品を管理し、その他その店舗の業務につき、必要な注意をしなければならない。

2　店舗管理者は、保健衛生上支障を生ずるおそれがないように、その店舗の業務につき、店舗販売業者に対し、必要な意見を書面により述べなければならない。

3　店舗管理者が行う店舗の管理に関する業務及び店舗管理者が遵守すべき事項については、厚生労働省令で定める。

→施行規則 142 の 2

（店舗販売業者の遵守事項）

第二十九条の二　厚生労働大臣は、厚生労働省令で、次に掲げる事項その他店舗の業務に関し店舗販売業者が遵守すべき事項を定めることができる。

一　店舗における医薬品の管理の実施方法に関する事項

二　店舗における医薬品の販売又は授与の実施方法（その店舗においてその店舗以外の場所にいる者に対して一般用医薬品を販売し、又は授与する場合におけるその者との間の通信手段に応じた当該実施方法を含む。）に関する事項

2　店舗販売業者は、第二十八条第一項の規定により店舗管理者を指定したときは、前条第二項の規定により述べられた店舗管理者の意見を尊重するとともに、法令遵守のために措置を講ずる必要があるときは、当該措置を講じ、かつ、講じた措置の内容（措置を講じない場合にあつては、その旨及びその理由）を記録し、これを適切に保存しなければならない。

→施行規則 143 － 147 の 11

（店舗販売業者の法令遵守体制）

第二十九条の三　店舗販売業者は、店舗の管理に関する業務その他の店舗販売業者の業務を適正に遂行することにより、薬事に関する法令の規定の遵守を確保するために、厚生労働省令で定めるところにより、次の各号に掲げる措置を講じなければならない。

一　店舗の管理に関する業務について、店舗管理者が有する権限を明らかにすること。

二　店舗の管理に関する業務その他の店舗販売業者の業務の遂行が法令に適合することを確保するための体制、当該店舗販売業者の薬事に関する業務に責任を有する役員及び従業者の業務の監督に係る体制その他の店舗販売業者の業務の適正を確保するために必要なものとして厚生労働省令で定める体制を整備すること。

三　前二号に掲げるもののほか、店舗販売業者の従業者に対して法令遵守のための指針を示すことその他の店舗販売業者の業務の適正な遂行に必要なものとして厚生労働省令で定める措置

2　店舗販売業者は、前項各号に掲げる措置の内容を記録し、これを適切に保存しなければならない。

→施行規則 147 の 11 の 2

（店舗における掲示）

第二十九条の四　店舗販売業者は、厚生労働省令で定めるところにより、当該店舗を利用するために必要な情報であつて厚生労働省令で定める事項を、当該店舗の見やすい場所に掲示しなければならない。

→施行規則 147 の 12

（配置販売業の許可）

第三十条　配置販売業の許可は、配置しようとする区域をその区域に含む都道府県ごとに、その都道府県知事が与える。

2　前項の許可を受けようとする者は、厚生労働省令で定めるところにより、次の各号に掲げる事項を記載した申請書を配置しようとする区域をその区域に含む都道府県知事に提出しなければならない。

一　氏名又は名称及び住所並びに法人にあつては、その代表者の氏名

二　薬剤師又は登録販売者が配置することその他当該都道府県の区域において医薬品の配置販売を行う体制の概要

三　法人にあつては、薬事に関する業務に責任を有する役員の氏名

四　第三十一条の二第二項に規定する区域管理者の氏名

五　第四項において準用する第五条第三号イからトまでに該当しない旨その他厚生労働省令で定める事項

3　薬剤師又は登録販売者が配置することその他当該都道府県の区域において医薬品の配置販売を行う体制が適切に医薬品を配置販売するために必要な基準として厚生労働省令で定めるものに適合しないときは、第一項の許可を与えないことができる。

4　第五条（第三号に係る部分に限る。）の規定は、第一項の許可について準用する。

→施行規則 148、149

（配置販売品目）

第三十一条　配置販売業の許可を受けた者（以下「配置販売業者」という。）は、一般用医薬品のうち経年変化が起こりにくいことその他の厚生労働大臣の定める基準に適合するもの以外の医薬品を販売し、授与し、又は販売若しくは授与の目的で貯蔵し、若しくは陳列してはならない。

→平 21 厚労省告示 26［配置販売品目基準］

（都道府県ごとの区域の管理）

第三十一条の二　配置販売業者は、その業務に係る都道府県の区域を、自ら管理

し、又は当該都道府県の区域内において配置販売に従事する配置員のうちから指定したものに管理させなければならない。

2　前項の規定により都道府県の区域を管理する者（以下「区域管理者」という。）は、厚生労働省令で定めるところにより、薬剤師又は登録販売者でなければならない。

3　区域管理者は、次条第一項及び第二項に規定する義務並びに同条第三項に規定する厚生労働省令で定める業務を遂行し、並びに同項に規定する厚生労働省令で定める事項を遵守するために必要な能力及び経験を有する者でなければならない。

→施行規則 149 の 2

（区域管理者の義務）

第三十一条の三　区域管理者は、保健衛生上支障を生ずるおそれがないように、その業務に関し配置員を監督し、医薬品その他の物品を管理し、その他その区域の業務につき、必要な注意をしなければならない。

2　区域管理者は、保健衛生上支障を生ずるおそれがないように、その区域の業務につき、配置販売業者に対し、必要な意見を書面により述べなければならない。

3　区域管理者が行う区域の管理に関する業務及び区域管理者が遵守すべき事項については、厚生労働省令で定める。

→施行規則 149 の 2 の 2

（配置販売業者の遵守事項）

第三十一条の四　厚生労働大臣は、厚生労働省令で、配置販売の業務に関する記録方法その他配置販売の業務に関し配置販売業者が遵守すべき事項を定めることができる。

2　配置販売業者は、第三十一条の二第一項の規定により区域管理者を指定したときは、前条第二項の規定により述べられた区域管理者の意見を尊重するとともに、法令遵守のために措置を講ずる必要があるときは、当該措置を講じ、かつ、講じた措置の内容（措置を講じない場合にあつては、その旨及びその理由）を記録し、これを適切に保存しなければならない。

→施行規則 149 の 3 － 149 の 14

（配置販売業者の法令遵守体制）

第三十一条の五　配置販売業者は、区域の管理に関する業務その他の配置販売業者の業務を適正に遂行することにより、薬事に関する法令の規定の遵守を確保するために、厚生労働省令で定めるところにより、次の各号に掲げる措置を講じなければならない。

一　区域の管理に関する業務について、区域管理者が有する権限を明らかにすること。

二　区域の管理に関する業務その他の配置販売業者の業務の遂行が法令に適合することを確保するための体制、当該配置販売業者の薬事に関する業務に責任を有する役員及び従業者の業務の監督に係る体制その他の配置販売業者の業務の適正を確保するために必要なものとして厚生労働省令で定める体制を整備すること。

三　前二号に掲げるもののほか、配置販売業者の従業者に対して法令遵守のための指針を示すことその他の配置販売業者の業務の適正な遂行に必要なものとして厚生労働省令で定める措置

2　配置販売業者は、前項各号に掲げる措置の内容を記録し、これを適切に保存しなければならない。

→施行規則 149 の 15

（配置従事の届出）

第三十二条　配置販売業者又はその配置員は、医薬品の配置販売に従事しようとするときは、その氏名、配置販売に従事しようとする区域その他厚生労働省令で定める事項を、あらかじめ、配置販売に従事しようとする区域の都道府県知事に届け出なければならない。

→施行規則 150

（配置従事者の身分証明書）

第三十三条　配置販売業者又はその配置員は、その住所地の都道府県知事が発行する身分証明書の交付を受け、かつ、これを携帯しなければ、医薬品の配置販売に従事してはならない。

2　前項の身分証明書に関し必要な事項は、厚生労働省令で定める。

→施行規則 151、152

（卸売販売業の許可）

第三十四条　卸売販売業の許可は、営業所ごとに、その営業所の所在地の都道府県知事が与える。

2　前項の許可を受けようとする者は、厚生労働省令で定めるところにより、次の各号に掲げる事項を記載した申請書をその営業所の所在地の都道府県知事に提出しなければならない。

一　氏名又は名称及び住所並びに法人にあつては、その代表者の氏名

二　その営業所の構造設備の概要

三　法人にあつては、薬事に関する業務に責任を有する役員の氏名
四　次条第二項に規定する医薬品営業所管理者の氏名
五　第四項において準用する第五条第三号イからトまでに該当しない旨その他厚生労働省令で定める事項

3　営業所の構造設備が、厚生労働省令で定める基準に適合しないときは、第一項の許可を与えないことができる。

4　第五条（第三号に係る部分に限る。）の規定は、第一項の許可について準用する。

5　卸売販売業の許可を受けた者（以下「卸売販売業者」という。）は、当該許可に係る営業所については、業として、医薬品を、薬局開設者等以外の者に対し、販売し、又は授与してはならない。

→施行令 48、施行規則 153、、155、昭 36 厚生省令 2［構造設備規則］

（営業所の管理）

第三十五条　卸売販売業者は、営業所ごとに、薬剤師を置き、その営業所を管理させなければならない。ただし、卸売販売業者が薬剤師の場合であつて、自らその営業所を管理するときは、この限りでない。

2　卸売販売業者が、薬剤師による管理を必要としない医薬品として厚生労働省令で定めるもののみを販売又は授与する場合には、前項の規定にかかわらず、その営業所を管理する者（以下「医薬品営業所管理者」という。）は、薬剤師又は薬剤師以外の者であつて当該医薬品の品目に応じて厚生労働省令で定めるものでなければならない。

3　医薬品営業所管理者は、次条第一項及び第二項に規定する義務並びに同条第三項に規定する厚生労働省令で定める業務を遂行し、並びに同項に規定する厚生労働省令で定める事項を遵守するために必要な能力及び経験を有する者でなければならない。

4　医薬品営業所管理者は、その営業所以外の場所で業として営業所の管理その他薬事に関する実務に従事する者であつてはならない。ただし、その営業所の所在地の都道府県知事の許可を受けたときは、この限りでない。

→施行規則 154

（医薬品営業所管理者の義務）

第三十六条　医薬品営業所管理者は、保健衛生上支障を生ずるおそれがないように、その営業所に勤務する薬剤師その他の従業者を監督し、その営業所の構造設備及び医薬品その他の物品を管理し、その他その営業所の業務につき、必要な注意をしなければならない。

2　医薬品営業所管理者は、保健衛生上支障を生ずるおそれがないように、その営業所の業務につき、卸売販売業者に対し、必要な意見を書面により述べなけ

ればならない。

3　医薬品営業所管理者が行う営業所の管理に関する業務及び医薬品営業所管理者が遵守すべき事項については、厚生労働省令で定める。

→施行規則 155 の 2

（卸売販売業者の遵守事項）

第三十六条の二　厚生労働大臣は、厚生労働省令で、営業所における医薬品の試験検査の実施方法その他営業所の業務に関し卸売販売業者が遵守すべき事項を定めることができる。

2　卸売販売業者は、第三十五条第一項又は第二項の規定により医薬品営業所管理者を置いたときは、前条第二項の規定により述べられた医薬品営業所管理者の意見を尊重するとともに、法令遵守のために措置を講ずる必要があるときは、当該措置を講じ、かつ、講じた措置の内容（措置を講じない場合にあつては、その旨及びその理由）を記録し、これを適切に保存しなければならない。

→施行規則 156 － 158 の 6

（卸売販売業者の法令遵守体制）

第三十六条の二の二　卸売販売業者は、営業所の管理に関する業務その他の卸売販売業者の業務を適正に遂行することにより、薬事に関する法令の規定の遵守を確保するために、厚生労働省令で定めるところにより、次の各号に掲げる措置を講じなければならない。

一　営業所の管理に関する業務について、医薬品営業所管理者が有する権限を明らかにすること。

二　営業所の管理に関する業務その他の卸売販売業者の業務の遂行が法令に適合することを確保するための体制、当該卸売販売業者の薬事に関する業務に責任を有する役員及び従業者の業務の監督に係る体制その他の卸売販売業者の業務の適正を確保するために必要なものとして厚生労働省令で定める体制を整備すること。

三　前二号に掲げるもののほか、卸売販売業者の従業者に対して法令遵守のための指針を示すことその他の卸売販売業者の業務の適正な遂行に必要なものとして厚生労働省令で定める措置

2　卸売販売業者は、前項各号に掲げる措置の内容を記録し、これを適切に保存しなければならない。

→施行規則 156 の 2

（薬局医薬品の販売に従事する者等）

第三十六条の三　薬局開設者は、厚生労働省令で定めるところにより、薬局医薬

品につき、薬剤師に販売させ、又は授与させなければならない。

2　薬局開設者は、薬局医薬品を使用しようとする者以外の者に対して、正当な理由なく、薬局医薬品を販売し、又は授与してはならない。ただし、薬剤師、薬局開設者、医薬品の製造販売業者、製造業者若しくは販売業者、医師、歯科医師若しくは獣医師又は病院、診療所若しくは飼育動物診療施設の開設者（以下「薬剤師等」という。）に販売し、又は授与するときは、この限りでない。

→施行規則 158 の 7

（薬局医薬品に関する情報提供及び指導等）

第三十六条の四　薬局開設者は、薬局医薬品の適正な使用のため、薬局医薬品を販売し、又は授与する場合には、厚生労働省令で定めるところにより、その薬局において医薬品の販売又は授与に従事する薬剤師に、対面により、厚生労働省令で定める事項を記載した書面（当該事項が電磁的記録に記録されているときは、当該電磁的記録に記録された事項を厚生労働省令で定める方法により表示したものを含む。）を用いて必要な情報を提供させ、及び必要な薬学的知見に基づく指導を行わせなければならない。ただし、薬剤師等に販売し、又は授与するときは、この限りでない。

2　薬局開設者は、前項の規定による情報の提供及び指導を行わせるに当たつては、当該薬剤師に、あらかじめ、薬局医薬品を使用しようとする者の年齢、他の薬剤又は医薬品の使用の状況その他の厚生労働省令で定める事項を確認させなければならない。

3　薬局開設者は、第一項本文に規定する場合において、同項の規定による情報の提供又は指導ができないとき、その他薬局医薬品の適正な使用を確保することができないと認められるときは、薬局医薬品を販売し、又は授与してはならない。

4　薬局開設者は、薬局医薬品の適正な使用のため、その薬局において薬局医薬品を購入し、若しくは譲り受けようとする者又はその薬局において薬局医薬品を購入し、若しくは譲り受けた者若しくはこれらの者によつて購入され、若しくは譲り受けられた薬局医薬品を使用する者から相談があつた場合には、厚生労働省令で定めるところにより、その薬局において医薬品の販売又は授与に従事する薬剤師に、必要な情報を提供させ、又は必要な薬学的知見に基づく指導を行わせなければならない。

5　第一項又は前項に定める場合のほか、薬局開設者は、薬局医薬品の適正な使用のため必要がある場合として厚生労働省令で定める場合には、厚生労働省令で定めるところにより、その薬局において医薬品の販売又は授与に従事する薬剤師に、その販売し、又は授与した薬局医薬品を購入し、又は譲り受けた者の当該薬局医薬品の使用の状況を継続的かつ的確に把握させるとともに、その薬局医薬品を購入し、又は譲り受けた者に対して必要な情報を提供させ、又は必要な薬学的知見に基づく指導を行わせなければならない。

→施行規則158の8、158の9、158の10、158の9の2

（要指導医薬品の販売に従事する者等）

第三十六条の五　薬局開設者又は店舗販売業者は、厚生労働省令で定めるところにより、要指導医薬品につき、薬剤師に販売させ、又は授与させなければならない。

2　薬局開設者又は店舗販売業者は、要指導医薬品を使用しようとする者以外の者に対して、正当な理由なく、要指導医薬品を販売し、又は授与してはならない。ただし、薬剤師等に販売し、又は授与するときは、この限りでない。

→施行規則158の11

（要指導医薬品に関する情報提供及び指導等）

第三十六条の六　薬局開設者又は店舗販売業者は、要指導医薬品の適正な使用のため、要指導医薬品を販売し、又は授与する場合には、厚生労働省令で定めるところにより、その薬局又は店舗において医薬品の販売又は授与に従事する薬剤師に、対面により、厚生労働省令で定める事項を記載した書面（当該事項が電磁的記録に記録されているときは、当該電磁的記録に記録された事項を厚生労働省令で定める方法により表示したものを含む。）を用いて必要な情報を提供させ、及び必要な薬学的知見に基づく指導を行わせなければならない。ただし、薬剤師等に販売し、又は授与するときは、この限りでない。

2　薬局開設者又は店舗販売業者は、前項の規定による情報の提供及び指導を行わせるに当たつては、当該薬剤師に、あらかじめ、要指導医薬品を使用しようとする者の年齢、他の薬剤又は医薬品の使用の状況その他の厚生労働省令で定める事項を確認させなければならない。

3　薬局開設者又は店舗販売業者は、第一項本文に規定する場合において、同項の規定による情報の提供又は指導ができないとき、その他要指導医薬品の適正な使用を確保することができないと認められるときは、要指導医薬品を販売し、又は授与してはならない。

4　薬局開設者又は店舗販売業者は、要指導医薬品の適正な使用のため、その薬局若しくは店舗において要指導医薬品を購入し、若しくは譲り受けようとする者又はその薬局若しくは店舗において要指導医薬品を購入し、若しくは譲り受けた者若しくはこれらの者によつて購入され、若しくは譲り受けられた要指導医薬品を使用する者から相談があつた場合には、厚生労働省令で定めるところにより、その薬局又は店舗において医薬品の販売又は授与に従事する薬剤師に、必要な情報を提供させ、又は必要な薬学的知見に基づく指導を行わせなければならない。

→施行規則158の12、159

（一般用医薬品の区分）

第三十六条の七　一般用医薬品（専ら動物のために使用されることが目的とされているものを除く。）は、次のように区分する。

一　第一類医薬品　その副作用等により日常生活に支障を来す程度の健康被害が生ずるおそれがある医薬品のうちその使用に関し特に注意が必要なものとして厚生労働大臣が指定するもの及びその製造販売の承認の申請に際して第十四条第十一項に該当するとされた医薬品であつて当該申請に係る承認を受けてから厚生労働省令で定める期間を経過しないもの

二　第二類医薬品　その副作用等により日常生活に支障を来す程度の健康被害が生ずるおそれがある医薬品（第一類医薬品を除く。）であつて厚生労働大臣が指定するもの

三　第三類医薬品　第一類医薬品及び第二類医薬品以外の一般用医薬品

2　厚生労働大臣は、前項第一号及び第二号の規定による指定に資するよう医薬品に関する情報の収集に努めるとともに、必要に応じてこれらの指定を変更しなければならない。

3　厚生労働大臣は、第一項第一号又は第二号の規定による指定をし、又は変更しようとするときは、薬事審議会の意見を聴かなければならない。

→施行規則 159 の 2、平 19 厚労省告示 69［厚生労働大臣が指定する第一類医薬品及び第二類医薬品］

（資質の確認）

第三十六条の八　都道府県知事は、一般用医薬品の販売又は授与に従事しようとする者がそれに必要な資質を有することを確認するために、厚生労働省令で定めるところにより試験を行う。

2　前項の試験に合格した者又は第二類医薬品及び第三類医薬品の販売若しくは授与に従事するために必要な資質を有する者として政令で定める基準に該当する者であつて、医薬品の販売又は授与に従事しようとするものは、都道府県知事の登録を受けなければならない。

3　第五条（第三号に係る部分に限る。）の規定は、前項の登録について準用する。この場合において、同条中「許可を与えないことができる」とあるのは、「登録を受けることができない」と読み替えるものとする。

4　第二項の登録又はその消除その他必要な事項は、厚生労働省令で定める。

→施行規則 159 の 3 − 159 条の 13

（一般用医薬品の販売に従事する者）

第三十六条の九　薬局開設者、店舗販売業者又は配置販売業者は、厚生労働省令で定めるところにより、一般用医薬品につき、次の各号に掲げる区分に応じ、

当該各号に定める者に販売させ、又は授与させなければならない。

一　第一類医薬品　薬剤師

二　第二類医薬品及び第三類医薬品　薬剤師又は登録販売者

→施行規則159の14

（一般用医薬品に関する情報提供等）

第三十六条の十　薬局開設者又は店舗販売業者は、第一類医薬品の適正な使用のため、第一類医薬品を販売し、又は授与する場合には、厚生労働省令で定めるところにより、その薬局又は店舗において医薬品の販売又は授与に従事する薬剤師に、厚生労働省令で定める事項を記載した書面（当該事項が電磁的記録に記録されているときは、当該電磁的記録に記録された事項を厚生労働省令で定める方法により表示したものを含む。）を用いて必要な情報を提供させなければならない。ただし、薬剤師等に販売し、又は授与するときは、この限りでない。

→施行規則159の15

2　薬局開設者又は店舗販売業者は、前項の規定による情報の提供を行わせるに当たつては、当該薬剤師に、あらかじめ、第一類医薬品を使用しようとする者の年齢、他の薬剤又は医薬品の使用の状況その他の厚生労働省令で定める事項を確認させなければならない。

3　薬局開設者又は店舗販売業者は、第二類医薬品の適正な使用のため、第二類医薬品を販売し、又は授与する場合には、厚生労働省令で定めるところにより、その薬局又は店舗において医薬品の販売又は授与に従事する薬剤師又は登録販売者に、必要な情報を提供させるよう努めなければならない。ただし、薬剤師等に販売し、又は授与するときは、この限りでない。

→施行規則159の16

4　薬局開設者又は店舗販売業者は、前項の規定による情報の提供を行わせるに当たつては、当該薬剤師又は登録販売者に、あらかじめ、第二類医薬品を使用しようとする者の年齢、他の薬剤又は医薬品の使用の状況その他の厚生労働省令で定める事項を確認させるよう努めなければならない。

5　薬局開設者又は店舗販売業者は、一般用医薬品の適正な使用のため、その薬局若しくは店舗において一般用医薬品を購入し、若しくは譲り受けようとする者又はその薬局若しくは店舗において一般用医薬品を購入し、若しくは譲り受けた者若しくはこれらの者によつて購入され、若しくは譲り受けられた一般用医薬品を使用する者から相談があつた場合には、厚生労働省令で定めるところにより、その薬局又は店舗において医薬品の販売又は授与に従事する薬剤師又は登録販売者に、必要な情報を提供させなければならない。

→施行規則159の17

6　第一項の規定は、第一類医薬品を購入し、又は譲り受ける者から説明を要しない旨の意思の表明があつた場合（第一類医薬品が適正に使用されると認められる場合に限る。）には、適用しない。

7　配置販売業者については、前各項（第一項ただし書及び第三項ただし書を除く。）の規定を準用する。この場合において、第一項本文及び第三項本文中「販売し、又は授与する場合」とあるのは「配置する場合」と、「薬局又は店舗」とあるのは「業務に係る都道府県の区域」と、「医薬品の販売又は授与」とあるのは「医薬品の配置販売」と、第五項中「その薬局若しくは店舗において一般用医薬品を購入し、若しくは譲り受けようとする者又はその薬局若しくは店舗において一般用医薬品を購入し、若しくは譲り受けた者若しくはこれらの者によつて購入され、若しくは譲り受けられた一般用医薬品を使用する者」とあるのは「配置販売によつて一般用医薬品を購入し、若しくは譲り受けようとする者又は配置した一般用医薬品を使用する者」と、「薬局又は店舗」とあるのは「業務に係る都道府県の区域」と、「医薬品の販売又は授与」とあるのは「医薬品の配置販売」と読み替えるものとする。

→施行規則 159 の 18

（販売方法等の制限）

第三十七条　薬局開設者又は店舗販売業者は店舗による販売又は授与以外の方法により、配置販売業者は配置以外の方法により、それぞれ医薬品を販売し、授与し、又はその販売若しくは授与の目的で医薬品を貯蔵し、若しくは陳列してはならない。

2　配置販売業者は、医薬品の直接の容器又は直接の被包（内袋を含まない。第五十四条及び第五十七条第一項を除き、以下同じ。）を開き、その医薬品を分割販売してはならない。

（準用）

第三十八条　店舗販売業については、第十条及び第十一条の規定を準用する。

2　配置販売業及び卸売販売業については、第十条第一項及び第十一条の規定を準用する。

→施行規則 159 の 19 － 159 の 23

第二節　医療機器の販売業、貸与業及び修理業

（高度管理医療機器等の販売業及び貸与業の許可）

第三十九条　高度管理医療機器又は特定保守管理医療機器（以下「高度管理医療機器等」という。）の販売業又は貸与業の許可を受けた者でなければ、それぞれ、業として、高度管理医療機器等を販売し、授与し、若しくは貸与し、若しくは販売、授与若しくは貸与の目的で陳列し、又は高度管理医療機器プログラム（高度管理医療機器のうちプログラムであるものをいう。以下この項において同じ。）

を電気通信回線を通じて提供してはならない。ただし、高度管理医療機器等の製造販売業者がその製造等をし、又は輸入をした高度管理医療機器等を高度管理医療機器等の製造販売業者、製造業者、販売業者又は貸与業者に、高度管理医療機器等の製造業者がその製造した高度管理医療機器等を高度管理医療機器等の製造販売業者又は製造業者に、それぞれ販売し、授与し、若しくは貸与し、若しくは販売、授与若しくは貸与の目的で陳列し、又は高度管理医療機器プログラムを電気通信回線を通じて提供するときは、この限りでない。

2　前項の許可は、営業所ごとに、その営業所の所在地の都道府県知事（その営業所の所在地が保健所を設置する市又は特別区の区域にある場合においては、市長又は区長。次項、次条第二項及び第三十九条の三第一項において同じ。）が与える。

3　第一項の許可を受けようとする者は、厚生労働省令で定めるところにより、次の各号に掲げる事項を記載した申請書をその営業所の所在地の都道府県知事に提出しなければならない。

一　氏名又は名称及び住所並びに法人にあつては、その代表者の氏名

二　その営業所の構造設備の概要

三　法人にあつては、薬事に関する業務に責任を有する役員の氏名

四　次条第一項に規定する高度管理医療機器等営業所管理者の氏名

五　第五項において準用する第五条第三号イからトまでに該当しない旨その他厚生労働省令で定める事項

4　その営業所の構造設備が、厚生労働省令で定める基準に適合しないときは、第一項の許可を与えないことができる。

5　第五条（第三号に係る部分に限る。）の規定は、第一項の許可について準用する。

6　第一項の許可は、六年ごとにその更新を受けなければ、その期間の経過によつて、その効力を失う。

→施行令 48、施行規則 160、164 － 173、昭 36 厚生省令 2［構造設備規則］

（管理者の設置）

第三十九条の二　前条第一項の許可を受けた者は、厚生労働省令で定めるところにより、高度管理医療機器等の販売又は貸与を実地に管理させるために、営業所ごとに、厚生労働省令で定める基準に該当する者（次項において「高度管理医療機器等営業所管理者」という。）を置かなければならない。

2　高度管理医療機器等営業所管理者は、その営業所以外の場所で業として営業所の管理その他薬事に関する実務に従事する者であつてはならない。ただし、その営業所の所在地の都道府県知事の許可を受けたときは、この限りでない。

→施行規則 162

（管理医療機器の販売業及び貸与業の届出）

第三十九条の三　管理医療機器（特定保守管理医療機器を除く。以下この節において同じ。）を業として販売し、授与し、若しくは貸与し、若しくは販売、授与若しくは貸与の目的で陳列し、又は管理医療機器プログラム（管理医療機器のうちプログラムであるものをいう。以下この項において同じ。）を電気通信回線を通じて提供しようとする者（第三十九条第一項の許可を受けた者を除く。）は、厚生労働省令で定めるところにより、あらかじめ、営業所ごとに、その営業所の所在地の都道府県知事に次の各号に掲げる事項を届け出なければならない。ただし、管理医療機器の製造販売業者がその製造等をし、又は輸入をした管理医療機器を管理医療機器の製造販売業者、製造業者、販売業者又は貸与業者に、管理医療機器の製造業者がその製造した管理医療機器を管理医療機器の製造販売業者又は製造業者に、それぞれ販売し、授与し、若しくは貸与し、若しくは販売、授与若しくは貸与の目的で陳列し、又は管理医療機器プログラムを電気通信回線を通じて提供しようとするときは、この限りでない。

一　氏名又は名称及び住所並びに法人にあつては、その代表者の氏名

二　法人にあつては、薬事に関する業務に責任を有する役員の氏名

三　その他厚生労働省令で定める事項

2　厚生労働大臣は、厚生労働省令で、管理医療機器の販売業者又は貸与業者に係る営業所の構造設備の基準を定めることができる。

→施行規則 163、昭 36 厚生省令 2［構造設備規則］

（準用）

第四十条　第三十九条第一項の高度管理医療機器等の販売業又は貸与業については、第七条第三項、第八条、第九条（第一項各号を除く。）、第九条の二、第十条第一項及び第十一条の規定を準用する。この場合において、第七条第三項中「次条第一項」とあるのは「第四十条第一項において準用する次条第一項」と、「同条第三項」とあり、及び「同項」とあるのは「第四十条第一項において準用する次条第三項」と、第九条第一項中「次に掲げる事項」とあるのは「高度管理医療機器又は特定保守管理医療機器の販売業又は貸与業の営業所における高度管理医療機器又は特定保守管理医療機器の品質確保の実施方法」と読み替えるものとする。

2　前条第一項の管理医療機器の販売業又は貸与業については、第九条第一項（各号を除く。）、第九条の二及び第十条第一項の規定を準用する。この場合において、第九条第一項中「次に掲げる事項」とあるのは、「管理医療機器（特定保守管理医療機器を除く。以下この項において同じ。）の販売業又は貸与業の営業所における管理医療機器の品質確保の実施方法」と読み替えるものとする。

3　一般医療機器（特定保守管理医療機器を除く。以下この項において同じ。）を業として販売し、授与し、若しくは貸与し、若しくは販売、授与若しくは貸与

の目的で陳列し、又は一般医療機器のうちプログラムであるものを電気通信回線を通じて提供しようとする者（第三十九条第一項の許可を受けた者及び前条第一項の規定による届出を行つた者を除く。）については、第九条第一項（各号を除く。）の規定を準用する。この場合において、同項中「次に掲げる事項」とあるのは、「一般医療機器（特定保守管理医療機器を除く。以下この項において同じ。）の販売業又は貸与業の営業所における一般医療機器の品質確保の実施方法」と読み替えるものとする。

4　前三項に規定するもののほか、必要な技術的読替えは、政令で定める。

→施行令 53、施行規則 174、176、177、178

（医療機器の修理業の許可）

第四十条の二　医療機器の修理業の許可を受けた者でなければ、業として、医療機器の修理をしてはならない。

2　前項の許可は、修理する物及びその修理の方法に応じ厚生労働省令で定める区分（以下「修理区分」という。）に従い、厚生労働大臣が修理をしようとする事業所ごとに与える。

3　第一項の許可を受けようとする者は、厚生労働省令で定めるところにより、次の各号に掲げる事項を記載した申請書を厚生労働大臣に提出しなければならない。

一　氏名又は名称及び住所並びに法人にあつては、その代表者の氏名

二　その事業所の構造設備の概要

三　法人にあつては、薬事に関する業務に責任を有する役員の氏名

四　第六項において準用する第五条第三号イからトまでに該当しない旨その他厚生労働省令で定める事項

4　第一項の許可は、三年を下らない政令で定める期間ごとにその更新を受けなければ、その期間の経過によつて、その効力を失う。

5　その事業所の構造設備が、厚生労働省令で定める基準に適合しないときは、第一項の許可を与えないことができる。

6　第五条（第三号に係る部分に限る。）の規定は、第一項の許可について準用する。

7　第一項の許可を受けた者は、当該事業所に係る修理区分を変更し、又は追加しようとするときは、厚生労働大臣の許可を受けなければならない。

8　前項の許可については、第一項から第六項までの規定を準用する。

→施行令 54 － 56、施行規則 180、181・別表 2、182、185、186、昭 36 厚生省令 2［構造設備規則］

（準用）

第四十条の三　医療機器の修理業については、第二十三条の二の十四第五項から

第九項まで、第二十三条の二の十五第三項及び第四項、第二十三条の二の十五の二第三項及び第四項、第二十三条の二の十六第二項並びに第二十三条の二の二十二の規定を準用する。この場合において、第二十三条の二の十四第六項から第九項までの規定中「医療機器責任技術者」とあり、第二十三条の二の十五第三項及び第四項並びに第二十三条の二の十五の二第三項中「医療機器責任技術者又は体外診断用医薬品製造管理者」とあり、及び第二十三条の二の十六第二項中「医療機器責任技術者、体外診断用医薬品製造管理者」とあるのは、「医療機器修理責任技術者」と読み替えるものとする。

→施行規則 188、189、195

（情報提供）

第四十条の四　医療機器の販売業者、貸与業者又は修理業者は、医療機器を一般に購入し、譲り受け、借り受け、若しくは使用し、又は医療機器プログラムの電気通信回線を通じた提供を受ける者に対し、医療機器の適正な使用のために必要な情報を提供するよう努めなければならない。

第三節　再生医療等製品の販売業

（再生医療等製品の販売業の許可）

第四十条の五　再生医療等製品の販売業の許可を受けた者でなければ、業として、再生医療等製品を販売し、授与し、又は販売若しくは授与の目的で貯蔵し、若しくは陳列してはならない。ただし、再生医療等製品の製造販売業者がその製造等をし、又は輸入した再生医療等製品を再生医療等製品の製造販売業者、製造業者又は販売業者に、厚生労働大臣が指定する再生医療等製品の製造販売業者がその製造等をし、又は輸入した当該再生医療等製品を医師、歯科医師若しくは獣医師又は病院、診療所若しくは飼育動物診療施設の開設者に、再生医療等製品の製造業者がその製造した再生医療等製品を再生医療等製品の製造販売業者又は製造業者に、それぞれ販売し、授与し、又はその販売若しくは授与の目的で貯蔵し、若しくは陳列するときは、この限りでない。

2　前項の許可は、営業所ごとに、その営業所の所在地の都道府県知事が与える。

3　第一項の許可を受けようとする者は、厚生労働省令で定めるところにより、次の各号に掲げる事項を記載した申請書をその営業所の所在地の都道府県知事に提出しなければならない。

一　氏名又は名称及び住所並びに法人にあつては、その代表者の氏名

二　その営業所の構造設備の概要

三　法人にあつては、薬事に関する業務に責任を有する役員の氏名

四　次条第一項に規定する再生医療等製品営業所管理者の氏名

五　第五項において準用する第五条第三号イからトまでに該当しない旨その他

厚生労働省令で定める事項

4　その営業所の構造設備が、厚生労働省令で定める基準に適合しないときは、第一項の許可を与えないことができる。

5　第五条（第三号に係る部分に限る。）の規定は、第一項の許可について準用する。

6　第一項の許可は、六年ごとにその更新を受けなければ、その期間の経過によつて、その効力を失う。

7　第一項の許可を受けた者は、当該許可に係る営業所については、業として、再生医療等製品を、再生医療等製品の製造販売業者、製造業者若しくは販売業者又は病院、診療所若しくは飼育動物診療施設の開設者その他厚生労働省令で定める者以外の者に対し、販売し、又は授与してはならない。

→施行規則196の2、196の3、昭36厚生省令2［構造設備規則］

（管理者の設置）

第四十条の六　前条第一項の許可を受けた者は、厚生労働省令で定めるところにより、再生医療等製品の販売を実地に管理させるために、営業所ごとに、厚生労働省令で定める基準に該当する者（以下「再生医療等製品営業所管理者」という。）を置かなければならない。

2　再生医療等製品営業所管理者は、その営業所以外の場所で業として営業所の管理その他薬事に関する実務に従事する者であつてはならない。ただし、その営業所の所在地の都道府県知事の許可を受けたときは、この限りでない。

→施行令48、施行規則196の4

（準用）

第四十条の七　再生医療等製品の販売業については、第七条第三項、第八条、第九条（第一項各号を除く。）、第九条の二、第十条第一項及び第十一条の規定を準用する。この場合において、第七条第三項中「次条第一項」とあるのは「第四十条の七第一項において準用する次条第一項」と、「同条第三項」とあり、及び「同項」とあるのは「第四十条の七第一項において準用する次条第三項」と、第九条第一項中「次に掲げる事項」とあるのは「再生医療等製品の販売業の営業所における再生医療等製品の品質確保の実施方法」と読み替えるものとする。

2　前項に規定するもののほか、必要な技術的読替えは、政令で定める。

→施行規則196の6－196の13、施行令56の2

第八章　医薬品等の基準及び検定

（日本薬局方等）

第四十一条　厚生労働大臣は、医薬品の性状及び品質の適正を図るため、薬事審議会の意見を聴いて、日本薬局方を定め、これを公示する。
2　厚生労働大臣は、少なくとも十年ごとに日本薬局方の全面にわたつて薬事審議会の検討が行われるように、その改定について薬事審議会に諮問しなければならない。
3　厚生労働大臣は、医療機器、再生医療等製品又は体外診断用医薬品の性状、品質及び性能の適正を図るため、薬事審議会の意見を聴いて、必要な基準を設けることができる。

→施行規則 196 の 14、[日本薬局方]、平 17 厚労省告示 122 [医療機器の基本要件] 等

（医薬品等の基準）

第四十二条　厚生労働大臣は、保健衛生上特別の注意を要する医薬品又は再生医療等製品につき、薬事審議会の意見を聴いて、その製法、性状、品質、貯法等に関し、必要な基準を設けることができる。
2　厚生労働大臣は、保健衛生上の危害を防止するために必要があるときは、医薬部外品、化粧品又は医療機器について、薬事審議会の意見を聴いて、その性状、品質、性能等に関し、必要な基準を設けることができる。

→平 15 厚労省告示 210 [生物由来原料基準]、平 21 厚労省告示平 283 [非視力補正用コンタクトレンズ基準]、12 厚生省告示 331 [化粧品基準] 等

（検定）

第四十三条　厚生労働大臣の指定する医薬品又は再生医療等製品は、厚生労働大臣の指定する者の検定を受け、かつ、これに合格したものでなければ、販売し、授与し、又は販売若しくは授与の目的で貯蔵し、若しくは陳列してはならない。ただし、厚生労働省令で別段の定めをしたときは、この限りでない。
2　厚生労働大臣の指定する医療機器は、厚生労働大臣の指定する者の検定を受け、かつ、これに合格したものでなければ、販売し、貸与し、授与し、若しくは販売、貸与若しくは授与の目的で貯蔵し、若しくは陳列し、又は医療機器プログラムにあつては、電気通信回線を通じて提供してはならない。ただし、厚生労働省令で別段の定めをしたときは、この限りでない。
3　前二項の検定に関し必要な事項は、政令で定める。
4　第一項及び第二項の検定の結果については、審査請求をすることができない。

→昭 38 厚生省告示 279 [検定を受けるべき医薬品]、施行令 58 － 62、施行規則 197 － 203

第九章　医薬品等の取扱い

第一節　毒薬及び劇薬の取扱い

（表示）

第四十四条　毒性が強いものとして厚生労働大臣が薬事審議会の意見を聴いて指定する医薬品（以下「毒薬」という。）は、その直接の容器又は直接の被包に、黒地に白枠、白字をもつて、その品名及び「毒」の文字が記載されていなければならない。

2　劇性が強いものとして厚生労働大臣が薬事審議会の意見を聴いて指定する医薬品（以下「劇薬」という。）は、その直接の容器又は直接の被包に、白地に赤枠、赤字をもつて、その品名及び「劇」の文字が記載されていなければならない。

3　前二項の規定に触れる毒薬又は劇薬は、販売し、授与し、又は販売若しくは授与の目的で貯蔵し、若しくは陳列してはならない。

→施行規則 204・別表３

（開封販売等の制限）

第四十五条　店舗管理者が薬剤師である店舗販売業者及び医薬品営業所管理者が薬剤師である卸売販売業者以外の医薬品の販売業者は、第五十八条の規定によつて施された封を開いて、毒薬又は劇薬を販売し、授与し、又は販売若しくは授与の目的で貯蔵し、若しくは陳列してはならない。

（譲渡手続）

第四十六条　薬局開設者又は医薬品の製造販売業者、製造業者若しくは販売業者（第三項及び第四項において「薬局開設者等」という。）は、毒薬又は劇薬については、譲受人から、その品名、数量、使用の目的、譲渡の年月日並びに譲受人の氏名、住所及び職業が記載され、厚生労働省令で定めるところにより作成された文書の交付を受けなければ、これを販売し、又は授与してはならない。

2　薬剤師等に対して、その身分に関する公務所の証明書の提示を受けて毒薬又は劇薬を販売し、又は授与するときは、前項の規定を適用しない。薬剤師等であつて常時取引関係を有するものに販売し、又は授与するときも、同様とする。

3　第一項の薬局開設者等は、同項の規定による文書の交付に代えて、政令で定めるところにより、当該譲受人の承諾を得て、当該文書に記載すべき事項について電子情報処理組織を使用する方法その他の情報通信の技術を利用する方法であつて厚生労働省令で定めるものにより提供を受けることができる。この場合において、当該薬局開設者等は、当該文書の交付を受けたものとみなす。

4　第一項の文書及び前項前段に規定する方法が行われる場合に当該方法において作られる電磁的記録（電子的方式、磁気的方式その他人の知覚によつては認識することができない方式で作られる記録であつて電子計算機による情報処理の用に供されるものとして厚生労働省令で定めるものをいう。）は、当該交付又は提供を受けた薬局開設者等において、当該毒薬又は劇薬の譲渡の日から二年間、保存しなければならない。

→施行規則205、206、207、施行令63

（交付の制限）

第四十七条　毒薬又は劇薬は、十四歳未満の者その他安全な取扱いをすることについて不安があると認められる者には、交付してはならない。

（貯蔵及び陳列）

第四十八条　業務上毒薬又は劇薬を取り扱う者は、これを他の物と区別して、貯蔵し、又は陳列しなければならない。

2　前項の場合において、毒薬を貯蔵し、又は陳列する場所には、かぎを施さなければならない。

第二節　医薬品の取扱い

（処方箋医薬品の販売）

第四十九条　薬局開設者又は医薬品の販売業者は、医師、歯科医師又は獣医師から処方箋の交付を受けた者以外の者に対して、正当な理由なく、厚生労働大臣の指定する医薬品を販売し、又は授与してはならない。ただし、薬剤師等に販売し、又は授与するときは、この限りでない。

2　薬局開設者又は医薬品の販売業者は、その薬局又は店舗に帳簿を備え、医師、歯科医師又は獣医師から処方箋の交付を受けた者に対して前項に規定する医薬品を販売し、又は授与したときは、厚生労働省令の定めるところにより、その医薬品の販売又は授与に関する事項を記載しなければならない。

3　薬局開設者又は医薬品の販売業者は、前項の帳簿を、最終の記載の日から二年間、保存しなければならない。

→平17厚労省告示24［処方箋医薬品］、施行規則209

（直接の容器等の記載事項）

第五十条　医薬品は、その直接の容器又は直接の被包に、次に掲げる事項が記載されていなければならない。ただし、厚生労働省令で別段の定めをしたときは、この限りでない。

一　製造販売業者の氏名又は名称及び住所

二　名称（日本薬局方に収められている医薬品にあつては日本薬局方において定められた名称、その他の医薬品で一般的名称があるものにあつてはその一般的名称）

三　製造番号又は製造記号

四　重量、容量又は個数等の内容量

五　日本薬局方に収められている医薬品にあつては、「日本薬局方」の文字及び日本薬局方において直接の容器又は直接の被包に記載するように定められた事項

六　要指導医薬品にあつては、厚生労働省令で定める事項

七　一般用医薬品にあつては、第三十六条の七第一項に規定する区分ごとに、厚生労働省令で定める事項

八　第四十一条第三項の規定によりその基準が定められた体外診断用医薬品にあつては、その基準において直接の容器又は直接の被包に記載するように定められた事項

九　第四十二条第一項の規定によりその基準が定められた医薬品にあつては、貯法、有効期間その他その基準において直接の容器又は直接の被包に記載するように定められた事項

十　日本薬局方に収められていない医薬品にあつては、その有効成分の名称（一般的名称があるものにあつては、その一般的名称）及びその分量（有効成分が不明のものにあつては、その本質及び製造方法の要旨）

十一　習慣性があるものとして厚生労働大臣の指定する医薬品にあつては、「注意―習慣性あり」の文字

十二　前条第一項の規定により厚生労働大臣の指定する医薬品にあつては、「注意―医師等の処方箋により使用すること」の文字

十三　厚生労働大臣が指定する医薬品にあつては、「注意―人体に使用しないこと」の文字

十四　厚生労働大臣の指定する医薬品にあつては、その使用の期限

十五　前各号に掲げるもののほか、厚生労働省令で定める事項

→施行規則 209 条の 2 － 210、211、212、214 － 218、昭 36 厚生省告示 18［習慣性医薬品］、平 21 厚労省告示 27［人体に直接使用しない医薬品・部外品］、昭 55 厚生省告示 166［使用期限記載医薬品等］

第五十一条　医薬品の直接の容器又は直接の被包が小売のために包装されている場合において、その直接の容器又は直接の被包に記載された第四十四条第一項若しくは第二項又は前条各号に規定する事項が外部の容器又は外部の被包を透かして容易に見ることができないときは、その外部の容器又は外部の被包にも、同様の事項が記載されていなければならない。

→施行規則 218

（容器等への符号等の記載）

第五十二条　医薬品（次項に規定する医薬品を除く。）は、その容器又は被包に、電子情報処理組織を使用する方法その他の情報通信の技術を利用する方法であつて厚生労働省令で定めるものにより、第六十八条の二第一項の規定により公

表された同条第二項に規定する注意事項等情報を入手するために必要な番号、記号その他の符号が記載されていなければならない。ただし、厚生労働省令で別段の定めをしたときは、この限りでない。

2　要指導医薬品、一般用医薬品その他の厚生労働省令で定める医薬品は、これに添付する文書又はその容器若しくは被包に、当該医薬品に関する最新の論文その他により得られた知見に基づき、次に掲げる事項が記載されていなければならない。ただし、厚生労働省令で別段の定めをしたときは、この限りでない。

一　用法、用量その他使用及び取扱い上の必要な注意

二　日本薬局方に収められている医薬品にあつては、日本薬局方において当該医薬品の品質、有効性及び安全性に関連する事項として記載するように定められた事項

三　第四十一条第三項の規定によりその基準が定められた体外診断用医薬品にあつては、その基準において当該体外診断用医薬品の品質、有効性及び安全性に関連する事項として記載するように定められた事項

四　第四十二条第一項の規定によりその基準が定められた医薬品にあつては、その基準において当該医薬品の品質、有効性及び安全性に関連する事項として記載するように定められた事項

五　前各号に掲げるもののほか、厚生労働省令で定める事項

→施行規則 210 の 2、210 の 3、212 の 2、218、218 の 2

（記載方法）

第五十三条　第四十四条第一項若しくは第二項又は第五十条から前条までに規定する事項の記載は、他の文字、記事、図画又は図案に比較して見やすい場所にされていなければならず、かつ、これらの事項については、厚生労働省令の定めるところにより、当該医薬品を一般に購入し、又は使用する者が読みやすく、理解しやすいような用語による正確な記載がなければならない。

→施行規則 217、218

（記載禁止事項）

第五十四条　医薬品は、これに添付する文書、その医薬品又はその容器若しくは被包（内袋を含む。）に、次に掲げる事項が記載されていてはならない。

一　当該医薬品に関し虚偽又は誤解を招くおそれのある事項

二　第十四条、第十九条の二、第二十三条の二の五又は第二十三条の二の十七の承認を受けていない効能、効果又は性能（第十四条第一項、第二十三条の二の五第一項又は第二十三条の二の二十三第一項の規定により厚生労働大臣がその基準を定めて指定した医薬品にあつては、その基準において定められた効能、効果又は性能を除く。）

三　保健衛生上危険がある用法、用量又は使用期間

（販売、授与等の禁止）

第五十五条　第五十条から前条まで、第六十八条の二第一項、第六十八条の二の三、第六十八条の二の四第二項又は第六十八条の二の五の規定に違反する医薬品は、販売し、授与し、又は販売若しくは授与の目的で貯蔵し、若しくは陳列してはならない。ただし、厚生労働省令で別段の定めをしたときは、この限りでない。

2　第十三条の三第一項の認定若しくは第十三条の三の二第一項若しくは第二十三条の二の四第一項の登録を受けていない製造所（外国にある製造所に限る。）において製造された医薬品、第十三条第一項若しくは第八項若しくは第二十三条の二の三第一項の規定に違反して製造された医薬品又は第十四条第一項若しくは第十五項（第十九条の二第五項において準用する場合を含む。）、第十九条の二第四項、第二十三条の二の五第一項若しくは第十五項（第二十三条の二の十七第五項において準用する場合を含む。）、第二十三条の二の十七第四項若しくは第二十三条の二の二十三第一項若しくは第七項の規定に違反して製造販売をされた医薬品についても、前項と同様とする。

（模造に係る医薬品の販売、製造等の禁止）

第五十五条の二　模造に係る医薬品は、販売し、授与し、又は販売若しくは授与の目的で製造し、輸入し、貯蔵し、若しくは陳列してはならない。

（販売、製造等の禁止）

第五十六条　次の各号のいずれかに該当する医薬品は、販売し、授与し、又は販売若しくは授与の目的で製造し、輸入し、貯蔵し、若しくは陳列してはならない。

一　日本薬局方に収められている医薬品であつて、その性状又は品質が日本薬局方で定める基準に適合しないもの

二　第四十一条第三項の規定によりその基準が定められた体外診断用医薬品であつて、その性状、品質又は性能がその基準に適合しないもの

三　第十四条、第十九条の二、第二十三条の二の五若しくは第二十三条の二の十七の承認を受けた医薬品又は第二十三条の二の二十三の認証を受けた体外診断用医薬品であつて、その成分若しくは分量（成分が不明のものにあつては、その本質又は製造方法）又は性状、品質若しくは性能がその承認又は認証の内容と異なるもの（第十四条第十六項（第十九条の二第五項において準用する場合を含む。）、第二十三条の二の五第十六項（第二十三条の二の十七第五項において準用する場合を含む。）又は第二十三条の二の二十三第八項の規定に違反していないものを除く。）

四　第十四条第一項又は第二十三条の二の五第一項の規定により厚生労働大臣が基準を定めて指定した医薬品であつて、その成分若しくは分量（成分が不明のものにあつては、その本質又は製造方法）又は性状、品質若しくは性能がその基準に適合しないもの

五　第四十二条第一項の規定によりその基準が定められた医薬品であつて、その基準に適合しないもの

六　その全部又は一部が不潔な物質又は変質若しくは変敗した物質から成つている医薬品

七　異物が混入し、又は付着している医薬品

八　病原微生物その他疾病の原因となるものにより汚染され、又は汚染されているおそれがある医薬品

九　着色のみを目的として、厚生労働省令で定めるタール色素以外のタール色素が使用されている医薬品

→昭 41 厚生省令 30［タール色素を定める省令］

（輸入の確認）

第五十六条の二　第十四条、第十九条の二、第二十三条の二の五若しくは第二十三条の二の十七の承認若しくは第二十三条の二の二十三の認証を受けないで、又は第十四条の九若しくは第二十三条の二の十二の届出をしないで、医薬品を輸入しようとする者（以下この条において「申請者」という。）は、厚生労働省令で定める事項を記載した申請書に厚生労働省令で定める書類を添付して、これを厚生労働大臣に提出し、その輸入についての厚生労働大臣の確認を受けなければならない。

2　厚生労働大臣は、次の各号のいずれかに該当する場合には、前項の確認をしない。

一　個人的使用に供せられ、かつ、売買の対象とならないと認められる程度の数量を超える数量の医薬品の輸入をする場合その他の申請者が販売又は授与の目的で輸入するおそれがある場合として厚生労働省令で定める場合

二　申請者又は申請者に代わつて前項の確認の申請に関する手続をする者がこの法律、麻薬及び向精神薬取締法、毒物及び劇物取締法その他第五条第三号ニに規定する薬事に関する法令で政令で定めるもの又はこれに基づく処分に違反し、その違反行為があつた日から二年を経過していない場合その他の輸入が不適当と認められる場合として厚生労働省令で定める場合

3　第一項の規定にかかわらず、次の各号のいずれかに該当する場合には、同項の規定による厚生労働大臣の確認を受けることを要しない。

一　覚醒剤取締法第三十条の六第一項ただし書又は麻薬及び向精神薬取締法第十三条第一項ただし書に規定する場合

二　第十四条の三第一項第二号に規定する医薬品その他の厚生労働大臣が定め

る医薬品で、厚生労働省令で定める数量以下のものを自ら使用する目的で輸入する場合その他のこれらの場合に準ず場合として厚生労働省令で定める場合

→施行規則218の2の2－218の2の4

第五十七条　医薬品は、その全部若しくは一部が有毒若しくは有害な物質からなつているためにその医薬品を保健衛生上危険なものにするおそれがある物とともに、又はこれと同様のおそれがある容器若しくは被包（内袋を含む。）に収められていてはならず、また、医薬品の容器又は被包は、その医薬品の使用方法を誤らせやすいものであつてはならない。

2　前項の規定に触れる医薬品は、販売し、授与し、又は販売若しくは授与の目的で製造し、輸入し、貯蔵し、若しくは陳列してはならない。

（陳列等）

第五十七条の二　薬局開設者又は医薬品の販売業者は、医薬品を他の物と区別して貯蔵し、又は陳列しなければならない。

2　薬局開設者又は店舗販売業者は、要指導医薬品及び一般用医薬品（専ら動物のために使用されることが目的とされているものを除く。）を陳列する場合には、厚生労働省令で定めるところにより、これらを区別して陳列しなければならない。

3　薬局開設者、店舗販売業者又は配置販売業者は、一般用医薬品を陳列する場合には、厚生労働省令で定めるところにより、第一類医薬品、第二類医薬品又は第三類医薬品の区分ごとに、陳列しなければならない。

→施行規則218の3、218の4

（封）

第五十八条　医薬品の製造販売業者は、医薬品の製造販売をするときは、厚生労働省令で定めるところにより、医薬品を収めた容器又は被包に封を施さなければならない。ただし、医薬品の製造販売業者又は製造業者に販売し、又は授与するときは、この限りでない。

→施行規則219

第三節　医薬部外品の取扱い

（直接の容器等の記載事項）

第五十九条　医薬部外品は、その直接の容器又は直接の被包に、次に掲げる事項が記載されていなければならない。ただし、厚生労働省令で別段の定めをしたときは、この限りでない。

一　製造販売業者の氏名又は名称及び住所
二　「医薬部外品」の文字
三　第二条第二項第二号又は第三号に規定する医薬部外品にあつては、それぞれ厚生労働省令で定める文字
四　名称（一般的名称があるものにあつては、その一般的名称）
五　製造番号又は製造記号
六　重量、容量又は個数等の内容量
七　厚生労働大臣の指定する医薬部外品にあつては、有効成分の名称（一般的名称があるものにあつては、その一般的名称）及びその分量
八　厚生労働大臣の指定する成分を含有する医薬部外品にあつては、その成分の名称
九　第二条第二項第二号に規定する医薬部外品のうち厚生労働大臣が指定するものにあつては、「注意—人体に使用しないこと」の文字
十　厚生労働大臣の指定する医薬部外品にあつては、その使用の期限
十一　第四十二条第二項の規定によりその基準が定められた医薬部外品にあつては、その基準において直接の容器又は直接の被包に記載するように定められた事項
十二　前各号に掲げるもののほか、厚生労働省令で定める事項

→施行規則 219 の 2、220、220 の 2、平 21 厚労省告示 28［有効成分の名称等記載医薬部外品］、平 12 厚生省告示 332［名称記載部外品・化粧品の成分］、平 21 厚労省告示 27［人体に使用しない医薬品・部外品］、昭 55 厚生省告示 166［使用期限記載医薬品等］

（準用）

第六十条　医薬部外品については、第五十一条、第五十二条第二項及び第五十三条から第五十七条までの規定を準用する。この場合において、第五十一条中「第四十四条第一項若しくは第二項又は前条各号」とあるのは「第五十九条各号」と、第五十二条第二項第四号中「第四十二条第一項」とあるのは「第四十二条第二項」と、第五十三条中「第四十四条第一項若しくは第二項又は第五十条から前条まで」とあるのは「第五十九条又は第六十条において準用する第五十一条若しくは前条第二項」と、第五十四条第二号中「、第十九条の二、第二十三条の二の五又は第二十三条の二の十七」とあるのは「又は第十九条の二」と、「、効果又は性能」とあるのは「又は効果」と、「第十四条第一項、第二十三条の二の五第一項又は第二十三条の二の二十三第一項」とあるのは「第十四条第一項」と、第五十五条第一項中「第五十条から前条まで、第六十八条の二第一項、第六十八条の二の三、第六十八条の二の四第二項又は第六十八条の二の五」とあるのは「第五十九条又は第六十条において準用する第五十一条、第五十二条第二項、第五十三条及び前条」と、同条第二項中「認定若しくは第十三条の三の二第一項若しくは第二十三条の二の四第一項の登録」とあるのは「認定若しく

は第十三条の三の二第一項の登録」と、「第八項若しくは第二十三条の二の三第一項」とあるのは「第八項」と、「、第十九条の二第四項、第二十三条の二の五第一項若しくは第十五項（第二十三条の二の十七第五項において準用する場合を含む。）、第二十三条の二の十七第四項若しくは第二十三条の二の二十三第一項若しくは第七項」とあるのは「若しくは第十九条の二第四項」と、第五十六条第三号中「、第十九条の二、第二十三条の二の五若しくは第二十三条の二の十七の承認を受けた医薬品又は第二十三条の二の二十三の認証を受けた体外診断用医薬品」とあるのは「又は第十九条の二の承認を受けた医薬部外品」と、「、品質若しくは性能がその承認又は認証」とあるのは「若しくは品質がその承認」と、「含む。）、第二十三条の二の五第十六項（第二十三条の二の十七第五項において準用する場合を含む。）又は第二十三条の二の二十三第八項」とあるのは「含む。）」と、同条第四号中「第十四条第一項又は第二十三条の二の五第一項」とあるのは「第十四条第一項」と、「、品質若しくは性能」とあるのは「若しくは品質」と、同条第五号中「第四十二条第一項」とあるのは「第四十二条第二項」と、第五十六条の二第一項中「第十四条、第十九条の二、第二十三条の二の五若しくは第二十三条の二の十七の承認若しくは第二十三条の二の二十三の認証」とあるのは「第十四条若しくは第十九条の二の承認」と、「第十四条の九若しくは第二十三条の二の十二」とあるのは「第十四条の九」と、同条第三項第二号中「第十四条の三第一項第二号に規定する医薬品その他の厚生労働大臣」とあるのは「厚生労働大臣」と読み替えるものとする。

→施行規則 219 の 3

第四節　化粧品の取扱い

（直接の容器等の記載事項）

第六十一条　化粧品は、その直接の容器又は直接の被包に、次に掲げる事項が記載されていなければならない。ただし、厚生労働省令で別段の定めをしたときは、この限りでない。

一　製造販売業者の氏名又は名称及び住所

二　名称

三　製造番号又は製造記号

四　厚生労働大臣の指定する成分を含有する化粧品にあつては、その成分の名称

五　厚生労働大臣の指定する化粧品にあつては、その使用の期限

六　第四十二条第二項の規定によりその基準が定められた化粧品にあつては、その基準において直接の容器又は直接の被包に記載するように定められた事項

七　前各号に掲げるもののほか、厚生労働省令で定める事項

→施行規則 221、221 の 2、平 12 厚生省告示 332［名称記載部外品・化粧品の成分］、昭 55 厚生省告示 166［使用期限記載医薬品等］

（準用）

第六十二条　化粧品については、第五十一条、第五十二条第二項及び第五十三条から第五十七条までの規定を準用する。この場合において、第五十一条中「第四十四条第一項若しくは第二項又は前条各号」とあるのは「第六十一条各号」と、第五十二条第二項第四号中「第四十二条第一項」とあるのは「第四十二条第二項」と、第五十三条中「第四十四条第一項若しくは第二項又は第五十条から前条まで」とあるのは「第六十一条又は第六十二条において準用する第五十一条若しくは前条第二項」と、第五十四条第二号中「、第十九条の二、第二十三条の二の五又は第二十三条の二の十七」とあるのは「又は第十九条の二」と、「、効果又は性能」とあるのは「又は効果」と、「第十四条第一項、第二十三条の二の五第一項又は第二十三条の二の二十三第一項」とあるのは「第十四条第一項」と、第五十五条第一項中「第五十条から前条まで、第六十八条の二第一項、第六十八条の二の三、第六十八条の二の四第二項又は第六十八条の二の五」とあるのは「第六十一条又は第六十二条において準用する第五十一条、第五十二条第二項、第五十三条及び前条」と、同条第二項中「認定若しくは第十三条の三の二第一項若しくは第二十三条の二の四第一項の登録」とあるのは「認定若しくは第十三条の三の二第一項の登録」と、「第八項若しくは第二十三条の二の三第一項」とあるのは「第八項」と、「、第十九条の二第四項、第二十三条の二の五第一項若しくは第十五項（第二十三条の二の十七第五項において準用する場合を含む。）、第二十三条の二の十七第四項若しくは第二十三条の二の二十三第一項若しくは第七項」とあるのは「若しくは第十九条の二第四項」と、第五十六条第三号中「、第十九条の二、第二十三条の二の五若しくは第二十三条の二の十七の承認を受けた医薬品又は第二十三条の二の二十三の認証を受けた体外診断用医薬品」とあるのは「又は第十九条の二の承認を受けた化粧品」と、「、品質若しくは性能がその承認又は認証」とあるのは「若しくは品質がその承認」と、「含む。）、第二十三条の二の五第十六項（第二十三条の二の十七第五項において準用する場合を含む。）又は第二十三条の二の二十三第八項」とあるのは「含む。）」と、同条第四号中「第十四条第一項又は第二十三条の二の五第一項」とあるのは「第十四条第一項」と、「、品質若しくは性能」とあるのは「若しくは品質」と、同条第五号中「第四十二条第一項」とあるのは「第四十二条第二項」と、第五十六条の二第一項中「第十四条、第十九条の二、第二十三条の二の五若しくは第二十三条の二の十七の承認若しくは第二十三条の二の二十三の認証」とあるのは「第十四条若しくは第十九条の二の承認」と、「第十四条の九若しくは第二十三条の二の十二」とあるのは「第十四条の九」と、同条第三項第二号中「第十四条の三第一項第二号に規定する医薬品その他の厚生労働大臣」とあるのは「厚生労働大臣」と読み替えるものとする。

→施行規則 221 の 3

第五節　医療機器の取扱い

（直接の容器等の記載事項）

第六十三条　医療機器は、その医療機器又はその直接の容器若しくは直接の被包に、次に掲げる事項が記載されていなければならない。ただし、厚生労働省令で別段の定めをしたときは、この限りでない。

一　製造販売業者の氏名又は名称及び住所

二　名称

三　製造番号又は製造記号

四　厚生労働大臣の指定する医療機器にあつては、重量、容量又は個数等の内容量

五　第四十一条第三項の規定によりその基準が定められた医療機器にあつては、その基準においてその医療機器又はその直接の容器若しくは直接の被包に記載するように定められた事項

六　第四十二条第二項の規定によりその基準が定められた医療機器にあつては、その基準においてその医療機器又はその直接の容器若しくは直接の被包に記載するように定められた事項

七　厚生労働大臣の指定する医療機器にあつては、その使用の期限

八　前各号に掲げるもののほか、厚生労働省令で定める事項

2　前項の医療機器が特定保守管理医療機器である場合においては、その医療機器に、同項第一号から第三号まで及び第八号に掲げる事項が記載されていなければならない。ただし、厚生労働省令で別段の定めをしたときは、この限りでない。

→施行規則 222 － 224、昭 36 厚告 21［法第 63 条第 1 項第 4 号の規定に基づく医療機器］、昭 55 厚生省告示 166［使用期限記載医薬品等］

（容器等への符号等の記載）

第六十三条の二　医療機器（次項に規定する医療機器を除く。）は、その容器又は被包に、電子情報処理組織を使用する方法その他の情報通信の技術を利用する方法であつて厚生労働省令で定めるものにより、第六十八条の二第一項の規定により公表された同条第二項に規定する注意事項等情報を入手するために必要な番号、記号その他の符号が記載されていなければならない。ただし、厚生労働省令で別段の定めをしたときは、この限りでない。

2　主として一般消費者の生活の用に供されることが目的とされている医療機器その他の厚生労働省令で定める医療機器は、これに添付する文書又はその容器

若しくは被包に、当該医療機器に関する最新の論文その他により得られた知見に基づき、次に掲げる事項が記載されていなければならない。ただし、厚生労働省令で別段の定めをしたときは、この限りでない。

一　使用方法その他使用及び取扱い上の必要な注意

二　厚生労働大臣の指定する医療機器にあつては、その保守点検に関する事項

三　第四十一条第三項の規定によりその基準が定められた医療機器にあつては、その基準において当該医療機器の品質、有効性及び安全性に関連する事項として記載するように定められた事項

四　第四十二条第二項の規定によりその基準が定められた医療機器にあつては、その基準において当該医療機器の品質、有効性及び安全性に関連する事項として記載するように定められた事項

五　前各号に掲げるもののほか、厚生労働省令で定める事項

→施行規則 225、226、228

（準用）

第六十四条　医療機器については、第五十三条から第五十五条の二まで及び第五十六条の二の規定を準用する。この場合において、第五十三条中「第四十四条第一項若しくは第二項又は第五十条から前条まで」とあるのは「第六十三条又は第六十三条の二」と、第五十四条第二号中「第十四条、第十九条の二、第二十三条の二の五」とあるのは「第二十三条の二の五」と、「効能、効果」とあるのは「効果」と、「第十四条第一項、第二十三条の二の五第一項又は第二十三条の二の二十三第一項」とあるのは「第二十三条の二の二十三第一項」と、第五十五条第一項中「第五十条から前条まで」とあるのは「第六十三条、第六十三条の二、第六十四条において準用する第五十三条若しくは前条」と、「販売し、授与し、又は販売若しくは授与の目的で貯蔵し、若しくは陳列してはならない」とあるのは「販売し、貸与し、授与し、若しくは販売、貸与若しくは授与の目的で貯蔵し、若しくは陳列し、又は医療機器プログラムにあつては電気通信回線を通じて提供してはならない」と、同条第二項中「第十三条の三第一項の認定若しくは第十三条の三の二第一項若しくは第二十三条の二の四第一項の登録」とあるのは「第二十三条の二の四第一項の登録」と、「第十三条第一項若しくは第八項若しくは第二十三条の二の三第一項」とあるのは「第二十三条の二の三第一項」と、「第十四条第一項若しくは第十五項（第十九条の二第五項において準用する場合を含む。）、第十九条の二第四項、第二十三条の二の五第一項」とあるのは「第二十三条の二の五第一項」と、第五十六条の二第一項中「第十四条、第十九条の二、第二十三条の二の五若しくは第二十三条の二の十七」とあるのは「第二十三条の二の五若しくは第二十三条の二の十七」と、「第十四条の九若しくは第二十三条の二の十二」とあるのは「第二十三条の二の十二」

と、同条第三項第二号中「第十四条の三第一項第二号」とあるのは「第二十三条の二の八第一項第二号」と読み替えるものとする。

→施行規則228、法52の3－55（添付文書等の届出、記載事項・不正表示品の販売等禁止）

（販売、製造等の禁止）

第六十五条　次の各号のいずれかに該当する医療機器は、販売し、貸与し、授与し、若しくは販売、貸与若しくは授与の目的で製造し、輸入し、貯蔵し、若しくは陳列し、又は医療機器プログラムにあつては電気通信回線を通じて提供してはならない。

一　第四十一条第三項の規定によりその基準が定められた医療機器であつて、その性状、品質又は性能がその基準に適合しないもの

二　第二十三条の二の五若しくは第二十三条の二の十七の厚生労働大臣の承認を受けた医療機器又は第二十三条の二の二十三の認証を受けた医療機器であつて、その性状、品質又は性能がその承認又は認証の内容と異なるもの（第二十三条の二の五第十六項（第二十三条の二の十七第五項において準用する場合を含む。）又は第二十三条の二の二十三第八項の規定に違反していないものを除く。）

三　第四十二条第二項の規定によりその基準が定められた医療機器であつて、その基準に適合しないもの

四　その全部又は一部が不潔な物質又は変質若しくは変敗した物質から成つている医療機器

五　異物が混入し、又は付着している医療機器

六　病原微生物その他疾病の原因となるものにより汚染され、又は汚染されているおそれがある医療機器

七　その使用によつて保健衛生上の危険を生ずるおそれがある医療機器

第六節　再生医療等製品の取扱い

（直接の容器等の記載事項）

第六十五条の二　再生医療等製品は、その直接の容器又は直接の被包に、次に掲げる事項が記載されていなければならない。ただし、厚生労働省令で別段の定めをしたときは、この限りでない。

一　製造販売業者の氏名又は名称及び住所

二　名称

三　製造番号又は製造記号

四　再生医療等製品であることを示す厚生労働省令で定める表示

五　第二十三条の二十六第一項（第二十三条の三十七第五項において準用する場合を含む。）の規定により条件及び期限を付した第二十三条の二十五又は第

二十三条の三十七の承認を与えられている再生医療等製品にあつては、当該再生医療等製品であることを示す厚生労働省令で定める表示

六　厚生労働大臣の指定する再生医療等製品にあつては、重量、容量又は個数等の内容量

七　第四十一条第三項の規定によりその基準が定められた再生医療等製品にあつては、その基準においてその直接の容器又は直接の被包に記載するように定められた事項

八　第四十二条第一項の規定によりその基準が定められた再生医療等製品にあつては、その基準においてその直接の容器又は直接の被包に記載するように定められた事項

九　使用の期限

十　前各号に掲げるもののほか、厚生労働省令で定める事項

→施行規則 228 の 2 － 228 の 5

（容器等への符号等の記載）

第六十五条の三　再生医療等製品は、その容器又は被包に、電子情報処理組織を使用する方法その他の情報通信の技術を利用する方法であつて厚生労働省令で定めるものにより、第六十八条の二第一項の規定により公表された同条第二項に規定する注意事項等情報を入手するために必要な番号、記号その他の符号が記載されていなければならない。ただし、厚生労働省令で別段の定めをしたときは、この限りでない。

（準用）

第六十五条の四　再生医療等製品については、第五十一条、第五十三条から第五十五条の二まで、第五十六条の二、第五十七条、第五十七条の二第一項及び第五十八条の規定を準用する。この場合において、第五十一条中「第四十四条第一項若しくは第二項又は前条各号」とあるのは「第六十五条の二各号」と、第五十三条中「第四十四条第一項若しくは第二項又は第五十条から前条まで」とあるのは「第六十五条の二、第六十五条の三又は第六十五条の四において準用する第五十一条」と、第五十四条第二号中「第十四条、第十九条の二、第二十三条の二の五又は第二十三条の二の十七」とあるのは「第二十三条の二十五又は第二十三条の三十七」と、「性能（第十四条第一項、第二十三条の二の五第一項又は第二十三条の二の二十三第一項の規定により厚生労働大臣がその基準を定めて指定した医薬品にあつては、その基準において定められた効能、効果又は性能を除く。）」とあるのは「性能」と、第五十五条第一項中「第五十条から前条まで」とあるのは「第六十五条の二、第六十五条の三、第六十五条の四において準用する第五十一条、第五十三条若しくは前条」と、同条第二項中「第十三条の三第一項の認定若しくは第十三条の三の二第一項若しくは第二十三条

の二の四第一項の登録」とあるのは「第二十三条の二十四第一項の認定」と、「第十三条第一項若しくは第八項若しくは第二十三条の二の三第一項」とあるのは「第二十三条の二十二第一項若しくは第八項」と、「第十四条第一項若しくは第十五項（第十九条の二第五項において準用する場合を含む。）、第十九条の二第四項、第二十三条の二の五第一項若しくは第十五項（第二十三条の二の十七第五項において準用する場合を含む。）、第二十三条の二の十七第四項若しくは第二十三条の二の二十三第一項若しくは第七項」とあるのは「第二十三条の二十五第一項若しくは第十一項（第二十三条の三十七第五項において準用する場合を含む。）若しくは第二十三条の三十七第四項」と、第五十六条の二第一項中「第十四条、第十九条の二、第二十三条の二の五若しくは第二十三条の二の十七の承認若しくは第二十三条の二の二十三の認証を受けないで、又は第十四条の九若しくは第二十三条の二の十二の届出をしないで」とあるのは「第二十三条の二十五又は第二十三条の三十七の承認を受けないで」と、同条第三項第二号中「第十四条の三第一項第二号」とあるのは「第二十三条の二十八第一項第二号」と読み替えるものとする。

→施行規則228の9

（販売、製造等の禁止）

第六十五条の五　次の各号のいずれかに該当する再生医療等製品は、販売し、授与し、又は販売若しくは授与の目的で製造し、輸入し、貯蔵し、若しくは陳列してはならない。

一　第四十一条第三項の規定によりその基準が定められた再生医療等製品であつて、その性状、品質又は性能がその基準に適合しないもの

二　第二十三条の二十五又は第二十三条の三十七の厚生労働大臣の承認を受けた再生医療等製品であつて、その性状、品質又は性能がその承認の内容と異なるもの（第二十三条の二十五第十二項（第二十三条の三十七第五項において準用する場合を含む。）の規定に違反していないものを除く。）

三　第四十二条第一項の規定によりその基準が定められた再生医療等製品であつて、その基準に適合しないもの

四　その全部又は一部が不潔な物質又は変質若しくは変敗した物質から成つている再生医療等製品

五　異物が混入し、又は付着している再生医療等製品

六　病原微生物その他疾病の原因となるものにより汚染され、又は汚染されているおそれがある再生医療等製品

第十章　医薬品等の広告

（誇大広告等）

第六十六条　何人も、医薬品、医薬部外品、化粧品、医療機器又は再生医療等製品の名称、製造方法、効能、効果又は性能に関して、明示的であると暗示的であるとを問わず、虚偽又は誇大な記事を広告し、記述し、又は流布してはならない。

２　医薬品、医薬部外品、化粧品、医療機器又は再生医療等製品の効能、効果又は性能について、医師その他の者がこれを保証したものと誤解されるおそれがある記事を広告し、記述し、又は流布することは、前項に該当するものとする。

３　何人も、医薬品、医薬部外品、化粧品、医療機器又は再生医療等製品に関して堕胎を暗示し、又はわいせつにわたる文書又は図画を用いてはならない。

（特定疾病用の医薬品及び再生医療等製品の広告の制限）

第六十七条　政令で定めるがんその他の特殊疾病に使用されることが目的とされている医薬品又は再生医療等製品であつて、医師又は歯科医師の指導の下に使用されるのでなければ危害を生ずるおそれが特に大きいものについては、厚生労働省令で、医薬品又は再生医療等製品を指定し、その医薬品又は再生医療等製品に関する広告につき、医薬関係者以外の一般人を対象とする広告方法を制限する等、当該医薬品又は再生医療等製品の適正な使用の確保のために必要な措置を定めることができる。

２　厚生労働大臣は、前項に規定する特殊疾病を定める政令について、その制定又は改廃に関する閣議を求めるには、あらかじめ、薬事審議会の意見を聴かなければならない。ただし、薬事審議会が軽微な事項と認めるものについては、この限りでない。

→施行令 64、施行規則 228 の 10・別表 5

（承認前の医薬品、医療機器及び再生医療等製品の広告の禁止）

第六十八条　何人も、第十四条第一項、第二十三条の二の五第一項若しくは第二十三条の二の二十三第一項に規定する医薬品若しくは医療機器又は再生医療等製品であつて、まだ第十四条第一項、第十九条の二第一項、第二十三条の二の五第一項、第二十三条の二の十七第一項、第二十三条の二十五第一項若しくは第二十三条の三十七第一項の承認又は第二十三条の二の二十三第一項の認証を受けていないものについて、その名称、製造方法、効能、効果又は性能に関する広告をしてはならない。

第十一章　医薬品等の安全対策

（注意事項等情報の公表）

第六十八条の二　医薬品（第五十二条第二項に規定する厚生労働省令で定める医薬品を除く。以下この条及び次条において同じ。）、医療機器（第六十三条の二第二項に規定する厚生労働省令で定める医療機器を除く。以下この条及び次条において同じ。）又は再生医療等製品の製造販売業者は、医薬品、医療機器又は再生医療等製品の製造販売をするときは、厚生労働省令で定めるところにより、当該医薬品、医療機器又は再生医療等製品に関する最新の論文その他により得られた知見に基づき、注意事項等情報について、電子情報処理組織を使用する方法その他の情報通信の技術を利用する方法により公表しなければならない。ただし、厚生労働省令で別段の定めをしたときは、この限りでない。

2　前項の注意事項等情報とは、次の各号に掲げる区分に応じ、それぞれ当該各号に定める事項をいう。

一　医薬品　次のイからホまでに掲げる事項

イ　用法、用量その他使用及び取扱い上の必要な注意

ロ　日本薬局方に収められている医薬品にあつては、日本薬局方において当該医薬品の品質、有効性及び安全性に関連する事項として公表するように定められた事項

ハ　第四十一条第三項の規定によりその基準が定められた体外診断用医薬品にあつては、その基準において当該体外診断用医薬品の品質、有効性及び安全性に関連する事項として公表するように定められた事項

ニ　第四十二条第一項の規定によりその基準が定められた医薬品にあつては、その基準において当該医薬品の品質、有効性及び安全性に関連する事項として公表するように定められた事項

ホ　イからニまでに掲げるもののほか、厚生労働省令で定める事項

二　医療機器　次のイからホまでに掲げる事項

イ　使用方法その他使用及び取扱い上の必要な注意

ロ　厚生労働大臣の指定する医療機器にあつては、その保守点検に関する事項

ハ　第四十一条第三項の規定によりその基準が定められた医療機器にあつては、その基準において当該医療機器の品質、有効性及び安全性に関連する事項として公表するように定められた事項

ニ　第四十二条第二項の規定によりその基準が定められた医療機器にあつては、その基準において当該医療機器の品質、有効性及び安全性に関連する事項として公表するように定められた事項

ホ　イからニまでに掲げるもののほか、厚生労働省令で定める事項

三　再生医療等製品　次のイからホまでに掲げる事項

イ　用法、用量、使用方法その他使用及び取扱い上の必要な注意

ロ　再生医療等製品の特性に関して注意を促すための厚生労働省令で定める事項

ハ　第四十一条第三項の規定によりその基準が定められた再生医療等製品に

あつては、その基準において当該再生医療等製品の品質、有効性及び安全性に関連する事項として公表するように定められた事項

ニ　第四十二条第一項の規定によりその基準が定められた再生医療等製品にあつては、その基準において当該再生医療等製品の品質、有効性及び安全性に関連する事項として公表するように定められた事項

ホ　イからニまでに掲げるもののほか、厚生労働省令で定める事項

→施行規則228の10の2、228の10の5

（注意事項等情報の提供を行うために必要な体制の整備）

第六十八条の二の二　医薬品、医療機器又は再生医療等製品の製造販売業者は、厚生労働省令で定めるところにより、当該医薬品、医療機器若しくは再生医療等製品を購入し、借り受け、若しくは譲り受け、又は医療機器プログラムを電気通信回線を通じて提供を受けようとする者に対し、前条第二項に規定する注意事項等情報の提供を行うために必要な体制を整備しなければならない。

→施行規則228の10の6

（注意事項等情報の届出等）

第六十八条の二の三　医薬品、医療機器又は再生医療等製品の製造販売業者は、厚生労働大臣が指定する医薬品若しくは医療機器又は再生医療等製品の製造販売をするときは、あらかじめ、厚生労働省令で定めるところにより、当該医薬品の第五十二条第二項各号に掲げる事項若しくは第六十八条の二第二項第一号に定める事項、当該医療機器の第六十三条の二第二項各号に掲げる事項若しくは第六十八条の二第二項第二号に定める事項又は当該再生医療等製品の同項第三号に定める事項のうち、使用及び取扱い上の必要な注意その他の厚生労働省令で定めるものを厚生労働大臣に届け出なければならない。これを変更しようとするときも、同様とする。

2　医薬品、医療機器又は再生医療等製品の製造販売業者は、前項の規定による届出をしたときは、厚生労働省令で定めるところにより、直ちに、当該医薬品の第五十二条第二項各号に掲げる事項若しくは第六十八条の二第二項第一号に定める事項、当該医療機器の第六十三条の二第二項各号に掲げる事項若しくは第六十八条の二第二項第二号に定める事項又は当該再生医療等製品の同項第三号に定める事項について、電子情報処理組織を使用する方法その他の情報通信の技術を利用する方法により公表しなければならない。

→施行規則228の10の7、228の10の8

（機構による注意事項等情報の届出の受理）

第六十八条の二の四　厚生労働大臣は、機構に、医薬品（専ら動物のために使用

されることが目的とされているものを除く。次項において同じ。）若しくは医療機器（専ら動物のために使用されることが目的とされているものを除く。同項において同じ。）であつて前条第一項の厚生労働大臣が指定するもの又は再生医療等製品（専ら動物のために使用されることが目的とされているものを除く。次項において同じ。）についての前条第一項の規定による届出の受理に係る事務を行わせることができる。

2　厚生労働大臣が前項の規定により機構に届出の受理に係る事務を行わせることとしたときは、医薬品若しくは医療機器であつて前条第一項の厚生労働大臣が指定するもの又は再生医療等製品についての同項の規定による届出は、同項の規定にかかわらず、厚生労働省令で定めるところにより、機構に行わなければならない。

3　機構は、前項の規定による届出を受理したときは、厚生労働省令で定めるところにより、厚生労働大臣にその旨を通知しなければならない。

→施行規則 228 の 10 の 7、228 の 10 の 9

（医薬品、医療機器又は再生医療等製品を特定するための符号の容器への表示等）

第六十八条の二の五　医薬品、医療機器又は再生医療等製品の製造販売業者は、厚生労働省令で定める区分に応じ、医薬品、医療機器又は再生医療等製品の特定に資する情報を円滑に提供するため、医薬品、医療機器又は再生医療等製品を特定するための符号のこれらの容器への表示その他の厚生労働省令で定める措置を講じなければならない。

→施行規則 228 の 10 の 10

（情報の提供等）

第六十八条の二の六　医薬品、医療機器若しくは再生医療等製品の製造販売業者、卸売販売業者、医療機器卸売販売業者等（医療機器の販売業者又は貸与業者のうち、薬局開設者、医療機器の製造販売業者、販売業者若しくは貸与業者若しくは病院、診療所若しくは飼育動物診療施設の開設者に対し、業として、医療機器を販売し、若しくは授与するもの又は薬局開設者若しくは病院、診療所若しくは飼育動物診療施設の開設者に対し、業として、医療機器を貸与するものをいう。次項において同じ。）、再生医療等製品卸売販売業者（再生医療等製品の販売業者のうち、再生医療等製品の製造販売業者若しくは販売業者又は病院、診療所若しくは飼育動物診療施設の開設者に対し、業として、再生医療等製品を販売し、又は授与するものをいう。同項において同じ。）又は外国製造医薬品等特例承認取得者、外国製造医療機器等特例承認取得者若しくは外国製造再生医療等製品特例承認取得者（以下「外国特例承認取得者」と総称する。）は、医薬品、医療機器又は再生医療等製品の有効性及び安全性に関する事項その他医薬品、医療機器又は再生医療等製品の適正な使用のために必要な情報（第六十八条の二第二項第二号ロの規定による指定がされた医療機器の保守点検に関する情報を含む。次項において同じ。）を収集し、及び検討するとともに、薬局開設者、病院、診療所若しくは飼育動物診療施設の開設者、医薬品の販売業者、医療機器の販売業者、貸与業者若しくは修理業者、再生医療等製品の販売業者又は医師、歯科医師、薬剤師、獣医師その他の医薬関係者に対し、これを提供するよう努めなければならない。

2　薬局開設者、病院、診療所若しくは飼育動物診療施設の開設者、医薬品の販売業者、医療機器の販売業者、貸与業者若しくは修理業者、再生医療等製品の販売業者、医師、歯科医師、薬剤師、獣医師その他の医薬関係者又は医学医術に関する学術団体、大学、研究機関その他の厚生労働省令で定める者は、医薬品、医療機器若しくは再生医療等製品の製造販売業者、卸売販売業者、医療機器卸売販売業者等、再生医療等製品卸売販売業者又は外国特例承認取得者が行う医薬品、医療機器又は再生医療等製品の適正な使用のために必要な情報の収集に協力するよう努めなければならない。

3　薬局開設者、病院若しくは診療所の開設者又は医師、歯科医師、薬剤師その他の医薬関係者は、医薬品、医療機器及び再生医療等製品の適正な使用を確保するため、相互の密接な連携の下に第一項の規定により提供される情報の活用（第六十八条の二第二項第二号ロの規定による指定がされた医療機器の保守点検の適切な実施を含む。）その他必要な情報の収集、検討及び利用を行うことに努めなければならない。

→施行規則 228 の 10 の 11

（医薬品、医療機器及び再生医療等製品の適正な使用に関する普及啓発）

第六十八条の三　国、都道府県、保健所を設置する市及び特別区は、関係機関及び関係団体の協力の下に、医薬品、医療機器及び再生医療等製品の適正な使用に関する啓発及び知識の普及に努めるものとする。

（再生医療等製品取扱医療関係者による再生医療等製品に係る説明等）

第六十八条の四　再生医療等製品取扱医療関係者は、再生医療等製品の有効性及び安全性その他再生医療等製品の適正な使用のために必要な事項について、当該再生医療等製品の使用の対象者に対し適切な説明を行い、その同意を得て当該再生医療等製品を使用するよう努めなければならない。

（特定医療機器に関する記録及び保存）

第六十八条の五　人の体内に植え込む方法で用いられる医療機器その他の医療を提供する施設以外において用いられることが想定されている医療機器であつて

保健衛生上の危害の発生又は拡大を防止するためにその所在が把握されている必要があるものとして厚生労働大臣が指定する医療機器（以下この条及び次条において「特定医療機器」という。）については、第二十三条の二の五の承認を受けた者又は選任外国製造医療機器等製造販売業者（以下この条及び次条において「特定医療機器承認取得者等」という。）は、特定医療機器の植込みその他の使用の対象者（次項において「特定医療機器利用者」という。）の氏名、住所その他の厚生労働省令で定める事項を記録し、かつ、これを適切に保存しなければならない。

→平 26 厚労省告示 448［厚生労働大臣が指定する特定医療機器］

2　特定医療機器を取り扱う医師その他の医療関係者は、その担当した特定医療機器利用者に係る前項に規定する厚生労働省令で定める事項に関する情報を、直接又は特定医療機器の販売業者若しくは貸与業者を介する等の方法により特定医療機器承認取得者等に提供するものとする。ただし、特定医療機器利用者がこれを希望しないときは、この限りでない。

3　特定医療機器の販売業者又は貸与業者は、第一項の規定による記録及び保存の事務（以下この条及び次条において「記録等の事務」という。）が円滑に行われるよう、特定医療機器を取り扱う医師その他の医療関係者に対する説明その他の必要な協力を行わなければならない。

4　特定医療機器承認取得者等は、その承認を受けた特定医療機器の一の品目の全てを取り扱う販売業者その他の厚生労働省令で定める基準に適合する者に対して、記録等の事務の全部又は一部を委託することができる。この場合において、特定医療機器承認取得者等は、あらかじめ、当該委託を受けようとする者の氏名、住所その他の厚生労働省令で定める事項を厚生労働大臣に届け出なければならない。

5　特定医療機器承認取得者等、特定医療機器の販売業者若しくは貸与業者若しくは前項の委託を受けた者又はこれらの役員若しくは職員は、正当な理由なく、記録等の事務に関しその職務上知り得た人の秘密を漏らしてはならない。これらの者であつた者についても、同様とする。

6　前各項に定めるもののほか、記録等の事務に関し必要な事項は、厚生労働省令で定める。

→施行規則 228 の 11 － 228 の 14

（特定医療機器に関する指導及び助言）

第六十八条の六　厚生労働大臣又は都道府県知事は、特定医療機器承認取得者等、前条第四項の委託を受けた者、特定医療機器の販売業者若しくは貸与業者又は特定医療機器を取り扱う医師その他の医療関係者に対し、記録等の事務について必要な指導及び助言を行うことができる。

（再生医療等製品に関する記録及び保存）

第六十八条の七　再生医療等製品につき第二十三条の二十五の承認を受けた者又は選任外国製造再生医療等製品製造販売業者（以下この条及び次条において「再生医療等製品承認取得者等」という。）は、再生医療等製品を譲り受けた再生医療等製品の製造販売業者若しくは販売業者又は病院、診療所若しくは飼育動物診療施設の開設者の氏名、住所その他の厚生労働省令で定める事項を記録し、かつ、これを適切に保存しなければならない。

2　再生医療等製品の販売業者は、再生医療等製品の製造販売業者若しくは販売業者又は病院、診療所若しくは飼育動物診療施設の開設者に対し、再生医療等製品を販売し、又は授与したときは、その譲り受けた者に係る前項の厚生労働省令で定める事項に関する情報を当該再生医療等製品承認取得者等に提供しなければならない。

3　再生医療等製品取扱医療関係者は、その担当した厚生労働大臣の指定する再生医療等製品（以下この条において「指定再生医療等製品」という。）の使用の対象者の氏名、住所その他の厚生労働省令で定める事項を記録するものとする。

4　病院、診療所又は飼育動物診療施設の管理者は、前項の規定による記録を適切に保存するとともに、指定再生医療等製品につき第二十三条の二十五の承認を受けた者、選任外国製造再生医療等製品製造販売業者又は第六項の委託を受けた者（以下この条において「指定再生医療等製品承認取得者等」という。）からの要請に基づいて、当該指定再生医療等製品の使用による保健衛生上の危害の発生又は拡大を防止するための措置を講ずるために必要と認められる場合であつて、当該指定再生医療等製品の使用の対象者の利益になるときに限り、前項の規定による記録を当該指定再生医療等製品承認取得者等に提供するものとする。

5　指定再生医療等製品の販売業者は、前二項の規定による記録及び保存の事務が円滑に行われるよう、当該指定再生医療等製品を取り扱う医師その他の医療関係者又は病院、診療所若しくは飼育動物診療施設の管理者に対する説明その他の必要な協力を行わなければならない。

6　再生医療等製品承認取得者等は、その承認を受けた再生医療等製品の一の品目の全てを取り扱う販売業者その他の厚生労働省令で定める基準に適合する者に対して、第一項の規定による記録又は保存の事務の全部又は一部を委託することができる。この場合において、再生医療等製品承認取得者等は、あらかじめ、当該委託を受けようとする者の氏名、住所その他の厚生労働省令で定める事項を厚生労働大臣に届け出なければならない。

7　指定再生医療等製品承認取得者等又はこれらの役員若しくは職員は、正当な理由なく、第四項の保健衛生上の危害の発生又は拡大を防止するために講ずる措置の実施に関し、その職務上知り得た人の秘密を漏らしてはならない。これらの者であつた者についても、同様とする。

8　前各項に定めるもののほか、第一項、第三項及び第四項の規定による記録及び保存の事務（次条において「記録等の事務」という。）に関し必要な事項は、厚生労働省令で定める。

→施行規則228の15－228の19

（再生医療等製品に関する指導及び助言）

第六十八条の八　厚生労働大臣又は都道府県知事は、再生医療等製品承認取得者等、前条第六項の委託を受けた者、再生医療等製品の販売業者、再生医療等製品取扱医療関係者又は病院、診療所若しくは飼育動物診療施設の管理者に対し、記録等の事務について必要な指導及び助言を行うことができる。

（危害の防止）

第六十八条の九　医薬品、医薬部外品、化粧品、医療機器若しくは再生医療等製品の製造販売業者又は外国特例承認取得者は、その製造販売をし、又は第十九条の二、第二十三条の二の十七若しくは第二十三条の三十七の承認を受けた医薬品、医薬部外品、化粧品、医療機器又は再生医療等製品の使用によつて保健衛生上の危害が発生し、又は拡大するおそれがあることを知つたときは、これを防止するために廃棄、回収、販売の停止、情報の提供その他必要な措置を講じなければならない。

2　薬局開設者、病院、診療所若しくは飼育動物診療施設の開設者、医薬品、医薬部外品若しくは化粧品の販売業者、医療機器の販売業者、貸与業者若しくは修理業者、再生医療等製品の販売業者又は医師、歯科医師、薬剤師、獣医師その他の医薬関係者は、前項の規定により医薬品、医薬部外品、化粧品、医療機器若しくは再生医療等製品の製造販売業者又は外国特例承認取得者が行う必要な措置の実施に協力するよう努めなければならない。

（副作用等の報告）

第六十八条の十　医薬品、医薬部外品、化粧品、医療機器若しくは再生医療等製品の製造販売業者又は外国特例承認取得者は、その製造販売をし、又は第十九条の二、第二十三条の二の十七若しくは第二十三条の三十七の承認を受けた医薬品、医薬部外品、化粧品、医療機器又は再生医療等製品について、当該品目の副作用その他の事由によるものと疑われる疾病、障害又は死亡の発生、当該品目の使用によるものと疑われる感染症の発生その他の医薬品、医薬部外品、化粧品、医療機器又は再生医療等製品の有効性及び安全性に関する事項で厚生労働省令で定めるものを知つたときは、その旨を厚生労働省令で定めるところにより厚生労働大臣に報告しなければならない。

2　薬局開設者、病院、診療所若しくは飼育動物診療施設の開設者又は医師、歯科医師、薬剤師、登録販売者、獣医師その他の医薬関係者は、医薬品、医療機器又は再生医療等製品について、当該品目の副作用その他の事由によるものと疑われる疾病、障害若しくは死亡の発生又は当該品目の使用によるものと疑われる感染症の発生に関する事項を知つた場合において、保健衛生上の危害の発生又は拡大を防止するため必要があると認めるときは、その旨を厚生労働大臣に報告しなければならない。

3　機構は、独立行政法人医薬品医療機器総合機構法（平成十四年法律第百九十二号）第十五条第一項第一号イに規定する副作用救済給付又は同項第二号イに規定する感染救済給付の請求のあつた者に係る疾病、障害及び死亡に係る情報の整理又は当該疾病、障害及び死亡に関する調査を行い、厚生労働省令で定めるところにより、その結果を厚生労働大臣に報告しなければならない。

→施行規則 228 の 20、228 の 21

（回収の報告）

第六十八条の十一　医薬品、医薬部外品、化粧品、医療機器若しくは再生医療等製品の製造販売業者、外国特例承認取得者又は第八十条第一項から第三項までに規定する輸出用の医薬品、医薬部外品、化粧品、医療機器若しくは再生医療等製品の製造業者は、その製造販売をし、製造をし、又は第十九条の二、第二十三条の二の十七若しくは第二十三条の三十七の承認を受けた医薬品、医薬部外品、化粧品、医療機器又は再生医療等製品を回収するとき（第七十条第一項の規定による命令を受けて回収するときを除く。）は、厚生労働省令で定めるところにより、回収に着手した旨及び回収の状況を厚生労働大臣に報告しなければならない。

→施行規則 228 の 22

（薬事審議会への報告等）

第六十八条の十二　厚生労働大臣は、毎年度、前二条の規定によるそれぞれの報告の状況について薬事審議会に報告し、必要があると認めるときは、その意見を聴いて、医薬品、医薬部外品、化粧品、医療機器又は再生医療等製品の使用による保健衛生上の危害の発生又は拡大を防止するために必要な措置を講ずるものとする。

2　薬事審議会は、前項、第六十八条の十四第二項及び第六十八条の二十四第二項に規定するほか、医薬品、医薬部外品、化粧品、医療機器又は再生医療等製品の使用による保健衛生上の危害の発生又は拡大を防止するために必要な措置について、調査審議し、必要があると認めるときは、厚生労働大臣に意見を述べることができる。

3　厚生労働大臣は、第一項の報告又は措置を行うに当たつては、第六十八条の十第一項若しくは第二項若しくは前条の規定による報告に係る情報の整理又は当該報告に関する調査を行うものとする。

（機構による副作用等の報告に係る情報の整理及び調査の実施）

第六十八条の十三　厚生労働大臣は、機構に、医薬品（専ら動物のために使用されることが目的とされているものを除く。以下この条において同じ。）、医薬部外品（専ら動物のために使用されることが目的とされているものを除く。以下この条において同じ。）、化粧品、医療機器（専ら動物のために使用されることが目的とされているものを除く。以下この条において同じ。）又は再生医療等製品（専ら動物のために使用されることが目的とされているものを除く。以下この条において同じ。）のうち政令で定めるものについての前条第三項に規定する情報の整理を行わせることができる。

2　厚生労働大臣は、前条第一項の報告又は措置を行うため必要があると認めるときは、機構に、医薬品、医薬部外品、化粧品、医療機器又は再生医療等製品についての同条第三項の規定による調査を行わせることができる。

3　厚生労働大臣が第一項の規定により機構に情報の整理を行わせることとしたときは、同項の政令で定める医薬品、医薬部外品、化粧品、医療機器又は再生医療等製品に係る第六十八条の十第一項若しくは第二項又は第六十八条の十一の規定による報告をしようとする者は、これらの規定にかかわらず、厚生労働省令で定めるところにより、機構に報告しなければならない。

4　機構は、第一項の規定による情報の整理又は第二項の規定による調査を行つたときは、遅滞なく、当該情報の整理又は調査の結果を厚生労働省令で定めるところにより、厚生労働大臣に通知しなければならない。

→施行令 64 の 2、施行規則 228 の 23、228 の 24

（再生医療等製品に関する感染症定期報告）

第六十八条の十四　再生医療等製品の製造販売業者又は外国製造再生医療等製品特例承認取得者は、厚生労働省令で定めるところにより、その製造販売をし、又は第二十三条の三十七の承認を受けた再生医療等製品又は当該再生医療等製品の原料若しくは材料による感染症に関する最新の論文その他により得られた知見に基づき当該再生医療等製品を評価し、その成果を厚生労働大臣に定期的に報告しなければならない。

2　厚生労働大臣は、毎年度、前項の規定による報告の状況について薬事審議会に報告し、必要があると認めるときは、その意見を聴いて、再生医療等製品の使用による保健衛生上の危害の発生又は拡大を防止するために必要な措置を講ずるものとする。

3　厚生労働大臣は、前項の報告又は措置を行うに当たつては、第一項の規定による報告に係る情報の整理又は当該報告に関する調査を行うものとする。

→施行規則 228 の 25

（機構による感染症定期報告に係る情報の整理及び調査の実施）

第六十八条の十五　厚生労働大臣は、機構に、再生医療等製品（専ら動物のために使用されることが目的とされているものを除く。以下この条において同じ。）又は当該再生医療等製品の原料若しくは材料のうち政令で定めるものについての前条第三項に規定する情報の整理を行わせることができる。

2　厚生労働大臣は、前条第二項の報告又は措置を行うため必要があると認めるときは、機構に、再生医療等製品又は当該再生医療等製品の原料若しくは材料についての同条第三項の規定による調査を行わせることができる。

3　厚生労働大臣が第一項の規定により機構に情報の整理を行わせることとしたときは、同項の政令で定める再生医療等製品又は当該再生医療等製品の原料若しくは材料に係る前条第一項の規定による報告をしようとする者は、同項の規定にかかわらず、厚生労働省令で定めるところにより、機構に報告しなければならない。

4　機構は、第一項の規定による情報の整理又は第二項の規定による調査を行つたときは、遅滞なく、当該情報の整理又は調査の結果を厚生労働省令で定めるところにより、厚生労働大臣に通知しなければならない。

→施行令64の3、施行規則228の26、228の27

第十二章　生物由来製品の特例

（生物由来製品の製造管理者）

第六十八条の十六　第十七条第五項及び第十項並びに第二十三条の二の十四第五項及び第十項の規定にかかわらず、生物由来製品の製造業者は、当該生物由来製品の製造については、厚生労働大臣の承認を受けて自らその製造を実地に管理する場合のほか、その製造を実地に管理させるために、製造所（医療機器又は体外診断用医薬品たる生物由来製品にあつては、その製造工程のうち第二十三条の二の三第一項に規定する設計、組立て、滅菌その他の厚生労働省令で定めるものをするものに限る。）ごとに、厚生労働大臣の承認を受けて、医師、細菌学的知識を有する者その他の技術者を置かなければならない。

2　前項に規定する生物由来製品の製造を管理する者については、第七条第四項及び第八条第一項の規定を準用する。この場合において、第七条第四項中「その薬局の所在地の都道府県知事」とあるのは、「厚生労働大臣」と読み替えるものとする。

→施行規則89、229

（直接の容器等の記載事項）

第六十八条の十七　生物由来製品は、第五十条各号、第五十九条各号、第六十一条各号又は第六十三条第一項各号に掲げる事項のほか、その直接の容器又は直接の被包に、次に掲げる事項が記載されていなければならない。ただし、厚生労働省令で別段の定めをしたときは、この限りでない。

一　生物由来製品（特定生物由来製品を除く。）にあつては、生物由来製品であることを示す厚生労働省令で定める表示

二　特定生物由来製品にあつては、特定生物由来製品であることを示す厚生労働省令で定める表示

三　第六十八条の十九において準用する第四十二条第一項の規定によりその基準が定められた生物由来製品にあつては、その基準において直接の容器又は直接の被包に記載するように定められた事項

四　前三号に掲げるもののほか、厚生労働省令で定める事項

→施行規則230－233

（添付文書等の記載事項）

第六十八条の十八　厚生労働大臣が指定する生物由来製品は、第五十二条第二項各号（第六十条又は第六十二条において準用する場合を含む。）又は第六十三条の二第二項各号に掲げる事項のほか、これに添付する文書又はその容器若しくは被包に、次に掲げる事項が記載されていなければならない。ただし、厚生労働省令で別段の定めをしたときは、この限りでない。

一　生物由来製品の特性に関して注意を促すための厚生労働省令で定める事項

二　次条において準用する第四十二条第一項の規定によりその基準が定められた生物由来製品にあつては、その基準において当該生物由来製品の品質、有効性及び安全性に関連する事項として記載するように定められた事項

三　前二号に掲げるもののほか、厚生労働省令で定める事項

→施行規則234

（準用）

第六十八条の十九　生物由来製品については、第四十二条第一項、第五十一条、第五十三条及び第五十五条第一項の規定を準用する。この場合において、第四十二条第一項中「保健衛生上特別の注意を要する医薬品又は再生医療等製品」とあるのは「生物由来製品」と、第五十一条中「第四十四条第一項若しくは第二項又は前条各号」とあるのは「第六十八条の十七各号」と、第五十三条中「第四十四条第一項若しくは第二項又は第五十条から前条まで」とあるのは「第六十八条の十七、第六十八条の十八又は第六十八条の十九において準用する第五十一条」と、第五十五条第一項中「第五十条から前条まで、第六十八条の二第一項、第六十八条の二の三」とあるのは「第六十八条の二の三」と、「又は第六十八条の二の五」とあるのは「、第六十八条の二の五、第六十八条の十七、第六十八条の十八、第六十八条の十九において準用する第五十一条若しくは第五十三条又は第六十八条の二十の二」と、「販売し、授与し、又は販売」とあ

るのは「販売し、貸与し、授与し、又は販売、貸与」と読み替えるものとする。

→施行規則 235

（販売、製造等の禁止）

第六十八条の二十　前条において準用する第四十二条第一項の規定により必要な基準が定められた生物由来製品であつて、その基準に適合しないものは、販売し、貸与し、授与し、又は販売、貸与若しくは授与の目的で製造し、輸入し、貯蔵し、若しくは陳列してはならない。

（注意事項等情報の公表）

第六十八条の二十の二　生物由来製品（厚生労働大臣が指定する生物由来製品を除く。以下この条において同じ。）の製造販売業者は、生物由来製品の製造販売をするときは、厚生労働省令で定めるところにより、第六十八条の二第二項各号に定める事項のほか、次に掲げる事項について、電子情報処理組織を使用する方法その他の情報通信の技術を利用する方法により公表しなければならない。ただし、厚生労働省令で別段の定めをしたときは、この限りでない。

一　生物由来製品の特性に関して注意を促すための厚生労働省令で定める事項

二　第六十八条の十九において準用する第四十二条第一項の規定によりその基準が定められた生物由来製品にあつては、その基準において当該生物由来製品の品質、有効性及び安全性に関連する事項として公表するように定められた事項

三　前二号に掲げるもののほか、厚生労働省令で定める事項

（特定生物由来製品取扱医療関係者による特定生物由来製品に係る説明）

第六十八条の二十一　特定生物由来製品を取り扱う医師その他の医療関係者（以下「特定生物由来製品取扱医療関係者」という。）は、特定生物由来製品の有効性及び安全性その他特定生物由来製品の適正な使用のために必要な事項について、当該特定生物由来製品の使用の対象者に対し適切な説明を行い、その理解を得るよう努めなければならない。

（生物由来製品に関する記録及び保存）

第六十八条の二十二　生物由来製品につき第十四条若しくは第二十三条の二の五の承認を受けた者、選任外国製造医薬品等製造販売業者又は選任外国製造医療機器等製造販売業者（以下この条及び次条において「生物由来製品承認取得者等」という。）は、生物由来製品を譲り受け、又は借り受けた薬局開設者、生物由来製品の製造販売業者、販売業者若しくは貸与業者又は病院、診療所若しくは飼育動物診療施設の開設者の氏名、住所その他の厚生労働省令で定める事項を記録し、かつ、これを適切に保存しなければならない。

2　生物由来製品の販売業者又は貸与業者は、薬局開設者、生物由来製品の製造販売業者、販売業者若しくは貸与業者又は病院、診療所若しくは飼育動物診療施設の開設者に対し、生物由来製品を販売し、貸与し、又は授与したときは、その譲り受け、又は借り受けた者に係る前項の厚生労働省令で定める事項に関する情報を当該生物由来製品承認取得者等に提供しなければならない。

3　特定生物由来製品取扱医療関係者は、その担当した特定生物由来製品の使用の対象者の氏名、住所その他の厚生労働省令で定める事項を記録するものとする。

4　薬局の管理者又は病院、診療所若しくは飼育動物診療施設の管理者は、前項の規定による記録を適切に保存するとともに、特定生物由来製品につき第十四条若しくは第二十三条の二の五の承認を受けた者、選任外国製造医薬品等製造販売業者、選任外国製造医療機器等製造販売業者又は第六項の委託を受けた者（以下この条において「特定生物由来製品承認取得者等」という。）からの要請に基づいて、当該特定生物由来製品の使用による保健衛生上の危害の発生又は拡大を防止するための措置を講ずるために必要と認められる場合であつて、当該特定生物由来製品の使用の対象者の利益になるときに限り、前項の規定による記録を当該特定生物由来製品承認取得者等に提供するものとする。

5　特定生物由来製品の販売業者又は貸与業者は、前二項の規定による記録及び保存の事務が円滑に行われるよう、当該特定生物由来製品取扱医療関係者又は薬局の管理者若しくは病院、診療所若しくは飼育動物診療施設の管理者に対する説明その他の必要な協力を行わなければならない。

6　生物由来製品承認取得者等は、その承認を受けた生物由来製品の一の品目の全てを取り扱う販売業者その他の厚生労働省令で定める基準に適合する者に対して、第一項の規定による記録又は保存の事務の全部又は一部を委託することができる。この場合において、生物由来製品承認取得者等は、あらかじめ、厚生労働省令で定める事項を厚生労働大臣に届け出なければならない。

7　特定生物由来製品承認取得者等又はこれらの役員若しくは職員は、正当な理由なく、第四項の保健衛生上の危害の発生又は拡大を防止するために講ずる措置の実施に関し、その職務上知り得た人の秘密を漏らしてはならない。これらの者であつた者についても、同様とする。

8　前各項に定めるもののほか、第一項、第三項及び第四項の規定による記録及び保存の事務（次条において「記録等の事務」という。）に関し必要な事項は、厚生労働省令で定める。

→施行規則236 − 240

（生物由来製品に関する指導及び助言）

第六十八条の二十三　厚生労働大臣又は都道府県知事は、生物由来製品承認取得者等、前条第六項の委託を受けた者、生物由来製品の販売業者若しくは貸与業者、特定生物由来製品取扱医療関係者若しくは薬局の管理者又は病院、診療所若しくは飼育動物診療施設の管理者に対し、記録等の事務について必要な指導及び助言を行うことができる。

（生物由来製品に関する感染症定期報告）

第六十八条の二十四　生物由来製品の製造販売業者、外国製造医薬品等特例承認取得者又は外国製造医療機器等特例承認取得者は、厚生労働省令で定めるところにより、その製造販売をし、又は第十九条の二若しくは第二十三条の二の十七の承認を受けた生物由来製品又は当該生物由来製品の原料若しくは材料による感染症に関する最新の論文その他により得られた知見に基づき当該生物由来製品を評価し、その成果を厚生労働大臣に定期的に報告しなければならない。

2　厚生労働大臣は、毎年度、前項の規定による報告の状況について薬事審議会に報告し、必要があると認めるときは、その意見を聴いて、生物由来製品の使用による保健衛生上の危害の発生又は拡大を防止するために必要な措置を講ずるものとする。

3　厚生労働大臣は、前項の報告又は措置を行うに当たつては、第一項の規定による報告に係る情報の整理又は当該報告に関する調査を行うものとする。

→施行規則 241

（機構による感染症定期報告に係る情報の整理及び調査の実施）

第六十八条の二十五　厚生労働大臣は、機構に、生物由来製品（専ら動物のために使用されることが目的とされているものを除く。以下この条において同じ。）又は当該生物由来製品の原料若しくは材料のうち政令で定めるものについての前条第三項に規定する情報の整理を行わせることができる。

2　厚生労働大臣は、前条第二項の報告又は措置を行うため必要があると認めるときは、機構に、生物由来製品又は当該生物由来製品の原料若しくは材料についての同条第三項の規定による調査を行わせることができる。

3　厚生労働大臣が第一項の規定により機構に情報の整理を行わせることとしたときは、同項の政令で定める生物由来製品又は当該生物由来製品の原料若しくは材料に係る前条第一項の規定による報告をしようとする者は、同項の規定にかかわらず、厚生労働省令で定めるところにより、機構に報告しなければならない。

4　機構は、第一項の規定による情報の整理又は第二項の規定による調査を行つたときは、遅滞なく、当該情報の整理又は調査の結果を厚生労働省令で定めるところにより、厚生労働大臣に通知しなければならない。

→施行令 65、施行規則 242、243

第十三章　監督

（立入検査等）

第六十九条　厚生労働大臣又は都道府県知事は、医薬品、医薬部外品、化粧品、医療機器若しくは再生医療等製品の製造販売業者若しくは製造業者、医療機器の修理業者、第十八条第五項、第二十三条の二の十五第五項、第二十三条の三十五第五項、第六十八条の五第四項、第六十八条の七第六項若しくは第六十八条の二十二第六項の委託を受けた者又は第八十条の六第一項の登録を受けた者（以下この項において「製造販売業者等」という。）が、第十二条の二、第十三条第五項若しくは第六項（これらの規定を同条第九項において準用する場合を含む。）、第十三条の二の二第五項、第十四条第二項、第十五項若しくは第十六項、第十四条の三第三項、第十四条の九、第十七条、第十八条第一項から第四項まで、第十八条の二、第十九条、第二十三条、第二十三条の二の二、第二十三条の二の三第四項、第二十三条の二の五第二項、第十五項若しくは第十六項、第二十三条の二の八第三項、第二十三条の二の十二、第二十三条の二の十四（第四十条の三において準用する場合を含む。）、第二十三条の二の十五第一項から第四項まで（これらの規定を第四十条の三において準用する場合を含む。）、第二十三条の二の十五の二（第四十条の三において準用する場合を含む。）、第二十三条の二の十六（第四十条の三において準用する場合を含む。）、第二十三条の二の二十二（第四十条の三において準用する場合を含む。）、第二十三条の二十一、第二十三条の二十二第五項若しくは第六項（これらの規定を同条第九項において準用する場合を含む。）、第二十三条の二十五第二項、第十一項若しくは第十二項、第二十三条の二十八第三項、第二十三条の三十四、第二十三条の三十五第一項から第四項まで、第二十三条の三十五の二、第二十三条の三十六、第二十三条の四十二、第四十条の二第五項若しくは第六項（これらの規定を同条第八項において準用する場合を含む。）、第四十条の四、第四十六条第一項若しくは第四項、第五十八条、第六十八条の二の五、第六十八条の二の六第一項若しくは第二項、第六十八条の五第一項若しくは第四項から第六項まで、第六十八条の七第一項若しくは第六項から第八項まで、第六十八条の九、第六十八条の十第一項、第六十八条の十一、第六十八条の十四第一項、第六十八条の十六、第六十八条の二十二第一項若しくは第六項から第八項まで、第六十八条の二十四第一項、第八十条第一項から第三項まで若しくは第七項、第八十条の八若しくは第八十条の九第一項の規定又は第七十一条、第七十二条第一項から第三項まで、第七十二条の二の二、第七十二条の四、第七十三条、第七十五条第一項若しくは第七十五条の二第一項に基づく命令を遵守しているかどうかを確かめるために必要があると認めるときは、当該製造販売業者等に対して、厚生労働省令で定めるところにより必要な報告をさせ、又は当該職員に、工場、事務所その他当該製造販売業者等が医薬品、医薬部外品、化粧品、医療機器若しくは再生医療等製品を業務上取り扱う場所に立ち入り、その構造設備若しくは帳簿書類その他の物件を検査させ、若しくは従業員その他の関係者に質問させることができる。

2　都道府県知事(薬局、店舗販売業又は高度管理医療機器等若しくは管理医療機器(特定保守管理医療機器を除く。)の販売業若しくは貸与業にあつては、その薬局、店舗又は営業所の所在地が保健所を設置する市又は特別区の区域にある場合においては、市長又は区長。第七十条第一項、第七十二条第四項、第七十二条の二第一項、第七十二条の二の二、第七十二条の四、第七十二条の五、第七十三条、第七十五条第一項、第七十六条、第七十六条の三の二及び第八十一条の二において同じ。)は、薬局開設者、医薬品の販売業者、第三十九条第一項若しくは第三十九条の三第一項の医療機器の販売業者若しくは貸与業者又は再生医療等製品の販売業者(以下この項において「販売業者等」という。)が、第五条、第七条第一項、第二項、第三項（第四十条第一項及び第四十条の七第一項において準用する場合を含む。）若しくは第四項、第八条(第四十条第一項及び第四十条の七第一項において準用する場合を含む。)、第九条第一項（第四十条第一項、第二項及び第三項並びに第四十条の七第一項において準用する場合を含む。）若しくは第二項（第四十条第一項及び第四十条の七第一項において準用する場合を含む。)、第九条の二（第四十条第一項及び第二項並びに第四十条の七第一項において準用する場合を含む。)、第九条の三から第九条の五まで、第十条第一項(第三十八条、第四十条第一項及び第二項並びに第四十条の七第一項において準用する場合を含む。)若しくは第二項(第三十八条第一項において準用する場合を含む。)、第十一条(第三十八条、第四十条第一項及び第四十条の七第一項において準用する場合を含む。)、第二十六条第四項若しくは第五項、第二十七条から第二十九条の四まで、第三十条第三項若しくは第四項、第三十一条から第三十三条まで、第三十四条第三項から第五項まで、第三十五条から第三十六条の六まで、第三十六条の九から第三十七条まで、第三十九条第四項若しくは第五項、第三十九条の二、第三十九条の三第二項、第四十条の四、第四十条の五第四項、第五項若しくは第七項、第四十条の六、第四十五条、第四十六条第一項若しくは第四項、第四十九条、第五十七条の二(第六十五条の四において準用する場合を含む。)、第六十八条の二の六、第六十八条の五第三項、第五項若しくは第六項、第六十八条の七第二項、第五項若しくは第八項、第六十八条の九第二項、第六十八条の十第二項、第六十八条の二十二第二項、第五項若しくは第八項若しくは第八十条第七項の規定又は第七十二条第四項、第七十二条の二第一項若しくは第二項、第七十二条の二の二、第七十二条の四、第七十三条、第七十四条若しくは第七十五条第一項に基づく命令を遵守しているかどうかを確かめるために必要があると認めるときは、当該販売業者等に対して、厚生労働省令で定めるところにより必要な報告をさせ、又は当該職員に、薬局、店舗、事務所その他当該販売業者等が医薬品、医療機器若しくは再生医療等製品を業務上取り扱う場所に立ち入り、その構造設備若しくは帳簿書類その他の物件を検査させ、若しくは従業員その他の関係者に質問させることができる。

3　都道府県知事は、薬局開設者が、第八条の二第一項若しくは第二項の規定若しくは第七十二条の三に基づく命令を遵守しているかどうかを確かめるために必要があると認めるとき、又は地域連携薬局若しくは専門医療機関連携薬局（以下この章において「地域連携薬局等」という。）の開設者が第六条の二第三項若しくは第六条の三第三項若しくは第四項の規定若しくは第七十二条第五項若しくは第七十二条の二第三項に基づく命令を遵守しているかどうかを確かめるために必要があると認めるときは、当該薬局開設者若しくは当該地域連携薬局等の開設者に対して、厚生労働省令で定めるところにより必要な報告をさせ、又は当該職員に、薬局若しくは地域連携薬局等に立ち入り、その構造設備若しくは帳簿書類その他の物件を検査させ、若しくは従業員その他の関係者に質問させることができる。

4　厚生労働大臣、都道府県知事、保健所を設置する市の市長又は特別区の区長は、医薬品、医薬部外品、化粧品、医療機器又は再生医療等製品を輸入しようとする者若しくは輸入した者又は第五十六条の二第一項に規定する確認の手続に係る関係者が、同条（第六十条、第六十二条、第六十四条及び第六十五条の四において準用する場合を含む。）の規定又は第七十条第二項に基づく命令を遵守しているかどうかを確かめるために必要があると認めるときは、当該者に対して、厚生労働省令で定めるところにより必要な報告をさせ、又は当該職員に、当該者の試験研究機関、医療機関、事務所その他必要な場所に立ち入り、帳簿書類その他の物件を検査させ、従業員その他の関係者に質問させ、若しくは同条第一項に規定する物に該当する疑いのある物を、試験のため必要な最少分量に限り、収去させることができる。

5　厚生労働大臣は、第七十五条の五の二第一項の規定による命令を行うため必要があると認めるときは、同項に規定する課徴金対象行為者又は同項に規定する課徴金対象行為に関して関係のある者に対し、その業務若しくは財産に関して報告をさせ、若しくは帳簿書類その他の物件の提出を命じ、又は当該職員に、当該課徴金対象行為者若しくは当該課徴金対象行為に関して関係のある者の事務所、事業所その他当該課徴金対象行為に関係のある場所に立ち入り、帳簿書類その他の物件を検査させ、若しくは当該課徴金対象行為者その他の関係者に質問させることができる。

6　厚生労働大臣、都道府県知事、保健所を設置する市の市長又は特別区の区長は、前各項に定めるもののほか必要があると認めるときは、薬局開設者、病院、診療所若しくは飼育動物診療施設の開設者、医薬品、医薬部外品、化粧品、医療機器若しくは再生医療等製品の製造販売業者、製造業者若しくは販売業者、医療機器の貸与業者若しくは修理業者、第八十条の六第一項の登録を受けた者その他医薬品、医薬部外品、化粧品、医療機器若しくは再生医療等製品を業務上取り扱う者又は第十八条第五項、第二十三条の二の十五第五項、第二十三条の三十五第五項、第六十八条の五第四項、第六十八条の七第六項若しくは第六十八条の二十二第六項の委託を受けた者に対して、厚生労働省令で定めるところにより必要な報告をさせ、又は当該職員に、薬局、病院、診療所、飼育動物診療施設、工場、店舗、事務所その他医薬品、医薬部外品、化粧品、医療機器若しくは再生医療等製品を業務上取り扱う場所に立ち入り、その構造設備若しくは帳簿書類その他の物件を検査させ、従業員その他の関係者に質問させ、若しくは第七十条第一項に規定する物に該当する疑いのある物を、試験のため必要な最少分量に限り、収去させることができる。

7　厚生労働大臣又は都道府県知事は、必要があると認めるときは、登録認証機関に対して、基準適合性認証の業務又は経理の状況に関し、報告をさせ、又は当該職員に、登録認証機関の事務所に立ち入り、帳簿書類その他の物件を検査させ、若しくは関係者に質問させることができる。

8　当該職員は、前各項の規定による立入検査、質問又は収去をする場合には、その身分を示す証明書を携帯し、関係人の請求があつたときは、これを提示しなければならない。

9　第一項から第七項までの権限は、犯罪捜査のために認められたものと解釈してはならない。

→施行規則 244、246

（機構による立入検査等の実施）

第六十九条の二　厚生労働大臣は、機構に、前条第一項若しくは第七項の規定による立入検査若しくは質問又は同条第六項の規定による立入検査、質問若しくは収去のうち政令で定めるものを行わせることができる。

2　都道府県知事は、機構に、前条第一項の規定による立入検査若しくは質問又は同条第六項の規定による立入検査、質問若しくは収去のうち政令で定めるものを行わせることができる。

3　機構は、第一項の規定により同項の政令で定める立入検査、質問又は収去をしたときは、厚生労働省令で定めるところにより、当該立入検査、質問又は収去の結果を厚生労働大臣に、前項の規定により同項の政令で定める立入検査、質問又は収去をしたときは、厚生労働省令で定めるところにより、当該立入検査、質問又は収去の結果を都道府県知事に通知しなければならない。

4　第一項又は第二項の政令で定める立入検査、質問又は収去の業務に従事する機構の職員は、政令で定める資格を有する者でなければならない。

5　前項に規定する機構の職員は、第一項又は第二項の政令で定める立入検査、質問又は収去をする場合には、その身分を示す証明書を携帯し、関係人の請求があつたときは、これを提示しなければならない。

→施行令66、施行規則245、247、248

（緊急命令）

第六十九条の三　厚生労働大臣は、医薬品、医薬部外品、化粧品、医療機器又は再生医療等製品による保健衛生上の危害の発生又は拡大を防止するため必要があると認めるときは、医薬品、医薬部外品、化粧品、医療機器若しくは再生医療等製品の製造販売業者、製造業者若しくは販売業者、医療機器の貸与業者若しくは修理業者、第十八条第五項、第二十三条の二の十五第五項、第二十三条の三十五第五項、第六十八条の五第四項、第六十八条の七第六項若しくは第六十八条の二十二第六項の委託を受けた者、第八十条の六第一項の登録を受けた者又は薬局開設者に対して、医薬品、医薬部外品、化粧品、医療機器若しくは再生医療等製品の販売若しくは授与、医療機器の貸与若しくは修理又は医療機器プログラムの電気通信回線を通じた提供を一時停止することその他保健衛生上の危害の発生又は拡大を防止するための応急の措置をとるべきことを命ずることができる。

（廃棄等）

第七十条　厚生労働大臣又は都道府県知事は、医薬品、医薬部外品、化粧品、医療機器又は再生医療等製品を業務上取り扱う者に対して、第四十三条第一項の規定に違反して貯蔵され、若しくは陳列されている医薬品若しくは再生医療等製品、同項の規定に違反して販売され、若しくは授与された医薬品若しくは再生医療等製品、同条第二項の規定に違反して貯蔵され、若しくは陳列されている医療機器、同項の規定に違反して販売され、貸与され、若しくは授与された医療機器、同項の規定に違反して電気通信回線を通じて提供された医療機器プログラム、第四十四条第三項、第五十五条（第六十条、第六十二条、第六十四条、第六十五条の四及び第六十八条の十九において準用する場合を含む。）、第五十五条の二（第六十条、第六十二条、第六十四条及び第六十五条の四において準用する場合を含む。）、第五十六条（第六十条及び第六十二条において準用する場合を含む。）、第五十七条第二項（第六十条、第六十二条及び第六十五条の四において準用する場合を含む。）、第六十五条、第六十五条の五若しくは第六十八条の二十に規定する医薬品、医薬部外品、化粧品、医療機器若しくは再生医療等製品、第二十三条の四の規定により基準適合性認証を取り消された医療機器若しくは体外診断用医薬品、第七十四条の二第一項若しくは第三項第三号若しくは第五号から第七号まで（これらの規定（同項第五号を除く。）を第七十五条の二の二第二項において準用する場合を含む。）の規定により第十四条若しくは第十九条の二の承認を取り消された医薬品、医薬部外品若しくは化粧品、第二十三条の二の五若しくは第二十三条の二の十七の承認を取り消された医療機器若しくは体外診断用医薬品、第二十三条の二十五若しくは第二十三条の三十七の承認を取り消された再生医療等製品、第七十五条の三の規定により第十四条の三第一項（第二十条第一項において準用する場合を含む。）の規定による第十四条若しくは第十九条の二の承認を取り消された医薬品、第七十五条の三の規定により第二十三条の二の八第一項（第二十三条の二の二十第一項において準用する場合を含む。）の規定による第二十三条の二の五若しくは第二十三条の二の十七の承認を取り消された医療機器若しくは体外診断用医薬品、第七十五条の三の規定により第二十三条の二十八第一項（第二十三条の四十第一項において準用する場合を含む。）の規定による第二十三条の二十五若しくは第二十三条の三十七の承認を取り消された再生医療等製品又は不良な原料若しくは材料について、廃棄、回収その他公衆衛生上の危険の発生を防止するに足りる措置をとるべきことを命ずることができる。

2　厚生労働大臣は、第五十六条の二（第六十条、第六十二条、第六十四条及び第六十五条の四において準用する場合を含む。）の規定に違反して医薬品、医薬部外品、化粧品、医療機器又は再生医療等製品を輸入しようとする者又は輸入した者に対して、その医薬品、医薬部外品、化粧品、医療機器又は再生医療等製品の廃棄その他公衆衛生上の危険の発生を防止するに足りる措置をとるべきことを命ずることができる。

3　厚生労働大臣、都道府県知事、保健所を設置する市の市長又は特別区の区長は、前二項の規定による命令を受けた者がその命令に従わないとき、又は緊急の必要があるときは、当該職員に、前二項に規定する物を廃棄させ、若しくは回収させ、又はその他の必要な処分をさせることができる。

4　当該職員が前項の規定による処分をする場合には、第六十九条第八項の規定を準用する。

（検査命令）

第七十一条　厚生労働大臣又は都道府県知事は、必要があると認めるときは、医薬品、医薬部外品、化粧品、医療機器若しくは再生医療等製品の製造販売業者又は医療機器の修理業者に対して、その製造販売又は修理をする医薬品、医薬部外品、化粧品、医療機器又は再生医療等製品について、厚生労働大臣又は都道府県知事の指定する者の検査を受けるべきことを命ずることができる。

（改善命令等）

第七十二条　厚生労働大臣は、医薬品、医薬部外品、化粧品、医療機器又は再生医療等製品の製造販売業者に対して、その品質管理又は製造販売後安全管理の方法（医療機器及び体外診断用医薬品の製造販売業者にあつては、その製造管理若しくは品質管理に係る業務を行う体制又はその製造販売後安全管理の方法。

以下この項において同じ。）が第十二条の二第一項第一号若しくは第二号、第二十三条の二の二第一項第一号若しくは第二号又は第二十三条の二十一第一項第一号若しくは第二号に規定する厚生労働省令で定める基準に適合しない場合においては、その品質管理若しくは製造販売後安全管理の方法の改善を命じ、又はその改善を行うまでの間その業務の全部若しくは一部の停止を命ずることができる。

2 厚生労働大臣は、医薬品、医薬部外品、化粧品、医療機器若しくは再生医療等製品の製造販売業者（選任外国製造医薬品等製造販売業者、選任外国製造医療機器等製造販売業者又は選任外国製造再生医療等製品製造販売業者（以下「選任製造販売業者」と総称する。）を除く。以下この項において同じ。）又は第八十条第一項から第三項までに規定する輸出用の医薬品、医薬部外品、化粧品、医療機器若しくは再生医療等製品の製造業者に対して、その物の製造所における製造管理若しくは品質管理の方法（医療機器及び体外診断用医薬品の製造販売業者にあつては、その物の製造管理又は品質管理の方法。以下この項において同じ。）が第十四条第二項第四号、第二十三条の二の五第二項第四号、第二十三条の二十五第二項第四号若しくは第八十条第二項に規定する厚生労働省令で定める基準に適合せず、又はその製造管理若しくは品質管理の方法によつて医薬品、医薬部外品、化粧品、医療機器若しくは再生医療等製品が第五十六条（第六十条及び第六十二条において準用する場合を含む。）、第六十五条若しくは第六十五条の五に規定する医薬品、医薬部外品、化粧品、医療機器若しくは再生医療等製品若しくは第六十八条の二十に規定する生物由来製品に該当するようになるおそれがある場合においては、その製造管理若しくは品質管理の方法の改善を命じ、又はその改善を行うまでの間その業務の全部若しくは一部の停止を命ずることができる。

3 厚生労働大臣又は都道府県知事は、医薬品（体外診断用医薬品を除く。）、医薬部外品、化粧品若しくは再生医療等製品の製造業者又は医療機器の修理業者に対して、その構造設備が、第十三条第五項、第二十三条の二十二第五項若しくは第四十条の二第五項の規定に基づく厚生労働省令で定める基準に適合せず、又はその構造設備によつて医薬品、医薬部外品、化粧品、医療機器若しくは再生医療等製品が第五十六条（第六十条及び第六十二条において準用する場合を含む。）、第六十五条若しくは第六十五条の五に規定する医薬品、医薬部外品、化粧品、医療機器若しくは再生医療等製品若しくは第六十八条の二十に規定する生物由来製品に該当するようになるおそれがある場合においては、その構造設備の改善を命じ、又はその改善を行うまでの間当該施設の全部若しくは一部を使用することを禁止することができる。

4 都道府県知事は、薬局開設者、医薬品の販売業者、第三十九条第一項若しくは第三十九条の三第一項の医療機器の販売業者若しくは貸与業者又は再生医療等製品の販売業者に対して、その構造設備が、第五条第一号、第二十六条第四項第一号、第三十四条第三項、第三十九条第四項、第三十九条の三第二項若しくは第四十条の五第四項の規定に基づく厚生労働省令で定める基準に適合せず、又はその構造設備によつて医薬品、医療機器若しくは再生医療等製品が第五十六条、第六十五条若しくは第六十五条の五に規定する医薬品、医療機器若しくは再生医療等製品若しくは第六十八条の二十に規定する生物由来製品に該当するようになるおそれがある場合においては、その構造設備の改善を命じ、又はその改善を行うまでの間当該施設の全部若しくは一部を使用することを禁止することができる。

5　都道府県知事は、地域連携薬局等の開設者に対して、その構造設備が第六条の二第一項第一号又は第六条の三第一項第一号の規定に基づく厚生労働省令で定める基準に適合しない場合においては、その構造設備の改善を命じ、又はその改善を行うまでの間当該施設の全部若しくは一部を使用することを禁止することができる。

第七十二条の二　都道府県知事は、薬局開設者又は店舗販売業者に対して、その薬局又は店舗が第五条第二号又は第二十六条第四項第二号の規定に基づく厚生労働省令で定める基準に適合しなくなつた場合においては、当該基準に適合するようにその業務の体制を整備することを命ずることができる。

2　都道府県知事は、配置販売業者に対して、その都道府県の区域における業務を行う体制が、第三十条第三項の規定に基づく厚生労働省令で定める基準に適合しなくなつた場合においては、当該基準に適合するようにその業務を行う体制を整備することを命ずることができる。

3　都道府県知事は、地域連携薬局等の開設者に対して、その地域連携薬局等が第六条の二第一項各号（第一号を除く。）又は第六条の三第一項各号（第一号を除く。）に掲げる要件を欠くに至つたときは、当該要件に適合するようにその業務を行う体制を整備することを命ずることができる。

第七十二条の二の二　厚生労働大臣は、医薬品、医薬部外品、化粧品、医療機器若しくは再生医療等製品の製造販売業者若しくは製造業者又は医療機器の修理業者に対して、都道府県知事は、薬局開設者、医薬品の販売業者、第三十九条第一項若しくは第三十九条の三第一項の医療機器の販売業者若しくは貸与業者又は再生医療等製品の販売業者に対して、その者の第九条の二（第四十条第一項及び第二項並びに第四十条の七第一項において準用する場合を含む。）、第十八条の二、第二十三条の二の十五の二（第四十条の三において準用する場合を含む。）、第二十三条の三十五の二、第二十九条の三、第三十一条の五又は第三十六条の二の二の規定による措置が不十分であると認める場合においては、その改善に必要な措置を講ずべきことを命ずることができる。

第七十二条の三　都道府県知事は、薬局開設者が第八条の二第一項若しくは第二項の規定による報告をせず、又は虚偽の報告をしたときは、期間を定めて、当該薬局開設者に対し、その報告を行い、又はその報告の内容を是正すべきことを命ずることができる。

第七十二条の四　第七十二条から前条までに規定するもののほか、厚生労働大臣は、医薬品、医薬部外品、化粧品、医療機器若しくは再生医療等製品の製造販売業者若しくは製造業者又は医療機器の修理業者について、都道府県知事は、薬局開設者、医薬品の販売業者、第三十九条第一項若しくは第三十九条の三第一項の医療機器の販売業者若しくは貸与業者又は再生医療等製品の販売業者について、その者にこの法律又はこれに基づく命令の規定に違反する行為があつた場合において、保健衛生上の危害の発生又は拡大を防止するために必要があると認めるときは、その製造販売業者、製造業者、修理業者、薬局開設者、販売業者又は貸与業者に対して、その業務の運営の改善に必要な措置をとるべきことを命ずることができる。

2　厚生労働大臣は、医薬品、医薬部外品、化粧品、医療機器若しくは再生医療等製品の製造販売業者若しくは製造業者又は医療機器の修理業者について、都道府県知事は、薬局開設者、医薬品の販売業者、第三十九条第一項若しくは第三十九条の三第一項の医療機器の販売業者若しくは貸与業者又は再生医療等製品の販売業者について、その者に第十四条第十二項、第十四条の二の二第一項、第二十三条の二の五第十二項、第二十三条の二の六の二第一項、第二十三条の二十六第一項、第二十三条の二十六の二第一項又は第七十九条第一項の規定により付された条件に違反する行為があつたときは、その製造販売業者、製造業者、修理業者、薬局開設者、販売業者又は貸与業者に対して、その条件に対する違反を是正するために必要な措置をとるべきことを命ずることができる。

（違反広告に係る措置命令等）

第七十二条の五　厚生労働大臣又は都道府県知事は、第六十六条第一項又は第六十八条の規定に違反した者に対して、その行為の中止、その行為が再び行われることを防止するために必要な事項又はこれらの実施に関連する公示その他公衆衛生上の危険の発生を防止するに足りる措置をとるべきことを命ずることができる。その命令は、当該違反行為が既になくなつている場合においても、次に掲げる者に対し、することができる。

一　当該違反行為をした者

二　当該違反行為をした者が法人である場合において、当該法人が合併により消滅したときにおける合併後存続し、又は合併により設立された法人

三　当該違反行為をした者が法人である場合において、当該法人から分割によ

り当該違反行為に係る事業の全部又は一部を承継した法人

四　当該違反行為をした者から当該違反行為に係る事業の全部又は一部を譲り受けた者

2　厚生労働大臣又は都道府県知事は、第六十六条第一項又は第六十八条の規定に違反する広告（次条において「特定違法広告」という。）である特定電気通信（特定電気通信役務提供者の損害賠償責任の制限及び発信者情報の開示に関する法律（平成十三年法律第百三十七号）第二条第一号に規定する特定電気通信をいう。以下同じ。）による情報の送信があるときは、特定電気通信役務提供者（同法第二条第三号に規定する特定電気通信役務提供者をいう。以下同じ。）に対して、当該送信を防止する措置を講ずることを要請することができる。

◆ R6.5.17 法 25（特定電気通信役務提供者の損害賠償責任の制限等法の一部改正法）附則第 5 条で次のように改正。公布の日から起算して 1 年を超えない範囲内において政令で定める日から施行：第七十二条の五第二項中「特定電気通信役務提供者の損害賠償責任の制限及び発信者情報の開示に関する法律」を「特定電気通信による情報の流通によって発生する権利侵害等への対処に関する法律」に、「第二条第三号」を「第二条第四号」に改める。

（損害賠償責任の制限）

第七十二条の六　特定電気通信役務提供者は、前条第二項の規定による要請を受けて特定違法広告である特定電気通信による情報の送信を防止する措置を講じた場合その他の特定違法広告である特定電気通信による情報の送信を防止する措置を講じた場合において、当該措置により送信を防止された情報の発信者（特定電気通信役務提供者の損害賠償責任の制限及び発信者情報の開示に関する法律第二条第四号に規定する発信者をいう。以下同じ。）に生じた損害については、当該措置が当該情報の不特定の者に対する送信を防止するために必要な限度において行われたものであるときは、賠償の責めに任じない。

◆ R6.5.17 法 25（特定電気通信役務提供者の損害賠償責任の制限等法の一部改正法）附則第 5 条で次のように改正。公布の日から起算して 1 年を超えない範囲内において政令で定める日から施行：第七十二条の六中「特定電気通信役務提供者の損害賠償責任の制限及び発信者情報の開示に関する法律第二条第四号」を「特定電気通信による情報の流通によって発生する権利侵害等への対処に関する法律第二条第五号」に改める。

（医薬品等総括製造販売責任者等の変更命令）

第七十三条　厚生労働大臣は、医薬品等総括製造販売責任者、医療機器等総括製造販売責任者若しくは再生医療等製品総括製造販売責任者、医薬品製造管理者、医薬部外品等責任技術者、医療機器責任技術者、体外診断用医薬品製造管理者若しくは再生医療等製品製造管理者又は医療機器修理責任技術者について、都道府県知事は、薬局の管理者又は店舗管理者、区域管理者若しくは医薬品営業所管理者、医療機器の販売業若しくは貸与業の管理者若しくは再生医療等製品営業所管理者について、その者にこの法律その他薬事に関する法令で政令で定めるもの若しくはこれに基づく処分に違反する行為があつたとき、又はその者が管理者若しくは責任技術者として不適当であると認めるときは、その製造販売業者、製造業者、修理業者、薬局開設者、販売業者又は貸与業者に対して、その変更を命ずることができる。

→施行令66の2

（配置販売業の監督）

第七十四条　都道府県知事は、配置販売業の配置員が、その業務に関し、この法律若しくはこれに基づく命令又はこれらに基づく処分に違反する行為をしたときは、当該配置販売業者に対して、期間を定めてその配置員による配置販売の業務の停止を命ずることができる。この場合において、必要があるときは、その配置員に対しても、期間を定めてその業務の停止を命ずることができる。

（承認の取消し等）

第七十四条の二　厚生労働大臣は、第十四条の承認（第十四条の二の二第一項の規定により条件及び期限を付したものを除く。）、第二十三条の二の五の承認（第二十三条の二の六の二第一項の規定により条件及び期限を付したものを除く。）又は第二十三条の二十五の承認（第二十三条の二十六第一項又は第二十三条の二十六の二第一項の規定により条件及び期限を付したものを除く。）を与えた医薬品、医薬部外品、化粧品、医療機器又は再生医療等製品が第十四条第二項第三号イからハまで（同条第十五項において準用する場合を含む。）、第二十三条の二の五第二項第三号イからハまで（同条第十五項において準用する場合を含む。）若しくは第二十三条の二十五第二項第三号イからハまで（同条第十一項において準用する場合を含む。）のいずれかに該当するに至つたと認めるとき、第十四条の二の二第一項の規定により条件及び期限を付した第十四条の承認を与えた医薬品が第十四条の二の二第一項第二号若しくは第三号のいずれかに該当しなくなつたと認めるとき、若しくは第十四条第二項第三号ハ（同条第十五項において準用する場合を含む。）に該当するに至つたと認めるとき、第二十三条の二の六の二第一項の規定により条件及び期限を付した第二十三条の二の五の承認を与えた医療機器若しくは体外診断用医薬品が第二十三条の二の六の二第一項第二号若しくは第三号のいずれかに該当しなくなつたと認めるとき、若しくは第二十三条の二の五第二項第三号ハ（同条第十五項において準用する場合を含む。）に該当するに至つたと認めるとき、第二十三条の二十六第一項の規定により条件及び期限を付した第二十三条の二十五の承認を与えた再生医療等製品が第二十三条の二十六第一項第二号若しくは第三号のいずれかに該当しなくなつたと認めるとき、若しくは第二十三条の二十五第二項第三号ハ（同条第九項において準用する場合を含む。）若しくは第二十三条の二十六第四項の規定により読み替えて適用される第二十三条の二十五第十一項において準用する同条第二項第三号イ若しくはロのいずれかに該当するに至つたと認めるとき、又は第二十三条の二十六の二第一項の規定により条件及び期限を付した第二十三条の二十五の承認を与えた再生医療等製品が第二十三条の二十六の二第一項第二号若しくは第三号のいずれかに該当しなくなつたと認めるとき、若しくは第二十三条の二十五第二項第三号ハ（同条第十一項において準用する場合を含む。）に該当するに至つたと認めるときは、薬事審議会の意見を聴いて、その承認を取り消さなければならない。

2　厚生労働大臣は、医薬品、医薬部外品、化粧品、医療機器又は再生医療等製品の第十四条、第二十三条の二の五又は第二十三条の二十五の承認を与えた事項の一部について、保健衛生上の必要があると認めるに至つたときは、その変更を命ずることができる。

3　厚生労働大臣は、前二項に定める場合のほか、医薬品、医薬部外品、化粧品、医療機器又は再生医療等製品の第十四条、第二十三条の二の五又は第二十三条の二十五の承認を受けた者が次の各号のいずれかに該当する場合には、その承認を取り消し、又はその承認を与えた事項の一部についてその変更を命ずることができる。

一　第十二条第一項の許可（承認を受けた品目の種類に応じた許可に限る。）、第二十三条の二第一項の許可（承認を受けた品目の種類に応じた許可に限る。）又は第二十三条の二十第一項の許可について、第十二条第四項、第二十三条の二第四項若しくは第二十三条の二十第四項の規定によりその効力が失われたとき、又は次条第一項の規定により取り消されたとき。

二　第十四条第三項、第二十三条の二の五第三項又は第二十三条の二十五第三項に規定する申請書又は添付資料のうちに虚偽の記載があり、又は重要な事実の記載が欠けていることが判明したとき。

三　第十四条第七項若しくは第九項、第二十三条の二の五第七項若しくは第九項、第十四条の二の二第二項、第二十三条の二の六の二第二項、第二十三条の二十五第六項しくは第八項又は第二十三条の二十六の二第二項の規定に違反したとき。

四　第十四条の四第一項、第十四条の六第一項、第二十三条の二十九第一項若しくは第二十三条の三十一第一項の規定により再審査若しくは再評価を受けなければならない場合又は第二十三条の二の九第一項の規定により使用成績に関する評価を受けなければならない場合において、定められた期限までに必要な資料の全部若しくは一部を提出せず、又は虚偽の記載をした資料若しくは第十四条の四第五項後段、第十四条の六第四項、第二十三条の二の九第四項後段、第二十三条の二十九第四項後段若しくは第二十三条の三十一第四項の規定に適合しない資料を提出したとき。

五　第七十二条第二項の規定による命令に従わなかつたとき。
六　第十四条第十二項、第十四条の二の二第一項、第二十三条の二の五第十二項、第二十三条の二の六の二第一項、第二十三条の二十六第一項、第二十三条の二十六の二第一項又は第七十九条第一項の規定により第十四条、第二十三条の二の五又は第二十三条の二十五の承認に付された条件に違反したとき。
七　第十四条の二の二第一項第一号、第二十三条の二の六の二第一項第一号又は第二十三条の二十六の二第一項第一号に該当しなくなつたと認めるとき。
八　第十四条、第二十三条の二の五又は第二十三条の二十五の承認を受けた医薬品、医薬部外品、化粧品、医療機器又は再生医療等製品について正当な理由がなく引き続く三年間製造販売をしていないとき。

（許可の取消し等）

第七十五条　厚生労働大臣は、医薬品、医薬部外品、化粧品、医療機器若しくは再生医療等製品の製造販売業者、医薬品（体外診断用医薬品を除く。）、医薬部外品、化粧品若しくは再生医療等製品の製造業者又は医療機器の修理業者について、都道府県知事は、薬局開設者、医薬品の販売業者、第三十九条第一項若しくは第三十九条の三第一項の医療機器の販売業者若しくは貸与業者又は再生医療等製品の販売業者について、この法律その他薬事に関する法令で政令で定めるもの若しくはこれに基づく処分に違反する行為があつたとき、又はこれらの者（これらの者が法人であるときは、その薬事に関する業務に責任を有する役員を含む。）が第五条第三号若しくは第十二条の二第二項、第十三条第六項（同条第九項において準用する場合を含む。）、第二十三条の二の二第二項、第二十三条の二十一第二項、第二十三条の二十二第六項（同条第九項において準用する場合を含む。）、第二十六条第五項、第三十条第四項、第三十四条第四項、第三十九条第五項、第四十条の二第六項（同条第八項において準用する場合を含む。）若しくは第四十条の五第五項において準用する第五条（第三号に係る部分に限る。）の規定に該当するに至つたときは、その許可を取り消し、又は期間を定めてその業務の全部若しくは一部の停止を命ずることができる。

2　都道府県知事は、医薬品、医薬部外品、化粧品、医療機器若しくは再生医療等製品の製造販売業者、医薬品（体外診断用医薬品を除く。）、医薬部外品、化粧品若しくは再生医療等製品の製造業者又は医療機器の修理業者について前項の処分が行われる必要があると認めるときは、その旨を厚生労働大臣に通知しなければならない。

3　第一項に規定するもののほか、厚生労働大臣は、医薬品、医療機器又は再生医療等製品の製造販売業者又は製造業者が、次の各号のいずれかに該当するときは、期間を定めてその業務の全部又は一部の停止を命ずることができる。
一　当該製造販売業者又は製造業者（血液製剤（安全な血液製剤の安定供給の確保等に関する法律（昭和三十一年法律第百六十号）第二条第一項に規定す

る血液製剤をいう。以下この項において同じ。）の製造販売業者又は血液製剤若しくは原料血漿（同法第七条に規定する原料血漿をいう。第三号において同じ。）の製造業者に限る。）が、同法第二十七条第三項の勧告に従わなかつたとき。

二　採血事業者（安全な血液製剤の安定供給の確保等に関する法律第二条第三項に規定する採血事業者をいう。次号において同じ。）以外の者が国内で採取した血液又は国内で有料で採取され、若しくは提供のあつせんをされた血液を原料として血液製剤を製造したとき。

三　当該製造販売業者又は製造業者以外の者（血液製剤の製造販売業者又は血液製剤若しくは原料血漿の製造業者を除く。）が国内で採取した血液（採血事業者又は病院若しくは診療所の開設者が安全な血液製剤の安定供給の確保等に関する法律第十二条第一項第二号に掲げる物の原料とする目的で採取した血液を除く。）又は国内で有料で採取され、若しくは提供のあつせんをされた血液を原料として医薬品（血液製剤を除く。）、医療機器又は再生医療等製品を製造したとき。

4　都道府県知事は、地域連携薬局の開設者が、次の各号のいずれかに該当する場合においては、地域連携薬局の認定を取り消すことができる。

一　地域連携薬局が、第六条の二第一項各号に掲げる要件を欠くに至つたとき。

二　地域連携薬局の開設者が、第六条の四第一項の規定又は同条第二項において準用する第五条（第三号に係る部分に限る。）の規定に該当するに至つたとき。

三　地域連携薬局の開設者が、第七十二条第五項又は第七十二条の二第三項の規定に基づく命令に違反したとき。

5　都道府県知事は、専門医療機関連携薬局の開設者が、次の各号のいずれかに該当する場合においては、専門医療機関連携薬局の認定を取り消すことができる。

一　専門医療機関連携薬局が、第六条の三第一項各号に掲げる要件を欠くに至つたとき。

二　専門医療機関連携薬局の開設者が、第六条の三第三項の規定に違反したとき。

三　専門医療機関連携薬局の開設者が、第六条の四第一項の規定又は同条第二項において準用する第五条（第三号に係る部分に限る。）の規定に該当するに至つたとき。

四　専門医療機関連携薬局の開設者が、第七十二条第五項又は第七十二条の二第三項の規定に基づく命令に違反したとき。

→施行令2の5、2の10、14、18の4、37の11、37の17、47、66の2

（登録の取消し等）

第七十五条の二　厚生労働大臣は、医薬品、医薬部外品、化粧品又は医療機器の製造業者について、この法律その他薬事に関する法令で政令で定めるもの若しくはこれに基づく処分に違反する行為があつたとき、不正の手段により第十三条の二の二第一項若しくは第二十三条の二の三第一項の登録を受けたとき、又は当該者（当該者が法人であるときは、その薬事に関する業務に責任を有する役員を含む。）が第十三条の二の二第五項において準用する第五条（第三号に係る部分に限る。）若しくは第二十三条の二の三第四項において準用する第五条（第三号に係る部分に限る。）の規定に該当するに至つたときは、その登録を取り消し、又は期間を定めてその業務の全部若しくは一部の停止を命ずることができる。

2　都道府県知事は、医薬品、医薬部外品、化粧品又は医療機器の製造業者について前項の処分が行われる必要があると認めるときは、その旨を厚生労働大臣に通知しなければならない。

→施行令 66 の 2、67

（外国製造医薬品等の製造販売の承認の取消し等）

第七十五条の二の二　厚生労働大臣は、外国特例承認取得者が次の各号のいずれかに該当する場合には、その者が受けた当該承認の全部又は一部を取り消すことができる。

一　選任製造販売業者が欠けた場合において新たに製造販売業者を選任しなかつたとき。

二　厚生労働大臣が、必要があると認めて、外国特例承認取得者に対し、厚生労働省令で定めるところにより必要な報告を求めた場合において、その報告がされず、又は虚偽の報告がされたとき。

三　厚生労働大臣が、必要があると認めて、その職員に、外国特例承認取得者の工場、事務所その他医薬品、医薬部外品、化粧品、医療機器又は再生医療等製品を業務上取り扱う場所においてその構造設備又は帳簿書類その他の物件についての検査をさせ、従業員その他の関係者に質問をさせようとした場合において、その検査が拒まれ、妨げられ、若しくは忌避され、又はその質問に対して、正当な理由なしに答弁がされず、若しくは虚偽の答弁がされたとき。

四　次項において準用する第七十二条第二項又は第七十四条の二第二項若しくは第三項（第一号及び第五号を除く。）の規定による請求に応じなかつたとき。

五　外国特例承認取得者又は選任製造販売業者についてこの法律その他薬事に関する法令で政令で定めるもの又はこれに基づく処分に違反する行為があつたとき。

2　第十九条の二、第二十三条の二の十七又は第二十三条の三十七の承認については、第七十二条第二項並びに第七十四条の二第一項、第二項及び第三項（第一号及び第五号を除く。）の規定を準用する。この場合において、第七十二条第二項中「第十四条第二項第四号、第二十三条の二の五第二項第四号、第二十三条の二十五第二項第四号若しくは第八十条第二項」とあるのは「第十九条の二第五項において準用する第十四条第二項第四号、第二十三条の二の十七第五項において準用する第二十三条の二の五第二項第四号若しくは第二十三条の三十七第五項において準用する第二十三条の二十五第二項第四号」と、「命じ、又はその改善を行うまでの間その業務の全部若しくは一部の停止を命ずる」とあるのは「請求する」と、第七十四条の二第一項中「第十四条の二の二第一項の」とあるのは「第十九条の二第五項において準用する第十四条の二の二第一項の」と、「第二十三条の二の六の二第一項の」とあるのは「第二十三条の二の十七第五項において準用する第二十三条の二の六の二第一項の」と、「第二十三条の二十六第一項又は」とあるのは「第二十三条の三十七第五項において準用する第二十三条の二十六第一項又は」と、「第十四条第二項第三号イからハまで（同条第十五項」とあるのは「第十九条の二第五項において準用する第十四条第二項第三号イからハまで（第十九条の二第五項において準用する第十四条第十五項」と、「第二十三条の二の五第二項第三号イからハまで（同条第十五項」とあるのは「第二十三条の二の十七第五項において準用する第二十三条の二の五第二項第三号イからハまで（第二十三条の二の十七第五項において準用する第二十三条の二の五第十五項」と、「第二十三条の二十五第二項第三号イからハまで（同条第十一項」とあるのは「第二十三条の三十七第五項において準用する第二十三条の二十五第二項第三号イからハまで（第二十三条の三十七第五項において準用する第二十三条の二十五第十一項」と、「第十四条の二の二第一項第二号」とあるのは「第十九条の二第五項において準用する第十四条の二の二第一項第二号」と、「第十四条第二項第三号ハ（同条第十五項」とあるのは「第十九条の二第五項において準用する第十四条第二項第三号ハ（第十九条の二第五項において準用する第十四条第十五項」と、「第二十三条の二の六の二第一項第二号」とあるのは「第二十三条の二の十七第五項において準用する第二十三条の二の六の二第一項第二号」と、「第二十三条の二の五第二項第三号ハ（同条第十五項」とあるのは「第二十三条の二の十七第五項において準用する第二十三条の二の五第二項第三号ハ（第二十三条の二の十七第五項において準用する第二十三条の二の五第十五項」と、「第二十三条の二十六第一項の」とあるのは「第二十三条の三十七第五項において準用する第二十三条の二十六第一項の」と、「第二十三条の二十六第一項第二号」とあるのは「第二十三条の三十七第五項において準用する第二十三条の二十六第一項第二号」と、「第二十三条の二十五第二項第三号ハ（同条第十一項」とあるのは「第二十三条の三十七第五項において準用する第二十三条の二十五第二項第三号ハ（第二十三条の三十七第五項において準用する第二十三条の二十五第十一項」と、「第二十三条の二十六第四項」とあるのは「第二十三条の三十七第六項において準用する第二十三条の二十六第四項」と、「第二十三条の二十五第十一項」とあるのは「第二十三条の三十七第五項において準用する第二十三条の二十五第十一項」と、「同条第二項第三号イ」とあるのは「第二十三条の三十七第五項において準用する第二十三条の二十五第二項第三号イ」と、「　、又は第二十三条の二十六の二第一項の」とあるのは「、又は第二十三条の三十七第五項において準用する第二十三条の二十六の二第一項の」と、「第二十三条の二十六の二第一項第二号」とあるのは「第二十三条の三十七第五項において準用する第二十三条の二十六の二第一項第二号」と、同条第二項中「命ずる」とあるのは「請求する」と、同条第三項中「前二項」とあるのは「第七十五条の二の二第二項において準用する第七十四条の二第一項及び第二項」と、「命ずる」とあるのは「請求する」と、「第十四条第三項、第二十三条の二の五第三項又は第二十三条の二十五第三項」とあるのは「第十九条の二第五項において準用する第十四条第三項、第二十三条の二の十七第五項において準用する第二十三条の二の五第三項又は第二十三条の三十七第五項において準用する第二十三条の二十五第三項」と、「第十四条第七項若しくは第九項、第十四条の二の二第二項、第二十三条の二の五第七項若しくは第九項、第二十三条の二の六の二第二項、第二十三条の二十五第六項若しくは第八項又は第二十三条の二十六の二第二項」とあるのは「第十九条の二第五項において準用する第十四条第七項若しくは第九項若しくは第二十三条の二の六の二第二項、第二十三条の二の十七第五項において準用する第二十三条の二の五第七項若しくは第九項若しくは第二十三条の二十六の二第二項又は第二十三条の三十七第五項において準用する第二十三条の二十五第六項若しくは第八項」と、「第十四条の四第一項、第十四条の六第一項、第二十三条の二十九第一項若しくは第二十三条の三十一第一項」とあるのは「第十九条の四において準用する第十四条の四第一項若しくは第十四条の六第一項若しくは第二十三条の三十九において準用する第二十三条の二十九第一項若しくは第二十三条の三十一第一項」と、「第二十三条の二の九第一項」とあるのは「第二十三条の二の十九において準用する第二十三条の二の九第一項」と、「第十四条の四第五項後段、第十四条の六第四項、第二十三条の二の九第四項後段、第二十三条の二十九第四項後段若しくは第二十三条の三十一第四項」とあるのは「第十九条の四において準用する第十四条の四第四項後段若しくは第十四条の六第四項、第二十三条の二の十九において準用する第二十三条の二の九第四項後段若しくは第二十三条の三十九において準用する第二十三条の二十九第四項後段若しくは第二十三条の三十一第四項」と、「第十四条第十二項、第十四条の二の二第一項、第二十三条の二の五第十二項、第二十三条の二の六の二第一項、第二十三条の二十六第一項、第二十三条の二十六の二第一項」とあるのは「第十九条の二第五項において準用する第十四条第十二項若しくは第十四条の二の二第一項、第二十三条の二の十七第五項において準用する第二十三条の二の五第十二項若しくは第二十三条の二の六の二第一項、第二十三条の三十七第五項において準用する第二十三条の二十六第一項若しくは第二十三条の二十六の二第一項」と、「第十四条の二の二第一項第一号、第二十三条の二の六の二第一項第一号又は第二十三条の二十六の二第一項第一号」とあるのは「第十九条の二第五項において準用する第十四条の二の二第一項第一号、第二十三条の二の十七第五項において準用する第二十三条の二の六の二第一項第一号又は第二十三条の三十七第五項において準用する第二十三条の二十六の二第一項第一号」と読み替えるものとする。

3　基準適合性認証を受けた外国指定高度管理医療機器製造等事業者については、第七十二条第二項の規定を準用する。この場合において、同項中「製造所における製造管理若しくは品質管理の方法（医療機器及び体外診断用医薬品の製造販売業者にあつては、その物の製造管理又は品質管理の方法。以下この項において同じ。）が第十四条第二項第四号、第二十三条の二の五第二項第四号、第二十三条の二十五第二項第四号若しくは第八十条第二項」とあるのは「製造管理若しくは品質管理の方法が第二十三条の二の五第二項第四号」と、「医薬品、医薬部外品、化粧品、医療機器若しくは再生医療等製品が」とあるのは「指定高度管理医療機器等が」と、「（第六十条及び第六十二条において準用する場合を含む。）、第六十五条若しくは第六十五条の五」とあるのは「若しくは第六十五条」と、「医薬品、医薬部外品、化粧品、医療機器若しくは再生医療等製品若しくは」とあるのは「医療機器若しくは体外診断用医薬品若しくは」と、「命じ、又はその改善を行うまでの間その業務の全部若しくは一部停止を命ずる」とあるのは「請求する」と読み替えるものとする。

4　厚生労働大臣は、機構に、第一項第三号の規定による検査又は質問のうち政令で定めるものを行わせることができる。この場合において、機構は、当該検査又は質問をしたときは、厚生労働省令で定めるところにより、当該検査又は質問の結果を厚生労働大臣に通知しなければならない。

→施行令66の2、67、施行規則249

（特例承認の取消し等）

第七十五条の三　厚生労働大臣は、第十四条の三第一項（第二十条第一項において準用する場合を含む。以下この条において同じ。）、第二十三条の二の八第一項（第二十三条の二の二十第一項において準用する場合を含む。以下この条において同じ。）若しくは第二十三条の二十八第一項（第二十三条の四十第一項において準用する場合を含む。以下この条において同じ。）の規定による第十四条、第十九条の二、第二十三条の二の五、第二十三条の二の十七、第二十三条の二十五若しくは第二十三条の三十七の承認に係る品目が第十四条の三第一項各号、第二十三条の二の八第一項各号若しくは第二十三条の二十八第一項各号のいずれかに該当しなくなつたと認めるとき、医薬品、医療機器若しくは体外診断用医薬品若しくは再生医療等製品の第十四条の三第一項、第二十三条の二の八第一項若しくは第二十三条の二十八第一項の規定による第十四条、第十九条の二、第二十三条の二の五、第二十三条の二の十七、第二十三条の二十五若しくは第二十三条の三十七の承認を受けた者が第十四条の三第二項において準用する第十四条の二の二第二項、第二十三条の二の八第二項において準用する第二十三条の二の六の二第二項若しくは第二十三条の二十八第二項において準用する第二十三条の二十六の二第二項の規定に違反したとき、又は保健衛生上の危害の発生若しくは拡大を防止するため必要があると認めるときは、これらの承認を取り消すことができる。

（医薬品等外国製造業者及び再生医療等製品外国製造業者の認定の取消し等）

第七十五条の四　厚生労働大臣は、第十三条の三第一項又は第二十三条の二十四第一項の認定を受けた者が次の各号のいずれかに該当する場合には、その者が受けた当該認定の全部又は一部を取り消すことができる。

一　厚生労働大臣が、必要があると認めて、第十三条の三第一項又は第二十三条の二十四第一項の認定を受けた者に対し、厚生労働省令で定めるところにより必要な報告を求めた場合において、その報告がされず、又は虚偽の報告がされたとき。

二　厚生労働大臣が、必要があると認めて、その職員に、第十三条の三第一項又は第二十三条の二十四第一項の認定を受けた者の工場、事務所その他医薬品（体外診断用医薬品を除く。）、医薬部外品、化粧品又は再生医療等製品を業務上取り扱う場所においてその構造設備又は帳簿書類その他の物件についての検査をさせ、従業員その他の関係者に質問させようとした場合において、その検査が拒まれ、妨げられ、若しくは忌避され、又はその質問に対して、正当な理由なしに答弁がされず、若しくは虚偽の答弁がされたとき。

三　次項において準用する第七十二条第三項の規定による請求に応じなかつたとき。

四　この法律その他薬事に関する法令で政令で定めるもの又はこれに基づく処分に違反する行為があつたとき。

2　第十三条の三第一項又は第二十三条の二十四第一項の認定を受けた者については、第七十二条第三項の規定を準用する。この場合において、同項中「命じ、又はその改善を行うまでの間当該施設の全部若しくは一部を使用することを禁止する」とあるのは、「請求する」と読み替えるものとする。

3　第一項第二号の規定による検査又は質問については、第七十五条の二の二第四項の規定を準用する。

→施行令67、67の2

（医薬品等外国製造業者及び医療機器等外国製造業者の登録の取消し等）

第七十五条の五　厚生労働大臣は、第十三条の三の二第一項又は第二十三条の二の四第一項の登録を受けた者が次の各号のいずれかに該当する場合には、その者が受けた当該登録の全部又は一部を取り消すことができる。

一　厚生労働大臣が、必要があると認めて、第十三条の三の二第一項又は第二十三条の二の四第一項の登録を受けた者に対し、厚生労働省令で定めるところにより必要な報告を求めた場合において、その報告がされず、又は虚偽の報告がされたとき。

二　厚生労働大臣が、必要があると認めて、その職員に、第十三条の三の二第一項又は第二十三条の二の四第一項の登録を受けた者の工場、事務所その他医薬品、医薬部外品、化粧品又は医療機器を業務上取り扱う場所においてその構造設備又は帳簿書類その他の物件についての検査をさせ、従業員その他の関係者に質問させようとした場合において、その検査が拒まれ、妨げられ、若しくは忌避され、又はその質問に対して、正当な理由なしに答弁がされず、若しくは虚偽の答弁がされたとき。

三　次項において準用する第七十二条の四第一項の規定による請求に応じなかつたとき。

四　不正の手段により第十三条の三の二第一項又は第二十三条の二の四第一項の登録を受けたとき。

五　この法律その他薬事に関する法令で政令で定めるもの又はこれに基づく処分に違反する行為があつたとき。

2　第十三条の三の二第一項又は第二十三条の二の四第一項の登録を受けた者については、第七十二条の四第一項の規定を準用する。この場合において、同項中「第七十二条から前条までに規定するもののほか、厚生労働大臣」とあるのは「厚生労働大臣」と、「医薬品、医薬部外品、化粧品、医療機器若しくは再生医療等製品の製造販売業者若しくは製造業者又は医療機器の修理業者について、都道府県知事は、薬局開設者、医薬品の販売業者、第三十九条第一項若しくは第三十九条の三第一項の医療機器の販売業者若しくは貸与業者又は再生医療等製品の販売業者」とあるのは「第十三条の三の二第一項又は第二十三条の二の四第一項の登録を受けた者」と、「その製造販売業者、製造業者、修理業者、薬局開設者、販売業者又は貸与業者」とあるのは「その者」と、「命ずる」とあるのは「請求する」と読み替えるものとする。

3　第一項第二号の規定による検査又は質問については、第七十五条の二の二第四項の規定を準用する。

→施行令 67 の 3 － 67 の 8

（課徴金納付命令）

第七十五条の五の二　第六十六条第一項の規定に違反する行為（以下「課徴金対象行為」という。）をした者（以下「課徴金対象行為者」という。）があるときは、厚生労働大臣は、当該課徴金対象行為者に対し、課徴金対象期間に取引をした課徴金対象行為に係る医薬品等の対価の額の合計額（次条及び第七十五条の五の五第八項において「対価合計額」という。）に百分の四・五を乗じて得た額に相当する額の課徴金を国庫に納付することを命じなければならない。

2　前項に規定する「課徴金対象期間」とは、課徴金対象行為をした期間（課徴金対象行為をやめた後そのやめた日から六月を経過する日（同日前に、課徴金対象行為者が、当該課徴金対象行為により当該医薬品等の名称、製造方法、効能、効果又は性能に関して誤解を生ずるおそれを解消するための措置として厚生労働省令で定める措置をとつたときは、その日）までの間に課徴金対象行為者が当該課徴金対象行為に係る医薬品等の取引をしたときは、当該課徴金対象行為をやめてから最後に当該取引をした日までの期間を加えた期間とし、当該期間が三年を超えるときは、当該期間の末日から遡つて三年間とする。）をいう。

3　第一項の規定にかかわらず、厚生労働大臣は、次に掲げる場合には、課徴金対象行為者に対して同項の課徴金を納付することを命じないことができる。

一　第七十二条の四第一項又は第七十二条の五第一項の命令をする場合（保健衛生上の危害の発生又は拡大に与える影響が軽微であると認められる場合に限る。）

二　第七十五条第一項又は第七十五条の二第一項の処分をする場合

4　第一項の規定により計算した課徴金の額が二百二十五万円未満であるときは、課徴金の納付を命ずることができない。

（不当景品類及び不当表示防止法の課徴金納付命令がある場合等における課徴金の額の減額）

第七十五条の五の三　前条第一項の場合において、厚生労働大臣は、当該課徴金対象行為について、当該課徴金対象行為者に対し、不当景品類及び不当表示防止法（昭和三十七年法律第百三十四号）第八条第一項の規定による命令があるとき、又は同法第十一条の規定により課徴金の納付を命じないものとされるときは、対価合計額に百分の三を乗じて得た額を当該課徴金の額から減額するものとする。

（課徴金対象行為に該当する事実の報告による課徴金の額の減額）

第七十五条の五の四　第七十五条の五の二第一項又は前条の場合において、厚生労働大臣は、課徴金対象行為者が課徴金対象行為に該当する事実を厚生労働省令で定めるところにより厚生労働大臣に報告したときは、同項又は同条の規定により計算した課徴金の額に百分の五十を乗じて得た額を当該課徴金の額から減額するものとする。ただし、その報告が、当該課徴金対象行為についての調査があつたことにより当該課徴金対象行為について同項の規定による命令（以下「課徴金納付命令」という。）があるべきことを予知してされたものであるときは、この限りでない。

（課徴金の納付義務等）

第七十五条の五の五　課徴金納付命令を受けた者は、第七十五条の五の二第一項、第七十五条の五の三又は前条の規定により計算した課徴金を納付しなければならない。

2　第七十五条の五の二第一項、第七十五条の五の三又は前条の規定により計算した課徴金の額に一万円未満の端数があるときは、その端数は、切り捨てる。

3　課徴金対象行為者が法人である場合において、当該法人が合併により消滅したときは、当該法人がした課徴金対象行為は、合併後存続し、又は合併により設立された法人がした課徴金対象行為とみなして、第七十五条の五の二からこの条までの規定を適用する。

4　課徴金対象行為者が法人である場合において、当該法人が当該課徴金対象行為に係る事案について報告徴収等（第六十九条第五項の規定による報告の徴収、帳簿書類その他の物件の提出の命令、立入検査又は質問をいう。以下この項において同じ。）が最初に行われた日（当該報告徴収等が行われなかつたときは、当該法人が当該課徴金対象行為について第七十五条の五の八第一項の規定による通知を受けた日。以下この項において「調査開始日」という。）以後においてその一若しくは二以上の子会社等（課徴金対象行為者の子会社若しくは親会社（会社を子会社とする他の会社をいう。以下この項において同じ。）又は当該課徴金対象行為者と親会社が同一である他の会社をいう。以下この項において同じ。）に対して当該課徴金対象行為に係る事業の全部を譲渡し、又は当該法人（会社に限る。）が当該課徴金対象行為に係る事案についての調査開始日以後においてその一若しくは二以上の子会社等に対して分割により当該課徴金対象行為に係る事業の全部を承継させ、かつ、合併以外の事由により消滅したときは、当該法人がした課徴金対象行為は、当該事業の全部若しくは一部を譲り受け、又は分割により当該事業の全部若しくは一部を承継した子会社等（以下この項において「特定事業承継子会社等」という。）がした課徴金対象行為とみなして、第七十五条の五の二からこの条までの規定を適用する。この場合において、当該特定事業承継子会社等が二以上あるときは、第七十五条の五の二第一項中「当該課徴金対象行為者に対し」とあるのは「特定事業承継子会社等（第七十五条の五の五第四項に規定する特定事業承継子会社等をいう。以下この項において同じ。）に対し、この項の規定による命令を受けた他の特定事業承継子会社等と連帯して」と、第七十五条の五の五第一項中「受けた者は、第七十五条の五の二第一項」とあるのは「受けた特定事業承継子会社等（第四項に規定する特定事業承継子会社等をいう。以下この項において同じ。）は、第七十五条の五の二第一項の規定による命令を受けた他の特定事業承継子会社等と連帯して、同項」とする。

5　前項に規定する「子会社」とは、会社がその総株主（総社員を含む。以下この項において同じ。）の議決権（株主総会において決議をすることができる事項の全部につき議決権を行使することができない株式についての議決権を除き、会社法第八百七十九条第三項の規定により議決権を有するものとみなされる株式についての議決権を含む。以下この項において同じ。）の過半数を有する他の会社をいう。この場合において、会社及びその一若しくは二以上の子会社又は会社の一若しくは二以上の子会社がその総株主の議決権の過半数を有する他の会社は、当該会社の子会社とみなす。

6　第三項及び第四項の場合において、第七十五条の五の二第二項及び第三項、第七十五条の五の三並びに前条の規定の適用に関し必要な事項は、政令で定める。

7　課徴金対象行為をやめた日から五年を経過したときは、厚生労働大臣は、当該課徴金対象行為に係る課徴金の納付を命ずることができない。

8　厚生労働大臣は、課徴金納付命令を受けた者に対し、当該課徴金対象行為について、不当景品類及び不当表示防止法第八条第一項の規定による命令があつたとき、又は同法第十一条の規定により課徴金の納付を命じないものとされたときは、当該課徴金納付命令に係る課徴金の額を、対価合計額に百分の三を乗じて得た額を第七十五条の五の二第一項の規定により計算した課徴金の額から控除した額（以下この項において「控除後の額」という。）（当該課徴金納付命令に係る課徴金の額が第七十五条の五の四の規定により計算したものであるときは、控除後の額に百分の五十を乗じて得た額を控除後の額から控除した額）に変更しなければならない。この場合において、変更後の課徴金の額に一万円未満の端数があるときは、その端数は、切り捨てる。

（課徴金納付命令に対する弁明の機会の付与）

第七十五条の五の六　厚生労働大臣は、課徴金納付命令をしようとするときは、当該課徴金納付命令の名宛人となるべき者に対し、弁明の機会を与えなければならない。

（弁明の機会の付与の方式）

第七十五条の五の七　弁明は、厚生労働大臣が口頭ですることを認めたときを除き、弁明を記載した書面（次条第一項において「弁明書」という。）を提出してするものとする。

2　弁明をするときは、証拠書類又は証拠物を提出することができる。

（弁明の機会の付与の通知の方式）

第七十五条の五の八　厚生労働大臣は、弁明書の提出期限（口頭による弁明の機会の付与を行う場合には、その日時）までに相当な期間をおいて、課徴金納付命令の名宛人となるべき者に対し、次に掲げる事項を書面により通知しなければならない。

一　納付を命じようとする課徴金の額

二　課徴金の計算の基礎及び当該課徴金に係る課徴金対象行為

三　弁明書の提出先及び提出期限（口頭による弁明の機会の付与を行う場合には、その旨並びに出頭すべき日時及び場所）

2　厚生労働大臣は、課徴金納付命令の名宛人となるべき者の所在が判明しない場合においては、前項の規定による通知を、その者の氏名（法人にあつては、その名称及び代表者の氏名）、同項第三号に掲げる事項及び厚生労働大臣が同項各号に掲げる事項を記載した書面をいつでもその者に交付する旨を厚生労働省の事務所の掲示場に掲示することによつて行うことができる。この場合においては、掲示を始めた日から二週間を経過したときに、当該通知がその者に到達したものとみなす。

◆ R5.6.16 法 63（デジタル社会形成基本法等の一部改正法）第 32 条で次のように改正。公布の日から起算して 3 年を超えない範囲内において政令で定める日から施行：第七十五条の五の八第二項中「交付する旨」の下に「(以下この項において「公示事項」という。）を厚生労働省令で定める方法により不特定多数の者が閲覧することができる状態に置くとともに、公示事項が記載された書面」を加え、「の事務所」を削り、「掲示する」を「掲示し、又は公示事項を厚生労働省の事務所に設置した電子計算機の映像面に表示したものの閲覧をすることができる状態に置く措置をとる」に、「掲示を始めた」を「当該措置を開始した」に改める。

（代理人）

第七十五条の五の九　前条第一項の規定による通知を受けた者（同条第二項後段の規定により当該通知が到達したものとみなされる者を含む。次項及び第四項において「当事者」という。）は、代理人を選任することができる。

2　代理人は、各自、当事者のために、弁明に関する一切の行為をすることができる。

3　代理人の資格は、書面で証明しなければならない。

4　代理人がその資格を失つたときは、当該代理人を選任した当事者は、書面でその旨を厚生労働大臣に届け出なければならない。

（課徴金納付命令の方式等）

第七十五条の五の十　課徴金納付命令（第七十五条の五の五第八項の規定による変更後のものを含む。以下同じ。）は、文書によつて行い、課徴金納付命令書には、納付すべき課徴金の額、課徴金の計算の基礎及び当該課徴金に係る課徴金対象行為並びに納期限を記載しなければならない。

2　課徴金納付命令は、その名宛人に課徴金納付命令書の謄本を送達することによつて、その効力を生ずる。

3　第一項の課徴金の納期限は、課徴金納付命令書の謄本を発する日から七月を経過した日とする。

（納付の督促）

第七十五条の五の十一　厚生労働大臣は、課徴金をその納期限までに納付しない者があるときは、督促状により期限を指定してその納付を督促しなければならない。

2　厚生労働大臣は、前項の規定による督促をしたときは、その督促に係る課徴金の額につき年十四・五パーセントの割合で、納期限の翌日からその納付の日までの日数により計算した延滞金を徴収することができる。ただし、延滞金の額が千円未満であるときは、この限りでない。

3　前項の規定により計算した延滞金の額に百円未満の端数があるときは、その端数は、切り捨てる。

（課徴金納付命令の執行）

第七十五条の五の十二　前条第一項の規定により督促を受けた者がその指定する期限までにその納付すべき金額を納付しないときは、厚生労働大臣の命令で、課徴金納付命令を執行する。この命令は、執行力のある債務名義と同一の効力を有する。

2　課徴金納付命令の執行は、民事執行法（昭和五十四年法律第四号）その他強制執行の手続に関する法令の規定に従つてする。

3　厚生労働大臣は、課徴金納付命令の執行に関して必要があると認めるときは、公務所又は公私の団体に照会して必要な事項の報告を求めることができる。

（課徴金等の請求権）

第七十五条の五の十三　破産法（平成十六年法律第七十五号）、民事再生法（平成十一年法律第二百二十五号）、会社更生法（平成十四年法律第百五十四号）及び金融機関等の更生手続の特例等に関する法律（平成八年法律第九十五号）の規定の適用については、課徴金納付命令に係る課徴金の請求権及び第七十五条の五の十一第二項の規定による延滞金の請求権は、過料の請求権とみなす。

（送達書類）

第七十五条の五の十四　送達すべき書類は、この法律に規定するもののほか、厚生労働省令で定める。

（送達に関する民事訴訟法の準用）

第七十五条の五の十五　書類の送達については、民事訴訟法（平成八年法律第百九号）第九十九条、第百一条、第百三条、第百五条、第百六条、第百八条及び第百九条の規定を準用する。この場合において、同法第九十九条第一項中「執行官」とあるのは「厚生労働省の職員」と、同法第百八条中「裁判長」とあり、及び同法第百九条中「裁判所」とあるのは「厚生労働大臣」と読み替えるものとする。

◆ R4.5.25 法 48（民事訴訟法等一部改正法）附則 56 条で次のように改正。公布の日から起算して 4 年を超えない範囲内において政令で定める日から施行：第七十五条の五の十五中「第九十九条、第百一条」を「第百条第一項、第百一条、第百二条の二」に、「、第百八条及び第百九条」を「及び第百八条」に改め、同条後段を次のように改める——この場合において、同項中「裁判所」とあり、及び同条中「裁判長」とあるのは「厚生労働大臣」と、同法第百一条第一項中「執行官」とあるのは「厚生労働省の職員」と読み替えるものとする。

（公示送達）

第七十五条の五の十六　厚生労働大臣は、次に掲げる場合には、公示送達をすることができる。

一　送達を受けるべき者の住所、居所その他送達をすべき場所が知れない場合

二　外国においてすべき送達について、前条において準用する民事訴訟法第百八条の規定によることができず、又はこれによつても送達をすることができないと認めるべき場合

三　前条において準用する民事訴訟法第百八条の規定により外国の管轄官庁に嘱託を発した後六月を経過してもその送達を証する書面の送付がない場合

2　公示送達は、送達すべき書類を送達を受けるべき者にいつでも交付すべき旨を厚生労働省の事務所の掲示場に掲示することにより行う。

3　公示送達は、前項の規定による掲示を始めた日から二週間を経過することによつて、その効力を生ずる。

4　外国においてすべき送達についてした公示送達にあつては、前項の期間は、六週間とする。

◆ R5.6.16 法 63（デジタル社会形成基本法等の一部改正法）第 32 条で次のように改正。公

布の日から起算して 3 年を超えない範囲内において政令で定める日から施行：第七十五条の五の十六第二項中「旨を」の下に「厚生労働省令で定める方法により不特定多数の者が閲覧することができる状態に置くとともに、その旨が記載された書面を」を加え、「の事務所」を削り、「掲示する」を「掲示し、又はその旨を厚生労働省の事務所に設置した電子計算機の映像面に表示したものの閲覧をすることができる状態に置く措置をとる」に改め、同条第三項中「掲示を始めた」を「措置を開始した」に改める。

（電子情報処理組織の使用）

第七十五条の五の十七　厚生労働省の職員が、情報通信技術を活用した行政の推進等に関する法律（平成十四年法律第百五十一号）第三条第九号に規定する処分通知等であつて第七十五条の五の二から前条まで又は厚生労働省令の規定により書類の送達により行うこととしているものに関する事務を、同法第七条第一項の規定により同法第六条第一項に規定する電子情報処理組織を使用して行つたときは、第七十五条の五の十五において準用する民事訴訟法第百九条の規定による送達に関する事項を記載した書面の作成及び提出に代えて、当該事項を当該電子情報処理組織を使用して厚生労働省の使用に係る電子計算機（入出力装置を含む。）に備えられたファイルに記録しなければならない。

◆ R4.5.25 法 48（民事訴訟法等一部改正法）附則 56 条で次のように改正。公布の日から起算して 4 年を超えない範囲内において政令で定める日から施行：第七十五条の五の十七中「第百九条」を「第百条第一項」に改める。

（行政手続法の適用除外）

第七十五条の五の十八　厚生労働大臣が第七十五条の五の二から第七十五条の五の十六までの規定によつてする課徴金納付命令その他の処分については、行政手続法（平成五年法律第八十八号）第三章の規定は、適用しない。ただし、第七十五条の五の二の規定に係る同法第十二条の規定の適用については、この限りでない。

（省令への委任）

第七十五条の五の十九　第七十五条の五の二から前条までに定めるもののほか、課徴金納付命令に関し必要な事項は、厚生労働省令で定める。

（許可等の更新を拒否する場合の手続）

第七十六条　厚生労働大臣又は都道府県知事は、第四条第四項、第十二条第四項、第十三条第四項（同条第九項において準用する場合を含む。）、第二十三条の二第四項、第二十三条の二十第四項、第二十三条の二十二第四項（同条第九項において準用する場合を含む。）、第二十四条第二項、第三十九条第六項、第四十条の二第四項若しくは第四十条の五第六項の許可の更新、第六条の二第四項、第六条の三第五項、第十三条の三第三項において準用する第十三条第四項（第十三条の三第三項において準用する第十三条第九項において準用する場合を含む。）若しくは第二十三条の二十四第三項において「準用する第二十三条の二十二第四項（第二十三条の二十四第三項において準用する第二十三条の二十二第九項において準用する場合を含む。）の認定の更新又は第十三条の二の二第四項（第十三条の三の二第二項において準用する場合を含む。)、第二十三条の二の三第三項（第二十三条の二の四第二項において準用する場合を含む。）若しくは第二十三条の六第三項の登録の更新を拒もうとするときは、当該処分の名宛人に対し、その処分の理由を通知し、弁明及び有利な証拠の提出の機会を与えなければならない。

（聴聞の方法の特例）

第七十六条の二　第七十五条の二の二第一項第五号（選任製造販売業者に係る部分に限る。）に該当することを理由として同項の規定による処分をしようとする場合における行政手続法第三章第二節の規定の適用については、当該処分の名宛人の選任製造販売業者は、同法第十五条第一項の通知を受けた者とみなす。

（薬事監視員）

第七十六条の三　第六十九条第一項から第六項まで、第七十条第三項、第七十六条の七第二項又は第七十六条の八第一項に規定する当該職員の職権を行わせるため、厚生労働大臣、都道府県知事、保健所を設置する市の市長又は特別区の区長は、国、都道府県、保健所を設置する市又は特別区の職員のうちから、薬事監視員を命ずるものとする。

2　前項に定めるもののほか、薬事監視員に関し必要な事項は、政令で定める。

→施行令 68、69

（麻薬取締官及び麻薬取締員による職権の行使）

第七十六条の三の二　厚生労働大臣又は都道府県知事は、第六十九条第四項若しくは第六項に規定する当該職員の職権（同項に規定する職権は第五十五条の二に規定する模造に係る医薬品に該当する疑いのある物に係るものに限る。）又は第七十条第三項に規定する当該職員の職権（同項に規定する職権のうち同条第一項に係る部分については第五十五条の二に規定する模造に係る医薬品に係るものに限る。）を麻薬取締官又は麻薬取締員に行わせることができる。

（関係行政機関の連携協力）

第七十六条の三の三　厚生労働大臣、都道府県知事、保健所を設置する市の市長又は特別区の区長は、この章の規定による権限の行使が円滑に行われるよう、情報交換を行い、相互に緊密な連携を図りながら協力しなければならない。

第十四章　医薬品等行政評価・監視委員会

（設置）

第七十六条の三の四　厚生労働省に、医薬品等行政評価・監視委員会（以下「委員会」という。）を置く。

（所掌事務）

第七十六条の三の五　委員会は、次に掲げる事務（薬事審議会の所掌に属するものを除く。）をつかさどる。

一　医薬品（専ら動物のために使用されることが目的とされているものを除く。以下この章において同じ。）、医薬部外品（専ら動物のために使用されることが目的とされているものを除く。以下この章において同じ。）、化粧品、医療機器（専ら動物のために使用されることが目的とされているものを除く。以下この章において同じ。）及び再生医療等製品（専ら動物のために使用されることが目的とされているものを除く。以下この章において同じ。）の安全性の確保並びにこれらの使用による保健衛生上の危害の発生及び拡大の防止に関する施策の実施状況の評価及び監視を行うこと。

二　前号の評価又は監視の結果に基づき、必要があると認めるときは、医薬品、医薬部外品、化粧品、医療機器若しくは再生医療等製品の安全性の確保又はこれらの使用による保健衛生上の危害の発生若しくは拡大の防止のため講ずべき施策について厚生労働大臣に意見を述べ、又は勧告をすること。

2　委員会は、前項第二号の意見を述べ、又は同号の勧告をしたときは、遅滞なく、その意見又は勧告の内容を公表しなければならない。

3　厚生労働大臣は、第一項第二号の意見又は勧告に基づき講じた施策について委員会に報告しなければならない。

（職権の行使）

第七十六条の三の六　委員会の委員は、独立してその職権を行う。

（資料の提出等の要求）

第七十六条の三の七　委員会は、その所掌事務を遂行するため必要があると認めるときは、関係行政機関の長に対し、情報の収集、資料の提出、意見の表明、説明その他必要な協力を求めることができる。

（組織）

第七十六条の三の八　委員会は、委員十人以内で組織する。

2　委員会に、特別の事項を調査審議させるため必要があるときは、臨時委員を置くことができる。
3　委員会に、専門の事項を調査させるため必要があるときは、専門委員を置くことができる。

（委員等の任命）

第七十六条の三の九　委員及び臨時委員は、医薬品、医薬部外品、化粧品、医療機器及び再生医療等製品の安全性の確保並びにこれらの使用による保健衛生上の危害の発生及び拡大の防止に関して優れた識見を有する者のうちから、厚生労働大臣が任命する。
2　専門委員は、当該専門の事項に関して優れた識見を有する者のうちから、厚生労働大臣が任命する。

（委員の任期等）

第七十六条の三の十　委員の任期は、二年とする。ただし、補欠の委員の任期は、前任者の残任期間とする。
2　委員は、再任されることができる。
3　臨時委員は、その者の任命に係る当該特別の事項に関する調査審議が終了したときは、解任されるものとする。
4　専門委員は、その者の任命に係る当該専門の事項に関する調査が終了したときは、解任されるものとする。
5　委員、臨時委員及び専門委員は、非常勤とする。

（委員長）

第七十六条の三の十一　委員会に、委員長を置き、委員の互選により選任する。
2　委員長は、会務を総理し、委員会を代表する。
3　委員長に事故があるときは、あらかじめその指名する委員が、その職務を代理する。

（政令への委任）

第七十六条の三の十二　この章に定めるもののほか、委員会に関し必要な事項は、政令で定める。

→令２政令56［医薬品等行政評価・監視委員会令］

第十五章　指定薬物の取扱い

（製造等の禁止）

第七十六条の四　指定薬物は、疾病の診断、治療又は予防の用途及び人の身体に対する危害の発生を伴うおそれがない用途として厚生労働省令で定めるもの（以下この条及び次条において「医療等の用途」という。）以外の用途に供するために製造し、輸入し、販売し、授与し、所持し、購入し、若しくは譲り受け、又は医療等の用途以外の用途に使用してはならない。

（広告の制限）

第七十六条の五　指定薬物については、医事若しくは薬事又は自然科学に関する記事を掲載する医薬関係者等（医薬関係者又は自然科学に関する研究に従事する者をいう。）向けの新聞又は雑誌により行う場合その他主として指定薬物を医療等の用途に使用する者を対象として行う場合を除き、何人も、その広告を行つてはならない。

（指定薬物等である疑いがある物品の検査及び製造等の制限）

第七十六条の六　厚生労働大臣又は都道府県知事は、指定薬物又は指定薬物と同等以上に精神毒性を有する蓋然性が高い物である疑いがある物品を発見した場合において、保健衛生上の危害の発生を防止するため必要があると認めるときは、厚生労働省令で定めるところにより、当該物品を貯蔵し、若しくは陳列している者又は製造し、輸入し、販売し、若しくは授与した者に対して、当該物品が指定薬物であるかどうか及び当該物品が指定薬物でないことが判明した場合にあつては、当該物品が指定薬物と同等以上に精神毒性を有する蓋然性が高い物であるかどうかについて、厚生労働大臣若しくは都道府県知事又は厚生労働大臣若しくは都道府県知事の指定する者の検査を受けるべきことを命ずることができる。

2　前項の場合において、厚生労働大臣又は都道府県知事は、厚生労働省令で定めるところにより、同項の検査を受けるべきことを命ぜられた者に対し、同項の検査を受け、第四項前段、第六項（第一号に係る部分に限る。）又は第七項の規定による通知を受けるまでの間は、当該物品及びこれと同一の物品を製造し、輸入し、販売し、授与し、販売若しくは授与の目的で陳列し、又は広告してはならない旨を併せて命ずることができる。

3　都道府県知事は、前項の規定による命令をしたときは、当該命令の日、当該命令に係る物品の名称、形状及び包装その他厚生労働省令で定める事項を厚生労働大臣に報告しなければならない。

4　厚生労働大臣又は都道府県知事は、第一項の検査により当該検査に係る物品が指定薬物であることが判明したときは、遅滞なく、当該検査を受けるべきことを命ぜられた者に対して、当該検査の結果を通知しなければならない。この場合において、当該物品が次条第一項の規定による禁止に係る物品であるときは、当該都道府県知事は、併せて、厚生労働大臣に対して、当該検査の結果を報告しなければならない。

5　都道府県知事は、第一項の検査により当該検査に係る物品が指定薬物でないこと及び当該物品の精神毒性を有する蓋然性が判明したときは、遅滞なく、厚生労働大臣に対して、当該検査の結果を報告しなければならない。

6　厚生労働大臣は、第一項の検査により当該検査に係る物品が指定薬物でないこと及び当該物品の精神毒性を有する蓋然性が判明したとき又は前項の規定による報告を受けたときは、遅滞なく、当該物品について第二条第十五項の指定をし、又は同項の指定をしない旨を決定し、かつ、次の各号に掲げる場合の区分に応じ、それぞれ当該各号に定める者に対して、その旨（第一号に掲げる場合にあつては、当該検査の結果及びその旨）を通知しなければならない。

一　厚生労働大臣又は厚生労働大臣の指定する者が当該検査を行つた場合　当該検査を受けるべきことを命ぜられた者

二　都道府県知事又は都道府県知事の指定する者が当該検査を行つた場合　都道府県知事

7　都道府県知事は、厚生労働大臣から前項（第二号に係る部分に限る。）の規定による通知を受けたときは、遅滞なく、当該通知に係る検査を受けるべきことを命ぜられた者に対して、当該検査の結果及び当該通知の内容を通知しなければならない。

→施行規則 249 の 2 − 249 の 5

（指定薬物等である疑いがある物品の製造等の広域的な禁止）

第七十六条の六の二　厚生労働大臣は、前条第二項の規定による命令をしたとき又は同条第三項の規定による報告を受けたときにおいて、当該命令又は当該報告に係る命令に係る物品のうちその生産及び流通を広域的に規制する必要があると認める物品について、これと名称、形状、包装その他厚生労働省令で定める事項からみて同一のものと認められる物品を製造し、輸入し、販売し、授与し、販売若しくは授与の目的で陳列し、又は広告することを禁止することができる。

2　厚生労働大臣は、前項の規定による禁止をした場合において、前条第一項の検査により当該禁止に係る物品が指定薬物であることが判明したとき（同条第四項後段の規定による報告を受けた場合を含む。）又は同条第六項の規定により第二条第十五項の指定をし、若しくは同項の指定をしない旨を決定したときは、当該禁止を解除するものとする。

3　第一項の規定による禁止又は前項の規定による禁止の解除は、厚生労働省令で定めるところにより、官報に告示して行う。

→施行規則 249 の 6、平 26 厚生労働省告示 509［広域的に禁止する指定薬物等である疑いがある物品］

（廃棄等）

第七十六条の七　厚生労働大臣又は都道府県知事は、第七十六条の四の規定に違反して貯蔵され、若しくは陳列されている指定薬物又は同条の規定に違反して製造され、輸入され、販売され、若しくは授与された指定薬物について、当該指定薬物を取り扱う者に対して、廃棄、回収その他公衆衛生上の危険の発生を防止するに足りる措置をとるべきことを命ずることができる。

2　厚生労働大臣又は都道府県知事は、前項の規定による命令を受けた者がその命令に従わない場合であつて、公衆衛生上の危険の発生を防止するため必要があると認めるときは、当該職員に、同項に規定する物を廃棄させ、若しくは回収させ、又はその他の必要な処分をさせることができる。

3　当該職員が前項の規定による処分をする場合には、第六十九条第八項の規定を準用する。

（中止命令等）

第七十六条の七の二　厚生労働大臣又は都道府県知事は、第七十六条の五の規定に違反した者に対して、その行為の中止その他公衆衛生上の危険の発生を防止するに足りる措置を採るべきことを命ずることができる。

2　厚生労働大臣又は都道府県知事は、第七十六条の六の二第一項の規定による禁止に違反した者に対して、同条第二項の規定により当該禁止が解除されるまでの間、その行為の中止その他公衆衛生上の危険の発生を防止するに足りる措置を採るべきことを命ずることができる。

3　厚生労働大臣又は都道府県知事は、第七十六条の五の規定又は第七十六条の六第二項の規定による命令若しくは第七十六条の六の二第一項の規定による禁止に違反する広告（次条において「指定薬物等に係る違法広告」という。）である特定電気通信による情報の送信があるときは、特定電気通信役務提供者に対して、当該送信を防止する措置を講ずることを要請することができる。

（損害賠償責任の制限）

第七十六条の七の三　特定電気通信役務提供者は、前条第三項の規定による要請を受けて指定薬物等に係る違法広告である特定電気通信による情報の送信を防止する措置を講じた場合その他の指定薬物等に係る違法広告である特定電気通信による情報の送信を防止する措置を講じた場合において、当該措置により送信を防止された情報の発信者に生じた損害については、当該措置が当該情報の不特定の者に対する送信を防止するために必要な限度において行われたものであるときは、賠償の責めに任じない。

（立入検査等）

第七十六条の八　厚生労働大臣又は都道府県知事は、この章の規定を施行するため必要があると認めるときは、厚生労働省令で定めるところにより、指定薬物若しくはその疑いがある物品若しくは指定薬物と同等以上に精神毒性を有する蓋然性が高い物である疑いがある物品を貯蔵し、陳列し、若しくは広告している者又は指定薬物若しくはこれらの物品を製造し、輸入し、販売し、授与し、貯蔵し、陳列し、若しくは広告した者に対して、必要な報告をさせ、又は当該職員に、これらの者の店舗その他必要な場所に立ち入り、帳簿書類その他の物件を検査させ、関係者に質問させ、若しくは指定薬物若しくはこれらの物品を、試験のため必要な最少分量に限り、収去させることができる。

2　前項の規定による立入検査、質問及び収去については第六十九条第八項の規定を、前項の規定による権限については同条第九項の規定を、それぞれ準用する。

→施行規則 249 の 7、249 の 8

（麻薬取締官及び麻薬取締員による職権の行使）

第七十六条の九　厚生労働大臣又は都道府県知事は、第七十六条の七第二項又は前条第一項に規定する当該職員の職権を麻薬取締官又は麻薬取締員に行わせることができる。

（指定手続の特例）

第七十六条の十　厚生労働大臣は、第二条第十五項の指定をする場合であつて、緊急を要し、あらかじめ薬事審議会の意見を聴くいとまがないときは、当該手続を経ないで同項の指定をすることができる。

2　前項の場合において、厚生労働大臣は、速やかに、その指定に係る事項を薬事審議会に報告しなければならない。

（教育及び啓発）

第七十六条の十一　国及び地方公共団体は、指定薬物等の薬物の濫用の防止に関する国民の理解を深めるための教育及び啓発に努めるものとする。

（調査研究の推進）

第七十六条の十二　国は、指定薬物等の薬物の濫用の防止及び取締りに資する調査研究の推進に努めるものとする。

（関係行政機関の連携協力）

第七十七条　厚生労働大臣及び関係行政機関の長は、指定薬物等の薬物の濫用の防止及び取締りに関し、必要な情報交換を行う等相互に連携を図りながら協力しなければならない。

第十六章　希少疾病用医薬品、希少疾病用医療機器及び希少疾病用再生医

療等製品等の指定等

（指定等）

第七十七条の二　厚生労働大臣は、次の各号のいずれにも該当する医薬品、医療機器又は再生医療等製品につき、製造販売をしようとする者（本邦に輸出されるものにつき、外国において製造等をする者を含む。次項及び第三項において同じ。）から申請があつたときは、薬事審議会の意見を聴いて、当該申請に係る医薬品、医療機器又は再生医療等製品を希少疾病用医薬品、希少疾病用医療機器又は希少疾病用再生医療等製品として指定することができる。

一　その用途に係る対象者の数が本邦において厚生労働省令で定める人数に達しないこと。

二　申請に係る医薬品、医療機器又は再生医療等製品につき、製造販売の承認が与えられるとしたならば、その用途に関し、特に優れた使用価値を有することとなる物であること。

2　厚生労働大臣は、次の各号のいずれにも該当する医薬品、医療機器又は再生医療等製品につき、製造販売をしようとする者から申請があつたときは、薬事審議会の意見を聴いて、当該申請に係る医薬品、医療機器又は再生医療等製品を先駆的医薬品、先駆的医療機器又は先駆的再生医療等製品として指定することができる。

一　次のいずれかに該当する医薬品、医療機器又は再生医療等製品であること。

イ　医薬品（体外診断用医薬品を除く。以下この号において同じ。）及び再生医療等製品にあつては、その用途に関し、本邦において既に製造販売の承認を与えられている医薬品若しくは再生医療等製品又は外国において販売し、授与し、若しくは販売若しくは授与の目的で貯蔵し、若しくは陳列することが認められている医薬品若しくは再生医療等製品と作用機序が明らかに異なる物であること。

ロ　医療機器及び体外診断用医薬品にあつては、その用途に関し、本邦において既に製造販売の承認を与えられている医療機器若しくは体外診断用医薬品又は外国において販売し、授与し、若しくは販売若しくは授与の目的で貯蔵し、若しくは陳列することが認められている医療機器若しくは体外診断用医薬品と原理が明らかに異なる物であること。

二　申請に係る医薬品、医療機器又は再生医療等製品につき、製造販売の承認が与えられるとしたならば、その用途に関し、特に優れた使用価値を有することとなる物であること。

3　厚生労働大臣は、次の各号のいずれにも該当する医薬品、医療機器又は再生医療等製品につき、製造販売をしようとする者から申請があつたときは、薬事審議会の意見を聴いて、当該申請に係る医薬品、医療機器又は再生医療等製品を特定用途医薬品、特定用途医療機器又は特定用途再生医療等製品として指定することができる。

一　その用途が厚生労働大臣が疾病の特性その他を勘案して定める区分に属する疾病の診断、治療又は予防であつて、当該用途に係る医薬品、医療機器又は再生医療等製品に対する需要が著しく充足されていないと認められる物であること。

二　申請に係る医薬品、医療機器又は再生医療等製品につき、製造販売の承認が与えられるとしたならば、その用途に関し、特に優れた使用価値を有することとなる物であること。

4　厚生労働大臣は、前三項の規定による指定をしたときは、その旨を公示するものとする。

→施行規則 250、250 の 2、251、251 の 2 － 251 の 4、253

（資金の確保）

第七十七条の三　国は、希少疾病用医薬品、希少疾病用医療機器及び希少疾病用再生医療等製品並びにその用途に係る対象者の数が本邦において厚生労働省令で定める人数に達しない特定用途医薬品、特定用途医療機器及び特定用途再生医療等製品の試験研究を促進するのに必要な資金の確保に努めるものとする。

→施行規則 251 の 5

（税制上の措置）

第七十七条の四　国は、租税特別措置法（昭和三十二年法律第二十六号）で定めるところにより、希少疾病用医薬品、希少疾病用医療機器及び希少疾病用再生医療等製品並びにその用途に係る対象者の数が本邦において厚生労働省令で定める人数に達しない特定用途医薬品、特定用途医療機器及び特定用途再生医療等製品の試験研究を促進するため必要な措置を講ずるものとする。

→施行規則 251 の 6

（試験研究等の中止の届出）

第七十七条の五　第七十七条の二第一項から第三項までの規定による指定を受けた者は、当該指定に係る希少疾病用医薬品、希少疾病用医療機器若しくは希少疾病用再生医療等製品、先駆的医薬品、先駆的医療機器若しくは先駆的再生医療等製品又は特定用途医薬品、特定用途医療機器若しくは特定用途再生医療等製品の試験研究又は製造若しくは輸入を中止しようとするときは、あらかじめ、その旨を厚生労働大臣に届け出なければならない。

→施行規則 252

（指定の取消し等）

第七十七条の六　厚生労働大臣は、前条の規定による届出があつたときは、第七十七条の二第一項から第三項までの規定による指定（以下この条において「指定」という。）を取り消さなければならない。

2　厚生労働大臣は、次の各号のいずれかに該当するときは、指定を取り消すことができる。

一　希少疾病用医薬品、希少疾病用医療機器若しくは希少疾病用再生医療等製品、先駆的医薬品、先駆的医療機器若しくは先駆的再生医療等製品又は特定用途医薬品、特定用途医療機器若しくは特定用途再生医療等製品が第七十七条の二第一項各号、第二項各号又は第三項各号のいずれかに該当しなくなつたとき。

二　指定に関し不正の行為があつたとき。

三　正当な理由なく希少疾病用医薬品、希少疾病用医療機器若しくは希少疾病用再生医療等製品、先駆的医薬品、先駆的医療機器若しくは先駆的再生医療等製品又は特定用途医薬品、特定用途医療機器若しくは特定用途再生医療等製品の試験研究又は製造販売が行われないとき。

四　指定を受けた者についてこの法律その他薬事に関する法令で政令で定めるもの又はこれに基づく処分に違反する行為があつたとき。

3　厚生労働大臣は、前二項の規定により指定を取り消したときは、その旨を公示するものとする。

→施行令 70、施行規則字 253

（省令への委任）

第七十七条の七　この章に定めるもののほか、希少疾病用医薬品、希少疾病用医療機器若しくは希少疾病用再生医療等製品、先駆的医薬品、先駆的医療機器若しくは先駆的再生医療等製品又は特定用途医薬品、特定用途医療機器若しくは特定用途再生医療等製品に関し必要な事項は、厚生労働省令で定める。

第十七章　雑則

（手数料）

第七十八条　次の各号に掲げる者（厚生労働大臣に対して申請する者に限る。）は、それぞれ当該各号の申請に対する審査に要する実費の額を考慮して政令で定める額の手数料を納めなければならない。

一　第十二条第四項の許可の更新を申請する者

二　第十三条第四項の許可の更新を申請する者

三　第十三条第八項の許可の区分の変更の許可を申請する者

三の二　第十三条の二の二第四項の登録の更新を申請する者

四　第十三条の三第一項の認定を申請する者

五　第十三条の三第三項において準用する第十三条第四項の認定の更新を申請

する者
六　第十三条の三第三項において準用する第十三条第八項の認定の区分の変更又は追加の認定を申請する者
六の二　第十三条の三の二第二項において準用する第十三条の二の二第四項の登録の更新を申請する者
七　第十四条又は第十九条の二の承認を申請する者
八　第十四条第七項（同条第十五項（第十九条の二第五項において準用する場合を含む。）及び第十九条の二第五項において準用する場合を含む。）、第九項（第十九条の二第五項において準用する場合を含む。）若しくは第十三項（第十四条第十五項（第十九条の二第五項において準用する場合を含む。）及び第十九条の二第五項において準用する場合を含む。）又は第十四条の二の二第二項（第十四条の三第二項（第二十条第一項において準用する場合を含む。）及び第十九条の二第五項において準用する場合を含む。）の調査を申請する者
八の二　第十四条の二第一項（第二十三条の二十五の二において準用する場合を含む。）の確認を受けようとする者
九　第十四条の四（第十九条の四において準用する場合を含む。）の再審査を申請する者
九の二　第十四条の七の二第一項又は第三項（これらの規定を第十九条の四において準用する場合を含む。）の確認を受けようとする者
十　第二十三条の二第四項の許可の更新を申請する者
十一　第二十三条の二の三第三項（第二十三条の二の四第二項において準用する場合を含む。）の登録の更新を申請する者
十二　第二十三条の二の四第一項の登録を申請する者
十三　第二十三条の二の五又は第二十三条の二の十七の承認を申請する者
十四　第二十三条の二の五第七項、第九項若しくは第十三項（これらの規定を同条第十五項（第二十三条の二の十七第五項において準用する場合を含む。）及び第二十三条の二の十七第五項において準用する場合を含む。）又は第二十三条の二の六の二第二項（第二十三条の二の八第二項（第二十三条の二の二十第一項において準用する場合を含む。）及び第二十三条の二の十七第五項において準用する場合を含む。）の調査を申請する者
十五　第二十三条の二の九（第二十三条の二の十九において準用する場合を含む。）の使用成績に関する評価を申請する者
十五の二　第二十三条の二の十の二第一項又は第三項（これらの規定を第二十三条の二の十九において準用する場合を含む。）の確認を受けようとする者
十六　第二十三条の十八第一項の基準適合性認証を申請する者
十七　第二十三条の二十第四項の許可の更新を申請する者

十八　第二十三条の二十二第四項の許可の更新を申請する者
十九　第二十三条の二十二第八項の許可の区分の変更の許可を申請する者
二十　第二十三条の二十四第一項の認定を申請する者
二十一　第二十三条の二十四第三項において準用する第二十三条の二十二第四項の認定の更新を申請する者
二十二　第二十三条の二十四第三項において準用する第二十三条の二十二第八項の認定の区分の変更又は追加の認定を申請する者
二十三　第二十三条の二十五又は第二十三条の三十七の承認を申請する者
二十四　第二十三条の二十五第六項（同条第十一項（第二十三条の三十七第五項において準用する場合を含む。）及び第二十三条の三十七第五項において準用する場合を含む。）若しくは第八項（第二十三条の三十七第五項において準用する場合を含む。）又は第二十三条の二十六の二第二項（第二十三条の二十八第二項（第二十三条の四十第一項において準用する場合を含む。）及び第二十三条の三十七第五項において準用する場合を含む。）の調査を申請する者
二十五　第二十三条の二十九（第二十三条の三十九において準用する場合を含む。）の再審査を申請する者
二十五の二　第二十三条の三十二の二第一項又は第三項（これらの規定を第二十三条の三十九において準用する場合を含む。）の確認を受けようとする者
二十六　第四十条の二第一項の許可を申請する者
二十七　第四十条の二第四項の許可の更新を申請する者
二十八　第四十条の二第七項の修理区分の変更又は追加の許可を申請する者
二十九　第八十条第一項から第三項までの調査を申請する者

2　機構が行う第十三条の二第一項（第十三条の三第三項及び第八十条第四項において準用する場合を含む。）の調査、第十四条の二の三第一項（第十四条の五第一項（第十九条の四において準用する場合を含む。）並びに第十九条の二第五項及び第六項において準用する場合を含む。）の医薬品等審査等、第十四条の七の二第八項（第十九条の四において準用する場合を含む。）の確認、第二十三条の二の七第一項（第二十三条の二の十第一項（第二十三条の二の十九において準用する場合を含む。）並びに第二十三条の二の十七第五項及び第六項において準用する場合を含む。）の医療機器等審査等、第二十三条の六第二項（同条第四項において準用する場合を含む。）の調査、第二十三条の二の十の二第九項（第二十三条の二の十九において準用する場合を含む。）の確認、第二十三条の十八第二項の基準適合性認証、第二十三条の二十三第一項（第二十三条の二十四第三項及び第八十条第五項において準用する場合を含む。）の調査、第二十三条の二十七第一項（第二十三条の三十第一項（第二十三条の三十九において準用する場合を含む。）並びに第二十三条の三十七第五項及び第六項において準用する場合を含む。）の再生医療等製品審査等又は第二十三条の三十二の二

第八項（第二十三条の三十九において準用する場合を含む。）の確認を受けようとする者は、当該調査、医薬品等審査等、確認、医療機器等審査等、基準適合性認証又は再生医療等製品審査等に要する実費の額を考慮して政令で定める額の手数料を機構に納めなければならない。

3　前項の規定により機構に納められた手数料は、機構の収入とする。

→平 17 政令 91［手数料令］

（許可等の条件）

第七十九条　この法律に規定する許可、認定又は承認には、条件又は期限を付し、及びこれを変更することができる。

2　前項の条件又は期限は、保健衛生上の危害の発生を防止するため必要な最小限度のものに限り、かつ、許可、認定又は承認を受ける者に対し不当な義務を課することとなるものであつてはならない。

→施行規則 262

（適用除外等）

第八十条　輸出用の医薬品（体外診断用医薬品を除く。以下この項において同じ。）、医薬部外品又は化粧品の製造業者は、その製造する医薬品、医薬部外品又は化粧品が政令で定めるものであるときは、その物の製造所における製造管理又は品質管理の方法が第十四条第二項第四号に規定する厚生労働省令で定める基準に適合しているかどうかについて、製造をしようとするとき、及びその開始後三年を下らない政令で定める期間を経過するごとに、厚生労働大臣の書面による調査又は実地の調査を受けなければならない。

2　輸出用の医療機器又は体外診断用医薬品の製造業者は、その製造する医療機器又は体外診断用医薬品が政令で定めるものであるときは、その物の製造所における製造管理又は品質管理の方法が厚生労働省令で定める基準に適合しているかどうかについて、製造をしようとするとき、及びその開始後三年を下らない政令で定める期間を経過するごとに、厚生労働大臣の書面による調査又は実地の調査を受けなければならない。

→平 16 厚生労働省令 169［機器・体外診 QMS 省令］

3　輸出用の再生医療等製品の製造業者は、その製造する再生医療等製品の製造所における製造管理又は品質管理の方法が第二十三条の二十五第二項第四号に規定する厚生労働省令で定める基準に適合しているかどうかについて、製造をしようとするとき、及びその開始後三年を下らない政令で定める期間を経過するごとに、厚生労働大臣の書面による調査又は実地の調査を受けなければならない。

4　第一項又は第二項の調査については、第十三条の二の規定を準用する。この場合において、同条第一項中「又は化粧品」とあるのは「、化粧品、医療機器

（専ら動物のために使用されることが目的とされているものを除く。以下この条において同じ。）又は体外診断用医薬品（専ら動物のために使用されることが目的とされているものを除く。以下この条において同じ。）」と、「前条第一項若しくは第八項の許可又は同条第四項（同条第九項において準用する場合を含む。以下この条において同じ。）の許可の更新についての同条第七項（同条第九項において準用する場合を含む。）」とあるのは「第八十条第一項又は第二項」と、同条第二項中「行わないものとする。この場合において、厚生労働大臣は、前条第一項若しくは第六項の許可又は同条第三項の許可の更新をするときは、機構が第四項の規定により通知する調査の結果を考慮しなければならない」とあるのは「行わないものとする」と、同条第三項中「又は化粧品」とあるのは「、化粧品、医療機器又は体外診断用医薬品」と、「前条第一項若しくは第六項の許可又は同条第三項の許可の更新」とあるのは「第八十条第一項又は第二項の調査」と読み替えるものとする。

5　第三項の調査については、第二十三条の二十三の規定を準用する。この場合において、同条第一項中「前条第一項若しくは第八項の許可又は同条第四項（同条第九項において準用する場合を含む。以下この条において同じ。）の許可の更新についての同条第七項（同条第九項において準用する場合を含む。）」とあるのは「第八十条第三項」と、同条第二項中「行わないものとする。この場合において、厚生労働大臣は、前条第一項若しくは第六項の許可又は同条第三項の許可の更新をするときは、機構が第四項の規定により通知する調査の結果を考慮しなければならない」とあるのは「行わないものとする」と、同条第三項中「前条第一項若しくは第六項の許可又は同条第三項の許可の更新」とあるのは「第八十条第三項の調査」と読み替えるものとする。

6　第一項から第三項までに規定するほか、輸出用の医薬品、医薬部外品、化粧品、医療機器又は再生医療等製品については、政令で、この法律の一部の適用を除外し、その他必要な特例を定めることができる。

7　薬局開設者が当該薬局における設備及び器具をもつて医薬品を製造し、その医薬品を当該薬局において販売し、又は授与する場合については、政令で、第三章、第四章、第七章及び第十一章の規定の一部の適用を除外し、その他必要な特例を定めることができる。

8　第十四条の二の二第一項（第十九条の二第五項において準用する場合を含む。）若しくは第十四条の三第一項（第二十条第一項において準用する場合を含む。）の規定による第十四条若しくは第十九条の二の承認を受けて製造販売がされた医薬品、第二十三条の二の六の二第一項（第二十三条の二の十七第五項において準用する場合を含む。）若しくは第二十三条の二の八第一項（第二十三条の二の二十第一項において準用する場合を含む。）の規定による第二十三条の二の五若しくは第二十三条の二の十七の承認を受けて製造販売がされた医療機器若しくは体外診断用医薬品又は第二十三条の二十六の二第一項（第二十三条の三十七第五項において準用する場合を含む。）若しくは第二十三条の二十八第一項（第二十三条の四十第一項において準用する場合を含む。）の規定による第二十三条の二十五若しくは第二十三条の三十七の承認を受けて製造販売がされた再生医療等製品については、政令で、第四十三条、第四十四条、第五十条、第五十一条（第六十五条の四及び第六十八条の十九において準用する場合を含む。）、第五十二条、第五十四条（第六十四条及び第六十五条の四において準用する場合を含む。）、第五十五条第一項（第六十四条、第六十五条の四及び第六十八条の十九において準用する場合を含む。）、第五十六条、第六十三条、第六十三条の二、第六十五条から第六十五条の三まで、第六十五条の五、第六十八条の二から第六十八条の二の三まで、第六十八条の二の六、第六十八条の十七、第六十八条の十八、第六十八条の二十及び第六十八条の二十の二の規定の一部の適用を除外し、その他必要な特例を定めることができる。

9　第十四条第一項に規定する化粧品以外の化粧品については、政令で、この法律の一部の適用を除外し、医薬部外品等責任技術者の義務の遂行のための配慮事項その他必要な特例を定めることができる。

→施行令70の2－73の7、74の4⑥、75、76、施行規則264

（治験の取扱い）

第八十条の二　治験の依頼をしようとする者は、治験を依頼するに当たつては、厚生労働省令で定める基準に従つてこれを行わなければならない。

2　治験（薬物、機械器具等又は人若しくは動物の細胞に培養その他の加工を施したもの若しくは人若しくは動物の細胞に導入され、これらの体内で発現する遺伝子を含有するもの（以下この条から第八十条の四まで及び第八十三条第一項において「薬物等」という。）であつて、厚生労働省令で定めるものを対象とするものに限る。以下この項において同じ。）の依頼をしようとする者又は自ら治験を実施しようとする者は、あらかじめ、厚生労働省令で定めるところにより、厚生労働大臣に治験の計画を届け出なければならない。ただし、当該治験の対象とされる薬物等を使用することが緊急やむを得ない場合として厚生労働省令で定める場合には、当該治験を開始した日から三十日以内に、厚生労働省令で定めるところにより、厚生労働大臣に治験の計画を届け出たときは、この限りでない。

3　前項本文の規定による届出をした者（当該届出に係る治験の対象とされる薬物等につき初めて同項の規定による届出をした者に限る。）は、当該届出をした日から起算して三十日を経過した後でなければ、治験を依頼し、又は自ら治験を実施してはならない。この場合において、厚生労働大臣は、当該届出に係る治験の計画に関し保健衛生上の危害の発生を防止するため必要な調査を行うものとする。

4　治験の依頼を受けた者又は自ら治験を実施しようとする者は、厚生労働省令で定める基準に従つて、治験をしなければならない。
5　治験の依頼をした者は、厚生労働省令で定める基準に従つて、治験を管理しなければならない。
6　治験の依頼をした者又は自ら治験を実施した者は、当該治験の対象とされる薬物等その他の当該治験において用いる薬物等（以下「治験使用薬物等」という。）について、当該治験使用薬物等の副作用によるものと疑われる疾病、障害又は死亡の発生、当該治験使用薬物等の使用によるものと疑われる感染症の発生その他の治験使用薬物等の有効性及び安全性に関する事項で厚生労働省令で定めるものを知つたときは、その旨を厚生労働省令で定めるところにより厚生労働大臣に報告しなければならない。この場合において、厚生労働大臣は、当該報告に係る情報の整理又は当該報告に関する調査を行うものとする。
7　厚生労働大臣は、治験が第四項又は第五項の基準に適合するかどうかを調査するため必要があると認めるときは、治験の依頼をし、自ら治験を実施し、若しくは依頼を受けた者その他治験使用薬物等を業務上取り扱う者に対して、必要な報告をさせ、又は当該職員に、病院、診療所、飼育動物診療施設、工場、事務所その他治験使用薬物等を業務上取り扱う場所に立ち入り、その構造設備若しくは帳簿書類その他の物件を検査させ、若しくは従業員その他の関係者に質問させることができる。
8　前項の規定による立入検査及び質問については、第六十九条第八項の規定を、前項の規定による権限については、同条第九項の規定を、それぞれ準用する。
9　厚生労働大臣は、治験使用薬物等の使用による保健衛生上の危害の発生又は拡大を防止するため必要があると認めるときは、治験の依頼をしようとし、若しくは依頼をした者、自ら治験を実施しようとし、若しくは実施した者又は治験の依頼を受けた者に対し、治験の依頼の取消し又はその変更、治験の中止又はその変更その他必要な指示を行うことができる。
10　治験の依頼をした者若しくは自ら治験を実施した者又はその役員若しくは職員は、正当な理由なく、治験に関しその職務上知り得た人の秘密を漏らしてはならない。これらの者であつた者についても、同様とする。

→薬物＝施行規則 268 － 273、機械器具等＝ 274 － 275、加工細胞等＝ 275 の 2 － 275 の 4、平 9 厚生省令 28［薬 GCP］、平 17 厚生労働省令 36［機器 GCP］、平 26 厚生労働省令 88［再生 GCP］

（機構による治験の計画に係る調査等の実施）

第八十条の三　厚生労働大臣は、機構に、治験の対象とされる薬物等（専ら動物のために使用されることが目的とされているものを除く。以下この条及び次条において同じ。）のうち政令で定めるものに係る治験の計画についての前条第三項後段の規定による調査を行わせることができる。
2　厚生労働大臣は、前項の規定により機構に調査を行わせるときは、当該調査を行わないものとする。

3　機構は、厚生労働大臣が第一項の規定により機構に調査を行わせることとした場合において、当該調査を行つたときは、遅滞なく、当該調査の結果を厚生労働省令で定めるところにより厚生労働大臣に通知しなければならない。

4　厚生労働大臣が第一項の規定により機構に調査を行わせることとしたときは、同項の政令で定める薬物等に係る治験の計画についての前条第二項の規定による届出をしようとする者は、同項の規定にかかわらず、厚生労働省令で定めるところにより、機構に届け出なければならない。

5　機構は、前項の規定による届出を受理したときは、厚生労働省令で定めるところにより、厚生労働大臣にその旨を通知しなければならない。

→施行令 77、施行規則 276 － 278

第八十条の四　厚生労働大臣は、機構に、政令で定める薬物等についての第八十条の二第六項に規定する情報の整理を行わせることができる。

2　厚生労働大臣は、第八十条の二第九項の指示を行うため必要があると認めるときは、機構に、薬物等についての同条第六項の規定による調査を行わせることができる。

3　厚生労働大臣が、第一項の規定により機構に情報の整理を行わせることとしたときは、同項の政令で定める薬物等に係る第八十条の二第六項の規定による報告をしようとする者は、同項の規定にかかわらず、厚生労働省令で定めるところにより、機構に報告しなければならない。

4　機構は、第一項の規定による情報の整理又は第二項の規定による調査を行つたときは、遅滞なく、当該情報の整理又は調査の結果を厚生労働省令で定めるところにより、厚生労働大臣に通知しなければならない。

→施行令 78、施行規則 279。280

第八十条の五　厚生労働大臣は、機構に、第八十条の二第七項の規定による立入検査又は質問のうち政令で定めるものを行わせることができる。

2　前項の立入検査又は質問については、第六十九条の二第三項から第五項までの規定を準用する。

→施行令 79

（原薬等登録原簿）

第八十条の六　原薬等を製造する者（外国において製造する者を含む。）は、その原薬等の名称、成分（成分が不明のものにあつては、その本質）、製法、性状、品質、貯法その他厚生労働省令で定める事項について、原薬等登録原簿に登録を受けることができる。

2　厚生労働大臣は、前項の登録の申請があつたときは、次条第一項の規定により申請を却下する場合を除き、前項の厚生労働省令で定める事項を原薬等登録原簿に登録するものとする。

3　厚生労働大臣は、前項の規定による登録をしたときは、厚生労働省令で定める事項を公示するものとする。

→施行規則280の3－280の8、280の14

第八十条の七　厚生労働大臣は、前条第一項の登録の申請が当該原薬等の製法、性状、品質又は貯法に関する資料を添付されていないとき、その他の厚生労働省令で定める場合に該当するときは、当該申請を却下するものとする。

2　厚生労働大臣は、前項の規定により申請を却下したときは、遅滞なく、その理由を示して、その旨を申請者に通知するものとする。

→施行規則280の9

第八十条の八　第八十条の六第一項の登録を受けた者は、同項に規定する厚生労働省令で定める事項の一部を変更しようとするとき（当該変更が厚生労働省令で定める軽微な変更であるときを除く。）は、その変更について、原薬等登録原簿に登録を受けなければならない。この場合においては、同条第二項及び第三項並びに前条の規定を準用する。

2　第八十条の六第一項の登録を受けた者は、前項の厚生労働省令で定める軽微な変更について、厚生労働省令で定めるところにより、厚生労働大臣にその旨を届け出なければならない。

→施行規則280の4、280の7、280の10－280の12

第八十条の九　厚生労働大臣は、第八十条の六第一項の登録を受けた者が次の各号のいずれかに該当するときは、その者に係る登録を抹消する。

一　不正の手段により第八十条の六第一項の登録を受けたとき。

二　第八十条の七第一項に規定する厚生労働省令で定める場合に該当するに至つたとき。

三　この法律その他薬事に関する法令で政令で定めるもの又はこれに基づく処分に違反する行為があつたとき。

2　厚生労働大臣は、前項の規定により登録を抹消したときは、その旨を、当該抹消された登録を受けていた者に対し通知するとともに、公示するものとする。

→施行令79の2、施行規則280の13

（機構による登録等の実施）

第八十条の十　厚生労働大臣は、機構に、政令で定める原薬等に係る第八十条の六第二項（第八十条の八第一項において準用する場合を含む。）の規定による登録及び前条第一項の規定による登録の抹消（以下この条において「登録等」という。）を行わせることができる。

2　第八十条の六第三項、第八十条の七及び前条第二項の規定は、前項の規定により機構が登録等を行う場合に準用する。

3　厚生労働大臣が第一項の規定により機構に登録等を行わせることとしたときは、同項の政令で定める原薬等に係る第八十条の六第一項若しくは第八十条の八第一項の登録を受けようとする者又は同条第二項の規定による届出をしようとする者は、第八十条の六第二項（第八十条の八第一項において準用する場合を含む。）及び第八十条の八第二項の規定にかかわらず、厚生労働省令で定めるところにより、機構に申請又は届出をしなければならない。

4　機構は、前項の申請に係る登録をしたとき、若しくは申請を却下したとき、同項の届出を受理したとき、又は登録を抹消したときは、厚生労働省令で定めるところにより、厚生労働大臣にその旨を通知しなければならない。

5　機構が行う第三項の申請に係る登録若しくはその不作為、申請の却下又は登録の抹消については、厚生労働大臣に対して、審査請求をすることができる。この場合において、厚生労働大臣は、行政不服審査法第二十五条第二項及び第三項、第四十六条第一項及び第二項並びに第四十九条第三項の規定の適用については、機構の上級行政庁とみなす。

→施行令79の3、施行規則280の4－280の6、280の15

（都道府県等が処理する事務）

第八十一条　この法律に規定する厚生労働大臣の権限に属する事務の一部は、政令で定めるところにより、都道府県知事、保健所を設置する市の市長又は特別区の区長が行うこととすることができる。

→施行令80

（緊急時における厚生労働大臣の事務執行）

第八十一条の二　第六十九条第二項及び第七十二条第四項の規定により都道府県知事の権限に属するものとされている事務は、保健衛生上の危害の発生又は拡大を防止するため緊急の必要があると厚生労働大臣が認める場合にあつては、厚生労働大臣又は都道府県知事が行うものとする。この場合においては、この法律の規定中都道府県知事に関する規定（当該事務に係るものに限る。）は、厚生労働大臣に関する規定として厚生労働大臣に適用があるものとする。

2　前項の場合において、厚生労働大臣又は都道府県知事が当該事務を行うときは、相互に密接な連携の下に行うものとする。

（事務の区分）

第八十一条の三　第二十一条、第二十三条の二の二十一、第二十三条の四十一、第六十九条第一項、第四項、第六項及び第七項、第六十九条の二第二項、第七

十条第一項及び第三項、第七十一条、第七十二条第三項、第七十二条の五、第七十六条の六第一項から第五項まで及び第七項、第七十六条の七第一項及び第二項、第七十六条の七の二並びに第七十六条の八第一項の規定により都道府県が処理することとされている事務は、地方自治法（昭和二十二年法律第六十七号）第二条第九項第一号に規定する第一号法定受託事務（次項において単に「第一号法定受託事務」という。）とする。

2　第二十一条、第六十九条第一項、第四項及び第六項、第七十条第一項及び第三項、第七十一条、第七十二条第三項並びに第七十二条の五の規定により保健所を設置する市又は特別区が処理することとされている事務は、第一号法定受託事務とする。

（権限の委任）

第八十一条の四　この法律に規定する厚生労働大臣の権限は、厚生労働省令で定めるところにより、地方厚生局長に委任することができる。

2　前項の規定により地方厚生局長に委任された権限は、厚生労働省令で定めるところにより、地方厚生支局長に委任することができる。

→施行令 82、施行規則 281

（経過措置）

第八十二条　この法律の規定に基づき政令又は厚生労働省令を制定し、又は改廃する場合においては、それぞれ、政令又は厚生労働省令で、その制定又は改廃に伴い合理的に必要と判断される範囲内において、所要の経過措置（罰則に関する経過措置を含む。）を定めることができる。この法律の規定に基づき、厚生労働大臣が毒薬及び劇薬の範囲その他の事項を定め、又はこれを改廃する場合においても、同様とする。

→平 17 政令 91［手数料令］

（動物用医薬品等）

第八十三条　医薬品、医薬部外品、医療機器又は再生医療等製品（治験使用薬物等を含む。）であつて、専ら動物のために使用されることが目的とされているものに関しては、この法律（第二条第十五項、第六条の二第一項及び第二項、第六条の三第一項から第三項まで、第九条の三、第九条の四第一項、第二項及び第四項から第六項まで、第三十六条の十第一項及び第二項（同条第七項においてこれらの規定を準用する場合を含む。）、第六十条、第六十九条第五項、第七十二条第五項、第七十五条の五の二第一項から第三項まで、第七十五条の五の三、第七十五条の五の四、第七十五条の五の五第七項及び第八項、第七十五条の五の六、第七十五条の五の七第一項、第七十五条の五の八、第七十五条の五の九第四項、第七十五条の五の十一第一項及び第二項、第七十五条の五の十二第一項及び第三項、第七十五条の五の十四、第七十五条の五の十五、第七十五条の五の十六第一項、第七十五条の五の十七、第七十五条の五の十八、第七十五条の五の十九、第七十六条の三の二、第七十六条の四、第七十六条の六、第七十六条の六の二、第七十六条の七第一項及び第二項、第七十六条の七の二、第七十六条の八第一項、第七十六条の九、七十六条の十、第七十七条、並びに第八十一条の四を除く。）中「厚生労働大臣」とあるのは「農林水産大臣」と、「厚生労働省令」とあるのは「農林水産省令」と、第二条第五項から第七項までの規定中「人」とあるのは「動物」と、第四条第一項中「都道府県知事（その所在地が保健所を設置する市又は特別区の区域にある場合においては、市長又は区長。次項、第七条第四項並びに第十条第一項（第三十八条第一項並びに第四十条第一項及び第二項において準用する場合を含む。）及び第二項（第三十八条第一項において準用する場合を含む。）において同じ。）」とあるのは「都道府県知事」と、同条第三項第四号イ中「医薬品の薬局医薬品、要指導医薬品及び一般用医薬品」とあり、並びに同号ロ、第二十五条第二号、第二十六条第三項第五号、第二十九条の二第一項第二号、第三十一条、第三十六条の九（見出しを含む。）、第三十六条の十の見出し、同条第五項及び第七項並びに第五十七条の二第三項中「一般用医薬品」とあるのは「医薬品」と、第八条の二第一項中「医療を受ける者」とあるのは「獣医療を受ける動物の飼育者」と、第九条第一項第二号中「一般用医薬品（第四条第五項第四号に規定する一般用医薬品をいう。以下同じ。）」とあるのは「医薬品」と、第十四条第二項第三号ロ中「又は」とあるのは「若しくは」と、「認められるとき」とあるのは「認められるとき、又は申請に係る医薬品が、その申請に係る使用方法に従い使用される場合に、当該医薬品が有する対象動物（牛、豚その他の食用に供される動物として農林水産省令で定めるものをいう。以下同じ。）についての残留性（医薬品の使用に伴いその医薬品の成分である物質（その物質が化学的に変化して生成した物質を含む。）が動物に残留する性質をいう。以下同じ。）の程度からみて、その使用に係る対象動物の肉、乳その他の食用に供される生産物で人の健康を損なうものが生産されるおそれがあることにより、医薬品として使用価値がないと認められるとき」と、同条第五項及び第十項、第二十三条の二の五第五項及び第十項並びに第二十三条の二十五第九項中「医療上」とあるのは「獣医療上」と、第十四条第五項及び第二十三条の二の五第五項中「人数」とあるのは「動物の数」と、第十四条の二の二第一項第一号、第十四条の三第一項第一号、第二十三条の二の六の二第一項第一号、第二十三条の二の八第一項第一号、第二十三条の二十六の二第一項第一号及び第二十三条の二十八第一項第一号中「国民の生命及び健康」とあるのは「動物の生産又は健康の維持」と、第十四条の二の二第一項第三号中「又は」とあるのは「若しくは」と、「有すること」とあるのは「有すること又は申請に係る使用方法に従い使用される場合に、当該医薬品が有する対象動物についての残留性の程度からみて、その使用に係る対象動物の肉、乳その他の食用に供される生産物で人の健康を損なうものが生産されるおそれがあること」と、第十四条の七の二第一項第三号ロ中「又は」とあるのは「若しくは」と、「認められること」とあるのは「認められること、又は当該医薬品が、当該変更計画に係る使用方法に従い使用される場合に、当該医薬品が有する対象動物についての残留性の程度からみて、その使用に係る対象動物の肉、乳その他の食用に供される生産物で人の健康を損なうものが生産されるおそれがあることにより、医薬品として使用価値がないと認められること」と、第二十一条第一項中「都道府県知事（薬局開設者が当該薬局における設備及び器具をもつて医薬品を製造し、その医薬品を当該薬局において販売し、又は授与する場合であつて、当該薬局の所在地が保健所を設置する市又は特別区の区域にある場合においては、市長又は区長。次項、第六十九条第一項、第七十一条、第七十二条第三項及び第七十五条第二項において同じ。）」とあるのは「都道府県知事」と、第二十三条の二十五第二項第三号ロ、第二十三条の二十六第一項第三号及び第二十三条の二十六の二第一項第三号中「又は」とあるのは「若しくは」と、「有すること」とあるのは「有すること又は申請に係る使用方法に従い使用される場合にその使用に係る対象動物の肉、乳その他の食用に供される生産物で人の健康を損なうものが生産されるおそれがあること」と、第二十三条の三十二の二第一項第三号ロ中「又は」とあるのは「若しくは」と、「有すること」とあるのは「有すること又は当該変更計画に係る使用方法に従い使用される場合にその使用に係る対象動物の肉、乳その他の食用に供される生産物で人の健康を損なうものが生産されるおそれがあること」と、第二十五条第一号中「要指導医薬品（第四条第五項第三号に規定する要指導医薬品をいう。以下同じ。）又は一般用医薬品」とあるのは「医薬品」と、第二十六条第一項中「都道府県知事（その店舗の所在地が保健所を設置する市又は特別区の区域にある場合においては、市長又は区長。次項及び第二十八条第四項において同じ。）」とあるのは「都道府県知事」と、同条第三項第四号中「医薬品の要指導医薬品及び一般用医薬品」とあるのは「医薬品」と、第三十六条の八第一項中「一般用医薬品」とあるのは「農林水産大臣が指定する医薬品（以下「指定医薬品」という。）以外の医薬品」と、同条第二項及び第三十六条の九第二号中「第二類医薬品及び第三類医薬品」とあるのは「指定医薬品以外の医薬品」と、同条第一号中「第一類医薬品」とあるのは「指定医薬品」と、第三十六条の十第三項及び第四項中「第二類医薬品」とあるのは「医薬品」と、第三十九条第二項中「都道府県知事（その営業所の所在地が保健所を設置する市又は特別区の区域にある場合においては、市長又は区長。次項、次条第二項及び第三十九条の三第一項において同じ。）」とあるのは「都道府県知事」と、第四十九条の見出し中「処方箋医薬品」とあるのは「要指示医薬品」と、同条第一項及び第二項中「処方箋の交付」とあるのは「処方せんの交付又は指示」と、第五十条第七号中「一般用医薬品にあつては、第三十六条の七第一項に規定する区分ごとに」とあるのは「指定医薬品にあつては」と、同条第十二号中「医師等の処方箋」とあるのは「獣医師等の処方箋・指示」と、同条第十三号及び第五十九条第九号中「人体」とあるのは「動物の身体」と、第五十二条第二項中「要指導医薬品、一般用医薬品」とあるのは「要指示医薬品以外の医薬品」と、第五十七条の二第三項中「第一類医薬品、第二類医薬品又は第三類医薬品」とあるのは「指定医薬品又はそれ以外の医薬品」と、第六十条中「及び第五十三条から第五十七条まで」とあるのは「、第五十三条から第五十六条まで及び第五十七条」と、「、第五十六条の二第一項中「第十四条、第十九条の二、第二十三条の二の五若しくは第二十三条の二の十七の承認若しくは第二十三条の二の二十三の認証」とあるのは「第十四条若しくは第十九条の二の承認」と、「第十四条の九若しくは第二十三条の二の十二」とあるのは「第十四条の九」と、同条第三項第二号中「第十四条の三第一項第二号に規定する医薬品その他の厚生労働大臣」とあるのは「厚生労働大臣」と読み替える」とあるのは「読み替える」と、第六十三条の二第二項中「一般消費者の生活の用に供される」とあるのは「動物の所有者又は管理者により当該動物のために使用される」と、第六十四条中「第五十五条の二まで及び第五十六条の二」とあるのは「第五十五条の二まで」と、「、第五十六条の二第一項中「第十四条、第十九条の二、第二十三条の二の五若しくは第二十三条の二の十七」とあるのは「第二十三条の二の五若しくは第二十三条の二の十七」と、「第十四条の九若しくは第二十三条の二の十二」とあるのは「第二十三条の二の十二」と、同条第三項第二号中「第十四条の三第一項第二号」とあるのは「第二十三条の二の八第一項第二号」と読み替える」とあるのは「読み替える」と、第六十八条の二の六第二項中「医学医術」とあるのは「獣医学」と、第六十九条第二項中「都道府県知事（薬局、店舗販売業又は高度管理医療機器等若しくは管理医療機器（特定保守管理医療機器を除く。）の販売業若しくは貸与業にあつては、その薬局、店舗又は営業所の所在地が保健所を設置する市又は特別区の区域にある場合においては、市長又は区長。第七十条第一項、第七十二条第四項、第七十二条の二第一項、第七十二条の二の二、第七十二条の四、第七十二条の五、第七十三条、第七十五条第一項、第七十六条、第七十六条の三の二及び第八十一条の二において同じ。）」とあるのは「都道府県知事」と、同条第四項及び第六項、第七十条第三項、第七十六条の三第一項並びに第七十六条の三の三中「、都道府県知事、保健所を設置する市の市長又は特別区の区長」とあるのは「又は都道府県知事」と、第七十六条の三第一項中「、都道府県、保健所を設置する市又は特別区」とあるのは「又は都道府県」と、第七十七条の二第一項第一号、第七十七条の三及び第七十七条の四中「対象者」とあるのは「対象の動物」と、「人数」とあるのは「数」とする。

2　農林水産大臣は、前項の規定により読み替えて適用される第十四条第一項若しくは第十五項（第十九条の二第五項において準用する場合を含む。以下この項において同じ。）若しくは第十九条の二第一項の承認の申請又は第十四条の七の二第一項の変更計画の確認の申出があったときは、当該申請又は申出に係る医薬品につき前項の規定により読み替えて適用される第十四条第二項第三号ロ（残留性の程度に係る部分に限り、同条第十五項及び第十九条の二第五項において準用する場合を含む。）、第十四条の二の二第一項第三号（残留性の程度に係る部分に限り、第十九条の二第五項において準用する場合を含む。）又は第十四条の七の二第一項第三号ロ（残留性の程度に係る部分に限る。）に該当するかどうかについて、内閣総理大臣の意見を聴かなければならない。

3　農林水産大臣は、第一項の規定により読み替えて適用される第二十三条の二十五第一項若しくは第十一項（第二十三条の三十七第五項において準用する場合を含む。以下この項において同じ。）若しくは第二十三条の三十七第一項の承認の申請又は第二十三条の三十二の二第一項の変更計画の確認の申出があつたときは、当該申請又は申出に係る再生医療等製品につき第一項の規定により読み替えて適用される第二十三条の二十五第二項第三号ロ（当該再生医療等製品の使用に係る対象動物の肉、乳その他の食用に供される生産物で人の健康を損なうものが生産されるおそれに係る部分に限り、同条第十一項において準用する場合（第二十三条の二十六第四項の規定により読み替えて適用される場合を含む。）及び第二十三条の三十七第五項において準用する場合を含む。）、第二十三条の二十六第一項第三号若しくは第二十三条の二十六の二第一項第三号（これらの規定の当該再生医療等製品の使用に係る対象動物の肉、乳その他の食用に供される生産物で人の健康を損なうものが生産されるおそれに係る部分に限り、これらの規定を第二十三条の三十七第五項において準用する場合を含む。）又は第二十三条の三十二の二第一項第三号ロ（当該再生医療等製品の使用に係る対象動物の肉、乳その他の食用に供される生産物で人の健康を損なうものが生産されるおそれに係る部分に限る。）に該当するかどうかについて、内閣総理大臣の意見を聴かなければならない。

◆ R5.6.16 法 63（デジタル社会形成基本法等の一部改正法）第 32 条で次のように改正。公布の日から起算して 3 年を超えない範囲内において政令で定める日から施行：第八十三条第一項中「第七十五条の五の十六第一項」の下に「及び第二項」を加える。

（動物用医薬品の製造の禁止）

第八十三条の二　前条第一項の規定により読み替えて適用される第十三条第一項の許可（医薬品の製造業に係るものに限る。）又は第二十三条の二の三第一項の登録（体外診断用医薬品の製造業に係るものに限る。）を受けた者でなければ、動物用医薬品（専ら動物のために使用されることが目的とされている医薬品をいう。以下同じ。）の製造をしてはならない。

2　前項の規定は、試験研究の目的で使用するために製造をする場合その他の農林水産省令で定める場合には、適用しない。

（動物用再生医療等製品の製造の禁止）

第八十三条の二の二　第八十三条第一項の規定により読み替えて適用される第二十三条の二十二第一項の許可を受けた者でなければ、動物用再生医療等製品（専ら動物のために使用されることが目的とされている再生医療等製品をいう。以下同じ。）の製造をしてはならない。

2　前項の規定は、試験研究の目的で使用するために製造をする場合その他の農林水産省令で定める場合には、適用しない。

（動物用医薬品の店舗販売業の許可の特例）

第八十三条の二の三　都道府県知事は、当該地域における薬局及び医薬品販売業の普及の状況その他の事情を勘案して特に必要があると認めるときは、第二十六条第四項及び第五項の規定にかかわらず、店舗ごとに、第八十三条第一項の規定により読み替えて適用される第三十六条の八第一項の規定により農林水産大臣が指定する医薬品以外の動物用医薬品の品目を指定して店舗販売業の許可を与えることができる。

2　前項の規定により店舗販売業の許可を受けた者（次項において「動物用医薬品特例店舗販売業者」という。）に対する第二十七条並びに第三十六条の十第三項及び第四項の規定の適用については、第二十七条中「薬局医薬品（第四条第五項第二号に規定する薬局医薬品をいう。以下同じ。）」とあるのは「第八十三条の二の三第一項の規定により都道府県知事が指定した品目以外の医薬品」と、第三十六条の十第三項中「販売又は授与に従事する薬剤師又は登録販売者」とあるのは「販売又は授与に従事する者」と、同条第四項中「当該薬剤師又は登録販売者」とあるのは「当該販売又は授与に従事する者」とし、第二十八条から第二十九条の三まで、第三十六条の九、第三十六条の十第五項、第七十二条の二第一項及び第七十三条の規定は、適用しない。

3　動物用医薬品特例店舗販売業者については、第三十七条第二項の規定を準用する。

（使用の禁止）

第八十三条の三　何人も、直接の容器若しくは直接の被包に第五十条（第八十三条第一項の規定により読み替えて適用される場合を含む。）に規定する事項が記載されている医薬品以外の医薬品又は直接の容器若しくは直接の被包に第六十五条の二（第八十三条第一項の規定により読み替えて適用される場合を含む。）に規定する事項が記載されている再生医療等製品以外の再生医療等製品を対象動物に使用してはならない。ただし、試験研究の目的で使用する場合その他の農林水産省令で定める場合は、この限りでない。

→平15農淋水令70［ただし書の農林水産省令で定める場合］

（動物用医薬品及び動物用再生医療等製品の使用の規制）

第八十三条の四　農林水産大臣は、動物用医薬品又は動物用再生医療等製品であつて、適正に使用されるのでなければ対象動物の肉、乳その他の食用に供される生産物で人の健康を損なうおそれのあるものが生産されるおそれのあるものについて、薬事審議会の意見を聴いて、農林水産省令で、その動物用医薬品又は動物用再生医療等製品を使用することができる対象動物、対象動物に使用する場合における使用の時期その他の事項に関し使用者が遵守すべき基準を定めることができる。

2　前項の規定により遵守すべき基準が定められた動物用医薬品又は動物用再生医療等製品の使用者は、当該基準に定めるところにより、当該動物用医薬品又は動物用再生医療等製品を使用しなければならない。ただし、獣医師がその診療に係る対象動物の疾病の治療又は予防のためやむを得ないと判断した場合において、農林水産省令で定めるところにより使用するときは、この限りでない。

3　農林水産大臣は、前二項の規定による農林水産省令を制定し、又は改廃しようとするときは、内閣総理大臣の意見を聴かなければならない。

（その他の医薬品及び再生医療等製品の使用の規制）

第八十三条の五　農林水産大臣は、対象動物に使用される蓋然性が高いと認められる医薬品（動物用医薬品を除く。）又は再生医療等製品（動物用再生医療等製品を除く。）であつて、適正に使用されるのでなければ対象動物の肉、乳その他の食用に供される生産物で人の健康を損なうおそれのあるものが生産されるおそれのあるものについて、薬事審議会の意見を聴いて、農林水産省令で、その医薬品又は再生医療等製品を使用することができる対象動物、対象動物に使用する場合における使用の時期その他の事項に関し使用者が遵守すべき基準を定めることができる。

2　前項の基準については、前条第二項及び第三項の規定を準用する。この場合において、同条第二項中「動物用医薬品又は動物用再生医療等製品」とあるのは「医薬品又は再生医療等製品」と、同条第三項中「前二項」とあるのは「第八十三条の五第一項及び同条第二項において準用する第八十三条の四第二項」と読み替えるものとする。

第十八章　罰則

第八十三条の六　基準適合性認証の業務に従事する登録認証機関の役員又は職員が、その職務に関し、賄賂を収受し、要求し、又は約束したときは、五年以下の懲役に処する。これによつて不正の行為をし、又は相当の行為をしなかつたときは、七年以下の懲役に処する。

2　基準適合性認証の業務に従事する登録認証機関の役員又は職員になろうとする者が、就任後担当すべき職務に関し、請託を受けて賄賂を収受し、要求し、又は約束したときは、役員又は職員になつた場合において、五年以下の懲役に処する。

3　基準適合性認証の業務に従事する登録認証機関の役員又は職員であつた者が、その在職中に請託を受けて、職務上不正の行為をしたこと又は相当の行為をしなかつたことに関し、賄賂を収受し、要求し、又は約束したときは、五年以下の懲役に処する。

4　前三項の場合において、犯人が収受した賄賂は、没収する。その全部又は一部を没収することができないときは、その価額を追徴する。

◆ R4.6.17 法 68（刑法等一部改正法の施行に伴う関係法整理法）附則 249 条で次のように改正。刑法等一部改正法施行日（令和 7 年 6 月 1 日）から施行：第八十三条の六第一項から第三項までの規定中「賄賂」を「賄賂」に、「懲役」を「拘禁刑」に改め、同条第四項中「賄賂」を「賄賂」に改める。〔賄賂の「賂」にふっていたルビの「ろ」削除するということ〕

第八十三条の七　前条第一項から第三項までに規定する賄賂を供与し、又はその申込み若しくは約束をした者は、三年以下の懲役又は二百五十万円以下の罰金に処する。

2　前項の罪を犯した者が自首したときは、その刑を減軽し、又は免除することができる。

◆ R4.6.17 法 68（刑法等一部改正法の施行に伴う関係法整理法）附則 249 条で次のように改正。刑法等一部改正法施行日（令和 7 年 6 月 1 日）から施行：第八十三条の七第一項中「賄賂」を「賄賂」に、「懲役」を「拘禁刑」に改める。〔前者は、賄賂の「賂」にふっていたルビの「ろ」削除するということ〕

第八十三条の八　第八十三条の六の罪は、刑法（明治四十年法律第四十五号）第四条の例に従う。

第八十三条の九　第七十六条の四の規定に違反して、業として、指定薬物を製造し、輸入し、販売し、若しくは授与した者又は指定薬物を所持した者（販売又は授与の目的で貯蔵し、又は陳列した者に限る。）は、五年以下の懲役若しくは五百万円以下の罰金に処し、又はこれを併科する。

◆ R4.6.17 法 68（刑法等一部改正法の施行に伴う関係法整理法）附則 249 条で次のように改正。刑法等一部改正法施行日（令和 7 年 6 月 1 日）から施行：第八十三条の九から第八十六条の二までの規定及び第八十六条の三第一項中「懲役」を「拘禁刑」に改める。

第八十四条　次の各号のいずれかに該当する者は、三年以下の懲役若しくは三百万円以下の罰金に処し、又はこれを併科する。
一　第四条第一項の規定に違反した者
二　第十二条第一項の規定に違反した者
三　第十四条第一項若しくは第十五項の規定又は第十四条の七の二第七項の規定による命令に違反した者
四　第二十三条の二第一項の規定に違反した者
五　第二十三条の二の五第一項若しくは第十五項の規定又は第二十三条の二の十の二第七項の規定による命令に違反した者
六　第二十三条の二の二十三第一項又は第七項の規定に違反した者
七　第二十三条の二十第一項の規定に違反した者
八　第二十三条の二十五第一項若しくは第十一項の規定又は第二十三条の三十二の二第七項の規定による命令に違反した者
九　第二十四条第一項の規定に違反した者
十　第二十七条の規定に違反した者
十一　第三十一条の規定に違反した者
十二　第三十九条第一項の規定に違反した者
十三　第四十条の二第一項又は第七項の規定に違反した者
十四　第四十条の五第一項の規定に違反した者
十五　第四十三条第一項又は第二項の規定に違反した者
十六　第四十四条第三項の規定に違反した者
十七　第四十九条第一項の規定に違反した者
十八　第五十五条第二項（第六十条、第六十二条、第六十四条及び第六十五条の四において準用する場合を含む。）の規定に違反した者
十九　第五十五条の二（第六十条、第六十二条、第六十四条及び第六十五条の四において準用する場合を含む。）の規定に違反した者
二十　第五十六条（第六十条及び第六十二条において準用する場合を含む。）の規定に違反した者
二十一　第五十六条の二第一項（第六十条、第六十二条、第六十四条及び第六十五条の四において準用する場合を含む。）の規定に違反した者
二十二　第五十七条第二項（第六十条、第六十二条及び第六十五条の四において準用する場合を含む。）の規定に違反した者
二十三　第六十五条の規定に違反した者
二十四　第六十五条の五の規定に違反した者
二十五　第六十八条の二十の規定に違反した者
二十六　第六十九条の三の規定による命令に違反した者
二十七　第七十条第一項若しくは第二項若しくは第七十六条の七第一項の規定による命令に違反し、又は第七十条第三項若しくは第七十六条の七第二項の

規定による廃棄その他の処分を拒み、妨げ、若しくは忌避した者
二十八　第七十六条の四の規定に違反した者（前条に該当する者を除く。）
二十九　第八十三条の二第一項若しくは第二項、第八十三条の二の二第一項、第八十三条の三又は第八十三条の四第二項（第八十三条の五第二項において準用する場合を含む。）の規定に違反した者

◆ R4. 6. 17 法 68（刑法等一部改正法の施行に伴う関係法整理法）附則 249 条で次のように改正。刑法等一部改正法施行日（令和 7 年 6 月 1 日）から施行：第八十三条の九から第八十六条の二までの規定及び第八十六条の三第一項中「懲役」を「拘禁刑」に改める。

第八十五条　次の各号のいずれかに該当する者は、二年以下の懲役若しくは二百万円以下の罰金に処し、又はこれを併科する。
一　第三十七条第一項の規定に違反した者
二　第四十七条の規定に違反した者
三　第五十五条第一項（第六十条、第六十二条、第六十四条、第六十五条の四及び第六十八条の十九において準用する場合を含む。）の規定に違反した者
四　第六十六条第一項又は第三項の規定に違反した者
五　第六十八条の規定に違反した者
六　第七十二条の五第一項の規定による命令に違反した者
七　第七十五条第一項又は第三項の規定による業務の停止命令に違反した者
八　第七十五条の二第一項の規定による業務の停止命令に違反した者
九　第七十六条の五の規定に違反した者
十　第七十六条の七の二第一項の規定による命令に違反した者

◆ R4. 6. 17 法 68（刑法等一部改正法の施行に伴う関係法整理法）附則 249 条で次のように改正。刑法等一部改正法施行日（令和 7 年 6 月 1 日）から施行：第八十三条の九から第八十六条の二までの規定及び第八十六条の三第一項中「懲役」を「拘禁刑」に改める。

第八十六条　次の各号のいずれかに該当する者は、一年以下の懲役若しくは百万円以下の罰金に処し、又はこれを併科する。
一　第七条第一項若しくは第二項、第二十八条第一項若しくは第二項、第三十一条の二第一項若しくは第二項又は第三十五条第一項若しくは第二項の規定に違反した者
二　第十三条第一項又は第八項の規定に違反した者
三　第十四条第十三項の規定による命令に違反した者
四　第十七条第一項、第五項又は第十項の規定に違反した者
五　第二十三条の二の三第一項の規定に違反した者
六　第二十三条の二の五第十三項の規定による命令に違反した者
七　第二十三条の二の十四第一項、第五項（第四十条の三において準用する場合を含む。）又は第十項の規定に違反した者

八　第二十三条の二十二第一項又は第八項の規定に違反した者
九　第二十三条の三十四第一項又は第五項の規定に違反した者
十　第三十九条の二第一項の規定に違反した者
十一　第四十条の六第一項の規定に違反した者
十二　第四十五条の規定に違反した者
十三　第四十六条第一項又は第四項の規定に違反した者
十四　第四十八条第一項又は第二項の規定に違反した者
十五　第四十九条第二項の規定に違反して、同項に規定する事項を記載せず、若しくは虚偽の記載をし、又は同条第三項の規定に違反した者
十六　毒薬又は劇薬に関し第五十八条の規定に違反した者
十七　第六十七条の規定に基づく厚生労働省令の定める制限その他の措置に違反した者
十八　第六十八条の十六第一項の規定に違反した者
十九　第七十二条第一項又は第二項の規定による業務の停止命令に違反した者
二十　第七十二条第三項から第五項までの規定に基づく施設の使用禁止の処分に違反した者
二十一　第七十二条の四第一項又は第二項の規定による命令に違反した者
二十二　第七十三条の規定による命令に違反した者
二十三　第七十四条の規定による命令に違反した者
二十四　第七十四条の二第二項又は第三項の規定による命令に違反した者
二十五　第七十六条の六第二項の規定による命令に違反した者
二十六　第七十六条の七の二第二項の規定による命令に違反した者
二十七　第八十条の八第一項の規定に違反した者

2　この法律に基づいて得た他人の業務上の秘密を自己の利益のために使用し、又は正当な理由なく、権限を有する職員以外の者に漏らした者は、一年以下の懲役又は百万円以下の罰金に処する。

◆ R4.6.17 法 68（刑法等一部改正法の施行に伴う関係法整理法）附則 249 条で次のように改正。刑法等一部改正法施行日（令和 7 年 6 月 1 日）から施行：第八十三条の九から第八十六条の二までの規定及び第八十六条の三第一項中「懲役」を「拘禁刑」に改める。

第八十六条の二　第二十三条の十六第二項の規定による業務の停止の命令に違反したときは、その違反行為をした登録認証機関の役員又は職員は、一年以下の懲役又は百万円以下の罰金に処する。

◆ R4.6.17 法 68（刑法等一部改正法の施行に伴う関係法整理法）附則 249 条で次のように改正。刑法等一部改正法施行日（令和 7 年 6 月 1 日）から施行：第八十三条の九から第八十六条の二までの規定及び第八十六条の三第一項中「懲役」を「拘禁刑」に改める。

第八十六条の三　次の各号のいずれかに該当する者は、六月以下の懲役又は三十

万円以下の罰金に処する。

一　第十四条第十四項（同条第十五項（第十九条の二第五項において準用する場合を含む。）及び第十九条の二第五項において準用する場合を含む。）の規定に違反した者

二　第十四条の四第八項（第十九条の四において準用する場合を含む。）の規定に違反した者

三　第十四条の六第六項（第十九条の四において準用する場合を含む。）の規定に違反した者

四　第二十三条の二の五第十四項（同条第十五項（第二十三条の二の十七第五項において準用する場合を含む。）及び第二十三条の二の十七第五項において準用する場合を含む。）の規定に違反した者

五　第二十三条の二の九第七項（第二十三条の二の十九において準用する場合を含む。）の規定に違反した者

六　第二十三条の二十九第七項（第二十三条の三十九において準用する場合を含む。）の規定に違反した者

七　第二十三条の三十一第六項（第二十三条の三十九において準用する場合を含む。）の規定に違反した者

八　第六十八条の五第五項の規定に違反した者

九　第六十八条の七第七項の規定に違反した者

十　第六十八条の二十二第七項の規定に違反した者

十一　第八十条の二第十項の規定に違反した者

2　前項各号の罪は、告訴がなければ公訴を提起することができない。

◆ R4.6.17 法 68（刑法等一部改正法の施行に伴う関係法整理法）附則 249 条で次のように改正。刑法等一部改正法施行日（令和 7 年 6 月 1 日）から施行：第八十三条の九から第八十六条の二までの規定及び第八十六条の三第一項中「懲役」を「拘禁刑」に改める。

第八十七条　次の各号のいずれかに該当する者は、五十万円以下の罰金に処する。

一　第十条第一項（第三十八条、第四十条第一項及び第二項並びに第四十条の七第一項において準用する場合を含む。）又は第二項（第三十八条第一項において準用する場合を含む。）の規定に違反した者

二　第十四条第十六項の規定に違反した者

三　第十四条の九第一項又は第二項の規定に違反した者

四　第十九条第一項又は第二項の規定に違反した者

五　第二十三条の二の五第十六項の規定に違反した者

六　第二十三条の二の十二第一項又は第二項の規定に違反した者

七　第二十三条の二の十六第一項又は第二項（第四十条の三において準用する場合を含む。）の規定に違反した者

八　第二十三条の二の二十三第八項の規定に違反した者

九　第二十三条の二十五第十二項の規定に違反した者
十　第二十三条の三十六第一項又は第二項の規定に違反した者
十一　第三十三条第一項の規定に違反した者
十二　第三十九条の三第一項の規定に違反した者
十三　第六十九条第一項から第六項まで若しくは第七十六条の八第一項の規定による報告をせず、若しくは虚偽の報告をし、第六十九条第一項から第四項まで若しくは第七十六条の八第一項の規定による立入検査（第六十九条の二第一項及び第二項の規定により機構が行うものを含む。）若しくは第六十九条第四項若しくは第六項若しくは第七十六条の八第一項の規定による収去（第六十九条の二第一項及び第二項の規定により機構が行うものを含む。）を拒み、妨げ、若しくは忌避し、又は第六十九条第一項から第四項まで若しくは第七十六条の八第一項の規定による質問（第六十九条の二第一項及び第二項の規定により機構が行うものを含む。）に対して、正当な理由なしに答弁せず、若しくは虚偽の答弁をした者
十四　第七十一条の規定による命令に違反した者
十五　第七十六条の六第一項の規定による命令に違反した者
十六　第八十条の二第一項、第二項、第三項前段又は第五項の規定に違反した者
十七　第八十条の八第二項の規定に違反した者

第八十八条　次の各号のいずれかに該当する者は、三十万円以下の罰金に処する。
一　第六条、第六条の二第三項又は第六条の三第四項の規定に違反した者
二　第二十三条の二の六第三項の規定に違反した者
三　第二十三条の二の二十四第三項の規定に違反した者
四　第三十二条の規定に違反した者

第八十九条　次の各号のいずれかに該当するときは、その違反行為をした登録認証機関の役員又は職員は、三十万円以下の罰金に処する。
一　第二十三条の五の規定による報告をせず、又は虚偽の報告をしたとき。
二　第二十三条の十一の規定に違反して帳簿を備えず、帳簿に記載せず、若しくは帳簿に虚偽の記載をし、又は帳簿を保存しなかつたとき。
三　第二十三条の十五第一項の規定による届出をしないで基準適合性認証の業務の全部を廃止したとき。
四　第六十九条第七項の規定による報告をせず、若しくは虚偽の報告をし、同項の規定による立入検査を拒み、妨げ、若しくは忌避し、又は同項の規定による質問に対して、正当な理由なしに答弁せず、若しくは虚偽の答弁をしたとき。

第九十条　法人の代表者又は法人若しくは人の代理人、使用人その他の従業者が、その法人又は人の業務に関して、次の各号に掲げる規定の違反行為をしたときは、行為者を罰するほか、その法人に対して当該各号に定める罰金刑を、その人に対して各本条の罰金刑を科する。

一　第八十三条の九又は第八十四条（第三号、第五号、第六号、第八号、第十三号、第十五号、第十八号から第二十一号まで及び第二十三号から第二十七号（第七十条第三項及び第七十六条の七第二項の規定に係る部分を除く。）までに係る部分に限る。）　一億円以下の罰金刑

二　第八十四条（第三号、第五号、第六号、第八号、第十三号、第十五号、第十八号から第二十一号まで及び第二十三号から第二十七号（第七十条第三項及び第七十六条の七第二項の規定に係る部分を除く。）までに係る部分を除く。）、第八十五条、第八十六条第一項、第八十六条の三第一項、第八十七条又は第八十八条　各本条の罰金刑

第九十一条　第二十三条の十七第一項の規定に違反して財務諸表等を備えて置かず、財務諸表等に記載すべき事項を記載せず、若しくは虚偽の記載をし、又は正当な理由がないのに同条第二項各号の規定による請求を拒んだ者は、二十万円以下の過料に処する。

附　則　抄

（施行期日）

第一条　この法律は、公布の日から起算して六箇月をこえない範囲内において政令で定める日から施行する。〔昭和 36 年政令第 10 号で昭和 36 年 2 月 1 日から施行〕

附　則（平 18・6・14 法 69）抄　改正：平 23/6/24 法 74、平 25/12/13 法 103、令元/12/4 法 63

（施行期日）

第一条　この法律は、公布の日から起算して三年を超えない範囲内において政令で定める日〔平 21/1/7 政令 2 で平 21/6/1〕から施行する。〔以下略〕

第二条　この法律の施行の際現に第一条の規定による改正前の薬事法（以下「旧法」という。）第二十六条第一項の許可を受けている者（この法律の施行後に附則第十七条の規定に基づきなお従前の例により許可を受けた者を含み、附則第四条に規定する者を除く。以下「既存一般販売業者」という。）については、この法律の施行の日から起算して三年を超えない範囲内において政令で定める日までの間は、第一条の規定による改正後の薬事法（以下「新法」という。）第二十六条第一項の許可を受けないでも、引き続き既存一般販売業者に係る業務を行うことができる。この場合において、旧法第二十六条第一項（旧法第八十三

条第一項の規定により読み替えて適用される場合を含む。）の規定は、薬事法第二十四条第二項の許可の更新については、なおその効力を有する。

第三条　前条の規定により引き続きその業務を行う既存一般販売業者については、その者を新法第二十六条第一項の店舗販売業の許可を受けた者とみなして、新法第二十七条から第二十九条の二まで、第三十六条の五、第三十六条の六第一項から第四項まで、第五十七条の二、第六十九条第二項、第七十三条及び第七十五条第一項の規定を適用する。

2　業として、薬事法第八十三条の二第一項に規定する動物用医薬品（以下「動物用医薬品」という。）を販売し、又は授与する既存一般販売業者についての前項の規定の適用については、同項中「新法第二十七条から第二十九条の二まで、第三十六条の五、第三十六条の六第一項から第四項まで、第五十七条の二、第六十九条第二項、第七十三条及び第七十五条第一項」とあるのは、「新法第八十三条第一項の規定により読み替えて適用される新法第二十八条から第二十九条の二まで、第三十六条の五、第三十六条の六第二項及び第三項、第五十七条の二、第六十九条第二項、第七十三条並びに第七十五条第一項」とする。

第四条　この法律の施行の際現に旧法第二十六条第一項の許可を受けている者(専ら薬局開設者、医薬品の製造販売業者、製造業者若しくは販売業者又は病院、診療所若しくは飼育動物診療施設の開設者に対してのみ、業として、医薬品を販売し又は授与する一般販売業を営む者として同項の許可を受けている者に限る。）は、新法第三十四条第一項の卸売販売業の許可を受けた者とみなす。この場合において、当該許可を受けた者とみなされる者に係る許可の有効期間は、旧法第二十六条第一項の許可の有効期間の残存期間とする。

第五条　この法律の施行の際現に旧法第二十八条第一項の許可を受けている者(この法律の施行後に附則第十七条の規定に基づきなお従前の例により許可を受けた者を含み、附則第八条に規定する者を除く。以下「既存薬種商」という。）については、この法律の施行の日から起算して三年を超えない範囲内において政令で定める日までの間は、新法第二十六条第一項の許可を受けないでも、引き続き既存薬種商に係る業務を行うことができる。この場合において、旧法第二十八条第一項の規定は、薬事法第二十四条第二項の許可の更新については、なおその効力を有する。

第六条　前条の規定により引き続きその業務を行う既存薬種商については、その者を新法第二十六条第一項の店舗販売業の許可を受けた者とみなして、新法第二十七条から第二十九条の二まで、第三十六条の五、第三十六条の六第一項から第四項まで、第五十七条の二、第六十九条第二項、第七十三条及び第七十五条第一項の規定を適用する。

2　業として、動物用医薬品を販売し、又は授与する既存薬種商についての前項の規定の適用については、同項中「新法第二十七条から第二十九条の二まで、第三十六条の五、第三十六条の六第一項から第四項まで、第五十七条の二、第六十九条第二項、第七十三条及び第七十五条第一項」とあるのは、「新法第八十三条第一項の規定により読み替えて適用される新法第二十八条から第二十九条の二まで、第三十六条の五、第三十六条の六第二項及び第三項、第五十七条の二、第六十九条第二項、第七十三条並びに第七十五条第一項」とする。

第七条　この法律の施行前に旧法第二十八条第一項の許可を受けた者（当該許可の申請者が法人であるときは、同条第二項に規定するその業務を行う役員及び政令で定めるこれに準ずる者とし、この法律の施行後に附則第十七条の規定に基づきなお従前の例により許可を受けた者を含む。）は、医薬品、医療機器等の品質、有効性及び安全性の確保等に関する法律（昭和三十五年法律第百四十五号。以下「医薬品医療機器等法」という。）第三十六条の八第一項に規定する試験に合格した者とみなす。この場合において、同条第二項に規定する登録については、厚生労働省令で定めるところにより行うものとする。

2　業として、動物用医薬品を販売し、又は授与する者についての前項の規定の適用については、同項中「医薬品、医療機器等の品質、有効性及び安全性の確保等に関する法律（昭和三十五年法律第百四十五号。以下「医薬品医療機器等法」という。）」に、「とあるのは「薬事法」を「とあるのは「医薬品、医療機器等の品質、有効性及び安全性の確保等に関する法律（昭和三十五年法律第百四十五号）第三十六条の八第一項」とあるのは「薬事法第八十三条第一項の規定により読み替えて適用される同法第三十六条の八第一項」と、「厚生労働省令」とあるのは「農林水産省令」とする。

第八条　薬事法附則第六条の規定により薬種商販売業の許可を受けたものとみなされた者（この法律の施行の日までの間継続して当該許可（その更新に係る旧法第二十八条第一項の許可を含む。）により薬種商販売業が営まれている場合に限る。）については、次条に定めるものを除き、従前の例により引き続き当該薬種商販売業を営むことができる。

第九条　前条の規定により引き続き薬種商販売業を営む者については、その者を医薬品医療機器等法第二十六条第一項の店舗販売業の許可を受けた者とみなして、医薬品医療機器等法第二十七条から第二十九条の三まで、第三十六条の五、第三十六条の六、第三十六条の九、第三十六条の十第一項から第六項まで、第五十七条の二、第六十九条第二項、第七十二条の二の二、第七十三条及び第七十五条第一項の規定を適用する。

2　前条の規定により引き続き薬種商販売業を営む者であって、業として、動物用医薬品を販売し、又は授与するものについての前項の規定の適用については、同項中「医薬品医療機器等法第二十七条から第二十九条の三まで、第三十六条の五、第三十六条の六、第三十六条の九、第三十六条の十第一項から第六項まで、第五十七条の二、第六十九条第二項、第七十二条の二の二、第七十三条及び第七十五条第一項」とあるのは、「医薬品医療機器等法第八十三条第一項の規定により読み替えて適用される医薬品医療機器等法第二十八条から第二十九条の三まで、第三十六条の九、第三十六条の十第三項から第五項まで、第五十七条の二第一項及び第三項、第六十九条第二項、第七十二条の二の二、第七十三条並びに第七十五条第一項」とする。

第十条　この法律の施行の際現に旧法第三十条第一項の許可を受けている者（この法律の施行後に附則第十七条の規定に基づきなお従前の例により許可を受けた者を含む。以下「既存配置販売業者」という。）については、新法第三十条第一項の許可を受けないでも、引き続き既存配置販売業者に係る業務を行うことができる。この場合において、旧法第三十条第一項（旧法第八十三条第一項の規定により読み替えて適用される場合を含む。）の規定は、薬事法第二十四条第二項の許可の更新については、なおその効力を有する。

第十一条　前条の規定により引き続き業務を行う既存配置販売業者については、その者を医薬品医療機器等法第三十条第一項の配置販売業の許可を受けた者とみなして、医薬品医療機器等法第三十一条の二から第三十一条の五まで、第三十六条の九、第三十六条の十第七項、第五十七条の二、第六十九条第二項、第七十二条の二の二、第七十三条及び第七十五条第一項の規定を適用する。この場合において、医薬品医療機器等法第三十一条の二第二項、第三十六条の九第二号及び第三十六条の十第七項において準用する同条第三項から第五項までの規定中「登録販売者」とあるのは、「既存配置販売業者の配置員」とする。

２　業として、動物用医薬品を販売し、又は授与する既存配置販売業者についての前項の規定の適用については、同項中「医薬品医療機器等法第三十一条の二から第三十一条の五まで、第三十六条の九、第三十六条の十第七項、第五十七条の二、第六十九条第二項、第七十二条の二の二、第七十三条及び第七十五条第一項」とあるのは、「医薬品医療機器等法第八十三条第一項の規定により読み替えて適用される医薬品医療機器等法第三十一条の二から第三十一条の五まで、第三十六条の九、第三十六条の十第七項（同条第三項から第五項までの規定の準用に係る部分に限る。）、第五十七条の二第一項及び第三項、第六十九条第二項、第七十二条の二の二、第七十三条並びに第七十五条第一項」とする。

第十二条　前条の規定によりその業務を行う既存配置販売業者については、旧法第三十四条の規定は、この法律の施行後も、なおその効力を有する。この場合において、同条中「配置員を指導し、監督しなければ」とあるのは、「配置員の資質の向上に努めなければ」とする。

第十三条　既存配置販売業者が、その許可に係る都道府県の区域以外の区域について配置しようとする場合において、その配置しようとする区域をその区域に含む都道府県の都道府県知事の許可（薬事法第二十四条第二項の許可の更新を含む。）については、旧法第三十条（旧法第八十三条第一項の規定により読み替えて適用される場合を含む。）の規定は、なおその効力を有する。

２　前項の規定による許可を受けた者については、前三条の規定を準用する。

第十四条　この法律の施行の際現に旧法第三十五条の許可を受けている者（この

法律の施行後に附則第十七条の規定に基づきなお従前の例により許可を受けた者を含み、次条及び附則第十六条に規定する者を除く。）は、当分の間、従前の例により引き続き当該許可に係る業務を行うことができる。

第十五条　この法律の施行の際現に旧法第三十五条の許可を受けている者であって、新法第三十五条第二項に規定する医薬品に相当するものを販売するものは、この法律の施行の日から起算して三年を超えない範囲内において政令で定める日までの間は、従前の例により引き続き当該許可に係る業務を行うことができる。

第十六条　この法律の施行の際現に旧法第三十五条の許可を受けている者であって、業として、動物用医薬品を販売し、又は授与するものは、この法律の施行の日に新法第八十三条の二の二第一項の許可を受けた者とみなす。

第十七条　この法律の施行前にされた旧法第二十六条第一項、第二十八条第一項、第三十条第一項又は第三十五条の規定による許可の申請であって、この法律の施行の際許可をするかどうかの処分がされていないものについての許可又は不許可の処分については、なお従前の例による。

第十八条　この法律の施行の際現に存する医薬品又は医薬部外品で、その容器若しくは被包又はこれらに添付される文書に旧法の規定に適合する表示がされているものについては、この法律の施行の日から起算して二年間は、引き続き旧法の規定に適合する表示がされている限り、新法の規定に適合する表示がされているものとみなす。

2　医薬品又は医薬部外品に使用される容器若しくは被包又はこれらに添付される文書であって、この法律の施行の際現に旧法の規定に適合する表示がされているものが、この法律の施行の日から起算して一年以内に医薬品又は医薬部外品の容器若しくは被包又はこれらに添付される文書として使用されたときは、この法律の施行の日から起算して二年間は、引き続き旧法の規定に適合する表示がされている限り、新法の規定に適合する表示がされているものとみなす。

（処分等の効力）

第二十条　この法律の施行前に旧法（これに基づく命令を含む。）の規定によってした処分、手続その他の行為であって、新法（これに基づく命令を含む。以下この条において同じ。）の規定に相当の規定があるものは、この附則に別段の定めがあるものを除き、新法の相当の規定によってしたものとみなす。

（罰則に関する経過措置）

第二十一条　この法律（附則第一条各号に掲げる規定については、当該規定。以下この条において同じ。）の施行前にした行為並びにこの法律の規定によりなお従前の例によることとされる場合及びなお効力を有することとされる場合におけるこの法律の施行後にした行為に対する罰則の適用については、なお従前の例による。

（条例との関係）

第二十三条　地方公共団体の条例の規定であって、第二条の規定による改正後の薬事法第七十六条の四及び第七十六条の五の規定に違反する行為を処罰する旨を定めているものの当該行為に係る部分については、第二条の規定の施行と同時に、その効力を失うものとする。この場合において、当該地方公共団体が条例で別段の定めをしないときは、その失効前にした違反行為の処罰については、その失効後も、なお従前の例による。

（政令への委任）

第二十四条　附則第二条から前条までに規定するもののほか、この法律の施行に伴い必要な経過措置は、政令で定める。

（検討）

第二十五条　政府は、この法律の施行後五年を経過した場合において、新法の施行の状況を勘案し、その規定について検討を加え、必要があると認めるときは、その結果に基づいて所要の措置を講ずるものとする。

附　則（平23・8・30法105）抄

（施行期日）

第一条　この法律は、公布の日から施行する。ただし、次の各号に掲げる規定は、当該各号に定める日から施行する。

三　…第四十条の規定〔薬事法の改正規定〕…平成二十五年四月一日

（薬事法の一部改正に伴う経過措置）

第二十八条　第四十条の規定の施行前に同条の規定による改正前の薬事法（以下この条において「旧薬事法」という。）の規定によりされた許可等の処分その他の行為（以下この項において「処分等の行為」という。）又は第四十条の規定の施行の際現に旧薬事法の規定によりされている許可等の申請その他の行為（以下この項において「申請等の行為」という。）で、同条の規定の施行の日においてこれらの行為に係る行政事務を行うべき者が異なることとなるものは、同日以後における同条の規定による改正後の薬事法（以下この条において「新薬事法」という。）の適用については、新薬事法の相当規定によりされた処分等の行為又は申請等の行為とみなす。

2　第四十条の規定の施行前に旧薬事法の規定により都道府県知事に対し報告その他の手続をしなければならない事項で、同条の規定の施行の日前にその手続がされていないものについては、これを、新薬事法の相当規定により地域保健法第五条第一項の規定に基づく政令で定める市の市長又は特別区の区長に対して報告その他の手続をしなければならない事項についてその手続がされていないものとみなして、新薬事法の規定を適用する。

（罰則に関する経過措置）

第八十一条　この法律（附則第一条各号に掲げる規定にあっては、当該規定。以下この条において同じ。）の施行前にした行為及びこの附則の規定によりなお従前の例によることとされる場合におけるこの法律の施行後にした行為に対する罰則の適用については、なお従前の例による。

（政令への委任）

第八十二条　この附則に規定するもののほか、この法律の施行に関し必要な経過措置（罰則に関する経過措置を含む。）は、政令で定める。

附　則（平25・6・14法44）抄　改正：平25/11/27法84、12/13法103

（施行期日）

第一条　この法律は、公布の日から施行する。ただし、次の各号に掲げる規定は、当該各号に定める日から施行する。

三　第三十一条の規定及び附則第五条の規定　平成二十七年四月一日

（医薬品、医療機器等の品質、有効性及び安全性の確保等に関する法律の一部改正に伴う経過措置）

第五条　第三十一条の規定の施行前に同条の規定による改正前の医薬品、医療機器等の品質、有効性及び安全性の確保等に関する法律（以下この条において「旧医薬品医療機器等法」という。）の規定によりされた許可等の処分その他の行為（以下この項において「処分等の行為」という。）又は第三十一条の規定の施行の際現に旧医薬品医療機器等法の規定によりされている許可等の申請その他の行為（以下この項において「申請等の行為」という。）で、同条の規定の施行の日においてこれらの行為に係る行政事務を行うべき者が異なることとなるものは、同日以後における同条の規定による改正後の医薬品、医療機器等の品質、有効性及び安全性の確保等に関する法律（以下この条において「新医薬品医療機器等法」という。）の適用については、新医薬品医療機器等法の相当規定によりされた処分等の行為又は申請等の行為とみなす。

2　第三十一条の規定の施行前に旧医薬品医療機器等法の規定により都道府県知事に対し報告その他の手続をしなければならない事項で、同条の規定の施行の日前にその手続がされていないものについては、これを、新医薬品医療機器等法の相当規定により地域保健法（昭和二十二年法律第百一号）第五条第一項の規定に基づく政令で定める市の市長又は特別区の区長に対して報告その他の手続をしなければならない事項についてその手続がされていないものとみなして、新医薬品医療機器等法の規定を適用する。

附　則（平25・11・27法84）抄　改正：平25/12/13法103、平26/4/25法30

（施行期日）

第一条　この法律は、公布の日から起算して一年を超えない範囲内において政令で定める日から施行する〔平26/7/30政令268で11/25から施行〕。ただし、附則第六十四条、第六十六条及び第百二条の規定は、公布の日から施行する。

（医療機器及び体外診断用医薬品の製造販売業の許可に関する経過措置）

第二条　この法律の施行の際現に医療機器又は体外診断用医薬品について第一条の規定による改正前の薬事法（以下「旧薬事法」という。）第十二条第一項の許可を受けている者（附則第六十三条の規定によりなお従前の例によることとされた同項の許可を受けた者を含む。）は、当該許可に係る医療機器又は体外診断用医薬品について、第一条の規定による改正後の医薬品、医療機器等の品質、有効性及び安全性の確保等に関する法律（以下「医薬品医療機器等法」という。）第二十三条の二第一項の表の上欄に掲げる医療機器又は体外診断用医薬品の種類に応じた同項の許可を受けたものとみなす。この場合において、当該許可に係る同条第二項に規定する期間は、旧薬事法第十二条第二項に規定する期間の残存期間とする。

第三条　この法律の施行の際現に業としてプログラム医療機器（医薬品医療機器等法第二条第十三項に規定する医療機器プログラム又はこれを記録した記録媒体たる医療機器をいう。以下同じ。）の製造販売をしている者は、この法律の施行の日（以下「施行日」という。）から起算して三月を経過する日までに、医薬品医療機器等法第二十三条の二第一項の許可の申請をしなければならない。

2　前項に規定する者は、施行日から起算して三月を経過する日までの間（その者が当該期間内に医薬品医療機器等法第二十三条の二第一項の許可の申請をした場合において、当該期間内に許可の拒否の処分があったときは当該処分のあった日までの間、当該期間を経過したときは当該申請について許可又は許可の拒否の処分があるまでの間）は、同条第一項の許可を受けないでも、引き続き、業として、プログラム医療機器の製造販売をすることができる。

（医療機器及び体外診断用医薬品の製造業の登録に関する経過措置）

第四条　この法律の施行の際現に医療機器又は体外診断用医薬品について旧薬事法第十三条第一項の許可を受けている者（附則第六十三条の規定によりなお従前の例によることとされた同項の許可を受けた者を含む。）は、当該許可に係る製造所（医薬品医療機器等法第二十三条の二の三第一項に規定する製造所（以下「登録対象製造所」という。）に該当するものに限り、医療機器又は体外診断用医薬品の製造工程のうち設計のみをするものを除く。）につき、医薬品医療機器等法第二十三条の二の三第一項の登録を受けたものとみなす。この場合において、当該登録に係る同条第三項に規定する期間は、旧薬事法第十三条第三項（同条第六項の許可の区分の変更又は追加の許可を受けている者にあっては、同条第七項において準用する同条第三項）に規定する期間の残存期間とする。

第五条　この法律の施行の際現に業としてプログラム医療機器の製造（設計を含む。次項において同じ。）をしている者は、登録対象製造所ごとに、施行日から起算して三月を経過する日までに、医薬品医療機器等法第二十三条の二の三第一項の登録の申請をしなければならない。

2　前項に規定する者は、施行日から起算して三月を経過する日までの間（その者が当該期間内に医薬品医療機器等法第二十三条の二の三第一項の登録の申請をした場合において、当該期間内に登録の拒否の処分があったときは当該処分のあった日までの間、当該期間を経過したときは当該申請について登録又は登録の拒否の処分があるまでの間）は、同条第一項の登録を受けないでも、引き続き、業として、プログラム医療機器の製造をすることができる。

第六条　この法律の施行の際現に業として医療機器（プログラム医療機器を除く。次項において同じ。）又は体外診断用医薬品の設計をしている者は、登録対象製造所（医療機器又は体外診断用医薬品の製造工程のうち設計のみを行うものに限る。）ごとに、施行日から起算して三月を経過する日までに、医薬品医療機器等法第二十三条の二の三第一項の登録の申請をしなければならない。

2　前項に規定する者は、施行日から起算して三月を経過する日までの間（その者が当該期間内に医薬品医療機器等法第二十三条の二の三第一項の登録の申請をした場合において、当該期間内に登録の拒否の処分があったときは当該処分のあった日までの間、当該期間を経過したときは当該申請について登録又は登録の拒否の処分があるまでの間）は、同条第一項の登録を受けないでも、引き続き、業として、医療機器又は体外診断用医薬品の設計をすることができる。

（医療機器及び体外診断用医薬品の外国製造業者の登録に関する経過措置）

第七条　この法律の施行の際現に医療機器又は体外診断用医薬品について旧薬事法第十三条の三第一項の認定を受けている者（附則第六十三条の規定によりなお従前の例によることとされた同項の認定を受けた者を含む。）は、当該認定に係る製造所（登録対象製造所に該当するものに限り、医療機器又は体外診断用医薬品の製造工程のうち設計のみをするものを除く。）につき、医薬品医療機器等法第二十三条の二の四第一項の登録を受けたものとみなす。この場合において、当該登録に係る同条第二項において準用する医薬品医療機器等法第二十三条の二の三第三項に規定する期間は、旧薬事法第十三条の三第三項において準用する旧薬事法第十三条第三項（旧薬事法第十三条の三第三項において準用する旧薬事法第十三条第六項の認定の区分の変更又は追加の認定を受けている者にあっては、旧薬事法第十三条の三第三項において準用する旧薬事法第十三条第七項において準用する同条第三項）に規定する期間の残存期間とする。

（医療機器及び体外診断用医薬品の製造販売の承認に関する経過措置）

第八条　この法律の施行の際現に医薬品医療機器等法第二十三条の二の五第一項に規定する医療機器又は同項に規定する体外診断用医薬品について旧薬事法第十四条の承認を受けている者（附則第六十三条の規定によりなお従前の例によることとされた旧薬事法第十四条の承認を受けた者を含む。）は、当該品目に係る医薬品医療機器等法第二十三条の二の五の承認を受けたものとみなす。この場合において、当該承認に係る同条第六項（同条第十一項において準用する場合を含む。）に規定する期間は、旧薬事法第十四条第六項（同条第九項において準用する場合を含む。）に規定する期間の残存期間とする。

第九条　この法律の施行の際現にプログラム医療機器のうち一般医療機器並びに

医薬品医療機器等法第二十三条の二の二十三第一項に規定する高度管理医療機器及び管理医療機器でないもの（以下「承認対象プログラム医療機器」という。）の製造販売をしている者（外国において本邦に輸出される承認対象プログラム医療機器の製造等（医薬品医療機器等法第二条第十三項に規定する製造等をいう。以下同じ。）をしている者が承認対象プログラム医療機器の製造販売をさせている者を除く。）は、施行日から起算して三月を経過する日までに、品目ごとにその製造販売についての医薬品医療機器等法第二十三条の二の五第一項の承認の申請をしなければならない。ただし、施行日から起算して三月を経過する日までの間に医薬品医療機器等法第二十三条の二の二十三第一項の規定により指定されたプログラム医療機器については、この限りでない。

2　前項本文に規定する者は、施行日から起算して三月を経過する日までの間（その者が当該期間内に医薬品医療機器等法第二十三条の二の五第一項の承認の申請をした場合において、当該期間内に承認の拒否の処分があったときは当該処分のあった日までの間、当該期間を経過したときは当該申請について承認又は承認の拒否の処分があるまでの間）は、同条第一項の承認を受けないでも、引き続き当該品目の製造販売をすることができる。

第十条　承認対象プログラム医療機器について医薬品医療機器等法第二十三条の二の五の承認の申請をした者が、附則第三条第二項の規定により業として承認対象プログラム医療機器の製造販売をするものであるときは、当該申請をした者については、施行日から起算して三月を経過する日までの間（その者が当該期間内に医薬品医療機器等法第二十三条の二第一項の許可の申請をした場合において、当該期間内に許可の拒否の処分があったときは当該処分のあった日までの間、当該期間を経過したときは当該申請について許可又は許可の拒否の処分があるまでの間）は、医薬品医療機器等法第二十三条の二の五第二項（第一号に係る部分に限り、同条第十一項において準用する場合を含む。）の規定は、適用しない。

2　承認対象プログラム医療機器について医薬品医療機器等法第二十三条の二の五の承認の申請があった場合において、当該申請に係る承認対象プログラム医療機器の製造（設計を含む。以下この項において同じ。）を附則第五条第二項の規定により業として承認対象プログラム医療機器の製造をする者又はこの法律の施行の際現に外国において本邦に輸出される承認対象プログラム医療機器の製造をしている者が行うときは、当該申請をした者については、施行日から起算して三月を経過する日までの間（当該製造をする者又は当該製造をしている者が当該期間内に医薬品医療機器等法第二十三条の二の三第一項又は第二十三条の二の四第一項の登録の申請をした場合において、当該期間内にこれらの登録の拒否の処分があったときは当該処分のあった日までの間、当該期間を経過したときは当該申請について登録又は登録の拒否の処分があるまでの間）は、医薬品医療機器等法第二十三条の二の五第二項（第二号に係る部分に限り、同条第十一項において準用する場合を含む。）の規定は、適用しない。

第十一条　附則第八条の規定により医薬品医療機器等法第二十三条の二の五の承認を受けたものとみなされた場合又は同条第一項に規定する医療機器（承認対象プログラム医療機器を除く。）若しくは同項に規定する体外診断用医薬品について同条の承認の申請があった場合において、その承認を受けたものとみなされた医療機器若しくは体外診断用医薬品又はその申請に係る医療機器若しくは体外診断用医薬品の設計を附則第六条第二項の規定により業として医療機器若しくは体外診断用医薬品の設計をする者又はこの法律の施行の際現に外国において本邦に輸出される医療機器若しくは体外診断用医薬品の設計をしている者が行うときは、当該品目に係る医薬品医療機器等法第二十三条の二の五第二項第二号（同条第十一項において準用する場合を含む。以下この条において同じ。）の規定の適用については、施行日から起算して三月を経過する日までの間（これらの者が当該期間内に医薬品医療機器等法第二十三条の二の三第一項又は第二十三条の二の四第一項の登録の申請をした場合において、当該期間内にこれらの登録の拒否の処分があったときは当該処分のあった日までの間、当該期間を経過したときは当該申請について登録又は登録の拒否の処分があるまでの間）は、同号中「製造所」とあるのは、「製造所（当該医療機器又は体外診断用医薬品の製造工程のうち設計のみをするものを除く。）」とする。

第十二条　この法律の施行前に医療機器（附則第三十条の規定により医薬品医療機器等法第二十三条の二十五の承認を受けたものとみなされ、又は附則第三十七条の規定により医薬品医療機器等法第二十三条の三十七の承認を受けたものとみなされるものを除く。）又は体外診断用医薬品について旧薬事法第十四条又は第十九条の二の規定により承認された事項の一部について旧薬事法第十四条第九項（旧薬事法第十九条の二第五項において準用する場合を含む。）の厚生労働省令（旧薬事法第八十三条第一項の規定が適用される場合にあっては、農林水産省令）で定める軽微な変更をした者であって、旧薬事法第十四条第十項（旧薬事法第十九条の二第五項において準用する場合を含む。）の規定による届出をしていないものについては、医薬品医療機器等法第二十三条の二の五第十二項（医薬品医療機器等法第二十三条の二の十七第五項において準用する場合を含む。）の規定にかかわらず、なお従前の例による。

（医療機器及び体外診断用医薬品の再審査に関する経過措置）

第十三条　この法律の施行前に旧薬事法第十四条又は第十九条の二の承認を受けた旧薬事法第十四条の四第一項各号（旧薬事法第十九条の四において準用する場合を含む。）に掲げる医療機器（附則第三十条の規定により医薬品医療機器等法第二十三条の二十五の承認を受けたものとみなされ、又は附則第三十七条の規定により医薬品医療機器等法第二十三条の三十七の承認を受けたものとみなされるものを除く。）又は体外診断用医薬品に係る再審査については、医薬品医療機器等法第二十三条の二の九（医薬品医療機器等法第二十三条の二の十九において準用する場合を含む。）の規定にかかわらず、なお従前の例による。

（医療機器及び体外診断用医薬品の再評価に関する経過措置）

第十四条　この法律の施行前に旧薬事法第十四条の六第一項（旧薬事法第十九条の四において準用する場合を含む。）の規定による指定を受けた医療機器（附則第三十条の規定により医薬品医療機器等法第二十三条の二十五の承認を受けたものとみなされ、又は附則第三十七条の規定により医薬品医療機器等法第二十三条の三十七の承認を受けたものとみなされるものを除く。）又は体外診断用医薬品に係る再評価については、医薬品医療機器等法第二十三条の二の九（医薬品医療機器等法第二十三条の二の十九において準用する場合を含む。）の規定にかかわらず、なお従前の例による。

（医療機器及び体外診断用医薬品の承認取得者の地位の承継に関する経過措置）

第十五条　この法律の施行前に旧薬事法第十四条の八第一項（旧薬事法第十九条の四において準用する場合を含む。）の規定により医療機器（附則第三十条の規定により医薬品医療機器等法第二十三条の二十五の承認を受けたものとみなされ、又は附則第三十七条の規定により医薬品医療機器等法第二十三条の三十七の承認を受けたものとみなされるものを除く。）又は体外診断用医薬品の製造販売の承認を受けた者の地位を承継した者であって、旧薬事法第十四条の八第三項（旧薬事法第十九条の四において準用する場合を含む。）の規定による届出をしていないものについては、医薬品医療機器等法第二十三条の二の十一第三項（医薬品医療機器等法第二十三条の二の十九において準用する場合を含む。）の規定にかかわらず、なお従前の例による。

（医療機器及び体外診断用医薬品の製造販売の届出に関する経過措置）

第十六条　この法律の施行前に旧薬事法第十四条の九第一項の規定により届け出た事項を変更した医療機器又は体外診断用医薬品の製造販売業者であって、同条第二項の規定による届出をしていないものについては、医薬品医療機器等法第二十三条の二の十二第二項の規定にかかわらず、なお従前の例による。

（医療機器及び体外診断用医薬品の製造販売業者の事業の休廃止等の届出に関する経過措置）

第十七条　この法律の施行前にその事業を廃止し、休止し、若しくは休止した事業を再開し、又は総括製造販売責任者（旧薬事法第十七条第二項に規定する総括製造販売責任者をいう。）その他旧薬事法第十九条第一項の厚生労働省令（旧薬事法第八十三条第一項の規定が適用される場合にあっては、農林水産省令。次項において同じ。）で定める事項を変更した医療機器又は体外診断用医薬品の製造販売業者（附則第二十七条の規定により医薬品医療機器等法第二十三条の二十第一項の許可を受けたものとみなされる者を除く。）であって、旧薬事法第十九条第一項の規定による届出をしていないものについては、医薬品医療機器等法第二十三条の二の十六第一項の規定にかかわらず、なお従前の例による。

2　この法律の施行前にその製造所を廃止し、休止し、若しくは休止した製造所を再開し、又は医薬品製造管理者（旧薬事法第十七条第四項に規定する医薬品製造管理者をいう。）若しくは医療機器の製造所の責任技術者（同条第五項に規定する責任技術者をいう。）その他旧薬事法第十九条第二項の厚生労働省令で定める事項を変更した医療機器若しくは体外診断用医薬品の製造業者（附則第二十八条の規定により医薬品医療機器等法第二十三条の二十二第一項の許可を受けたものとみなされる者を除く。）又は旧薬事法第十三条の三第一項に規定する外国製造業者（附則第二十九条の規定により医薬品医療機器等法第二十三条の二十四第一項の認定を受けたものとみなされる者を除く。）であって、旧薬事法第十九条第二項の規定による届出をしていないものについては、医薬品医療機器等法第二十三条の二の十六第二項の規定にかかわらず、なお従前の例による。

（外国製造医療機器及び外国製造体外診断用医薬品の製造販売の承認に関する経過措置）

第十八条　この法律の施行の際現に医薬品医療機器等法第二十三条の二の五第一項に規定する医療機器又は同項に規定する体外診断用医薬品について旧薬事法第十九条の二の承認を受けている者（附則第六十三条の規定によりなお従前の例によることとされた旧薬事法第十九条の二の承認を受けた者を含む。）は、当該品目に係る医薬品医療機器等法第二十三条の二の十七の承認を受けたものとみなす。この場合において、当該承認に係る同条第五項において準用する医薬品医療機器等法第二十三条の二の五第六項（同条第十一項において準用する場合を含む。）に規定する期間は、旧薬事法第十九条の二第五項において準用する旧薬事法第十四条第六項（同条第九項において準用する場合を含む。）に規定する期間の残存期間とする。

第十九条　この法律の施行の際現に承認対象プログラム医療機器の製造販売をしている者（外国において本邦に輸出される承認対象プログラム医療機器の製造等をしている者が承認対象プログラム医療機器の製造販売をさせている者に限る。）は、施行日から起算して三月を経過する日までの間（当該製造等をしている者が当該期間内に医薬品医療機器等法第二十三条の二の十七第一項の承認の申請をした場合において、当該期間内に承認の拒否の処分があったときは当該処分のあった日までの間、当該期間を経過したときは当該申請について承認又は承認の拒否の処分があるまでの間）は、当該製造等をしている者が同項の承認を受けていない場合であっても、医薬品医療機器等法第二十三条の二の五第一項の規定にかかわらず、当該品目の製造販売をすることができる。

第二十条　承認対象プログラム医療機器について医薬品医療機器等法第二十三条の二の十七の承認の申請をした者は、施行日から起算して三月を経過する日までの間（この項の規定により選任する者が当該期間内に医薬品医療機器等法第二十三条の二第一項の許可の申請をした場合において、当該期間内に許可の拒否の処分があったときは当該処分のあった日までの間、当該期間を経過したときは当該申請について許可又は許可の拒否の処分があるまでの間）は、医薬品医療機器等法第二十三条の二の十七第三項の規定にかかわらず、本邦内において当該承認の申請に係る承認対象プログラム医療機器による保健衛生上の危害の発生の防止に必要な措置を採らせるため、附則第三条第二項の規定により業として承認対象プログラム医療機器の製造販売をする者を選任することができる。この場合において、当該製造販売をする者は、医薬品医療機器等法第二十三条の二の五第一項の規定にかかわらず、当該承認の申請に係る品目の製造販売をすることができる。

2　承認対象プログラム医療機器について医薬品医療機器等法第二十三条の二の十七の承認の申請があった場合において、当該申請に係る承認対象プログラム医療機器の製造（設計を含む。以下この項において同じ。）を附則第五条第二項の規定により業として承認対象プログラム医療機器の製造をする者又はこの法律の施行の際現に外国において本邦に輸出される承認対象プログラム医療機器の製造をしている者が行うときは、当該申請をした者については、施行日から起算して三月を経過する日までの間（当該製造をする者又は当該製造をしている者が当該期間内に医薬品医療機器等法第二十三条の二の三第一項又は第二十三条の二の四第一項の登録の申請をした場合において、当該期間内にこれらの登録の拒否の処分があったときは当該処分のあった日までの間、当該期間を経過したときは当該申請について登録又は登録の拒否の処分があるまでの間）は、医薬品医療機器等法第二十三条の二の十七第五項において準用する医薬品医療機器等法第二十三条の二の五第二項（第二号に係る部分に限り、同条第十一項において準用する場合を含む。）の規定は、適用しない。

第二十一条　附則第十八条の規定により医薬品医療機器等法第二十三条の二の十七の承認を受けたものとみなされた場合又は医薬品医療機器等法第二十三条の二の五第一項に規定する医療機器（承認対象プログラム医療機器を除く。）若しくは同項に規定する体外診断用医薬品について医薬品医療機器等法第二十三条の二の十七の承認の申請があった場合において、その承認を受けたものとみなされた医療機器若しくは体外診断用医薬品又はその申請に係る医療機器若しくは体外診断用医薬品の設計を附則第六条第二項の規定により業として医療機器若しくは体外診断用医薬品の設計をする者又はこの法律の施行の際現に外国において本邦に輸出される医療機器若しくは体外診断用医薬品の設計をしている者が行うときは、当該品目に係る医薬品医療機器等法第二十三条の二の十七第五項の規定の適用については、施行日から起算して三月を経過する日までの間（これらの者が当該期間内に医薬品医療機器等法第二十三条の二の三第一項又は第二十三条の二の四第一項の登録の申請をした場合において、当該期間内にこれらの登録の拒否の処分があったときは当該処分のあった日までの間、当該期間を経過したときは当該申請について登録又は登録の拒否の処分があるまでの間）は、医薬品医療機器等法第二十三条の二の十七第五項中「準用する」とあるのは、「準用する。この場合において、第二十三条の二の五第二項第二号中

「製造所」とあるのは「製造所（当該医療機器又は体外診断用医薬品の製造工程のうち設計のみをするものを除く。）」と読み替えるものとする」とする。

（選任外国製造医療機器等製造販売業者に関する変更の届出に関する経過措置）

第二十二条　この法律の施行前に選任製造販売業者（旧薬事法第十九条の二第四項に規定する選任製造販売業者をいう。以下この条において同じ。）を変更し、又は選任製造販売業者につき、その氏名若しくは名称その他旧薬事法第十九条の三の厚生労働省令（旧薬事法第八十三条第一項の規定が適用される場合にあっては、農林水産省令）で定める事項に変更があった医療機器又は体外診断用医薬品の外国特例承認取得者（旧薬事法第十九条の二第四項に規定する外国特例承認取得者をいい、附則第三十七条の規定により医薬品医療機器等法第二十三条の三十七の承認を受けたものとみなされる者を除く。）であって、旧薬事法第十九条の三の規定による届出をしていないものについては、医薬品医療機器等法第二十三条の二の十八の規定にかかわらず、なお従前の例による。

（医療機器の製造販売の認証に関する経過措置）

第二十三条　プログラム医療機器のうち医薬品医療機器等法第二十三条の二の二十三第一項に規定する高度管理医療機器又は管理医療機器であるもの（以下「認証対象プログラム医療機器」という。）について同条の認証の申請をした者が附則第三条第二項の規定により業として認証対象プログラム医療機器の製造販売をする者であるときは、当該申請をした者については、施行日から起算して三月を経過する日までの間（その者が当該期間内に医薬品医療機器等法第二十三条の二第一項の許可の申請をした場合において、当該期間内に許可の拒否の処分があったときは当該処分のあった日までの間、当該期間を経過したときは当該申請について許可又は許可の拒否の処分があるまでの間）は、医薬品医療機器等法第二十三条の二の二十三第二項（第一号に係る部分に限り、同条第六項において準用する場合を含む。）の規定は、適用しない。

2　認証対象プログラム医療機器について医薬品医療機器等法第二十三条の二の二十三の認証の申請があった場合において、当該申請の際当該申請をした者が附則第三条第二項の規定により業として認証対象プログラム医療機器の製造販売をする者を選任するときは、当該申請をした者については、施行日から起算して三月を経過する日までの間（当該製造販売をする者が当該期間内に医薬品医療機器等法第二十三条の二第一項の許可の申請をした場合において、当該期間内に許可の拒否の処分があったときは当該処分のあった日までの間、当該期間を経過したときは当該申請について許可又は許可の拒否の処分があるまでの間）は、医薬品医療機器等法第二十三条の二の二十三第二項（第二号に係る部分に限り、同条第六項において準用する場合を含む。）の規定は、適用しない。

3　認証対象プログラム医療機器について医薬品医療機器等法第二十三条の二の二十三の認証の申請があった場合において、当該申請に係る認証対象プログラム医療機器の製造（設計を含む。以下この項において同じ。）を附則第五条第二項の規定により業として認証対象プログラム医療機器の製造をする者又はこの法律の施行の際現に外国において本邦に輸出される認証対象プログラム医療機器の製造をしている者が行うときは、当該申請をした者については、施行日から起算して三月を経過する日までの間（当該製造をする者又は当該製造をしている者が当該期間内に医薬品医療機器等法第二十三条の二の三第一項又は第二十三条の二の四第一項の登録の申請をした場合において、当該期間内にこれらの登録の拒否の処分があったときは当該処分のあった日までの間、当該期間を経過したときは当該申請について登録又は登録の拒否の処分があるまでの間）は、医薬品医療機器等法第二十三条の二の二十三第二項（第三号に係る部分に限り、同条第六項において準用する場合を含む。）の規定は、適用しない。

第二十四条　この法律の施行の際現に旧薬事法第二十三条の二の認証を受けている場合又はこの法律の施行後に医薬品医療機器等法第二十三条の二の二十三の認証の申請があった場合において、その認証を受けている指定高度管理医療機器等（同条第一項に規定する指定高度管理医療機器等をいい、認証対象プログラム医療機器を除く。以下この条において同じ。）又はその申請に係る指定高度管理医療機器等の設計を附則第六条第二項の規定により業として医療機器若しくは体外診断用医薬品の設計をする者又はこの法律の施行の際現に外国において本邦に輸出される医療機器若しくは体外診断用医薬品の設計をしている者が行うときは、当該品目に係る医薬品医療機器等法第二十三条の二の二十三第二項第三号（同条第六項において準用する場合を含む。以下この条において同じ。）の規定の適用については、施行日から起算して三月を経過する日までの間（これらの者が当該期間内に医薬品医療機器等法第二十三条の二の三第一項又は第二十三条の二の四第一項の登録の申請をした場合において、当該期間内にこれらの登録の拒否の処分があったときは当該処分のあった日までの間、当該期間を経過したときは当該申請について登録又は登録の拒否の処分があるまでの間）は、同号中「製造所」とあるのは、「製造所（当該指定高度管理医療機器等の製造工程のうち設計のみをするものを除く。）」とする。

（登録認証機関の業務規程の認可に関する経過措置）

第二十五条　この法律の施行の際現に旧薬事法第二十三条の十第一項の規定による届出をしている者は、施行日から起算して三月を経過する日までに、医薬品医療機器等法第二十三条の十第一項の認可の申請をしなければならない。

2　前項に規定する者は、施行日から起算して三月を経過する日までの間（その者が当該期間内に医薬品医療機器等法第二十三条の十第一項の認可の申請をした場合において、当該期間内に認可の拒否の処分があったときは当該処分のあった日までの間、当該期間を経過したときは当該申請について認可又は認可の拒否の処分があるまでの間）は、同条第一項の認可を受けないでも、基準適合性認証（医薬品医療機器等法第二十三条の四第一項に規定する基準適合性認証をいう。）の業務を行うことができる。

（登録認証機関に対する認証取消し等の命令に関する経過措置）

第二十六条　医薬品医療機器等法第二十三条の十一の二又は第二十三条の十六第二項の規定は、登録認証機関（医薬品医療機器等法第二十三条の二の二十三第一項に規定する登録認証機関をいう。）について生じた事由が施行日以後に生じた場合について適用し、当該事由が施行日前に生じた場合については、なお従前の例による。

（再生医療等製品の製造販売業の許可に関する経過措置）

第二十七条　この法律の施行の際現に業として再生医療等製品の製造販売をしている旧薬事法第十二条第一項の許可を受けている者（附則第六十三条の規定によりなお従前の例によることとされた同項の許可を受けた者（業として再生医療等製品の製造販売をしようとして当該許可を受けた者に限る。）を含む。）は、医薬品医療機器等法第二十三条の二十第一項の許可を受けたものとみなす。この場合において、当該許可に係る同条第二項に規定する期間は、旧薬事法第十二条第二項に規定する期間の残存期間とする。

（再生医療等製品の製造業の許可に関する経過措置）

第二十八条　この法律の施行の際現に業として再生医療等製品の製造（小分けを含む。以下この条において同じ。）をしている旧薬事法第十三条第一項の許可を受けている者（附則第六十三条の規定によりなお従前の例によることとされた同項の許可を受けた者（業として再生医療等製品の製造をしようとして当該許可を受けた者に限る。）を含む。）は、当該品目について製造ができる区分に係る医薬品医療機器等法第二十三条の二十二第一項の許可を受けたものとみなす。この場合において、当該許可に係る同条第三項に規定する期間は、旧薬事法第十三条第三項（同条第六項の許可の区分の変更又は追加の許可を受けている者にあっては、同条第七項において準用する同条第三項）に規定する期間の残存期間とする。

（再生医療等製品の外国製造業者の認定に関する経過措置）

第二十九条　この法律の施行の際現に業として再生医療等製品の製造（小分けを含む。以下この条において同じ。）をしている旧薬事法第十三条の三第一項の認定を受けている者（附則第六十三条の規定によりなお従前の例によることとされた同項の認定を受けた者（業として再生医療等製品の製造をしようとして当該認定を受けた者に限る。）を含む。）は、当該品目について製造ができる区分に係る医薬品医療機器等法第二十三条の二十四第一項の認定を受けたものとみなす。この場合において、当該認定に係る同条第三項において準用する医薬品医療機器等法第二十三条の二十二第三項に規定する期間は、旧薬事法第十三条の三第三項において準用する旧薬事法第十三条第三項（旧薬事法第十三条の三第三項において準用する旧薬事法第十三条第六項の認定の区分の変更又は追加の認定を受けている者にあっては、旧薬事法第十三条の三第三項において準用する旧薬事法第十三条第七項において準用する同条第三項）に規定する期間の残存期間とする。

（再生医療等製品の製造販売の承認に関する経過措置）

第三十条　この法律の施行の際現に旧薬事法第十四条の承認を受けている者（附則第六十三条の規定によりなお従前の例によることとされた旧薬事法第十四条の承認を受けた者を含む。）は、当該承認に係る品目（再生医療等製品に該当するものに限る。）に係る医薬品医療機器等法第二十三条の二十五の承認を受けたものとみなす。この場合において、当該承認に係る同条第六項（同条第九項において準用する場合を含む。）に規定する期間は、旧薬事法第十四条第六項（同条第九項において準用する場合を含む。）に規定する期間の残存期間とする。

第三十一条　この法律の施行前に医薬品（前条の規定により医薬品医療機器等法第二十三条の二十五の承認を受けたものとみなされ、又は附則第三十七条の規定により医薬品医療機器等法第二十三条の三十七の承認を受けたものとみなされるものに限る。）又は医療機器（前条の規定により医薬品医療機器等法第二十三条の二十五の承認を受けたものとみなされ、又は附則第三十七条の規定により医薬品医療機器等法第二十三条の三十七の承認を受けたものとみなされるものに限る。）について旧薬事法第十四条又は第十九条の二の規定により承認された事項の一部について旧薬事法第十四条第九項（旧薬事法第十九条の二第五項において準用する場合を含む。）の厚生労働省令（旧薬事法第八十三条第一項の規定が適用される場合にあっては、農林水産省令）で定める軽微な変更をした者であって、旧薬事法第十四条第十項（旧薬事法第十九条の二第五項において準用する場合を含む。）の規定による届出をしていないものについては、医薬品医療機器等法第二十三条の二十五第十項（医薬品医療機器等法第二十三条の三十七第五項において準用する場合を含む。）の規定にかかわらず、なお従前の例による。

（再生医療等製品の再審査に関する経過措置）

第三十二条　この法律の施行前に旧薬事法第十四条又は第十九条の二の承認を受けた旧薬事法第十四条の四第一項各号（旧薬事法第十九条の四において準用する場合を含む。）に掲げる医薬品（附則第三十条の規定により医薬品医療機器等法第二十三条の二十五の承認を受けたものとみなされ、又は附則第三十七条の規定により医薬品医療機器等法第二十三条の三十七の承認を受けたものとみなされるものに限る。）又は医療機器（附則第三十条の規定により医薬品医療機器等法第二十三条の二十五の承認を受けたものとみなされ、又は附則第三十七条の規定により医薬品医療機器等法第二十三条の三十七の承認を受けたものとみなされるものに限る。）に係る再審査については、医薬品医療機器等法第二十三条の二十九（医薬品医療機器等法第二十三条の三十九において準用する場合を含む。）の規定にかかわらず、なお従前の例による。

（再生医療等製品の再評価に関する経過措置）

第三十三条　この法律の施行前に旧薬事法第十四条の六第一項（旧薬事法第十九

条の四において準用する場合を含む。）の規定による指定を受けた医薬品（附則第三十条の規定により医薬品医療機器等法第二十三条の二十五の承認を受けたものとみなされ、又は附則第三十七条の規定により医薬品医療機器等法第二十三条の三十七の承認を受けたものとみなされるものに限る。）又は医療機器（附則第三十条の規定により医薬品医療機器等法第二十三条の二十五の承認を受けたものとみなされ、又は附則第三十七条の規定により医薬品医療機器等法第二十三条の三十七の承認を受けたものとみなされるものに限る。）に係る再評価については、医薬品医療機器等法第二十三条の三十一（医薬品医療機器等法第二十三条の三十九において準用する場合を含む。）の規定にかかわらず、なお従前の例による。

（再生医療等製品の承認取得者の地位の承継に関する経過措置）

第三十四条　この法律の施行前に旧薬事法第十四条の八第一項（旧薬事法第十九条の四において準用する場合を含む。）の規定により医薬品（附則第三十条の規定により医薬品医療機器等法第二十三条の二十五の承認を受けたものとみなされ、又は附則第三十七条の規定により医薬品医療機器等法第二十三条の三十七の承認を受けたものとみなされるものに限る。）又は医療機器（附則第三十条の規定により医薬品医療機器等法第二十三条の二十五の承認を受けたものとみなされ、又は附則第三十七条の規定により医薬品医療機器等法第二十三条の三十七の承認を受けたものとみなされるものに限る。）の製造販売の承認を受けた者の地位を承継した者であって、旧薬事法第十四条の八第三項（旧薬事法第十九条の四において準用する場合を含む。）の規定による届出をしていないものについては、医薬品医療機器等法第二十三条の三十三第三項（医薬品医療機器等法第二十三条の三十九において準用する場合を含む。）の規定にかかわらず、なお従前の例による。

（再生医療等製品総括製造販売責任者等の設置に関する経過措置）

第三十五条　この法律の施行の際現に置かれている旧薬事法第十七条第一項の規定による品質管理及び製造販売後安全管理（旧薬事法第十二条の二第二号に規定する製造販売後安全管理をいう。）を行う者は、施行日から起算して一年を経過する日までの間は、当該品質管理及び製造販売後安全管理に係る品目（再生医療等製品に該当するものに限る。）に係る医薬品医療機器等法第二十三条の三十四第二項に規定する再生医療等製品総括製造販売責任者とみなす。

2　この法律の施行の際現に置かれている旧薬事法第十七条第三項若しくは第五項又は第六十八条の二第一項の規定による製造（小分けを含む。）の管理を行う者は、施行日から起算して一年を経過する日までの間は、当該管理に係る品目（再生医療等製品に該当するものに限る。）に係る医薬品医療機器等法第二十三条の三十四第四項に規定する再生医療等製品製造管理者とみなす。

（再生医療等製品の製造販売業者の事業の休廃止等の届出に関する経過措置）

第三十六条　この法律の施行前にその事業を廃止し、休止し、若しくは休止した事業を再開し、又は総括製造販売責任者（旧薬事法第十七条第二項に規定する総括製造販売責任者をいう。）その他旧薬事法第十九条第一項の厚生労働省令（旧薬事法第八十三条第一項の規定が適用される場合にあっては、農林水産省令。次項において同じ。）で定める事項を変更した医薬品又は医療機器の製造販売業者（附則第二十七条の規定により医薬品医療機器等法第二十三条の二十第一項の許可を受けたものとみなされる者に限る。）であって、旧薬事法第十九条第一項の規定による届出をしていないものについては、医薬品医療機器等法第二十三条の三十六第一項の規定にかかわらず、なお従前の例による。

2　この法律の施行前にその製造所を廃止し、休止し、若しくは休止した製造所を再開し、又は医薬品製造管理者（旧薬事法第十七条第四項に規定する医薬品製造管理者をいう。）若しくは医療機器の製造所の責任技術者（同条第五項に規定する責任技術者をいう。）その他旧薬事法第十九条第二項の厚生労働省令で定める事項を変更した医薬品若しくは医療機器の製造業者（附則第二十八条の規定により医薬品医療機器等法第二十三条の二十二第一項の許可を受けたものとみなされる者に限る。）又は旧薬事法第十三条の三第一項に規定する外国製造業者（附則第二十九条の規定により医薬品医療機器等法第二十三条の二十四第一項の認定を受けたものとみなされる者に限る。）であって、旧薬事法第十九条第二項の規定による届出をしていないものについては、医薬品医療機器等法第二十三条の三十六第二項の規定にかかわらず、なお従前の例による。

（外国製造再生医療等製品の製造販売の承認に関する経過措置）

第三十七条　この法律の施行の際現に旧薬事法第十九条の二の承認を受けている者（附則第六十三条の規定によりなお従前の例によることとされた旧薬事法第十九条の二の承認を受けた者を含む。）は、当該承認に係る品目（再生医療等製品に該当するものに限る。）に係る医薬品医療機器等法第二十三条の三十七の承認を受けたものとみなす。この場合において、当該承認に係る同条第五項において準用する医薬品医療機器等法第二十三条の二十五第六項（同条第九項において準用する場合を含む。）に規定する期間は、旧薬事法第十九条の二第五項において準用する旧薬事法第十四条第六項（同条第九項において準用する場合を含む。）に規定する期間の残存期間とする。

（選任外国製造再生医療等製品製造販売業者に関する変更の届出に関する経過措置）

第三十八条　この法律の施行前に選任製造販売業者（旧薬事法第十九条の二第四項に規定する選任製造販売業者をいう。以下この条において同じ。）を変更し、又は選任製造販売業者につき、その氏名若しくは名称その他旧薬事法第十九条の三の厚生労働省令（旧薬事法第八十三条第一項の規定が適用される場合にあっては、農林水産省令）で定める事項に変更があった医薬品又は医療機器の外国特例承認取得者（旧薬事法第十九条の二第四項に規定する外国特例承認取得者をいい、前条の規定により医薬品医療機器等法第二十三条の三十七の承認を受けたものとみなされる者に限る。）であって、旧薬事法第十九条の三の規定による届出をしていないものについては、医薬品医療機器等法第二十三条の三十八の規定にかかわらず、なお従前の例による。

（高度管理医療機器の販売業及び貸与業の許可に関する経過措置）

第三十九条　この法律の施行の際現に業としてプログラム高度管理医療機器（高度管理医療機器プログラム（医薬品医療機器等法第三十九条第一項に規定する高度管理医療機器プログラムをいう。以下この条において同じ。）又はこれを記録した記録媒体たる高度管理医療機器をいう。以下同じ。）を販売し、授与し、若しくは貸与し、若しくは販売、授与若しくは貸与の目的で陳列し、又は高度管理医療機器プログラムを電気通信回線を通じて提供している者は、施行日から起算して三月を経過する日までに、同項の許可の申請をしなければならない。ただし、高度管理医療機器の製造販売業者（附則第三条第二項の規定により業としてプログラム高度管理医療機器の製造販売をする者を含む。以下この項において同じ。）がその製造等をし、又は輸入をしたプログラム高度管理医療機器を高度管理医療機器の製造販売業者、製造業者（附則第五条第二項の規定により業としてプログラム高度管理医療機器の製造をする者及びこの法律の施行の際現に外国において本邦に輸出されるプログラム高度管理医療機器の製造をしている者並びに附則第六条第二項の規定により業として高度管理医療機器の設計をする者及びこの法律の施行の際現に外国において本邦に輸出される高度管理医療機器の設計をしている者を含む。以下この項において同じ。）、販売業者（次項の規定により業としてプログラム高度管理医療機器を販売し、若しくは授与し、若しくは販売若しくは授与の目的で陳列し、又は高度管理医療機器プログラムを電気通信回線を通じて提供する者を含む。）又は貸与業者（次項の規定により業としてプログラム高度管理医療機器を貸与し、又は貸与の目的で陳列する者を含む。）に、高度管理医療機器の製造業者がその製造したプログラム高度管理医療機器を高度管理医療機器の製造販売業者又は製造業者に、それぞれ販売し、授与し、若しくは貸与し、若しくは販売、授与若しくは貸与の目的で陳列し、又は高度管理医療機器プログラムを電気通信回線を通じて提供するときは、この限りでない。

2　前項本文に規定する者は、施行日から起算して三月を経過するまでの間（その者が当該期間内に医薬品医療機器等法第三十九条第一項の許可の申請をした場合において、当該期間内に許可の拒否の処分があったときは当該処分のあった日までの間、当該期間を経過したときは当該申請について許可又は許可の拒否の処分があるまでの間）は、同条第一項の許可を受けないでも、引き続き、業として、プログラム高度管理医療機器を販売し、授与し、若しくは貸与し、若しくは販売、授与若しくは貸与の目的で陳列し、又は高度管理医療機器プログラムを電気通信回線を通じて提供することができる。

第四十条　この法律の施行の際現に高度管理医療機器又は特定保守管理医療機器

（以下「高度管理医療機器等」という。）について旧薬事法第三十九条第一項の許可を受けている者（附則第六十三条の規定によりなお従前の例によることとされた同項の許可を受けた者を含む。）は、医薬品医療機器等法第三十九条第一項の許可を受けたものとみなす。この場合において、当該許可に係る同条第四項に規定する期間は、旧薬事法第三十九条第四項に規定する期間の残存期間とする。

第四十一条　この法律の施行の際現に業として高度管理医療機器等（プログラム高度管理医療機器を除く。以下この条において同じ。）を貸与し、又は貸与の目的で陳列している者（貸与し、又は貸与の目的で陳列している者を除く。以下この条において同じ。）は、施行日から起算して三月を経過する日までに、医薬品医療機器等法第三十九条第一項の許可の申請をしなければならない。ただし、高度管理医療機器等の製造販売業者がその製造等をし、又は輸入をした高度管理医療機器等を高度管理医療機器等の製造販売業者、製造業者（附則第六条第二項の規定により業として高度管理医療機器等の設計をする者及びこの法律の施行の際現に外国において本邦に輸出される高度管理医療機器等の設計をしている者を含む。以下この項において同じ。）、販売業者又は貸与業者（次項の規定により業として高度管理医療機器等を貸与し、又は貸与の目的で陳列する者を含む。）に、高度管理医療機器等の製造業者がその製造した高度管理医療機器等を高度管理医療機器等の製造販売業者又は製造業者に、それぞれ貸与し、又は貸与の目的で陳列するときは、この限りでない。

2　前項本文に規定する者は、施行日から起算して三月を経過するまでの間（その者が当該期間内に医薬品医療機器等法第三十九条第一項の許可の申請をした場合において、当該期間内に許可の拒否の処分があったときは当該処分のあった日までの間、当該期間を経過したときは当該申請について許可又は許可の拒否の処分があるまでの間）は、同条第一項の許可を受けないでも、引き続き、業として、高度管理医療機器等を貸与し、又は貸与の目的で陳列することができる。

（管理医療機器の販売業及び貸与業の届出に関する経過措置）

第四十二条　この法律の施行の際現に業としてプログラム管理医療機器（管理医療機器プログラム（医薬品医療機器等法第三十九条の三第一項に規定する管理医療機器プログラムをいう。以下この条において同じ。）又はこれを記録した記録媒体たる管理医療機器をいう。以下同じ。）を販売し、授与し、若しくは貸与し、若しくは販売、授与若しくは貸与の目的で陳列し、又は管理医療機器プログラムを電気通信回線を通じて提供している者（旧薬事法第三十九条第一項又は医薬品医療機器等法第三十九条第一項の許可を受けた者を除く。）は、施行日から起算して七日を経過する日までに、医薬品医療機器等法第三十九条の三第一項の規定による届出をしなければならない。ただし、管理医療機器の製造販売業者（附則第三条第二項の規定により業としてプログラム管理医療機器の製造販売をする者を含む。以下この項において同じ。）がその製造等をし、又は輸入をしたプログラム管理医療機器を管理医療機器の製造販売業者、製造業者（附則第五条第二項の規定により業としてプログラム管理医療機器の製造をする者及びこの法律の施行の際現に外国において本邦に輸出されるプログラム管理医療機器の製造をしている者並びに附則第六条第二項の規定により業として管理医療機器の設計をする者及びこの法律の施行の際現に外国において本邦に輸出される管理医療機器の設計をしている者を含む。以下この項において同じ。）、販売業者（次項の規定により業としてプログラム管理医療機器を販売し、若しくは授与し、若しくは販売若しくは授与の目的で陳列し、又は管理医療機器プログラムを電気通信回線を通じて提供する者を含む。）又は貸与業者（次項の規定により業としてプログラム管理医療機器を貸与し、又は貸与の目的で陳列する者を含む。）に、管理医療機器の製造業者がその製造したプログラム管理医療機器を管理医療機器の製造販売業者又は製造業者に、それぞれ販売し、授与し、若しくは貸与し、若しくは販売、授与若しくは貸与の目的で陳列し、又は管理医療機器プログラムを電気通信回線を通じて提供するときは、この限りでない。

2　前項本文に規定する者は、施行日から起算して七日を経過するまでの間は、医薬品医療機器等法第三十九条の三第一項の規定による届出をしないでも、引き続き、業として、プログラム管理医療機器を販売し、授与し、若しくは貸与し、若しくは販売、授与若しくは貸与の目的で陳列し、又は管理医療機器プログラムを電気通信回線を通じて提供することができる。

第四十三条　この法律の施行の際現に管理医療機器（特定保守管理医療機器を除く。次条において同じ。）について旧薬事法第三十九条の三第一項の規定による届出をしている者は、医薬品医療機器等法第三十九条の三第一項の規定による届出をしたものとみなす。

第四十四条　この法律の施行の際現に業として管理医療機器（プログラム管理医療機器を除く。以下この条において同じ。）を貸与し、又は貸与の目的で陳列している者（賃貸し、又は賃貸の目的で陳列している者を除く。以下この条において同じ。）は、施行日から起算して七日を経過する日までに、医薬品医療機器等法第三十九条の三第一項の規定による届出をしなければならない。ただし、管理医療機器の製造販売業者がその製造等をし、又は輸入をした管理医療機器を管理医療機器の製造販売業者、製造業者（附則第六条第二項の規定により業として管理医療機器の設計をする者及びこの法律の施行の際現に外国において本邦に輸出される管理医療機器の設計をしている者を含む。以下この項において同じ。）、販売業者又は貸与業者（次項の規定により業として管理医療機器を貸与し、又は貸与の目的で陳列する者を含む。）に、管理医療機器の製造業者がその製造した管理医療機器を管理医療機器の製造販売業者又は製造業者に、それぞれ貸与し、又は貸与の目的で陳列するときは、この限りでない。

2　前項本文に規定する者は、施行日から起算して七日を経過するまでの間は、医薬品医療機器等法第三十九条の三第一項の規定による届出をしないでも、引き続き、業として、管理医療機器を貸与し、又は貸与の目的で陳列することができる。

（再生医療等製品の販売業の許可に関する経過措置）

第四十五条　この法律の施行の際現に業として再生医療等製品を販売し、授与し、又は販売若しくは授与の目的で貯蔵し、若しくは陳列している旧薬事法第四条第一項、第三十四条第一項又は第三十九条第一項の許可を受けている者（附則第六十三条の規定によりなお従前の例によることとされた旧薬事法第四条第一項、第三十四条第一項又は第三十九条第一項の許可を受けた者（業として再生医療等製品を販売し、授与し、又は販売若しくは授与の目的で貯蔵し、若しくは陳列しようとしてこれらの許可を受けた者に限る。）を含む。）は、医薬品医療機器等法第四十条の五第一項の許可を受けたものとみなす。この場合において、同条第四項に規定する期間は、旧薬事法第四条第四項、第二十四条第二項又は第三十九条第四項に規定する期間の残存期間とする。

（再生医療等製品営業所管理者の設置に関する経過措置）

第四十六条　この法律の施行の際現に置かれている薬局又は営業所（この法律の施行の際現に業として再生医療等製品を販売し、授与し、又は販売若しくは授与の目的で貯蔵し、若しくは陳列している旧薬事法第四条第一項、第三十四条第一項又は第三十九条第一項の許可を受けている者（附則第六十三条の規定によりなお従前の例によることとされた旧薬事法第四条第一項、第三十四条第一項又は第三十九条第一項の許可を受けた者（業として再生医療等製品を販売し、授与し、又は販売若しくは授与の目的で貯蔵し、若しくは陳列しようとしてこれらの許可を受けた者に限る。）を含む。）の薬局又は営業所に限る。）を管理する者は、施行日から起算して一年を経過する日までの間は、医薬品医療機器等法第四十条の六第一項に規定する再生医療等製品営業所管理者とみなす。

（再生医療等製品の検定に関する経過措置）

第四十七条　この法律の施行の際現に医薬品又は医療機器として旧薬事法第四十三条第一項又は第二項の検定を受け、かつ、これに合格している再生医療等製品（附則第六十三条の規定によりなお従前の例によることとされたこれらの項の検定を受け、かつ、これに合格したものを含む。）は、医薬品医療機器等法第四十三条第一項の検定を受け、かつ、これに合格したものとみなす。

（体外診断用医薬品の販売、授与等の禁止に関する経過措置）

第四十八条　体外診断用医薬品に対する医薬品医療機器等法第五十五条第二項の規定の適用については、施行日から起算して三月を経過する日までの間（当該体外診断用医薬品の設計をする者が当該期間内に医薬品医療機器等法第二十三条の二の四第一項の登録の申請をした場合において、当該期間内に登録の拒否の処分があったときは当該処分のあった日までの間、当該期間を経過したときは当該申請について登録又は登録の拒否の処分があるまでの間）は、医薬品医療機器等法第五十五条第二項中「に限る」とあるのは、「に限り、体外診断用医薬品の製造工程のうち設計のみをするものを除く」とする。

（医療機器の販売、授与等の禁止に関する経過措置）

第四十九条　プログラム医療機器に対する医薬品医療機器等法第六十四条において準用する医薬品医療機器等法第五十五条第二項の規定の適用については、施行日から起算して三月を経過する日までの間（当該プログラム医療機器の製造（設計を含む。）をする者が当該期間内に医薬品医療機器等法第二十三条の二の四第一項の登録の申請をした場合において、当該期間内に登録の拒否の処分があったときは当該処分のあった日までの間、当該期間を経過したときは当該申請について登録又は登録の拒否の処分があるまでの間）は、医薬品医療機器等法第六十四条において準用する医薬品医療機器等法第五十五条第二項中「に限る」とあるのは、「に限り、薬事法等の一部を改正する法律（平成二十五年法律第八十四号）附則第三条第一項に規定するプログラム医療機器の製造（設計を含む。）をするものを除く」とする。

第五十条　医療機器（プログラム医療機器を除く。以下この条において同じ。）に対する医薬品医療機器等法第六十四条において準用する医薬品医療機器等法第五十五条第二項の規定の適用については、施行日から起算して三月を経過する日までの間（当該医療機器の設計をする者が当該期間内に医薬品医療機器等法第二十三条の二の四第一項の登録の申請をした場合において、当該期間内に登録の拒否の処分があったときは当該処分のあった日までの間、当該期間を経過したときは当該申請について登録又は登録の拒否の処分があるまでの間）は、医薬品医療機器等法第六十四条において準用する医薬品医療機器等法第五十五条第二項中「に限る」とあるのは、「に限り、当該医療機器の製造工程のうち設計のみをするものを除く」とする。

（再生医療等製品の容器等の表示に関する経過措置）

第五十一条　附則第三十条の規定により医薬品医療機器等法第二十三条の二十五の承認を受けたものとみなされ、又は附則第三十七条の規定により医薬品医療機器等法第二十三条の三十七の承認を受けたものとみなされた再生医療等製品（この法律の施行の際現に存するものに限る。）で、その容器若しくは被包又はこれに添付される文書に旧薬事法の規定に適合する表示がされているものについては、施行日から起算して二年間は、引き続き当該表示がされている限り、医薬品医療機器等法の規定に適合する表示がされているものとみなす。

（再生医療等製品の添付文書等記載事項の届出に関する経過措置）

第五十二条　附則第二十七条の規定により医薬品医療機器等法第二十三条の二十第一項の許可を受けたものとみなされた者に対する附則第三十条の規定により医薬品医療機器等法第二十三条の二十五の承認を受けたものとみなされ、又は附則第三十七条の規定により医薬品医療機器等法第二十三条の三十七の承認を受けたものとみなされた再生医療等製品（この法律の施行の際現に存するものに限る。）についての医薬品医療機器等法第六十五条の四第一項の規定の適用については、同項中「あらかじめ」とあるのは、「薬事法等の一部を改正する法律（平成二十五年法律第八十四号）の施行の日から起算して七日以内に」とする。

（指定再生医療等製品に関する記録及び保存に関する経過措置）

第五十三条　この法律の施行の際現に旧薬事法第二条第十項の規定による特定生物由来製品の指定を受けている再生医療等製品に係る当該指定は、医薬品医療機器等法第六十八条の七第三項の規定による指定再生医療等製品の指定とみなす。

（独立行政法人医薬品医療機器総合機構による副作用等の報告に関する経過措置）

第五十四条　医薬品医療機器等法第六十八条の十第三項の規定は、施行日以後に第五条の規定による改正後の独立行政法人医薬品医療機器総合機構法第十五条第一項第一号イに規定する副作用救済給付又は同項第二号イに規定する感染救済給付の請求のあった者に係る疾病、障害及び死亡について適用する。

（回収の報告に関する経過措置）

第五十五条　医薬品医療機器等法第六十八条の十一の規定は、次に掲げる者についても、適用する。この場合において、同条中「回収に着手した旨及び回収の状況」とあるのは、「回収の状況」とする。

一　この法律の施行の際現にその製造販売をした医薬品、医薬部外品、化粧品、医療機器又は再生医療等製品の回収（旧薬事法第七十条第一項の規定による命令を受けて着手した回収を除く。以下この条において同じ。）をしている医薬品、医薬部外品、化粧品、医療機器又は再生医療等製品の製造販売業者

二　この法律の施行の際現に旧薬事法第十九条の二の承認を受けている医薬品、医薬部外品、化粧品若しくは医療機器又は附則第三十七条の規定により医薬品医療機器等法第二十三条の三十七の承認を受けたものとみなされた再生医療等製品の回収をしている外国特例承認取得者（医薬品医療機器等法第六十八条の二第一項に規定する外国特例承認取得者をいう。）

三　この法律の施行の際現にその製造をした医薬品、医薬部外品、化粧品、医療機器又は再生医療等製品の回収をしている医薬品医療機器等法第八十条第一項から第三項までに規定する輸出用の医薬品、医薬部外品、化粧品、医療機器又は再生医療等製品の製造業者

（希少疾病用再生医療等製品の指定に関する経過措置）

第五十六条　この法律の施行の際現に旧薬事法第七十七条の二第一項の規定による希少疾病用医薬品又は希少疾病用医療機器の指定を受けている再生医療等製品（附則第六十三条の規定によりなお従前の例によることとされた同項の規定による指定を受けたものを含む。）に係る当該指定は、当該再生医療等製品に係る医薬品医療機器等法第七十七条の二第一項の規定による希少疾病用再生医療等製品の指定とみなす。

（輸出用の医療機器又は体外診断用医薬品の製造管理及び品質管理に関する調査に関する経過措置）

第五十七条　この法律の施行前に旧薬事法第八十条第一項の調査を受けた輸出用の医療機器（附則第三十条の規定により医薬品医療機器等法第二十三条の二十五の承認を受けたものとみなされ、又は附則第三十七条の規定により医薬品医療機器等法第二十三条の三十七の承認を受けたものとみなされるものを除く。）又は体外診断用医薬品の製造業者は、当該品目に係る同項に規定する期間の残存期間が経過する日までの間に、当該品目に係る医薬品医療機器等法第八十条第二項の調査を受けなければならない。

第五十八条　この法律の施行の際現に輸出用のプログラム医療機器（医薬品医療機器等法第八十条第二項の政令で定めるものに限る。）の製造（設計を含む。次項において同じ。）をしている者は、施行日から起算して三月を経過する日までに、当該品目に係る同条第二項の調査の申請をしなければならない。

2　前項に規定する者は、施行日から起算して三月を経過する日までの間（その者が当該期間内に当該調査の申請をした場合において、当該期間を経過したときは、当該調査を受けるまでの間）は、医薬品医療機器等法第八十条第二項の調査を受けないでも、引き続き当該品目の製造をすることができる。

第五十九条　この法律の施行の際現に輸出用の医療機器（プログラム医療機器を除く。）又は体外診断用医薬品の設計をしている者は、施行日から起算して三月を経過する日までに、当該品目に係る医薬品医療機器等法第八十条第二項の調査の申請をしなければならない。

2　前項に規定する者は、施行日から起算して三月を経過する日までの間（その者が当該期間内に当該調査の申請をした場合において、当該期間を経過したときは、当該調査を受けるまでの間）は、医薬品医療機器等法第八十条第二項の調査を受けないでも、引き続き当該品目の設計をすることができる。

（輸出用の再生医療等製品の製造管理及び品質管理に関する調査に関する経過措置）

第六十条　この法律の施行前に旧薬事法第八十条第一項の調査を受けた輸出用の医薬品（附則第三十条の規定により医薬品医療機器等法第二十三条の二十五の承認を受けたものとみなされ、又は附則第三十七条の規定により医薬品医療機器等法第二十三条の三十七の承認を受けたものとみなされるものに限る。）又は医療機器（附則第三十条の規定により医薬品医療機器等法第二十三条の二十五の承認を受けたものとみなされ、又は附則第三十七条の規定により医薬品医療機器等法第二十三条の三十七の承認を受けたものとみなされるものに限る。）の製造業者は、当該品目に係る同項に規定する期間の残存期間が経過する日までの間に、当該品目に係る医薬品医療機器等法第八十条第三項の調査を受けなければならない。

（原薬等の登録に関する経過措置）

第六十一条　この法律の施行の際現に医薬品医療機器等法第十四条第四項に規定する原薬等についての旧薬事法第十四条の十一第一項の登録（附則第六十三条の規定によりなお従前の例によることとされた同項の登録を含む。）は、当該原薬等についての医薬品医療機器等法第八十条の六第一項の登録とみなす。

第六十二条　この法律の施行前に旧薬事法第十四条の十一第一項の厚生労働省令（旧薬事法第八十三条第一項の規定が適用される場合にあっては、農林水産省令。以下この条において同じ。）で定める事項について旧薬事法第十四条の十三第一項の厚生労働省令で定める軽微な変更をした者であって、同条第二項の規定による届出をしていないものについては、医薬品医療機器等法第八十条の八第二項の規定にかかわらず、なお従前の例による。

（申請に関する経過措置）

第六十三条　この法律の施行前にされた、次に掲げる申請についての処分については、なお従前の例による。

一　旧薬事法第四条第一項、第十二条第一項、第十三条、第三十四条第一項又は第三十九条第一項の許可の申請であって、この法律の施行の際、許可をするかどうかの処分がされていないもの

二　旧薬事法第十四条又は第十九条の二の承認の申請であって、この法律の施行の際、承認をするかどうかの処分がされていないもの

三　旧薬事法第十三条の三の認定の申請であって、この法律の施行の際、認定をするかどうかの処分がされていないもの

四　旧薬事法第十四条の十一第一項の登録の申請であって、この法律の施行の際、登録をするかどうかの処分がされていないもの

五　旧薬事法第四十三条第一項又は第二項の検定の申請であって、この法律の施行の際、検定をし、かつ、これに合格させるかどうかの処分がされていないもの

六　旧薬事法第七十七条の二第一項の規定による指定の申請であって、この法律の施行の際、指定をするかどうかの処分がされていないもの

（検討）

第六十六条　政府は、この法律の施行後五年を目途として、この法律による改正後の規定の実施状況を勘案し、必要があると認めるときは、当該規定について検討を加え、その結果に基づいて必要な措置を講ずるものとする。

（処分等の効力）

第百条　この法律の施行前に改正前のそれぞれの法律（これに基づく命令を含む。以下この条において同じ。）の規定によってした処分、手続その他の行為であって、改正後のそれぞれの法律の規定に相当の規定があるものは、この附則に別段の定めがあるものを除き、改正後のそれぞれの法律の相当の規定によってしたものとみなす。

（罰則に関する経過措置）

第百一条　この法律の施行前にした行為及びこの法律の規定によりなお従前の例によることとされる場合におけるこの法律の施行後にした行為に対する罰則の適用については、なお従前の例による。

（政令への委任）

第百二条　この附則に規定するもののほか、この法律の施行に伴い必要な経過措置（罰則に関する経過措置を含む。）は、政令で定める。

附　則（平25・12・13法103）抄

（施行期日）

第一条　この法律は、公布の日から起算して六月を超えない範囲内において政令で定める日〔平26/2/5政令24で平26/6/12（一部4・1）〕から施行する。ただし、次の各号に掲げる規定は、当該各号に定める日から施行する。

一　附則第三条、第十一条、第十二条及び第十六条の規定　公布の日

二　附則第十七条の規定　薬事法等の一部を改正する法律（平成二十五年法律第八十四号）の公布の日又はこの法律の公布の日のいずれか遅い日

（薬局開設等の許可の申請に関する経過措置）

第二条　この法律の施行の日（以下「施行日」という。）前にされた第一条の規定による改正前の薬事法（以下「旧法」という。）第四条第一項又は第二十六条第一項の許可の申請であって、この法律の施行の際許可をするかどうかの処分がされていないものについての許可又は不許可の処分については、なお従前の例による。

（要指導医薬品の指定に関する経過措置）

第三条　厚生労働大臣は、施行日前においても、第一条の規定による改正後の薬事法（以下「新法」という。）第四条第五項第四号の規定の例により、要指導医薬品（同号に規定する要指導医薬品をいう。以下同じ。）の指定をすることができる。この場合において、その指定を受けた要指導医薬品は、施行日において同号の規定による指定を受けたものとみなす。

（薬局の名称等の変更の届出に関する経過措置）

第四条　施行日前に生じた旧法第十条（旧法第三十八条において準用する場合を含む。）に規定する事項（新法第十条第二項（新法第三十八条第一項において準用する場合を含む。次項において同じ。）に規定する事項に該当するものに限る。）に係る届出については、なお従前の例による。

2　施行日から起算して三十日を経過する日までの間に生じた新法第十条第二項に規定する事項に係る同項の規定の適用については、同項中「変更しようとする」とあるのは「変更した」と、「あらかじめ」とあるのは「三十日以内に」とする。

（店舗販売業の許可に関する経過措置）

第五条　この法律の施行の際現に旧法第二十六条第一項の許可を受けている者（附

則第二条の規定によりなお従前の例によることとされた同項の許可を受けた者を含む。）は、新法第二十六条第一項の許可を受けたものとみなす。この場合において、当該許可に係る新法第二十四条第二項に規定する期間は、旧法第二十四条第二項に規定する期間の残存期間とする。

（要指導医薬品に関する情報提供等に関する経過措置）

第六条　施行日前に経過措置対象要指導医薬品（附則第三条後段の規定により施行日において新法第四条第五項第四号の規定による指定を受けたものとみなされる要指導医薬品をいう。以下この条及び次条第一項において同じ。）を販売し、又は授与した薬局開設者（旧法第七条第一項に規定する薬局開設者をいう。）又は店舗販売業者（旧法第二十七条に規定する店舗販売業者をいう。）については、施行日に経過措置対象要指導医薬品を販売し、又は授与した薬局開設者（新法第四条第五項第一号に規定する薬局開設者をいう。）又は店舗販売業者（新法第二十六条第二項第五号に規定する店舗販売業者をいう。）とみなして、新法第三十六条の六第四項の規定を適用する。

（要指導医薬品の容器等の表示に関する経過措置）

第七条　この法律の施行の際現に存する経過措置対象要指導医薬品で、その容器若しくは被包又はこれらに添付される文書に旧法の規定に適合する表示がされているものについては、施行日から起算して二年間は、引き続き旧法の規定に適合する表示がされている限り、新法の規定に適合する表示がされているものとみなす。

2　この法律の施行の際現に旧法の規定に適合する表示がされている医薬品の容器若しくは被包又はこれらに添付される文書が、施行日から起算して一年以内に要指導医薬品の容器若しくは被包又はこれらに添付される文書として使用されたときは、施行日から起算して二年間は、引き続き旧法の規定に適合する表示がされている限り、新法の規定に適合する表示がされているものとみなす。

（処分等の効力）

第八条　施行日前に旧法（これに基づく命令を含む。）の規定によってした処分、手続その他の行為であって、新法（これに基づく命令を含む。以下この条において同じ。）の規定に相当の規定があるものは、この附則に別段の定めがあるものを除き、新法の相当の規定によってしたものとみなす。

（罰則に関する経過措置）

第九条　施行日前にした行為及び附則第四条第一項の規定によりなお従前の例によることとされる場合における施行日以後にした行為に対する罰則の適用については、なお従前の例による。

（条例との関係）

第十条　地方公共団体の条例の規定であって、新法第七十六条の四の規定に違反する行為（指定薬物を医療等の用途（同条に規定する医療等の用途をいう。以下この条において同じ。）以外の用途に供するために所持し、購入し、若しくは譲り受け、又は医療等の用途以外の用途に使用するものに限る。以下この条において「違反行為」という。）を処罰する旨を定めているものの違反行為に係る部分については、この法律の施行と同時に、その効力を失うものとする。この場合において、当該地方公共団体が条例で別段の定めをしないときは、その失効前にした違反行為の処罰については、その失効後も、なお従前の例による。

（政令への委任）

第十一条　この附則に規定するもののほか、この法律の施行に伴い必要な経過措置（罰則に関する経過措置を含む。）は、政令で定める。

（検討）

第十二条　政府は、この法律の施行後五年を目途として、この法律による改正後の規定の実施状況を勘案し、医薬品の店舗による販売又は授与の在り方を含め、医薬品の販売業の在り方等について検討を加え、必要があると認めるときは、その結果に基づいて必要な措置を講ずるものとする。

附　則　（平26・11・27法122）抄

（施行期日）

第一条　この法律は、公布の日から起算して二十日を経過した日から施行する。

（経過措置）

第二条　この法律による改正後の医薬品、医療機器等の品質、有効性及び安全性の確保等に関する法律（以下「新法」という。）第七十六条の六第二項から第七項までの規定は、この法律の施行の日（以下「施行日」という。）以後に厚生労働大臣又は都道府県知事が同条第一項の規定による命令をした場合について適用し、施行日前にこの法律による改正前の医薬品、医療機器等の品質、有効性及び安全性の確保等に関する法律第七十六条の六第一項の規定による命令をした場合については、なお従前の例による。

2　新法第七十六条の六の二の規定は、施行日以後に厚生労働大臣又は都道府県知事が新法第七十六条の六第二項の規定による命令をした場合について適用する。

（指定薬物等の依存症からの患者の回復に係る体制の整備）

第三条　国及び地方公共団体は、近年における指定薬物（新法第二条第十五項に規定する指定薬物をいう。）等の薬物の濫用の状況に鑑み、その依存症からの患者の回復に資するため、相談体制並びに専門的な治療及び社会復帰支援に関する体制の充実その他の必要な措置を講ずるものとする。

附　則（令元・12・4法63）抄

（施行期日）

第一条　この法律は、公布の日から起算して一年を超えない範囲内において政令で定める日から施行する。ただし、次の各号に掲げる規定は、当該各号に定める日から施行する。（令和２年政令第39号で令和２年９月１日から施行。ただし、改正法第一条（医薬品医療機器等法第２条第15項の改正規定に限る）、改正法附則第13条、第38条の規定は、令和２年４月１日から施行）

一　附則第十二条及び第三十九条の規定　公布の日

二　第二条の規定、第四条（覚せい剤取締法第九条第一項第二号の改正規定に限る。）の規定及び第六条の規定並びに次条、附則第五条、第六条、第八条、第十一条第二項、第十六条及び第二十条の規定、附則第二十二条（自衛隊法（昭和二十九年法律第百六十五号）第百十五条の五第二項の改正規定に限る。）の規定並びに附則第二十三条、第二十八条、第三十一条、第三十四条及び第三十六条の規定　公布の日から起算して二年を超えない範囲内において政令で定める日（令和２年政令第39号で令和３年８月１日から施行）

三　第三条及び附則第七条の規定　公布の日から起算して三年を超えない範囲内において政令で定める日（令和２年政令第39号で令和４年12月１日から施行）

（選任外国製造医薬品等製造販売業者に関する変更の届出等に関する経過措置）

第三条　この法律の施行前に第一条の規定による改正前の医薬品、医療機器等の品質、有効性及び安全性の確保等に関する法律（以下「旧医薬品医療機器等法」という。）第十九条の三に規定する変更をした者であって、同条の規定による届出をしていないものについては、第一条の規定による改正後の医薬品、医療機器等の品質、有効性及び安全性の確保等に関する法律（以下「新医薬品医療機器等法」という。）第十九条の三第二項の規定にかかわらず、なお従前の例による。

２　この法律の施行前に旧医薬品医療機器等法第二十三条の二の十八に規定する変更をした者であって、同条の規定による届出をしていないものについては、新医薬品医療機器等法第二十三条の二の十八第二項の規定にかかわらず、なお従前の例による。

３　この法律の施行前に旧医薬品医療機器等法第二十三条の三十八に規定する変更をした者であって、同条の規定による届出をしていないものについては、新医薬品医療機器等法第二十三条の三十八第二項の規定にかかわらず、なお従前の例による。

（認証の申請に関する経過措置）

第四条　この法律の施行前に旧医薬品医療機器等法第二十三条の二の二十三第一項又は第六項の規定により行われた認証の申請に係る資料については、新医薬品医療機器等法第二十三条の二の二十三第三項の規定は、適用しない。

（治験使用薬物等の副作用等の報告に関する経過措置）

第九条　この法律の施行の日（以下「施行日」という。）前に医薬品、医療機器等の品質、有効性及び安全性の確保等に関する法律第八十条の二第二項の規定により届け出られた計画に係る治験（施行日前に同項ただし書の規定により開始した治験を含む。）については、新医薬品医療機器等法第八十条の二第六項、第七項及び第九項の規定にかかわらず、なお従前の例による。

（業として行う採血の許可に関する経過措置）

第十条　この法律の施行の際現に第七条の規定による改正前の安全な血液製剤の安定供給の確保等に関する法律第十三条第一項の許可を受けている者は、第七条の規定による改正後の安全な血液製剤の安定供給の確保等に関する法律第十三条第一項の許可を受けたものとみなす。

（申請に対する経過措置）

第十一条　この法律の施行前にされた、次に掲げる申請についての処分については、なお従前の例による。

一　旧医薬品医療機器等法第十四条、第十九条の二、第二十三条の二の五又は第二十三条の二の十七の承認の申請であって、この法律の施行の際、承認をするかどうかの処分がされていないもの

二　旧医薬品医療機器等法第二十三条の二の二十三の認証の申請であって、この法律の施行の際、認証をするかどうかの処分がされていないもの

2　第二条の規定の施行前にされた、次に掲げる申請についての処分については、なお従前の例による。

一　第二号旧医薬品医療機器等法第四条第一項、第十二条第一項、第十三条第一項、第二十三条の二第一項、第二十三条の二十第一項、第二十三条の二十二第一項、第二十六条第一項、第三十条第一項、第三十四条第一項、第三十九条第一項、第四十条の二第一項又は第四十条の五第一項の許可の申請であって、第二条の規定の施行の際、許可をするかどうかの処分がされていないもの

二　第二号旧医薬品医療機器等法第十四条、第十九条の二、第二十三条の二十五又は第二十三条の三十七の承認の申請であって、第二条の規定の施行の際、承認をするかどうかの処分がされていないもの

三　第二号旧医薬品医療機器等法第十三条の三第一項又は第二十三条の二十四第一項の認定の申請であって、第二条の規定の施行の際、認定をするかどうかの処分がされていないもの

四　第二号旧医薬品医療機器等法第二十三条の二の三第一項、第二十三条の二の四第一項又は第二十三条の七第一項の登録の申請であって、第二条の規定の施行の際、登録をするかどうかの処分がされていないもの

（処分等の効力）

第十三条　この法律（附則第一条各号に掲げる規定にあっては、当該規定。以下同じ。）の施行前に改正前のそれぞれの法律の規定によってした処分、手続その他の行為であって、この法律による改正後のそれぞれの法律（以下この条及び次条において「改正後の各法律」という。）の規定に相当の規定があるもの

は、この附則に別段の定めがあるものを除き、改正後の各法律の相当の規定によってしたものとみなす。

（検討）

第十四条　政府は、この法律の施行後五年を目途として、改正後の各法律の施行の状況を勘案し、必要があると認めるときは、改正後の各法律について検討を加え、その結果に基づいて必要な措置を講ずるものとする。

（罰則に関する経過措置）

第三十八条　この法律の施行前にした行為及びこの法律の規定によりなお従前の例によることとされる場合におけるこの法律の施行後にした行為に対する罰則の適用については、なお従前の例による。

（政令への委任）

第三十九条　この附則に規定するもののほか、この法律の施行に関し必要な経過措置（罰則に関する経過措置を含む。）は、政令で定める。

附　則（令4・5・20法47）抄

（施行期日）

第一条　この法律は、公布の日から施行する。ただし、第一条中医薬品、医療機器等の品質、有効性及び安全性の確保等に関する法律第一条の五第二項の改正規定及び第二条から第四条までの規定並びに附則第四条から第六条までの規定は、令和五年二月一日までの間において政令で定める日〔令4・12・28政令406で、施行期日は令5・1・1〕から施行する。

（政令への委任）

第二条　この法律の施行に関し必要な経過措置は、政令で定める。

（検討）

第三条　政府は、この法律の施行後五年を目途として、この法律による改正後のそれぞれの法律（以下この条において「改正後の各法律」という。）の施行の状況等を勘案し、必要があると認めるときは、改正後の各法律の規定について検討を加え、その結果に基づいて所要の措置を講ずるものとする。

附　則（令4・5・25法48）抄　〔民事訴訟法等一部改正法の附則〕

（施行期日）

第一条　この法律は、公布の日から起算して四年を超えない範囲内において政令で定める日から施行する。〔以下略〕

附　則（令4・6・17法68）抄

〔刑法等一部改正法の施行に伴う関係法整理法の附則〕

（施行期日）

1　この法律は、刑法等一部改正法〔令4法67〕施行日〔令5政令318で令和7年6月1日〕から施行する。〔以下略〕

附　則（令5・5・26法36）抄

〔生活衛生等関係行政の機能強化のための関係法整備法の附則〕

（施行期日）

第一条　この法律は、令和六年四月一日から施行する。ただし、附則第六条の規定は、公布の日から施行する。

（処分等に関する経過措置）

第二条　この法律の施行前にこの法律による改正前のそれぞれの法律（これに基づく命令を含む。以下この条及び次条において「旧法令」という。）の規定により従前の国の機関がした許可、認可、指定その他の処分又は通知その他の行為は、法令に別段の定めがあるもののほか、この法律の施行後は、この法律による改正後のそれぞれの法律（これに基づく命令を含む。以下この条及び次条において「新法令」という。）の相当規定により相当の国の機関がした許可、認可、指定その他の処分又は通知その他の行為とみなす。

2　この法律の施行の際現に旧法令の規定により従前の国の機関に対してされている申請、届出その他の行為は、法令に別段の定めがあるもののほか、この法律の施行後は、新法令の相当規定により相当の国の機関に対してされた申請、届出その他の行為とみなす。

3　この法律の施行前に旧法令の規定により従前の国の機関に対して申請、届出その他の手続をしなければならない事項で、この法律の施行の日前に従前の国の機関に対してその手続がされていないものについては、法令に別段の定めがあるもののほか、この法律の施行後は、これを、新法令の相当規定により相当の国の機関に対してその手続がされていないものとみなして、新法令の規定を適用する。

附　則（令5・6・16法63）抄　〔デジタル社会形成基本法等一部改正法の附則〕

（施行期日）

第一条　この法律は、公布の日から起算して一年を超えない範囲内において政令で定める日〔令5政令284で令和6年4月1日〕から施行する。ただし、次の各号に掲げる規定は、当該各号に定める日から施行する。

二　～略～第三十二条〔医薬品医療機器等法の一部改正〕～略～の規定　公布の日から起算して三年を超えない範囲内において政令で定める日

（公示送達等の方法に関する経過措置）

第二条　次に掲げる法律の規定は、前条第二号に掲げる規定の施行の日以後にする公示送達、送達又は通知について適用し、同日前にした公示送達、送達又は通知については、なお従前の例による。

六　第三十二条の規定による改正後の医薬品、医療機器等の品質、有効性及び安全性の確保等に関する法律第七十五条の五の八第二項並びに第七十五条の五の十六第二項及び第三項

附　則（令5・12・13法84）抄　〔大麻取締法及び麻向法一部改正法の附則〕

（施行期日）

第一条　この法律は、公布の日から起算して一年を超えない範囲内において政令で定める日から施行する。〔以下略〕

（政令への委任）

第二十九条　この附則に規定するもののほか、この法律の施行に伴い必要な経過措置（罰則に関する経過措置を含む。）は、政令で定める。

附　則（令6・5・17法25）抄

〔特定電気通信役務提供者の損害賠償責任の制限等法の一部改正法の附則〕

（施行期日）

第一条　この法律は、公布の日から起算して一年を超えない範囲内において政令で定める日から施行する。

（検討）

第二条　政府は、この法律の施行後五年を経過した場合において、この法律による改正後の規定の施行の状況について検討を加え、必要があると認めるときは、その結果に基づいて所要の措置を講ずるものとする。

（経過措置）

第三条　この法律の施行の日からデジタル社会の形成を図るための規制改革を推進するためのデジタル社会形成基本法等の一部を改正する法律（令和五年法律第六十三号）附則第一条第二号に掲げる規定の施行の日（以下この条において「デジタル社会形成基本法施行日」という。）の前日までの間におけるこの法律による改正後の特定電気通信による情報の流通によって発生する権利侵害等への対処に関する法律（次条において「新法」という。）第三十三条の規定の適用については、同条第二項中「旨を総務省令で定める方法により不特定多数の者が閲覧することができる状態に置くとともに、その旨が記載された書面を」とあるのは「旨を」と、「掲示し、又はその旨を総務省の事務所に設置した電子計算機の映像面に表示したものの閲覧をすることができる状態に置く措置をとる」とあるのは「掲示する」と、同条第三項中「措置を開始した」とあるのは「掲示を始めた」とする。デジタル社会形成基本法施行日以後におけるデジタル社会形成基本法施行日前にした公示送達に対する同条の規定の適用についても、同様とする。

（調整規定）

第四条　この法律の施行の日が刑法等の一部を改正する法律（令和四年法律第六

十七号）の施行の日（以下この条において「刑法施行日」という。）前である場合には、この法律の施行の日から刑法施行日の前日までの間における新法第三十五条の規定の適用については、同条中「拘禁刑」とあるのは、「懲役」とする。刑法施行日以後における刑法施行日前にした行為に対する同条の規定の適用についても、同様とする。

医薬品、医療機器等の品質、有効性及び安全性の確保等に関する法律施行令

（昭和36年1月26日 政令第11号）

改正　前略　**平30**：2/28政令41、7/11政令207、12/28政令362　**令2**：3/11政令40、5/2政令162、7/28政令228　**令3**：1/5政令1　**令4**：5/20政令196

目次

第一章　総則（第一条・第一条の二）
第二章　地方薬事審議会（第一条の三）
第三章　薬局（第二条－第二条の十四）
第四章　医薬品、医薬部外品及び化粧品の製造販売業及び製造業（第三条―第三十五条）
第五章　医療機器及び体外診断用医薬品の製造販売業及び製造業等
　第一節　医療機器及び体外診断用医薬品の製造販売業及び製造業（第三十六条―第三十七条の三十九）
　第二節　登録認証機関（第三十八条―第四十三条）
第六章　再生医療等製品の製造販売業及び製造業（第四十三条の二―第四十三条の四十六）
第七章　医薬品、医療機器及び再生医療等製品の販売業等（第四十四条―第五十七条）
第八章　医薬品等の検定（第五十八条―第六十二条）
第九章　医薬品等の取扱い（第六十三条）
第十章　医薬品等の広告（第六十四条）
第十一章　医薬品等の安全対策（第六十四条の二・第六十四条の三）
第十二章　生物由来製品の特例（第六十五条）
第十三章　監督（第六十六条―第六十九条）
第十四章　希少疾病用医薬品、希少疾病用医療機器及び希少疾病用再生医療等製品の指定等（第七十条）
第十五章　雑則（第七十条の二―第八十三条）
附則

第一章　総則

（医療機器の範囲）

第一条　医薬品、医療機器等の品質、有効性及び安全性の確保等に関する法律（以下「法」という。）第二条第四項の医療機器は、別表第一のとおりとする。

（再生医療等製品の範囲）

第一条の二　法第二条第九項の再生医療等製品は、別表第二のとおりとする。

第二章　地方薬事審議会

第一条の三　法第三条第一項の政令で定める事務は、次のとおりとする。

一　法第六条の二第一項の都道府県知事の認定に係る事務

二　法第六条の三第一項の都道府県知事の認定に係る事務

第三章　薬局

（法第五条第三号ニの政令で定める法令）

第二条　法第五条第三号ニの政令で定める法令は、次のとおりとする。

一　大麻取締法（昭和二十三年法律第百二十四号）

二　覚醒剤取締法（昭和二十六年法律第二百五十二号）

三　あへん法（昭和二十九年法律第七十一号）

四　安全な血液製剤の安定供給の確保等に関する法律（昭和三十一年法律第百六十号）

五　薬剤師法（昭和三十五年法律第百四十六号）

六　有害物質を含有する家庭用品の規制に関する法律（昭和四十八年法律第百十二号）

七　化学物質の審査及び製造等の規制に関する法律（昭和四十八年法律第百十七号）

八　国際的な協力の下に規制薬物に係る不正行為を助長する行為等の防止を図るための麻薬及び向精神薬取締法等の特例等に関する法律（平成三年法律第九十四号）

九　独立行政法人医薬品医療機器総合機構法（平成十四年法律第百九十二号）

十　遺伝子組換え生物等の使用等の規制による生物の多様性の確保に関する法律（平成十五年法律第九十七号）

十一　再生医療等の安全性の確保等に関する法律（平成二十五年法律第八十五号）

十二　臨床研究法（平成二十九年法律第十六号）

（薬局開設の許可証の交付）

第二条の二　都道府県知事（薬局の所在地が地域保健法（昭和二十二年法律第百一号）第五条第一項の政令で定める市（以下「保健所を設置する市」という。）又は特別区の区域にある場合においては、市長又は区長。次条から第二条の六まで及び第二条の十三において同じ。）は、薬局開設の許可をしたときは、厚生労働省令で定めるところにより、許可を申請した者に許可証を交付しなければならない。薬局開設の許可を更新したときも、同様とする。

→施行規則 2

（薬局開設の許可証の書換え交付）

第二条の三　薬局開設者（法第一条の四に規定する薬局開設者をいう。以下同じ。）は、薬局開設の許可証の記載事項に変更を生じたときは、その書換え交付を申請することができる。

2　前項の規定による申請は、厚生労働省令で定めるところにより、申請書に許可証を添え、薬局の所在地の都道府県知事に対して行わなければならない。

→施行規則4

（薬局開設の許可証の再交付）

第二条の四　薬局開設者は、薬局開設の許可証を破り、汚し、又は失つたときは、その再交付を申請することができる。

2　前項の規定による申請は、厚生労働省令で定めるところにより、薬局の所在地の都道府県知事に対して行わなければならない。この場合において、許可証を破り、又は汚した薬局開設者は、申請書にその許可証を添えなければならない。

3　薬局開設者は、薬局開設の許可証の再交付を受けた後、失つた許可証を発見したときは、直ちに薬局の所在地の都道府県知事にこれを返納しなければならない。

（薬局開設の許可証の返納）

第二条の五　薬局開設者は、法第七十五条第一項の規定による薬局開設の許可の取消処分を受けたとき、又はその業務を廃止したときは、直ちに薬局の所在地の都道府県知事に薬局開設の許可証を返納しなければならない。

（薬局開設の許可台帳）

第二条の六　都道府県知事は、法第四条第一項の許可に関する台帳を備え、厚生労働省令で定めるところにより、必要な事項を記載するものとする。

→施行規則7

（地域連携薬局等の認定証の交付）

第二条の七　都道府県知事は、法第六条の二第一項又は第六条の三第一項の認定（以下この章において単に「認定」という。）をしたときは、厚生労働省令で定めるところにより、当該認定を申請した者に認定証を交付しなければならない。法第六条の二第四項又は第六条の三第五項の認定の更新（第二条の十二において単に「認定の更新」という。）をしたときも、同様とする。

（地域連携薬局等の認定証の書換え交付）

第二条の八　認定を受けた薬局開設者（以下この章において「認定薬局開設者」という。）は、前条の認定証（以下この章において単に「認定証」という。）の記載事項に変更を生じたときは、その書換え交付を申請することができる。

2　前項の規定による申請は、厚生労働省令で定めるところにより、申請書に認定証を添え、当該認定証を交付した都道府県知事に対して行わなければならない。

（地域連携薬局等の認定証の再交付）

第二条の九　認定薬局開設者は、認定証を破り、汚し、又は失つたときは、その再交付を申請することができる。

2　前項の規定による申請は、厚生労働省令で定めるところにより、当該認定証を交付した都道府県知事に対して行わなければならない。この場合において、認定証を破り、又は汚した認定薬局開設者は、申請書にその認定証を添えなければならない。

3　認定薬局開設者は、認定証の再交付を受けた後、失つた認定証を発見したときは、直ちに、当該認定証を交付した都道府県知事に発見した認定証を返納しなければならない。

→施行規則10の7

（地域連携薬局等の認定証の返納）

第二条の十　認定薬局開設者は、法第七十五条第四項若しくは第五項の規定による認定の取消処分を受けたとき、又は地域連携薬局若しくは専門医療機関連携薬局と称することをやめたときは、直ちに、厚生労働省令で定めるところにより、認定証を交付した都道府県知事に認定証を返納しなければならない。

→施行規則10の8

（地域連携薬局等の認定台帳）

第二条の十一　都道府県知事は、認定に関する台帳を備え、厚生労働省令で定めるところにより、必要な事項を記載するものとする。

2　都道府県知事は、当該都道府県の区域内の保健所を設置する市の市長又は特別区の区長から、前項の台帳の閲覧を求められたときは、正当な理由がなければこれを拒むことができない。

→施行規則10の10

（情報の提供の求め）

第二条の十二　都道府県知事は、認定又は認定の更新を行うために必要があると認めるときは、当該都道府県の区域内の保健所を設置する市の市長又は特別区の区長に対し、当該市又は特別区の区域内に所在する薬局に関し必要な情報の提供を求めることができる。

（取扱処方箋数の届出）

第二条の十三　薬局開設者は、厚生労働省令で定めるところにより、毎年三月三十一日までに、前年における総取扱処方箋数（前年において取り扱つた眼科、耳鼻咽喉科及び歯科の処方箋の数にそれぞれ三分の二を乗じた数とその他の診療科の処方箋の数との合計数をいう。以下この条において同じ。）を薬局の所在地の都道府県知事に届け出なければならない。ただし、総取扱処方箋数が著しく少ない場合又はこれに準ずる場合として厚生労働省令で定める場合にあつては、この限りでない。

→施行規則 17

（省令への委任）

第二条の十四　この章に定めるもののほか、薬局に関し必要な事項は、厚生労働省令で定める。

第四章　医薬品、医薬部外品及び化粧品の製造販売業及び製造業

（製造販売業の許可の有効期間）

第三条　法第十二条第四項の政令で定める期間は、五年とする。ただし、薬局製造販売医薬品（薬局開設者が当該薬局における設備及び器具をもつて製造し、当該薬局において直接消費者に販売し、又は授与する医薬品（体外診断用医薬品を除く。以下この章において同じ。）であつて、厚生労働大臣の指定する有効成分以外の有効成分を含有しないものをいう。以下同じ。）の製造販売に係る許可については、同項の政令で定める期間は、六年とする。

→昭 55 厚生省告示 169［厚生労働大臣の指定する医薬品の有効成分］

（製造販売業の許可証の交付等）

第四条　厚生労働大臣は、医薬品、医薬部外品又は化粧品の製造販売業の許可をしたときは、厚生労働省令で定めるところにより、許可を申請した者に許可証を交付しなければならない。医薬品、医薬部外品又は化粧品の製造販売業の許可を更新したときも、同様とする。

2　第八十条第一項（第一号に係る部分に限る。）の規定により都道府県知事（薬局製造販売医薬品の製造販売をする薬局の所在地が保健所を設置する市又は特別区の区域にある場合においては、市長又は区長。次条第四項、第六条第五項、第七条第二項、第八条第二項及び第十九条第二項において同じ。）が薬局製造販売医薬品の製造販売業の許可を行うこととされている場合における前項の規定の適用については、同項中「厚生労働大臣」とあるのは、「都道府県知事（薬局製造販売医薬品の製造販売をする薬局の所在地が保健所を設置する市又は特別区の区域にある場合においては、市長又は区長）」とする。

3　第八十条第二項（第一号に係る部分に限る。）の規定により都道府県知事が同

号に規定する医薬品、医薬部外品又は化粧品の製造販売業の許可を行うこととされている場合における第一項の規定の適用については、同項中「厚生労働大臣」とあるのは、「都道府県知事」とする。

→施行規則20

（製造販売業の許可証の書換え交付）

第五条　医薬品、医薬部外品又は化粧品の製造販売業者は、医薬品、医薬部外品又は化粧品の製造販売業の許可証の記載事項に変更を生じたときは、その書換え交付を申請することができる。

2　前項の規定による申請は、厚生労働省令で定めるところにより、申請書に許可証を添え、申請者の住所地（法人の場合にあつては、主たる事務所の所在地。次条及び第七条において同じ。）の都道府県知事を経由して、厚生労働大臣に対して行わなければならない。

3　第一項の規定による申請をする場合には、実費を勘案して別に政令で定める額の手数料を納めなければならない。

4　第八十条第一項（第一号に係る部分に限る。）の規定により都道府県知事が薬局製造販売医薬品の製造販売業の許可を行うこととされている場合における前二項の規定の適用については、第二項中「住所地（法人の場合にあつては、主たる事務所の所在地。次条及び第七条において同じ。）の都道府県知事を経由して、厚生労働大臣」とあるのは「法第十七条第二項に規定する医薬品等総括製造販売責任者がその業務を行う事務所の所在地の都道府県知事（その所在地が保健所を設置する市又は特別区の区域にある場合においては、市長又は区長）」と、前項中「実費を勘案して別に政令で定める額の」とあるのは「地方自治法（昭和二十二年法律第六十七号）第二百二十七条の規定に基づき、条例で定めるところにより、」とする。

5　第八十条第二項（第一号に係る部分に限る。）の規定により都道府県知事が同号に規定する医薬品、医薬部外品又は化粧品の製造販売業の許可を行うこととされている場合における第二項及び第三項の規定の適用については、第二項中「住所地（法人の場合にあつては、主たる事務所の所在地。次条及び第七条において同じ。）の都道府県知事を経由して、厚生労働大臣」とあるのは「法第十七条第二項に規定する医薬品等総括製造販売責任者がその業務を行う事務所の所在地の都道府県知事」と、第三項中「実費を勘案して別に政令で定める額の」とあるのは「地方自治法（昭和二十二年法律第六十七号）第二百二十七条の規定に基づき、条例で定めるところにより、」とする。

→施行規則21

（製造販売業の許可証の再交付）

第六条　医薬品、医薬部外品又は化粧品の製造販売業者は、医薬品、医薬部外品

又は化粧品の製造販売業の許可証を破り、汚し、又は失つたときは、その再交付を申請することができる。

2 前項の規定による申請は、厚生労働省令で定めるところにより、申請者の住所地の都道府県知事を経由して、厚生労働大臣に対して行わなければならない。この場合において、許可証を破り、又は汚した医薬品、医薬部外品又は化粧品の製造販売業者は、申請書にその許可証を添えなければならない。

3 第一項の規定による申請をする場合には、実費を勘案して別に政令で定める額の手数料を納めなければならない。

4 医薬品、医薬部外品又は化粧品の製造販売業者は、医薬品、医薬部外品又は化粧品の製造販売業の許可証の再交付を受けた後、失つた許可証を発見したときは、直ちにその住所地の都道府県知事を経由して、厚生労働大臣にこれを返納しなければならない。

5 第八十条第一項（第一号に係る部分に限る。）の規定により都道府県知事が薬局製造販売医薬品の製造販売業の許可を行うこととされている場合における前三項の規定の適用については、第二項及び前項中「住所地の都道府県知事を経由して、厚生労働大臣」とあるのは「法第十七条第二項に規定する医薬品等総括製造販売責任者がその業務を行う事務所の所在地の都道府県知事（その所在地が保健所を設置する市又は特別区の区域にある場合においては、市長又は区長）」と、第三項中「実費を勘案して別に政令で定める額の」とあるのは「地方自治法（昭和二十二年法律第六十七号）第二百二十七条の規定に基づき、条例で定めるところにより、」とする。

6 第八十条第二項（第一号に係る部分に限る。）の規定により都道府県知事が同号に規定する医薬品、医薬部外品又は化粧品の製造販売業の許可を行うこととされている場合における第二項から第四項までの規定の適用については、第二項及び第四項中「住所地の都道府県知事を経由して、厚生労働大臣」とあるのは「法第十七条第二項に規定する医薬品等総括製造販売責任者がその業務を行う事務所の所在地の都道府県知事」と、第三項中「実費を勘案して別に政令で定める額の」とあるのは「地方自治法（昭和二十二年法律第六十七号）第二百二十七条の規定に基づき、条例で定めるところにより、」とする。

→施行規則22

（製造販売業の許可証の返納）

第七条 医薬品、医薬部外品又は化粧品の製造販売業者は、法第七十五条第一項の規定による医薬品、医薬部外品若しくは化粧品の製造販売業の許可の取消処分を受けたとき、又はその業務を廃止したときは、直ちにその住所地の都道府県知事を経由して、厚生労働大臣に医薬品、医薬部外品又は化粧品の製造販売業の許可証を返納しなければならない。

2 第八十条第一項（第一号に係る部分に限る。）の規定により都道府県知事が薬局製造販売医薬品の製造販売業の許可を行うこととされている場合における前項の規定の適用については、同項中「その住所地の都道府県知事を経由して、厚生労働大臣」とあるのは、「当該許可を受けた都道府県知事（薬局製造販売医薬品の製造販売をする薬局の所在地が保健所を設置する市又は特別区の区域にある場合においては、当該許可を受けた市長又は区長)」とする。

3　第八十条第二項（第一号に係る部分に限る。）の規定により都道府県知事が同号に規定する医薬品、医薬部外品又は化粧品の製造販売業の許可を行うこととされている場合における第一項の規定の適用については、同項中「その住所地の都道府県知事を経由して、厚生労働大臣」とあるのは、「当該許可を受けた都道府県知事」とする。

（製造販売業の許可台帳）

第八条　厚生労働大臣は、法第十二条第一項の許可に関する台帳を備え、厚生労働省令で定めるところにより、必要な事項を記載するものとする。

2　第八十条第一項（第一号に係る部分に限る。）の規定により都道府県知事が薬局製造販売医薬品の製造販売業の許可を行うこととされている場合における前項の規定の適用については、同項中「厚生労働大臣」とあるのは、「都道府県知事（薬局製造販売医薬品の製造販売をする薬局の所在地が保健所を設置する市又は特別区の区域にある場合においては、市長又は区長)」とする。

3　第八十条第二項（第一号に係る部分に限る。）の規定により都道府県知事が同号に規定する医薬品、医薬部外品又は化粧品の製造販売業の許可を行うこととされている場合における第一項の規定の適用については、同項中「厚生労働大臣」とあるのは、「都道府県知事」とする。

→施行規則 24

（製造販売業の許可の失効）

第九条　第八十条第二項（第一号に係る部分に限る。）の規定により都道府県知事が同号に規定する医薬品、医薬部外品又は化粧品の製造販売業の許可を行うこととされている場合において、当該許可を受けている者が当該許可と同一の種類の許可を他の都道府県知事から受けたときは、その者に係る従前の許可は、その効力を失う。

（製造業の許可の有効期間）

第十条　法第十三条第四項（同条第九項において準用する場合を含む。以下この条において同じ。）の政令で定める期間は、五年とする。ただし、薬局製造販売医薬品の製造に係る許可については、法第十三条第四項の政令で定める期間は、六年とする。

（製造業の許可証の交付等）

第十一条　厚生労働大臣は、医薬品、医薬部外品又は化粧品の製造業の許可をしたときは、厚生労働省令で定めるところにより、許可を申請した者に許可証を交付しなければならない。医薬品、医薬部外品又は化粧品の製造業の許可を更新したときも、同様とする。

2　第八十条第一項（第二号に係る部分に限る。）の規定により都道府県知事（薬局製造販売医薬品を製造する薬局の所在地が保健所を設置する市又は特別区の区域にある場合においては、市長又は区長。次条第四項、第十三条第五項、第十四条第二項及び第十五条第二項において同じ。）が薬局製造販売医薬品の製造業の許可を行うこととされている場合における前項の規定の適用については、同項中「厚生労働大臣」とあるのは、「都道府県知事（薬局製造販売医薬品を製造する薬局の所在地が保健所を設置する市又は特別区の区域にある場合においては、市長又は区長）」とする。

3　第八十条第二項（第三号に係る部分に限る。）の規定により都道府県知事が同号に規定する医薬品、医薬部外品又は化粧品の製造業の許可を行うこととされている場合における第一項の規定の適用については、同項中「厚生労働大臣」とあるのは、「都道府県知事」とする。

→施行規則27

（製造業の許可証の書換え交付）

第十二条　医薬品、医薬部外品又は化粧品の製造業者は、医薬品、医薬部外品又は化粧品の製造業の許可証の記載事項に変更を生じたときは、その書換え交付を申請することができる。

2　前項の規定による申請は、厚生労働省令で定めるところにより、申請書に許可証を添え、製造所の所在地の都道府県知事を経由して、厚生労働大臣に対して行わなければならない。

3　第一項の規定による申請をする場合には、実費を勘案して別に政令で定める額の手数料を納めなければならない。

4　第八十条第一項（第二号に係る部分に限る。）の規定により都道府県知事が薬局製造販売医薬品の製造業の許可を行うこととされている場合における前二項の規定の適用については、第二項中「製造所の所在地の都道府県知事を経由して、厚生労働大臣」とあるのは「薬局製造販売医薬品を製造する薬局の所在地の都道府県知事（その所在地が保健所を設置する市又は特別区の区域にある場合においては、市長又は区長）」と、前項中「実費を勘案して別に政令で定める額の」とあるのは「地方自治法（昭和二十二年法律第六十七号）第二百二十七条の規定に基づき、条例で定めるところにより、」とする。

5　第八十条第二項（第三号に係る部分に限る。）の規定により都道府県知事が同号に規定する医薬品、医薬部外品又は化粧品の製造業の許可を行うこととされている場合における第二項及び第三項の規定の適用については、第二項中「都道府県知事を経由して、厚生労働大臣」とあるのは「都道府県知事」と、第三項中「実費を勘案して別に政令で定める額の」とあるのは「地方自治法（昭和二十二年法律第六十七号）第二百二十七条の規定に基づき、条例で定めるところにより、」とする。

→施行規則28

（製造業の許可証の再交付）

第十三条　医薬品、医薬部外品又は化粧品の製造業者は、医薬品、医薬部外品又は化粧品の製造業の許可証を破り、汚し、又は失つたときは、その再交付を申請することができる。

2　前項の規定による申請は、厚生労働省令で定めるところにより、製造所の所在地の都道府県知事を経由して、厚生労働大臣に対して行わなければならない。この場合において、許可証を破り、又は汚した医薬品、医薬部外品又は化粧品の製造業者は、申請書にその許可証を添えなければならない。

3　第一項の規定による申請をする場合には、実費を勘案して別に政令で定める額の手数料を納めなければならない。

4　医薬品、医薬部外品又は化粧品の製造業者は、医薬品、医薬部外品又は化粧品の製造業の許可証の再交付を受けた後、失つた許可証を発見したときは、直ちにその製造所の所在地の都道府県知事を経由して、厚生労働大臣にこれを返納しなければならない。

5　第八十条第一項（第二号に係る部分に限る。）の規定により都道府県知事が薬局製造販売医薬品の製造業の許可を行うこととされている場合における前三項の規定の適用については、第二項及び前項中「製造所の所在地の都道府県知事を経由して、厚生労働大臣」とあるのは「薬局製造販売医薬品を製造する薬局の所在地の都道府県知事（その所在地が保健所を設置する市又は特別区の区域にある場合においては、市長又は区長）」と、第三項中「実費を勘案して別に政令で定める額の」とあるのは「地方自治法（昭和二十二年法律第六十七号）第二百二十七条の規定に基づき、条例で定めるところにより、」とする。

6　第八十条第二項（第三号に係る部分に限る。）の規定により都道府県知事が同号に規定する医薬品、医薬部外品又は化粧品の製造業の許可を行うこととされている場合における第二項から第四項までの規定の適用については、第二項及び第四項中「都道府県知事を経由して、厚生労働大臣」とあるのは「都道府県知事」と、第三項中「実費を勘案して別に政令で定める額の」とあるのは「地方自治法（昭和二十二年法律第六十七号）第二百二十七条の規定に基づき、条例で定めるところにより、」とする。

→施行規則29

（製造業の許可証の返納）

第十四条　医薬品、医薬部外品又は化粧品の製造業者は、法第七十五条第一項の規定による医薬品、医薬部外品若しくは化粧品の製造業の許可の取消処分を受けたとき、又はその業務を廃止したときは、直ちにその製造所の所在地の都道府県知事を経由して、厚生労働大臣に医薬品、医薬部外品又は化粧品の製造業の許可証を返納しなければならない。

2　第八十条第一項（第二号に係る部分に限る。）の規定により都道府県知事が薬局製造販売医薬品の製造業の許可を行うこととされている場合における前項の規定の適用については、同項中「その製造所の所在地の都道府県知事を経由して、厚生労働大臣」とあるのは、「当該許可を受けた都道府県知事（薬局製造販売医薬品を製造する薬局の所在地が保健所を設置する市又は特別区の区域にある場合においては、当該許可を受けた市長又は区長）」とする。

3　第八十条第二項（第三号に係る部分に限る。）の規定により都道府県知事が同号に規定する医薬品、医薬部外品又は化粧品の製造業の許可を行うこととされている場合における第一項の規定の適用については、同項中「その製造所の所在地の都道府県知事を経由して、厚生労働大臣」とあるのは、「当該許可を受けた都道府県知事」とする。

（製造業の許可台帳）

第十五条　厚生労働大臣は、法第十三条第一項及び第八項の許可に関する台帳を備え、厚生労働省令で定めるところにより、必要な事項を記載するものとする。

2　第八十条第一項（第二号に係る部分に限る。）の規定により都道府県知事が薬局製造販売医薬品の製造業の許可を行うこととされている場合における前項の規定の適用については、同項中「厚生労働大臣」とあるのは、「都道府県知事（薬局製造販売医薬品を製造する薬局の所在地が保健所を設置する市又は特別区の区域にある場合においては、市長又は区長）」とする。

3　第八十条第二項（第三号に係る部分に限る。）の規定により都道府県知事が同号に規定する医薬品、医薬部外品又は化粧品の製造業の許可を行うこととされている場合における第一項の規定の適用については、同項中「厚生労働大臣」とあるのは、「都道府県知事」とする。

→施行規則32

（独立行政法人医薬品医療機器総合機構による調査に係る医薬品、医薬部外品及び化粧品の範囲）

第十六条　法第十三条の二第一項（法第十三条の三第三項において準用する場合を含む。）の政令で定める医薬品（専ら動物のために使用されることが目的とされているものを除く。）、医薬部外品（専ら動物のために使用されることが目的とされているものを除く。）又は化粧品は、医薬品（専ら動物のために使用されることが目的とされているものを除く。)、医薬部外品(専ら動物のために使用されることが目的とされているものを除く。)又は化粧品のうち、次に掲げる医薬品、医薬部外品又は化粧品以外のものとする。

一　薬局製造販売医薬品

二　第八十条第二項第三号に規定する医薬品、医薬部外品又は化粧品

(保管のみを行う製造所に係る登録の有効期間)

第十六条の二　法第十三条の二の二第四項の政令で定める期間は、五年とする。

(保管のみを行う製造所に係る登録証の交付等)

第十六条の三　厚生労働大臣は、法第十三条の二の二第一項の登録(以下この条から第十六条の七までにおいて単に「登録」という。)をしたときは、厚生労働省令で定めるところにより、当該登録を申請した者に登録証を交付しなければならない。法第十三条の二の二第四項の更新をしたときも、同様とする。

2　第八十条第二項(第三号に係る部分に限る。)の規定により都道府県知事が登録を行うこととされている場合における前項の規定の適用については、同項中「厚生労働大臣」とあるのは、「都道府県知事」とする。

(保管のみを行う製造所に係る登録証の書換え交付)

第十六条の四　登録を受けた者(次条及び第十六条の六において「登録医薬品等製造業者」という。)は、前条第一項の登録証(以下この条から第十六条の六までにおいて単に「登録証」という。)の記載事項に変更を生じたときは、その書換え交付を申請することができる。

2　前項の規定による申請は、厚生労働省令で定めるところにより、申請書に登録証を添え、製造所の所在地の都道府県知事を経由して、厚生労働大臣に対して行わなければならない。

3　第一項の規定による申請をする場合には、実費を勘案して別に政令で定める額の手数料を納めなければならない。

4　第八十条第二項(第三号に係る部分に限る。)の規定により都道府県知事が登録を行うこととされている場合における前二項の規定の適用については、第二項中「都道府県知事を経由して、厚生労働大臣」とあるのは「都道府県知事」と、前項中「実費を勘案して別に政令で定める額の」とあるのは「地方自治法(昭和二十二年法律第六十七号)第二百二十七条の規定に基づき、条例で定めるところにより、」とする。

(保管のみを行う製造所に係る登録証の再交付)

第十六条の五　登録医薬品等製造業者は、登録証を破り、汚し、又は失つたときは、その再交付を申請することができる。

2　前項の規定による申請は、厚生労働省令で定めるところにより、製造所の所在地の都道府県知事を経由して、厚生労働大臣に対して行わなければならない。この場合において、登録証を破り、又は汚した登録医薬品等製造業者は、申請書にその登録証を添えなければならない。
3　第一項の規定による申請をする場合には、実費を勘案して別に政令で定める額の手数料を納めなければならない。
4　登録医薬品等製造業者は、登録証の再交付を受けた後、失つた登録証を発見したときは、直ちに、その製造所の所在地の都道府県知事を経由して、厚生労働大臣に発見した登録証を返納しなければならない。
5　第八十条第二項（第三号に係る部分に限る。）の規定により都道府県知事が登録を行うこととされている場合における前三項の規定の適用については、第二項及び前項中「都道府県知事を経由して、厚生労働大臣」とあるのは「都道府県知事」と、第三項中「実費を勘案して別に政令で定める額の」とあるのは「地方自治法（昭和二十二年法律第六十七号）第二百二十七条の規定に基づき、条例で定めるところにより、」とする。

（保管のみを行う製造所に係る登録証の返納）

第十六条の六　登録医薬品等製造業者は、法第七十五条の二第一項の規定による登録の取消処分を受けたとき、又はその業務を廃止したときは、直ちに、その製造所の所在地の都道府県知事を経由して、厚生労働大臣に登録証を返納しなければならない。
2　第八十条第二項（第三号に係る部分に限る。）の規定により都道府県知事が登録を行うこととされている場合における前項の規定の適用については、同項中「その製造所の所在地の都道府県知事を経由して、厚生労働大臣」とあるのは、「当該登録を受けた都道府県知事」とする。

（保管のみを行う製造所に係る登録台帳）

第十六条の七　厚生労働大臣は、登録に関する台帳を備え、厚生労働省令で定めるところにより、必要な事項を記載するものとする。
2　第八十条第二項（第三号に係る部分に限る。）の規定により都道府県知事が登録を行うこととされている場合における前項の規定の適用については、同項中「厚生労働大臣」とあるのは、「都道府県知事」とする。

（医薬品等外国製造業者の認定の有効期間）

第十七条　法第十三条の三第三項において準用する法第十三条第四項（同条第九項において準用する場合を含む。）の政令で定める期間は、五年とする。

（医薬品等外国製造業者の認定証の交付等）

第十八条　厚生労働大臣は、法第十三条の三第一項の認定をしたときは、厚生労働省令で定めるところにより、認定を申請した者に認定証を交付しなければならない。同項の認定を更新したときも、同様とする。

（医薬品等外国製造業者の認定証の書換え交付）

第十八条の二　法第十三条の三第一項の認定を受けた者（次条及び第十八条の四において「認定医薬品等外国製造業者」という。）は、その認定証の記載事項に変更を生じたときは、その書換え交付を申請することができる。

2　前項の規定による申請は、厚生労働省令で定めるところにより、申請書に認定証を添え、厚生労働大臣に対して行わなければならない。

3　第一項の規定による申請をする場合には、実費を勘案して別に政令で定める額の手数料を納めなければならない。

（医薬品等外国製造業者の認定証の再交付）

第十八条の三　認定医薬品等外国製造業者は、その認定証を破り、汚し、又は失つたときは、その再交付を申請することができる。

2　前項の規定による申請は、厚生労働省令で定めるところにより、厚生労働大臣に対して行わなければならない。この場合において、認定証を破り、又は汚した認定医薬品等外国製造業者は、申請書にその認定証を添えなければならない。

3　第一項の規定による申請をする場合には、実費を勘案して別に政令で定める額の手数料を納めなければならない。

4　認定医薬品等外国製造業者は、その認定証の再交付を受けた後、失つた認定証を発見したときは、直ちに厚生労働大臣にこれを返納しなければならない。

（医薬品等外国製造業者の認定証の返納）

第十八条の四　認定医薬品等外国製造業者は、法第七十五条の四第一項の規定によるその認定の取消処分を受けたとき、又はその業務を廃止したときは、直ちに厚生労働大臣にその認定証を返納しなければならない。

（医薬品等外国製造業者の認定台帳）

第十八条の五　厚生労働大臣は、法第十三条の三第一項及び同条第三項において準用する法第十三条第八項の認定に関する台帳を備え、厚生労働省令で定めるところにより、必要な事項を記載するものとする。

（医薬品等外国製造業者の保管のみを行う製造所に係る登録の有効期間）

第十八条の六　法第十三条の三の二第二項において準用する法第十三条の二の二第四項の政令で定める期間は、五年とする。

（医薬品等外国製造業者の保管のみを行う製造所に係る登録証の交付等）

第十八条の七　厚生労働大臣は、法第十三条の三の二第一項の登録（以下この条から第十八条の十一までにおいて単に「登録」という。）をしたときは、厚生労働省令で定めるところにより、当該登録を申請した者に登録証を交付しなければならない。法第十三条の三の二第二項において準用する法第十三条の二の二第四項の更新をしたときも、同様とする。

（医薬品等外国製造業者の保管のみを行う製造所に係る登録証の書換え交付）

第十八条の八　登録を受けた者（次条及び第十八条の十において「登録医薬品等外国製造業者」という。）は、前条の登録証（以下この条から第十八条の十までにおいて単に「登録証」という。）の記載事項に変更を生じたときは、その書換え交付を申請することができる。

2　前項の規定による申請は、厚生労働省令で定めるところにより、申請書に登録証を添え、厚生労働大臣に対して行わなければならない。

3　第一項の規定による申請をする場合には、実費を勘案して別に政令で定める額の手数料を納めなければならない。

（医薬品等外国製造業者の保管のみを行う製造所に係る登録証の再交付）

第十八条の九　登録医薬品等外国製造業者は、登録証を破り、汚し、又は失つたときは、その再交付を申請することができる。

2　前項の規定による申請は、厚生労働省令で定めるところにより、厚生労働大臣に対して行わなければならない。この場合において、登録証を破り、又は汚した登録医薬品等外国製造業者は、申請書にその登録証を添えなければならない。

3　第一項の規定による申請をする場合には、実費を勘案して別に政令で定める額の手数料を納めなければならない。

4　登録医薬品等外国製造業者は、登録証の再交付を受けた後、失つた登録証を発見したときは、直ちに、厚生労働大臣に発見した登録証を返納しなければならない。

（医薬品等外国製造業者の保管のみを行う製造所に係る登録証の返納）

第十八条の十　登録医薬品等外国製造業者は、法第七十五条の五第一項の規定による登録の取消処分を受けたとき、又はその業務を廃止したときは、直ちに、厚生労働大臣に登録証を返納しなければならない。

（医薬品等外国製造業者の保管のみを行う製造所に係る登録台帳）

第十八条の十一　厚生労働大臣は、登録に関する台帳を備え、厚生労働省令で定めるところにより、必要な事項を記載するものとする。

（医薬品、医薬部外品及び化粧品の承認台帳）

第十九条　厚生労働大臣は、法第十四条第一項及び第十五項（法第十九条の二第五項において準用する場合を含む。）並びに第十九条の二第一項の承認に関する台帳を備え、厚生労働省令で定めるところにより、必要な事項を記載するものとする。

2　第八十条第一項（第一号に係る部分に限る。）の規定により都道府県知事が前項の承認を行うこととされている場合における同項の規定の適用については、同項中「厚生労働大臣」とあるのは、「都道府県知事（薬局製造販売医薬品の製造販売をする薬局の所在地が保健所を設置する市又は特別区の区域にある場合においては、市長又は区長）」とする。

3　第八十条第二項（第五号に係る部分に限る。）の規定により都道府県知事が第一項の承認を行うこととされている場合における同項の規定の適用については、同項中「厚生労働大臣」とあるのは、「都道府県知事」とする。

→施行規則 49

（製造管理又は品質管理の方法の基準を適用する医薬品、医薬部外品及び化粧品の範囲）

第二十条　法第十四条第二項第四号及び第七項（これらの規定を同条第十五項（法第十九条の二第五項において準用する場合を含む。）及び法第十九条の二第五項において準用する場合を含む。次項において同じ。）の政令で定める医薬品は、法第十四条第一項に規定する医薬品のうち、次に掲げる医薬品以外のものとする。

一　専らねずみ、はえ、蚊、のみその他これらに類する生物の防除のために使用されることが目的とされている医薬品のうち、人又は動物の身体に直接使用されることのないもの

二　専ら殺菌又は消毒に使用されることが目的とされている医薬品のうち、人又は動物の身体に直接使用されることのないもの

三　専ら前二号に掲げる医薬品の製造の用に供されることが目的とされている原薬たる医薬品

四　生薬を粉末にし、又は刻む工程のみを行う製造所において製造される医薬品

五　薬局製造販売医薬品

六　医療又は獣医療の用に供するガス類のうち、厚生労働大臣が指定するもの

七　前各号に掲げるもののほか、日本薬局方に収められている物のうち、人体に対する作用が緩和なものとして厚生労働大臣が指定するもの

八　専ら動物のために使用されることが目的とされているカルシウム剤のうち、

石灰岩又は貝殻その他のカルシウム化合物を物理的に粉砕選別して製造されるもの

2　法第十四条第二項第四号及び第七項の政令で定める医薬部外品は、同条第一項に規定する医薬部外品のうち、製造管理又は品質管理に注意を要するものとして厚生労働大臣が指定するものとする。

→平 16 厚生労働省告示 431［厚生労働大臣が指定する医薬品］、平 16 厚生労働省告示 432［製造管理又は品質管理に注意を要する医薬部外品］

（製造管理又は品質管理の方法の基準に係る調査の期間）

第二十一条　法第十四条第七項（法第十九条の二第五項において準用する場合を含む。）の政令で定める期間は、五年とする。

（医薬品等適合性調査の申請）

第二十二条　法第十四条第七項（同条第十五項（法第十九条の二第五項において準用する場合を含む。）及び法第十九条の二第五項において準用する場合を含む。）若しくは第九項（法第十九条の二第五項において準用する場合を含む。）又は第十四条の二の二第二項（医薬品の製造所における製造管理又は品質管理の方法についての調査に係る部分に限り、法第十四条の三第二項（法第二十条第一項において準用する場合を含む。）及び第十九条の二第五項において準用する場合を含む。）の規定による調査（以下この条から第二十五条までにおいて「医薬品等適合性調査」という。）を受けようとする者は、厚生労働省令で定めるところにより、厚生労働大臣に申請しなければならない。

2　厚生労働大臣が法第十四条の二の三第一項（法第十九条の二第五項及び第六項において準用する場合を含む。）の規定により独立行政法人医薬品医療機器総合機構（以下「機構」という。）に医薬品等適合性調査を行わせることとした場合における前項の規定の適用については、同項中「厚生労働大臣」とあるのは、「機構」とする。

3　第八十条第二項（第七号に係る部分に限る。）の規定により都道府県知事が医薬品等適合性調査を行うこととされている場合における第一項の規定の適用については、同項中「厚生労働大臣」とあるのは、「都道府県知事」とする。

（医薬品等適合性調査の結果の通知）

第二十三条　法第十四条第七項（同条第十五項（法第十九条の二第五項において準用する場合を含む。）及び法第十九条の二第五項において準用する場合を含む。）若しくは第九項（法第十九条の二第五項において準用する場合を含む。）、第十四条の二の二第二項（法第十四条の三第二項（法第二十条第一項において準用する場合を含む。）及び第十九条の二第五項において準用する場合を含む。）若しくは第十四条の二の三第一項（法第十九条の二第五項及び第六項において準用する場合を含む。）の規定又は第八十条第二項（第七号に係る部分に限る。）の規定により医薬品等適合性調査を行う者（以下この条において「医薬品等適合性調査実施者」という。）と、法第十二条第一項の規定若しくは第八十条第二項（第一号に係る部分に限る。）の規定により当該品目に係る製造販売業の許可を行う者（以下この条、第二十六条の二及び第三十二条の五において「医薬品等製造販売業許可権者」という。）又は法第十四条第一項及び第十五項（法第十九条の二第五項において準用する場合を含む。）若しくは第十九条の二第一項の規定若しくは第八十条第二項（第五号に係る部分に限る。）の規定により当該品目に係る承認を行う者（以下この条及び第二十六条の二において「医薬品等承認権者」という。）が異なる場合には、医薬品等適合性調査実施者は、医薬品等適合性調査を行つたときは、遅滞なく、厚生労働省令で定めるところにより、その結果を機構を経由して医薬品等製造販売業許可権者又は医薬品等承認権者に通知しなければならない。

→施行規則 51

（医薬品等適合性調査台帳）

第二十四条　厚生労働大臣は、医薬品等適合性調査に関する台帳を備え、厚生労働省令で定めるところにより、必要な事項を記載するものとする。

2　厚生労働大臣が法第十四条の二の三第一項（法第十九条の二第五項及び第六項において準用する場合を含む。）の規定により機構に医薬品等適合性調査を行わせることとした場合における前項の規定の適用については、同項中「厚生労働大臣」とあるのは、「機構」とする。

3　第八十条第二項（第七号に係る部分に限る。）の規定により都道府県知事が医薬品等適合性調査を行うこととされている場合における第一項の規定の適用については、同項中「厚生労働大臣」とあるのは、「都道府県知事」とする。

→施行規則 52

（医薬品等適合性調査の特例）

第二十五条　法第十四条第一項又は第十九条の二第一項の承認を受けた者が当該品目について承認された事項の一部を変更しようとする場合であつて、当該変更が当該品目の製造管理又は品質管理の方法に影響を与えないもの（厚生労働省令で定めるものに限る。）であるときは、法第十四条第十五項（法第十九条の二第五項において準用する場合を含む。次項において同じ。）において準用する法第十四条第七項の規定は、適用しない。

2　法第十四条第十五項において同条第七項の規定を準用する場合においては、同項中「第一項の承認を受けようとする者又は同項の承認を受けた者」とあるのは「第十五項の承認を受けようとする者」と、「当該承認を受けようとするとき、及び当該承認の取得後三年を下らない政令で定める期間を経過するごとに」

とあるのは「当該承認を受けようとするときは」と読み替えるものとする。

→施行規則53

（機構を経由しないで行う承認の申請の範囲）

第二十六条　法第十四条第十七項（法第十四条の五第一項（法第十九条の四において準用する場合を含む。）並びに第十九条の二第五項及び第六項において準用する場合を含む。）の政令で定める承認の申請は、次に掲げる医薬品及び医薬部外品についての承認の申請とする。

一　薬局製造販売医薬品

二　第八十条第二項第五号に規定する医薬品及び医薬部外品

三　専ら動物のために使用されることが目的とされている医薬品及び医薬部外品

（医薬品等区分適合性調査の結果の通知）

第二十六条の二　法第十四条の二第二項若しくは第十四条の二の三第一項の規定又は第八十条第二項（第七号に係る部分に限る。）の規定により法第十四条の二第二項の規定による調査（以下この条、第二十六条の四から第二十六条の六まで及び第二十七条の二において「医薬品等区分適合性調査」という。）を行う者（以下この条において「医薬品等区分適合性調査実施者」という。）と、医薬品等製造販売業許可権者又は医薬品等承認権者が異なる場合には、医薬品等区分適合性調査実施者は、医薬品等区分適合性調査を行つたときは、遅滞なく、厚生労働省令で定めるところにより、その結果を機構を経由して医薬品等製造販売業許可権者又は医薬品等承認権者に通知しなければならない。

（基準確認証の有効期間）

第二十六条の三　法第十四条の二第四項の政令で定める期間は、三年とする。

（基準確認証の書換え交付）

第二十六条の四　法第十四条の二第三項の基準確認証（以下この条及び次条において単に「基準確認証」という。）の交付を受けた者（次条において「基準確認証受領者」という。）は、基準確認証の記載事項に変更を生じたときは、その書換え交付を申請することができる。

2　前項の規定による申請は、厚生労働省令で定めるところにより、申請書に基準確認証を添え、厚生労働大臣に対して行わなければならない。

3　第一項の規定による申請をする場合には、実費を勘案して別に政令で定める額の手数料を納めなければならない。

4　厚生労働大臣が法第十四条の二の三第一項の規定により機構に基準確認証の交付を行わせることとした場合における前二項の規定の適用については、第二項中「厚生労働大臣」とあるのは「機構」と、前項中「納めなければ」とあるのは「機構に納めなければ」とする。

5　前項において読み替えて適用される第三項の規定により機構に納められた手数料は、機構の収入とする。

6　第八十条第二項（第七号に係る部分に限る。）の規定により都道府県知事が医薬品等区分適合性調査を行うこととされている場合における第二項及び第三項の規定の適用については、第二項中「厚生労働大臣」とあるのは「都道府県知事」と、第三項中「実費を勘案して別に政令で定める額の」とあるのは「地方自治法（昭和二十二年法律第六十七号）第二百二十七条の規定に基づき、条例で定めるところにより、」とする。

→施行規則 53 の 6

（基準確認証の再交付）

第二十六条の五　基準確認証受領者は、基準確認証を破り、汚し、又は失つたときは、その再交付を申請することができる。

2　前項の規定による申請は、厚生労働省令で定めるところにより、厚生労働大臣に対して行わなければならない。この場合において、基準確認証を破り、又は汚した基準確認証受領者は、申請書にその基準確認証を添えなければならない。

3　第一項の規定による申請をする場合には、実費を勘案して別に政令で定める額の手数料を納めなければならない。

4　基準確認証受領者は、基準確認証の再交付を受けた後、失つた基準確認証を発見したときは、直ちに、厚生労働大臣に発見した基準確認証を返納しなければならない。

5　厚生労働大臣が法第十四条の二の三第一項の規定により機構に基準確認証の交付を行わせることとした場合における前三項の規定の適用については、第二項及び前項中「厚生労働大臣」とあるのは「機構」と、第三項中「納めなければ」とあるのは「機構に納めなければ」とする。

6　前項において読み替えて適用される第三項の規定により機構に納められた手数料は、機構の収入とする。

7　第八十条第二項（第七号に係る部分に限る。）の規定により都道府県知事が医薬品等区分適合性調査を行うこととされている場合における第二項から第四項までの規定の適用については、第二項及び第四項中「厚生労働大臣」とあるのは「都道府県知事」と、第三項中「実費を勘案して別に政令で定める額の」とあるのは「地方自治法（昭和二十二年法律第六十七号）第二百二十七条の規定に基づき、条例で定めるところにより、」とする。

→施行規則 53 の 7

（医薬品等区分適合性調査台帳）

第二十六条の六　厚生労働大臣は、医薬品等区分適合性調査に関する台帳を備え、厚生労働省令で定めるところにより、必要な事項を記載するものとする。

2　厚生労働大臣が法第十四条の二の三第一項の規定により機構に医薬品等区分適合性調査を行わせることとした場合における前項の規定の適用については、同項中「厚生労働大臣」とあるのは、「機構」とする。

3　第八十条第二項（第七号に係る部分に限る。）の規定により都道府県知事が医薬品等区分適合性調査を行うこととされている場合における第一項の規定の適用については、同項中「厚生労働大臣」とあるのは、「都道府県知事」とする。

→施行規則 53 の 8

（緊急承認に係る医薬品の範囲）

第二十六条の七　法第十四条の二の二第一項（法第十九条の二第五項において準用する場合を含む。）の政令で定める医薬品は、新型コロナウイルス感染症（病原体がベータコロナウイルス属のコロナウイルス（令和二年一月に、中華人民共和国から世界保健機関に対して、人に伝染する能力を有することが新たに報告されたものに限る。）であるものに限る。第二十八条第一項において同じ。）に係る医薬品であつて、法第十四条の二の二第一項第二号及び第三号のいずれにも該当するものとする。

（機構による医薬品等審査等に係る医薬品、医薬部外品及び化粧品の範囲）

第二十七条　法第十四条の二の三第一項（法第十九条の二第五項及び第六項において準用する場合を含む。以下この条において同じ。）の規定により機構に法第十四条第一項若しくは第十五項（法第十九条の二第五項において準用する場合を含む。）又は第十九条の二第一項の承認のための審査及び法第十四条第六項若しくは第十三項（これらの規定を同条第十五項（法第十九条の二第五項において準用する場合を含む。）及び法第十九条の二第五項において準用する場合を含む。）又は第十四条の二の二第二項（法第十四条第三項前段に規定する資料についての調査に係る部分に限り、法第十四条の三第二項（法第二十条第一項において準用する場合を含む。）及び第十九条の二第五項において準用する場合を含む。）の規定による調査を行わせる場合における法第十四条の二第一項の政令で定める医薬品（専ら動物のために使用されることが目的とされているものを除く。）、医薬部外品（専ら動物のために使用されることが目的とされているものを除く。）又は化粧品は、法第十四条第一項に規定する医薬品（専ら動物のために使用されることが目的とされているものを除く。）、医薬部外品（専ら動物のために使用されることが目的とされているものを除く。）又は化粧品のうち、次に掲げる医薬品、医薬部外品又は化粧品以外のものとする。

一　薬局製造販売医薬品
二　第八十条第二項第五号に規定する医薬品及び医薬部外品
2　法第十四条の二の三第一項の規定により機構に法第十四条第七項（同条第十五項（法第十九条の二第五項において準用する場合を含む。）及び法第十九条の二第五項において準用する場合を含む。）若しくは第九項（法第十九条の二第五項において準用する場合を含む。）又は第十四条の二の二第二項（医薬品の製造所における製造管理又は品質管理の方法についての調査に係る部分に限り、法第十四条の三第二項（法第二十条第一項において準用する場合を含む。）及び第十九条の二第五項において準用する場合を含む。）の規定による調査を行わせる場合における法第十四条の二第一項の政令で定める医薬品（専ら動物のために使用されることが目的とされているものを除く。）、医薬部外品（専ら動物のために使用されることが目的とされているものを除く。）又は化粧品は、法第十四条第一項に規定する医薬品（専ら動物のために使用されることが目的とされているものを除く。）、医薬部外品（専ら動物のために使用されることが目的とされているものを除く。）又は化粧品のうち、第八十条第二項第七号に規定する医薬品又は医薬部外品以外のものとする。

（医薬品等区分適合性調査の申請）

第二十七条の二　厚生労働大臣が法第十四条の二の三第一項の規定により機構に医薬品等区分適合性調査を行わせることとした場合における法第十四条の二第一項の規定の適用については、同項中「厚生労働大臣」とあるのは、「機構」とする。

（特例承認）

第二十八条　法第十四条の三第一項の政令で定める医薬品は、新型コロナウイルス感染症に係る医薬品とする。
2　法第十四条の三第一項第二号の政令で定める国は、アメリカ合衆国、英国、カナダ、ドイツ又はフランスとする。
3　法第十四条の三第三項（法第二十条第一項において準用する場合を含む。）の政令で定める措置は、次に掲げる措置とする。
一　当該品目の使用の成績その他その品質、有効性及び安全性に関する調査を行い、その結果を厚生労働大臣に報告する措置
二　当該品目の使用によるものと疑われる疾病、障害又は死亡の発生を知ったときは、速やかに、その旨を厚生労働大臣に報告する措置
三　当該品目が法第十四条の三第一項（法第二十条第一項において準用する場合を含む。）の規定による法第十四条又は第十九条の二の承認を受けている旨が当該医薬品を一般に購入し、又は使用する者に説明され、かつ、理解されるために必要な措置

四　前三号に掲げる措置のほか、当該品目の販売又は授与の相手方及びこれらの相手方ごとの販売数量又は授与数量を厚生労働大臣に報告する措置その他の保健衛生上の危害の発生又は拡大を防止するために必要な措置として厚生労働省令で定める措置

（機構による再審査の確認等に係る医薬品の範囲）

第二十九条　法第十四条の五第一項（法第十九条の四において準用する場合を含む。）の政令で定める医薬品（専ら動物のために使用されることが目的とされているものを除く。）は、法第十四条の四第一項各号（法第十九条の四において準用する場合を含む。）に掲げる医薬品（専ら動物のために使用されることが目的とされているものを除く。）とする。

（機構による再審査の確認等の実施に関する技術的読替え）

第三十条　法第十四条の五第一項（法第十九条の四において準用する場合を含む。）の規定による技術的読替えは、次の表のとおりとする。

法の規定中読み替える規定	読み替えられる字句	読み替える字句
第十四条第十七項	第一項及び第十五項の承認	第十四条の四第一項（第十九条の四において準用する場合を含む。次条において同じ。）の再審査
第十四条の二の三第一項	、医薬部外品（専ら動物のために使用されることが目的とされているものを除く以下この条において同じ。）又は化粧品のうち	のうち
	第十四条の承認のための審査、同条第六項及び第七項（これらの規定を同条第十五項において準用する場合を含む。）、第九項並びに第十三項（同条第十五項において準用する場合を含む。）、第十四条の二第二項並びに前条第二項（次条第二項において準用する場合を含む。）の規定による調査並びに第十四条の二第三項の規定による基準確認証の交付及び同条第五項の規定による基準確認証の返還の受付	第十四条の四第四項（第十九条の四において準用する場合を含む。）の規定による確認及び第十四条の四第六項（第十九条の四において準用する場合を含む。）の規定による調査

	医薬品等審査等	医薬品確認等
第十四条の二の三第二項	医薬品等審査等	医薬品確認等
	第十四条の承認	第十四条の四第一項の再審査
第十四条の二の三第三項	医薬品等審査等	医薬品確認等
	医薬品、医薬部外品又は化粧品	医薬品
	第十四条の承認の申請者、同条第七項若しくは第十三項（これらの規定を同条第十五項において準用する場合を含む。）若しくは第十四条の二第二項の規定による調査の申請者又は同条第五項の規定により基準確認証を返還する者は、機構が行う審査、調査若しくは基準確認証の交付を受け、又は機構に基準確認証を返還しなければ	第十四条の四第一項の再審査の申請者は、機構が行う医薬品確認等を受けなければ
第十四条の二の三第六項	医薬品等審査等	医薬品確認等
	行つたとき、第四項の規定による届出を受理したとき、又は前項の規定による報告を受けた	行つた
	結果、届出の状況又は報告を受けた旨	結果
第十四条の二の三第七項	医薬品等審査等	医薬品確認等

（機構による再評価の確認等に係る医薬品の範囲）

第三十一条　法第十四条の七第一項（法第十九条の四において準用する場合を含む。）の政令で定める医薬品（専ら動物のために使用されることが目的とされているものを除く。）は、法第十四条の六第一項（法第十九条の四において準用する場合を含む。）の規定による厚生労働大臣の指定に係る医薬品（専ら動物のために使用されることが目的とされているものを除く。）とする。

（機構による再評価の確認等の実施に関する技術的読替え）

第三十二条　法第十四条の七第一項（法第十九条の四において準用する場合を含む。）の規定による技術的読替えは、次の表のとおりとする。

法の規定中読み替える規定	読み替えられる字句	読み替える字句

第十四条の二の三第一項	、医薬部外品（専ら動物のために使用されることが目的とされているものを除く以下この条において同じ。）又は化粧品のうち	のうち
	同第十四条の承認のための審査、同条第六項及び第七項（これらの規定を同条第十五項において準用する場合を含む。）、第九項並びに第十三項（同条第十五項において準用する場合を含む。）、第十四条の二第二項並びに前条第二項（次条第二項において準用する場合を含む。）の規定による調査並びに第十四条の二第三項の規定による基準確認証の交付及び同条第五項の規定による基準確認証の返還の受付	第十四条の六第二項（第十九条の四において準用する場合を含む。）の規定による確認及び第十四条の六第五項（第十九条の四において準用する場合を含む。）の規定による調査
	医薬品等審査等	医薬品確認等
第十四条の二の三第二項	医薬品等審査等	医薬品確認等
	第十四条の承認	第十四条の六第一項（第十九条の四において準用する場合を含む。次項において同じ。）の再評価
第十四条の二の三第三項	医薬品等審査等	医薬品確認等
	医薬品、医薬部外品又は化粧品	医薬品
	第十四条の承認の申請者、同条第七項若しくは第十三項（これらの規定を同条第十五項において準用する場合を含む。）若しくは第十四条の二第二項の規定による調査の申請者又は同条第五項の規定により基準確認証を返還する者は、機構が行う審査、調査若しくは基準確認証の交付を受け、又は機構に基準確認証を返還しなければ	第十四条の六第一項の再評価の申請者は、機構が行う医薬品確認等を受けなければ
第十四条の二の三第六項	医薬品等審査等	医薬品確認等
	行ったとき、第四項の規定によ	行った

	る届出を受理したとき、又は前項の規定による報告を受けた	
	結果、届出の状況又は報告を受けた旨	結果
第十四条の二の三第七項	医薬品等審査等	医薬品確認等

（医薬品等変更計画確認台帳）

第三十二条の二　厚生労働大臣は、法第十四条の七の二第一項（法第十九条の四において準用する場合を含む。）の確認（次項において「医薬品等変更計画確認」という。）に関する台帳を備え、厚生労働省令で定めるところにより、必要な事項を記載するものとする。

2　厚生労働大臣が法第十四条の七の二第八項（法第十九条の四において準用する場合を含む。次条第三項及び第三十二条の六第二項において同じ。）の規定により機構に医薬品等変更計画確認を行わせることとした場合における前項の規定の適用については、同項中「厚生労働大臣」とあるのは、「機構」とする。

（医薬品等適合性確認の申請）

第三十二条の三　法第十四条の七の二第三項（法第十九条の四において準用する場合を含む。）の確認（以下「医薬品等適合性確認」という。）を受けようとする者は、厚生労働省令で定めるところにより、厚生労働大臣に申請しなければならない。

2　厚生労働大臣が法第十四条の七の二第八項の規定により機構に医薬品等適合性確認を行わせることとした場合における前項の規定の適用については、同項中「厚生労働大臣」とあるのは、「機構」とする。

3　第八十条第二項（第七号に係る部分に限る。）の規定により都道府県知事が医薬品等適合性確認を行うこととされている場合における第一項の規定の適用については、同項中「厚生労働大臣」とあるのは、「都道府県知事」とする。

（機構による医薬品等変更計画確認及び医薬品等適合性確認の実施に関する技術的読替え）

第三十二条の四　法第十四条の七の二第九項（法第十九条の四において準用する場合を含む。）の規定による技術的読替えは、次の表のとおりとする。

法の規定中読み替える規定	読み替えられる字句	読み替える字句
第十四条の二の三第二項	前項	第十四条の七の二第八項（第十九条の四において準用する場合を含む。次項に

		おいて同じ。）
	に医薬品等審査等	に第十四条の七の二第一項及び第三項（これらの規定を第十九条の四において準用する場合を含む。）の確認（以下「医薬品等変更計画確認等」という。）
	当該医薬品等審査等	当該医薬品等変更計画確認等
	とする。この場合において、厚生労働大臣は、第十四条の承認をするときは、機構が第六項の規定により通知する医薬品等審査等の結果を考慮しなければならない	とする
第十四条の二の三第三項	第1項	第十四条の七の二第八項
	医薬品等審査等	医薬品等変更計画確認等
	同項の政令で定める医薬品、医薬部外品又は化粧品について第十四条の承認の申請者、同条第七項若しくは第十三項（これらの規定を同条第十五項において準用する場合を含む。）若しくは第十四条の二第二項の規定による調査の申請者又は同条第五項の規定により基準確認証を返還する者	医薬品等変更計画確認等の申請者
	審査、調査若しくは基準確認証の交付を受け、又は機構に基準確認証を返還しなければ	同条第二項又は第四項（これらの規定を第十九条の四において準用する場合を含む。）の調査を受けなければ
第十四条の二の三第六項	医薬品等審査等	医薬品等変更計画確認等
	行ったとき、第四項の規定による届出を受理したとき、又は前項の規定による報告を受けた	行った
	結果、届出の状況又は報告を受けた旨	医薬品等変更計画確認等

第十四条の二の三第七項	医薬品等審査等	医薬品等変更計画確認等
第十四条の七の二第五項	厚生労働大臣	機構
	第一項の	第一項（第十九条の四において準用する場合を含む。以下この項において同じ。）の
	同項各号	第一項各号
	、第三項	、第三項（同条において準用する場合を含む。以下この項において同じ。）
	第十四条第二項第四号	第十四条第二項第四号（第十九条の二第五項において準用する場合を含む。）

（医薬品等適合性確認の結果の通知）

第三十二条の五　法第十四条の七の二第三項若しくは第八項（これらの規定を法第十九条の四において準用する場合を含む。）の規定又は第八十条第二項（第七号に係る部分に限る。）の規定により医薬品等適合性確認を行う者（以下この条において「医薬品等適合性確認実施者」という。）と、医薬品等製造販売業許可権者又は法第十四条の七の二第一項若しくは第八項（これらの規定を法第十九条の四において準用する場合を含む。）の規定により当該品目に係る変更計画の確認を行う者（以下この条において「医薬品等変更計画確認権者」という。）が異なる場合には、医薬品等適合性確認実施者は、医薬品等適合性確認を行つたときは、遅滞なく、厚生労働省令で定めるところにより、その結果を機構を経由して医薬品等製造販売業許可権者又は医薬品等変更計画確認権者に通知しなければならない。

（医薬品等適合性確認台帳）

第三十二条の六　厚生労働大臣は、医薬品等適合性確認に関する台帳を備え、厚生労働省令で定めるところにより、必要な事項を記載するものとする。

2　厚生労働大臣が法第十四条の七の二第八項の規定により機構に医薬品等適合性確認を行わせることとした場合における前項の規定の適用については、同項中「厚生労働大臣」とあるのは、「機構」とする。

3　第八十条第二項（第七号に係る部分に限る。）の規定により都道府県知事が医薬品等適合性確認を行うこととされている場合における第一項の規定の適用については、同項中「厚生労働大臣」とあるのは、「都道府県知事」とする。

→施行規則 68 の 11

（機構による製造販売の届出の受理に係る医薬品、医薬部外品及び化粧品の範囲）

第三十三条　法第十四条の十第一項の政令で定める医薬品（専ら動物のために使用されることが目的とされているものを除く。）、医薬部外品（専ら動物のために使用されることが目的とされているものを除く。）又は化粧品は、法第十四条の九第一項に規定する医薬品（薬局製造販売医薬品及び専ら動物のために使用されることが目的とされているものを除く。）又は医薬部外品（専ら動物のために使用されることが目的とされているものを除く。）とする。

（外国製造医薬品等特例承認取得者に関する変更の届出）

第三十四条　外国製造医薬品等特例承認取得者（法第十九条の二第四項に規定する外国製造医薬品等特例承認取得者をいう。以下同じ。）は、その氏名又は住所その他厚生労働省令で定める事項を変更したときは、厚生労働省令で定めるところにより、三十日以内に、厚生労働大臣にその旨を届け出なければならない。

2　厚生労働大臣が法第十九条の二第五項において準用する法第十四条の二の三第一項の規定により機構に法第十九条の二第一項の承認のための審査を行わせることとした場合においては、同条第五項において準用する法第十四条の二第一項の政令で定める医薬品、医薬部外品又は化粧品に係る外国製造医薬品等特例承認取得者についての前項の規定による届出は、同項の規定にかかわらず、機構に行わなければならない。

3　機構は、前項の規定による届出を受理したときは、遅滞なく、厚生労働省令で定めるところにより、当該届出の内容を厚生労働大臣に通知しなければならない。

→施行規則 108、108 の 2

（省令への委任）

第三十五条　この章に定めるもののほか、医薬品、医薬部外品又は化粧品の製造販売業又は製造業（外国製造医薬品等特例承認取得者の行う製造を含む。）に関し必要な事項は、厚生労働省令で定める。

第五章　医療機器及び体外診断用医薬品の製造販売業及び製造業等

第一節　医療機器及び体外診断用医薬品の製造販売業及び製造業

（製造販売業の許可の有効期間）

第三十六条　法第二十三条の二第四項の政令で定める期間は、五年とする。

（製造販売業の許可証の交付等）

第三十七条　厚生労働大臣は、医療機器又は体外診断用医薬品の製造販売業の許可をしたときは、厚生労働省令で定めるところにより、許可を申請した者に許可証を交付しなければならない。医療機器又は体外診断用医薬品の製造販売業の許可を更新したときも、同様とする。

2　第八十条第三項（第一号に係る部分に限る。）の規定により都道府県知事が同号に規定する医療機器又は体外診断用医薬品の製造販売業の許可を行うこととされている場合における前項の規定の適用については、同項中「厚生労働大臣」とあるのは、「都道府県知事」とする。

→施行規則 114 の 3

（製造販売業の許可証の書換え交付）

第三十七条の二　医療機器又は体外診断用医薬品の製造販売業者は、医療機器又は体外診断用医薬品の製造販売業の許可証の記載事項に変更を生じたときは、その書換え交付を申請することができる。

2　前項の規定による申請は、厚生労働省令で定めるところにより、申請書に許可証を添え、申請者の住所地（法人の場合にあつては、主たる事務所の所在地。次条及び第三十七条の四において同じ。）の都道府県知事を経由して、厚生労働大臣に対して行わなければならない。

3　第一項の規定による申請をする場合には、実費を勘案して別に政令で定める額の手数料を納めなければならない。

4　第八十条第三項（第一号に係る部分に限る。）の規定により都道府県知事が同号に規定する医療機器又は体外診断用医薬品の製造販売業の許可を行うこととされている場合における前二項の規定の適用については、第二項中「住所地（法人の場合にあつては、主たる事務所の所在地。次条及び第三十七条の四において同じ。）の都道府県知事を経由して、厚生労働大臣」とあるのは「法第二十三条の二の十四第二項に規定する医療機器等総括製造販売責任者がその業務を行う事務所の所在地の都道府県知事」と、前項中「実費を勘案して別に政令で定める額の」とあるのは「地方自治法（昭和二十二年法律第六十七号）第二百二十七条の規定に基づき、条例で定めるところにより、」とする。

→施行規則 114 の 4

（製造販売業の許可証の再交付）

第三十七条の三　医療機器又は体外診断用医薬品の製造販売業者は、医療機器又は体外診断用医薬品の製造販売業の許可証を破り、汚し、又は失つたときは、その再交付を申請することができる。

2　前項の規定による申請は、厚生労働省令で定めるところにより、申請者の住所地の都道府県知事を経由して、厚生労働大臣に対して行わなければならない。

この場合において、許可証を破り、又は汚した医療機器又は体外診断用医薬品の製造販売業者は、申請書にその許可証を添えなければならない。

3　第一項の規定による申請をする場合には、実費を勘案して別に政令で定める額の手数料を納めなければならない。

4　医療機器又は体外診断用医薬品の製造販売業者は、医療機器又は体外診断用医薬品の製造販売業の許可証の再交付を受けた後、失つた許可証を発見したときは、直ちにその住所地の都道府県知事を経由して、厚生労働大臣にこれを返納しなければならない。

5　第八十条第三項（第一号に係る部分に限る。）の規定により都道府県知事が同号に規定する医療機器又は体外診断用医薬品の製造販売業の許可を行うこととされている場合における前三項の規定の適用については、第二項及び前項中「住所地の都道府県知事を経由して、厚生労働大臣」とあるのは「法第二十三条の二の十四第二項に規定する医療機器等総括製造販売責任者がその業務を行う事務所の所在地の都道府県知事」と、第三項中「実費を勘案して別に政令で定める額の」とあるのは「地方自治法（昭和二十二年法律第六十七号）第二百二十七条の規定に基づき、条例で定めるところにより、」とする。

→施行規則 114 の 5

（製造販売業の許可証の返納）

第三十七条の四　医療機器又は体外診断用医薬品の製造販売業者は、法第七十五条第一項の規定による医療機器若しくは体外診断用医薬品の製造販売業の許可の取消処分を受けたとき、又はその業務を廃止したときは、直ちにその住所地の都道府県知事を経由して、厚生労働大臣に医療機器又は体外診断用医薬品の製造販売業の許可証を返納しなければならない。

2　第八十条第三項（第一号に係る部分に限る。）の規定により都道府県知事が同号に規定する医療機器又は体外診断用医薬品の製造販売業の許可を行うこととされている場合における前項の規定の適用については、同項中「その住所地の都道府県知事を経由して、厚生労働大臣」とあるのは、「当該許可を受けた都道府県知事」とする。

（製造販売業の許可台帳）

第三十七条の五　厚生労働大臣は、法第二十三条の二第一項の許可に関する台帳を備え、厚生労働省令で定めるところにより、必要な事項を記載するものとする。

2　第八十条第三項（第一号に係る部分に限る。）の規定により都道府県知事が同号に規定する医療機器又は体外診断用医薬品の製造販売業の許可を行うこととされている場合における前項の規定の適用については、同項中「厚生労働大臣」とあるのは、「都道府県知事」とする。

→施行規則 114 の 7

（製造販売業の許可の特例等）

第三十七条の六　第一種医療機器製造販売業許可を受けた者は、第二種医療機器製造販売業許可及び第三種医療機器製造販売業許可を受けたものとみなす。

2　第二種医療機器製造販売業許可を受けた者は、第三種医療機器製造販売業許可を受けたものとみなす。

3　医療機器又は体外診断用医薬品の製造販売業者が次の各号のいずれかに該当する場合には、その者に係る従前の許可は、その効力を失う。

一　第八十条第三項（第一号に係る部分に限る。）の規定により都道府県知事が同号に規定する医療機器又は体外診断用医薬品の製造販売業の許可を行うこととされている場合において、当該許可を受けている者が当該許可と同一の種類の許可を他の都道府県知事から受けたとき。

二　第二種医療機器製造販売業許可を受けている者が第一種医療機器製造販売業許可を受けた場合

三　第三種医療機器製造販売業許可を受けている者が第一種医療機器製造販売業許可又は第二種医療機器製造販売業許可を受けた場合

（製造業の登録の有効期間）

第三十七条の七　法第二十三条の二の三第三項の政令で定める期間は、五年とする。

（製造業の登録証の交付等）

第三十七条の八　厚生労働大臣は、医療機器又は体外診断用医薬品の製造業の登録をしたときは、厚生労働省令で定めるところにより、登録を申請した者に登録証を交付しなければならない。医療機器又は体外診断用医薬品の製造業の登録を更新したときも、同様とする。

2　第八十条第三項（第三号に係る部分に限る。）の規定により都道府県知事が同号に規定する医療機器又は体外診断用医薬品の製造業の登録を行うこととされている場合における前項の規定の適用については、同項中「厚生労働大臣」とあるのは、「都道府県知事」とする。

→施行規則 114 の 10

（製造業の登録証の書換え交付）

第三十七条の九　医療機器又は体外診断用医薬品の製造業者は、医療機器又は体外診断用医薬品の製造業の登録証の記載事項に変更を生じたときは、その書換え交付を申請することができる。

2　前項の規定による申請は、厚生労働省令で定めるところにより、申請書に登録証を添え、製造所の所在地の都道府県知事を経由して、厚生労働大臣に対して行わなければならない。

3　第一項の規定による申請をする場合には、実費を勘案して別に政令で定める額の手数料を納めなければならない。

4　第八十条第三項（第三号に係る部分に限る。）の規定により都道府県知事が同号に規定する医療機器又は体外診断用医薬品の製造業の登録を行うこととされている場合における前二項の規定の適用については、第二項中「都道府県知事を経由して、厚生労働大臣」とあるのは「都道府県知事」と、前項中「実費を勘案して別に政令で定める額の」とあるのは「地方自治法（昭和二十二年法律第六十七号）第二百二十七条の規定に基づき、条例で定めるところにより、」とする。

→施行規則 114 の 11

（製造業の登録証の再交付）

第三十七条の十　医療機器又は体外診断用医薬品の製造業者は、医療機器又は体外診断用医薬品の製造業の登録証を破り、汚し、又は失つたときは、その再交付を申請することができる。

2　前項の規定による申請は、厚生労働省令で定めるところにより、製造所の所在地の都道府県知事を経由して、厚生労働大臣に対して行わなければならない。この場合において、登録証を破り、又は汚した医療機器又は体外診断用医薬品の製造業者は、申請書にその登録証を添えなければならない。

3　第一項の規定による申請をする場合には、実費を勘案して別に政令で定める額の手数料を納めなければならない。

4　医療機器又は体外診断用医薬品の製造業者は、医療機器又は体外診断用医薬品の製造業の登録証の再交付を受けた後、失つた登録証を発見したときは、直ちにその製造所の所在地の都道府県知事を経由して、厚生労働大臣にこれを返納しなければならない。

5　第八十条第三項（第三号に係る部分に限る。）の規定により都道府県知事が同号に規定する医療機器又は体外診断用医薬品の製造業の登録を行うこととされている場合における前三項の規定の適用については、第二項及び前項中「都道府県知事を経由して、厚生労働大臣」とあるのは「都道府県知事」と、第三項中「実費を勘案して別に政令で定める額の」とあるのは「地方自治法（昭和二十二年法律第六十七号）第二百二十七条の規定に基づき、条例で定めるところにより、」とする。

→施行規則 114 の 12

（製造業の登録証の返納）

第三十七条の十一　医療機器又は体外診断用医薬品の製造業者は、法第七十五条の二第一項の規定による医療機器若しくは体外診断用医薬品の製造業の登録の取消処分を受けたとき、又はその業務を廃止したときは、直ちにその製造所の所在地の都道府県知事を経由して、厚生労働大臣に医療機器又は体外診断用医薬品の製造業の登録証を返納しなければならない。

2　第八十条第三項（第三号に係る部分に限る。）の規定により都道府県知事が同号に規定する医療機器又は体外診断用医薬品の製造業の登録を行うこととされている場合における前項の規定の適用については、同項中「その製造所の所在地の都道府県知事を経由して、厚生労働大臣」とあるのは、「当該登録を受けた都道府県知事」とする。

（製造業の登録台帳）

第三十七条の十二　厚生労働大臣は、法第二十三条の二の三第一項の登録に関する台帳を備え、厚生労働省令で定めるところにより、必要な事項を記載するものとする。

2　第八十条第三項（第三号に係る部分に限る。）の規定により都道府県知事が同号に規定する医療機器又は体外診断用医薬品の製造業の登録を行うこととされている場合における前項の規定の適用については、同項中「厚生労働大臣」とあるのは、「都道府県知事」とする。

（医療機器等外国製造業者の登録の有効期間）

第三十七条の十三　法第二十三条の二の四第二項において準用する法第二十三条の二の三第三項の政令で定める期間は、五年とする。

（医療機器等外国製造業者の登録証の交付等）

第三十七条の十四　厚生労働大臣は、法第二十三条の二の四第一項の登録をしたときは、厚生労働省令で定めるところにより、登録を申請した者に登録証を交付しなければならない。同項の登録を更新したときも、同様とする。

（医療機器等外国製造業者の登録証の書換え交付）

第三十七条の十五　法第二十三条の二の四第一項の登録を受けた者（次条及び第三十七条の十七において「登録外国製造業者」という。）は、その登録証の記載事項に変更を生じたときは、その書換え交付を申請することができる。

2　前項の規定による申請は、厚生労働省令で定めるところにより、申請書に登録証を添え、厚生労働大臣に対して行わなければならない。

3　第一項の規定による申請をする場合には、実費を勘案して別に政令で定める額の手数料を納めなければならない。

（医療機器等外国製造業者の登録証の再交付）

第三十七条の十六　登録外国製造業者は、その登録証を破り、汚し、又は失つたときは、その再交付を申請することができる。

2　前項の規定による申請は、厚生労働省令で定めるところにより、厚生労働大臣に対して行わなければならない。この場合において、登録証を破り、又は汚した登録外国製造業者は、申請書にその登録証を添えなければならない。

3　第一項の規定による申請をする場合には、実費を勘案して別に政令で定める額の手数料を納めなければならない。

4　登録外国製造業者は、その登録証の再交付を受けた後、失つた登録証を発見したときは、直ちに厚生労働大臣にこれを返納しなければならない。

（医療機器等外国製造業者の登録証の返納）

第三十七条の十七　登録外国製造業者は、法第七十五条の五第一項の規定によるその登録の取消処分を受けたとき、又はその業務を廃止したときは、直ちに厚生労働大臣にその登録証を返納しなければならない。

（医療機器等外国製造業者の登録台帳）

第三十七条の十八　厚生労働大臣は、法第二十三条の二の四第一項の登録に関する台帳を備え、厚生労働省令で定めるところにより、必要な事項を記載するものとする。

（医療機器及び体外診断用医薬品の承認台帳）

第三十七条の十九　厚生労働大臣は、法第二十三条の二の五第一項及び第十五項（法第二十三条の二の十七第五項において準用する場合を含む。）並びに第二十三条の二の十七第一項の承認に関する台帳を備え、厚生労働省令で定めるところにより、必要な事項を記載するものとする。

→施行規則114の73

（製造管理又は品質管理の方法の基準を適用する医療機器及び体外診断用医薬品の範囲）

第三十七条の二十　法第二十三条の二の五第二項第四号及び第七項（これらの規定を同条第十五項（法第二十三条の二の十七第五項において準用する場合を含む。）及び法第二十三条の二の十七第五項において準用する場合を含む。）の政令で定める医療機器又は体外診断用医薬品は、法第二十三条の二の五第一項に規定する医療機器又は体外診断用医薬品とする。

（製造管理又は品質管理の方法の基準に係る調査の期間）

第三十七条の二十一　法第二十三条の二の五第七項（法第二十三条の二の十七第五項において準用する場合を含む。）の政令で定める期間は、五年とする。

（医療機器等適合性調査の申請）

第三十七条の二十二　法第二十三条の二の五第七項若しくは第九項（これらの規定を同条第十五項（法第二十三条の二の十七第五項において準用する場合を含む。）及び法第二十三条の二の十七第五項において準用する場合を含む。）又は第二十三条の二の六の二第二項（医療機器又は体外診断用医薬品の製造管理又は品質管理の方法についての調査に係る部分に限り、法第二十三条の二の八第二項（法第二十三条の二の二十第一項において準用する場合を含む。）及び第二十三条の二の十七第五項において準用する場合を含む。）の規定による調査（以下この条から第三十七条の二十五までにおいて「医療機器等適合性調査」という。）を受けようとする者は、厚生労働省令で定めるところにより、厚生労働大臣に申請しなければならない。

2　厚生労働大臣が法第二十三条の二の七第一項（法第二十三条の二の十七第五項及び第六項において準用する場合を含む。）の規定により機構に医療機器等適合性調査を行わせることとした場合においては、前項の規定にかかわらず、当該医療機器等適合性調査を受けようとする者は、厚生労働省令で定めるところにより、機構に申請しなければならない。

（医療機器等適合性調査の結果の通知）

第三十七条の二十三　第八十条第三項（第一号に係る部分に限る。）の規定により都道府県知事が行つた法第二十三条の二第一項の許可に係る医療機器又は体外診断用医薬品の医療機器等適合性調査については、当該医療機器等適合性調査を行つた者は、遅滞なく、厚生労働省令で定めるところにより、その結果を当該許可を行つた都道府県知事に通知しなければならない。

→施行規則 114 の 29

（医療機器等適合性調査台帳）

第三十七条の二十四　厚生労働大臣は、医療機器等適合性調査に関する台帳を備え、厚生労働省令で定めるところにより、必要な事項を記載するものとする。

2　厚生労働大臣が法第二十三条の二の七第一項（法第二十三条の二の十七第五項及び第六項において準用する場合を含む。）の規定により機構に医療機器等適合性調査を行わせることとした場合における前項の規定の適用については、同項中「厚生労働大臣」とあるのは、「機構」とする。

→施行規則 114 の 30

（医療機器等適合性調査の特例）

第三十七条の二十五　法第二十三条の二の五第十五項又は第二十三条の二の十七第一項の承認を受けた者が当該品目について承認された事項の一部を変更しよ

うとする場合であつて、当該変更が当該品目の製造管理又は品質管理の方法に影響を与えないもの（厚生労働省令で定めるものに限る。）であるときは、法第二十三条の二の五第十五項（法第二十三条の二の十七第五項において準用する場合を含む。次項において同じ。）において準用する法第二十三条の二の五第七項及び第九項の規定は、適用しない。

2　法第二十三条の二の五第十五項において同条第七項又は第九項の規定を準用する場合においては、これらの規定中「第一項の承認を受けようとする者又は同項の承認を受けた者」とあるのは「第十五項の承認を受けようとする者」と、同条第七項中「当該承認を受けようとするとき、及び当該承認の取得後三年を下らない政令で定める期間を経過するごとに」とあるのは「当該承認を受けようとするときは」と読み替えるものとする。

→施行規則 114 の 31

（基準適合証の書換え交付）

第三十七条の二十六　基準適合証（法第二十三条の二の六第一項の基準適合証をいう。以下この条及び次条において同じ。）の交付を受けた者（次条において「基準適合証受領者」という。）は、基準適合証の記載事項に変更を生じたときは、その書換え交付を申請することができる。

2　前項の規定による申請は、厚生労働省令で定めるところにより、申請書に基準適合証を添え、厚生労働大臣に対して行わなければならない。

3　第一項の規定による申請をする場合には、実費を勘案して別に政令で定める額の手数料を納めなければならない。

4　厚生労働大臣が法第二十三条の二の七第一項（法第二十三条の二の十七第五項及び第六項において準用する場合を含む。）の規定により機構に基準適合証の交付を行わせることとした場合における前二項の規定の適用については、第二項中「厚生労働大臣」とあるのは「機構」と、前項中「納めなければ」とあるのは「機構に納めなければ」とする。

5　前項において読み替えて適用される第三項の規定により機構に納められた手数料は、機構の収入とする。

→施行規則 114 の 35

（基準適合証の再交付）

第三十七条の二十七　基準適合証受領者は、基準適合証を破り、汚し、又は失つたときは、その再交付を申請することができる。

2　前項の規定による申請は、厚生労働省令で定めるところにより、厚生労働大臣に対して行わなければならない。この場合において、基準適合証を破り、又は汚した基準適合証受領者は、申請書にその基準適合証を添えなければならない。

3　第一項の規定による申請をする場合には、実費を勘案して別に政令で定める額の手数料を納めなければならない。

4　基準適合証受領者は、基準適合証の再交付を受けた後、失つた基準適合証を発見したときは、直ちに厚生労働大臣にこれを返納しなければならない。

5　厚生労働大臣が法第二十三条の二の七第一項（法第二十三条の二の十七第五項及び第六項において準用する場合を含む。）の規定により機構に基準適合証の交付を行わせることとした場合における前三項の規定の適用については、第二項及び前項中「厚生労働大臣」とあるのは「機構」と、第三項中「納めなければ」とあるのは「機構に納めなければ」とする。

6　前項において読み替えて適用される第三項の規定により機構に納められた手数料は、機構の収入とする。

→施行規則 114 の 36

（機構を経由しないで行う承認の申請の範囲）

第三十七条の二十八　法第二十三条の二の五第十七項（法第二十三条の二の十第一項（法第二十三条の二の十九において準用する場合を含む。）並びに第二十三条の二の十七第五項及び第六項において準用する場合を含む。）の政令で定める承認の申請は、専ら動物のために使用されることが目的とされている医療機器及び体外診断用医薬品についての承認の申請とする。

（機構による医療機器等審査等に係る医療機器及び体外診断用医薬品の範囲）

第三十七条の二十九　次に掲げる場合における法第二十三条の二の七第一項（法第二十三条の二の十七第五項及び第六項において準用する場合を含む。以下この条において同じ。）の政令で定める医療機器（専ら動物のために使用されることが目的とされているものを除く。）又は体外診断用医薬品（専ら動物のために使用されることが目的とされているものを除く。）は、法第二十三条の二の五第一項に規定する医療機器（専ら動物のために使用されることが目的とされているものを除く。）又は体外診断用医薬品（専ら動物のために使用されることが目的とされているものを除く。）とする。

一　法第二十三条の二の七第一項の規定により機構に法第二十三条の二の五第一項若しくは第十五項（法第二十三条の二の十七第五項において準用する場合を含む。）又は第二十三条の二の十七第一項の承認のための審査及び法第二十三条の二の五第六項若しくは第十三項（これらの規定を同条第十五項（法第二十三条の二の十七第五項において準用する場合を含む。）及び法第二十三条の二の十七第五項において準用する場合を含む。）又は第二十三条の二の六の二第二項（法第二十三条の二の五第三項前段に規定する資料についての調査に係る部分に限り、法第二十三条の二の八第二項（法第二十三条の二の二十第一項において準用する場合を含む。）及び第二十三条の二の十七第五

項において準用する場合を含む。）の規定による調査を行わせる場合

二　法第二十三条の二の七第一項の規定により機構に法第二十三条の二の五第七項若しくは第九項（これらの規定を同条第十五項（法第二十三条の二の十七第五項において準用する場合を含む。）及び法第二十三条の二の十七第五項において準用する場合を含む。）又は第二十三条の二の六の二第二項（医療機器又は体外診断用医薬品の製造管理又は品質管理の方法についての調査に係る部分に限り、法第二十三条の二の八第二項（法第二十三条の二の二十第一項において準用する場合を含む。）及び第二十三条の二の十七第五項において準用する場合を含む。）の規定による調査並びに法第二十三条の二の六第一項の規定による基準適合証の交付及び同条第三項の規定による基準適合証の返還の受付を行わせる場合

（特例承認を受けた者に義務として課することができる措置）

第三十七条の三十　法第二十三条の二の八第三項（法第二十三条の二の二十第一項において準用する場合を含む。）の政令で定める措置は、次に掲げる措置とする。

一　当該品目の使用の成績その他その品質、有効性及び安全性に関する調査を行い、その結果を厚生労働大臣に報告する措置

二　当該品目の使用によるものと疑われる疾病、障害又は死亡の発生を知つたときは、速やかに、その旨を厚生労働大臣に報告する措置

三　当該品目が法第二十三条の二の八第一項（法第二十三条の二の二十第一項において準用する場合を含む。）の規定による法第二十三条の二の五又は第二十三条の二の十七の承認を受けている旨が当該医療機器又は体外診断用医薬品を一般に購入し、又は使用する者に説明され、かつ、理解されるために必要な措置

四　前三号に掲げる措置のほか、当該品目の販売又は授与の相手方及びこれらの相手方ごとの販売数量又は授与数量を厚生労働大臣に報告する措置その他の保健衛生上の危害の発生又は拡大を防止するために必要な措置として厚生労働省令で定める措置

（機構による使用成績評価の確認等に係る医療機器及び体外診断用医薬品の範囲）

第三十七条の三十一　法第二十三条の二の十第一項（法第二十三条の二の十九において準用する場合を含む。）の政令で定める医療機器（専ら動物のために使用されることが目的とされているものを除く。）又は体外診断用医薬品（専ら動物のために使用されることが目的とされているものを除く。）は、法第二十三条の二の九第一項（法第二十三条の二の十九において準用する場合を含む。）に規定する医療機器（専ら動物のために使用されることが目的とされているものを除

く。）又は体外診断用医薬品（専ら動物のために使用されることが目的とされているものを除く。）とする。

（機構による使用成績評価の確認等の実施に関する技術的読替え）

第三十七条の三十二　法第二十三条の二の十第一項（法第二十三条の二の十九において準用する場合を含む。）の規定による技術的読替えは、次の表のとおりとする。

法の規定中読み替える規定	読み替えられる字句	読み替える字句
第二十三条の二の五第十七項	第一項及び第十五項の承認	第二十三条の二の九第一項（第二十三条の二の十九において準用する場合を含む。第二十三条の二の七において同じ。）の使用成績に関する評価
第二十三条の二の七第一項	第二十三条の二の五の承認のための審査、同条第六項、第七項、第九項及び第十三項（これらの規定を同条第十五項において準用する場合を含む。）、前条第二項（次条第二項において準用する場合を含む。）並びに第二十三条の二の十の二第八項	第二十三条の二の九第三項（第二十三条の二の十九において準用する場合を含む。）の規定による確認及び第二十三条の二の九第五項（第二十三条の二の十九において準用する場合を含む。）
	調査並びに第二十三条の二の六第一項の規定による基準適合証の交付及び同条第三項の規定による基準適合証の返還の受付	調査
	医療機器等審査等	医療機器等確認等
第二十三条の二の七第二項	医療機器等審査等	医療機器等確認等
	第二十三条の二の五の承認	第二十三条の二の九第一項の使用成績に関する評価
	審査及び調査	医療機器等確認等
第二十三条の二の七第三項	医療機器等審査等	医療機器等確認等
	第二十三条の二の五の承認	第二十三条の二の九第一項の使用成績に関する評価
	、同条第七項若しくは第十三項（これらの規定を同条第十五項において準用する場合を含む。）	は、機構が行う医療機器等確認等を受けなければ

	の調査の申請者又は第二十三条の二の六第三項の規定により基準適合証を返還する者は、機構が行う審査、調査若しくは基準適合証の交付を受け、又は機構に基準適合証を返還しなければ	
第二十三条の二の七第六項	医療機器等審査等	医療機器等確認等
	行つたとき、第四項の規定による届出を受理したとき、又は前項の規定による報告を受けた	行つた
	結果、届出の状況又は報告を受けた旨	結果
第二十三条の二の七第七項	医療機器等審査等	医療機器等確認等

（医療機器等変更計画確認台帳）

第三十七条の三十三　厚生労働大臣は、法第二十三条の二の十の二第一項（法第二十三条の二の十九において準用する場合を含む。）の確認（以下「医療機器等変更計画確認」という。）に関する台帳を備え、厚生労働省令で定めるところにより、必要な事項を記載するものとする。

2　厚生労働大臣が法第二十三条の二の十の二第九項（法第二十三条の二の十九において準用する場合を含む。次条第三項において同じ。）の規定により機構に医療機器等変更計画確認を行わせることとした場合における前項の規定の適用については、同項中「厚生労働大臣」とあるのは、「機構」とする。

（医療機器等適合性確認の申請等）

第三十七条の三十四　法第二十三条の二の十の二第三項（法第二十三条の二の十九において準用する場合を含む。）の確認（以下「医療機器等適合性確認」という。）を受けようとする者は、厚生労働省令で定めるところにより、厚生労働大臣に申請しなければならない。

2　厚生労働大臣は、医療機器等適合性確認に関する台帳を備え、厚生労働省令で定めるところにより、必要な事項を記載するものとする。

3　厚生労働大臣が法第二十三条の二の十の二第九項の規定により機構に医療機器等適合性確認を行わせることとした場合における前二項の規定の適用については、これらの規定中「厚生労働大臣」とあるのは、「機構」とする。

→施行規則 114 の 45 の 11

（機構による医療機器等変更計画確認及び医療機器等適合性確認の実施に関す

る技術的読替え）

第三十七条の三十五　法第二十三条の二の十の二第十項（法第二十三条の二の十九において準用する場合を含む。）の規定による技術的読替えは、次の表のとおりとする。

法の規定中読み替える規定	読み替えられる字句	読み替える字句
第二十三条の二の七第二項	前項	第二十三条の二の十の二第九項（第二十三条の二の十九において準用する場合を含む。次項において同じ。）
	に医療機器等審査等	に第二十三条の二の十の二第一項及び第三項（これらの規定を第二十三条の二の十九において準用する場合を含む。）の確認（以下「医療機器等変更計画確認等」という。）
	当該医療機器等審査等	当該医療機器等変更計画確認等
	とする。この場合において、厚生労働大臣は、第二十三条の二の五の承認をするときは、機構が第六項の規定により通知する審査及び調査の結果を考慮しなければならない	とする
第二十三条の二の七第三項	第一項	第二十三条の二の十の二第九項
	医療機器等審査等	医療機器等変更計画確認等
	同項の政令で定める医療機器又は体外診断用医薬品について第二十三条の二の五の承認の申請者、同条第七項若しくは第十三項（これらの規定を同条第十五項において準用する場合を含む。）の調査の申請者又は第二十三条の二の六第三項の規定により基準適合証を返還する者	医療機器等変更計画確認等の申請者
	審査、調査若しくは基準適合証	同条第二項又は第四項（こ

	の交付を受け、又は機構に基準適合証を返還しなければ	れらの規定を第二十三条の二の十九において準用する場合を含む。）の調査を受けなければ
第二十三条の二の七第六項	医療機器等審査等	医療機器等変更計画確認等
	行つたとき、第四項の規定による届出を受理したとき、又は前項の規定による報告を受けた	行つた
	結果、届出の状況又は報告を受けた旨	結果
第二十三条の二の七第七項	医療機器等審査等	医療機器等変更計画確認等
第二十三条の二の十の二第五項	厚生労働大臣	機構
	第一項の	第一項（第二十三条の二の十九において準用する場合を含む。以下この項において同じ。）の
	同項各号	第一項各号
	、第三項	、第三項（第二十三条の二の十九において準用する場合を含む。以下この項において同じ。）
	第二十三条の二の五第二項第四号	第二十三条の二の五第二項第四号（第二十三条の二の十七第五項において準用する場合を含む。）

（医療機器等適合性確認の結果の通知）

第三十七条の三十六　第八十条第三項（第一号に係る部分に限る。）の規定により都道府県知事が行つた法第二十三条の二第一項の許可に係る医療機器又は体外診断用医薬品の医療機器等適合性確認については、当該医療機器等適合性確認を行つた者は、遅滞なく、厚生労働省令で定めるところにより、その結果を当該許可を行つた都道府県知事に通知しなければならない。

→施行規則 114 の 45 の 10

（機構による製造販売の届出の受理に係る医療機器及び体外診断用医薬品の範囲）

第三十七条の三十七　法第二十三条の二の十三第一項の政令で定める医療機器（専

ら動物のために使用されることが目的とされているものを除く。）又は体外診断用医薬品（専ら動物のために使用されることが目的とされているものを除く。）は、法第二十三条の二の十二第一項に規定する医療機器（専ら動物のために使用されることが目的とされているものを除く。）又は体外診断用医薬品（専ら動物のために使用されることが目的とされているものを除く。）とする。

（外国製造医療機器等特例承認取得者に関する変更の届出）

第三十七条の三十八　外国製造医療機器等特例承認取得者（法第二十三条の二の十七第四項に規定する外国製造医療機器等特例承認取得者をいう。以下同じ。）は、その氏名又は住所その他厚生労働省令で定める事項を変更したときは、厚生労働省令で定めるところにより、三十日以内に、厚生労働大臣にその旨を届け出なければならない。

2　厚生労働大臣が法第二十三条の二の十七第五項において準用する法第二十三条の二の七第一項の規定により機構に法第二十三条の二の十七第一項の承認のための審査を行わせることとした場合においては、同条第五項において準用する法第二十三条の二の七第一項の政令で定める医療機器又は体外診断用医薬品に係る外国製造医療機器等特例承認取得者についての前項の規定による届出は、同項の規定にかかわらず、機構に行わなければならない。

3　機構は、前項の規定による届出を受理したときは、遅滞なく、厚生労働省令で定めるところにより、当該届出の内容を厚生労働大臣に通知しなければならない。

→施行規則 114 の 78、114 の 78 の 2

（省令への委任）

第三十七条の三十九　この節に定めるもののほか、医療機器又は体外診断用医薬品の製造販売業又は製造業（外国製造医療機器等特例承認取得者の行う製造を含む。）に関し必要な事項は、厚生労働省令で定める。

第二節　登録認証機関

（製造管理又は品質管理の方法の基準を適用する指定高度管理医療機器等の範囲）

第三十八条　法第二十三条の二の二十三第二項第五号及び第四項（これらの規定を同条第七項において準用する場合を含む。）の政令で定める指定高度管理医療機器等は、指定高度管理医療機器等（同条第一項に規定する指定高度管理医療機器等をいう。以下同じ。）の全部とする。

（登録認証機関の行う製造管理又は品質管理の方法の基準に係る調査の期間）

第三十九条　法第二十三条の二の二十三第四項の政令で定める期間は、五年とする。

（指定高度管理医療機器等適合性調査の申請）

第四十条　法第二十三条の二の二十三第四項又は第六項（これらの規定を同条第七項において準用する場合を含む。）の規定による調査（次条から第四十条の四までにおいて「指定高度管理医療機器等適合性調査」という。）を受けようとする者は、厚生労働省令で定めるところにより、登録認証機関（法第二十三条の二の二十三第一項に規定する登録認証機関をいう。以下同じ。）に申請しなければならない。

（指定高度管理医療機器等適合性調査の結果の通知）

第四十条の二　登録認証機関は、指定高度管理医療機器等適合性調査を行つたときは、遅滞なく、厚生労働省令で定めるところにより、その結果を機構を経由して法第二十三条の二第一項の規定又は第八十条第三項（第一号に係る部分に限る。）の規定により当該品目に係る製造販売業の許可を行う者に通知しなければならない。

（指定高度管理医療機器等適合性調査台帳）

第四十条の三　登録認証機関は、指定高度管理医療機器等適合性調査に関する台帳を備え、厚生労働省令で定めるところにより、必要な事項を記載するものとする。

（指定高度管理医療機器等適合性調査の特例）

第四十条の四　法第二十三条の二の二十三第一項の認証を受けた者が当該品目について認証された事項の一部を変更しようとする場合であつて、当該変更が当該品目の製造管理又は品質管理の方法に影響を与えないもの（厚生労働省令で定めるものに限る。）であるときは、同条第七項において準用する同条第四項及び第六項の規定は、適用しない。

2　法第二十三条の二の二十三第七項において同条第四項又は第六項の規定を準用する場合においては、これらの規定中「第一項の認証を受けようとする者又は同項の認証を受けた者」とあるのは「第七項の認証を受けようとする者」と、同条第四項中「当該認証を受けようとするとき、及び当該認証の取得後三年を下らない政令で定める期間を経過するごとに」とあるのは「当該認証を受けようとするときは」と読み替えるものとする。

（基準適合証の書換え交付）

第四十条の五　基準適合証（法第二十三条の二の二十四第一項の基準適合証をい

う。次項及び次条において同じ。）の交付を受けた者（次条において「基準適合証受領者」という。）は、基準適合証の記載事項に変更を生じたときは、その書換え交付を申請することができる。
2　前項の規定による申請は、厚生労働省令で定めるところにより、申請書に基準適合証を添え、法第二十三条の二の二十四第一項の規定により基準適合証を交付した登録認証機関に対して行わなければならない。

（基準適合証の再交付）
第四十条の六　基準適合証受領者は、基準適合証を破り、汚し、又は失つたときは、その再交付を申請することができる。
2　前項の規定による申請は、厚生労働省令で定めるところにより、法第二十三条の二の二十四第一項の規定により基準適合証を交付した登録認証機関に対して行わなければならない。この場合において、基準適合証を破り、又は汚した基準適合証受領者は、申請書にその基準適合証を添えなければならない。
3　基準適合証受領者は、基準適合証の再交付を受けた後、失つた基準適合証を発見したときは、直ちに法第二十三条の二の二十四第一項の規定により基準適合証を交付した登録認証機関にこれを返納しなければならない。

（登録認証機関の登録の有効期間）
第四十一条　法第二十三条の六第三項の政令で定める期間は、三年とする。

（法第二十三条の七第二項第一号の政令で定める法令）
第四十一条の二　法第二十三条の七第二項第一号の政令で定める法令は、次のとおりとする。
一　毒物及び劇物取締法（昭和二十五年法律第三百三号）
二　麻薬及び向精神薬取締法（昭和二十八年法律第十四号）
三　第二条各号に掲げる法令

（法第二十三条の七第二項第四号の政令で定める国際約束）
第四十一条の三　法第二十三条の七第二項第四号の政令で定める国際約束は、環太平洋パートナーシップ協定及び環太平洋パートナーシップに関する包括的及び先進的な協定とする。

（機構による外国にある登録認証機関に対する検査又は質問の範囲）
第四十一条の四　法第二十三条の十六第五項の政令で定める検査又は質問は、同条第二項第七号の規定による検査又は質問（専ら動物のために使用されることが目的とされている医療機器又は体外診断用医薬品に係る検査又は質問を除く。）とする。

（外国にある登録認証機関の事務所における検査に要する費用の負担）

第四十一条の五　法第二十三条の十六第六項の政令で定める費用は、次に掲げる費用とする。

一　法第二十三条の十六第二項第七号の検査のため同号の職員（同条第五項の規定により機構に当該検査を行わせる場合にあつては、機構の職員。次号において「検査職員」という。）が当該検査に係る事務所の所在地に出張をするのに要する旅費の額に相当する費用

二　検査職員に同行する通訳人が前号に規定する所在地に出張をするのに要する旅費の額及び当該通訳人に支払うべき通訳料の額に相当する費用

2　前項第一号及び第二号の旅費の額並びに同号の通訳料の額の計算に関し必要な細目は、厚生労働省令で定める。

（指定高度管理医療機器等の認証台帳）

第四十二条　登録認証機関は、法第二十三条の三の二第一項に規定する基準適合性認証に関する台帳を備え、厚生労働省令で定めるところにより、必要な事項を記載するものとする。

→施行規則 117

（省令への委任）

第四十三条　この節に定めるもののほか、指定高度管理医療機器等の指定、登録認証機関の登録、製造販売品目の認証その他登録認証機関の業務に関し必要な事項は、厚生労働省令で定める。

第六章　再生医療等製品の製造販売業及び製造業

（製造販売業の許可の有効期間）

第四十三条の二　法第二十三条の二十第四項の政令で定める期間は、五年とする。

（製造販売業の許可証の交付等）

第四十三条の三　厚生労働大臣は、再生医療等製品の製造販売業の許可をしたときは、厚生労働省令で定めるところにより、許可を申請した者に許可証を交付しなければならない。再生医療等製品の製造販売業の許可を更新したときも、同様とする。

2　第八十条第四項（第一号に係る部分に限る。）の規定により都道府県知事が同号に規定する再生医療等製品の製造販売業の許可を行うこととされている場合における前項の規定の適用については、同項中「厚生労働大臣」とあるのは、「都道府県知事」とする。

→施行規則 137

（製造販売業の許可証の書換え交付）

第四十三条の四　再生医療等製品の製造販売業者は、再生医療等製品の製造販売業の許可証の記載事項に変更を生じたときは、その書換え交付を申請することができる。

2　前項の規定による申請は、厚生労働省令で定めるところにより、申請書に許可証を添え、申請者の住所地（法人の場合にあつては、主たる事務所の所在地。次条及び第四十三条の六において同じ。）の都道府県知事を経由して、厚生労働大臣に対して行わなければならない。

3　第一項の規定による申請をする場合には、実費を勘案して別に政令で定める額の手数料を納めなければならない。

4　第八十条第四項（第一号に係る部分に限る。）の規定により都道府県知事が同号に規定する再生医療等製品の製造販売業の許可を行うこととされている場合における前二項の規定の適用については、第二項中「住所地（法人の場合にあつては、主たる事務所の所在地。次条及び第四十三条の六において同じ。）の都道府県知事を経由して、厚生労働大臣」とあるのは「法第二十三条の三十四第二項に規定する再生医療等製品総括製造販売責任者がその業務を行う事務所の所在地の都道府県知事」と、前項中「実費を勘案して別に政令で定める額の」とあるのは「地方自治法（昭和二十二年法律第六十七号）第二百二十七条の規定に基づき、条例で定めるところにより、」とする。

→施行規則 137 の 4

（製造販売業の許可証の再交付）

第四十三条の五　再生医療等製品の製造販売業者は、再生医療等製品の製造販売業の許可証を破り、汚し、又は失つたときは、その再交付を申請することができる。

2　前項の規定による申請は、厚生労働省令で定めるところにより、申請者の住所地の都道府県知事を経由して、厚生労働大臣に対して行わなければならない。この場合において、許可証を破り、又は汚した再生医療等製品の製造販売業者は、申請書にその許可証を添えなければならない。

3　第一項の規定による申請をする場合には、実費を勘案して別に政令で定める額の手数料を納めなければならない。

4　再生医療等製品の製造販売業者は、再生医療等製品の製造販売業の許可証の再交付を受けた後、失つた許可証を発見したときは、直ちにその住所地の都道府県知事を経由して、厚生労働大臣にこれを返納しなければならない。

5　第八十条第四項（第一号に係る部分に限る。）の規定により都道府県知事が同号に規定する再生医療等製品の製造販売業の許可を行うこととされている場合における前三項の規定の適用については、第二項及び前項中「住所地の都道府県知事を経由して、厚生労働大臣」とあるのは「法第二十三条の三十四第二項に規定する再生医療等製品総括製造販売責任者がその業務を行う事務所の所在地の都道府県知事」と、第三項中「実費を勘案して別に政令で定める額の」とあるのは「地方自治法（昭和二十二年法律第六十七号）第二百二十七条の規定に基づき、条例で定めるところにより、」とする。

→施行規則 137 の 5

（製造販売業の許可証の返納）

第四十三条の六　再生医療等製品の製造販売業者は、法第七十五条第一項の規定による再生医療等製品の製造販売業の許可の取消処分を受けたとき、又はその業務を廃止したときは、直ちにその住所地の都道府県知事を経由して、厚生労働大臣に再生医療等製品の製造販売業の許可証を返納しなければならない。

2　第八十条第四項（第一号に係る部分に限る。）の規定により都道府県知事が同号に規定する再生医療等製品の製造販売業の許可を行うこととされている場合における前項の規定の適用については、同項中「その住所地の都道府県知事を経由して、厚生労働大臣」とあるのは、「当該許可を受けた都道府県知事」とする。

（製造販売業の許可台帳）

第四十三条の七　厚生労働大臣は、法第二十三条の二十第一項の許可に関する台帳を備え、厚生労働省令で定めるところにより、必要な事項を記載するものとする。

2　第八十条第四項（第一号に係る部分に限る。）の規定により都道府県知事が同号に規定する再生医療等製品の製造販売業の許可を行うこととされている場合における前項の規定の適用については、同項中「厚生労働大臣」とあるのは、「都道府県知事」とする。

→施行規則 137 の 7

（製造販売業の許可の失効）

第四十三条の八　第八十条第四項（第一号に係る部分に限る。）の規定により都道府県知事が同号に規定する再生医療等製品の製造販売業の許可を行うこととされている場合において、当該許可を受けている者が当該許可と同一の種類の許可を他の都道府県知事から受けた場合には、その者に係る従前の許可は、その効力を失う。

（製造業の許可の有効期間）

第四十三条の九　法第二十三条の二十二第四項（同条第九項において準用する場

合を含む。）の政令で定める期間は、五年とする。

（製造業の許可証の交付等）

第四十三条の十　厚生労働大臣は、再生医療等製品の製造業の許可をしたときは、厚生労働省令で定めるところにより、許可を申請した者に許可証を交付しなければならない。再生医療等製品の製造業の許可を更新したときも、同様とする。

→施行規則 137 の 10

（製造業の許可証の書換え交付）

第四十三条の十一　再生医療等製品の製造業者は、再生医療等製品の製造業の許可証の記載事項に変更を生じたときは、その書換え交付を申請することができる。

2　前項の規定による申請は、厚生労働省令で定めるところにより、申請書に許可証を添え、製造所の所在地の都道府県知事を経由して、厚生労働大臣に対して行わなければならない。

3　第一項の規定による申請をする場合には、実費を勘案して別に政令で定める額の手数料を納めなければならない。

→施行規則 137 の 11

（製造業の許可証の再交付）

第四十三条の十二　再生医療等製品の製造業者は、再生医療等製品の製造業の許可証を破り、汚し、又は失つたときは、その再交付を申請することができる。

2　前項の規定による申請は、厚生労働省令で定めるところにより、製造所の所在地の都道府県知事を経由して、厚生労働大臣に対して行わなければならない。この場合において、許可証を破り、又は汚した再生医療等製品の製造業者は、申請書にその許可証を添えなければならない。

3　第一項の規定による申請をする場合には、実費を勘案して別に政令で定める額の手数料を納めなければならない。

4　再生医療等製品の製造業者は、再生医療等製品の製造業の許可証の再交付を受けた後、失つた許可証を発見したときは、直ちにその製造所の所在地の都道府県知事を経由して、厚生労働大臣にこれを返納しなければならない。

→施行規則 137 の 12

（製造業の許可証の返納）

第四十三条の十三　再生医療等製品の製造業者は、法第七十五条第一項の規定による再生医療等製品の製造業の許可の取消処分を受けたとき、又はその業務を廃止したときは、直ちにその製造所の所在地の都道府県知事を経由して、厚生労働大臣に再生医療等製品の製造業の許可証を返納しなければならない。

（製造業の許可台帳）

第四十三条の十四　厚生労働大臣は、法第二十三条の二十二第一項及び第八項の許可に関する台帳を備え、厚生労働省令で定めるところにより、必要な事項を記載するものとする。

→施行規則137の15

（機構による調査に係る再生医療等製品の範囲）

第四十三条の十五　法第二十三条の二十三第一項（法第二十三条の二十四第三項において準用する場合を含む。）の政令で定める再生医療等製品（専ら動物のために使用されることが目的とされているものを除く。）は、再生医療等製品（専ら動物のために使用されることが目的とされているものを除く。）の全部とする。

（再生医療等製品外国製造業者の認定の有効期間）

第四十三条の十六　法第二十三条の二十四第三項において準用する法第二十三条の二十二第四項（同条第九項において準用する場合を含む。）の政令で定める期間は、五年とする。

（再生医療等製品外国製造業者の認定証の交付等）

第四十三条の十七　厚生労働大臣は、法第二十三条の二十四第一項の認定をしたときは、厚生労働省令で定めるところにより、認定を申請した者に認定証を交付しなければならない。同項の認定を更新したときも、同様とする。

（再生医療等製品外国製造業者の認定証の書換え交付）

第四十三条の十八　法第二十三条の二十四第一項の認定を受けた者（次条及び第四十三条の二十において「認定再生医療等製品外国製造業者」という。）は、その認定証の記載事項に変更を生じたときは、その書換え交付を申請することができる。

2　前項の規定による申請は、厚生労働省令で定めるところにより、申請書に認定証を添え、厚生労働大臣に対して行わなければならない。

3　第一項の規定による申請をする場合には、実費を勘案して別に政令で定める額の手数料を納めなければならない。

（再生医療等製品外国製造業者の認定証の再交付）

第四十三条の十九　認定再生医療等製品外国製造業者は、その認定証を破り、汚し、又は失つたときは、その再交付を申請することができる。

2　前項の規定による申請は、厚生労働省令で定めるところにより、厚生労働大臣に対して行わなければならない。この場合において、認定証を破り、又は汚した認定再生医療等製品外国製造業者は、申請書にその認定証を添えなければならない。

3　第一項の規定による申請をする場合には、実費を勘案して別に政令で定める額の手数料を納めなければならない。

4　認定再生医療等製品外国製造業者は、その認定証の再交付を受けた後、失つた認定証を発見したときは、直ちに厚生労働大臣にこれを返納しなければならない。

（再生医療等製品外国製造業者の認定証の返納）

第四十三条の二十　認定再生医療等製品外国製造業者は、法第七十五条の四第一項の規定によるその認定の取消処分を受けたとき、又はその業務を廃止したときは、直ちに厚生労働大臣にその認定証を返納しなければならない。

（再生医療等製品外国製造業者の認定台帳）

第四十三条の二十一　厚生労働大臣は、法第二十三条の二十四第一項及び同条第三項において準用する法第二十三条の二十二第八項の認定に関する台帳を備え、厚生労働省令で定めるところにより、必要な事項を記載するものとする。

（再生医療等製品の承認台帳）

第四十三条の二十二　厚生労働大臣は、法第二十三条の二十五第一項及び第十一項（法第二十三条の三十七第五項において準用する場合を含む。）並びに第二十三条の三十七第一項の承認に関する台帳を備え、厚生労働省令で定めるところにより、必要な事項を記載するものとする。

→施行規則 137 の 30、137 の 69

（製造管理又は品質管理の方法の基準に係る調査の期間）

第四十三条の二十三　法第二十三条の二十五第六項（法第二十三条の三十七第五項において準用する場合を含む。）の政令で定める期間は、五年とする。

（再生医療等製品適合性調査の申請）

第四十三条の二十四　法第二十三条の二十五第六項（同条第十一項（法第二十三条の三十七第五項において準用する場合を含む。）及び法第二十三条の三十七第五項において準用する場合を含む。）若しくは第八項（法第二十三条の三十七第五項において準用する場合を含む。）又は第二十三条の二十六の二第二項（再生医療等製品の製造所における製造管理又は品質管理の方法についての調査に係る部分に限り、法第二十三条の二十八第二項（法第二十三条の四十第一項において準用する場合を含む。）及び第二十三条の三十七第五項において準用する場合を含む。）の規定による調査（以下この条から第四十三条の二十七までにおいて「再生医療等製品適合性調査」という。）を受けようとする者は、厚生労働省令で定めるところにより、厚生労働大臣に申請しなければならない。

2　厚生労働大臣が法第二十三条の二十七第一項（法第二十三条の三十七第五項及び第六項において準用する場合を含む。）の規定により機構に再生医療等製品適合性調査を行わせることとした場合においては、前項の規定にかかわらず、当該再生医療等製品適合性調査を受けようとする者は、厚生労働省令で定めるところにより、機構に申請しなければならない。

（再生医療等製品適合性調査の結果の通知）

第四十三条の二十五　第八十条第四項（第一号に係る部分に限る。）の規定により都道府県知事が行つた法第二十三条の二十第一項の許可に係る再生医療等製品の再生医療等製品適合性調査については、当該再生医療等製品適合性調査を行つた者は、遅滞なく、厚生労働省令で定めるところにより、その結果を当該許可を行つた都道府県知事に通知しなければならない。

→施行規則 137 の 32

（再生医療等製品適合性調査台帳）

第四十三条の二十六　厚生労働大臣は、再生医療等製品適合性調査に関する台帳を備え、厚生労働省令で定めるところにより、必要な事項を記載するものとする。

2　厚生労働大臣が法第二十三条の二十七第一項（法第二十三条の三十七第五項及び第六項において準用する場合を含む。）の規定により機構に再生医療等製品適合性調査を行わせることとした場合における前項の規定の適用については、同項中「厚生労働大臣」とあるのは、「機構」とする。

→施行規則 137 の 33

（再生医療等製品適合性調査の特例）

第四十三条の二十七　法第二十三条の二十五第一項又は第二十三条の三十七第一項の承認を受けた者が当該品目について承認された事項の一部を変更しようとする場合であつて、当該変更が当該品目の製造管理又は品質管理の方法に影響を与えないもの（厚生労働省令で定めるものに限る。）であるときは、法第二十三条の二十五第十一項（法第二十三条の三十七第五項において準用する場合を含む。次項において同じ。）において準用する法第二十三条の二十五第六項の規定は、適用しない。

2　法第二十三条の二十五第十一項において同条第六項の規定を準用する場合においては、同項中「第一項の承認を受けようとする者又は同項の承認を受けた者」とあるのは「第十一項の承認を受けようとする者」と、「当該承認を受けようとするとき、及び当該承認の取得後三年を下らない政令で定める期間を経過することに」とあるのは「当該承認を受けようとするときは」と読み替えるものとする。

→施行規則137の34

（機構を経由しないで行う承認の申請の範囲）

第四十三条の二十八 法第二十三条の二十五第十三項（法第二十三条の三十第一項（法第二十三条の三十九において準用する場合を含む。）並びに第二十三条の三十七第五項及び第六項において準用する場合を含む。）の政令で定める承認の申請は、専ら動物のために使用されることが目的とされている再生医療等製品についての承認の申請とする。

（再生医療等製品区分適合性調査の結果の通知）

第四十三条の二十九 第八十条第四項（第一号に係る部分に限る。）の規定により都道府県知事が行った法第二十三条の二十第一項の許可に係る再生医療等製品の法第二十三条の二十五の二において準用する法第十四条の二第二項の規定による調査（以下「再生医療等製品区分適合性調査」という。）については、当該再生医療等製品区分適合性調査を行った者は、遅滞なく、厚生労働省令で定めるところにより、その結果を当該許可を行った都道府県知事に通知しなければならない。

（基準確認証の有効期間）

第四十三条の三十 法第二十三条の二十五の二において準用する法第十四条の二第四項の政令で定める期間は、三年とする。

（基準確認証の書換え交付）

第四十三条の三十一 法第二十三条の二十五の二において準用する法第十四条の二第三項の基準確認証（以下この条及び次条において単に「基準確認証」という。）の交付を受けた者（次条において「基準確認証受領者」という。）は、基準確認証の記載事項に変更を生じたときは、その書換え交付を申請することができる。

2　前項の規定による申請は、厚生労働省令で定めるところにより、申請書に基準確認証を添え、厚生労働大臣に対して行わなければならない。

3　第一項の規定による申請をする場合には、実費を勘案して別に政令で定める額の手数料を納めなければならない。

4　厚生労働大臣が法第二十三条の二十七第一項の規定により機構に基準確認証の交付を行わせることとした場合における前二項の規定の適用については、第二項中「厚生労働大臣」とあるのは「機構」と、前項中「納めなければ」とあるのは「機構に納めなければ」とする。

5　前項において読み替えて適用される第三項の規定により機構に納められた手数料は、機構の収入とする。

→施行規則137の34の6

（基準確認証の再交付）

第四十三条の三十二　基準確認証受領者は、基準確認証を破り、汚し、又は失つたときは、その再交付を申請することができる。

2　前項の規定による申請は、厚生労働省令で定めるところにより、厚生労働大臣に対して行わなければならない。この場合において、基準確認証を破り、又は汚した基準確認証受領者は、申請書にその基準確認証を添えなければならない。

3　第一項の規定による申請をする場合には、実費を勘案して別に政令で定める額の手数料を納めなければならない。

4　基準確認証受領者は、基準確認証の再交付を受けた後、失つた基準確認証を発見したときは、直ちに、厚生労働大臣に発見した基準確認証を返納しなければならない。

5　厚生労働大臣が法第二十三条の二十七第一項の規定により機構に基準確認証の交付を行わせることとした場合における前三項の規定の適用については、第二項及び前項中「厚生労働大臣」とあるのは「機構」と、第三項中「納めなければ」とあるのは「機構に納めなければ」とする。

6　前項において読み替えて適用される第三項の規定により機構に納められた手数料は、機構の収入とする。

→施行規則137の34の7

（再生医療等製品区分適合性調査台帳）

第四十三条の三十三　厚生労働大臣は、再生医療等製品区分適合性調査に関する台帳を備え、厚生労働省令で定めるところにより、必要な事項を記載するものとする。

2　厚生労働大臣が法第二十三条の二十七第一項の規定により機構に再生医療等製品区分適合性調査を行わせることとした場合における前項の規定の適用については、同項中「厚生労働大臣」とあるのは、「機構」とする。

→施行規則137の34の8

（機構による再生医療等製品審査等に係る再生医療等製品の範囲）

第四十三条の三十四　法第二十三条の二十七第一項（法第二十三条の三十七第五項において準用する場合を含む。）の政令で定める再生医療等製品（専ら動物のために使用されることが目的とされているものを除く。）は、再生医療等製品（専ら動物のために使用されることが目的とされているものを除く。）の全部とする。

（再生医療等製品区分適合性調査の申請）

第四十三条の三十五　厚生労働大臣が法第二十三条の二十七第一項の規定により機構に再生医療等製品区分適合性調査を行わせることとした場合における法第二十三条の二十五の二において準用する法第十四条の二第一項の規定の適用については、同項中「厚生労働大臣」とあるのは、「機構」とする。

（特例承認を受けた者に義務として課することができる措置）

第四十三条の三十六　法第二十三条の二十八第三項（法第二十三条の四十第一項において準用する場合を含む。）の政令で定める措置は、次に掲げる措置とする。

一　当該品目の使用の成績その他その品質、有効性及び安全性に関する調査を行い、その結果を厚生労働大臣に報告する措置

二　当該品目の使用によるものと疑われる疾病、障害又は死亡の発生を知つたときは、速やかに、その旨を厚生労働大臣に報告する措置

三　当該品目が法第二十三条の二十八第一項（法第二十三条の四十第一項において準用する場合を含む。）の規定による法第二十三条の二十五又は第二十三条の三十七の承認を受けている旨が当該再生医療等製品を一般に購入し、又は使用する者に説明され、かつ、理解されるために必要な措置

四　前三号に掲げる措置のほか、当該品目の販売又は授与の相手方及びこれらの相手方ごとの販売数量又は授与数量を厚生労働大臣に報告する措置その他の保健衛生上の危害の発生又は拡大を防止するために必要な措置として厚生労働省令で定める措置

（機構による再審査の確認等に係る再生医療等製品の範囲）

第四十三条の三十七　法第二十三条の三十第一項（法第二十三条の三十九において準用する場合を含む。）の政令で定める再生医療等製品（専ら動物のために使用されることが目的とされているものを除く。）は、法第二十三条の二十九第一項各号（法第二十三条の三十九において準用する場合を含む。）に掲げる再生医療等製品（専ら動物のために使用されることが目的とされているものを除く。）とする。

（機構による再審査の確認等の実施に関する技術的読替え）

第四十三条の三十八　法第二十三条の三十第一項（法第二十三条の三十九において準用する場合を含む。）の規定による技術的読替えは、次の表のとおりとする。

法の規定中読み替える規定	読み替えられる字句	読み替える字句
第二十三条の二十五	第一項及び第十一項の承認	第二十三条の二十九第一項

第十三項		（第二十三条の三十九において準用する場合を含む。第二十三条の二十七において同じ。）の再審査
第二十三条の二十七第一項	第二十三条の二十五の承認のための審査、同条第五項及び第六項（これらの規定を同条第十一項において準用する場合を含む。）並びに第八項、第二十三条の二十五の二において準用する第十四条の二第二項並びに前条第二項（次条第二項において準用する場合を含む。）の規定による調査並びに第二十三条の二十五の二において準用する第十四条の二第三項の規定による基準確認証の交付及び第二十三条の二十五の二において準用する第十四条の二第五項の規定による基準確認証の返還の受付	第二十三条の二十九第三項（第二十三条の三十九において準用する場合を含む。）の規定による確認及び第二十三条の二十九第五項（第二十三条の三十九において準用する場合を含む。）の規定による調査
	再生医療等製品審査等	再生医療等製品確認等
第二十三条の二十七第二項	再生医療等製品審査等	再生医療等製品確認等
	第二十三条の二十五の承認	第二十三条の二十九第一項の再審査
第二十三条の二十七第三項	再生医療等製品審査等	再生医療等製品確認等
	第二十三条の二十五の承認の申請者、同条第六項（同条第十一項において準用する場合を含む。）若しくは第二十三条の二十五の二において準用する第十四条の二第二項の規定による調査の申請者又は第二十三条の二十五の二において準用する第十四条の二第五項の規定により基準確認証を返還する者は、機構が行う審査、調査若しくは基準確認証の交付を受け、又は機構に基準確認証を返還しなければ	第二十三条の二十九第一項の再審査の申請者は、機構が行う再生医療等製品確認等を受けなければ

第二十三条の二十七第六項	再生医療等製品審査等	再生医療等製品確認等
	行つたとき、第四項の規定による届出を受理したとき、又は前項の規定による報告を受けた	行つた
	結果、届出の状況又は報告を受けた旨	結果
第二十三条の二十七第七項	再生医療等製品審査等	再生医療等製品確認等

（機構による再評価の確認等に係る再生医療等製品の範囲）

第四十三条の三十九　法第二十三条の三十二第一項（法第二十三条の三十九において準用する場合を含む。）の政令で定める再生医療等製品（専ら動物のために使用されることが目的とされているものを除く。）は、法第二十三条の三十一第一項（法第二十三条の三十九において準用する場合を含む。）の規定による厚生労働大臣の指定に係る再生医療等製品（専ら動物のために使用されることが目的とされているものを除く。）とする。

（機構による再評価の確認等の実施に関する技術的読替え）

第四十三条の四十　法第二十三条の三十二第一項（法第二十三条の三十九において準用する場合を含む。）の規定による技術的読替えは、次の表のとおりとする。

法の規定中読み替える規定	読み替えられる字句	読み替える字句
第二十三条の二十七第一項	第二十三条の二十五の承認のための審査、同条第五項及び第六項（これらの規定を同条第十一項において準用する場合を含む。）並びに第八項、第二十三条の二十五の二において準用する第十四条の二第二項並びに前条第二項（次条第二項において準用する場合を含む。）の規定による調査並びに第二十三条の二十五の二において準用する第十四条の二第三項の規定による基準確認証の交付及び第二十三条の二十五の二において準用する第十四条の二第五項の規定による	第二十三条の三十一第二項（第二十三条の三十九において準用する場合を含む。）の規定による確認及び第二十三条の三十一第五項（第二十三条の三十九において準用する場合を含む。）の規定による調査

	基準確認証の返還の受付	
	再生医療等製品審査等	再生医療等製品確認等
第二十三条の二十七第二項	再生医療等製品審査等	再生医療等製品確認等
	第二十三条の二十五の承認	第二十三条の三十一第一項（第二十三条の三十九において準用する場合を含む。次項において同じ。）の再評価
第二十三条の二十七第三項	再生医療等製品審査等	再生医療等製品確認等
	第二十三条の二十五の承認の申請者、同条第六項（同条第十一項において準用する場合を含む。）若しくは第二十三条の二十五の二において準用する第十四条の二第二項の規定による調査の申請者又は第二十三条の二十五の二において準用する第十四条の二第五項の規定により基準確認証を返還する者は、機構が行う審査、調査若しくは基準確認証の交付を受け、又は機構に基準確認証を返還しなければ	第二十三条の三十一第一項の再評価の申請者は、機構が行う再生医療等製品確認等を受けなければ
第二十三条の二十七第五項	再生医療等製品審査等	再生医療等製品確認等
	行つたとき、又は前項の規定による届出を受理した	行つた
	結果又は届出の状況	結果
第二十三条の二十七第六項	再生医療等製品審査等	再生医療等製品確認等

（再生医療等製品変更計画確認台帳）

第四十三条の四十一　厚生労働大臣は、法第二十三条の三十二の二第一項（法第二十三条の三十九において準用する場合を含む。）の確認（次項において「再生医療等製品変更計画確認」という。）に関する台帳を備え、厚生労働省令で定めるところにより、必要な事項を記載するものとする。

2　厚生労働大臣が法第二十三条の三十二の二第八項（法第二十三条の三十九において準用する場合を含む。次条第三項において同じ。）の規定により機構に再生医療等製品変更計画確認を行わせることとした場合における前項の規定の適用については、同項中「厚生労働大臣」とあるのは、「機構」とする。

→施行規則 137 の 48 の 8

（再生医療等製品適合性確認の申請等）

第四十三条の四十二　法第二十三条の三十二の二第三項（法第二十三条の三十九において準用する場合を含む。）の確認（以下「再生医療等製品適合性確認」という。）を受けようとする者は、厚生労働省令で定めるところにより、厚生労働大臣に申請しなければならない。

2　厚生労働大臣は、再生医療等製品適合性確認に関する台帳を備え、厚生労働省令で定めるところにより、必要な事項を記載するものとする。

3　厚生労働大臣が法第二十三条の三十二の二第八項の規定により機構に再生医療等製品適合性確認を行わせることとした場合における前二項の規定の適用については、これらの規定中「厚生労働大臣」とあるのは、「機構」とする。

→施行規則 137 の 48 の 10

（機構による再生医療等製品変更計画確認及び再生医療等製品適合性確認の実施に関する技術的読替え）

第四十三条の四十三　法第二十三条の三十二の二第九項（法第二十三条の三十九において準用する場合を含む。）の規定による技術的読替えは、次の表のとおりとする。

法の規定中読み替える規定	読み替えられる字句	読み替える字句
第二十三条の二十七第二項	前項	第二十三条の三十二の二第八項（第二十三条の三十九において準用する場合を含む。次項において同じ。）
	に再生医療等製品審査等	に第二十三条の三十二の二第一項及び第三項（これらの規定を第二十三条の三十九において準用する場合を含む。）の確認（以下「再生医療等製品変更計画確認等」という。）
	当該再生医療等製品審査等	当該再生医療等製品変更計画確認等
	とする。この場合において、厚生労働大臣は、第二十三条の二十五の承認をするときは、機構が第六項の規定により通知する	とする

	再生医療等製品審査等の結果を考慮しなければならない	
第二十三条の二十七第三項	第一項	第二十三条の三十二の二第八項
	再生医療等製品審査等	再生医療等製品変更計画確認等
	同項の政令で定める再生医療等製品について第二十三条の二十五の承認の申請者、同条第六項（同条第十一項において準用する場合を含む。）若しくは第二十三条の二十五の二において準用する第十四条の二第二項の規定による調査の申請者又は第二十三条の二十五の二において準用する第十四条の二第五項の規定により基準確認証を返還する者	再生医療等製品変更計画確認等の申請者
	審査、調査若しくは基準確認証の交付を受け、又は機構に基準確認証を返還しなければ	同条第二項又は第四項（これらの規定を第二十三条の三十九において準用する場合を含む。）の調査を受けなければ
第二十三条の二十七第六項	再生医療等製品審査等	再生医療等製品変更計画確認等
	行つたとき、第四項の規定による届出を受理したとき、又は前項の規定による報告を受けた	行つた
	結果、届出の状況又は報告を受けた旨	結果
第二十三条の二十七第七項	再生医療等製品審査等	再生医療等製品変更計画確認等
第二十三条の三十二の二第五項	厚生労働大臣	機構
	第一項の	第一項（第二十三条の三十九において準用する場合を含む。以下この項において同じ。）の
	同項各号	第一項各号

	、第三項	、第三項（同条において準用する場合を含む。以下この項において同じ。）
	第二十三条の二十五第二項第四号	第二十三条の二十五第二項第四号（第二十三条の三十七第五項において準用する場合を含む。）

（再生医療等製品適合性確認の結果の通知）

第四十三条の四十四　第八十条第四項（第一号に係る部分に限る。）の規定により都道府県知事が行つた法第二十三条の二十第一項の許可に係る再生医療等製品の再生医療等製品適合性確認については、当該再生医療等製品適合性確認を行つた者は、遅滞なく、厚生労働省令で定めるところにより、その結果を当該許可を行つた都道府県知事に通知しなければならない。

→施行規則 137 の 48 の 11

（外国製造再生医療等製品特例承認取得者に関する変更の届出）

第四十三条の四十五　外国製造再生医療等製品特例承認取得者（法第二十三条の三十七第四項に規定する外国製造再生医療等製品特例承認取得者をいう。以下同じ。）は、その氏名又は住所その他厚生労働省令で定める事項を変更したときは、厚生労働省令で定めるところにより、三十日以内に、厚生労働大臣にその旨を届け出なければならない。

2　厚生労働大臣が法第二十三条の三十七第五項において準用する法第二十三条の二十七第一項の規定により機構に法第二十三条の三十七第一項の承認のための審査を行わせることとした場合においては、同条第五項において準用する法第二十三条の二十七第一項の政令で定める再生医療等製品に係る外国製造再生医療等製品特例承認取得者についての前項の規定による届出は、同項の規定にかかわらず、機構に行わなければならない。

3　機構は、前項の規定による届出を受理したときは、遅滞なく、厚生労働省令で定めるところにより、当該届出の内容を厚生労働大臣に通知しなければならない。

→施行規則 137 の 74、137 の 74 の 2

（省令への委任）

第四十三条の四十六　この章に定めるもののほか、再生医療等製品の製造販売業又は製造業（外国製造再生医療等製品特例承認取得者の行う製造を含む。）に関し必要な事項は、厚生労働省令で定める。

第七章　医薬品、医療機器及び再生医療等製品の販売業等

（医薬品の販売業、高度管理医療機器等の販売業及び貸与業並びに再生医療等製品の販売業の許可証の交付）

第四十四条　都道府県知事（店舗販売業にあつてはその店舗の所在地が、高度管理医療機器等（法第三十九条第一項に規定する高度管理医療機器等をいう。以下同じ。）の販売業又は貸与業にあつてはその営業所の所在地が、それぞれ保健所を設置する市又は特別区の区域にある場合においては、市長又は区長。次条から第四十八条までにおいて同じ。）は、医薬品の販売業、高度管理医療機器等の販売業若しくは貸与業又は再生医療等製品の販売業の許可をしたときは、厚生労働省令で定めるところにより、許可を申請した者に許可証を交付しなければならない。医薬品の販売業、高度管理医療機器等の販売業若しくは貸与業又は再生医療等製品の販売業の許可を更新したときも、同様とする。

（医薬品の販売業、高度管理医療機器等の販売業及び貸与業並びに再生医療等製品の販売業の許可証の書換え交付）

第四十五条　医薬品の販売業者、高度管理医療機器等の販売業者若しくは貸与業者又は再生医療等製品の販売業者は、医薬品の販売業、高度管理医療機器等の販売業若しくは貸与業又は再生医療等製品の販売業の許可証の記載事項に変更を生じたときは、その書換え交付を申請することができる。

2　前項の規定による申請は、厚生労働省令で定めるところにより、申請書に許可証を添え、医薬品の販売業の店舗若しくは営業所、高度管理医療機器等の販売業若しくは貸与業の営業所又は再生医療等製品の販売業の営業所の所在地の都道府県知事（配置販売業にあつては、配置しようとする区域をその区域に含む都道府県の知事。次条及び第四十七条において同じ。）に対して行わなければならない。

（医薬品の販売業、高度管理医療機器等の販売業及び貸与業並びに再生医療等製品の販売業の許可証の再交付）

第四十六条　医薬品の販売業者、高度管理医療機器等の販売業者若しくは貸与業者又は再生医療等製品の販売業者は、医薬品の販売業、高度管理医療機器等の販売業若しくは貸与業又は再生医療等製品の販売業の許可証を破り、汚し、又は失つたときは、その再交付を申請することができる。

2　前項の規定による申請は、厚生労働省令で定めるところにより、医薬品の販売業の店舗若しくは営業所、高度管理医療機器等の販売業若しくは貸与業の営業所又は再生医療等製品の販売業の営業所の所在地の都道府県知事に対して行わなければならない。この場合において、許可証を破り、又は汚した医薬品の販売業者、高度管理医療機器等の販売業者若しくは貸与業者又は再生医療等製

品の販売業者は、申請書にその許可証を添えなければならない。

３　医薬品の販売業者、高度管理医療機器等の販売業者若しくは貸与業者又は再生医療等製品の販売業者は、医薬品の販売業、高度管理医療機器等の販売業若しくは貸与業又は再生医療等製品の販売業の許可証の再交付を受けた後、失つた許可証を発見したときは、直ちに医薬品の販売業の店舗若しくは営業所、高度管理医療機器等の販売業若しくは貸与業の営業所又は再生医療等製品の販売業の営業所の所在地の都道府県知事にこれを返納しなければならない。

（医薬品の販売業、高度管理医療機器等の販売業及び貸与業並びに再生医療等製品の販売業の許可証の返納）

第四十七条　医薬品の販売業者、高度管理医療機器等の販売業者若しくは貸与業者又は再生医療等製品の販売業者は、法第七十五条第一項の規定による医薬品の販売業、高度管理医療機器等の販売業若しくは貸与業若しくは再生医療等製品の販売業の許可の取消処分を受けたとき、又はその業務を廃止したときは、直ちに医薬品の販売業の店舗若しくは営業所、高度管理医療機器等の販売業若しくは貸与業の営業所又は再生医療等製品の販売業の営業所の所在地の都道府県知事に医薬品の販売業、高度管理医療機器等の販売業若しくは貸与業又は再生医療等製品の販売業の許可証を返納しなければならない。

（医薬品の販売業、高度管理医療機器等の販売業及び貸与業並びに再生医療等製品の販売業の許可台帳）

第四十八条　都道府県知事は、法第二十六条第一項、第三十条第一項、第三十四条第一項、第三十九条第一項及び第四十条の五第一項の許可に関する台帳を備え、厚生労働省令で定めるところにより、必要な事項を記載するものとする。

→施行規則 161

（届出の特例）

第四十九条　薬局、医薬品の販売業の店舗若しくは営業所、高度管理医療機器等の販売業若しくは貸与業の営業所又は再生医療等製品の販売業の営業所において管理医療機器（特定保守管理医療機器を除く。以下同じ。）の販売業若しくは貸与業を併せ行う薬局開設者、医薬品の販売業者、高度管理医療機器等の販売業者若しくは貸与業者又は再生医療等製品の販売業者が、当該薬局、店舗又は営業所に関し、次の各号に掲げる薬局、医薬品の販売業、高度管理医療機器等の販売業若しくは貸与業又は再生医療等製品の販売業に係る申請又は届出を行つたときは、それぞれ当該各号に定める管理医療機器の販売業又は貸与業に係る届出を行つたものとみなす。ただし、厚生労働省令で定めるところにより、別段の申出をしたときは、この限りでない。

一　薬局開設、医薬品の販売業、高度管理医療機器等の販売業若しくは貸与業

又は再生医療等製品の販売業の許可申請　法第三十九条の三第一項の規定による届出

二　薬局、医薬品の販売業、高度管理医療機器等の販売業若しくは貸与業若しくは再生医療等製品の販売業の業務を廃止し、若しくは休止し、又は休止した薬局、医薬品の販売業、高度管理医療機器等の販売業若しくは貸与業若しくは再生医療等製品の販売業の業務を再開した場合における法第十条第一項（法第三十八条、第四十条第一項及び第四十条の七において準用する場合を含む。）の規定による届出　管理医療機器の販売業若しくは貸与業の業務を廃止し、若しくは休止し、又は休止した管理医療機器の販売業若しくは貸与業の業務を再開した場合における法第四十条第二項において準用する法第十条第一項の規定による届出

三　法第十条第一項（法第三十八条、第四十条第一項及び第四十条の七において準用する場合を含む。）又は第二項（法第三十八条第一項において準用する場合を含む。）の規定による変更の届出　法第四十条第二項において準用する法第十条第一項の規定による変更の届出

2　前項の医薬品（専ら動物のために使用されることが目的とされているものを除く。以下この項において同じ。）の販売業（店舗販売業を除く。以下この項において同じ。）又は再生医療等製品（専ら動物のために使用されることが目的とされているものを除く。以下この項において同じ。）の販売業に係る申請又は届出が都道府県知事に対してなされたときは、当該都道府県知事は、速やかに、その旨を医薬品の販売業又は再生医療等製品の販売業の営業所の所在地の保健所を設置する市の市長又は特別区の区長に通知しなければならない。

第五十条から第五十二条まで　削除

（医療機器の販売業及び貸与業に関する技術的読替え）

第五十三条　法第四十条第四項の規定による技術的読替えは、次の表のとおりとする。

法の規定中読み替える規定	読み替えられる字句	読み替える字句
第四十条第一項において準用する第七条第三項	薬局	高度管理医療機器又は特定保守管理医療機器の販売業又は貸与業の営業所
第四十条第一項において準用する第八条第一項	薬局の管理者	高度管理医療機器又は特定保守管理医療機器の販売業又は貸与業の営業所の管理者
	その薬局に勤務する薬剤師その他の従業者	その営業所に勤務する従業者

	その薬局の	その営業所の
	医薬品	高度管理医療機器又は特定保守管理医療機器
第四十条第一項において準用する第八条第二項	薬局の管理者	高度管理医療機器又は特定保守管理医療機器の販売業又は貸与業の営業所の管理者
	その薬局の	その営業所の
	薬局開設者	高度管理医療機器又は特定保守管理医療機器の販売業者又は貸与業者
第四十条第一項において準用する第八条第三項	薬局の管理者が行う薬局	高度管理医療機器又は特定保守管理医療機器の販売業又は貸与業の営業所の管理者が行うその営業所
	薬局の管理者が遵守すべき	その営業所の管理者が遵守すべき
第四十条第一項において準用する第九条第一項	薬局の	高度管理医療機器又は特定保守管理医療機器の販売業又は貸与業の営業所の
	薬局開設者	高度管理医療機器又は特定保守管理医療機器の販売業者又は貸与業者
第四十条第一項において準用する第九条第二項	薬局開設者	高度管理医療機器又は特定保守管理医療機器の販売業者又は貸与業者
	第七条第一項ただし書又は第二項	第三十九条の二第一項
	薬局の管理者を指定した	高度管理医療機器又は特定保守管理医療機器の販売業又は貸与業の営業所の管理者を置いた
	第八条第二項	第四十条第一項において準用する第八条第二項
	薬局の管理者の	高度管理医療機器又は特定保守管理医療機器の販売業又は貸与業の営業所の管理者の
第四十条第一項において準用する第九条の二第一項	薬局開設者は、薬局	高度管理医療機器又は特定保守管理医療機器の販売業者又は貸与業者は、高度管理医療機器又は特定保守管理医療機器の販売業又は貸与業の営業所

	薬局開設者の業務	当該販売業者又は貸与業者の業務
	薬局の管理に関する業務に	その営業所の管理に関する業務に
	薬局の管理者	その営業所の管理者
	二　薬局	二　その営業所
	薬局開設者の薬事	販売業者又は貸与業者の薬事
	薬局開設者の従業者	当該販売業者又は貸与業者の従業者
第四十条第一項において準用する第九条の二第二項	薬局開設者	高度管理医療機器又は特定保守管理医療機器の販売業者又は貸与業者
第四十条第一項において準用する第十条第一項	薬局開設者	高度管理医療機器又は特定保守管理医療機器の販売業者又は貸与業者
	薬局を	営業所を
	薬局の	営業所の
第四十条第二項において準用する第九条第一項	薬局の	管理医療機器の販売業又は貸与業の営業所の
	薬局開設者	管理医療機器の販売業者又は貸与業者
第四十条第二項において準用する第九条の二第一項	薬局開設者は、薬局	管理医療機器（特定保守管理医療機器を除く。以下この条において同じ。）の販売業者又は貸与業者は、管理医療機器の販売業又は貸与業の営業所
	薬局開設者の業務	当該販売業者又は貸与業者の業務
	薬局の管理に関する業務に	その営業所の管理に関する業務に
	薬局の管理者	その営業所の管理者
	二　薬局	二　その営業所
	薬局開設者の薬事	販売業者又は貸与業者の薬事
	薬局開設者の従業者	当該販売業者又は貸与業者の従業者
第四十条第二項において準用する第九条の二第二項	薬局開設者	管理医療機器の販売業者又は貸与業者
第四十条第二項において準用す	薬局開設者	管理医療機器（特定保守管理医療機器を除く。）の販売業者又は貸

る第十条第一項		与業者
	薬局を	営業所を
	薬局の	営業所の
第四十条第三項において準用する第九条第一項	薬局の	一般医療機器の販売業又は貸与業の営業所の
	薬局開設者	一般医療機器の販売業者又は貸与業者

（医療機器の修理業の許可の有効期間）

第五十四条　法第四十条の二第四項の政令で定める期間は、五年とする。

（準用）

第五十五条　医療機器の修理業の許可については、第三十七条の八から第三十七条の十二までの規定を準用する。

→施行規則 183、184、187

（医療機器の修理業の特例）

第五十六条　医療機器の製造業者が、自ら製造（厚生労働省令で定める製造を除く。）をする医療機器を修理する場合においては、法第四十条の二及び第四十条の三（法第二十三条の二の二十二の規定を準用する部分を除く。）の規定は、適用しない。

→施行規則 196

（再生医療等製品の販売業に関する技術的読替え）

第五十六条の二　法第四十条の七第二項の規定による技術的読替えは、次の表のとおりとする。

法の規定中読み替える規定	読み替えられる字句	読み替える字句
第四十条の七第一項において準用する第七条第三項	薬局	再生医療等製品の販売業の営業所
第四十条の七第一項において準用する第八条第一項	薬局の管理者	再生医療等製品の営業所の管理者
	その薬局に勤務する薬剤師その他の従業者	その営業所に勤務する従業者
	その薬局の	その営業所の
	医薬品	再生医療等製品
第四十条の七第	薬局の管理者	再生医療等製品の販売業の営業所

一項において準用する第八条第二項		の管理者
	その薬局の	その営業所の
	薬局開設者	再生医療等製品の販売業者
第四十条の七第一項において準用する第八条第三項	薬局の管理者が行う薬局	再生医療等製品の販売業の営業所の管理者が行うその営業所
	薬局の管理者が遵守すべき	その営業所の管理者が遵守すべき
第四十条の七第一項において準用する第九条第一項	薬局の	再生医療等製品の販売業の営業所の
	薬局開設者	再生医療等製品の販売業者
第四十条の七第一項において準用する第九条第二項	薬局開設者	再生医療等製品の販売業者
	第七条第一項ただし書又は第二項	第四十条の六第一項
	薬局の管理者を指定した	再生医療等製品の販売業の営業所の管理者を置いた
	第八条第二項	第四十条の七第一項において準用する第八条第二項
	薬局の管理者の	再生医療等製品の販売業の営業所の管理者の
第四十条の七第一項において準用する第九条の二第一項	薬局開設者は、薬局	再生医療等製品の販売業者は、再生医療等製品販売業の営業所
	薬局開設者の業務	当該販売業者の業務
	薬局の管理に関する業務に	その営業所の管理に関する業務に
	薬局の管理者	その営業所の管理者
	二　薬局	二　その営業所
	薬局開設者の薬事	販売業者の薬事
	薬局開設者の従業者	当該販売業者の従業者
第四十条の七第一項において準用する第九条の二第二項	薬局開設者	再生医療等製品の販売業者
第四十条の七第一項において準用する第十条第一項	薬局開設者	再生医療等製品の販売業者
	薬局を	営業所を
	薬局の	営業所の

（省令への委任）

第五十七条　この章に定めるもののほか、医薬品の販売業、医療機器の販売業、貸与業若しくは修理業又は再生医療等製品の販売業に関し必要な事項は、厚生労働省令で定める。

第八章　医薬品等の検定

（検定の申請）

第五十八条　法第四十三条第一項の規定により厚生労働大臣の指定した医薬品若しくは再生医療等製品又は同条第二項の規定により厚生労働大臣の指定した医療機器について、同条第一項又は第二項の規定により厚生労働大臣の指定した者（以下「検定機関」という。）の検定を受けようとする者（以下「出願者」という。）は、厚生労働省令で定めるところにより、厚生労働大臣の定める額の手数料を添えて、都道府県知事を経由して検定機関に申請書を提出しなければならない。

（検定の試験品）

第五十九条　都道府県知事は、前条の申請書を受理したときは、厚生労働省令で定めるところにより、薬事監視員に試験品を採取させ、申請書とともに、これを検定機関に送付しなければならない。

（検定合格証明書）

第六十条　検定機関は、前条の規定により送付された試験品について、厚生労働大臣の定める基準によつて検定を行い、その結果を都道府県知事に通知し、かつ、当該医薬品、医療機器又は再生医療等製品が検定に合格したときは、出願者の氏名及び住所その他の厚生労働省令で定める事項を記載した検定合格証明書を都道府県知事に送付しなければならない。

２　都道府県知事は、前項の規定により検定の結果の通知を受けたときは、これを出願者に通知し、かつ、検定合格証明書の送付を受けたときは、これを出願者に交付しなければならない。

（検定に合格した医薬品等に係る表示）

第六十一条　出願者は、前条第二項の規定により検定合格証明書の交付を受けたときは、検定に合格した医薬品、医療機器又は再生医療等製品を収めた容器又は被包に、厚生労働省令で定めるところにより、検定に合格した旨その他の厚生労働省令で定める事項の表示を付さなければならない。ただし、当該医薬品、医療機器又は再生医療等製品が緊急に使用される必要があるため当該医薬品、医療機器又は再生医療等製品を収めた容器又は被包に当該表示を付すいとまがないと認められるものとして厚生労働大臣の指定するものである場合その他厚生労働省令で定める場合は、この限りでない。

2　都道府県知事は、薬事監視員に前項の表示が付されていることを確認させなければならない。

（省令への委任）

第六十二条　この章に定めるもののほか、医薬品、医療機器又は再生医療等製品の検定に関し必要な事項は、厚生労働省令で定める。

第九章　医薬品等の取扱い

第六十三条　薬局開設者又は医薬品の製造販売業者、製造業者若しくは販売業者（次項において「薬局開設者等」という。）は、法第四十六条第三項の規定により同項に規定する事項の提供を受けようとするときは、厚生労働省令で定めるところにより、あらかじめ、当該譲受人に対し、その用いる同項に規定する方法（以下この条において「電磁的方法」という。）の種類及び内容を示し、書面又は電磁的方法による承諾を得なければならない。

2　前項の承諾を得た薬局開設者等は、当該譲受人から書面又は電磁的方法により電磁的方法による提供を行わない旨の申出があつたときは、当該譲受人から、法第四十六条第三項に規定する事項の提供を電磁的方法によつて受けてはならない。ただし、当該譲受人が再び前項の承諾をした場合は、この限りでない。

第十章　医薬品等の広告

第六十四条　法第六十七条第一項に規定する特殊疾病は、がん、肉腫及び白血病とする。

第十一章　医薬品等の安全対策

（機構による副作用等の報告の情報の整理に係る医薬品等の範囲）

第六十四条の二　法第六十八条の十三第一項の政令で定める医薬品（専ら動物のために使用されることが目的とされているものを除く。）、医薬部外品（専ら動物のために使用されることが目的とされているものを除く。）、化粧品、医療機器（専ら動物のために使用されることが目的とされているものを除く。）又は再生医療等製品（専ら動物のために使用されることが目的とされているものを除く。）は、医薬品（専ら動物のために使用されることが目的とされているものを除く。）、医薬部外品（専ら動物のために使用されることが目的とされているものを除く。）、化粧品、医療機器（専ら動物のために使用されることが目的とされているものを除く。）又は再生医療等製品（専ら動物のために使用されることが目的とされているものを除く。）のうち、次に掲げるものとする。

一　法第六十八条の十第一項の規定による報告に係る医薬品、医薬部外品、化粧品、医療機器又は再生医療等製品

二　法第六十八条の十第二項の規定による報告に係る医薬品、医療機器又は再生医療等製品

三　法第六十八条の十一の規定による報告に係る医薬品、医薬部外品、化粧品、医療機器又は再生医療等製品であつて、次に掲げる医薬品、医薬部外品、化粧品、医療機器又は再生医療等製品以外のもの

イ　薬局製造販売医薬品

ロ　第八十条第二項（第二号又は第四号に係る部分に限る。）の規定により都道府県知事が法第六十八条の十一の規定による報告の受理を行うこととされている同項第二号又は第四号に規定する医薬品、医薬部外品又は化粧品

ハ　第八十条第三項（第二号又は第五号に係る部分に限る。）の規定により都道府県知事が法第六十八条の十一の規定による報告の受理を行うこととされている同項第二号又は第五号に規定する医療機器又は体外診断用医薬品

ニ　第八十条第四項第二号に規定する再生医療等製品

（機構による感染症定期報告の情報の整理に係る再生医療等製品の範囲）

第六十四条の三　法第六十八条の十五第一項の政令で定める再生医療等製品（専ら動物のために使用されることが目的とされているものを除く。）又は当該再生医療等製品の原料若しくは材料は、再生医療等製品（専ら動物のために使用されることが目的とされているものを除く。）又は当該再生医療等製品の原料若しくは材料の全部とする。

第十二章　生物由来製品の特例

第六十五条　法第六十八条の二十五第一項の政令で定める生物由来製品（専ら動物のために使用されることが目的とされているものを除く。）又は当該生物由来製品の原料若しくは材料は、生物由来製品（専ら動物のために使用されることが目的とされているものを除く。）又は当該生物由来製品の原料若しくは材料の全部とする。

第十三章　監督

（機構による立入検査等の実施の範囲等）

第六十六条　法第六十九条の二第一項の政令で定める立入検査、質問又は収去は、法第六十九条第一項若しくは第七項の規定による立入検査若しくは質問又は同

条第六項の規定による立入検査、質問若しくは収去（専ら動物のために使用されることが目的とされている医薬品、医薬部外品、医療機器又は再生医療等製品に係る立入検査、質問又は収去を除く。）とする。

2　法第六十九条の二第二項の政令で定める立入検査、質問又は収去は、次に掲げるものとする。

一　医療機器（専ら動物のために使用されることが目的とされているものを除く。次号において同じ。）又は体外診断用医薬品（専ら動物のために使用されることが目的とされているものを除く。同号において同じ。）に係る法第六十九条第一項の規定による立入検査若しくは質問（基準等（法第二十三条の二の五第二項第四号に規定する厚生労働省令で定める基準又は法第七十二条第二項若しくは第七十二条の四第一項に基づく命令のうち当該基準に関するものをいう。次号において同じ。）を遵守しているかどうかを確かめるために行うものに限る。）

二　医療機器又は体外診断用医薬品に係る法第六十九条第六項の規定による立入検査、質問又は収去（基準等を遵守しているかどうかを確かめるために行うものに限る。）

3　法第六十九条の二第四項（法第八十条の五第二項において準用する場合を含む。）の政令で定める資格は、第六十八条各号のいずれかに該当する者であることとする。

（法第七十三条等の政令で定める法令）

第六十六条の二　法第七十三条、第七十五条第一項、第七十五条の二第一項及び第七十五条の二の二第一項第五号の政令で定める法令は、次のとおりとする。

一　毒物及び劇物取締法

二　麻薬及び向精神薬取締法

三　第二条各号に掲げる法令

（機構による外国特例承認取得者並びに認定医薬品等外国製造業者及び認定再生医療等製品外国製造業者に対する検査及び質問の範囲）

第六十七条　法第七十五条の二の二第四項の政令で定める検査又は質問は、同条第一項第三号の検査又は質問（専ら動物のために使用されることが目的とされている医薬品、医薬部外品、医療機器又は再生医療等製品に係る検査又は質問を除く。）とする。

2　法第七十五条の四第三項において準用する法第七十五条の二の二第四項の政令で定める検査又は質問は、法第七十五条の四第一項第二号の検査又は質問（専ら動物のために使用されることが目的とされている医薬品、医薬部外品又は再生医療等製品に係る検査又は質問を除く。）とする。

（法第七十五条の四第一項第四号等の政令で定める法令）

第六十七条の二　法第七十五条の四第一項第四号及び第七十五条の五第一項第五号の政令で定める法令は、次のとおりとする。

一　毒物及び劇物取締法

二　麻薬及び向精神薬取締法

三　第二条各号に掲げる法令

（法第七十五条の五の五第三項の場合における法第七十五条の五の二第二項、第七十五条の五の三及び第七十五条の五の四の規定の適用）

第六十七条の三　法第七十五条の五の五第三項の場合において、当該消滅した法人が行つた法第七十五条の五の二第二項に規定する取引（以下この条及び第六十七条の六において「課徴金対象行為後取引」という。）又は同項に規定する措置（以下この条及び第六十七条の六において「誇大広告等解消措置」という。）は、法第七十五条の五の五第三項の規定により合併後存続し、又は合併により設立された法人がしたとみなされる課徴金対象行為（法第七十五条の五の二第一項に規定する課徴金対象行為をいう。次条から第六十七条の八までにおいて同じ。）について、当該合併後存続し、又は合併により設立された法人が行つた課徴金対象行為後取引又は誇大広告等解消措置とみなして、法第七十五条の五の二第二項の規定を適用する。

第六十七条の四　法第七十五条の五の五第三項の場合において、当該消滅した法人が不当景品類及び不当表示防止法（昭和三十七年法律第百三十四号）第八条第一項の規定による命令（以下この条及び第六十七条の七において「不当景品類及び不当表示防止法による課徴金納付命令」という。）を受けたとき、又は同法第十一条の規定により課徴金の納付を命じないもの（以下この条及び第六十七条の七において「不当景品類及び不当表示防止法による課徴金納付免除」という。）とされたときは、法第七十五条の五の五第三項の規定により合併後存続し、又は合併により設立された法人がしたとみなされる課徴金対象行為に該当する事実について、当該合併後存続し、又は合併により設立された法人が不当景品類及び不当表示防止法による課徴金納付命令を受け、又は不当景品類及び不当表示防止法による課徴金納付免除とされたものとみなして、法第七十五条の五の三の規定を適用する。

第六十七条の五　法第七十五条の五の五第三項の場合において、当該消滅した法人が行つた法第七十五条の五の四の規定による報告は、同項の規定により合併後存続し、又は合併により設立された法人がしたとみなされる課徴金対象行為に該当する事実について、当該合併後存続し、又は合併により設立された法人が行つた同条の規定による報告とみなして、同条の規定を適用する。

（法第七十五条の五の五第四項の場合における法第七十五条の五の二第二項、第七十五条の五の三及び第七十五条の五の四の規定の適用）

第六十七条の六　法第七十五条の五の五第四項の場合において、当該消滅した法人が行つた課徴金対象行為後取引又は誇大広告等解消措置は、同項の規定により同項に規定する特定事業承継子会社等（以下単に「特定事業承継子会社等」という。）がしたとみなされる課徴金対象行為について、当該特定事業承継子会社等が行つた課徴金対象行為後取引又は誇大広告等解消措置とみなして、法第七十五条の五の二第二項の規定を適用する。

第六十七条の七　法第七十五条の五の五第四項の場合において、当該消滅した法人が不当景品類及び不当表示防止法による課徴金納付命令を受けたとき、又は不当景品類及び不当表示防止法による課徴金納付免除とされたときは、同項の規定により特定事業承継子会社等がしたとみなされる課徴金対象行為に該当する事実について、当該特定事業承継子会社等が不当景品類及び不当表示防止法による課徴金納付命令を受け、又は不当景品類及び不当表示防止法による課徴金納付免除とされたものとみなして、法第七十五条の五の三の規定を適用する。

第六十七条の八　法第七十五条の五の五第四項の場合において、当該消滅した法人が行つた法第七十五条の五の四の規定による報告は、同項の規定により特定事業承継子会社等がしたとみなされる課徴金対象行為に該当する事実について、当該特定事業承継子会社等が行つた同条の規定による報告とみなして、同条の規定を適用する。

（薬事監視員の資格）

第六十八条　次の各号のいずれかに該当する者でなければ、薬事監視員となることができない。

一　薬剤師、医師、歯科医師又は獣医師

二　旧大学令（大正七年勅令第三百八十八号）に基づく大学、旧専門学校令（明治三十六年勅令第六十一号）に基づく専門学校又は学校教育法（昭和二十二年法律第二十六号）に基づく大学若しくは高等専門学校において、薬学、医学、歯学、獣医学、理学又は工学に関する専門の課程を修了した者であつて、薬事監視について十分の知識経験を有するもの

三　一年以上薬事に関する行政事務に従事した者であつて、薬事監視について十分の知識経験を有するもの

（省令への委任）

第六十九条　前条に定めるもののほか、薬事監視員に関し必要な事項は、厚生労

働省令で定める。

第十四章　希少疾病用医薬品、希少疾病用医療機器及び希少疾病用再生医療等製品の指定等

第七十条　法第七十七条の六第二項第四号の政令で定める法令は、次のとおりとする。

一　毒物及び劇物取締法

二　麻薬及び向精神薬取締法

三　第二条各号に掲げる法令

第十五章　雑則

（製造管理又は品質管理の方法の基準を適用する輸出用医薬品等の範囲）

第七十条の二　法第八十条第一項の政令で定める医薬品は、第二十条第一項に規定する医薬品であつて、外国政府又は国際機関から当該医薬品の製造所における製造管理又は品質管理の方法が法第十四条第二項第四号に規定する厚生労働省令で定める基準に適合していることの証明を求められたものとする。

2　法第八十条第一項の政令で定める医薬部外品は、第二十条第二項に規定する医薬部外品であつて、外国政府又は国際機関から当該医薬部外品の製造所における製造管理又は品質管理の方法が法第十四条第二項第四号に規定する厚生労働省令で定める基準に適合していることの証明を求められたものとする。

（輸出用医薬品等の製造管理又は品質管理の方法の基準に係る調査の期間）

第七十一条　法第八十条第一項の政令で定める期間は、五年とする。

（準用）

第七十二条　法第八十条第一項に規定する輸出用の医薬品、医薬部外品又は化粧品については、第二十二条及び第二十四条の規定を準用する。

2　前項の場合において、次の表の上欄に掲げる規定中同表の中欄に掲げる字句は、それぞれ同表の下欄に掲げる字句に読み替えるものとする。

第二十二条第一項	第十四条第七項（同条第十五項（法第十九条の二第五項において準用する場合を含む。）及び法第十九条の二第五項において準用する場合を含む。）若しくは第九項（法第十九条の二第五項において準用する場合を含む。）又は第十四条の二の二第二項（医薬	第八十条第一項

	品の製造所における製造管理又は品質管理の方法についての調査に係る部分に限り、法第十四条の三第二項（法第二十条第一項において準用する場合を含む。）及び第十九条の二第五項において準用する場合を含む。）	
	から第二十五条まで	及び第二十四条
第二十二条第二項及び第二十四条第二項	第十四条の二の三第一項（法第十九条の二第五項及び第六項において準用する場合を含む。）	第八十条第四項において準用する法第十三条の二第一項

（輸出用医薬品等の製造管理又は品質管理の方法の基準に係る調査の結果の通知）

第七十三条　都道府県知事は、第八十条第二項（第七号に係る部分に限る。）の規定により法第八十条第一項に規定する調査を行つたときは、遅滞なく、厚生労働省令で定めるところにより、その結果を機構を経由して厚生労働大臣に通知しなければならない。

→施行規則 263

（製造管理又は品質管理の方法の基準を適用する輸出用医療機器等の範囲）

第七十三条の二　法第八十条第二項の政令で定める医療機器又は体外診断用医薬品は、第三十七条の二十に規定する医療機器又は体外診断用医薬品であつて、外国政府又は国際機関から当該医療機器又は体外診断用医薬品の製造所における製造管理又は品質管理の方法が同項に規定する厚生労働省令で定める基準に適合していることの証明を求められたものとする。

（輸出用医療機器等の製造管理又は品質管理の方法の基準に係る調査の期間）

第七十三条の三　法第八十条第二項の政令で定める期間は、五年とする。

（準用）

第七十三条の四　法第八十条第二項に規定する輸出用の医療機器又は体外診断用医薬品については、第三十七条の二十二及び第三十七条の二十四の規定を準用する。

2　前項の場合において、次の表の上欄に掲げる規定中同表の中欄に掲げる字句は、それぞれ同表の下欄に掲げる字句に読み替えるものとする。

第三十七条の二十二第一項	第二十三条の二の五第七項若しくは第九項（これらの規定を同条第十五項（法第二十三条の二の十七第五項	第八十条第二項

	において準用する場合を含む。）及び法第二十三条の二の十七第五項において準用する場合を含む。）又は第二十三条の二の六の二第二項（医療機器又は体外診断用医薬品の製造管理又は品質管理の方法についての調査に係る部分に限り、法第二十三条の二の八第二項（法第二十三条の二の二十第一項において準用する場合を含む。）及び第二十三条の二の十七第五項において準用する場合を含む。）	
	から第三十七条の二十五まで	及び第三十七条の二十四
第三十七条の二十二第二項及び第三十七条の二十四第二項	第二十三条の二の七第一項（法第二十三条の二の十七第五項及び第六項において準用する場合を含む。）	第八十条第四項において準用する法第十三条の二第一項

（輸出用再生医療等製品の製造管理又は品質管理の方法の基準に係る調査の期間）

第七十三条の五　法第八十条第三項の政令で定める期間は、五年とする。

（準用）

第七十三条の六　法第八十条第三項に規定する輸出用の再生医療等製品については、第四十三条の二十四及び第四十三条の二十六の規定を準用する。

2　前項の場合において、次の表の上欄に掲げる規定中同表の中欄に掲げる字句は、それぞれ同表の下欄に掲げる字句に読み替えるものとする。

第四十三条の二十四第一項	第二十三条の二十五第六項（同条第十一項（法第二十三条の三十七第五項において準用する場合を含む。）及び法第二十三条の三十七第五項において準用する場合を含む。）若しくは第八項（法第二十三条の三十七第五項において準用する場合を含む。）又は第二十三条の二十六の二第二項（再生医療等製品の製造所における製造管理又は品質管理の方法についての調査に係る部分に限り、	第八十条第三項

	法第二十三条の二十八第二項（法第二十三条の四十第一項において準用する場合を含む。）及び第二十三条の三十七第五項において準用する場合を含む。）	
	から第四十三条の二十七まで	及び第四十三条の二十六
第四十三条の二十四第二項及び第四十三条の二十六第二項	第二十三条の二十七第一項（法第二十三条の三十七第五項及び第六項において準用する場合を含む。）	第八十条第五項において準用する法第二十三条の二十三第一項

（機構による調査に係る輸出用医薬品等の範囲）

第七十三条の七　法第八十条第四項において準用する法第十三条の二第一項の規定により機構に法第八十条第一項に規定する調査を行わせる場合における同条第四項において準用する法第十三条の二第一項の政令で定める医薬品（専ら動物のために使用されることが目的とされているものを除く。）又は医薬部外品(専ら動物のために使用されることが目的とされているものを除く。）は、第七十条の二第一項に規定する医薬品（専ら動物のために使用されることが目的とされているものを除く。）又は同条第二項に規定する医薬部外品（専ら動物のために使用されることが目的とされているものを除く。）のうち、第八十条第二項第七号に規定する医薬品又は医薬部外品以外のものとする。

2　法第八十条第四項において準用する法第十三条の二第一項の規定により機構に法第八十条第二項に規定する調査を行わせる場合における同条第四項において準用する法第十三条の二第一項の政令で定める医療機器（専ら動物のために使用されることが目的とされているものを除く。）又は体外診断用医薬品（専ら動物のために使用されることが目的とされているものを除く。）は、第七十三条の二に規定する医療機器（専ら動物のために使用されることが目的とされているものを除く。）又は体外診断用医薬品（専ら動物のために使用されることが目的とされているものを除く。）とする。

3　法第八十条第五項において準用する法第二十三条の二十三第一項の規定により機構に法第八十条第三項に規定する調査を行わせる場合における同条第五項において準用する法第二十三条の二十三第一項の政令で定める再生医療等製品（専ら動物のために使用されることが目的とされているものを除く。）は、再生医療等製品(専ら動物のために使用されることが目的とされているものを除く。）の全部とする。

（輸出用医薬品等に関する特例）

第七十四条　医薬品（体外診断用医薬品を除く。以下この条において同じ。）、医薬部外品又は化粧品を輸出するためにその製造等（法第二条第十三項に規定する製造等をいう。以下同じ。）をし、又は輸入をしようとする者（以下この項において「医薬品等輸出業者」という。）は、あらかじめ機構（専ら動物のために使用されることが目的とされている医薬品又は医薬部外品にあつては、医薬品等輸出業者の住所地（法人の場合にあつては、主たる事務所の所在地）の都道府県知事）を経由して当該医薬品、医薬部外品又は化粧品の品目その他厚生労働省令で定める事項を厚生労働大臣に届け出なければならない。

2　医薬品、医薬部外品又は化粧品の輸出のための製造、輸入、販売、授与、貯蔵又は陳列については、法第四十三条、第九章（法第四十七条、第四十八条、第五十五条第二項（法第六十条及び第六十二条において準用する場合を含む。）、第五十五条の二（法第六十条及び第六十二条において準用する場合を含む。）、第五十六条（第六号から第八号までに係る部分に限り、法第六十条及び第六十二条において準用する場合を含む。）、第五十七条（法第六十条及び第六十二条において準用する場合を含む。）及び第五十七条の二の規定を除く。）、第六十八条の二から第六十八条の二の五まで、第六十八条の十七、第六十八条の十八、第六十八条の十九（法第四十二条第一項の規定を準用する部分を除く。）、第六十八条の二十及び第六十八条の二十の二の規定は、適用しない。ただし、輸出のため業として行う医薬品、医薬部外品若しくは化粧品の製造若しくは輸入又は業として製造され、若しくは輸入された医薬品、医薬部外品若しくは化粧品の輸出のための販売、授与、貯蔵若しくは陳列については、前項の規定による届出の内容に従つて医薬品、医薬部外品若しくは化粧品を製造し、若しくは輸入し、又は同項の規定による届出の内容に従つて製造され、若しくは輸入された医薬品、医薬部外品若しくは化粧品を販売し、授与し、貯蔵し、若しくは陳列する場合に限る。

→施行規則 265

（輸出用医療機器等に関する特例）

第七十四条の二　医療機器又は体外診断用医薬品を輸出するためにその製造等をし、又は輸入をしようとする者（以下この項において「医療機器等輸出業者」という。）は、あらかじめ機構（専ら動物のために使用されることが目的とされている医療機器又は体外診断用医薬品にあつては、医療機器等輸出業者の住所地（法人の場合にあつては、主たる事務所の所在地）の都道府県知事）を経由して当該医療機器又は体外診断用医薬品の品目その他厚生労働省令で定める事項を厚生労働大臣に届け出なければならない。

2　医療機器又は体外診断用医薬品の輸出のための製造、輸入、販売、授与、貯蔵又は陳列については、法第四十三条、第九章（法第五十五条第二項（法第六十四条において準用する場合を含む。）、第五十五条の二（法第六十四条において準用する場合を含む。）、第五十六条（第六号から第八号までに係る部分に限る。）及び第六十五条（第四号から第七号までに係る部分に限る。）の規定を除く。）、第六十八条の二から第六十八条の二の五まで、第六十八条の十七、第六十八条の十八、第六十八条の十九（法第四十二条第一項の規定を準用する部分を除く。）、第六十八条の二十及び第六十八条の二十の二の規定は、適用しない。ただし、輸出のため業として行う医療機器若しくは体外診断用医薬品の製造若しくは輸入又は業として製造され、若しくは輸入された医療機器若しくは体外診断用医薬品の輸出のための販売、授与、貯蔵若しくは陳列については、前項の規定による届出の内容に従つて医療機器若しくは体外診断用医薬品を製造し、若しくは輸入し、又は同項の規定による届出の内容に従つて製造され、若しくは輸入された医療機器若しくは体外診断用医薬品を販売し、授与し、貯蔵し、若しくは陳列する場合に限る。

→施行規則 265 の 2

（輸出用再生医療等製品に関する特例）

第七十四条の三　再生医療等製品を輸出するためにその製造等をし、又は輸入をしようとする者（以下この項において「再生医療等製品輸出業者」という。）は、あらかじめ機構（専ら動物のために使用されることが目的とされている再生医療等製品にあつては、再生医療等製品輸出業者の住所地（法人の場合にあつては、主たる事務所の所在地）の都道府県知事）を経由して当該再生医療等製品の品目その他厚生労働省令で定める事項を厚生労働大臣に届け出なければならない。

2　再生医療等製品の輸出のための製造、輸入、販売、授与、貯蔵又は陳列については、法第四十三条、第九章（法第六十五条の四において準用する法第五十五条第二項、第五十五条の二、第五十七条及び第五十七条の二第一項並びに法第六十五条の五（第四号から第六号までに係る部分に限る。）の規定を除く。）及び第六十八条の二から第六十八条の二の五までの規定は、適用しない。ただし、輸出のため業として行う再生医療等製品の製造若しくは輸入又は業として製造され、若しくは輸入された再生医療等製品の輸出のための販売、授与、貯蔵若しくは陳列については、前項の規定による届出の内容に従つて再生医療等製品を製造し、若しくは輸入し、又は同項の規定による届出の内容に従つて製造され、若しくは輸入された再生医療等製品を販売し、授与し、貯蔵し、若しくは陳列する場合に限る。

→施行規則 265 の 3

（薬局における製造販売の特例）

第七十四条の四　薬局開設者がその薬局において薬局製造販売医薬品（法第四十四条第一項に規定する毒薬及び同条第二項に規定する劇薬であるもの並びに専ら動物のために使用されることが目的とされているものを除く。）を販売し、又は授与する場合について法第四条第三項、第九条第一項、第三十六条の四第一項、第二項及び第四項並びに第五十七条の二第二項の規定を適用する場合においては、法第四条第三項第四号ロ中「一般用医薬品」とあるのは「一般用医薬品又は薬局製造販売医薬品（医薬品、医療機器等の品質、有効性及び安全性の確保等に関する法律施行令（昭和三十六年政令第十一号）第三条に規定する薬局製造販売医薬品をいい、第四十四条第一項に規定する毒薬及び同条第二項に規定する劇薬であるもの並びに専ら動物のために使用されることが目的とされているものを除く。第九条第一項第二号及び第五十七条の二第二項において同じ。）」と、法第九条第一項第二号中「同じ。）」とあるのは「同じ。）又は薬局製造販売医薬品」と、法第三十六条の四第一項中「薬剤師に、対面により」とあるのは「薬剤師に」と、「提供させ、及び必要な薬学的知見に基づく指導を行わせなければ」とあるのは「提供させなければ」と、同条第二項中「提供及び指導」とあるのは「提供」と、同条第四項中「提供させ、又は必要な薬学的知見に基づく指導を行わせなければ」とあるのは「提供させなければ」と、法第五十七条の二第二項中「要指導医薬品」とあるのは「薬局製造販売医薬品、要指導医薬品」とする。

2　前項に規定する場合については、法第三十六条の三第二項並びに第三十六条の四第三項及び第五項の規定は、適用しない。

3　薬局製造販売医薬品の製造販売に係る法第十二条第一項の許可は、厚生労働大臣が薬局ごとに与える。

4　前項の場合において、当該品目の製造販売に係る法第十四条第一項及び第十五項の承認は、厚生労働大臣が薬局ごとに与える。

5　薬局製造販売医薬品の製造販売業の許可については、法第十二条の二の規定は、適用しない。

6　第八十条第一項（第一号に係る部分に限る。）の規定により都道府県知事（薬局製造販売医薬品の製造販売をする薬局の所在地が保健所を設置する市又は特別区の区域にある場合においては、市長又は区長）が薬局製造販売医薬品の製造販売業の許可又は製造販売の承認を行うこととされている場合における第三項又は第四項の規定の適用については、これらの規定中「厚生労働大臣」とあるのは、「当該薬局の所在地の都道府県知事（その所在地が保健所を設置する市又は特別区の区域にある場合においては、市長又は区長）」とする。

（緊急承認及び特例承認に係る医薬品、医療機器及び再生医療等製品に関する特例）

第七十五条　法第八十条第八項に規定する医薬品、医療機器、体外診断用医薬品又は再生医療等製品（緊急に使用される必要があるため、法第四十三条第一項又は第二項の検定を受けるいとまがないと認められるものとして厚生労働大臣の指定するものに限る。）については、法第四十三条の規定は、適用しない。

2　法第八十条第八項に規定する医薬品又は体外診断用医薬品のうち法第四十四条第一項に規定する毒薬又は同条第二項に規定する劇薬であるもの（緊急に使用される必要があるため、その直接の容器又は直接の被包に同条第一項又は第二項の規定による記載をするいとまがないと認められるものとして厚生労働大臣の指定するものに限る。）について同条の規定を適用する場合においては、同条第一項及び第二項中「その直接の容器又は直接の被包」とあるのは、「これに添付する文書又はその容器若しくは被包」とする。

3　法第八十条第八項に規定する医薬品、医療機器又は体外診断用医薬品（緊急に使用される必要があるため、その直接の容器又は直接の被包に法第五十条又は第六十八条の十七の規定による記載をするいとまがないと認められるものとして厚生労働大臣の指定するものに限る。）について法第五十条及び第六十八条の十七の規定を適用する場合においては、法第五十条及び第六十八条の十七中「その直接の容器又は直接の被包」とあるのは、「これに添付する文書又はその容器若しくは被包」とする。

4　前二項に規定する厚生労働大臣の指定する医薬品、医療機器又は体外診断用医薬品については、法第五十一条（法第六十八条の十九において準用する場合を含む。）の規定は、適用しない。

5　法第八十条第八項に規定する医薬品、医療機器、体外診断用医薬品又は再生医療等製品について法第五十二条、第六十三条の二又は第六十五条の三の規定を適用する場合においては、法第五十二条第一項中「その容器又は被包」とあるのは「これに添付する文書（以下この項において「添付文書」という。）又はその容器若しくは被包」と、「を入手するために必要な番号、記号その他の符号が」とあるのは「及び第十四条の二の二第一項（第十九条の二第五項において準用する場合を含む。次項において同じ。）若しくは第十四条の三第一項（第二十条第一項において準用する場合を含む。次項において同じ。）の規定による第十四条若しくは第十九条の二の承認を受けている旨の情報を入手するために必要な番号、記号その他の符号が記載され、又は当該注意事項等情報が記載され、かつ、添付文書又はその容器若しくは被包に、当該承認を受けている旨が厚生労働省令で定めるところにより」と、同条第二項中「記載されていなければ」とあるのは「記載され、かつ、第十四条の二の二第一項又は第十四条の三第一項の規定による第十四条又は第十九条の二の承認を受けている旨が厚生労働省令で定めるところにより記載されていなければ」と、法第六十三条の二第一項中「その容器又は被包」とあるのは「これに添付する文書（以下この項において「添付文書」という。）又はその容器若しくは被包」と、「を入手するために必要な番号、記号その他の符号が」とあるのは「及び第二十三条の二の六の二第一項（第二十三条の二の十七第五項において準用する場合を含む。次項において同じ。）若しくは第二十三条の二の八第一項（第二十三条の二の二十第一項において準用する場合を含む。次項において同じ。）の規定による第二十三条の二の五若しくは第二十三条の二の十七の承認を受けている旨の情報を入手するために必要な番号、記号その他の符号が記載され、又は当該注意事項等情報が記載され、かつ、添付文書又はその容器若しくは被包に、当該承認を受けている旨が厚生労働省令で定めるところにより」と、同条第二項中「添付する文書」とあるのは「添付する文書（以下この項において「添付文書」という。）」と、「記載されていなければ」とあるのは「記載され、かつ、これに添付する文書及びその容器又は被包（添付文書に次に掲げる事項が記載されているときは、当該添付文書及びその容器又は被包）に、第二十三条の二の六の二第一項又は第二十三条の二の八第一項の規定による第二十三条の二の五又は第二十三条の二の十七の承認を受けている旨が厚生労働省令で定めるところにより記載されていなければ」と、法第六十五条の三中「その容器又は被包」とあるのは「これに添付する文書（以下この条において「添付文書」という。）又はその容器若しくは被包」と、「を入手するために必要な番号、記号その他の符号が」とあるのは「及び第二十三条の二十六の二第一項（第二十三条の三十七第五項において準用する場合を含む。）若しくは第二十三条の二十八第一項（第二十三条の四十第一項において準用する場合を含む。）の規定による第二十三条の二十五若しくは第二十三条の三十七の承認を受けている旨の情報を入手するために必要な番号、記号その他の符号が記載され、又は当該注意事項等情報が」に、「又は被包に、第二十三条の二十六の二第一項（第二十三条の三十七第五項において準用する場合を含む。）若しくは第二十三条の二十八第一項（第二十三条の四十第一項において準用する場合を含む。）の規定による第二十三条の二十五又は第二十三条の三十七の承認を受けている旨が厚生労働省令で定めるところにより記載されていなければ」を「若しくは被包（添付文書に当該注意事項等情報が記載されているときは、当該添付文書及びその容器若しくは被包）に、当該承認を受けている旨が厚生労働省令で定めるところにより記載され、かつ、これに添付する文書及びその容器又は被包に、第二十三条の二十八第一項（第二十三条の四十第一項において準用する場合を含む。）の規定による第二十三条の二十五又は第二十三条の三十七の承認を受けている旨が厚生労働省令で定めるところにより記載されていなければ」とする。

→施行規則266

6　法第八十条第八項に規定する医薬品、医療機器、体外診断用医薬品又は再生医療等製品について法第五十四条（法第六十四条及び第六十五条の四において準用する場合を含む。以下この項において同じ。）の規定を適用する場合においては、同条中「内袋を含む」とあるのは「内袋を含む。以下この条において同じ」と、「次に掲げる事項が記載されていてはならない」とあるのは「第一号及び第三号に掲げる事項並びに第十四条の二の二第一項（第十九条の二第五項において準用する場合を含む。）、第十四条の三第一項（第二十条第一項において準用する場合を含む。）、第二十三条の二の六の二第一項（第二十三条の二の十七第五項において準用する場合を含む。)、第二十三条の二の八第一項（第二十三条の二の二十第一項において準用する場合を含む。)、第二十三条の二十六の二第一項（第二十三条の三十七第五項において準用する場合を含む。）又は第二十三条の二十八第一項（第二十三条の四十第一項において準用する場合を含む。）の規定による第十四条、第十九条の二、第二十三条の二の五、第二十三条の二の十七、第二十三条の二十五又は第二十三条の三十七の承認に係る当該医薬品、医療機器、体外診断用医薬品又は再生医療等製品の用途以外の用途が記載されていてはならない。ただし、医薬品、医療機器等の品質、有効性及び安全性の確保等に関する法律施行令（昭和三十六年政令第十一号）第七十五条第二項、第三項、第九項若しくは第十一項に規定する厚生労働大臣の指定する医薬品、医療機器、体外診断用医薬品若しくは再生医療等製品又はこれらの容器若しくは被包（直接の容器又は直接の被包が包装されている場合における外部の容器又は外部の被包を除く。）になされた外国語の記載については、この限りでない」とする。

7　第二項、第三項、第九項及び第十一項に規定する厚生労働大臣の指定する医薬品、医療機器、体外診断用医薬品又は再生医療等製品について法第五十五条第一項（法第六十四条、第六十五条の四又は第六十八条の十九において準用する場合を含む。）の規定を適用する場合においては、同項中「第五十条から前条まで」とあるのは「第五十条、第五十二条又は前二条」と、法第六十四条において準用する同項中「第六十三条、」とあるのは「第六十三条第一項、」と、法第六十五条の五において準用する同項中「第五十一条、第五十三条」とあるのは「第五十三条」と、法第六十八条の十九において準用する同項中「第五十一条若しくは第五十三条」とあるのは「第五十三条」とする。

8　法第八十条第八項に規定する医薬品、医療機器、体外診断用医薬品又は再生医療等製品について法第五十六条、第六十五条又は第六十五条の五の規定を適用する場合においては、法第五十六条中「次の各号」とあるのは「第三号又は第六号から第八号まで」と、法第六十五条中「次の各号」とあるのは「第二号又は第四号から第七号まで」と、法第六十五条の五中「次の各号」とあるのは「第二号又は第四号から第六号まで」とする。

9　法第八十条第八項に規定する医療機器（緊急に使用される必要があるため、その医療機器又はその直接の容器若しくは直接の被包に法第六十三条の規定による記載をするいとまがないと認められるものとして厚生労働大臣の指定するものに限る。）について法第六十三条第一項の規定を適用する場合においては、同項中「その医療機器又はその直接の容器若しくは直接の被包」とあるのは、「これに添付する文書又はその容器若しくは被包」とする。

10　前項に規定する厚生労働大臣の指定する医療機器については、法第六十三条第二項の規定は、適用しない。

11　法第八十条第八項に規定する再生医療等製品（緊急に使用される必要がある

ため、その直接の容器又は直接の被包に法第六十五条の二の規定による記載をするいとまがないと認められるものとして厚生労働大臣の指定するものに限る。）について法第六十五条の二の規定を適用する場合においては、同条中「その直接の容器若しくは直接の被包」とあるのは、「これに添付する文書又はその容器若しくは被包」とする。

12　前項に規定する厚生労働大臣の指定する再生医療等製品については、法第六十五条の四において準用する法第五十一条の規定は、適用しない。

13　法第八十条第八項に規定する医薬品、医療機器、体外診断用医薬品又は再生医療等製品（第五項の規定により読み替えて適用する法第五十二条第一項、第六十三条の二第一項又は第六十五条の三の規定により、当該医薬品、医療機器、体外診断用医薬品又は再生医療等製品に添付する文書又はその容器若しくは被包に、これらの規定に規定する番号、記号その他の符号が記載されているものに限る。）について法第六十八条の二第一項及び第六十八条の二の二の規定を適用する場合においては、これらの規定中「注意事項等情報」とあるのは、「注意事項等情報及び第十四条の二の二第一項（第十九条の二第五項において準用する場合を含む。）若しくは第十四条の三第一項（第二十条第一項において準用する場合を含む。）の規定による第十四条若しくは第十九条の二の承認を受けている旨の情報、第二十三条の二の六の二第一項（第二十三条の二の十七第五項において準用する場合を含む。）若しくは第二十三条の二の八第一項（第二十三条の二の二十第一項において準用する場合を含む。）の規定による第二十三条の二の五若しくは第二十三条の二の十七の承認を受けている旨の情報又は第二十三条の二十六の二第一項（第二十三条の三十七第五項において準用する場合を含む。）若しくは第二十三条の二十八第一項（第二十三条の四十第一項において準用する場合を含む。）の規定による第二十三条の二十五若しくは第二十三条の三十七の承認を受けている旨の情報」とする。

14　法第八十条第八項に規定する医薬品、医療機器、体外診断用医薬品又は再生医療等製品（第五項の規定により読み替えて適用する法第五十二条第一項、第六十三条の二第一項又は第六十五条の三の規定により、当該医薬品、医療機器、体外診断用医薬品又は再生医療等製品に添付する文書又はその容器若しくは被包に、法第六十八条の二第二項に規定する注意事項等情報が記載されているものに限る。）については、法第六十八条の二第一項、第六十八条の二の二及び第六十八条の二十の二の規定は、適用しない。

15　法第八十条第八項に規定する医薬品、医療機器、体外診断用医薬品又は再生医療等製品については、法第六十八条の二の三の規定は、適用しない。

16　法第八十条第八項に規定する医薬品又は医療機器については、法第六十八条の二十の規定は、適用しない。

（化粧品の特例）

第七十六条　法第八十条第九項に規定する化粧品であつて本邦に輸出されるものについては、法第十三条の三及び法第六十二条において準用する法第五十五条第二項（法第十三条の三の認定を受けていない製造所（外国にある製造所に限る。）において製造された化粧品に係る部分に限る。）の規定は、適用しない。

2　前項に規定する化粧品を製造販売しようとする者は、厚生労働省令で定めるところにより、当該化粧品の製造業者の氏名その他の厚生労働省令で定める事項を厚生労働大臣に届け出なければならない。

→施行規則 267

（機構による治験の計画に係る調査の対象とする薬物等の範囲）

第七十七条　法第八十条の三第一項の政令で定める薬物等（専ら動物のために使用されることが目的とされているものを除く。）は、治験の対象とされる薬物等（法第八十条の二第二項に規定する薬物等をいい、専ら動物のために使用されることが目的とされているものを除く。）の全部とする。

（機構による副作用報告の情報の整理の対象とする薬物等の範囲）

第七十八条　法第八十条の四第一項の政令で定める薬物等は、法第八十条の二第六項に規定する治験使用薬物等の全部とする。

（機構による立入検査又は質問の範囲）

第七十九条　法第八十条の五第一項の政令で定める立入検査又は質問は、法第八十条の二第七項の規定による立入検査又は質問の全部とする。

（法第八十条の九第一項第三号の政令で定める法令）

第七十九条の二　法第八十条の九第一項第三号の政令で定める法令は、次のとおりとする。

一　毒物及び劇物取締法

二　麻薬及び向精神薬取締法

三　第二条各号に掲げる法令

（機構による登録等の実施に係る原薬等の範囲）

第七十九条の三　法第八十条の十第一項の政令で定める原薬等は、法第十四条第四項に規定する原薬等（専ら動物のために使用されることが目的とされているものを除く。）とする。

（都道府県等が処理する事務）

第八十条　法に規定する厚生労働大臣の権限に属する事務のうち、次に掲げるものは、都道府県知事（薬局製造販売医薬品の製造販売をし、又は薬局製造販売医薬品を製造する薬局の所在地が保健所を設置する市又は特別区の区域にある場合においては、市長又は区長）が行うこととする。

一　薬局製造販売医薬品の製造販売に係る法第十二条第一項並びに第十四条第一項、第十五項及び第十六項に規定する権限に属する事務

二　薬局製造販売医薬品の製造に係る法第十三条第一項及び第八項に規定する権限に属する事務

三　薬局製造販売医薬品の製造販売業者に係る法第十四条の九に規定する権限に属する事務

四　薬局製造販売医薬品の製造販売業者及び製造業者に係る法第十七条第八項において準用する法第七条第四項並びに法第十九条、第六十八条の十一、第七十二条の四、第七十三条及び第七十五条第一項に規定する権限並びに薬局製造販売医薬品の製造販売に係る法第七十四条の二に規定する権限に属する事務

2　前項に定めるもののほか、医薬品（体外診断用医薬品を除く。以下この項において同じ。）、医薬部外品又は化粧品に係る次に掲げる厚生労働大臣の権限に属する事務は、第一号、第二号、第五号、第六号及び第八号に掲げる権限に属する事務についてはこれらの号に規定する医薬品、医薬部外品又は化粧品を製造販売しようとする者の法第十七条第二項に規定する医薬品等総括製造販売責任者がその業務を行う事務所の所在地の都道府県知事が、第三号、第四号及び第七号に掲げる権限に属する事務については製造所の所在地の都道府県知事が行うこととする。ただし、厚生労働大臣が第二号及び第四号に掲げる権限に属する事務（法第七十二条第一項及び第二項、第七十二条の二の二、第七十二条の四、第七十三条、第七十五条第一項並びに第七十五条の二第一項に規定するものに限る。）並びに第六号に掲げる権限に属する事務を自ら行うことを妨げない。

一　法第十二条第一項に規定する権限に属する事務のうち、人のために使用されることが目的とされている医薬品若しくは医薬部外品又は化粧品の製造販売に係るもの

二　前号に規定する医薬品、医薬部外品又は化粧品の製造販売業者に係る法第十九条第一項、第六十八条の十一、第七十二条第一項及び第二項、第七十二条の二の二、第七十二条の四、第七十三条並びに第七十五条第一項に規定する権限に属する事務

三　法第十三条第一項及び第八項並びに第十三条の二の二第一項に規定する権限に属する事務のうち、人のために使用されることが目的とされている医薬品（次に掲げるものを除く。）若しくは医薬部外品、専ら動物のために使用されることが目的とされている医薬品若しくは医薬部外品（第五号に規定する医薬品又は医薬部外品に該当するものに限る。）又は化粧品の製造に係るもの

イ　生物学的製剤

ロ　放射性医薬品（原子力基本法（昭和三十年法律第百八十六号）第三条第五号に規定する放射線を放出する医薬品であつて、厚生労働大臣の指定するものをいう。第七号において同じ。）

ハ　法第四十三条第一項の規定により厚生労働大臣の指定した医薬品（イ及びロに掲げる医薬品を除く。）

ニ　イからハまでに掲げる医薬品のほか、遺伝子組換え技術を応用して製造される医薬品その他その製造管理又は品質管理に特別の注意を要する医薬品であつて、厚生労働大臣の指定するもの

→施行規則34の2、平7厚生省告示4［厚生労働大臣の指定する医薬品］

四　前号に規定する医薬品、医薬部外品又は化粧品の製造業者に係る法第十七条第八項又は第六十八条の十六第二項において準用する法第七条第四項並びに法第十九条第二項、第六十八条の十一、第六十八条の十六第一項、第七十二条第二項、第七十二条の二の二、第七十二条の四、第七十三条、第七十五条第一項及び第七十五条の二第一項に規定する権限に属する事務

五　法第十四条第一項、第十五項及び第十六項に規定する権限に属する事務のうち、風邪薬、健胃消化薬、駆虫薬その他の厚生労働大臣の指定する種類に属する医薬品であつて、その有効成分の種類、配合割合及び分量、用法及び用量、効能及び効果その他その品質、有効性及び安全性に係る事項につき当該厚生労働大臣の指定する種類ごとに厚生労働大臣の定める範囲内のもの（注射剤であるものを除く。）並びに厚生労働大臣の指定する医薬部外品に係るもの

→昭45厚生省告示366［厚生労働大臣が指定する医薬品の種類等］、平6厚生省告示194［都道府県知事の承認に係る医薬部外品］

六　前号に規定する医薬品及び医薬部外品の製造販売に係る法第七十四条の二に規定する権限に属する事務

七　法第十四条第七項（同条第十五項において準用する場合を含む。）及び第九項、第十四条の二（第四項を除く。）、第十四条の七の二第三項並びに第八十条第一項に規定する権限に属する事務のうち、国内の製造所において製造される医薬品（専ら動物のために使用されることが目的とされているもの及び次に掲げるもの（法第十四条の二（第四項を除く。）に規定する権限に属する事務にあつては、イ、ロ、ニ及びホ）を除く。）又は医薬部外品（専ら動物のために使用されることが目的とされているもの及び厚生労働大臣の指定するものを除く。）に係るもの

イ　生物学的製剤

ロ　放射性医薬品

ハ　法第十四条の四第一項第一号に規定する新医薬品（法第十四条第七項に規定する期間を経過するごとに行われる調査のうち同条第一項の承認の取得後初めて行われる調査を受けたものを除く。）

ニ　法第四十三条第一項の規定により厚生労働大臣の指定した医薬品（イからハまでに掲げる医薬品を除く。）

ホ　イからニまでに掲げる医薬品のほか、遺伝子組換え技術を応用して製造される医薬品その他その製造管理又は品質管理に特別の注意を要する医薬品であつて、厚生労働大臣の指定するもの

→平16厚生労働省告示441［製造管理又は品質管理に特別の注意を要する医薬品］

八　法第十四条の九に規定する権限に属する事務のうち、化粧品の製造販売業者に係るもの

3　前二項に定めるもののほか、医療機器又は体外診断用医薬品に係る次に掲げる厚生労働大臣の権限に属する事務は、第一号及び第二号に掲げる権限に属する事務についてはこれらの号に規定する医療機器又は体外診断用医薬品を製造販売しようとする者の法第二十三条の二の十四第二項に規定する医療機器等総括製造販売責任者がその業務を行う事務所の所在地の都道府県知事が、第三号から第五号までに掲げる権限に属する事務については製造所又は事業所の所在地の都道府県知事が行うこととする。ただし、厚生労働大臣が第二号及び第五号に掲げる権限に属する事務（法第七十二条第一項及び第二項、第七十二条の二の二、第七十二条の四、第七十三条、第七十五条第一項並びに第七十五条の二第一項に規定するものに限る。）を自ら行うことを妨げない。

一　法第二十三条の二第一項に規定する権限に属する事務のうち、人のために使用されることが目的とされている医療機器又は体外診断用医薬品の製造販売に係るもの

二　前号に規定する医療機器又は体外診断用医薬品の製造販売業者に係る法第二十三条の二の十六第一項、第六十八条の十一、第七十二条第一項及び第二項、第七十二条の二の二、第七十二条の四、第七十三条並びに第七十五条第一項に規定する権限に属する事務

三　法第二十三条の二の三第一項に規定する権限に属する事務のうち、人のために使用されることが目的とされている医療機器若しくは体外診断用医薬品又は専ら動物のために使用されることが目的とされている医療機器（農林水産大臣の指定するものに限る。）若しくは体外診断用医薬品（農林水産大臣の指定する種類に属する体外診断用医薬品であつて、その有効成分の種類、配合割合及び分量、使用方法、性能その他その品質、有効性及び安全性に係る事項につき当該農林水産大臣の指定する種類ごとに農林水産大臣の定める範囲内のものに限る。）の製造に係るもの

四　法第四十条の二第一項及び第七項に規定する権限に属する事務のうち、人のために使用されることが目的とされている医療機器（法第四十三条第二項の規定により厚生労働大臣の指定する医療機器及びその製造管理又は品質管理に特別の注意を要する医療機器であつて厚生労働大臣の指定するものを除く。）又は専ら動物のために使用されることが目的とされている医療機器（農

林水産大臣の指定するものに限る。）の修理に係るもの

→平15厚労省告示206［製造管理又は品質管理に特別の注意を要する医療機器］

五　前二号に規定する医療機器若しくは体外診断用医薬品の製造業者又は医療機器の修理業者に係る法第二十三条の二の十四第十三項において準用する法第七条第四項並びに法第二十三条の二の十六第二項、第六十八条の十一、第七十二条第二項、第七十二条の二の二、第七十二条の四、第七十三条、第七十五条第一項及び第七十五条の二第一項に規定する権限に属する事務

4　前三項に定めるもののほか、再生医療等製品に係る次に掲げる厚生労働大臣の権限に属する事務は、再生医療等製品を製造販売しようとする者の法第二十三条の三十四第二項に規定する再生医療等製品総括製造販売責任者がその業務を行う事務所の所在地の都道府県知事が行うこととする。ただし、厚生労働大臣が第二号に掲げる権限に属する事務（法第七十二条第一項及び第二項、第七十二条の二の二、第七十二条の四、第七十三条並びに第七十五条第一項に規定するものに限る。）を自ら行うことを妨げない。

一　法第二十三条の二十第一項に規定する権限に属する事務のうち、人のために使用されることが目的とされている再生医療等製品の製造販売に係るもの

二　前号に規定する再生医療等製品の製造販売業者に係る法第二十三条の三十六第一項、第六十八条の十一、第七十二条第一項及び第二項、第七十二条の四、第七十三条並びに第七十五条第一項に規定する権限に属する事務

5　第一項及び第二項の場合においては、法第二十一条及び第七十五条第二項の規定は、適用しない。

6　第三項の場合においては、法第二十三条の二の二十一、第七十五条第二項及び第七十五条の二第二項の規定は、適用しない。

7　第四項の場合においては、法第二十三条の四十一及び第七十五条第二項の規定は、適用しない。

8　第一項の場合においては、法の規定中同項の規定により都道府県知事、保健所を設置する市の市長又は特別区の区長（以下この項において「都道府県知事等」という。）が行う事務に係る厚生労働大臣に関する規定は、都道府県知事等に関する規定として都道府県知事等に適用があるものとする。

9　第二項から第四項までの場合においては、法の規定中これらの規定により都道府県知事が行う事務に係る厚生労働大臣に関する規定は、都道府県知事に関する規定として都道府県知事に適用があるものとする。

→施行規則213

（事務の区分）

第八十一条　第四条第二項及び第三項において読み替えて適用される同条第一項、第五条第二項並びに同条第四項及び第五項において読み替えて適用される同条第二項、第六条第二項及び第四項並びに同条第五項及び第六項において読み替

えて適用される同条第二項及び第四項、第七条第一項並びに同条第二項及び第三項において読み替えて適用される同条第一項、第八条第二項及び第三項において読み替えて適用される同条第一項、第十一条第二項及び第三項において読み替えて適用される同条第一項、第十二条第二項並びに同条第四項及び第五項において読み替えて適用される同条第二項、第十三条第二項及び第四項並びに同条第五項及び第六項において読み替えて適用される同条第二項及び第四項、第十四条第一項並びに同条第二項及び第三項において読み替えて適用される同条第一項、第十五条第二項及び第三項において読み替えて適用される同条第一項、第十六条の三第二項において読み替えて適用される同条第一項、第十六条の四第二項及び同条第四項において読み替えて適用される同条第二項、第十六条の五第二項及び第四項並びに同条第五項において読み替えて適用される同条第二項及び第四項、第十六条の六第一項及び同条第二項において読み替えて適用される同条第一項、第十六条の七第二項において読み替えて適用される同条第一項、第十九条第二項及び第三項において読み替えて適用される同条第一項、第二十二条第三項において読み替えて適用される同条第一項（第七十二条第一項において準用する場合を含む。）、第二十三条、第二十四条第三項において読み替えて適用される同条第一項（第七十二条第一項において準用する場合を含む。）、第二十六条の二、第二十六条の四第六項において読み替えて適用される同条第二項、第二十六条の五第七項において読み替えて適用される同条第二項及び第四項、第二十六条の六第三項において読み替えて適用される同条第一項、第三十二条の三第三項において読み替えて適用される同条第一項、第三十二条の五、第三十二条の六第三項において読み替えて適用される同条第一項、第三十七条第二項において読み替えて適用される同条第一項、第三十七条の二第二項及び同条第四項において読み替えて適用される同条第二項、第三十七条の三第二項及び第四項並びに同条第五項において読み替えて適用される同条第二項及び第四項、第三十七条の四第一項及び同条第二項において読み替えて適用される同条第一項、第三十七条の五第二項において読み替えて適用される同条第一項、第三十七条の八第二項において読み替えて適用される同条第一項（第五十五条において準用する場合を含む。）、第三十七条の九第二項及び同条第四項において読み替えて適用される同条第二項（これらの規定を第五十五条において準用する場合を含む。）、第三十七条の十第二項及び第四項並びに同条第五項において読み替えて適用される同条第二項及び第四項（これらの規定を第五十五条において準用する場合を含む。）、第三十七条の十一第一項及び同条第二項において読み替えて適用される同条第一項（これらの規定を第五十五条において準用する場合を含む。）、第三十七条の十二第二項において読み替えて適用される同条第一項（第五十五条において準用する場合を含む。）、第四十三条の三第二項において読み替えて適用される同条第一項、第四十三条の四第二項及び同条第四項において読み替えて適用される同条第二項、第四十三条の五第二項及び第四項並びに同条第五項において読み替えて適用される同条第二項及び第四項、第四十三条の六第一項及び同条第二項において読み替えて適用される同条第一項、第四十三条の七第二項において読み替えて適用される同条第一項、第四十三条の十一第二項、第四十三条の十二第二項及び第四項、第四十三条の十三、第五十八条から第六十条まで、第六十一条第二項、第七十三条、第七十四条第一項、第七十四条の二第一項、第七十四条の三第一項、第七十四条の四第六項において読み替えて適用される同条第三項及び第四項並びに第八十条第一項から第四項までの規定により都道府県が処理することとされている事務は、地方自治法（昭和二十二年法律第六十七号）第二条第九項第一号に規定する第一号法定受託事務とする。

2　第四条第二項において読み替えて適用される同条第一項、第五条第四項において読み替えて適用される同条第二項、第六条第五項において読み替えて適用される同条第二項及び第四項、第七条第二項において読み替えて適用される同条第一項、第八条第二項において読み替えて適用される同条第一項、第十一条第二項において読み替えて適用される同条第一項、第十二条第四項において読み替えて適用される同条第二項、第十三条第五項において読み替えて適用される同条第二項及び第四項、第十四条第二項において読み替えて適用される同条第一項、第十五条第二項において読み替えて適用される同条第一項、第十九条第二項において読み替えて適用される同条第一項、第七十四条の四第六項において読み替えて適用される同条第三項及び第四項並びに第八十条第一項の規定により保健所を設置する市又は特別区が処理することとされている事務は、地方自治法第二条第九項第一号に規定する第一号法定受託事務とする。

（権限の委任）

第八十二条　この政令に規定する厚生労働大臣の権限は、厚生労働省令で定めるところにより、地方厚生局長に委任することができる。

2　前項の規定により地方厚生局長に委任された権限は、厚生労働省令で定めるところにより、地方厚生支局長に委任することができる。

（動物用医薬品等）

第八十三条　医薬品、医薬部外品、医療機器又は再生医療等製品であつて、専ら動物のために使用されることが目的とされているものに関しては、この政令（第二条の七、第二条の八第二項、第二条の九第二項、第二条の十、第二条の十一第一項及び前条を除く。）中「厚生労働省令」とあるのは「農林水産省令」と、「厚生労働大臣」とあるのは「農林水産大臣」と、第二条中「次のとおり」とあるのは「第一号から第三号まで、第五号から第八号まで及び第十号に掲げる法令」と、第二条の二中「都道府県知事（薬局の所在地が地域保健法（昭和二十二年法律第百一号）第五条第一項の政令で定める市（以下「保健所を設置する市」という。）又は特別区の区域にある場合においては、市長又は区長。次条から第二条の六まで及び第二条の十三において同じ。）」とあり、第四条第二項中「都道府県知事（薬局製造販売医薬品の製造販売をする薬局の所在地が保健所を設置する市又は特別区の区域にある場合においては、市長又は区長。次条第四項、第六条第五項、第七条第二項、第八条第二項及び第十九条第二項において同じ。）」とあり、及び「都道府県知事（薬局製造販売医薬品の製造販売をする薬局の所在地が保健所を設置する市又は特別区の区域にある場合においては、市長又は区長）」とあり、第五条第四項、第六条第五項、第十二条第四項及び第十三条第五項中「都道府県知事（その所在地が保健所を設置する市又は特別区の区域にある場合においては、市長又は区長）」とあり、第七条第二項中「都道府県知事（薬局製造販売医薬品の製造販売をする薬局の所在地が保健所を設置する市又は特別区の区域にある場合においては、当該許可を受けた市長又は区長）」とあり、第八条第二項及び第十九条第二項中「都道府県知事（薬局製造販売医薬品の製造販売をする薬局の所在地が保健所を設置する市又は特別区の区域にある場合においては、市長又は区長）」とあり、第十一条第二項中「都道府県知事（薬局製造販売医薬品を製造する薬局の所在地が保健所を設置する市又は特別区の区域にある場合においては、市長又は区長。次条第四項、第十三条第五項、第十四条第二項及び第十五条第二項において同じ。）」とあり、及び「都道府県知事（薬局製造販売医薬品を製造する薬局の所在地が保健所を設置する市又は特別区の区域にある場合においては、市長又は区長）」とあり、第十四条第二項中「都道府県知事（薬局製造販売医薬品を製造する薬局の所在地が保健所を設置する市又は特別区の区域にある場合においては、当該許可を受けた市長又は区長）」とあり、並びに第十五条第二項中「都道府県知事（薬局製造販売医薬品を製造する薬局の所在地が保健所を設置する市又は特別区の区域にある場合においては、市長又は区長）」とあるのは「都道府県知事」と、第四十一条の二第三号、第六十六条の二第三号、第六十七条の二第三号、第七十条第三号及び第七十九条の二第三号中「第二条各号」とあるのは「第二条第一号から第三号まで、第五号から第八号まで及び第十号」と、第四十四条中「都道府県知事（店舗販売業にあつてはその店舗の所在地が、高度管理医療機器等（法第三十九条第一項に規定する高度管理医療機器等をいう。以下同じ。）の販売業又は貸与業にあつてはその営業所の所在地が、それぞれ保健所を設置する市又は特別区の区域にある場合においては、市長又は区長。次条から第四十八条までにおいて同じ。）は、医薬品の販売業、高度管理医療機器等」とあるのは「都道府県知事は、医薬品の販売業、高度管理医療機器等（法第三十九条第一項に規定する高度管理医療機器等をいう。以下同じ。）」と、第四十八条中「及び第四十条の五第一項」とあるのは「、第四十条の五第一項及び第八十三条の二の三第一項」と、第七十四条の四第六項中「都道府県知事（薬局製造販売医薬品の製造販売をする薬局の所在地が保健所を設置する市又は特別区の区域にある場合においては、市長又は区長)」とあり、及び「都道府県知事（その所在地が保健所を設置する市又は特別区の区域にある場合においては、市長又は区長)」とあり、第八十条第一項中「都道府県知事（薬局製造販売医薬品の製造販売をし、又は薬局製造販売医薬品を製造する薬局の所在地が保健所を設置する市又は特別区の区域にある場合においては、市長又は区長)」とあり、並びに同条第八項中「都道府県知事、保健所を設置する市の市長又は特別区の区長（以下この項において「都道府県知事等」という。)」とあり、及び「都道府県知事等」とあるのは「都道府県知事」とする。

附　則　抄

（施行期日）

1　この政令は、法の施行の日（昭和三十六年二月一日）から施行する。ただし、別表第一の規定中、薬事法施行規則（昭和二十三年厚生省令第三十七号）別表第四号表又は動物用医薬品等取締規則（昭和二十三年農林省令第九十二号）別表に規定されていない物に係る部分は、この政令の施行の日から起算して六箇月を経過した日から施行する。

附　則　（平26・7・30政令269）抄

（施行期日）

第一条　この政令は、改正法の施行の日（平成二十六年十一月二十五日）から施行する。

（外国製造医療機器等特例承認取得者に関する変更の届出に関する経過措置）

第二条　この政令の施行前にその氏名又は住所その他第一条の規定による改正前の薬事法施行令（以下この条及び次条において「旧薬事法施行令」という。）第三十五条第一項の厚生労働省令（旧薬事法施行令第八十三条の規定が適用される場合にあっては、農林水産省令。次条において同じ。）で定める事項に変更があった医療機器又は体外診断用医薬品の外国特例承認取得者（旧薬事法第十九条の二第四項に規定する外国特例承認取得者をいい、改正法附則第三十七条の規定により医薬品医療機器等法第二十三条の三十七の承認を受けたものとみなされる者を除く。）であって、旧薬事法施行令第三十五条第一項の規定による届出をしていないものについては、第一条の規定による改正後の医薬品、医療機器等の品質、有効性及び安全性に関する法律施行令（次条において「医薬品医療機器等法施行令」という。）第三十七条の三十四第一項の規定にかかわらず、なお従前の例による。

（外国製造再生医療等製品特例承認取得者に関する変更の届出に関する経過措置）

第三条　この政令の施行前にその氏名又は住所その他旧薬事法施行令第三十五条第一項の厚生労働省令で定める事項に変更があった医薬品又は医療機器の外国

特例承認取得者（旧薬事法第十九条の二第四項に規定する外国特例承認取得者をいい、改正法附則第三十七条の規定により医薬品医療機器等法第二十三条の三十七の承認を受けたものとみなされる者に限る。）であって、旧薬事法施行令第三十五条第一項の規定による届出をしていないものについては、医薬品医療機器等法施行令第四十三条の三十一第一項の規定にかかわらず、なお従前の例による。

附　則（令2・3・11政令40）

この政令は、医薬品、医療機器等の品質、有効性及び安全性の確保等に関する法律等の一部を改正する法律第四条（覚せい剤取締法（昭和二十六年法律第二百五十二号）第九条第一項第二号の改正規定を除く。）の規定の施行の日（令和二年四月一日）から施行する。

附　則（令2・7・28政令228）

この政令は、医薬品、医療機器等の品質、有効性及び安全性の確保等に関する法律等の一部を改正する法律（以下「改正法」という。）の施行の日（令和二年九月一日）から施行する。ただし、第二条の規定は、改正法附則第一条第二号に掲げる規定の施行の日（令和三年八月一日）から施行する。

附　則（令3・1・5政令1）

この政令は、医薬品、医療機器等の品質、有効性及び安全性の確保等に関する法律等の一部を改正する法律（以下「改正法」という。）附則第一条第二号に掲げる規定の施行の日（令和三年八月一日）から施行する。ただし、次の各号に掲げる規定は、当該各号に定める日から施行する。

一　（略）

二　第二条の規定　改正法附則第一条第三号に掲げる規定の施行の日（令和四年十二月一日）

附　則（令4・5・20政令196）

この政令は、公布の日から施行する。

別表第一（医療機器の範囲－第一条関係）

機械器具

一　手術台及び治療台
二　医療用照明器
三　医療用消毒器
四　医療用殺菌水装置
五　麻酔器並びに麻酔器用呼吸嚢(のう)及びガス吸収かん
六　呼吸補助器
七　内臓機能代用器
八　保育器
九　医療用エツクス線装置及び医療用エツクス線装置用エツクス線管
十　放射性物質診療用器具
十一　放射線障害防護用器具
十二　理学診療用器具
十三　聴診器
十四　打診器
十五　舌圧子
十六　体温計
十七　血液検査用器具
十八　血圧検査又は脈波検査用器具
十九　尿検査又は糞(ふん)便検査用器具
二十　体液検査用器具
二十一　内臓機能検査用器具
二十二　検眼用器具
二十三　聴力検査用器具
二十四　知覚検査又は運動機能検査用器具
二十五　医療用鏡
二十六　医療用遠心ちんでん器
二十七　医療用ミクロトーム
二十八　医療用定温器
二十九　電気手術器
三十　結紮(さつ)器及び縫合器
三十一　医療用焼灼(しゃく)器
三十二　医療用吸引器
三十三　気胸器及び気腹器
三十四　医療用刀
三十五　医療用はさみ
三十六　医療用ピンセツト
三十七　医療用匙(ひ)
三十八　医療用鈎(こう)
三十九　医療用鉗(かん)子
四十　医療用のこぎり
四十一　医療用のみ
四十二　医療用剥(はく)離子
四十三　医療用つち
四十四　医療用やすり
四十五　医療用てこ
四十六　医療用絞(こう)断器
四十七　注射針及び穿(せん)刺針
四十八　注射筒
四十九　医療用穿(せん)刺器、穿(せん)削器及び穿(せん)孔器
五十　開創又は開孔用器具
五十一　医療用嘴(し)管及び体液誘導管
五十二　医療用拡張器
五十三　医療用消息子
五十四　医療用捲(けん)綿子
五十五　医療用洗浄器
五十六　採血又は輸血用器具
五十七　種痘用器具
五十八　整形用機械器具
五十九　歯科用ユニツト
六十　歯科用エンジン
六十一　歯科用ハンドピース
六十二　歯科用切削器
六十三　歯科用ブローチ
六十四　歯科用探針
六十五　歯科用充填(てん)器
六十六　歯科用練成器
六十七　歯科用防湿器
六十八　印象採得又は咬(こう)合採得用器具
六十九　歯科用蒸和器及び重合器

七十　歯科用鋳造器
七十一　視力補正用眼鏡
七十二　視力補正用レンズ
七十二の二　コンタクトレンズ（視力補正用のものを除く。）
七十三　補聴器
七十四　医薬品注入器
七十五　脱疾治療用器具
七十六　医療用吸入器
七十七　バイブレーター
七十八　家庭用電気治療器
七十九　指圧代用器
八十　はり又はきゆう用器具
八十一　磁気治療器
八十二　近視眼矯正器
八十三　医療用物質生成器
八十四　前各号に掲げる物の附属品で、厚生労働省令で定めるもの
　→施行規則282・別表6

医療用品

一　エツクス線フイルム
二　縫合糸
三　手術用手袋及び指サツク
四　整形用品
五　副木
六　視力表及び色盲検査表

歯科材料

一　歯科用金属
二　歯冠材料
三　義歯床材料
四　歯科用根管充填材料
五　歯科用接着充填材料
六　歯科用印象材料
七　歯科用ワツクス
八　歯科用石膏及び石膏製品
九　歯科用研削材料

衛生用品

一　月経処理用タンポン
二　コンドーム
三　避妊用具
四　性具

プログラム

一　疾病診断用プログラム（副作用又は機能の障害が生じた場合においても、人の生命及び健康に影響を与えるおそれがほとんどないものを除く。次項第一号において同じ。）
二　疾病治療用プログラム（副作用又は機能の障害が生じた場合においても、人の生命及び健康に影響を与えるおそれがほとんどないものを除く。次項第二号において同じ。）
三　疾病予防用プログラム（副作用又は機能の障害が生じた場合においても、人の生命及び健康に影響を与えるおそれがほとんどないものを除く。次項第三号において同じ。）

プログラムを記録した記録媒体

一　疾病診断用プログラムを記録した記録媒体
二　疾病治療用プログラムを記録した記録媒体
三　疾病予防用プログラムを記録した記録媒体

動物専用医療機器

一　機械器具の項各号（第八十四号を除く。）及び医療用品の項各号に掲げる医療機器に相当する物で、専ら動物のために使用されることが目的とされているもの
二　プログラム
　イ　疾病診断用プログラム（副作用又は機能の障害が生じた場合においても、動物の生命及び健康に影響を与えるおそれがほとんどないものを除く。次号イにおいて同じ。）

ロ　疾病治療用プログラム（副作用又は機能の障害が生じた場合においても、動物の生命及び健康に影響を与えるおそれがほとんどないものを除く。次号ロにおいて同じ。）

ハ　疾病予防用プログラム（副作用又は機能の障害が生じた場合においても、動物の生命及び健康に影響を与えるおそれがほとんどないものを除く。次号ハにおいて同じ。）

三　プログラムを記録した記録媒体

イ　疾病診断用プログラムを記録した記録媒体

ロ　疾病治療用プログラムを記録した記録媒体

ハ　疾病予防用プログラムを記録した記録媒体

四　悪癖矯正用器具

五　搾子

六　受精卵移植用器具

七　人工授精用器具

八　製品蹄（てい）鉄及び蹄釘（ていちょう）

九　投薬器

十　乳房送風器

十一　妊娠診断用器具

十二　標識用器具

十三　保定用器具

十四　前各号に掲げる物の附属品で、農林水産省令で定めるもの

別表第二（再生医療等製品の範囲－第一条の二関係）

ヒト細胞加工製品

一　ヒト体細胞加工製品（次号及び第四号に掲げる物を除く。）

二　ヒト体性幹細胞加工製品（第四号に掲げる物を除く。）

三　ヒト胚性幹細胞加工製品

四　ヒト人工多能性幹細胞加工製品

動物細胞加工製品

一　動物体細胞加工製品（次号及び第四号に掲げる物を除く。）

二　動物体性幹細胞加工製品（第四号に掲げる物を除く。）

三　動物胚性幹細胞加工製品

四　動物人工多能性幹細胞加工製品

遺伝子治療用製品

一　プラスミドベクター製品

二　ウイルスベクター製品

三　遺伝子発現治療製品（前二号に掲げる物を除く。）

医薬品、医療機器等の品質、有効性及び安全性の確保等に関する法律施行規則

（昭和 36 年 2 月 1 日　厚生省令第 1 号）

改正　前略　**令 4**：1/20 厚労令 10*、11、3/14 厚労令 36、3/28 厚労令 43・44*、3/31 厚労令 65、5/20 厚労令 84、6/20 厚労令 95*、9/13 厚労令 127*・128、9/26 厚労令 135*、9/30 厚労令 137・140、11/22 厚労令 156*、12/23 厚労令 171*　**令 5**：1/31 厚労令 12、3/27 厚労令 31*、3/31 厚労令 61、4/28 厚労令 75*、6/26 厚労令 87*、8/30 厚労令 106*、9/14 厚労令 111*、9/25 厚労令 119*、11/1 厚労令 137、12/26 厚労令 161、12/27 厚労令 165　**令 6**：1/18 厚労令 9*、3/26 厚労令 51*、5/7 厚労令 82　*別表 3、5 関係略

目次

第一章　薬局（第一条―第十八条）
第二章　医薬品、医薬部外品及び化粧品の製造販売業及び製造業（第十九条―第百十四条）
第三章　医療機器及び体外診断用医薬品の製造販売業及び製造業等
　第一節　医療機器及び体外診断用医薬品の製造販売業及び製造業（第百十四条の二―第百十四条の八十五）
　第二節　登録認証機関（第百十五条―第百三十七条）
第四章　再生医療等製品の製造販売業及び製造業（第百三十七条の二―第百三十七条の七十八）
第五章　医薬品、医療機器及び再生医療等製品の販売業等（第百三十八条―第百九十六条の十三）
第六章　医薬品等の基準及び検定（第百九十六条の十四―第二百三条）
第七章　医薬品等の取扱い（第二百四条―第二百二十八条の九）
第八章　医薬品等の広告（第二百二十八条の十）
第九章　医薬品等の安全対策（第二百二十八条の十の二―第二百二十八条の二十七）
第十章　生物由来製品の特例（第二百二十九条―第二百四十三条）
第十一章　監督（第二百四十四条―第二百四十九条の七）
第十二章　指定薬物の取扱い（第二百四十九条の八―第二百四十九条の十四）
第十三章　希少疾病用医薬品、希少疾病用医療機器及び希少疾病用再生医療等製品等の指定等（第二百五十条―第二百五十三条）
第十四章　雑則（第二百五十四条―第二百八十五条）
附則

第一章　薬局

（開設の申請）

第一条　医薬品、医療機器等の品質、有効性及び安全性の確保等に関する法律（以下「法」という。）第四条第二項の申請書は、様式第一によるものとする。

2　法第四条第二項第六号の厚生労働省令で定める事項は、次のとおりとする。

一　通常の営業日及び営業時間

二　薬剤師不在時間（開店時間（営業時間のうち特定販売（その薬局又は店舗におけるその薬局又は店舗以外の場所にいる者に対する一般用医薬品又は薬局製造販売医薬品（毒薬及び劇薬であるものを除く。第四項第二号ホ、第十四条の二、第十四条の三第一項及び第二項、第十五条の六、第百五十八条の

十第一項及び第三項、第二百十八条の三、別表第一の二第二並びに別表第一の三において同じ。）の販売又は授与をいう。以下同じ。）のみを行う時間を除いた時間をいう。以下同じ。）のうち、当該薬局において調剤に従事する薬剤師が当該薬局以外の場所においてその業務を行うため、やむを得ず、かつ、一時的に当該薬局において薬剤師が不在となる時間をいう。以下同じ。）の有無

三　相談時及び緊急時の電話番号その他連絡先

四　特定販売の実施の有無

五　健康サポート薬局（患者が継続して利用するために必要な機能及び個人の主体的な健康の保持増進への取組を積極的に支援する機能を有する薬局をいう。以下同じ。）である旨の表示の有無

3　法第四条第三項第四号イの厚生労働省令で定める区分は、次のとおりとする。

一　薬局医薬品（薬局製造販売医薬品を除く。）

二　薬局製造販売医薬品

三　要指導医薬品

四　第一類医薬品

五　指定第二類医薬品（第二類医薬品のうち、特別の注意を要するものとして厚生労働大臣が指定するものをいう。以下同じ。）

→平 21 厚労省告示 120［指定第 2 類医薬品］

六　第二類医薬品（指定第二類医薬品を除く。次項第二号ハ及び第十五条の六第三号において同じ。）

七　第三類医薬品

4　法第四条第三項第四号ロの厚生労働省令で定める事項は、次のとおりとする。

一　特定販売を行う際に使用する通信手段

二　次のイからホまでに掲げる特定販売を行う医薬品の区分

イ　第一類医薬品

ロ　指定第二類医薬品

ハ　第二類医薬品

ニ　第三類医薬品

ホ　薬局製造販売医薬品

三　特定販売を行う時間及び営業時間のうち特定販売のみを行う時間がある場合はその時間

四　特定販売を行うことについての広告に、法第四条第二項の申請書に記載する薬局の名称と異なる名称を表示するときは、その名称

五　特定販売を行うことについてインターネットを利用して広告をするときは、主たるホームページアドレス及び主たるホームページの構成の概要

六　都道府県知事（その所在地が地域保健法（昭和二十二年法律第百一号）第五条第一項の政令で定める市（以下「保健所を設置する市」という。）又は特

別区の区域にある場合においては、市長又は区長。第六項、第六条第一項及び第十五条の六第四号において同じ。）又は厚生労働大臣が特定販売の実施方法に関する適切な監督を行うために必要な設備の概要（その薬局の営業時間のうち特定販売のみを行う時間がある場合に限る。）

5　法第四条第三項第五号の厚生労働省令で定める書類は、次に掲げるとおりとする。

一　法人にあつては、登記事項証明書

二　薬局の管理者（法第七条第一項の規定によりその薬局を実地に管理する薬局開設者を含む。次号を除き、以下同じ。）の週当たり勤務時間数（一週間当たりの通常の勤務時間数をいう。以下同じ。）並びに薬剤師名簿の登録番号及び登録年月日を記載した書類

三　法第七条第一項ただし書又は第二項の規定により薬局の管理者を指定してその薬局を実地に管理させる場合にあつては、その薬局の管理者の雇用契約書の写しその他申請者のその薬局の管理者に対する使用関係を証する書類

四　薬局の管理者以外にその薬局において薬事に関する実務に従事する薬剤師又は登録販売者を置く場合にあつては、その薬剤師又は登録販売者の別、週当たり勤務時間数並びに薬剤師名簿の登録番号及び登録年月日又は法第三十六条の八第二項の規定による登録（以下「販売従事登録」という。）の登録番号及び登録年月日を記載した書類

五　薬局の管理者以外にその薬局において薬事に関する実務に従事する薬剤師又は登録販売者を置く場合にあつては、その薬剤師又は登録販売者の雇用契約書の写しその他申請者のその薬剤師又は登録販売者に対する使用関係を証する書類

六　一日平均取扱処方箋数（薬局並びに店舗販売業及び配置販売業の業務を行う体制を定める省令（昭和三十九年厚生省令第三号）第一条第一項第二号に規定する一日平均取扱処方箋数をいう。以下同じ。）を記載した書類

七　放射性医薬品（放射性医薬品の製造及び取扱規則（昭和三十六年厚生省令第四号）第一条第一号に規定する放射性医薬品をいう。以下同じ。）を取り扱おうとするとき（厚生労働大臣が定める数量又は濃度以下の放射性医薬品を取り扱おうとするときを除く。）は、放射性医薬品の種類及び放射性医薬品を取り扱うために必要な設備の概要を記載した書類

八　その薬局において医薬品の販売業その他の業務を併せ行う場合にあつては、その業務の種類を記載した書類

九　申請者（申請者が法人であるときは、薬事に関する業務に責任を有する役員）が精神の機能の障害により業務を適正に行うに当たつて必要な認知、判断及び意思疎通を適切に行うことができないおそれがある者である場合は、当該申請者に係る精神の機能の障害に関する医師の診断書

十　健康サポート薬局である旨の表示をするときは、その薬局が、健康サポー

ト薬局に関して厚生労働大臣が定める基準に適合するものであることを明らかにする書類

→第 10 号の「厚生労働大臣が定める基準」＝平 28 厚生労働省告示 29

6　法第四条第三項各号に掲げる書類のうち、法の規定による許可等の申請又は届出（以下「申請等の行為」という。）の際当該申請書の提出先とされている都道府県知事に提出され、又は当該都道府県知事を経由して厚生労働大臣に提出されたものについては、当該申請書にその旨が付記されたときは、添付を要しないものとする。

7　申請者は、その薬局の管理者が薬剤師法（昭和三十五年法律第百四十六号）第八条の二第一項の規定による厚生労働大臣の命令（以下「再教育研修命令」という。）を受けた者であるときは、同条第三項の再教育研修修了登録証を提示し、又はその写しを添付するものとする。

（薬局開設の許可証の様式）

第二条　薬局開設の許可証は、様式第二によるものとする。

（薬局開設の許可証の掲示）

第三条　薬局開設者は、薬局開設の許可証を薬局の見やすい場所に掲示しておかなければならない。

（薬局開設の許可証の書換え交付の申請書）

第四条　医薬品、医療機器等の品質、有効性及び安全性の確保等に関する法律施行令（以下「令」という。）第二条の三第二項の薬局開設の許可証の書換え交付の申請書は、様式第三によるものとする。

（薬局開設の許可証の再交付の申請書）

第五条　令第二条の四第二項の薬局開設の許可証の再交付の申請書は、様式第四によるものとする。

（薬局開設の許可の更新の申請）

第六条　法第四条第四項の規定により薬局開設の許可の更新を受けようとする者は、様式第五による申請書に薬局開設の許可証を添えて、都道府県知事に提出しなければならない。

2　前項において申請者（申請者が法人であるときは、薬事に関する業務に責任を有する役員）が精神の機能の障害により業務を適正に行うに当たつて必要な認知、判断及び意思疎通を適切に行うことができないおそれがある者である場合は、当該申請者に係る精神の機能の障害に関する医師の診断書を前項の申請書に添付しなければならない。

（薬局開設の許可台帳の記載事項）

第七条　令第二条の六に規定する法第四条第一項の規定による許可に関する台帳に記載する事項は、次のとおりとする。

一　許可番号及び許可年月日

二　薬局開設者の氏名（法人にあつては、その名称。以下同じ。）及び住所（法人にあつては、その主たる事務所の所在地。以下同じ。）

三　薬局の名称及び所在地

四　通常の営業日及び営業時間

五　薬剤師不在時間の有無

六　相談時及び緊急時の電話番号その他連絡先

七　薬局の管理者の氏名、住所及び週当たり勤務時間数

八　薬局の管理者以外に当該薬局において薬事に関する実務に従事する薬剤師又は登録販売者があるときは、その者の氏名、住所及び週当たり勤務時間数

九　一日平均取扱処方箋数

十　放射性医薬品を取り扱うときは、その放射性医薬品の種類

十一　当該薬局において医薬品の販売業その他の業務を併せ行うときは、その業務の種類

十二　当該薬局において販売し、又は授与する医薬品の第一条第三項各号に掲げる区分

十三　当該薬局において特定販売を行うときは、第一条第四項各号に掲げる事項（主たるホームページの構成の概要を除く。第十六条の二第一項第三号において同じ。）

（法第四条第五項第三号イ及びロの厚生労働省令で定める期間）

第七条の二　法第四条第五項第三号イの厚生労働省令で定める期間は、次の各号に掲げる医薬品の区分に応じ、それぞれ当該各号に掲げる期間とする。

一　法第十四条の四第一項第一号に規定する新医薬品　法第十四条の四第一項第一号に規定する調査期間（同条第三項の規定による延長が行われたときは、その延長後の期間）

二　法第七十九条第一項の規定に基づき、製造販売の承認の条件として当該承認を受けた者に対し製造販売後の安全性に関する調査（医薬品、医薬部外品、化粧品、医療機器及び再生医療等製品の製造販売後安全管理の基準に関する省令（平成十六年厚生労働省令第百三十五号）第十条第一項に規定する市販直後調査（以下「市販直後調査」という。）を除く。）を実施する義務が課せられている医薬品　製造販売の承認の条件として付された調査期間

2　法第四条第五項第三号ロの厚生労働省令で定める期間は、同号ロに掲げる医薬品と有効成分、分量、用法、用量、効能、効果等が同一性を有すると認めら

れた同号イに掲げる医薬品に係る前項各号の期間の満了日までの期間とする。

（法第五条第三号への厚生労働省令で定める者）

第八条　法第五条第三号への厚生労働省令で定める者は、精神の機能の障害により薬局開設者の業務を適正に行うに当たつて必要な認知、判断及び意思疎通を適切に行うことができない者とする。

（治療等の考慮）

第九条　都道府県知事（その所在地が保健所を設置する市又は特別区の区域にある場合においては、市長又は区長）は、薬局開設の許可の申請を行つた者が前条に規定する者に該当すると認める場合において、当該者に許可を与えるかどうかを決定するときは、当該者が現に受けている治療等により障害の程度が軽減している状況を考慮しなければならない。

（名称の使用の特例）

第十条　法第六条ただし書の規定により、薬局の名称を付することができる場所は、病院又は診療所の調剤所とする。

（地域連携薬局の基準等）

第十条の二　法第六条の二第一項第一号の厚生労働省令で定める基準は、次のとおりとする。

一　法第六条の二第一項第一号に規定する利用者（別表第一を除き、以下単に「利用者」という。）が座つて情報の提供及び薬学的知見に基づく指導を受けることができる、間仕切り等で区切られた相談窓口その他の区画並びに相談の内容が漏えいしないよう配慮した設備を有すること。

二　高齢者、障害者等の円滑な利用に適した構造であること。

2　法第六条の二第一項第二号の厚生労働省令で定める基準は、次のとおりとする。

一　薬局開設者が、過去一年間（当該薬局を開設して一年に満たない薬局においては、開設から認定の申請までの期間。以下この条及び次条において同じ。）において、当該薬局において薬事に関する実務に従事する薬剤師を、介護保険法（平成九年法律第百二十三号）第百十五条の四十八第一項に規定する会議その他の地域包括ケアシステム（地域における医療及び介護の総合的な確保の促進に関する法律（平成元年法律第六十四号）第二条第一項に規定する地域包括ケアシステムをいう。以下同じ。）の構築に資する会議に継続的に参加させていること。

二　薬局開設者が、当該薬局において薬事に関する実務に従事する薬剤師が利用者の薬剤及び医薬品の使用に関する情報について地域における医療機関に勤務する薬剤師その他の医療関係者に対して随時報告及び連絡することができる体制を備えていること。

三　薬局開設者が、過去一年間において、当該薬局において薬事に関する実務に従事する薬剤師に利用者の薬剤及び医薬品の使用に関する情報について地域における医療機関に勤務する薬剤師その他の医療関係者に対して月平均三十回以上報告及び連絡させた実績があること。

四　薬局開設者が、当該薬局において薬事に関する実務に従事する薬剤師が利用者の薬剤及び医薬品の使用に関する情報について地域における他の薬局に対して報告及び連絡することができる体制を備えていること。

3　法第六条の二第一項第三号の厚生労働省令で定める基準は、次のとおりとする。

一　開店時間外であつても、利用者からの薬剤及び医薬品に関する相談に対応する体制を備えていること。

二　休日及び夜間であつても、調剤の求めがあつた場合には、地域における他の薬局開設者と連携して対応する体制を備えていること。

三　在庫として保管する医薬品を必要な場合に地域における他の薬局開設者に提供する体制を備えていること。

四　薬局開設者が、麻薬及び向精神薬取締法（昭和二十八年法律第十四号）第二条第一号に規定する麻薬の調剤に応需するために同法第三条第一項の規定による麻薬小売業者の免許を受け、当該麻薬の調剤の求めがあつた場合には、当該薬局において薬事に関する実務に従事する薬剤師に当該薬局で調剤させる体制を備えていること。

五　無菌製剤処理を実施できる体制（第十一条の八第一項ただし書の規定により他の薬局の無菌調剤室を利用して無菌製剤処理を実施する体制を含む。）を備えていること。

六　薬局開設者が、医療安全対策に係る事業に参加することその他の医療安全対策を講じていること。

七　当該薬局に常勤として勤務している薬剤師の半数以上が、当該薬局に継続して一年以上常勤として勤務している者であること。

八　当該薬局に常勤として勤務している薬剤師の半数以上が、地域包括ケアシステムに関する研修を修了した者であること。

九　薬局開設者が、当該薬局において薬事に関する実務に従事する全ての薬剤師に対し、一年以内ごとに、前号の研修又はこれに準ずる研修を計画的に受けさせていること。

十　当該薬局において薬事に関する実務に従事する薬剤師が、過去一年間において、地域における他の医療提供施設（医療法（昭和二十三年法律第二百五号）第一条の二第二項に規定する医療提供施設をいう。以下同じ。）に対し、医薬品の適正使用に関する情報を提供していること。

4　法第六条の二第一項第四号の厚生労働省令で定める基準は、次のとおりとす
一　居宅等（薬剤師法第二十二条に規定する居宅等をいう。以下同じ。）における調剤並びに情報の提供及び薬学的知見に基づく指導について、過去一年間において月平均二回以上実施した実績があること。ただし、都道府県知事が別に定める場合にあつては、月平均二回未満であつて当該都道府県知事が定める回数以上実施した実績があることをもつてこれに代えることができる。
二　高度管理医療機器又は特定保守管理医療機器（以下「高度管理医療機器等」という。）の販売業の許可を受け、訪問診療を利用する者に対し必要な医療機器及び衛生材料を提供するための体制を備えていること。

5　法第六条の二第二項の申請書は、様式第五の二によるものとする。この場合において、申請者（申請者が法人であるときは、薬事に関する業務に責任を有する役員。次条第五項及び第十条の九第二項において同じ。）が精神の機能の障害により業務を適正に行うに当たつて必要な認知、判断及び意思疎通を適切に行うことができないおそれがある者である場合は、当該申請者に係る精神の機能の障害に関する医師の診断書を当該申請書に添付しなければならない。

6　法第六条の二第二項第四号の厚生労働省令で定める事項は、次のとおりとする。
一　申請者（申請者が法人であるときは、薬事に関する業務に責任を有する役員を含む。次号及び次条第七項において同じ。）が法第五条第三号イからトまでに該当しない旨
二　申請者が法第七十五条第四項又は第五項の規定により地域連携薬局又は専門医療機関連携薬局（以下「地域連携薬局等」という。）の認定を取り消され、その取消しの日から三年を経過していない旨

（専門医療機関連携薬局の基準等）

第十条の三　法第六条の三第一項の厚生労働省令で定める傷病の区分は、がんとする。

2　法第六条の三第一項第一号の厚生労働省令で定める基準は、次のとおりとする。
一　利用者が座つて情報の提供及び薬学的知見に基づく指導を受けることができる個室その他のプライバシーの確保に配慮した設備を有すること。
二　高齢者、障害者等の円滑な利用に適した構造であること。

3　法第六条の三第一項第二号の厚生労働省令で定める基準は、次のとおりとする。
一　薬局開設者が、過去一年間において、当該薬局において薬事に関する実務に従事する薬剤師を、利用者の治療方針を共有するために第一項に規定する傷病の区分に係る専門的な医療の提供等を行う医療機関との間で開催される会議に継続的に参加させていること。

二　薬局開設者が、当該薬局において薬事に関する実務に従事する薬剤師が当該薬局を利用する第一項に規定する傷病の区分に該当する者の薬剤及び医薬品の使用に関する情報について前号の医療機関に勤務する薬剤師その他の医療関係者に対して随時報告及び連絡することができる体制を備えていること。

三　薬局開設者が、過去一年間において、当該薬局において薬事に関する実務に従事する薬剤師に当該薬局を利用する第一項に規定する傷病の区分に該当する者のうち半数以上の者の薬剤及び医薬品の使用に関する情報について第一号の医療機関に勤務する薬剤師その他の医療関係者に対して報告及び連絡させた実績があること。

四　薬局開設者が、当該薬局において薬事に関する実務に従事する薬剤師が当該薬局を利用する第一項に規定する傷病の区分に該当する者の薬剤及び医薬品の使用に関する情報について地域における他の薬局に対して報告及び連絡することができる体制を備えていること。

4　法第六条の三第一項第三号の厚生労働省令で定める基準は、次のとおりとする。

一　開店時間外であつても、利用者からの薬剤及び医薬品に関する相談に対応する体制を備えていること。

二　休日及び夜間であつても、調剤の求めがあつた場合には、地域における他の薬局開設者と連携して対応する体制を備えていること。

三　在庫として保管する第一項に規定する傷病の区分に係る医薬品を、必要な場合に地域における他の薬局開設者に提供する体制を備えていること。

四　薬局開設者が、麻薬及び向精神薬取締法第二条第一号に規定する麻薬の調剤に応需するために同法第三条第一項の規定による麻薬小売業者の免許を受け、当該麻薬の調剤の求めがあつた場合には、当該薬局において薬事に関する実務に従事する薬剤師に当該薬局で調剤させる体制を備えていること。

五　医療安全対策に係る事業への参加その他の医療安全対策を講じていること。

六　当該薬局に常勤として勤務している薬剤師の半数以上が、当該薬局に継続して一年以上常勤として勤務している者であること。

七　第六項に規定する専門性の認定を受けた常勤の薬剤師を配置していること。

八　薬局開設者が、当該薬局において薬事に関する実務に従事する全ての薬剤師に対し、一年以内ごとに、第一項に規定する傷病の区分ごとの専門的な薬学的知見に基づく調剤及び指導に関する研修を計画的に受けさせていること。

九　当該薬局において薬事に関する実務に従事する薬剤師が、地域における他の薬局に勤務する薬剤師に対して、第一項に規定する傷病の区分ごとの専門的な薬学的知見に基づく調剤及び指導に関する研修を継続的に行つていること。

十　当該薬局において薬事に関する実務に従事する薬剤師が、過去一年間において、地域における他の医療提供施設に対し、第一項に規定する傷病の区分ごとの医薬品の適正使用に関する情報を提供していること。

5　法第六条の三第二項の申請書は、様式第五の三によるものとする。この場合において、申請者が精神の機能の障害により業務を適正に行うに当たつて必要な認知、判断及び意思疎通を適切に行うことができないおそれがある者である場合は、当該申請者に係る精神の機能の障害に関する医師の診断書を当該申請書に添付しなければならない。

6　法第六条の三第二項第二号の厚生労働省令で定める要件は、次に掲げる基準に適合するものとして厚生労働大臣に届け出た団体により、第一項に規定する傷病の区分に係る専門性の認定（以下単に「専門性の認定」という。）を受けた薬剤師であることとする。

一　学術団体として法人格を有していること。

二　会員数が千人以上であること。

三　専門性の認定に係る活動実績を五年以上有し、かつ、当該認定の要件を公表している法人であること。

四　専門性の認定を行うに当たり、医療機関における実地研修の修了、学術雑誌への専門性に関する論文の掲載又は当該団体が実施する適正な試験への合格その他の要件により専門性を確認していること。

五　専門性の認定を定期的に更新する制度を設けていること。

六　当該団体による専門性の認定を受けた薬剤師の名簿を公表していること。

7　法第六条の三第二項第五号の厚生労働省令で定める事項は、次のとおりとする。

一　申請者が法第五条第三号イからトまでに該当しない旨

二　申請者が法第七十五条第四項又は第五項の規定により地域連携薬局等の認定を取り消され、その取消しの日から三年を経過していない旨

8　第一項に規定する傷病の区分の明示は、当該薬局内の見やすい場所及び当該薬局の外側の見やすい場所に掲示することにより行うものとする。

（地域連携薬局等の認定証の様式）

第十条の四　地域連携薬局等の認定証は、様式第五の四によるものとする。

（地域連携薬局等の認定証の掲示）

第十条の五　地域連携薬局等の認定を受けた薬局の開設者（以下「認定薬局開設者」という。）は、地域連携薬局等の認定証を薬局の見やすい場所に掲示しておかなければならない。

（地域連携薬局等の認定証の書換え交付の申請書）

第十条の六　令第二条の八第二項の地域連携薬局等の認定証の書換え交付の申請書は、様式第三によるものとする。

（地域連携薬局等の認定証の再交付の申請書）

第十条の七　令第二条の九第二項の地域連携薬局等の認定証の再交付の申請書は、様式第四によるものとする。

（地域連携薬局等の認定証の返納時の届出）

第十条の八　令第二条の十の規定により、認定薬局開設者が、地域連携薬局等と称することをやめたことにより認定証を返納するときは、地域連携薬局等と称することをやめた日から三十日以内に、様式第八による届書を当該認定証を交付した都道府県知事に提出しなければならない。

（地域連携薬局等の認定の更新の申請）

第十条の九　法第六条の二第四項又は第六条の三第五項の規定により地域連携薬局等の認定の更新を受けようとする者は、様式第五の五による申請書に認定証を添えて、都道府県知事に提出しなければならない。

2　前項において申請者が精神の機能の障害により業務を適正に行うに当たつて必要な認知、判断及び意思疎通を適切に行うことができないおそれがある者である場合は、当該申請者に係る精神の機能の障害に関する医師の診断書を当該申請書に添付しなければならない。

（地域連携薬局等の認定台帳の記載事項）

第十条の十　令第二条の十一に規定する法第六条の二第一項又は第六条の三第一項の規定による認定に関する台帳に記載する事項は、次のとおりとする。

一　認定番号及び認定年月日

二　薬局開設の許可に係る許可番号及び許可年月日

三　認定薬局開設者の氏名（法人にあつては、その名称）及び住所（法人にあつては、その主たる事業所の所在地）

四　薬局の名称及び所在地

五　専門医療機関連携薬局にあつては、第十条の三第一項に規定する傷病の区分

六　専門医療機関連携薬局にあつては、法第六条の三第二項第二号に規定する薬剤師の氏名

（薬局の管理者の業務及び遵守事項）

第十一条　法第八条第三項の薬局の管理者が行う薬局の管理に関する業務は、次のとおりとする。

一　法第九条の二第一項第一号に規定する薬局の管理者が有する権限に係る業務

二　第十二条第一項の規定による医薬品の試験検査及び同条第二項の規定による試験検査の結果の確認
三　第十三条第二項の規定による帳簿の記載
四　第二百四十条第二項及び第三項の規定による記録の保存
２　法第八条第三項の薬局の管理者が遵守すべき事項は、次のとおりとする。
一　保健衛生上支障を生ずるおそれがないように、その薬局に勤務する薬剤師その他の従業者を監督し、その薬局の構造設備及び医薬品その他の物品を管理し、その薬局の業務に係るサイバーセキュリティ（サイバーセキュリティ基本法（平成二十六年法律第百四号）第二条に規定するサイバーセキュリティをいう。）の確保のために必要な措置を講じ、その他その薬局の業務につき、必要な注意をすること。
二　法第八条第二項の規定により薬局開設者に対して述べる意見を記載した書面の写しを三年間保存すること。

（都道府県知事への報告）

第十一条の二　法第八条の二第一項の規定による都道府県知事への報告は、当該都道府県知事が定める方法又は電磁的方法（電子情報処理組織を使用する方法その他の情報通信の技術を利用する方法であつて第十一条の五第二項に掲げるものをいう。同条第一項において同じ。）を利用して自ら及び当該報告を受けるべき都道府県知事が同一の情報を閲覧することができる状態に置く措置（厚生労働大臣が管理する電気通信設備の記録媒体に次条に掲げる事項を内容とする情報を記録する措置であつて、法第八条の二第一項の規定により報告をすべき薬局開設者が、自ら及び当該報告を受けるべき都道府県知事が当該情報を記録し、かつ、閲覧することができる方式に従つて行う措置をいう。）を講ずる方法により、一年に一回以上、当該都道府県知事の定める日までに行うものとする。

（薬局開設者の報告事項）

第十一条の三　法第八条の二第一項の規定により、薬局開設者が当該薬局の所在地の都道府県知事に報告しなければならない事項は、別表第一（当該薬局が法第六条の二第一項又は法第六条の三第一項の認定を受けていない場合は、別表第一第二の項第三号を除く。）のとおりとする。

（基本情報等の変更の報告）

第十一条の四　法第八条の二第二項の規定により、薬局開設者が当該薬局の所在地の都道府県知事に報告を行わなければならない事項は、別表第一第一の項第一号に掲げる基本情報及び同項第三号（3）に掲げる事項とする。

2　前項の報告は、第十一条の二に規定する方法により行うものとする。

（情報通信の技術を利用する方法）

第十一条の五　薬局開設者は、法第八条の二第三項の規定により、同条第一項の規定による書面の閲覧に代えて、当該書面に記載すべき事項を電磁的方法により提供するときは、あらかじめ、医療を受ける者に対し、その用いる次に掲げる電磁的方法の種類及び内容を示さなければならない。

一　次項に規定する方法のうち薬局開設者が使用するもの

二　ファイルへの記録の方式

2　法第八条の二第三項に規定する厚生労働省令で定める方法は、次の方法とする。

一　薬局開設者の使用に係る電子計算機と医療を受ける者の使用に係る電子計算機とを電気通信回線で接続した電子情報処理組織（次号において「電子情報処理組織」という。）を使用する方法であつて、当該電気通信回線を通じて情報の内容が送信され、受信者の使用に係る電子計算機に備えられたファイルに当該情報の内容が記録されるもの

二　電子情報処理組織を使用する方法であつて、薬局開設者の使用に係る電子計算機に備えられたファイルに記録された情報の内容を電気通信回線を通じて医療を受ける者の閲覧に供し、当該医療を受ける者の使用に係る電子計算機に備えられたファイルに当該情報の内容を記録する方法

三　電磁的記録（電子的方式、磁気的方式その他人の知覚によつては認識することができない方式で作られる記録であつて、電子計算機による情報処理の用に供されるものをいう。第二百七条を除き、以下同じ。）に記録された情報の内容を出力装置の映像面に表示する方法

四　電磁的記録媒体（電磁的記録に係る記録媒体をいう。以下同じ。）をもつて調製するファイルに情報の内容を記録したものを交付する方法

（情報の公表）

第十一条の六　都道府県知事は、法第八条の二第五項の規定により、同条第一項及び第二項の規定により報告された事項について、必要な情報を抽出し、適切に比較検討することを支援するため、容易に検索することができる形式でのインターネットの利用による方法その他適切な方法により公表しなければならない。

（薬局開設者の遵守事項）

第十一条の七　法第九条第一項の厚生労働省令で定める薬局開設者が遵守すべき事項は、次条から第十五条の十一まで及び第十五条の十一の三に定めるものとする。

（薬局における調剤）

第十一条の八　薬局開設者は、その薬局で調剤に従事する薬剤師でない者に販売又は授与の目的で調剤させてはならない。ただし、高度な無菌製剤処理を行うことができる作業室（以下「無菌調剤室」という。）を有する薬局の薬局開設者が、無菌調剤室を有しない薬局の薬局開設者から依頼を受けて、当該無菌調剤室を有しない薬局で調剤に従事する薬剤師に、当該無菌調剤室を利用した無菌製剤処理を行わせるときは、この限りでない。

2　前項ただし書の場合においては、当該無菌調剤室を有しない薬局の薬局開設者は、当該無菌調剤室を有しない薬局で調剤に従事する薬剤師の行う無菌製剤処理の業務に係る適正な管理を確保するため、事前に、当該無菌調剤室を有する薬局の薬局開設者の協力を得て、指針の策定、当該薬剤師に対する研修の実施その他必要な措置を講じなければならない。

第十一条の九　薬局開設者は、医師、歯科医師又は獣医師の処方箋によらない場合には、その薬局で調剤に従事する薬剤師に販売又は授与の目的で調剤させてはならない。

2　薬局開設者は、処方箋に記載された医薬品につき、その処方箋を交付した医師、歯科医師又は獣医師の同意を得た場合を除き、その薬局で調剤に従事する薬剤師にこれを変更して調剤させてはならない。

第十一条の十　薬局開設者は、その薬局で調剤に従事する薬剤師が処方箋中に疑わしい点があると認める場合には、その薬局で調剤に従事する薬剤師をして、その処方箋を交付した医師、歯科医師又は獣医師に問い合わせて、その疑わしい点を確かめた後でなければ、これによつて調剤させてはならない。

第十一条の十一　薬局開設者は、調剤の求めがあつた場合には、その薬局で調剤に従事する薬剤師にその薬局で調剤させなければならない。ただし、正当な理由がある場合には、この限りでない。

（試験検査の実施方法）

第十二条　薬局開設者は、薬局の管理者が医薬品の適切な管理のために必要と認める医薬品の試験検査を、薬局の管理者に行わせなければならない。ただし、当該薬局の設備及び器具を用いて試験検査を行うことが困難であると薬局の管理者が認めた場合には、薬局開設者は、別に厚生労働省令で定めるところにより厚生労働大臣の登録を受けた試験検査機関（以下「登録試験検査機関」という。）を利用して試験検査を行うことができる。

2　薬局開設者は、前項ただし書により試験検査を行つた場合は、薬局の管理者に試験検査の結果を確認させなければならない。

→平16厚労令61［試験検査機関の登録省令］

（薬局の管理に関する帳簿）

第十三条　薬局開設者は、薬局に当該薬局の管理に関する事項を記録するための帳簿を備えなければならない。

2　薬局の管理者は、試験検査、不良品の処理その他当該薬局の管理に関する事項を、前項の帳簿に記載しなければならない。

3　薬局開設者は、第一項の帳簿を、最終の記載の日から三年間、保存しなければならない。

（医薬品の購入等に関する記録）

第十四条　薬局開設者は、医薬品を購入し、又は譲り受けたとき及び薬局開設者、医薬品の製造販売業者、製造業者若しくは販売業者又は病院、診療所若しくは飼育動物診療施設（獣医療法（平成四年法律第四十六号）第二条第二項に規定する診療施設をいい、往診のみによつて獣医師に飼育動物の診療業務を行わせる者の住所を含む。以下同じ。）の開設者に販売し、又は授与したときは、次に掲げる事項（第二号及び第三号に掲げる事項にあつては、当該医薬品が医療用医薬品として厚生労働大臣が定める医薬品（以下「医療用医薬品」という。）（体外診断用医薬品を除く。）である場合に限る。）を書面に記載しなければならない。を書面に記載しなければならない。

一　品名

二　一の製造期間内に一連の製造工程により均質性を有するように製造された製品の一群に付される番号（以下「ロツト番号」という。）（ロツトを構成しない医薬品については製造番号）

三　使用の期限

四　数量

五　購入若しくは譲受け又は販売若しくは授与の年月日

六　購入若しくは譲り受けた者又は販売若しくは授与した者（以下「購入者等」という。）の氏名又は名称、住所又は所在地及び電話番号その他の連絡先（次項ただし書の規定により同項に規定する確認を行わないこととされた場合にあつては、氏名又は名称以外の事項は、その記載を省略することができる。）

七　前号に掲げる事項の内容を確認するために提示を受けた資料（次項ただし書の規定により同項に規定する確認を行わないこととされた場合を除く。）

八　購入者等が自然人であり、かつ、購入者等以外の者が医薬品の取引の任に当たる場合及び購入者等が法人である場合にあつては、医薬品の取引の任に当たる自然人が、購入者等と雇用関係にあること又は購入者等から医薬品の取引に係る指示を受けたことを示す資料

2　薬局開設者は、前項の規定に基づき書面に記載するに際し、購入者等から、薬局開設、医薬品の製造販売業、製造業若しくは販売業又は病院、診療所若しくは飼育動物診療施設の開設の許可又は届出に係る許可証又は届書の写し（以下「許可証等の写し」という。）その他の資料の提示を受けることで、購入者等の住所又は所在地、電話番号その他の連絡先を確認しなければならない。ただし、購入者等が当該薬局開設者と常時取引関係にある場合は、この限りではない。

3　薬局開設者は、薬局医薬品、要指導医薬品又は第一類医薬品（以下この項において「薬局医薬品等」という。）を販売し、又は授与したとき（薬局開設者、医薬品の製造販売業者、製造業者若しくは販売業者又は病院、診療所若しくは飼育動物診療施設の開設者に販売し、又は授与したときを除く。第五項及び第六項並びに第百四十六条第三項、第五項及び第六項において同じ。）は、次に掲げる事項を書面に記載しなければならない。

一　品名

二　数量

三　販売又は授与の日時

四　販売し、又は授与した薬剤師の氏名並びに法第三十六条の四第一項若しくは第三十六条の六第一項の規定による情報の提供及び指導又は法第三十六条の十第一項の規定による情報の提供を行つた薬剤師の氏名

五　薬局医薬品等を購入し、又は譲り受けようとする者が、法第三十六条の四第一項若しくは第三十六条の六第一項の規定による情報の提供及び指導の内容又は法第三十六条の十第一項の規定による情報の提供の内容を理解したことの確認の結果

4　薬局開設者は、第一項の書面を、記載の日から三年間、前項の書面を記載の日から二年間、保存しなければならない。

5　薬局開設者は、第二類医薬品又は第三類医薬品を販売し、又は授与したときは、次に掲げる事項を書面に記載し、これを保存するよう努めなければならない。

一　品名

二　数量

三　販売又は授与の日時

四　販売し、又は授与した薬剤師又は登録販売者の氏名及び法第三十六条の十第三項の規定による情報の提供を行つた薬剤師又は登録販売者の氏名

五　第二類医薬品を購入し、又は譲り受けようとする者が、法第三十六条の十第三項の規定による情報の提供の内容を理解したことの確認の結果

6　薬局開設者は、医薬品を販売し、又は授与したときは、当該医薬品を購入し、又は譲り受けた者の連絡先を書面に記載し、これを保存するよう努めなければならない。

（薬局医薬品の貯蔵等）

第十四条の二　薬局開設者は、薬局医薬品（薬局製造販売医薬品を除く。）を調剤室（薬局等構造設備規則（昭和三十六年厚生省令第二号）第一条第一項第十号に規定する調剤室をいう。）以外の場所に貯蔵し、又は陳列してはならない。ただし、薬局製造販売医薬品、要指導医薬品又は一般用医薬品を通常陳列し、又は交付する場所以外の場所に貯蔵する場合は、この限りでない。

（医薬品を陳列する場所等の閉鎖）

第十四条の三　薬局開設者は、開店時間のうち、薬局製造販売医薬品、要指導医薬品又は一般用医薬品を販売し、又は授与しない時間は、薬局製造販売医薬品、要指導医薬品又は一般用医薬品を通常陳列し、又は交付する場所を閉鎖しなければならない。

2　薬局開設者は、開店時間のうち、薬局製造販売医薬品、要指導医薬品又は第一類医薬品を販売し、又は授与しない時間は、薬局製造販売医薬品陳列区画（薬局等構造設備規則第一条第一項第十号の二ロに規定する薬局製造販売医薬品陳列区画をいう。以下同じ。）、要指導医薬品陳列区画（同項第十一号ロに規定する要指導医薬品陳列区画をいう。以下同じ。）又は第一類医薬品陳列区画（同項第十二号ロに規定する第一類医薬品陳列区画をいう。以下同じ。）を閉鎖しなければならない。ただし、鍵をかけた陳列設備（同項第十号の二イに規定する陳列設備をいう。以下同じ。）に薬局製造販売医薬品、要指導医薬品又は第一類医薬品を陳列している場合は、この限りでない。

3　薬局開設者は、薬剤師不在時間は、調剤室を閉鎖しなければならない。

（薬局における従事者の区別等）

第十五条　薬局開設者は、薬剤師、登録販売者又は一般従事者（その薬局において実務に従事する薬剤師又は登録販売者以外の者をいう。第十五条の八第一項において同じ。）であることが容易に判別できるようその薬局に勤務する従事者に名札を付けさせることその他必要な措置を講じなければならない。

2　薬局開設者は、第百四十条第一項第二号又は第百四十九条の二第一項第二号に規定する登録販売者以外の登録販売者（次項、第百四十七条の二及び第百四十九条の六において「研修中の登録販売者」という。）が付ける前項の名札については、その旨が容易に判別できるよう必要な表記をしなければならない。

3　薬局開設者は、研修中の登録販売者については、薬剤師又は登録販売者（研修中の登録販売者を除く。）の管理及び指導の下に実務に従事させなければならない。

（濫用等のおそれのある医薬品の販売等）

第十五条の二　薬局開設者は、薬局製造販売医薬品又は一般用医薬品のうち、濫用等のおそれがあるものとして厚生労働大臣が指定するもの（以下「濫用等のおそれのある医薬品」という。）を販売し、又は授与するときは、次に掲げる方法により行わなければならない。

一　当該薬局において医薬品の販売又は授与に従事する薬剤師又は登録販売者に、次に掲げる事項を確認させること。

イ　当該医薬品を購入し、又は譲り受けようとする者が若年者である場合にあつては、当該者の氏名及び年齢

ロ　当該医薬品を購入し、又は譲り受けようとする者及び当該医薬品を使用しようとする者の他の薬局開設者、店舗販売業者又は配置販売業者からの当該医薬品及び当該医薬品以外の濫用等のおそれのある医薬品の購入又は譲受けの状況

ハ　当該医薬品を購入し、又は譲り受けようとする者が、適正な使用のために必要と認められる数量を超えて当該医薬品を購入し、又は譲り受けようとする場合は、その理由

ニ　その他当該医薬品の適正な使用を目的とする購入又は譲受けであることを確認するために必要な事項

二　当該薬局において医薬品の販売又は授与に従事する薬剤師又は登録販売者に、前号の規定により確認した事項を勘案し、適正な使用のために必要と認められる数量に限り、販売し、又は授与させること。

→平 26 厚労省告示 252［濫用等のおそれのあるものとして指定する医薬品］

（使用の期限を超過した医薬品の販売等の禁止）

第十五条の三　薬局開設者は、その直接の容器又は直接の被包に表示された使用の期限を超過した医薬品を、正当な理由なく、販売し、授与し、販売若しくは授与の目的で貯蔵し、若しくは陳列し、又は広告してはならない。

（競売による医薬品の販売等の禁止）

第十五条の四　薬局開設者は、医薬品を競売に付してはならない。

（薬局における医薬品の広告）

第十五条の五　薬局開設者は、その薬局において販売し、又は授与しようとする医薬品について広告をするときは、当該医薬品を購入し、若しくは譲り受けた者又はこれらの者によつて購入され、若しくは譲り受けられた医薬品を使用した者による当該医薬品に関する意見その他医薬品の使用が不適正なものとなるおそれのある事項を表示してはならない。

2　薬局開設者は、医薬品の購入又は譲受けの履歴、ホームページの利用の履歴

その他の情報に基づき、自動的に特定の医薬品の購入又は譲受けを勧誘する方法その他医薬品の使用が不適正なものとなるおそれのある方法により、医薬品に関して広告をしてはならない。

（特定販売の方法等）

第十五条の六　薬局開設者は、特定販売を行う場合は、次に掲げるところにより行わなければならない。

一　当該薬局に貯蔵し、又は陳列している一般用医薬品又は薬局製造販売医薬品を販売し、又は授与すること。

二　特定販売を行うことについて広告をするときは、インターネットを利用する場合はホームページに、その他の広告方法を用いる場合は当該広告に、別表第一の二及び別表第一の三に掲げる情報を、見やすく表示すること。

三　特定販売を行うことについて広告をするときは、第一類医薬品、指定第二類医薬品、第二類医薬品、第三類医薬品及び薬局製造販売医薬品の区分ごとに表示すること。

四　特定販売を行うことについてインターネットを利用して広告をするときは、都道府県知事及び厚生労働大臣が容易に閲覧することができるホームページで行うこと。

（指定第二類医薬品の販売等）

第十五条の七　薬局開設者は、指定第二類医薬品を販売し、又は授与する場合は、当該指定第二類医薬品を購入し、又は譲り受けようとする者が別表第一の二第二の七に掲げる事項を確実に認識できるようにするために必要な措置を講じなければならない。

（実務の証明及び記録）

第十五条の八　薬局開設者は、その薬局において一般従事者として薬剤師又は登録販売者の管理及び指導の下に実務に従事した者から、過去五年間においてその実務に従事したことの証明を求められたときは、速やかにその証明を行わなければならない。

2　前項の場合において、薬局開設者は、虚偽又は不正の証明を行つてはならない。

3　薬局開設者は、第一項の証明を行うために必要な記録を保存しなければならない。

（業務経験の証明及び記録）

第十五条の九　薬局開設者は、その薬局において登録販売者として業務に従事した者から、過去五年間においてその業務に従事したことの証明を求められたときは、速やかにその証明を行わなければならない。
2　前項の場合において、薬局開設者は、虚偽又は不正の証明を行つてはならない。
3　薬局開設者は、第一項の証明を行うために必要な記録を保存しなければならない。

（視覚、聴覚又は音声機能若しくは言語機能に障害を有する薬剤師等に対する措置）

第十五条の十　薬局開設者は、自ら視覚、聴覚若しくは音声機能若しくは言語機能に障害を有する薬剤師若しくは登録販売者であるとき、又はその薬局において薬事に関する実務に従事する薬剤師若しくは登録販売者が視覚、聴覚若しくは音声機能若しくは言語機能に障害を有するときは、保健衛生上支障を生ずるおそれがないように、必要な設備の設置その他の措置を講じなければならない。

（健康サポート薬局の表示）

第十五条の十一　薬局開設者は、健康サポート薬局である旨を表示するときは、その薬局を、第一条第五項第十号に規定する厚生労働大臣が定める基準に適合するものとしなければならない。

（薬局開設者の法令遵守体制）

第十五条の十一の二　薬局開設者は、次に掲げるところにより、法第九条の二第一項各号に掲げる措置を講じなければならない。
一　次に掲げる薬局の管理者の権限を明らかにすること。
イ　薬局に勤務する薬剤師その他の従業者に対する業務の指示及び監督に関する権限
ロ　イに掲げるもののほか、薬局の管理に関する権限
二　次に掲げる法第九条の二第一項第二号に規定する体制を整備すること。
イ　薬局の管理に関する業務その他の薬局開設者の業務の遂行が法令に適合することを確保するために必要な規程の作成、薬局開設者の薬事に関する業務に責任を有する役員及び従業者に対する教育訓練の実施及び評価並びに業務の遂行に係る記録の作成、管理及び保存を行う体制
ロ　薬局開設者が薬事に関する業務に責任を有する役員及び従業者の業務を監督するために必要な情報を収集し、その業務の適正を確保するために必要な措置を講ずる体制
ハ　イ及びロに掲げるもののほか、薬局開設者の業務の適正を確保するために必要な人員の確保及び配置その他の薬局開設者の業務の適正を確保するための体制
三　次に掲げる法第九条の二第一項第三号に規定する措置を講ずること。

イ　薬局開設者の従業者に対して法令遵守のための指針を示すこと。
ロ　薬事に関する業務に責任を有する役員の権限及び分掌する業務を明らかにすること。
ハ　薬局開設者が二以上の許可を受けている場合にあつては、当該許可を受けている全ての薬局において法第九条の二による法令遵守体制が確保されていることを確認するために必要な措置
ニ　ハの場合であつて、二以上の薬局の法令遵守体制を確保するために薬局開設者（薬局開設者が法人であるときは、薬事に関する業務に責任を有する役員。以下このニにおいて同じ。）を補佐する者を置くときは、次に掲げる措置
（１）　薬局開設者を補佐する者が行う業務を明らかにすること。
（２）　薬局開設者を補佐する者が二以上の薬局の法令遵守体制を確保するために薬局の管理者から必要な情報を収集し、当該情報を薬局開設者に速やかに報告するとともに、当該薬局開設者からの指示を受けて、薬局の管理者に対して当該指示を伝達するための措置
（３）　薬局開設者が二以上の薬局の法令遵守体制を確保するために薬局開設者を補佐する者から必要な情報を収集し、薬局開設者を補佐する者に対して必要な指示を行うための措置
ホ　医薬品の保管、販売その他医薬品の管理に関する業務が適切に行われ、かつ、第十四条に規定する薬局開設者の義務が履行されるために必要な措置
ヘ　イからホまでに掲げるもののほか、前号に規定する体制を実効的に機能させるために必要な措置

（薬局における登録販売者の継続的研修）

第十五条の十一の三　薬局開設者は、その薬局において業務に従事する登録販売者に、研修を毎年度受講させなければならない。
２　前項の研修を実施しようとする者は、次に掲げる事項をあらかじめ厚生労働大臣に届け出なければならない。
一　氏名又は名称及び住所並びに法人にあつては、その代表者の氏名
二　研修の実施場所
３　前項の届出を行つた者（以下この条において「研修実施機関」という。）が行う研修の実施の基準は、次のとおりとする。
一　研修は次に掲げる事項について講義により行うものとし、総時間数が十二時間以上であること。
イ　医薬品に共通する特性と基本的な知識
ロ　人体の働きと医薬品
ハ　主な医薬品とその作用

ニ　薬事に関する法規と制度
ホ　医薬品の適正使用と安全対策
ヘ　リスク区分等の変更があつた医薬品
ト　その他登録販売者として求められる理念、倫理、関連法規等
二　前号イからトまでに掲げる事項を教授するのに適当な講師を有すること。
三　正当な理由なく受講を制限するものでないこと。
4　研修実施機関は、研修の修了者に修了証を交付するものとする。
5　研修実施機関は、研修の実施に必要な経費に充てるため、受講者から負担金を徴収することができる。この場合、負担金は実費に相当する額でなければならない。
6　研修実施機関は、第二項各号に掲げる事項に変更が生じたときは、その変更が生じた日から三十日以内に厚生労働大臣に届け出なければならない。
7　研修実施機関は、研修の実施に関する業務の全部又は一部を廃止し、休止し、又は休止した業務を再開しようとするときは、あらかじめ厚生労働大臣に届け出なければならない。

（調剤された薬剤の販売等）
第十五条の十二　薬局開設者は、法第九条の三の規定により、調剤された薬剤につき、次に掲げる方法により、その薬局において薬剤の販売又は授与に従事する薬剤師に販売させ、又は授与させなければならない。
一　法第九条の四第一項の規定による情報の提供及び指導を受けた者が当該情報の提供及び指導の内容を理解したこと並びに質問がないことを確認した後に、販売し、又は授与させること。
二　当該薬剤を購入し、又は譲り受けようとする者から相談があつた場合には、法第九条の四第四項の規定による情報の提供又は指導を行つた後に、当該薬剤を販売し、又は授与させること。
三　法第九条の四第五項の規定による情報の提供又は指導のため必要があると認めるときは、当該薬剤を購入し、又は譲り受けようとする者の連絡先を確認した後に、当該薬剤を販売し、又は授与させること。
四　当該薬剤を販売し、又は授与した薬剤師の氏名、当該薬局の名称及び当該薬局の電話番号その他連絡先を、当該薬剤を購入し、又は譲り受けようとする者に伝えさせること。

（調剤された薬剤に係る情報提供及び指導の方法等）
第十五条の十三　薬局開設者は、法第九条の四第一項の規定による情報の提供及び指導を、次に掲げる方法により、その薬局において薬剤の販売又は授与に従事する薬剤師に行わせなければならない。
一　当該薬局内において薬局等構造設備規則第一条第一項第十三号に規定する

情報を提供し、及び指導を行うための設備がある場所、居宅等において調剤の業務を行う場合若しくは薬剤師法第二十二条ただし書に規定する特別の事情がある場合におけるその調剤の業務を行う場所又は次項第一号に規定するオンライン服薬指導を行う場合における当該薬局において調剤に従事する薬剤師と相互に連絡をとることができる場所において行わせること。

二　当該薬剤の用法、用量、使用上の注意、当該薬剤との併用を避けるべき医薬品その他の当該薬剤の適正な使用のために必要な情報を、当該薬剤を購入し、又は譲り受けようとする者の状況に応じて個別に提供させ、及び必要な指導を行わせること。

三　当該薬剤を使用しようとする者が患者の薬剤服用歴その他の情報を一元的かつ経時的に管理できる手帳（別表第一を除き、以下単に「手帳」という。）を所持しない場合はその所持を勧奨し、当該者が手帳を所持する場合は、必要に応じ、当該手帳を活用した情報の提供及び指導を行わせること。

四　当該薬剤の副作用その他の事由によるものと疑われる症状が発生した場合の対応について説明させること。

五　情報の提供及び指導を受けた者が当該情報の提供及び指導の内容を理解したこと並びに質問の有無について確認させること。

六　当該情報の提供及び指導を行つた薬剤師の氏名を伝えさせること。

2　法第九条の四第一項の薬剤の適正な使用を確保することが可能であると認められる方法として厚生労働省令で定めるものは、映像及び音声の送受信により相手の状態を相互に認識しながら通話をすることが可能な方法であつて、次の各号に掲げる要件を満たすものとする。

一　薬局開設者が、その薬局において薬剤の販売又は授与に従事する薬剤師に、当該薬剤を使用しようとする者の求めに応じて、この項に定める方法により行われる法第九条の四第一項の規定による情報の提供及び指導（以下この号及び次号において「オンライン服薬指導」という。）を行わせる場合であつて、当該薬剤師が、当該オンライン服薬指導を行うことが困難な事情の有無を確認した上で、当該オンライン服薬指導を行うことができるとその都度責任をもつて判断するときに行われること。

二　次に掲げる事項について、薬剤を使用しようとする者に対して明らかにした上で行われること。

イ　情報通信に係る障害が発生した場合における当該障害の程度、服用に当たり複雑な操作が必要な薬剤を当該薬剤を使用しようとする者に対してはじめて処方する場合における当該者の当該薬剤に関する理解の程度等のオンライン服薬指導を行うことの可否についての判断の基礎となる事項

ロ　オンライン服薬指導に係る情報の漏えい等の危険に関する事項

3　法第九条の四第一項の厚生労働省令で定める事項は、次のとおりとする。た

だし、薬剤師法第二十五条に規定する事項が記載されている調剤された薬剤の容器又は被包を用いて、その薬局において薬剤の販売又は授与に従事する薬剤師に情報の提供を行わせる場合には、第一号から第四号までに掲げる事項を記載することを要しない。

一　当該薬剤の名称

二　当該薬剤の有効成分の名称（一般的名称があるものにあつては、その一般的名称。以下同じ。）及びその分量（有効成分が不明のものにあつては、その本質及び製造方法の要旨。以下同じ。）

三　当該薬剤の用法及び用量

四　当該薬剤の効能又は効果

五　当該薬剤に係る使用上の注意のうち、保健衛生上の危害の発生を防止するために必要な事項

六　その他当該薬剤を調剤した薬剤師がその適正な使用のために必要と判断する事項

4　法第九条の四第一項の厚生労働省令で定める方法は、同項に規定する電磁的記録に記録された事項を紙面又は出力装置の映像面に表示する方法とする。

5　法第九条の四第二項の厚生労働省令で定める事項は、次のとおりとする。

一　年齢

二　他の薬剤又は医薬品の使用の状況

三　性別

四　症状

五　現にかかつている他の疾病がある場合は、その病名

六　妊娠しているか否かの別及び妊娠中である場合は妊娠週数

七　授乳しているか否かの別

八　当該薬剤に係る購入、譲受け又は使用の経験の有無

九　調剤された薬剤又は医薬品の副作用その他の事由によると疑われる疾病にかかつたことがあるか否かの別並びにかかつたことがある場合はその症状、その時期、当該薬剤又は医薬品の名称、有効成分、服用した量及び服用の状況

十　その他法第九条の四第一項の規定による情報の提供及び指導を行うために確認が必要な事項

第十五条の十四　薬局開設者は、法第九条の四第四項の規定による情報の提供又は指導を、次に掲げる方法により、その薬局において薬剤の販売又は授与に従事する薬剤師に行わせなければならない。

一　当該薬剤の使用に当たり保健衛生上の危害の発生を防止するために必要な事項について説明を行わせること。

二　当該薬剤の用法、用量、使用上の注意、当該薬剤との併用を避けるべき医

薬品その他の当該薬剤の適正な使用のために必要な情報を、当該薬剤を購入し、若しくは譲り受けようとする者又は当該薬局開設者から当該薬剤を購入し、若しくは譲り受けた者の状況に応じて個別に提供させ、又は必要な指導を行わせること。

三　当該薬剤を使用しようとする者が手帳を所持する場合は、必要に応じ、当該手帳を活用した情報の提供又は指導を行わせること。

四　当該情報の提供又は指導を行つた薬剤師の氏名を伝えさせること。

第十五条の十四の二　法第九条の四第五項の厚生労働省令で定める場合は、当該薬剤の適正な使用のため、情報の提供又は指導を行う必要があるとその薬局において薬剤の販売又は授与に従事する薬剤師が認める場合とする。

2　前項に該当する場合、薬局開設者は、次に掲げる事項のうち、その薬局において薬剤の販売又は授与に従事する薬剤師が必要と認めるものについて、当該薬剤師に把握させなければならない。

一　第十五条の十三第五項第一号から第九号までに掲げる事項

二　当該薬剤の服薬状況

三　当該薬剤を使用する者の服薬中の体調の変化

四　その他法第九条の四第五項の規定による情報の提供又は指導を行うために把握が必要な事項

3　薬局開設者は、法第九条の四第五項の規定による情報の提供又は指導を、次に掲げる方法により、その薬局において薬剤の販売又は授与に従事する薬剤師に行わせなければならない。

一　当該薬剤の使用に当たり保健衛生上の危害の発生を防止するために必要な事項について説明を行わせること。

二　当該薬剤の用法、用量、使用上の注意、当該薬剤との併用を避けるべき医薬品その他の当該薬剤の適正な使用のために必要な情報を、当該薬剤を購入し、又は譲り受けた者の状況に応じて個別に提供させ、又は必要な指導を行わせること。

三　当該薬剤を使用しようとする者が手帳を所持する場合は、必要に応じ、当該手帳を活用した情報の提供又は指導を行わせること。

四　当該情報の提供又は指導を行つた薬剤師の氏名を伝えさせること。

第十五条の十四の三　法第九条の四第六項の規定により、薬局開設者が、その薬局において薬剤の販売又は授与に従事する薬剤師に記録させなければならない事項は、次のとおりとする。

一　法第九条の四第一項、第四項又は第五項の規定による情報の提供及び指導を行つた年月日

二　前号の情報の提供及び指導の内容の要点
三　第一号の情報の提供及び指導を行つた薬剤師の氏名
四　第一号の情報の提供及び指導を受けた者の氏名及び年齢
2　薬局開設者は、前項の記録を、その記載の日から三年間、保存しなければならない。

（薬局における掲示）

第十五条の十五　法第九条の五の規定による掲示（次条に規定するものを除く。）は、次項に定める事項を表示した掲示板によるものとする。
2　法第九条の五の厚生労働省令で定める事項（次条に規定するものを除く。）は、別表第一の二のとおりとする。

（薬剤師不在時間の掲示）

十五条の十六　法第九条の五の規定による掲示のうち、薬剤師不在時間に係るものは、当該薬局内の見やすい場所及び当該薬局の外側の見やすい場所に掲示することにより行うものとする。

（地域連携薬局等の掲示）

第十五条の十六の二　認定薬局開設者は、当該薬局内の見やすい場所及び当該薬局の外側の見やすい場所に、次に掲げる事項を掲示しなければならない。
一　地域連携薬局等である旨
二　地域連携薬局等の機能に係る説明

（変更の届出）

第十六条　法第十条第一項の厚生労働省令で定める事項は、次のとおりとする。
一　薬局開設者の氏名（薬局開設者が法人であるときは、薬事に関する業務に責任を有する役員の氏名を含む。）又は住所
二　薬局の構造設備の主要部分
三　通常の営業日及び営業時間
四　薬局の管理者の氏名、住所又は週当たり勤務時間数
五　薬局の管理者以外の当該薬局において薬事に関する実務に従事する薬剤師又は登録販売者の氏名又は週当たり勤務時間数
六　放射性医薬品を取り扱うときは、その放射性医薬品の種類
七　当該薬局において併せ行う医薬品の販売業その他の業務の種類
八　当該薬局において販売し、又は授与する医薬品の第一条第三項各号に掲げる区分（特定販売を行う医薬品の区分のみを変更した場合を除く。）
2　法第十条第一項の規定による届出は、様式第六による届書を提出することによつて行うものとする。ただし、前項第四号の薬局の管理者が再教育研修命令

を受けた者であるときは、薬剤師法第八条の二第三項の再教育研修修了登録証を提示し、又はその写しを添付するものとする。

3　前項の届書には、次の各号に掲げる届書の区分に応じて当該各号に定める書類を添えなければならない。ただし、申請等の行為の際当該届書の提出先とされている都道府県知事（その所在地が保健所を設置する市又は特別区の区域にある場合においては、市長又は区長。以下この項において同じ。）に提出され、又は当該都道府県知事を経由して厚生労働大臣に提出された書類については、当該届書にその旨が付記されたときは、この限りでない。

一　第一項第一号に掲げる薬局開設者の氏名に係る届書　薬局開設者の戸籍謄本、戸籍抄本又は戸籍記載事項証明書（薬局開設者が法人であるときは、登記事項証明書）

二　第一項第一号に掲げる役員に係る届書　新たに役員となつた者が精神の機能の障害により業務を適正に行うに当たつて必要な認知、判断及び意思疎通を適切に行うことができないおそれがある者である場合は、当該役員に係る精神の機能の障害に関する医師の診断書

三　第一項第四号又は第五号に掲げる事項に係る届書（新たに管理者又は当該薬局において薬事に関する実務に従事する薬剤師若しくは登録販売者となつた者が薬局開設者である場合を除く。）　雇用契約書の写しその他薬局開設者の新たに管理者又は当該薬局において薬事に関する実務に従事する薬剤師若しくは登録販売者となつた者に対する使用関係を証する書類

第十六条の二　法第十条第二項の厚生労働省令で定める事項は、次のとおりとする。

一　薬剤師不在時間の有無

二　相談時及び緊急時の電話番号その他連絡先

三　特定販売の実施の有無

四　第一条第四項各号に掲げる事項

五　健康サポート薬局である旨の表示の有無

2　法第十条第二項の規定による届出は、様式第六による届書を提出することによつて行うものとする。

3　当該薬局において新たに特定販売を行おうとする場合にあつては、前項の届書には、第一条第四項各号に掲げる事項を記載した書類を添えなければならない。

4　当該薬局において新たに健康サポート薬局である旨を表示しようとする場合にあつては、第二項の届書には、当該薬局が、第一条第五項第十号に規定する厚生労働大臣が定める基準に適合するものであることを明らかにする書類を添えなければならない。

（地域連携薬局等の変更の届出）

第十六条の三　認定薬局開設者は、次に掲げる事項を変更したときは、三十日以内に、様式第六による届書を提出することにより、認定証を交付した都道府県知事にその旨を届け出なければならない。

一　認定薬局開設者の氏名（認定薬局開設者が法人であるときは、薬事に関する業務に責任を有する役員の氏名を含む。）及び住所

二　専門医療機関連携薬局にあつては、法第六条の三第二項第二号に規定する薬剤師の氏名

2　前項の届書には、次の各号に掲げる届書の区分に応じて当該各号に定める書類を添えなければならない。ただし、申請等の行為の際当該届書の提出先とされている都道府県知事に提出され、又は当該都道府県知事を経由して厚生労働大臣に提出された書類については、当該届書にその旨が付記されたときは、この限りでない。

一　前項第一号に掲げる認定薬局開設者の氏名に係る届書　認定薬局開設者の戸籍謄本、戸籍抄本又は戸籍記載事項証明書（認定薬局開設者が法人であるときは、登記事項証明書）

二　前項第一号に掲げる役員に係る届書　新たに役員となつた者が精神の機能の障害により業務を適正に行うに当たつて必要な認知、判断及び意思疎通を適切に行うことができないおそれがある者である場合は、当該役員に係る精神の機能の障害に関する医師の診断書

三　前項第二号に掲げる事項に係る届書（新たに法第六条の三第二項第二号に規定する薬剤師となつた者が認定薬局開設者である場合を除く。）　雇用契約書の写しその他の認定薬局開設者の新たに法第六条の三第二項第二号に規定する薬剤師となつた者に対する使用関係を証する書類

3　認定薬局開設者は、その薬局の名称を変更しようとするときは、あらかじめ、様式第六による届書を提出することにより、認定証を交付した都道府県知事にその旨を届け出なければならない。

（取扱処方箋数の届出）

第十七条　令第二条の十三ただし書の厚生労働省令で定める場合は、次のとおりとする。

一　前年において業務を行つた期間が三箇月未満である場合

二　前年における総取扱処方箋数を前年において業務を行つた日数で除して得た数が四十以下である場合

2　令第二条の十三の届出は、様式第七による届書を提出することによつて行うものとする。

（休廃止等の届書の様式）

第十八条　薬局を廃止し、休止し、又は休止した薬局を再開した場合における法第十条第一項の規定による届出は、様式第八による届書を提出することによつて行うものとする。

第二章　医薬品、医薬部外品及び化粧品の製造販売業及び製造業

（医薬品、医薬部外品及び化粧品の製造販売業の許可の申請）

第十九条　法第十二条第一項の医薬品（体外診断用医薬品を除く。以下この章において同じ。）、医薬部外品又は化粧品の製造販売業の許可を受けようとする者は、同条第二項の規定により、様式第九による申請書を令第八十条の規定により当該許可の権限に属する事務を行うこととされた都道府県知事（薬局製造販売医薬品の製造販売をする薬局にあつては、その所在地が保健所を設置する市又は特別区の区域にある場合においては、市長又は区長。第四項、第二十三条第一項、第三十八条、第四十六条第一項、第四十八条第一項、第七十条第一項及び第二項、第九十九条第三項、第二百十三条第一項並びに第二百二十八条の二十二において同じ。）に提出するものとする。

2　法第十二条第二項第四号の厚生労働省令で定める事項は、次のとおりとする。

一　主たる機能を有する事務所の名称及び所在地

二　許可の種類

三　医薬品等総括製造販売責任者の住所及び資格

四　法第十七条第一項ただし書第二号に該当する場合であつて、医薬品等総括製造販売責任者として薬剤師以外の技術者を置くときは、当該薬剤師以外の技術者を補佐する薬剤師（以下「医薬品等総括製造販売責任者補佐薬剤師」という。）の氏名及び住所並びに医薬品等総括製造販売責任者補佐薬剤師が薬剤師である旨

3　法第十二条第三項第四号の厚生労働省令で定める書類は、次のとおりとする。

一　申請者が法人であるときは、登記事項証明書

二　申請者（申請者が法人であるときは、薬事に関する業務に責任を有する役員）が精神の機能の障害により業務を適正に行うに当たつて必要な認知、判断及び意思疎通を適切に行うことができないおそれがある者である場合は、当該申請者に係る精神の機能の障害に関する医師の診断書

三　申請者が現に製造販売業の許可を受けている場合にあつては、当該製造販売業の許可証の写し

四　申請者以外の者がその医薬品等総括製造販売責任者であるときは、雇用契約書の写しその他申請者のその医薬品等総括製造販売責任者に対する使用関係を証する書類

五　医薬品等総括製造販売責任者が法第十七条第一項に規定する者であることを証する書類

六　法第十七条第一項ただし書第一号に該当する場合であつて、医薬品等総括製造販売責任者として薬剤師以外の技術者を置くときは、当該医薬品等総括製造販売責任者が第八十六条第一項第一号イ若しくはロ又は第二号イからハまでに掲げる者であることを証する書類

七　法第十七条第一項ただし書第二号に該当する場合であつて、医薬品等総括製造販売責任者として薬剤師以外の技術者を置くときは、当該医薬品等総括製造販売責任者が第八十六条第一項第三号イ又はロに掲げる者であることを証する書類、医薬品等総括製造販売責任者として薬剤師以外の技術者を置く理由を記載した書類、医薬品等総括製造販売責任者補佐薬剤師の雇用契約書の写しその他の製造販売業者の医薬品等総括製造販売責任者補佐薬剤師に対する使用関係を証する書類並びに医薬品等総括製造販売責任者として法第十七条第二項に規定する能力及び経験を有する薬剤師を置くために必要な措置に関する計画

4　法第十二条第三項各号に掲げる書類のうち、申請等の行為の際第一項の申請書の提出先とされている都道府県知事に提出され、又は当該都道府県知事を経由して厚生労働大臣に提出されたものについては、当該申請書にその旨が付記されたときは、添付を要しないものとする。

5　法第十二条第二項の申請については、第九条の規定を準用する。

（製造販売業の許可証の様式）

第二十条　医薬品、医薬部外品又は化粧品の製造販売業の許可証は、様式第十によるものとする。

（製造販売業の許可証の書換え交付の申請）

第二十一条　令第五条第二項の申請書は、様式第三によるものとする。

（製造販売業の許可証の再交付の申請）

第二十二条　令第六条第二項の申請書は、様式第四によるものとする。

（製造販売業の許可の更新の申請）

第二十三条　法第十二条第四項の医薬品、医薬部外品又は化粧品の製造販売業の許可の更新の申請は、様式第十一による申請書を令第八十条の規定により当該許可の権限に属する事務を行うこととされた都道府県知事に提出することによつて行うものとする。

2　前項の申請書には、申請に係る許可の許可証を添えなければならない。

3　第一項において申請者（申請者が法人であるときは、薬事に関する業務に責任を有する役員）が精神の機能の障害により業務を適正に行うに当たつて必要

な認知、判断及び意思疎通を適切に行うことができないおそれがある者である場合は、当該申請者に係る精神の機能の障害に関する医師の診断書を同項の申請書に添付しなければならない。

（製造販売業の許可台帳の記載事項）

第二十四条　令第八条第一項に規定する法第十二条第一項の許可に関する台帳に記載する事項は、次のとおりとする。

一　許可番号及び許可年月日

二　許可の種類

三　製造販売業者の氏名及び住所

四　医薬品等総括製造販売責任者がその業務を行う事務所（以下この章において「主たる機能を有する事務所」という。）の名称及び所在地

五　医薬品等総括製造販売責任者の氏名及び住所

六　法第十七条第一項ただし書第二号に該当する場合であつて、医薬品等総括製造販売責任者として薬剤師以外の技術者を置くときは、医薬品等総括製造販売責任者補佐薬剤師の氏名及び住所

七　当該製造販売業者が他の種類の製造販売業の許可を受けている場合にあつては、当該許可の種類及び許可番号

（法第十二条の二第二項において準用する法第五条第三号への厚生労働省令で定める者）

第二十四条の二　法第十二条の二第二項において準用する法第五条第三号への厚生労働省令で定める者は、精神の機能の障害により製造販売業者の業務を適正に行うに当たつて必要な認知、判断及び意思疎通を適切に行うことができない者とする。

（製造業の許可の区分）

第二十五条　法第十三条第二項に規定する厚生労働省令で定める医薬品の製造業の許可の区分は、次のとおりとする。

一　令第八十条第二項第三号イ、ハ及びニに規定する医薬品の製造工程の全部又は一部を行うもの

二　放射性医薬品（前号に掲げるものを除く。）の製造工程の全部又は一部を行うもの

三　無菌医薬品（無菌化された医薬品をいい、前二号に掲げるものを除く。以下同じ。）の製造工程の全部又は一部を行うもの（第五号に掲げるものを除く。）

四　前三号に掲げる医薬品以外の医薬品の製造工程の全部又は一部を行うもの（次号に掲げるものを除く。）

五　前二号に掲げる医薬品の製造工程のうち包装、表示又は保管のみを行うも

の

2　法第十三条第二項に規定する厚生労働省令で定める医薬部外品の製造業の許可の区分は、次のとおりとする。

一　無菌医薬部外品（無菌化された医薬部外品をいう。以下同じ。）の製造工程の全部又は一部を行うもの（第三号に掲げるものを除く。）

二　前号に掲げる医薬部外品以外の医薬部外品の製造工程の全部又は一部を行うもの（次号に掲げるものを除く。）

三　医薬部外品の製造工程のうち包装、表示又は保管のみを行うもの

3　法第十三条第二項に規定する厚生労働省令で定める化粧品の製造業の許可の区分は、次のとおりとする。

一　化粧品の製造工程の全部又は一部を行うもの（次号に掲げるものを除く。）

二　化粧品の製造工程のうち包装、表示又は保管のみを行うもの

（製造業の許可の申請）

第二十六条　法第十三条第一項の医薬品、医薬部外品又は化粧品の製造業の許可を受けようとする者は、同条第三項の規定により、様式第十二による申請書（地方厚生局長に提出する場合にあつては正本一通及び副本二通、都道府県知事、保健所を設置する市の市長又は特別区の区長に提出する場合にあつては正本一通）を第二百八十一条又は令第八十条の規定によりそれぞれ当該許可の権限に属する事務を行うこととされた地方厚生局長又は都道府県知事（薬局製造販売医薬品を製造する薬局にあつては、その所在地が保健所を設置する市又は特別区の区域にある場合においては、市長又は区長。次項及び第三項、第二十八条第一項、第二十九条第一項、第三十条第一項、第三十一条並びに第百条第三項において同じ。）に提出するものとする。

2　法第十三条第三項第六号の厚生労働省令で定める事項は、次のとおりとする。

一　製造所の名称及び所在地

二　許可の区分

三　医薬品製造管理者又は医薬部外品責任技術者の住所及び資格

3　第一項の申請書には、次に掲げる書類を添えなければならない。ただし、申請等の行為の際当該申請書の提出先とされている地方厚生局長若しくは都道府県知事に提出され、又は当該都道府県知事を経由して地方厚生局長に提出された書類については、当該申請書にその旨が付記されたときは、この限りでない。

一　申請者が法人であるときは、登記事項証明書

二　申請者以外の者がその医薬品製造管理者又は医薬部外品等責任技術者であるときは、雇用契約書の写しその他申請者のその医薬品製造管理者又は医薬部外品等責任技術者に対する使用関係を証する書類

三　医薬品製造管理者が薬剤師若しくは第八十八条に掲げる者であること又は医薬部外品等責任技術者が第九十一条に掲げる者であることを証する書類

四　製造所の構造設備に関する書類
五　製造しようとする品目の一覧表及び製造工程に関する書類
六　放射性医薬品を取り扱おうとするとき（厚生労働大臣が定める数量又は濃度以下の放射性医薬品を取り扱おうとするときを除く。）は、放射性医薬品の種類及び放射性医薬品を取り扱うために必要な設備の概要を記載した書類
七　申請者が他の製造業の許可又は登録を受けている場合にあつては、当該製造業の許可証又は登録証の写し

4　法第十三条第三項の申請については、第九条の規定を準用する。この場合において、第九条中「都道府県知事（その」とあるのは、「地方厚生局長又は都道府県知事（薬局製造販売医薬品を製造する薬局にあつては、その」と読み替えるものとする。

5　法第十三条第六項において準用する法第五条第三号への厚生労働省令で定める者は、精神の機能の障害により製造業者の業務を適正に行うに当たつて必要な認知、判断及び意思疎通を適切に行うことができない者とする。

（製造業の許可証の様式）

第二十七条　医薬品、医薬部外品又は化粧品の製造業の許可証は、様式第十三によるものとする。

（製造業の許可証の書換え交付の申請）

第二十八条　令第十二条第二項の申請書（地方厚生局長に提出する場合にあつては正副二通、都道府県知事に提出する場合にあつては正本一通）は、様式第三によるものとする。

2　前項の規定により地方厚生局長に提出することとされている申請書には、手数料の額に相当する収入印紙をはらなければならない。

（製造業の許可証の再交付の申請）

第二十九条　令第十三条第二項の申請書（地方厚生局長に提出する場合にあつては正副二通、都道府県知事に提出する場合にあつては正本一通）は、様式第四によるものとする。

2　前項の規定により地方厚生局長に提出することとされている申請書には、手数料の額に相当する収入印紙をはらなければならない。

（製造業の許可の更新の申請）

第三十条　法第十三条第四項の医薬品、医薬部外品又は化粧品の製造業の許可の更新の申請は、様式第十四による申請書（地方厚生局長に提出する場合にあつては正本一通及び副本二通、都道府県知事に提出する場合にあつては正本一通）を第二百八十一条又は令第八十条の規定によりそれぞれ当該許可の権限に属す

る事務を行うこととされた地方厚生局長又は都道府県知事に提出することによつて行うものとする。

2　前項の申請書には、申請に係る許可の許可証を添えなければならない。

（製造業の許可の区分の変更等の申請）

第三十一条　法第十三条第八項の医薬品、医薬部外品又は化粧品の製造業の許可の区分の変更又は追加の許可を受けようとする者は、同条第九項において準用する同条第三項の規定により、様式第十五による申請書（地方厚生局長に提出する場合にあつては正本一通及び副本二通、都道府県知事に提出する場合にあつては正本一通）を第二百八十一条又は令第八十条の規定によりそれぞれ当該許可の権限に属する事務を行うこととされた地方厚生局長又は都道府県知事に提出するものとする。

2　法第十三条第九項において準用する同条第三項の申請書には、次に掲げる書類を添えなければならない。ただし、申請等の行為の際当該申請書の提出先とされている地方厚生局長若しくは都道府県知事に提出され、又は当該都道府県知事を経由して地方厚生局長に提出された書類については、当該申請書にその旨が付記されたときは、この限りでない。

一　許可証

二　変更又は追加に係る製造品目の一覧表及び製造工程に関する書類

三　変更し、又は追加しようとする許可の区分に係る製造所の構造設備に関する書類

（製造業の許可台帳の記載事項）

第三十二条　令第十五条第一項に規定する法第十三条第一項及び第八項の許可に関する台帳に記載する事項は、次のとおりとする。

一　許可番号及び許可年月日

二　許可の区分

三　製造業者の氏名及び住所

四　製造所の名称及び所在地

五　当該製造所の医薬品製造管理者又は医薬部外品等責任技術者の氏名及び住所

六　当該製造業者が他の製造業の許可又は登録を受けている場合にあつては、当該製造業の許可の区分及び許可番号又は登録番号

（独立行政法人医薬品医療機器総合機構に対する製造業の許可又は許可の更新に係る調査の申請）

第三十三条　法第十三条の二第一項の規定により独立行政法人医薬品医療機器総合機構（以下「機構」という。）に法第十三条第七項（同条第九項において準用

する場合を含む。）に規定する調査を行わせることとしたときは、令第十六条に規定する医薬品、医薬部外品又は化粧品に係る法第十三条第一項若しくは第八項の許可又は同条第四項の許可の更新の申請者は、機構に当該調査の申請をしなければならない。

2　前項の申請は、様式第十六による申請書を当該申請に係る品目の法第十三条第一項若しくは第八項の許可又は同条第四項の許可の更新の申請書に添付して、地方厚生局長を経由して行うものとする。

（機構による製造業の許可又は許可の更新に係る調査の結果の通知）

第三十四条　法第十三条の二第四項の規定による調査の結果の通知は、地方厚生局長に対し、様式第十七による通知書によつて行うものとする。

（登録によつては行うことができない保管）

第三十四条の二　法第十三条の二の二第一項に規定する厚生労働省令で定める保管は、次のとおりとする。

一　最終製品（他の医薬品、医薬部外品又は化粧品の製造所に出荷されるものを除く。）の保管

二　令第八十条第二項第三号イからニまでに掲げる医薬品の製造工程における保管

（保管のみを行う製造所に係る登録の申請）

第三十四条の三　法第十三条の二の二第一項の医薬品、医薬部外品及び化粧品の製造工程のうち保管のみを行う製造所に係る登録の申請を行おうとする者は、同条第三項の規定により、様式第十七の二による申請書を令第八十条の規定により当該登録の権限に属する事務を行うこととされた都道府県知事に提出するものとする。

2　法第十三条の二の二第三項第五号の厚生労働省令で定める事項は、次のとおりとする。

一　製造所の名称及び所在地

二　医薬品製造管理者又は医薬部外品等責任技術者の住所及び資格

3　第一項の申請書には、次に掲げる書類を添えなければならない。ただし、申請等の行為の際当該申請書の提出先とされている都道府県知事に提出された書類については、当該申請書にその旨が付記されたときは、この限りでない。

一　申請者が法人であるときは、登記事項証明書

二　申請者以外の者がその医薬品製造管理者又は医薬部外品等責任技術者であるときは、雇用契約書の写しその他の申請者のその医薬品製造管理者又は医薬部外品等責任技術者に対する使用関係を証する書類

三　医薬品製造管理者が薬剤師若しくは第八十八条に掲げる者であること又は

医薬部外品等責任技術者が第九十一条若しくは第九十一条の二に掲げる者であることを証する書類
四　登録を受けようとする保管のみを行う製造所の場所を明らかにした図面
五　申請者が他の製造業の許可又は登録を受けている場合にあつては、当該製造業の許可証又は登録証の写し
4　法第十三条の二の二第三項の申請については、第九条の規定を準用する。この場合において、同条中「都道府県知事（その所在地が保健所を設置する市又は特別区の区域にある場合においては、市長又は区長）」とあるのは、「都道府県知事」と読み替えるものとする。
5　法第十三条の二の二第五項において準用する法第五条第三号への厚生労働省令で定める者は、精神の機能の障害により保管のみを行う製造所に係る製造業者の業務を適正に行うに当たつて必要な認知、判断及び意思疎通を適切に行うことができない者とする。

（保管のみを行う製造所に係る登録証の様式）
第三十四条の四　令第十六条の三第一項の登録証は、様式第十七の三によるものとする。

（保管のみを行う製造所に係る登録証の書換え交付の申請）
第三十四条の五　令第十六条の四第二項の申請書は、様式第三によるものとする。

（保管のみを行う製造所に係る登録証の再交付の申請）
第三十四条の六　令第十六条の五第二項の申請書は、様式第四によるものとする。

（保管のみを行う製造所に係る登録証の更新の申請）
第三十四条の七　法第十三条の二の二第四項の保管のみを行う製造所に係る登録の更新の申請は、様式第十七の四による申請書を令第八十条の規定により当該登録の権限に属する事務を行うこととされた都道府県知事に提出することによつて行うものとする。
2　前項の申請書には、申請に係る登録の登録証を添えなければならない。

（保管のみを行う製造所に係る登録台帳の記載事項）
第三十四条の八　令第十六条の七第一項に規定する法第十三条の二の二第一項の登録に関する台帳に記載する事項は、次のとおりとする。
一　登録番号及び登録年月日
二　保管のみを行う製造所に係る製造業者の氏名及び住所
三　保管のみを行う製造所の名称及び所在地
四　当該保管のみを行う製造所の医薬品製造管理者又は医薬部外品等責任技術

者の氏名及び住所

五　当該保管のみを行う製造所に係る製造業者が他の製造業の許可又は登録を受けている場合にあつては、当該製造業の許可の区分及び許可番号又は登録番号

（医薬品等外国製造業者の認定の区分）

第三十五条　法第十三条の三第二項に規定する厚生労働省令で定める医薬品の医薬品等外国製造業者の認定の区分は、次のとおりとする。

一　令第八十条第二項第三号イ、ハ及びニに規定する医薬品の製造工程の全部又は一部を行うもの

二　放射性医薬品（前号に掲げるものを除く。）の製造工程の全部又は一部を行うもの

三　無菌医薬品の製造工程の全部又は一部を行うもの（第五号に掲げるものを除く。）

四　前三号に掲げる医薬品以外の医薬品の製造工程の全部又は一部を行うもの（次号に掲げるものを除く。）

五　前二号に掲げる医薬品の製造工程のうち包装、表示又は保管のみを行うもの

2　法第十三条の三第二項に規定する厚生労働省令で定める医薬部外品の医薬品等外国製造業者の認定の区分は、次のとおりとする。

一　無菌医薬部外品の製造工程の全部又は一部を行うもの（第三号に掲げるものを除く。）

二　前号の無菌医薬部外品以外の医薬部外品の製造工程の全部又は一部を行うもの（次号に掲げるものを除く。）

三　医薬部外品の製造工程のうち包装、表示又は保管のみを行うもの

（医薬品等外国製造業者の認定の申請）

第三十六条　法第十三条の三第一項の医薬品等外国製造業者の認定を受けようとする者は、同条第三項において準用する法第十三条第三項の規定により、様式第十八による申請書（正副二通）を提出するものとする。

2　法第十三条の三第三項において準用する法第十三条第三項第六号の厚生労働省令で定める事項は、次のとおりとする。

一　製造所の名称及び所在地

二　認定の区分

三　製造所の責任者の氏名及び住所

3　第一項の申請書には、次に掲げる書類を添えなければならない。ただし、申請等の行為の際厚生労働大臣に提出された書類については、当該申請書にその旨が付記されたときは、この限りでない。

一　製造所の責任者の履歴書
二　製造品目の一覧表及び製造工程に関する書類
三　製造所の構造設備に関する書類
四　放射性医薬品を取り扱おうとするとき（厚生労働大臣が定める数量又は濃度以下の放射性医薬品を取り扱おうとするときを除く。）は、放射性医薬品の種類及び放射性医薬品を取り扱うために必要な設備の概要を記載した書類
五　当該外国製造業者が存する国が医薬品、医薬部外品又は化粧品の製造販売業の許可、製造業の許可、製造販売の承認の制度又はこれに相当する制度を有する場合においては、当該国の政府機関等が発行する当該制度に係る許可証等の写し

4　法第十三条の三第三項において準用する法第十三条第六項において準用する法第五条第三項への厚生労働省令で定める者は、精神の機能の障害により医薬品等外国製造業者の業務を適正に行うに当たつて必要な認知、判断及び意思疎通を適切に行うことができない者とする。

（準用）

第三十七条　法第十三条の三第一項若しくは同条第三項において準用する法第十三条第八項の認定又は法第十三条の三第三項において準用する法第十三条第四項の認定の更新については、第二十七条から第三十四条までの規定を準用する。

2　前項の場合において、次の表の上欄に掲げる規定中同表の中欄に掲げる字句は、それぞれ同表の下欄に掲げる字句に読み替えるものとする。

第二十七条	医薬品、医薬部外品又は化粧品の製造業の許可証	医薬品等外国製造業者の認定証
	様式第十三	様式第十九
第二十八条第一項	第十二条第二項	第十八条の二第二項
	地方厚生局長に提出する場合にあつては正副二通、都道府県知事に提出する場合にあつては正本一通	正副二通
第二十八条第二項	地方厚生局長	厚生労働大臣
第二十九条第一項	第十三条第二項	第十八条の三第二項
	地方厚生局長に提出する場合にあつては正副二通、都道府県知事に提出する場合にあつては正本一通	正副二通
第二十九条第二項	地方厚生局長	厚生労働大臣
第三十条第一項	法	法第十三条の三第三項において準用する法
	医薬品、医薬部外品又は化粧品の製造業の許可	規定による法第十三条の三第一項の認定（以下「医薬

		品等外国製造業者の認定」という。)
	様式第十四	様式第二十
	地方厚生局長に提出する場合にあつては正本一通及び副本二通、都道府県知事に提出する場合にあつては正本一通）を第二百八十一条又は令第八十条の規定によりそれぞれ当該許可の権限に属する事務を行うこととされた地方厚生局長又は都道府県知事	正副二通）を厚生労働大臣
第三十条第二項	許可の許可証	認定の認定証
第三十一条第一項	法	法第十三条の三第三項において準用する法
	医薬品、医薬部外品または化粧品の製造業の許可	医薬品等外国製造業者の認定
	追加の許可	追加の認定
	同条第九項	法第十三条の三第三項において準用する法第十三条第九項
	様式第十五	様式第二十一
	地方厚生局長に提出する場合にあつては正本一通及び副本二通、都道府県知事に提出する場合にあつては正本一通）を第二百八十一条又は令第八十条の規定によりそれぞれ当該許可の権限に属する事務を行うこととされた地方厚生局長又は都道府県知事	正副二通）を厚生労働大臣
第三十一条第二項各号列記以外の部分	法	法第十三条の三第三項において準用する法
	当該申請書の提出先とされた地方厚生局長若しくは都道府県知事に提出され、又は当該都道府県知事を経由して地方厚生局長	厚生労働大臣
第三十一条第二項第一号	許可証	認定証
第三十一条第二項	許可	認定

第三号		
第三十二条各号列記以外の部分	第十五条第一項に規定する法第十三条第一項及び第八項の許可	第十八条の五に規定する法第十三条の三第一項及び同条第三項において準用する法第十三条第八項の認定
第三十二条第一号	許可番号及び許可年月日	認定番号及び認定年月日
第三十二条第二号	許可	認定
第三十二条第三号	製造業者	医薬品等外国製造業者
第三十二条第五号	医薬品製造管理者又は医薬部外品等責任技術者	責任者
第三十二条第六号	製造業	医薬品等外国製造業者
	製造業の許可又は登録	医薬品等外国製造業者若しくは再生医療等製品外国製造業者の認定又は医療機器等外国製造業者の登録
	製造業の許可の区分及び許可番号	認定の区分及び認定番号
第三十三条第一項	第十三条の二第一項	第十三条の三第三項において準用する法第十三条の二第一項
	第十三条第七項	第十三条の三第三項において準用する法第十三条第七項
	第十三条第一項若しくは第八項の許可又は同条第四項の許可	第十三条の三第一項若しくは同条第三項において準用する法第十三条第八項の認定又は法第十三条の三第三項において準用する法第十三条第四項の認定
第三十三条第二項	第十三条第一項若しくは第八項の許可又は同条第四項の許可	第十三条の三第一項若しくは同条第三項において準用する法第十三条第八項の認定又は法第十三条の三第三項において準用する法第十三条第四項の認定
	、地方厚生局長を経由して行う	行う
第三十四条	法	法第十三条の三第三項において準用する法
	地方厚生局長	厚生労働大臣

（医薬品等外国製造業者の保管のみを行う製造所に係る登録の申請）

第三十七条の二　法第十三条の三の二第一項の医薬品等外国製造業者の保管のみを行う製造所に係る登録の申請を行おうとする者は、同条第二項において準用する法第十三条の二の二第三項の規定により、様式第二十一の二による申請書（正副二通）を機構を経由して厚生労働大臣に提出するものとする。

2　法第十三条の三の二第二項において準用する法第十三条の二の二第三項第五号の厚生労働省令で定める事項は、製造所の名称及び所在地とする。

3　第一項の申請書には、次に掲げる書類を添えなければならない。ただし、申請等の行為の際厚生労働大臣に提出された書類については、当該申請書にその旨が付記されたときは、この限りでない。

一　保管のみを行う製造所の責任者の履歴書

二　登録を受けようとする保管のみを行う製造所の場所を明らかにした図面

三　当該外国製造業者が存する国が医薬品、医薬部外品又は化粧品の製造販売業の許可、製造業の許可若しくは製造販売の承認の制度又はこれに相当する制度を有する場合においては、当該国の政府機関等が発行する当該制度に係る許可証等の写し

4　法第十三条の三の二第二項において準用する法第十三条の二の二第五項において準用する法第五条第三号への厚生労働省令で定める者は、精神の機能の障害により保管のみを行う製造所に係る医薬品等外国製造業者の業務を適正に行うに当たつて必要な認知、判断及び意思疎通を適切に行うことができない者とする。

（準用）

第三十七条の三　法第十三条の三の二第一項の登録又は同条第二項において準用する法第十三条の二の二第四項の登録の更新については、第三十四条の四から第三十四条の八までの規定を準用する。

2　前項の場合において、次の表の上欄に掲げる規定中同表の中欄に掲げる字句は、それぞれ同表の下欄に掲げる字句に読み替えるものとする。

第三十四条の四	第十六条の三第一項	第十八条の七
	様式第十七の三	様式第二十一の三
第三十四条の五	第十六条の四第二項	第十八条の八第二項
第三十四条の六	第十六条の五第二項	第十八条の九第二項
第三十四条の七第一項	法	法第十三条の三の二第二項において準用する法
	保管のみを行う製造所	医薬品等外国製造業者の保管のみを行う製造所
	様式第十七の四	様式第二十一の四

	令第八十条の規定により当該登録の権限に属する事務を行うこととされた都道府県知事	機構を経由して厚生労働大臣
第三十四条の八各号列記以外の部分	第十六条の七第一項に規定する法第十三条の二の二第一項	第十八条の十一に規定する法第十三条の三の二第一項
第三十四条の八第二号	製造業者	医薬品等外国製造業者
第三十四条の八第四号	医薬品等製造管理者又は医薬部外品等責任技術者	責任者
第三十四条の八第五号	製造業者	医薬品等外国製造業者
	製造業の許可又は登録	医薬品等外国製造業者の認定若しくは登録、医療機器等外国製造業者の登録又は再生医療等製品外国製造業者の認定
	製造業の許可の区分及び許可番号	認定の区分及び認定番号

（医薬品、医薬部外品及び化粧品の製造販売の承認の申請）

第三十八条　法第十四条第一項の医薬品、医薬部外品又は化粧品の製造販売の承認の申請は、様式第二十二による申請書（厚生労働大臣に提出する場合にあつては正本一通及び副本二通、都道府県知事に提出する場合にあつては正副二通）を提出することによつて行うものとする。

2　前項の申請書には、次に掲げる書類を添えなければならない。ただし、申請等の行為の際当該申請書の提出先とされている厚生労働大臣若しくは都道府県知事に提出され、又は当該都道府県知事を経由して厚生労働大臣に提出されたものについては、当該申請書にその旨が付記されたときは、この限りでない。

一　当該品目に係る製造販売業の許可証の写し

二　法第十四条の三第一項の規定により法第十四条第一項の承認を申請しようとするときは、申請者が製造販売しようとする物が、法第十四条の三第一項第二号に規定する医薬品であることを明らかにする書類その他必要な書類

（医薬品、医薬部外品又は化粧品として不適当な場合）

第三十九条　法第十四条第二項第三号ハ（同条第十五項において準用する場合を含む。次項において同じ。）の医薬品又は医薬部外品として不適当なものとして厚生労働省令で定める場合は、申請に係る医薬品又は医薬部外品の性状又は品質が保健衛生上著しく不適当な場合とする。

2　法第十四条第二項第三号ハの化粧品として不適当なものとして厚生労働省令で定める場合は、申請に係る化粧品の性状又は品質が保健衛生上著しく不適当

な場合及び申請に係る化粧品に含有されている成分が法第六十一条第四号の規定による名称の記載を省略しようとする成分として不適当な場合とする。

（承認申請書に添付すべき資料等）

第四十条　法第十四条第三項（同条第十五項において準用する場合及び法第十四条の二の二第五項の規定により読み替えて適用される場合を含む。次項において同じ。）の規定により第三十八条第一項又は第四十六条第一項の申請書に添付しなければならない資料は、次の各号に掲げる承認の区分及び申請に係る医薬品、医薬部外品又は化粧品の有効成分の種類、投与経路、剤型等に応じ、当該各号に掲げる資料とする。

一　医薬品についての承認　次に掲げる資料

イ　起原又は発見の経緯及び外国における使用状況等に関する資料

ロ　製造方法並びに規格及び試験方法等に関する資料

ハ　安定性に関する資料

ニ　薬理作用に関する資料

ホ　吸収、分布、代謝及び排泄に関する資料

ヘ　急性毒性、亜急性毒性、慢性毒性、遺伝毒性、催奇形性その他の毒性に関する資料

ト　臨床試験等の試験成績に関する資料

チ　法第五十二条第二項各号に掲げる事項又は法第六十八条の二第二項に規定する注意事項等情報に関する資料

二　医薬部外品についての承認　次に掲げる資料

イ　起原又は発見の経緯及び外国における使用状況等に関する資料

ロ　物理的化学的性質並びに規格及び試験方法等に関する資料

ハ　安定性に関する資料

ニ　安全性に関する資料

ホ　効能又は効果に関する資料

三　化粧品についての承認　次に掲げる資料

イ　起原又は発見の経緯及び外国における使用状況等に関する資料

ロ　物理的化学的性質等に関する資料

ハ　安全性に関する資料

２　前項の規定にかかわらず、法第十四条第三項の規定により第三十八条第一項又は第四十六条第一項の申請書に添付しなければならない資料について、当該申請に係る事項が医学薬学上公知であると認められる場合、法第十四条第五項の規定により臨床試験の試験成績に関する資料の一部の添付を要しないこととされた場合その他資料の添付を必要としない合理的理由がある場合においては、その資料を添付することを要しない。ただし、法第十四条の四第一項第一号に規定する新医薬品とその有効成分、分量、用法、用量、効能及び効果が同一性

を有すると認められる医薬品については、当該新医薬品の再審査期間中は、当該新医薬品の承認申請において資料を添付することを要しないとされたもの以外は、医学薬学上公知であると認められない。

3　第一項各号に掲げる資料を作成するために必要とされる試験は、試験成績の信頼性を確保するために必要な施設、機器、職員等を有し、かつ、適正に運営管理されていると認められる試験施設等において実施されなければならない。

4　申請者は、申請に係る医薬品、医薬部外品又は化粧品がその申請に係る品質、有効性又は安全性を有することを疑わせる資料については、当該資料を作成するために必要とされる試験が前項に規定する試験施設等において実施されたものでない場合であつても、これを厚生労働大臣又は都道府県知事に提出しなければならない。

5　第一項各号に掲げるもの及び前項に規定するもののほか、厚生労働大臣又は都道府県知事が申請に係る医薬品、医薬部外品又は化粧品の承認のための審査につき必要と認めて当該医薬品、医薬部外品又は化粧品の見本品その他の資料の提出を求めたときは、申請者は、当該資料を厚生労働大臣又は都道府県知事に提出しなければならない。

（緊急承認に係る医薬品の承認申請書に添付すべき資料の提出の猶予）

四十条の二　厚生労働大臣は、申請者が法第十四条の二の二第一項の規定による法第十四条の承認を受けて製造販売しようとする医薬品について、前条第一項第一号イ及びハからヘまで並びにチに掲げる資料を添付することができないと認めるときは、相当の期間その提出を猶予することができる。

（特例承認に係る医薬品の承認申請書に添付すべき資料の提出の猶予）

第四十一条　厚生労働大臣は、申請者が法第十四条の三第一項の規定による法第十四条の承認を受けて製造販売しようとする医薬品について、第四十条第一項第一号イからヘまで及びチに掲げる資料を添付することができないと認めるときは、相当の期間その提出を猶予することができる。

（厚生労働大臣の定める基準に従つて資料が収集され、かつ、作成される医薬品）

第四十二条　法第十四条第三項後段（同条第十五項において準用する場合を含む。）の厚生労働省令で定める医薬品は、法第十四条第一項に規定する医薬品（人又は動物の皮膚に貼り付けられる医薬品、薬局製造販売医薬品、令第八十条の規定により承認の権限に属する事務を都道府県知事が行うこととされた医薬品及び専ら動物のために使用することが目的とされている医薬品を除く。）とする。

（申請資料の信頼性の基準）

第四十三条　法第十四条第三項後段（同条第十五項において準用する場合及び法第十四条の二の二第五項の規定により読み替えて適用される場合を含む。）に規定する資料は、医薬品の安全性に関する非臨床試験の実施の基準に関する省令（平成九年厚生省令第二十一号）、医薬品の臨床試験の実施の基準に関する省令（平成九年厚生省令第二十八号）及び医薬品の製造販売後の調査及び試験の実施の基準に関する省令（平成十六年厚生労働省令第百七十一号）に定めるもののほか、次に掲げるところにより、収集され、かつ、作成されたものでなければならない。

一　当該資料は、これを作成することを目的として行われた調査又は試験において得られた結果に基づき正確に作成されたものであること。

二　前号の調査又は試験において、申請に係る医薬品についてその申請に係る品質、有効性又は安全性を有することを疑わせる調査結果、試験成績等が得られた場合には、当該調査結果、試験成績等についても検討及び評価が行われ、その結果が当該資料に記載されていること。

三　当該資料の根拠になつた資料は、法第十四条第一項又は同条第十五項の承認（法第十四条の二の二第一項の規定により条件及び期限を付したものを除く。）を与える又は与えない旨の処分の日まで保存されていること。ただし、資料の性質上その保存が著しく困難であると認められるものにあつては、この限りでない。

第四十四条　削除

（原薬等登録原簿に登録されたことを証する書面に代えることができる資料）

第四十五条　法第十四条第一項又は第十五項の承認の申請をしようとする者は、第二百八十条の四第一項の登録証の写し及び当該原薬等についての法第八十条の六第一項の登録を受けた者（以下「原薬等登録業者」という。）との契約書その他の当該原薬等を申請に係る品目に使用することを証する書類をもつて、法第十四条第三項の資料のうち、第四十条第一項第一号ロからニまでに掲げる資料の一部に代えることができる。

（臨床試験の試験成績に関する資料の一部の添付を要しないこととすることができるとき）

第四十五条の二　法第十四条第五項（同条第十五項において準用する場合を含む。次条において同じ。）の厚生労働省令で定めるときは、法第十四条第一項又は第十五項の承認の申請に係る医薬品が希少疾病用医薬品、先駆的医薬品又は特定用途医薬品その他の医療上特にその必要性が高いと認められるものである場合であつて、当該医薬品の有効性及び安全性を検証するための十分な人数を対象とする臨床試験（以下「検証的臨床試験」という。）の実施が困難であるとき又はその実施に相当の時間を要すると判断されるときとする。ただし、法第十四条第一項又は第十五項の承認の申請に係る医薬品の有効性及び安全性を評価することが可能な臨床試験の試験成績又はこれに代わる資料が存在しないときは、この限りでない。

（臨床試験の試験成績に関する資料の一部の添付を要しないこととする場合の手続）

第四十五条の三　法第十四条第一項又は第十五項の承認の申請をしようとする者は、臨床試験の試験成績に関する資料のうち検証的臨床試験の試験成績に係るものの添付を要しないこととすることを申し出ることができる。

2　前項の申出は、第三十八条第一項又は第四十六条第一項の申請書に前条の規定に該当する事実に関する資料を添付して厚生労働大臣に提出することによって行うものとする。

3　厚生労働大臣は、前項の規定により提出された申請書及び添付資料により法第十四条第一項又は第十五項の承認の申請に係る医薬品が前条に規定するときに該当すると認めるときは、法第十四条第五項の規定に基づき、臨床試験の試験成績に関する資料のうち検証的臨床試験の試験成績に係るものの添付を要しないこととすること（次項において「検証的臨床試験の試験成績の提出免除」という。）ができる。

4　厚生労働大臣は、第三十八条第一項又は第四十六条第一項の申請書及び第四十条第一項、第四項又は第五項の規定により提出された添付資料により法第十四条第一項又は第十五項の承認の申請に係る医薬品が前条に規定するときに該当すると認めるときは、法第十四条第五項の規定に基づき、検証的臨床試験の試験成績の提出免除ができる。

5　厚生労働大臣が法第十四条の二の三第一項の規定により機構に法第十四条第十三項（同条第十五項において準用する場合を含む。次条第二項において同じ。）の調査を行わせることとした場合における第二項の規定の適用については、同項中「厚生労働大臣」とあるのは、「機構を経由して厚生労働大臣」とする。

（医薬品の使用の成績に関する資料その他の資料の提出に係る手続）

第四十五条の四　法第十四条第十二項（同条第十五項において準用する場合を含む。）の規定により条件を付した法第十四条第一項又は第十五項の承認（以下「医薬品条件付き承認」という。）を受けた者は、法第十四条の四第一項各号に定める期間を超えない範囲内において厚生労働大臣が指定する期間内に、様式第二十二の二による申請書に添えて資料を提出しなければならない。

2　厚生労働大臣が法第十四条第十三項の調査のため必要と認めて当該医薬品の

見本品その他の資料の提出を求めたときは、医薬品条件付き承認を受けた者は、当該資料を厚生労働大臣に提出しなければならない。

（法第十四条第十二項前段の厚生労働大臣に提出すべき資料）

第四十五条の五　前条第一項の申請書に添付する資料については、第五十九条第一項及び第三項の規定を準用する。ただし、第六十三条第二項の規定による報告に際して提出した資料の概要その他当該医薬品の効能又は効果及び安全性に関しその製造販売の承認後に得られた研究報告に関する資料は不要とする。

（法第十四条第十二項後段の厚生労働省令で定める医薬品）

第四十五条の六　法第十四条第十二項後段の厚生労働省令で定める医薬品については、第六十条の規定を準用する。

（法第十四条第十二項後段の資料の信頼性の基準）

第四十五条の七　法第十四条第十二項後段（同条第十五項において準用する場合を含む。）の資料の収集及び作成については、第四十三条の規定を準用する。この場合において、同条第三号中「法第十四条第一項又は第十五項の承認（法第十四条の二の二第一項の規定により条件及び期限を付したものを除く。）を与える又は与えない旨の処分の日」とあるのは「法第十四条の四第一項の再審査の終了の日」と読み替えるものとする。

（承認事項の一部変更の承認）

第四十六条　法第十四条第十五項の医薬品、医薬部外品又は化粧品の製造販売の承認事項の一部変更の承認の申請は、様式第二十三による申請書（厚生労働大臣に提出する場合にあつては正本一通及び副本二通、都道府県知事に提出する場合にあつては正副二通）を提出することによつて行うものとする。

2　法第十四条の三第一項の規定により法第十四条第十五項の承認を申請しようとするときは、前項の申請書に、第三十八条第二項第二号に掲げる書類を添えなければならない。

（承認事項の軽微な変更の範囲）

第四十七条　法第十四条第十五項の厚生労働省令で定める軽微な変更は、次の各号に掲げる変更以外のものとする。

一　当該品目の本質、特性及び安全性に影響を与える製造方法等の変更

二　病原因子の不活化又は除去方法に関する変更

三　用法若しくは用量又は効能若しくは効果に関する追加、変更又は削除

四　前各号に掲げる変更のほか、製品の品質、有効性及び安全性に影響を与え

るおそれのあるもの

（軽微な変更の届出）

第四十八条　法第十四条第十六項の規定による届出は、様式第二十四による届書（正副二通）を厚生労働大臣（令第八十条の規定により法第十四条第十六項に規定する権限に属する事務を都道府県知事が行うこととされた場合にあつては、都道府県知事）に提出することによつて行うものとする。

2　前項の届出は、法第十四条第十五項の軽微な変更をした後三十日以内に行わなければならない。

3　厚生労働大臣が法第十四条の二の三第一項の規定により機構に同項に規定する医薬品審査等を行わせることとした場合における第一項の規定の適用については、同項中「厚生労働大臣（令第八十条の規定により法第十四条第十六項に規定する権限に属する事務を都道府県知事が行うこととされた場合にあつては、都道府県知事）」とあるのは、「機構」とする。

（承認台帳の記載事項）

第四十九条　令第十九条第一項に規定する法第十四条第一項及び第十五項の承認に関する台帳に記載する事項は、次のとおりとする。

一　承認番号及び承認年月日

二　承認を受けた者の氏名及び住所

三　承認を受けた者の製造販売業の許可の種類及び許可番号

四　当該品目の製造所の名称及び所在地

五　当該品目の製造所が受けている製造業者の許可の区分及び許可番号、医薬品等外国製造業者の認定の区分及び認定番号又は保管のみを行う製造所に係る登録番号

六　当該品目の名称

七　当該品目の成分及び分量

八　当該品目の効能、効果又は使用目的

九　当該品目の用法及び用量

十　当該品目の規格及び試験方法

（医薬品等適合性調査の申請）

第五十条　法第十四条第七項（同条第十五項において準用する場合を含む。）若しくは第九項又は第十四条の二の二第二項（医薬品の製造所における製造管理又は品質管理の方法についての調査に係る部分に限り、法第十四条の三第二項において準用する場合を含む。）の規定による調査（以下この章において「医薬品等適合性調査」という。）の申請は、様式第二十五による申請書を厚生労働大臣（令第八十条の規定により当該調査の権限に属する事務を都道府県知事が

行うこととされた場合にあつては、都道府県知事）に提出することによつて行うものとする。

2　前項の申請書には、次に掲げる書類を添えなければならない。

一　医薬品等適合性調査に係る品目の製造管理及び品質管理に関する資料

二　医薬品等適合性調査に係る製造所の製造管理及び品質管理に関する資料

3　厚生労働大臣が法第十四条の二の三第一項の規定により機構に医薬品等適合性調査を行わせることとした場合における第一項の規定の適用については、同項中「厚生労働大臣（令第八十条の規定により当該調査の権限に属する事務を都道府県知事が行うこととされた場合にあつては、都道府県知事）」とあるのは、「機構」とする。

（医薬品等適合性調査の結果の通知）

第五十一条　医薬品等適合性調査実施者（令第二十三条に規定する医薬品等適合性調査実施者をいう。）が同条の規定により医薬品等製造販売業許可権者（同条に規定する医薬品等製造販売業許可権者をいう。）又は医薬品等承認権者（同条に規定する医薬品等承認権者をいう。）に対して行う医薬品等適合性調査の結果の通知は、様式第二十六による通知書によつて行うものとする。ただし、機構が厚生労働大臣に対して行う当該通知については、第五十五条第二項に規定する結果の通知をもつてこれに代えるものとする。

（医薬品等適合性調査台帳の記載事項）

第五十二条　令第二十四条第一項に規定する医薬品等適合性調査に関する台帳に記載する事項は、次のとおりとする。

一　調査結果及び結果通知年月日

二　当該品目の名称

三　当該品目に係る製造販売の承認を受けようとする者又は承認を受けた者の氏名及び住所

四　承認番号及び承認年月日（前号に掲げる者が既に当該品目に係る製造販売の承認を受けている場合に限る。）

五　製造所の名称及び所在地

六　製造業者又は医薬品等外国製造業者の氏名及び住所

七　前号の製造業者が受けている製造業の許可番号及び許可年月日、医薬品等外国製造業者の認定番号及び認定年月日又は保管のみを行う製造所に係る登録番号及び登録年月日

（医薬品等適合性調査を行わない承認された事項の変更）

第五十三条　令第二十五条第一項の厚生労働省令で定める変更は、当該品目の用法、用量、効能又は効果に関する追加、変更又は削除その他の当該品目の製造

管理又は品質管理の方法に影響を与えない変更とする。

（医薬品等区分適合性調査の申請）

第五十三条の二　法第十四条の二第二項の規定による調査（以下「医薬品等区分適合性調査」という。）の申請は、様式第二十六の二による申請書を厚生労働大臣（令第八十条の規定により当該調査の権限に属する事務を都道府県知事が行うこととされた場合にあつては、都道府県知事）に提出することによつて行うものとする。

2　前項の申請書には、次に掲げる資料を添えなければならない。

一　医薬品等区分適合性調査に係る品目の製造管理及び品質管理に関する資料

二　医薬品等区分適合性調査に係る製造業者及び製造所における製造管理及び品質管理に関する資料

3　厚生労働大臣が法第十四条の二の三の規定により機構に医薬品等区分適合性調査を行わせることとした場合における第一項の適用については、同項中「厚生労働大臣（令第八十条の規定により当該調査の権限に属する事務を都道府県知事が行うこととされている場合にあつては、都道府県知事）」とあるのは、「機構」とする。

（医薬品等区分適合性調査の結果の通知）

第五十三条の三　医薬品等区分適合性調査実施者（令第二十六条の二に規定する医薬品等区分適合性調査実施者をいう。）が同条の規定により医薬品等製造販売業許可権者（令第二十三条に規定する医薬品等製造販売業許可権者をいう。）又は医薬品等承認権者（同条に規定する医薬品等承認権者をいう。）に対して行う医薬品等区分適合性調査の結果の通知は、様式第二十六の三による通知書によつて行うものとする。ただし、機構が厚生労働大臣に対して行う当該通知については、第五十五条第三項に規定する結果の通知をもつてこれに代えるものとする。

（資料の提出の請求等）

第五十三条の四　法第十四条第一項の承認を受けた者は、当該承認に係る医薬品、医薬部外品又は化粧品の製造業者に対し、法第十四条第七項若しくは第九項、法第十四条の二第二項又は第十四条の二の二第二項（医薬品の製造所における製造管理又は品質管理の方法についての調査に係る部分に限り、法第十四条の三第二項において準用する場合を含む。）の調査に関し報告又は資料の提出を求めることができる。

2　前項の規定により報告又は資料の提出を求められた者は、遅滞なく、これを報告し、又は提出しなければならない。

（医薬品等基準確認証の交付）

第五十三条の五　基準確認証（法第十四条の二第三項の基準確認証をいう。以下この条から第五十三条の八までにおいて同じ。）は、様式第二十六の四によるものとする。

2　基準確認証の交付を受けた者は、当該基準確認証と同一の内容（有効期間を除く。）を証する別の有効な基準確認証を保有している場合にあつては、これを返納するものとする。

（医薬品等基準確認証の書換え交付の申請）

第五十三条の六　令第二十六条の四第二項の申請書は、様式第三によるものとする。

（医薬品等基準確認証の再交付の申請）

第五十三条の七　令第二十六条の五第二項の申請書は、様式第四によるものとする。

（医薬品等区分適合性調査台帳の記載事項）

第五十三条の八　令第二十六条の六第一項に規定する医薬品等区分適合性調査に関する台帳に記載する事項は、次のとおりとする。

一　調査結果及び調査結果通知年月日

二　製造所の名称及び所在地

三　製造業者又は医薬品等外国製造業者の氏名及び住所

四　前号の製造業者が受けている製造業の許可番号及び許可年月日、医薬品等外国製造業者の認定番号及び認定年月日又は保管のみを行う製造所の登録番号及び登録年月日

五　法第十四条第八項に規定する製造工程の区分

六　調査を行つた区分に係る品目及び製造販売業者の数

七　基準確認証を交付した場合にあつては、その番号

（緊急承認を受けた医薬品の使用の成績等に関する調査及び結果の報告）

第五十三条の九　法第十四条の二の二第一項の規定により条件及び期限を付した法第十四条の承認を受けた医療用医薬品につき当該承認を受けた者が行う法第十四条の二の二第四項の調査は、当該期限（同条第三項の規定による延長が行われたときは、その延長後のもの）までの期間、当該医療用医薬品の副作用等の発現状況その他の使用の成績等（外国で使用される物であつて当該医療用医薬品と成分が同一のもの（以下この条において「成分同一物」という。）がある場合には、当該物に係るものを含む。）について行うものとする。

2　法第十四条の二の二第四項の規定による厚生労働大臣に対する報告は、次に

掲げる事項について行うものとする。

一　当該医療用医薬品又は成分同一物（以下この項において「当該医療用医薬品等」という。）の名称

二　承認年月日及び承認番号（成分同一物にあつては、当該外国において製造又は販売することが認められた年月日）

三　調査期間及び調査症例数

四　当該医療用医薬品等の出荷数量

五　調査結果の概要及び解析結果

六　当該医療用医薬品等の副作用等の種類別発現状況

七　当該医療用医薬品等の副作用等の発現症例一覧

八　当該医療用医薬品等による保健衛生上の危害の発生若しくは拡大の防止又は当該医療用医薬品等の適正な使用のために行われた措置

九　当該医療用医薬品等の添付文書

十　当該医療用医薬品等の品質、有効性及び安全性に関する事項その他当該医療用医薬品の適正な使用のために必要な情報

3　前項の報告は、当該調査に係る医薬品の製造販売の承認の際に厚生労働大臣が指定した日から起算して半年（厚生労働大臣が指示する医薬品にあつては、厚生労働大臣が指示する期間）ごとに、その期間の満了後七十日（第一項の調査により得られた資料が邦文以外で記載されている場合においては、三月）以内に行わなければならない。

（機構に対する医薬品、医薬部外品又は化粧品の製造販売の承認に係る審査又は調査の申請）

第五十四条　厚生労働大臣が法第十四条の二の三第一項の規定により機構に法第十四条の承認のための審査を行わせることとしたときは、令第二十七条第一項に規定する医薬品、医薬部外品又は化粧品に係る法第十四条第一項又は第十五項の承認の申請者は、機構に当該審査の申請をしなければならない。

2　厚生労働大臣が法第十四条の二の三第一項の規定により機構に法第十四条第六項後段（同条第十五項において準用する場合を含む。）の調査を行わせることとしたときは、令第二十七条第一項に規定する医薬品であつて第四十二条に規定するものに係る法第十四条第一項又は第十五項の承認の申請者は、機構に当該調査の申請をしなければならない。

3　前二項の申請は、様式第二十七による申請書を当該申請に係る品目の法第十四条第一項又は第十五項の承認の申請書に添付して行うものとする。

4　厚生労働大臣が法第十四条の二の三第一項の規定により機構に法第十四条の二の二第二項（法第十四条第三項前段に規定する資料についての調査に係る部分に限り、法第十四条の三第二項において準用する場合を含む。）の規定によ

る調査を行わせることとしたときは、令第二十七条第一項に規定する医薬品であつて第四十二条に規定するものに係る法第十四条の二の二第一項の規定による法第十四条の承認を受けようとする者又は同項の規定による同条の承認を受けた者は、機構に当該調査の申請をしなければならない。

5　前項の申請は、様式第二十七による申請書を機構に提出することによつて行うものとする。

6　法第十四条の二の三第一項の規定により機構が行う法第十四条の承認のための審査及び同条第六項（同条第十五項において準用する場合を含む。）並びに法第十四条の二の二第二項（法第十四条第三項前段に規定する資料についての調査に係る部分に限り、法第十四条の三第二項において準用する場合を含む。）の規定による調査（次条において「医薬品等審査等」という。）については、第四十条第五項の規定を準用する。この場合において、同項中「第一項各号に掲げるもの及び前項に規定するもののほか、厚生労働大臣又は都道府県知事」とあるのは「機構」と、「審査」とあるのは「審査又は法第十四条第六項（同条第十五項において準用する場合を含む。）の調査」と、「厚生労働大臣又は都道府県知事に」とあるのは「機構を経由して厚生労働大臣に」と読み替えるものとする。

7　厚生労働大臣が法第十四条の二の三第一項第十四条の二の二第一項の規定により機構に法第十四条第十三項（同条第十五項において準用する場合を含む。以下この条において同じ。）の調査を行わせることとしたときは、医薬品条件付き承認を受けた者は、機構に令第二十七条第一項に規定する医薬品であつて当該医薬品条件付き承認に係るものに係る当該調査の申請をしなければならない。

8　前項の申請は、様式第二十七の二による申請書を当該申請に係る品目の法第十四条第十三項の調査の申請書に添付して行うものとする。

9　法第十四条の二の三第一項の規定により機構が行う法第十四条第十三項の調査については、第四十五条の四第二項の規定を準用する。この場合において、同項中「厚生労働大臣が」とあるのは「機構が」と、「厚生労働大臣に」とあるのは「機構を経由して厚生労働大臣に」と読み替えるものとする。

10　第八項の申請書に添付する資料については、第五十九条第一項及び第三項の規定を準用する。

（機構による医薬品等審査等の結果の通知）

第五十五条　法第十四条の二の三第六項の規定により厚生労働大臣に対して行う医薬品等審査等の結果の通知は、様式第二十八による通知書によつて行うものとする。

2　法第十四条の二の三第六項の規定により厚生労働大臣に対して行う法第十四

条第七項（同条第十五項において準用する場合を含む。）若しくは第九項又は第十四条の二の二第二項（医薬品の製造所における製造管理又は品質管理の方法についての調査に係る部分に限り、法第十四条の三第二項において準用する場合を含む。）の規定による調査の結果の通知は、様式第二十六による通知書によつて行うものとする。

3　法第十四条の二の三第六項の規定により厚生労働大臣に対して行う法第十四条の二第一項の確認の結果の通知は、様式第二十六の三による通知書によつて行うものとする。

4　法第十四条の二の三第六項の規定により厚生労働大臣に対して行う法第十四条第十六項の届出の状況の通知は、様式第二十九による通知書によつて行うものとする。

（新医薬品等の再審査の申請）

第五十六条　法第十四条の四第一項の規定による同項各号に掲げる医薬品の再審査の申請は、様式第三十による申請書（正本一通及び副本二通）を提出することによつて行うものとする。

（再審査に関する調査期間に係る厚生労働省令で定める医薬品）

第五十七条　法第十四条の四第一項第一号イに規定する厚生労働省令で定める医薬品は、その製造販売の承認（法第十四条の二の二第一項の規定により条件及び期限を付したものを除く。次項及び第五十九条第一項において同じ。）のあつた日後六年を超える期間当該医薬品の副作用によるものと疑われる疾病、障害若しくは死亡又はその使用によるものと疑われる感染症（第六十二条及び第六十三条において「副作用等」という。）その他の使用の成績等に関する調査が必要であると認められる希少疾病用医薬品又は先駆的医薬品以外の医薬品とする。

2　法第十四条の四第一項第一号ロに規定する厚生労働省令で定める医薬品は、既に製造販売の承認を与えられている医薬品と用法（投与経路を除く。）又は用量が明らかに異なる医薬品であつて有効成分及び投与経路が同一のもの（同号イに掲げる医薬品を除く。）その他既に製造販売の承認を与えられている医薬品との相違が軽微であると認められる医薬品（同号イに掲げる医薬品を除く。）とする。

第五十八条　削除

（再審査申請書に添付すべき資料等）

第五十九条　法第十四条の四第五項の規定により第五十六条の申請書に添付しなければならない資料は、申請に係る医薬品の使用成績に関する資料、第六十三条第二項の規定による報告に際して提出した資料の概要その他当該医薬品の効能又は効果及び安全性に関しその製造販売の承認後に得られた研究報告に関する資料とする。ただし、使用成績に関する資料については、添付を必要としない合理的理由がある場合は、この限りでない。

2　前項の場合において、法第十四条の四第一項の再審査の申請をする者は、法第十四条第十二項（同条第十五項において準用する場合を含む。）に基づき収集及び作成され厚生労働大臣に既に提出された資料については、その添付を要しない。

3　第一項の資料については、第四十条第三項の規定を準用する。

4　法第十四条の四第一項の再審査の申請をする者については、第四十条第四項の規定を準用する。この場合において、同項中「厚生労働大臣又は都道府県知事」とあるのは、「厚生労働大臣」と読み替えるものとする。

5　第一項及び前項において準用する第四十条第四項に規定するもののほか、厚生労働大臣が当該医薬品の再審査につき必要と認めて資料の提出を求めたときは、申請者は、当該資料を厚生労働大臣に提出しなければならない。

（再審査の調査に係る医薬品の範囲）

第六十条　法第十四条の四第五項後段の厚生労働省令で定める医薬品は、同条第一項各号に掲げる医薬品とする。

（再審査申請資料の信頼性の基準）

第六十一条　法第十四条の四第五項後段の資料については、第四十三条の規定を準用する。この場合において、同条第三号中「法第十四条第一項又は第十五項の承認（法第十四条の二の二第一項の規定により条件及び期限を付したものを除く。）を与える又は与えない旨の処分の日」とあるのは「法第十四条の四第一項の再審査の終了の日」と読み替えるものとする。

（新医薬品等の使用の成績等に関する調査及び結果の報告等）

第六十二条　次の各号に掲げる医薬品（医療用医薬品を除く。）につき法第十四条の承認（法第十四条の二の二第一項の規定により条件及び期限を付したものを除く。第三項において同じ。）を受けた者が行う法第十四条の四第七項の調査は、当該各号に定める期間当該医薬品の副作用等その他の使用の成績等について行うものとする。

一　法第十四条の四第一項第一号に規定する新医薬品　同号に規定する調査期間（同条第三項の規定による延長が行われたときは、その延長後の期間）

二　法第十四条の四第一項第二号の規定により厚生労働大臣が指示した医薬品　その製造販売の承認を受けた日から同号に規定する厚生労働大臣の指示する期間の開始の日の前日まで

2　法第十四条の四第七項の規定による厚生労働大臣に対する報告又は法第十四条の五第二項前段の規定による機構に対する報告は、次に掲げる事項について行うものとする。

一　当該医薬品の名称

二　承認番号及び承認年月日

三　調査期間及び調査症例数

四　当該医薬品の出荷数量

五　調査結果の概要及び解析結果

六　副作用等の種類別発現状況

七　副作用等の発現症例一覧

3　前項の報告は、当該調査に係る医薬品の製造販売の承認を受けた日から起算して一年（厚生労働大臣が指示する医薬品にあつては、厚生労働大臣が指示する期間）ごとに、その期間の満了後二月以内に行わなければならない。

4　法第十四条の五第二項後段の規定により厚生労働大臣に対して行う第二項の報告を受けた旨の通知は、様式第三十一による通知書によつて行うものとする。

（安全性定期報告等）

第六十三条　医療用医薬品であつて前条第一項各号に該当するものにつき法第十四条の承認（法第十四条の二の二第一項の規定により条件及び期限を付したものを除く。第三項において同じ。）を受けた者が行う法第十四条の四第七項の調査は、前条第一項各号に定める期間当該医療用医薬品の副作用等の発現状況その他の使用の成績等（外国で使用される物であつて当該医療用医薬品と成分が同一のもの（以下この条において「成分同一物」という。）がある場合には、当該物に係るものを含む。）について行うものとする。

2　法第十四条の四第七項の規定による厚生労働大臣に対する報告又は法第十四条の五第二項前段の規定による機構に対する報告は、次に掲げる事項について行うものとする。ただし、第四十五条の四の規定により提出した資料に係る事項は不要とする。

一　当該医療用医薬品又は成分同一物（以下この項において「当該医療用医薬品等」という。）の名称

二　承認年月日及び承認番号（成分同一物にあつては、当該外国において製造又は販売することが認められた年月日）

三　調査期間及び調査症例数

四　当該医療用医薬品等の出荷数量

五　調査結果の概要及び解析結果

六　当該医療用医薬品等の副作用等の種類別発現状況

七　当該医療用医薬品等の副作用等の発現症例一覧

八　当該医療用医薬品等による保健衛生上の危害の発生若しくは拡大の防止又

は当該医療用医薬品等の適正な使用のために行われた措置
九　当該医療用医薬品等の注意事項等情報
十　当該医療用医薬品等の品質、有効性及び安全性に関する事項その他当該医療用医薬品の適正な使用のために必要な情報
3　前項の報告は、当該調査に係る医薬品の製造販売の承認の際に厚生労働大臣が指定した日から起算して、二年間は半年以内ごとに、それ以降は一年（厚生労働大臣が指示する医薬品にあつては、厚生労働大臣が指示する期間）以内ごとに、その期間の満了後七十日（第一項の調査により得られた資料が邦文以外で記載されている場合においては、三月）以内に行わなければならない。
4　前項に規定する期間の満了日（この項において「報告期限日」という。）が前条第一項各号の期間の満了日以降となる場合にあつては、前項の規定にかかわらず、法第十四条の四第一項に基づき再審査の申請を行うことをもつて、前条第一項各号の期間の満了日以降に報告期限日が到来する場合における第二項の報告に代えることができる。
5　法第十四条の五第二項後段の規定により厚生労働大臣に対して行う第二項の報告を受けた旨の通知は、様式第三十二による通知書によつて行うものとする。

（機構に対する再審査に係る確認又は調査の申請）

第六十四条　法第十四条の五第一項において準用する法第十四条の二の三第一項の規定により機構に法第十四条の四第四項の規定による確認又は同条第六項の規定による調査（以下この条及び次条において「医薬品確認等」という。）を行わせることとしたときは、令第二十九条に規定する医薬品に係る法第十四条の四第一項の再審査の申請者は、機構に当該医薬品確認等の申請をしなければならない。
2　前項の申請は、様式第三十三による申請書を当該申請に係る品目の法第十四条の四第一項の規定による再審査の申請書に添付して行うものとする。
3　法第十四条の五第一項において準用する法第十四条の二の三第一項の規定により機構が行う医薬品確認等については、第五十九条第五項の規定を準用する。この場合において、同項中「第一項及び前項において準用する第四十条第四項に規定するもののほか、厚生労働大臣が当該」とあるのは「機構が」と、「再審査」とあるのは「法第十四条の四第四項の規定による確認又は同条第六項の規定による調査」と、「厚生労働大臣に」とあるのは「機構を経由して厚生労働大臣に」と読み替えるものとする。

（機構による再審査の医薬品確認等の結果の通知）

第六十五条　法第十四条の五第一項において準用する第十四条の二の三第六項の規定により厚生労働大臣に対して行う医薬品確認等の結果の通知は、様式第三

十四による通知書によつて行うものとする。

（医薬品の再評価の申請等）

第六十六条　法第十四条の六の医薬品の再評価の申請は、様式第三十五による申請書（正本一通及び副本二通）を提出することによつて行うものとする。

2　法第十四条の六の医薬品の再評価に際して提出する資料については、第四十条第三項の規定を準用する。

3　法第十四条の六の医薬品の再評価の申請をする者については、第四十条第四項の規定を準用する。この場合において、同項中「厚生労働大臣又は都道府県知事」とあるのは、「厚生労働大臣」と読み替えるものとする。

4　法第十四条の六第四項の厚生労働省令で定める医薬品は、同条第一項の厚生労働大臣の指定に係る医薬品とする。

5　法第十四条の六第四項の資料については、第四十三条の規定を準用する。この場合において、同条第三号中「法第十四条第一項又は第十五項の承認（法第十四条の二の二第一項の規定により条件及び期限を付したものを除く。）を与える又は与えない旨の処分の日」とあるのは「法第十四条の六の再評価の終了の日」と読み替えるものとする。

（医薬品の再評価に係る公示の方法）

第六十六条の二　法第十四条の六第一項の規定による公示は、官報に掲載する方法により行うものとする。

（機構に対する再評価に係る確認又は調査の申請）

第六十七条　法第十四条の七第一項において準用する法第十四条の二の三第一項の規定により機構に法第十四条の六第二項の規定による確認又は同条第五項の規定による調査（以下この条及び次条において「医薬品確認等」という。）を行わせることとしたときは、令第三十一条に規定する医薬品に係る法第十四条の六第一項の再評価の申請者は、機構に当該医薬品確認等の申請をしなければならない。

2　前項の申請は、様式第三十六による申請書を当該申請に係る品目の法第十四条の六第一項の規定による再評価の申請書に添付して、厚生労働大臣を経由して行うものとする。

（機構による再評価に係る医薬品確認等の結果の通知）

第六十八条　法第十四条の七第一項において準用する法第十四条の二の三第六項の規定により厚生労働大臣に対して行う医薬品確認等の結果の通知は、様式第三十七による通知書によつて行うものとする。

（医薬品、医薬部外品及び化粧品の変更計画の確認の申請）

第六十八条の二　法第十四条の七の二第一項の変更計画の確認の申請は、様式第三十七の二による申請書（正本一通及び副本二通）を厚生労働大臣に提出することによつて行うものとする。

2　法第十四条の七の二第一項の変更計画の変更の確認の申請は、様式第三十七の三による申請書（正本一通及び副本二通）を厚生労働大臣に提出することによつて行うものとする。

3　前二項の申請書には、次の各号に掲げる確認の区分に応じて当該各号に定める資料を添えなければならない。

一　医薬品、医薬部外品又は化粧品の変更計画の確認　次に掲げる資料

イ　変更計画

ロ　製造方法等の変更が、医薬品、医薬部外品又は化粧品の品質に及ぼす影響を評価するための試験の内容、方法及び判定基準に関する資料

ハ　変更計画に関連する、医薬品、医薬部外品又は化粧品の製造工程の稼働性能又は製品の品質を保証するための管理に関する資料

ニ　その他変更計画の確認の際に必要な資料

二　医薬品、医薬部外品又は化粧品の変更計画の変更の確認　前号に掲げる資料及び確認を受けた変更計画の写し

4　前項各号に掲げるもののほか、厚生労働大臣が申請に係る医薬品、医薬部外品又は化粧品の変更計画の確認又は変更計画の変更の確認につき必要と認めて当該医薬品、医薬部外品又は化粧品の試験成績その他の資料の提出を求めたときは、申請者は、当該資料を厚生労働大臣に提出しなければならない。

5　厚生労働大臣が法第十四条の七の二第八項の規定により機構に同条第一項の確認を行わせることとした場合における前四項の規定の適用については、第一項及び第二項中「厚生労働大臣」とあるのは「機構を経由して厚生労働大臣」と、前項中「厚生労働大臣」とあるのは「機構」とする。

（変更計画の確認を受けることができる場合）

第六十八条の三　医薬品、医薬部外品及び化粧品に係る法第十四条の七の二第一項第一号の厚生労働省令で定める事項の変更は、次の各号に掲げる事項の変更とする。

一　成分及び分量又は本質（有効成分を除く。）

二　製造方法

三　貯蔵方法及び有効期間

四　規格及び試験方法

五　製造販売する品目の製造所

六　原薬の製造所

七　前各号に掲げるもののほか、最終的な製品の有効性及び安全性に影響を与

えないと認められる事項

（変更計画の確認を受けることができない場合）

第六十八条の四　法第十四条の七の二第一項第二号の厚生労働省令で定める変更は、次の各号に掲げる変更とする。

一　法第四十二条第一項又は第二項の規定により定められた基準に適合しないこととなる変更

二　実施した場合に品質への影響を予測することが困難な新たな製造方法への変更

三　病原因子の不活化又は除去方法に関する重要な変更

四　実施の前後において、当該医薬品、医薬部外品又は化粧品の品質、有効性及び安全性が同等であることを確かめるために品質試験以外の試験を行わなければならないと認められる変更

五　前四号に掲げるもののほか、当該医薬品、医薬部外品又は化粧品の品質、有効性及び安全性に重大な影響を与えるおそれのある変更

六　薬局製造販売医薬品に係る変更

七　令第八十条第二項第五号に基づき承認された医薬品又は医薬部外品に係る変更

（医薬品、医薬部外品又は化粧品として不適当な場合）

第六十八条の五　法第十四条の七の二第一項第三号ハの医薬品又は医薬部外品として不適当なものとして厚生労働省令で定める場合は、申請に係る医薬品又は医薬部外品の性状又は品質が保健衛生上著しく不適当な場合とする。

2　法第十四条の七の二第一項第三号ハの化粧品として不適当なものとして厚生労働省令で定める場合は、申請に係る化粧品の性状又は品質が保健衛生上著しく不適当な場合及び申請に係る化粧品に含有されている成分が法第六十一条第四号の規定による名称の記載を省略しようとする成分として不適当な場合とする。

（製造管理又は品質管理の方法に影響を与えるおそれがある変更）

第六十八条の六　法第十四条の七の二第三項の製造管理又は品質管理の方法に影響を与えるおそれがある変更として厚生労働省令で定めるものは、第四十七条及び第五十三条に規定する変更以外のものとする。

（計画内容の軽微な変更に係る特例）

第六十八条の七　確認された変更計画の変更が軽微な変更であるときは、第六十八条の二の規定にかかわらず、様式第三十七の四による届書（正副二通）に次の各号に掲げる資料を添えて、厚生労働大臣に法第十四条の七の二第一項の変

更計画の変更を届け出ることができる。

一　変更計画の変更案

二　変更理由

2　前項の軽微な変更は、次の各号に掲げる変更以外のものとする。

一　医薬品、医薬部外品又は化粧品の製造方法又は品質に及ぼす影響を評価するための試験の内容及び方法の重要な変更

二　前号の試験に係る判定基準を緩和する変更

三　確認された変更計画に含まれる製造工程の稼働性能又は製品の品質を保証するための管理に係る重要な変更

四　その他前各号に掲げる変更とみなされる変更

3　厚生労働大臣が法第十四の七の二第八項の規定により機構に同条第一項の確認を行わせることとした場合における第一項の規定の適用については、同項中「厚生労働大臣」とあるのは、「機構」とする。

（医薬品等変更計画確認台帳の記載事項）

第六十八条の八　令第三十二条の二第一項に規定する医薬品等変更計画確認に関する台帳に記載する事項は、次のとおりとする。

一　確認番号及び確認年月日

二　確認を受けた者の氏名及び住所

三　確認を受けた者の製造販売業の許可の種類及び許可番号

四　当該品目の製造所の名称

五　当該品目の製造所が受けている製造業者の許可の区分及び許可番号、医薬品等外国製造業者の認定の区分及び認定番号又は保管のみを行う製造所に係る登録番号

六　当該品目の名称

七　当該品目の成分及び分量

八　当該品目の規格及び試験方法

（医薬品等適合性確認の申請等）

第六十八条の九　法第十四条の七の二第三項の確認（以下「医薬品等適合性確認」という。）の申請は、様式第三十七の五による申請書を厚生労働大臣（令第八十条の規定により当該確認の権限に属する事務を都道府県知事が行うこととされた場合にあつては、都道府県知事）に提出することによつて行うものとする。

2　前項の申請書には、次に掲げる資料を添えなければならない。

一　医薬品等適合性確認に係る品目の製造管理及び品質管理に関する資料

二　医薬品等適合性確認に係る製造所の製造管理及び品質管理に関する資料

3　厚生労働大臣（令第八十条の規定により当該確認の権限に属する事務を都道府県知事が行うこととされた場合にあつては、都道府県知事）は、医薬品等適

合性確認をしたときは、様式第三十七の六による通知書を申請者に交付するものとする。

4　厚生労働大臣が法第十四条の七の二第八項の規定により機構に医薬品等適合性確認を行わせることとした場合における第一項及び前項の規定の適用については、これらの規定中「厚生労働大臣（令第八十条の規定により当該確認の権限に属する事務を都道府県知事が行うこととされた場合にあつては、都道府県知事)」とあるのは、「機構」とする。

（医薬品等適合性確認の結果の通知）

第六十八条の十　医薬品等適合性確認実施者（令第三十二条の五に規定する医薬品等適合性確認実施者をいう。）が同条の規定により医薬品等製造販売業許可権者（令第二十三条に規定する医薬品等製造販売業許可権者をいう。）又は医薬品等変更計画確認権者（令第三十二条の五に規定する医薬品等変更計画確認権者をいう。）に対して行う医薬品等適合性確認の結果の通知は、様式第三十七の七による通知書によつて行うものとする。ただし、機構が厚生労働大臣に対して行う当該通知については、第六十八条の十五第二項に規定する結果の通知をもつてこれに代えるものとする。

（医薬品等適合性確認台帳の記載事項）

第六十八条の十一　令第三十二条の六第一項に規定する医薬品等適合性確認に関する台帳に記載する事項は、次のとおりとする。

一　確認結果及び確認結果通知年月日

二　当該品目の名称

三　当該品目に係る変更計画の確認を受けようとする者又は変更計画の確認を受けた者の氏名及び住所

四　変更計画確認番号及び変更計画確認年月日（前号に掲げる者が既に当該品目に係る変更計画の確認を受けている場合に限る。)

五　製造所の名称及び所在地

六　製造業者又は医薬品等外国製造業者の氏名及び住所

七　前号の製造業者が受けている製造業の許可番号及び許可年月日、医薬品等外国製造業者の認定番号及び認定年月日又は保管のみを行う製造所の登録番号及び登録年月日

（届出後に変更を行うことができるようになるまでの日数）

第六十八条の十二　法第十四条の七の二第六項の厚生労働省令で定める日数は、四十日（法第十四条第一項の承認（同条第十五項の承認を受けたときは、最後に受けた第六十八条の三各号に掲げる事項の変更に係る同項の承認）を受けてから第六十八条の三各号に掲げる事項の変更（法第十四条第十五項の承認を受

けたときは、最後に受けた同項の承認に係る変更）に係る第四十八条の規定による届出を行つておらず、かつ、変更計画について最後に法第十四条の七の二第一項の規定による確認を受けてから第六十八条の七の規定による届出を行つていない場合は、二十日）（日曜日、国民の祝日に関する法律（昭和二十三年法律第百七十八号）に規定する休日、十二月二十九日から翌年の一月三日までの日及び土曜日は、算入しない。）とする。

（変更計画に従つた変更に係る届出の届書等）

第六十八条の十三　法第十四条の七の二第六項の規定による届出は、様式第三十七の八による届書（正副二通）を厚生労働大臣に提出することによつて行うものとする。

2　前項の届書には、次に掲げる書類を添付しなければならない。

一　第六十八条の二第三項第一号ロで示された試験の結果が判定基準に適合していることを説明する資料

二　法第十四条の七の二第三項に基づき、厚生労働省令で定める基準に適合している旨の確認を受けた場合には、その結果に関する書類

三　その他届出に係る変更が変更計画に従つた変更であることの確認の際に必要な資料

3　前項第一号及び第三号に規定する資料は、医薬品の安全性に関する非臨床試験の実施の基準に関する省令及び医薬品の臨床試験の実施の基準に関する省令に定めるもののほか、次に掲げるところにより、収集され、かつ、作成されたものでなければならない。

一　当該資料は、これを作成することを目的として行われた調査又は試験において得られた結果に基づき正確に作成されたものであること。

二　前号の調査又は試験において、届出に係る医薬品、医薬部外品又は化粧品についてその届出に係る品質、有効性及び安全性を有することを疑わせる調査結果、試験成績等が得られた場合には、当該調査結果、試験成績等についても検討及び評価が行われ、その結果が当該資料に記載されていること。

三　当該資料の根拠となつた資料は、第一項の届書を提出した日から前条に定める日数が経過する日まで保存されていること。ただし、資料の性質上その保存が著しく困難であると認められるものにあつては、この限りでない。

4　厚生労働大臣が法第十四条の七の二第八項の規定により機構に同条第一項の確認を行わせることとした場合における第一項の規定の適用については、同項中「厚生労働大臣」とあるのは、「機構を経由して厚生労働大臣」とする。

（機構に対する医薬品等変更計画確認の申請）

第六十八条の十四　厚生労働大臣が法第十四条の七の二第八項の規定により機構に同条第一項の確認を行わせることとしたときは、令第二十七条第一項に規定

する医薬品、医薬部外品又は化粧品に係る法第十四条の七の二第一項の確認の申請者は、機構に当該確認の申請をしなければならない。

2　前項の申請は、様式第三十七の九による申請書を当該申請に係る品目の法第十四条の七の二第一項の確認の申請書に添付して行うものとする。

（機構による医薬品等変更計画確認の結果等の通知）

第六十八条の十五　法第十四条の七の二第九項の規定により読み替えて準用する法第十四条の二の三第六項の規定による法第十四条の七の二第一項の確認の結果の通知は、様式第三十七の十による通知書によつて行うものとする。

2　法第十四条の七の二第九項の規定により読み替えて準用する法第十四条の二の三第六項の規定による法第十四条の七の二第三項の確認の結果の通知は、様式第三十七の七による通知書によつて行うものとする。

3　法第十四条の七の二第十一項の規定により機構が厚生労働大臣に対して行う届出の状況の通知は、様式第三十七の十一による通知書によつて行うものとする。

（承継の届出）

第六十九条　法第十四条の八第一項の厚生労働省令で定める資料及び情報は、次のとおりとする。

一　法第十三条第一項（同条第九項において準用する場合を含む。）の許可又は法第十三条の三第一項の認定の申請に際して提出した資料

二　法第十四条第一項の承認の申請及び同条第十五項の当該承認事項の一部変更の承認の申請に際して提出した資料及びその根拠となつた資料

三　法第十四条第十二項（同条第十五項において準用する場合を含む。）に規定する使用の成績に関する資料その他の資料

四　法第十四条の二の二第四項の規定による報告に際して提出した資料及びその根拠となつた資料

五　法第十四条の四第一項の再審査の申請に際して提出した資料及びその根拠となつた資料

六　法第十四条の四第七項の規定による報告に際して提出した資料及びその根拠となつた資料

七　法第十四条の六第一項の再評価の申請に際して提出した資料及びその根拠となつた資料

八　法第十四条の七の二第一項及び第三項の確認の申請に際して提出した資料及びその根拠となつた資料並びに同条第六項の届出に際して提出した資料及びその根拠となつた資料

九　法第六十八条の二十二第一項の規定による生物由来製品に関する記録及び当該記録に関連する資料

十　品質管理の業務に関する資料及び情報
十一　製造販売後安全管理（法第十二条の二第一項第二号に規定する製造販売後安全管理をいう。以下同じ。）の業務に関する資料及び情報
十二　その他品質、有効性及び安全性に関する資料及び情報

2　法第十四条の八第三項の規定による届出は、様式第三十八による届書（厚生労働大臣に提出する場合にあつては正副二通、都道府県知事に提出する場合にあつては正本一通）を提出することによつて行うものとする。

3　前項の届書には、医薬品等承認取得者の地位を承継する者であることを証する書類を添えなければならない。

（製造販売の届出）

第七十条　法第十四条の九第一項の規定による届出は、様式第三十九による届書（厚生労働大臣に提出する場合にあつては正本一通及び副本二通、都道府県知事に提出する場合にあつては正副二通）を提出することによつて行うものとする。

2　法第十四条の九第二項の規定による変更の届出は、様式第四十による届書（厚生労働大臣に提出する場合にあつては正本一通及び副本二通、都道府県知事に提出する場合にあつては正副二通）を提出することによつて行うものとする。

3　法第十四条の十第一項の規定により機構に届け出ることとされている場合における第一項及び第二項の規定の適用については、これらの規定中「厚生労働大臣に提出する場合にあつては正本一通及び副本二通、都道府県知事に提出する場合にあつては正副二通）を」とあるのは、「正副二通）を機構に」とする。

（機構による製造販売の届出の受理に係る通知）

第七十一条　法第十四条の十第二項の規定により厚生労働大臣に対して行う製造販売の届出の受理に係る通知は、様式第四十一による通知書によつて行うものとする。

第七十二条から第八十四条まで　削除

（医薬品等総括製造販売責任者の基準）

第八十五条　医薬品の製造販売業者は、法第十七条第一項の規定により、医薬品の品質管理及び製造販売後安全管理を行わせるために、薬剤師（同項ただし書各号のいずれかに該当する場合であつて、薬剤師以外の技術者をもつて薬剤師に代えるときにあつては、薬剤師以外の技術者）であつて、次の各号に掲げる要件を満たす者を置かなければならない。

一　医薬品の品質管理及び製造販売後安全管理に関する業務を適正かつ円滑に遂行しうる能力を有する者であること。

二　法第十二条第一項に規定する第一種医薬品製造販売業許可を受けた者が医薬品の品質管理及び製造販売後安全管理を行わせる場合にあつては、医薬品の品質管理又は製造販売後安全管理に関する業務その他これに類する業務に三年以上従事した者であること。

第八十五条の二　医薬部外品の品質管理及び製造販売後安全管理を行う者に係る法第十七条第一項の厚生労働省令で定める基準は、次の各号のいずれかに該当する者であることとする。

一　薬剤師

二　旧大学令（大正七年勅令第三百八十八号）に基づく大学、旧専門学校令（明治三十六年勅令第六十一号）に基づく専門学校又は学校教育法（昭和二十二年法律第二十六号）に基づく大学若しくは高等専門学校（以下「大学等」という。）で、薬学又は化学に関する専門の課程を修了した者

三　旧中等学校令（昭和十八年勅令第三十六号）に基づく中等学校（以下「旧制中学」という。）若しくは学校教育法に基づく高等学校（以下「高校」という。）又はこれと同等以上の学校で、薬学又は化学に関する専門の課程を修了した後、医薬品又は医薬部外品の品質管理又は製造販売後安全管理に関する業務に三年以上従事した者

四　厚生労働大臣が前三号に掲げる者と同等以上の知識経験を有すると認めた者

2　化粧品の品質管理及び製造販売後安全管理を行う者に係る法第十七条第一項の厚生労働省令で定める基準は、次の各号のいずれかに該当する者であることとする。

一　薬剤師

二　旧制中学若しくは高校又はこれと同等以上の学校で、薬学又は化学に関する専門の課程を修了した者

三　旧制中学若しくは高校又はこれと同等以上の学校で、薬学又は化学に関する科目を修得した後、医薬品、医薬部外品又は化粧品の品質管理又は製造販売後安全管理に関する業務に三年以上従事した者

四　厚生労働大臣が前三号に掲げる者と同等以上の知識経験を有すると認めた者

（薬剤師以外の技術者に行わせることができる医薬品の品質管理及び製造販売後安全管理）

第八十六条　医薬品の製造販売業者は、法第十七条第一項ただし書の規定により、次の各号に掲げる場合の区分に応じ、医薬品の品質管理及び製造販売後安全管理について、薬剤師に代え、それぞれ当該各号に掲げる技術者をもつて行わせることができる。

一　令第二十条第一項第四号に掲げる医薬品についてのみその製造販売をする場合　イ又はロのいずれかに該当する者

イ　生薬の製造又は販売に関する業務（品質管理又は製造販売後安全管理に関する業務を含む。）において生薬の品種の鑑別等の業務に五年以上従事した者

ロ　厚生労働大臣がイに掲げる者と同等以上の知識経験を有すると認めた者

二　医療の用に供するガス類その他これに類する医薬品であつて、厚生労働大臣が指定するもの（以下「医療用ガス類」という。）についてのみその製造販売をする場合　イからハまでのいずれかに該当する者

イ　旧制中学若しくは高校又はこれと同等以上の学校で、薬学又は化学に関する専門の課程を修了した者

ロ　旧制中学若しくは高校又はこれと同等以上の学校で、薬学又は化学に関する科目を修得した後、医療用ガス類の品質管理又は製造販売後安全管理に関する業務に三年以上従事した者

ハ　厚生労働大臣がイ又はロに掲げる者と同等以上の知識経験を有すると認めた者

→令３厚労省告示36［厚労大臣が指定する医療の用に供するガス類等］

三　前二号に掲げる場合以外の場合であつて、薬剤師を置くことが著しく困難であると認められる場合　イ又はロのいずれかに該当する者

イ　大学等で、薬学又は化学に関する専門の課程を修了した者

ロ　厚生労働大臣がイに掲げる者と同等以上の知識経験を有すると認めた者

2　前項第三号に掲げる場合に、医薬品の品質管理及び製造販売後安全管理について、薬剤師に代え、同号に掲げる技術者をもつて行わせることができる期間は、医薬品等総括製造販売責任者として技術者を置いた日から起算して五年とする。

（医薬品等総括製造販売責任者の業務及び遵守事項）

第八十七条　法第十七条第四項の医薬品等総括製造販売責任者が行う医薬品、医薬部外品又は化粧品の品質管理及び製造販売後安全管理のために必要な業務は、次のとおりとする。

一　医薬品、医薬部外品、化粧品及び再生医療等製品の品質管理の基準に関する省令（平成十六年厚生労働省令第百三十六号）により医薬品等総括製造販売責任者が行うこととされた業務

二　医薬品、医薬部外品、化粧品、医療機器及び再生医療等製品の製造販売後安全管理の基準に関する省令により医薬品等総括製造販売責任者が行うこととされた業務

三　法第十八条の二第一項第一号に規定する医薬品等総括製造販売責任者が有する権限に係る業務

2　法第十七条第四項の医薬品等総括製造販売責任者が遵守すべき事項は、次のとおりとする。

一　品質管理及び製造販売後安全管理に係る業務に関する法令及び実務に精通し、公正かつ適正に当該業務を行うこと。

二　法第十七条第三項の規定により製造販売業者に対して述べる意見を記載した書面の写しを五年間保存すること。

三　医薬品、医薬部外品又は化粧品の品質管理に関する業務の責任者（以下「医薬品等品質保証責任者」という。）及び医薬品、医薬部外品又は化粧品の製造販売後安全管理に関する業務の責任者（以下「医薬品等安全管理責任者」という。）との相互の密接な連携を図ること。

（薬剤師以外の技術者に行わせることができる医薬品の製造の管理）

第八十八条　医薬品の製造業者は、法第十七条第五項ただし書の規定により、次の各号に掲げる医薬品の製造の管理について、薬剤師に代え、それぞれ当該各号に掲げる技術者をもつて行わせることができる。

一　令第二十条第一項第四号に掲げる医薬品　イ又はロのいずれかに該当する者

イ　生薬の製造又は販売に関する業務（品質管理又は製造販売後安全管理に関する業務を含む。）において生薬の品種の鑑別等の業務に五年以上従事した者

ロ　厚生労働大臣がイに掲げる者と同等以上の知識経験を有すると認めた者

二　医療用ガス類　イからハまでのいずれかに該当する者

イ　旧制中学若しくは高校又はこれと同等以上の学校で、薬学又は化学に関する専門の課程を修了した者

ロ　旧制中学若しくは高校又はこれと同等以上の学校で、薬学又は化学に関する科目を修得した後、医療用ガス類の製造に関する業務に三年以上従事した者

ハ　厚生労働大臣がイ又はロに掲げる者と同等以上の知識経験を有すると認めた者

2　前項に定める場合のほか、法第十三条の二の二第一項の登録を受けた医薬品の製造工程のうち保管のみを行う製造所の製造業者は、法第十七条第五項ただし書の規定により、当該登録に係る製造所の管理について、薬剤師に代え、次の各号のいずれかに該当する技術者をもつて行わせることができる。

一　旧制中学若しくは高校又はこれと同等以上の学校で、薬学又は化学に関する専門の課程を修了した者

二　旧制中学若しくは高校又はこれと同等以上の学校で、薬学又は化学に関する科目を修得した後、医薬品の製造に関する業務に三年以上従事した者

三　厚生労働大臣が前二号に掲げる者と同等以上の知識経験を有すると認めた

者

（医薬品製造管理者の業務及び遵守事項）

第八十九条　法第十七条第九項の医薬品製造管理者が行う医薬品の製造の管理のために必要な業務は、次のとおりとする。

一　医薬品及び医薬部外品の製造管理及び品質管理の基準に関する省令（平成十六年厚生労働省令第百七十九号）により医薬品製造管理者が行うこととされた業務

二　法第十八条の二第三項第一号に規定する医薬品製造管理者が有する権限に係る業務

2　法第十七条第九項の医薬品製造管理者が遵守すべき事項は、次のとおりとする。

一　製造の管理に係る業務に関する法令及び実務に精通し、公正かつ適正に当該業務を行うこと。

二　法第十七条第七項の規定により製造業者に対して述べる意見を記載した書面の写しを五年間保存すること。

（製造、試験等に関する記録）

第九十条　医薬品、医薬部外品又は化粧品の製造所の医薬品製造管理者又は医薬部外品等責任技術者は、製造及び試験に関する記録その他当該製造所の管理に関する記録を作成し、かつ、これを三年間（当該記録に係る医薬品、医薬部外品又は化粧品に関して有効期間又は使用の期限（以下第百五十二条第二項を除き「有効期間」という。）の記載が義務付けられている場合には、その有効期間に一年を加算した期間）保管しなければならない。ただし、この省令の他の規定又は薬事に関する他の法令の規定により、記録の作成及びその保管が義務付けられている場合には、この限りでない。

（医薬部外品等責任技術者の資格）

第九十一条　医薬部外品の製造業者は、法第十七条第十項の規定により、次の各号のいずれかに該当する責任技術者を、製造所ごとに置かなければならない。ただし、令第二十条第二項の規定により厚生労働大臣が指定する医薬部外品を製造する製造所にあつては、薬剤師でなければならない。

一　薬剤師

二　大学等で、薬学又は化学に関する専門の課程を修了した者

三　旧制中学若しくは高校又はこれと同等以上の学校で、薬学又は化学に関する専門の課程を修了した後、医薬品又は医薬部外品の製造に関する業務に三年以上従事した者

四　厚生労働大臣が前三号に掲げる者と同等以上の知識経験を有すると認めた

者

2　化粧品の製造業者は、法第十七条第十項の規定により、次の各号のいずれかに該当する責任技術者を、製造所ごとに置かなければならない。

一　薬剤師

二　旧制中学若しくは高校又はこれと同等以上の学校で、薬学又は化学に関する専門の課程を修了した者

三　旧制中学若しくは高校又はこれと同等以上の学校で、薬学又は化学に関する科目を修得した後、医薬品、医薬部外品又は化粧品の製造に関する業務に三年以上従事した者

四　厚生労働大臣が前三号に掲げる者と同等以上の知識経験を有すると認めた者

（保管のみを行う製造所に係る医薬部外品等責任技術者の資格）

第九十一条の二　前条第一項の規定にかかわらず、法第十三条の二の二第一項の登録を受けた医薬部外品の製造工程のうち保管のみを行う製造所の製造業者は、当該登録に係る製造所の管理について、前条第一項各号に掲げる技術者に代え、次の各号のいずれかに該当する技術者をもつて行わせることができる。

一　旧制中学若しくは高校又はこれと同等以上の学校で、薬学又は化学に関する専門の課程を修了した者

二　旧制中学若しくは高校又はこれと同等以上の学校で、薬学又は化学に関する科目を修得した後、医薬品又は医薬部外品の製造に関する業務に三年以上従事した者

三　厚生労働大臣が前二号に掲げる者と同等以上の知識経験を有すると認めた者

（医薬部外品等責任技術者の業務及び遵守事項）

第九十一条の三　法第十七条第十四項の医薬部外品等責任技術者が行う医薬部外品又は化粧品の製造の管理のために必要な業務は、次のとおりとする。

一　製造管理及び品質管理に係る業務を統括し、その適正かつ円滑な実施が図られるよう管理監督すること。

二　品質不良その他製品の品質に重大な影響が及ぶおそれがある場合においては、所要の措置が速やかにとられていること及びその進捗状況を確認し、必要に応じ、改善等所要の措置をとるよう指示すること。

三　法第十八条の二第三項第一号に規定する医薬部外品等責任技術者が有する権限に係る業務

2　法第十七条第十四項の医薬部外品等責任技術者が遵守すべき事項は、次のとおりとする。

一　製造の管理に係る業務に関する法令及び実務に精通し、公正かつ適正に当

該業務を行うこと。

二　法第十七条第十二項の規定により製造業者に対して述べる意見を記載した書面の写しを五年間保存すること。

（医薬品、医薬部外品及び化粧品の製造販売業者の遵守事項）

第九十二条　法第十八条第一項の医薬品、医薬部外品又は化粧品の製造販売業者が遵守すべき事項は、次のとおりとする。

一　薬事に関する法令に従い適正に製造販売が行われるよう必要な配慮をすること。

二　製造販売しようとする製品の品質管理を適正に行うこと。

三　製造販売しようとする製品の製造販売後安全管理を適正に行うこと。

四　医薬品の製造販売業者（法第十七条第一項ただし書第一号に規定する医薬品についてのみその製造販売をする製造販売業者を除く。）であつて、その医薬品等総括製造販売責任者として薬剤師以外の技術者を置く場合にあつては、次のイ及びロに掲げる措置を講ずること。

イ　医薬品等総括製造販売責任者補佐薬剤師を置くこと。

ロ　医薬品等総括製造販売責任者として法第十七条第二項に規定する能力及び経験を有する薬剤師を置くために必要な措置

五　医薬品等総括製造販売責任者、医薬品等品質保証責任者及び医薬品等安全管理責任者がそれぞれ相互に連携協力し、その業務を行うことができるよう必要な配慮をすること。

六　医薬品等総括製造販売責任者が第八十七条の規定による責務を果たすために必要な配慮をすること。

第九十二条の二　医薬品の製造販売業者は、店舗販売業者に対し、要指導医薬品又は一般用医薬品以外の医薬品を、配置販売業者に対し、一般用医薬品以外の医薬品を販売し、又は授与してはならない。

第九十二条の三　薬局製造販売医薬品の製造販売業者である薬局開設者は、当該薬局以外の薬局開設者又は医薬品の製造販売業者、製造業者若しくは販売業者に対して、薬局製造販売医薬品を販売し、又は授与してはならない。

（医薬品の製造販売後臨床試験の製造販売業者の遵守事項）

第九十三条　医薬品の製造販売業者が、第十四条第一項に規定する医療用医薬品（体外診断用医薬品及び専ら疾病の診断に使用されることが目的とされている医薬品であつて皮膚に貼り付けられるものを除く。）について行う製造販売後臨床試験（医薬品の製造販売後の調査及び試験の実施の基準に関する省令第二条第一項第三号に規定する製造販売後臨床試験をいう。以下この条において「医薬品の製造販売後臨床試験」という。）の実施に当たり遵守すべき事項は、次のとおりとする。

一　医薬品の製造販売後臨床試験の実施に関する医薬品の製造販売後の調査及び試験の実施の基準に関する省令で定める基準に適合するものであること。

二　医薬品の製造販売後臨床試験を実施するに当たり世界保健機関が公表を求める事項その他医薬品の製造販売後臨床試験の実施の透明性の確保及び国民の医薬品の製造販売後臨床試験への参加の選択に資する事項をあらかじめ公表すること。これを変更したときも、同様とする。

三　医薬品の製造販売後臨床試験を中止し、又は終了したときは、原則として、医薬品の製造販売後臨床試験を中止した日又は終了した日のいずれか早い日から一年以内にその結果の概要を作成し、公表すること。

（製造販売のための医薬品、医薬部外品又は化粧品の輸入に係る手続）

第九十四条　製造販売のために医薬品、医薬部外品又は化粧品を、業として、輸入しようとする製造販売業者は、通関のときまでに、輸入しようとする品目について、次のいずれかが行われていることを証する書類又はその写しを有していなければならない。

一　法第十四条第一項若しくは第十五項（法第十九条の二第五項において準用する場合を含む。）の承認又はその申請

二　法第十四条の九第一項又は第二項の届出

三　法第十九条の二第一項の承認又はその申請

（製造のための医薬品、医薬部外品又は化粧品の輸入に係る手続）

第九十五条　製造のために医薬品、医薬部外品又は化粧品を、業として、輸入しようとする製造業者は、通関のときまでに、輸入しようとする品目について、次のいずれかが行われていることを証する書類又はその写しを有していなければならない。

一　法第十四条第一項若しくは第十五項（法第十九条の二第五項において準用する場合を含む。）の承認又はその申請

二　法第十四条の九第一項又は第二項の届出

三　法第十九条の二第一項の承認又はその申請

四　法第八十条の六第一項又は第八十条の八第一項の登録

（製造管理又は品質管理の方法の基準への適合）

第九十六条　医薬品（次に掲げるものを除く。）若しくは医薬部外品（令第二十条第二項の規定により製造管理又は品質管理に注意を要するものとして厚生労働大臣が指定するものに限る。）の製造業者、法第十三条の三第一項の認定を受けた医薬品等外国製造業者（以下「認定医薬品等外国製造業者」という。）

又は法第十三条の三の二第一項の登録を受けた者（以下「登録医薬品等外国製造業者」という。）は、その製造所における製造管理又は品質管理の方法を、法第十四条第二項第四号の厚生労働省令で定める基準に適合させなければならない。

一　専らねずみ、はえ、蚊、のみその他これらに類する生物の防除のために使用されることが目的とされている医薬品（以下「防除用医薬品」という。）のうち、人の身体に直接使用されることのないもの

二　専ら滅菌又は消毒に使用されることが目的とされている医薬品（以下「滅菌消毒用医薬品」という。）のうち、人の身体に直接使用されることのないもの

三　専ら前二号に掲げる医薬品の製造の用に供されることが目的とされている原薬たる医薬品

四　生薬を粉末にし、又は刻む工程のみを行う製造所において製造される医薬品

五　薬局製造販売医薬品

六　医療の用に供するガス類のうち、厚生労働大臣が指定するもの

七　前各号に掲げるもののほか、日本薬局方に収められている物のうち、人体に対する作用が緩和なものとして厚生労働大臣が指定するもの

→平 16 厚労省告示 431［厚生労働大臣が指定する医薬品］

（薬局製造販売医薬品の製造業者の遵守事項）

第九十六条の二　薬局製造販売医薬品の製造業者である薬局開設者は、当該薬局で調剤に従事する薬剤師に当該薬局における設備及び器具をもつて、薬局製造販売医薬品を製造させなければならない。

2　薬局製造販売医薬品の製造業者である薬局開設者は、当該薬局以外の医薬品の製造販売業者又は製造業者に対して、薬局製造販売医薬品を販売し、又は授与してはならない。

（製造販売後安全管理業務を委託することができる範囲）

第九十七条　法第十八条第五項の厚生労働省令で定める業務は、次のとおりとする。

一　医薬品、医薬部外品又は化粧品の品質、有効性及び安全性に関する事項その他医薬品、医薬部外品又は化粧品の適正な使用のために必要な情報（以下この章において「安全管理情報」という。）の収集

二　安全管理情報の解析

三　安全管理情報の検討の結果に基づく必要な措置の実施

四　収集した安全管理情報の保存その他の前三号に附帯する業務

（製造販売後安全管理業務を再委託することができる範囲）

第九十八条　医薬品、医薬部外品又は化粧品の製造販売業者は、製造販売後安全管理に係る業務（以下「製造販売後安全管理業務」という。）を受託する者（以下この章において「受託者」という。）に、当該製造販売後安全管理業務を再委託させてはならない。

2　前項の規定にかかわらず、医薬品の製造販売業者は、機械器具等と一体的に製造販売するものとして承認を受けた医薬品に関する製造販売後安全管理業務を当該機械器具等を供給する医療機器の製造販売業者に委託する場合には、受託者に、当該製造販売後安全管理業務を再委託させることができる。

3　第一項の規定にかかわらず、医薬品の製造販売業者は、他の医薬品の製造販売業者に医薬品を販売し、又は授与する場合であつて、当該医薬品に関する製造販売後安全管理業務を当該製造販売業者に委託する場合には、受託者に、当該製造販売後安全管理業務のうち、前条第一号から第三号までに掲げる業務を再委託させることができる。

4　医薬品の製造販売業者は、前二項の規定により再委託させる製造販売後安全管理業務を再受託する者に、当該製造販売後安全管理業務をさらに委託させてはならない。

（処方箋医薬品の製造販売後安全管理業務を委託する方法）

第九十八条の二　製造販売業者が処方箋医薬品（体外診断用医薬品を除く。以下この章において同じ。）の製造販売後安全管理業務のうち第九十七条第一号から第三号までに掲げる業務を委託する場合においては、当該業務の受託者は、次に掲げる要件を満たさなければならない。

一　委託する業務（以下この条において「委託安全確保業務」という。）を適正かつ円滑に遂行しうる能力を有する者であること。

二　委託安全確保業務を適正かつ円滑に遂行しうる能力を有する当該業務の実施に係る責任者（以下この条及び第九十八条の六において「受託安全管理実施責任者」という。）を置いていること。

三　委託安全確保業務に係る次項の手順書その他委託安全確保業務に必要な文書（以下この条において「製造販売後安全管理業務手順書等」という。）の写しを委託安全確保業務を行う事務所に備え付けていること。

2　製造販売業者は、処方箋医薬品の製造販売後安全管理業務のうち第九十七条第一号から第三号までに掲げる業務を委託する場合においては、次に掲げる手順を記載した委託安全確保業務に係る製造販売後安全管理業務手順書を作成しなければならない。

一　安全管理情報の収集に関する手順

二　安全管理情報の検討及びその結果に基づく安全確保措置の立案に関する手順

三　安全確保措置の実施に関する手順
四　受託安全管理実施責任者から医薬品等安全管理責任者への報告に関する手順
五　医薬品、医薬部外品、化粧品、医療機器及び再生医療等製品の製造販売後安全管理の基準に関する省令第二条第三項に規定する医薬品リスク管理（第九十八条の六第二項第五号において「医薬品リスク管理」という。）に関する手順（市販直後調査に関する手順を含む。）
六　委託の手順
七　委託安全確保業務に係る記録の保存に関する手順
八　医薬品等品質保証責任者その他の処方箋医薬品の製造販売に係る業務の責任者との相互の連携に関する手順
九　その他委託安全確保業務を適正かつ円滑に行うために必要な手順

3　製造販売業者は、処方箋医薬品の製造販売後安全管理業務のうち第九十七条第一号から第三号までに掲げる業務を委託する場合においては、製造販売後安全管理業務手順書等に基づき、次に掲げる事項を記載した文書により受託者との契約を締結し、その契約書を保存しなければならない。
一　委託安全確保業務の範囲
二　受託安全管理実施責任者の設置及び当該者の実施する委託安全確保業務の範囲に関する事項
三　委託安全確保業務に係る前項各号（第六号を除く。）に掲げる手順に関する事項
四　委託安全確保業務の実施の指示に関する事項
五　次項第三号の報告及び同項第四号の確認に関する事項
六　第七項の指示及び第八項の確認に関する事項
七　第九項の情報提供に関する事項
八　その他必要な事項

4　製造販売業者は、処方箋医薬品の製造販売後安全管理業務のうち第九十七条第一号から第三号までに掲げる業務を委託する場合においては、製造販売後安全管理業務手順書等及び前項の契約書に基づき、次に掲げる業務を医薬品等安全管理責任者に行わせなければならない。
一　委託安全確保業務を統括すること。
二　受託安全管理実施責任者に委託安全確保業務の実施につき文書により指示するとともに、その写しを保存すること（第九十七条第一号に掲げる業務を委託する場合を除く。）。
三　受託安全管理実施責任者に委託安全確保業務に関する記録を作成させ、文書により報告させること。
四　受託者が委託安全確保業務を適正かつ円滑に行つているかどうかを確認し、その記録を作成すること。

五　第三号の報告及び前号の記録を保存するとともに、製造販売業者及び医薬品等総括製造販売責任者に文書により報告すること。

5　製造販売業者は、市販直後調査に係る業務であつて処方箋医薬品の製造販売後安全管理業務のうち第九十七条第一号から第三号までに掲げる業務を委託する場合においては、製造販売後安全管理業務手順書等及び医薬品、医薬部外品、化粧品、医療機器及び再生医療等製品の製造販売後安全管理の基準に関する省令第十条第一項（同令第十四条において準用する場合を含む。）に規定する市販直後調査実施計画書（以下「市販直後調査実施計画書」という。）に基づき、次に掲げる業務を医薬品等安全管理責任者に行わせなければならない。

一　受託安全管理実施責任者に委託安全確保業務に関する記録を作成させ、文書により報告させること。

二　前号の文書を保存すること。

6　製造販売業者は、処方箋医薬品の製造販売後安全管理業務のうち第九十七条第四号に掲げる業務を委託する場合においては、当該委託安全確保業務を適正かつ円滑に遂行しうる能力を有する者に委託しなければならない。この場合において、製造販売業者は、製造販売後安全管理業務手順書等に基づき、次に掲げる事項を記載した文書により受託者との契約を締結し、その契約書を保存しなければならない。

一　委託安全確保業務の範囲

二　その他必要な事項

7　製造販売業者は、医薬品等安全管理責任者に委託安全確保業務の改善の必要性について検討させ、その必要性があるときは、製造販売後安全管理業務手順書等及び第三項の契約書に基づき、受託者に所要の措置を講じるよう文書により指示し、その文書を保存しなければならない。

8　製造販売業者は、前項の規定に基づき指示を行つた場合においては、当該措置が講じられたことを確認し、その記録を保存しなければならない。

9　製造販売業者は、委託安全確保業務を行う上で必要な情報を受託者に提供しなければならない。

（処方箋医薬品以外の医薬品の製造販売後安全管理業務を委託する方法）

第九十八条の三　製造販売業者が処方箋医薬品以外の医薬品の製造販売後安全管理業務のうち第九十七条各号に掲げる業務を委託する場合においては、前条（第一項第二号、第二項第四号及び第三項第二号を除く。）の規定を準用する。この場合において、同条第四項第二号及び第三号並びに第五項中「受託安全管理実施責任者」とあるのは「あらかじめ指定する者」と読み替えるものとする。

（医薬部外品又は化粧品の製造販売後安全管理業務を委託する方法）

第九十八条の四　製造販売業者が医薬部外品又は化粧品の製造販売後安全管理業

務のうち第九十七条各号に掲げる業務を委託する場合においては、第九十八条の二第一項第一号及び同条第三項から第九項まで（第三項第二号及び第三号並びに第五項を除く。）の規定を準用する。この場合において、同条第三項中「製造販売後安全管理業務手順書等に基づき、次に」とあるのは「次に」と、同条第四項中「製造販売後安全管理業務手順書等及び前項」とあるのは「前項」と、同項第二号及び第三号中「受託安全管理実施責任者」とあるのは「あらかじめ指定する者」と、同条第六項中「製造販売後安全管理業務手順書等に基づき、次に」とあるのは「次に」と、同条第七項中「製造販売後安全管理業務手順書等及び第三項」とあるのは「第三項」と読み替えるものとする。

（委託安全確保業務に係る記録の保存）

第九十八条の五　前三条の規定により保存することとされている文書その他の記録の保存期間は、当該記録を利用しなくなつた日から五年間とする。ただし、次に掲げる記録の保存期間はそれぞれ各号に定める期間とする。

一　生物由来製品（次号に掲げるものを除く。）に係る記録　利用しなくなつた日から十年間

二　特定生物由来製品に係る記録　利用しなくなつた日から三十年間

2　製造販売業者は、前三条の規定にかかわらず、製造販売後安全管理業務手順書等又はあらかじめ定めた文書に基づき、前三条の規定により記録を保存しなければならないとされている者に代えて、製造販売業者が指定する者に、当該記録を保存させることができる。

（処方箋医薬品の製造販売後安全管理業務を再委託する方法）

第九十八条の六　受託者が処方箋医薬品の製造販売後安全管理業務のうち第九十七条第一号から第三号までに掲げる業務を再委託する場合においては、当該業務の再受託者は、次に掲げる要件を満たさなければならない。

一　再委託する業務（以下この条において「再委託安全確保業務」という。）を適正かつ円滑に遂行しうる能力を有する者であること。

二　再委託安全確保業務を適正かつ円滑に遂行しうる能力を有する当該業務の実施に係る責任者（以下この条において「再受託安全管理実施責任者」という。）を置いていること。

三　再委託安全確保業務に係る次項の手順書その他再委託安全確保業務に必要な文書（以下この条において「製造販売後安全管理業務手順書等」という。）の写しを再委託安全確保業務を行う事務所に備え付けていること。

2　委託元である製造販売業者は、受託者が処方箋医薬品の製造販売後安全管理業務のうち第九十七条第一号から第三号までに掲げる業務を再委託する場合においては、受託者に、次に掲げる手順を記載した再委託安全確保業務に係る製造販売後安全管理業務手順書を作成させなければならない。

一　安全管理情報の収集に関する手順
二　安全管理情報の検討及びその結果に基づく安全確保措置の立案に関する手順
三　安全確保措置の実施に関する手順
四　再受託安全管理実施責任者から受託安全管理実施責任者への報告に関する手順
五　医薬品リスク管理に関する手順（市販直後調査に関する手順を含む。）
六　再委託の手順
七　再委託安全確保業務に係る記録の保存に関する手順
八　受託者の医薬品等品質保証責任者又は国内品質業務運営責任者その他の処方箋医薬品の製造販売に係る業務の責任者との相互の連携に関する手順
九　その他再委託安全確保業務を適正かつ円滑に行うために必要な手順

3　委託元である製造販売業者は、受託者が処方箋医薬品の製造販売後安全管理業務のうち第九十七条第一号から第三号までに掲げる業務を再委託する場合においては、受託者に、製造販売後安全管理業務手順書等に基づき、次に掲げる事項を記載した文書により再受託者との契約を締結させ、その契約書を保存させなければならない。

一　再委託安全確保業務の範囲
二　再受託安全管理実施責任者の設置及び当該者の実施する再委託安全確保業務の範囲に関する事項
三　再委託安全確保業務に係る前項各号（第六号を除く。）に掲げる手順に関する事項
四　再委託安全確保業務の実施の指示に関する事項
五　次項第三号の報告及び同項第四号の確認に関する事項
六　第七項の指示及び第八項の確認に関する事項
七　第九項の情報提供に関する事項
八　その他必要な事項

4　委託元である製造販売業者は、受託者が処方箋医薬品の製造販売後安全管理業務のうち第九十七条第一号から第三号までに掲げる業務を再委託する場合においては、受託者が、製造販売後安全管理業務手順書等及び前項の契約書に基づき、次に掲げる業務を受託安全管理実施責任者に行わせることを確認しなければならない。

一　再委託安全確保業務を統括すること。
二　再受託安全管理実施責任者に再委託安全確保業務の実施につき文書により指示するとともに、その写しを保存すること（第九十七条第一号に掲げる業務を委託する場合を除く。）。
三　再受託安全管理実施責任者に再委託安全確保業務に関する記録を作成させ、文書により報告させること。

四　再受託者が再委託安全確保業務を適正かつ円滑に行つているかどうかを確認し、その記録を作成すること。

五　第三号の報告及び前号の記録を保存するとともに、受託者及び受託者の医薬品等総括製造販売責任者又は医療機器等総括製造販売責任者に文書により報告すること。

5　委託元である製造販売業者は、受託者が市販直後調査に係る業務であつて処方箋医薬品の製造販売後安全管理業務のうち第九十七条第一号から第三号までに掲げる業務を再委託する場合においては、受託者が、製造販売後安全管理業務手順書等及び市販直後調査実施計画書に基づき、次に掲げる業務を受託安全管理実施責任者に行わせることを確認しなければならない。

一　再受託安全管理実施責任者に再委託安全確保業務に関する記録を作成させ、文書により報告させること。

二　前号の文書を保存すること。

6　委託元である製造販売業者は、受託者が処方箋医薬品の製造販売後安全管理業務のうち第九十七条第四号に掲げる業務を再委託する場合においては、当該再委託安全確保業務を適正かつ円滑に遂行しうる能力を有する者に再委託させなければならない。この場合において、委託元である製造販売業者は、受託者に、製造販売後安全管理業務手順書等に基づき、次に掲げる事項を記載した文書により再委託者との契約を締結させ、その契約書を保存させなければならない。

一　再委託安全確保業務の範囲

二　その他必要な事項

7　委託元である製造販売業者は、受託者に、その受託安全管理実施責任者に再委託安全確保業務の改善の必要性について検討させ、その必要性があるときは、製造販売後安全管理業務手順書等及び第三項の契約書に基づき、再受託者に所要の措置を講じるよう文書により指示させ、その文書を保存させなければならない。

8　委託元である製造販売業者は、受託者が前項の規定に基づき指示を行つた場合においては、受託者に当該措置が講じられたことを確認させ、その記録を保存させなければならない。

9　受託者は、再委託安全確保業務を行う上で必要な情報を再受託者に提供しなければならない。

10　第九十八条第三項の規定により受託者が製造販売後安全管理業務のうち第九十七条第一号から第三号までに掲げる業務を再委託する場合においては、委託元である製造販売業者は、必要に応じ、再受託者を直接確認する体制を確保するものとする。

（処方箋医薬品以外の医薬品の製造販売後安全管理業務を再委託する方法）

第九十八条の七　受託者が処方箋医薬品以外の医薬品の製造販売後安全管理業務のうち第九十七条各号に掲げる業務を再委託する場合においては、前条（第一項第二号、第二項第四号及び第三項第二号を除く。）の規定を準用する。この場合において、同条第四項中「を受託安全管理実施責任者」とあるのは「を受託者があらかじめ指定する者」と、同項第二号及び第三号中「再受託安全管理実施責任者」とあるのは「再受託者があらかじめ指定する者」と、同条第五項中「を受託安全管理実施責任者」とあるのは「を受託者があらかじめ指定する者」と、同項第一号中「再受託安全管理実施責任者」とあるのは「再受託者があらかじめ指定する者」と、同条第七項中「受託安全管理実施責任者」とあるのは「受託者があらかじめ指定する者」と読み替えるものとする。

（再委託安全確保業務等に係る記録の保存）

第九十八条の八　前二条の規定により保存することとされている文書その他の記録の保存期間については、第九十八条の五の規定を準用する。この場合において、同条第二項中「製造販売業者」とあるのは「受託者」と、「前三条」とあるのは「第九十八条の六及び第九十八条の七」と読み替えるものとする。

（医薬品、医薬部外品及び化粧品の製造販売業者の法令遵守体制）

第九十八条の九　医薬品、医薬部外品又は化粧品の製造販売業者は、次に掲げるところにより、法第十八条の二第一項各号に掲げる措置を講じなければならない。

一　次に掲げる医薬品等総括製造販売責任者の権限を明らかにすること。

イ　医薬品等品質保証責任者、医薬品等安全管理責任者その他の医薬品、医薬部外品又は化粧品の品質管理及び製造販売後安全管理に関する業務に従事する者に対する業務の指示及び監督に関する権限

ロ　医薬品、医薬部外品若しくは化粧品の廃棄、回収若しくは販売の停止、注意事項等情報等（法第五十二条第二項各号に掲げる事項又は法第六十八条の二第二項に規定する注意事項等情報をいう。）の改訂、医療関係者への情報の提供又は法に基づく厚生労働大臣への報告その他の医薬品、医薬部外品又は化粧品の品質管理及び製造販売後安全管理に関する措置の決定及び実施に関する権限

ハ　製造業者、法第十三条の三第一項に規定する医薬品等外国製造業者その他製造に関する業務（試験検査等の業務を含む。）を行う者に対する管理監督に関する権限

ニ　イからハまでに掲げるもののほか、医薬品、医薬部外品又は化粧品の品質管理及び製造販売後安全管理に関する権限

二　次に掲げる法第十八条の二第一項第二号に規定する体制を整備すること。

イ　医薬品、医薬部外品又は化粧品の品質管理及び製造販売後安全管理に関

する業務その他の製造販売業者の業務の遂行が法令に適合することを確保するために必要な規程の作成、製造販売業者の薬事に関する業務に責任を有する役員及び従業者に対する教育訓練の実施及び評価並びに業務の遂行に係る記録の作成、管理及び保存を行う体制

ロ　製造販売業者が薬事に関する業務に責任を有する役員及び従業者の業務を監督するために必要な情報を収集し、その業務の適正を確保するために必要な措置を講ずる体制

ハ　イ及びロに掲げるもののほか、製造販売業者の業務の適正を確保するために必要な人員の確保及び配置その他の製造販売業者の業務の適正を確保するための体制

三　次に掲げる法第十八条の二第一項第三号に規定する厚生労働省令で定める者に、法第十二条の二第一項各号の厚生労働省令で定める基準を遵守して医薬品、医薬部外品又は化粧品の品質管理及び製造販売後安全管理を行わせるために必要な権限を付与するとともに、それらの者が行う業務を監督すること。

イ　医薬品等総括製造販売責任者

ロ　医薬品等品質保証責任者

ハ　医薬品等安全管理責任者

ニ　イからハまでに掲げる者のほか、医薬品、医薬部外品又は化粧品の品質管理及び製造販売後安全管理に関する業務に従事する者

四　次に掲げる法第十八条の二第一項第四号に規定する措置を講ずること。

イ　医薬品、医薬部外品又は化粧品の製造販売業者の従業者に対して法令遵守のための指針を示すこと。

ロ　薬事に関する業務に責任を有する役員の権限及び分掌する業務を明らかにすること。

ハ　医薬品の製造方法、試験検査方法その他の医薬品の品質に影響を与えるおそれのある事項の変更に関する情報の収集、医薬品について承認された事項の一部を変更するために必要な手続その他の必要な措置

ニ　法第六十八条の十第一項の規定に基づく副作用等の報告が適時かつ適切に行われることを確保するために必要な情報の管理その他の措置

ホ　医薬品の製造販売業者が医薬関係者に対して行う医薬品に関する情報提供が客観的かつ科学的な根拠に基づく正確な情報により行われ、かつ、法第六十六条から第六十八条までに違反する記事の広告、記述又は流布が行われないことを確保するために必要な業務の監督その他の措置

ヘ　イからホまでに掲げるもののほか、第二号に規定する体制を実効的に機能させるために必要な措置

（医薬品、医薬部外品及び化粧品の製造業者の法令遵守体制）

第九十八条の十　医薬品、医薬部外品又は化粧品の製造業者は、次に掲げるところにより、法第十八条の二第三項各号に掲げる措置を講じなければならない。

一　次に掲げる医薬品製造管理者又は医薬部外品等責任技術者の権限を明らかにすること。

イ　医薬品、医薬部外品又は化粧品の製造の管理に関する業務に従事する者に対する業務の指示及び監督に関する権限

ロ　イに掲げるもののほか、医薬品、医薬部外品又は化粧品の製造の管理に関する権限

二　次に掲げる法第十八条の二第三項第二号に規定する体制を整備すること。

イ　医薬品、医薬部外品又は化粧品の製造の管理に関する業務その他の製造業者の業務の遂行が法令に適合することを確保するために必要な規程の作成、製造業者の薬事に関する業務に責任を有する役員及び従業者に対する教育訓練の実施及び評価並びに業務の遂行に係る記録の作成、管理及び保存を行う体制

ロ　製造業者が薬事に関する業務に責任を有する役員及び従業者の業務を監督するために必要な情報を収集し、その業務の適正を確保するために必要な措置を講ずる体制

ハ　イ及びロに掲げるもののほか、製造業者の業務の適正を確保するために必要な人員の確保及び配置その他の製造業者の業務の適正を確保するための体制

三　次に掲げる法第十八条の二第三項第三号に規定する厚生労働省令で定める者に、法第十四条第二項第四号の厚生労働省令で定める基準を遵守して医薬品、医薬部外品又は化粧品の製造管理又は品質管理を行わせるために必要な権限を付与するとともに、それらの者が行う業務を監督すること。

イ　医薬品製造管理者

ロ　医薬部外品等責任技術者

ハ　イ及びロに掲げる者のほか、医薬品、医薬部外品又は化粧品の製造の管理に関する業務に従事する者

四　次に掲げる法第十八条の二第三項第四号に規定する措置を講ずること。

イ　医薬品、医薬部外品又は化粧品の製造業者の従業者に対して法令遵守のための指針を示すこと。

ロ　薬事に関する業務に責任を有する役員の権限及び分掌する業務を明らかにすること。

ハ　医薬品の製造方法、試験検査方法その他の医薬品の品質に影響を与えるおそれのある事項の変更に関する情報の収集、当該情報の製造販売業者に対する連絡その他の必要な措置

ニ　イからハまでに掲げるもののほか、第二号に規定する体制を実効的に機能させるために必要な措置

（製造販売業の医薬品等総括製造販売責任者等の変更の届出）

第九十九条　法第十九条第一項の規定により変更の届出をしなければならない事項は、次のとおりとする。

一　製造販売業者の氏名及び住所

二　主たる機能を有する事務所の名称及び所在地

三　製造販売業者が法人であるときは、薬事に関する業務に責任を有する役員の氏名

四　医薬品等総括製造販売責任者の氏名及び住所

五　法第十七条第一項ただし書第二号に該当する場合であつて、医薬品等総括製造販売責任者として薬剤師以外の技術者を置くときは、医薬品等総括製造販売責任者補佐薬剤師の氏名及び住所

六　当該製造販売業者が、他の種類の製造販売業の許可を受け、又は当該許可に係る事業を廃止したときは、当該許可の種類及び許可番号

2　前項の届出は、様式第六による届書を提出することによつて行うものとする。

3　前項の届書には、次の各号に掲げる届書の区分に応じて当該各号に定める書類を添えなければならない。ただし、申請等の行為の際当該届書の提出先とされている都道府県知事に提出された書類については、当該届書にその旨が付記されたときは、この限りでない。

一　第一項第一号に掲げる製造販売業者の氏名に係る届書　製造販売業者の戸籍謄本、戸籍抄本又は戸籍記載事項証明書（製造販売業者が法人であるときは、登記事項証明書）

二　第一項第三号に掲げる役員に係る届書　新たに役員となつた者が精神の機能の障害により業務を適正に行うに当たつて必要な認知、判断及び意思疎通を適切に行うことができないおそれがある者である場合は、当該役員に係る精神の機能の障害に関する医師の診断書

三　第一項第四号に掲げる事項に係る届書（新たに医薬品等総括製造販売責任者となつた者が製造販売業者である場合を除く。）　次のイからニまでに掲げる書類

イ　雇用契約書の写しその他の製造販売業者の新たに医薬品等総括製造販売責任者となつた者に対する使用関係を証する書類

ロ　新たに医薬品等総括製造販売責任者となつた者が法第十七条第一項に規定する者であることを証する書類

ハ　法第十七条第一項ただし書第一号に該当する場合であつて、医薬品等総括製造販売責任者として薬剤師以外の技術者を置くときは、医薬品等総括製造販売責任者が第八十六条第一項第一号イ若しくはロ又は第二号イからハまでに規定する者であることを証する書類

ニ　法第十七条第一項ただし書第二号に該当する場合であつて、医薬品等総

括製造販売責任者として薬剤師以外の技術者を置くときは、医薬品等総括製造販売責任者が第八十六条第一項第三号イ又はロに規定する者であることを証する書類、医薬品等総括製造販売責任者として薬剤師以外の技術者を置く理由を記載した書類、医薬品等総括製造販売責任者補佐薬剤師の雇用契約書の写しその他の製造販売業者の新たに医薬品等総括製造販売責任者補佐薬剤師となつた者に対する使用関係を証する書類並びに医薬品等総括製造販売責任者として法第十七条第二項に規定する能力及び経験を有する薬剤師を置くために必要な措置に関する計画

四　第一項第五号に掲げる事項に係る届書　次のイ及びロに掲げる書類

イ　雇用契約書の写しその他の製造販売業者の新たに医薬品等総括製造販売責任者補佐薬剤師となつた者に対する使用関係を証する書類

ロ　医薬品等総括製造販売責任者として法第十七条第二項に規定する能力及び経験を有する薬剤師を置くために必要な措置に関する計画

（製造業の医薬品製造管理者等の変更の届出）

第百条　法第十九条第二項の規定により変更の届出をしなければならない事項は、次のとおりとする。

一　製造業者若しくは医薬品等外国製造業者（以下この条において「製造業者等」という。）又は医薬品製造管理者若しくは医薬部外品等責任技術者（医薬品等外国製造業者にあつては、製造所の責任者）（第三項第二号において「医薬品製造管理者等」という。）の氏名又は住所

二　製造業者等が法人であるときは、薬事に関する業務に責任を有する役員の氏名

三　製造所の名称

四　製造所の構造設備の主要部分

五　製造業者等が他の製造業の許可、認定若しくは登録を受け、又はその製造所を廃止したときは、当該許可の区分及び許可番号、当該認定の区分及び認定番号又は当該登録の登録番号

2　前項の届出は、様式第六による届書（地方厚生局長に提出する場合にあつては正本一通及び副本二通、厚生労働大臣又は都道府県知事に提出する場合にあつては正本一通）を提出することによつて行うものとする。

3　前項の届書には、次の各号に掲げる届書の区分に応じて当該各号に定める書類を添えなければならない。ただし、申請等の行為の際当該届書の提出先とされている厚生労働大臣、地方厚生局長若しくは都道府県知事に提出され、又は当該都道府県知事を経由して厚生労働大臣若しくは地方厚生局長に提出された書類については、当該届書にその旨が付記されたときは、この限りでない。

一　第一項第一号に掲げる製造業者等の氏名に係る届書　製造業者等の戸籍謄本、戸籍抄本又は戸籍記載事項証明書（製造業者等が法人であるときは、登

記事項証明書）

二　第一項第一号に掲げる医薬品製造管理者等の氏名に係る届書（新たに医薬品製造管理者等となつた者が製造業者等である場合を除く。）　雇用契約書の写しその他の製造業者等の新たに医薬品製造管理者等となつた者に対する使用関係を証する書類及び新たに医薬品製造管理者となつた者が薬剤師若しくは第八十八条に掲げる者であること又は新たに医薬部外品等責任技術者となつた者が第九十一条若しくは第九十一条の二に掲げる者であることを証する書類

（資料の保存）

第百一条　医薬品等承認取得者は、次の各号に掲げる資料を、それぞれ当該各号に掲げる期間保存しなければならない。ただし、資料の性質上その保存が著しく困難であると認められるものにあつては、この限りでない。

一　法第十四条第一項又は第十五項の承認の申請に際して提出した資料の根拠となつた資料　承認（法第十四条の二の二第一項の規定により条件及び期限を付したものである場合にあつては、同条第五項の規定による申請に対する法第十四条の承認）を受けた日から五年間。ただし、法第十四条の四第一項の再審査を受けなければならない医薬品（承認（法第十四条の二の二第一項の条件及び期限を付したものを除く。）を受けた日から再審査が終了するまでの期間が五年を超えるものに限る。）に係る資料にあつては、再審査が終了するまでの期間

二　法第十四条第十二項（同条第十五項において準用する場合を含む。）に規定する使用の成績に関する資料その他の資料　再審査が終了するまでの期間

三　法第十四条の四第一項の再審査の申請に際して提出した資料の根拠となつた資料（前二号に掲げる資料を除く。）　再審査が終了した日から五年間

四　法第十四条の六の医薬品の再評価の申請に際して提出した資料の根拠となつた資料（前三号に掲げる資料を除く。）　再評価が終了した日から五年間

（外国製造医薬品等の製造販売の承認の申請）

第百二条　法第十九条の二第一項の医薬品、医薬部外品又は化粧品の製造販売の承認の申請は、様式第五十三による申請書（正本一通及び副本二通）を厚生労働大臣に提出することによつて行うものとする。

2　前項の申請書に添付すべき資料については、第四十条から第四十一条までの規定を準用する。この場合において、第四十条第四項及び第五項中「厚生労働大臣又は都道府県知事」とあるのは、「厚生労働大臣」と読み替えるものとする。

3　第一項の申請書には、次に掲げる書類を添えなければならない。ただし、申請等の行為の際厚生労働大臣に提出された書類については、当該申請書にその

旨が付記されたときは、この限りでない。
一　申請者が法人であるときは、法人であることを証する書類
二　申請者（申請者が法人であるときは、薬事に関する業務に責任を有する役員を含む。）が、法第十九条の二第二項に規定する者であるかないかを明らかにする書類
三　選任外国製造医薬品等製造販売業者を選任したことを証する書類
四　当該選任外国製造医薬品等製造販売業者が受けている製造販売業の許可証の写し
五　法第二十条において準用する法第十四条の三第一項の規定により法第十九条の二第一項の承認を申請しようとするときは、申請者が製造販売しようとする物が、法第十四条の三第一項第二号に掲げる医薬品であることを証する書類その他必要な書類

（外国製造医薬品等の製造販売承認台帳の記載事項）

第百三条　令第十九条に規定する法第十九条の二第一項及び同条第五項において準用する法第十四条第十五項の承認に関する台帳に記載する事項は、第四十九条各号（第三号を除く。）に掲げる事項のほか、次に掲げる事項を記載するものとする。
一　選任外国製造医薬品等製造販売業者の氏名及び住所
二　当該選任外国製造医薬品等製造販売業者の受けている製造販売業の許可の種類及び許可番号

（選任外国製造医薬品等製造販売業者の遵守事項）

第百四条　選任外国製造医薬品等製造販売業者が遵守すべき事項は、第九十二条各号及び第九十八条の九各号に掲げるもののほか、次のとおりとする。
一　選任外国製造医薬品等製造販売業者としての業務に関する事項を記録し、かつ、これを最終の記載の日から五年間、保存すること。
二　次のイからホまでに掲げる書類を利用しなくなつた日から五年間、保存すること。
イ　外国製造医薬品等特例承認取得者が当該承認を受けた事項を記載した書類
ロ　外国製造医薬品等特例承認取得者が法第十九条の二第一項及び同条第五項において準用する法第十四条第十五項の承認の申請に際して提出した資料の写し
ハ　外国製造医薬品等特例承認取得者が法第十九条の四において準用する法第十四条の四第一項の再審査の申請に際して提出した資料の写し
ニ　外国製造医薬品等特例承認取得者が法第十九条の四において準用する法第十四条の六第一項の再評価の申請に際して提出した資料の写し

ホ　外国製造医薬品等特例承認取得者が法第十九条の二第五項において準用する法第十四条の二の二第四項の規定により厚生労働大臣に報告した事項、法第十九条の四において準用する法第十四条の四第七項又は第十四条の五第二項の規定により厚生労働大臣又は機構に報告した事項、法第六十八条の二十四第一項又は第六十八条の二十五第三項の規定により厚生労働大臣又は機構に報告した生物由来製品に係る感染症定期報告及び法第七十五条の二の二第一項第二号の規定により厚生労働大臣に報告した事項を記載した書類

三　法第六十八条の十第一項又は法第六十八条の十三第三項の規定により厚生労働大臣又は機構に報告した副作用等に関する事項の根拠となつた資料を、利用しなくなつた日から五年間保存すること。ただし、資料の性質上その保存が著しく困難であると認められるものにあつては、この限りでない。

（選任外国製造医薬品等製造販売業者に関する変更の届出）

第百五条　法第十九条の三第一項の規定により変更の届出をしなければならない事項は、次のとおりとする。

一　選任外国製造医薬品等製造販売業者の氏名又は住所

二　選任外国製造医薬品等製造販売業者が受けている製造販売業の許可の種類及び許可番号

2　法第十九条の三第一項の規定による選任外国製造医薬品等製造販売業者の変更の届出及び前項の届出は、品目ごとに様式第五十四による届書（正本一通及び副本二通）を提出することによつて行うものとする。

3　前項の届書には、選任外国製造医薬品等製造販売業者が受けている製造販売業の許可証の写しを添えなければならない。ただし、申請等の行為の際当該許可証の写しが厚生労働大臣に提出されている場合においては、当該届書にその旨が付記されたときは、この限りでない。

（機構による選任外国製造医薬品等製造販売業者に関する変更の届出の状況の通知）

第百五条の二　法第十九条の三第三項の規定により機構が厚生労働大臣に対して行う選任外国製造医薬品等製造販売業者に関する変更の届出の状況の通知は、様式第五十四の二による通知書によつて行うものとする。

（情報の提供）

第百六条　外国製造医薬品等特例承認取得者は、選任外国製造医薬品等製造販売業者に対し、次に掲げる情報を提供しなければならない。

一　法第十九条の二第一項の規定により当該品目について承認された事項及び同条第五項において準用する法第十四条第十五項の規定によりその変更があ

つた場合にあつては、その変更された事項及び変更理由

二　法第十九条の二第五項において準用する法第十四条の二の二第四項の規定により厚生労働大臣に報告した事項

三　法第十九条の二第一項及び同条第五項において準用する法第十四条第十五項の承認の申請に際して提出した資料の写し、法第十九条の四において準用する法第十四条の四第一項の再審査の申請に際して提出した資料の写し並びに法第十九条の四において準用する法第十四条の六第一項の再評価の申請に際して提出した資料の写し

四　法第十九条の四において準用する法第十四条の四第七項又は第十四条の五第二項の規定により厚生労働大臣又は機構に報告した事項

五　法第五十条、第五十九条、第六十一条又は第六十八条の十七に規定する事項を記載するために必要な情報及びその変更があつた場合にあつてはその変更理由

六　法第五十二条（法第六十条又は第六十二条において準用する場合を含む。）又は第六十八条の十八に規定する事項に関する情報及びその変更があつた場合にあつてはその変更理由

七　法第六十九条第一項、第四項、第五項若しくは第六項又は第七十五条の二の二第一項第二号の規定により厚生労働大臣に報告した事項

八　前各号に掲げるもののほか、選任外国製造医薬品等製造販売業者が業務を行うために必要な情報

2　外国製造医薬品等特例承認取得者は、選任外国製造医薬品等製造販売業者を変更したときは、第百四条第一号に規定する記録、同条第二号に規定する書類、同条第三号に規定する資料及び前項に規定する情報並びに品質管理の業務に関する資料及び製造販売後安全管理の業務に関する資料を、変更前の選任外国製造医薬品等製造販売業者から変更後の選任外国製造医薬品等製造販売業者に引き継がせなければならない。

3　前項の場合において変更前の選任外国製造医薬品等製造販売業者が法第六十八条の二十二第一項に規定する生物由来製品承認取得者等である場合には、当該選任外国製造医薬品等製造販売業者は生物由来製品に関する記録及び当該記録に関連する資料を変更後の選任外国製造医薬品等製造販売業者に引き渡さなければならない。

（外国製造医薬品等特例承認取得者の業務に関する帳簿）

第百七条　外国製造医薬品等特例承認取得者は、帳簿を備え、選任外国製造医薬品等製造販売業者に対する情報の提供その他の外国製造医薬品等特例承認取得者としての業務に関する事項を記録し、かつ、これを最終の記載の日から三年間、保存しなければならない。

（外国製造医薬品等特例承認取得者に関する変更の届出）

第百八条　令第三十四条第一項の厚生労働省令で定める事項は、次のとおりとする。

一　外国製造医薬品等特例承認取得者の氏名又は住所

二　外国製造医薬品等特例承認取得者が法人であるときは、薬事に関する業務に責任を有する役員

三　承認を受けた品目を製造する製造所又はその名称

2　前項の届出は、品目ごとに様式第五十四の三による届書（正副二通）を提出することによつて行うものとする。

3　第一項の届出が、同項第一号に掲げる事項に係るものであるときは、これを証する書類を、同項第二号に掲げる事項に係るものであるときは、変更後の役員が法第十九条の二第二項に規定する者であるかないかを明らかにする書類を、前項の届書に添えなければならない。

（機構による外国製造医薬品等特例承認取得者に関する変更の届出の状況の通知）

第百八条の二　令第三十四条第三項の規定により機構が厚生労働大臣に対して行う外国製造医薬品等特例承認取得者に関する変更の届出の状況の通知は、様式第五十四の二による通知書によつて行うものとする。

（外国製造医薬品等特例承認取得者等の申請等の手続）

第百九条　法第十九条の二第一項の承認を受けようとする者又は外国製造医薬品等特例承認取得者の厚生労働大臣に対する申請、届出、報告、提出その他の手続は、選任外国製造医薬品等製造販売業者が行うものとする。

（外国製造医薬品等特例承認取得者の資料の保存）

第百十条　外国製造医薬品等特例承認取得者については、第百一条の規定を準用する。

2　外国製造医薬品等特例承認取得者は、法第七十五条の二の二第一項第二号の規定により厚生労働大臣に報告した事項の根拠となつた資料を、厚生労働大臣に報告した日から五年間保存しなければならない。

3　前項の資料の保存については、第百一条各号列記以外の部分ただし書の規定を準用する。

（準用）

第百十一条　法第十九条の二第一項又は同条第五項において準用する法第十四条第十五項の承認については、第三十九条、第四十条の二から第四十八条まで、第五十条及び第五十三条の九から第六十九条までの規定を準用する。この場合

において、第四十五条の四第一項中「様式第二十二の二」とあるのは「様式第五十四の四」と、第四十六条第一項中「様式第二十三」とあるのは「様式第五十五」と、第四十八条第一項中「様式第二十四」とあるのは「様式第五十六」と、第五十条第一項中「様式第二十五」とあるのは「様式第五十七」と、第五十四条第三項及び第五項中「様式第二十七」とあるのは「様式第五十八」と、同条第八項中「様式第二十七の二」とあるのは「様式第五十八の二」と、第五十六条中「様式第三十」とあるのは「様式第五十九」と、第六十四条第二項中「様式第三十三」とあるのは「様式第六十」と、第六十六条第一項中「様式第三十五」とあるのは「様式第六十一」と、第六十七条第二項中「様式第三十六」とあるのは「様式第六十二」と、第六十八条の二第一項中「様式第三十七の二」とあるのは「様式第六十二の二」と、同条第二項中「様式第三十七の三」とあるのは「様式第六十二の三」と、第六十八条の七第一項中「様式第三十七の四」とあるのは「様式第六十二の四」と、第六十八条の九第一項中「様式第三十七の五」とあるのは「様式第六十二の五」と、第六十八条の十三第一項中「様式第三十七の八」とあるのは「様式第六十二の六」と、第六十八条の十四第二項中「様式第三十七の九」とあるのは「様式第六十二の七」と、第六十八条の十五第一項中「様式第三十七の十」とあるのは「様式第六十二の八」と、第六十九条第二項中「様式第三十八」とあるのは「様式第六十三」と読み替えるものとする。

第百十一条の二　医薬品、医薬部外品又は化粧品の製造販売業者又は製造業者については、第十五条の九の規定を準用する。この場合において、同条第一項中「登録販売者として」とあるのは、「第八十五条第二号、第八十五条の二第一項第三号若しくは第二項第三号、第八十六条第一号イ若しくは第二号ロ、第八十八条第一項第一号イ若しくは第二号ロ又は第九十一条第一項第三号若しくは第二項第三号に規定する」と読み替えるものとする。

第百十二条　医薬品の製造販売業者又は製造業者については、第十四条第一項及び第四項の規定を準用する。この場合において、同条第四項中「三年間、前項の書面を記載の日から二年間」とあるのは、「三年間」と読み替えるものとする。

第百十三条　医薬品、医薬部外品又は化粧品の製造販売業者又は製造業者については、第十五条の十の規定を準用する。この場合において、「薬剤師若しくは登録販売者」とあるのは、「薬剤師」と読み替えるものとする。

第百十四条　医薬品、医薬部外品又は化粧品の製造販売業者（薬局製造販売医薬品の製造販売業者を除く。）については、第三条及び第十八条の規定を準用する。

2　医薬品、医薬部外品又は化粧品の製造業者（薬局製造販売医薬品の製造業者を除く。）については、第三条及び第十八条の規定を準用する。この場合において、第十八条中「届書」とあるのは、「届書（地方厚生局長に提出する場合にあつては正本一通及び副本二通、都道府県知事に提出する場合にあつては正本一通)」と読み替えるものとする。

3　薬局製造販売医薬品の製造販売業者及び製造業者については、第三条及び第十八条の規定を準用する。

4　認定医薬品等外国製造業者及び登録医薬品等外国製造業者については、第十八条の規定を準用する。

第三章　医療機器及び体外診断用医薬品の製造販売業及び製造業等

第一節　医療機器及び体外診断用医薬品の製造販売業及び製造業

（医療機器及び体外診断用医薬品の製造販売業の許可の申請）

第百十四条の二　法第二十三条の二第一項の医療機器又は体外診断用医薬品の製造販売業の許可を受けようとする者は、同条第二項の規定により、様式第九による申請書を令第八十条の規定により当該許可の権限に属する事務を行うこととされた都道府県知事に提出するものとする。

2　法第二十三条の二第二項第四号の厚生労働省令で定める事項は、次のとおりとする。

一　主たる機能を有する事務所の名称及び所在地

二　許可の種類

三　医療機器等総括製造販売責任者の住所及び資格

四　法第二十三条の二の十四第一項ただし書第二号に該当する場合であつて、医療機器等総括製造販売責任者として薬剤師以外の技術者を置くときは、当該薬剤師以外の技術者を補佐する薬剤師（以下「医療機器等総括製造販売責任者補佐薬剤師」という。）の氏名及び住所並びに医療機器等総括製造販売責任者補佐薬剤師が薬剤師である旨

3　法第二十三条の二第三項第四号の厚生労働省令で定める書類は、次のとおりとする。

一　申請者が法人であるときは、登記事項証明書

二　申請者（申請者が法人であるときは、薬事に関する業務に責任を有する役員）が精神の機能の障害により業務を適正に行うに当たつて必要な認知、判断及び意思疎通を適切に行うことができないおそれがある者である場合は、当該申請者に係る精神の機能の障害に関する医師の診断書

三　申請者が現に製造販売業の許可を受けている場合にあつては、当該製造販売業の許可証の写し

四　申請者以外の者がその医療機器等総括製造販売責任者であるときは、雇用契約書の写しその他申請者のその医療機器等総括製造販売責任者に対する使用関係を証する書類
五　医療機器等総括製造販売責任者が法第二十三条の二の十四第一項に規定する者であることを証する書類
六　法第二十三条の二の十四第一項ただし書第二号に該当する場合であつて、医療機器等総括製造販売責任者として薬剤師以外の技術者を置くときは、当該医療機器等総括製造販売責任者が第百十四条の四十九の二第一項各号に掲げる者であることを証する書類、医療機器等総括製造販売責任者として薬剤師以外の技術者を置く理由を記載した書類、医療機器等総括製造販売責任者補佐薬剤師の雇用契約書の写しその他の製造販売業者の医療機器等総括製造販売責任者補佐薬剤師に対する使用関係を証する書類並びに医療機器等総括製造販売責任者として法第二十三条の二の十四第二項に規定する能力及び経験を有する薬剤師を置くために必要な措置に関する計画

4　法第二十三条の二第三項各号に掲げる書類のうち、申請等の行為の際第一項の申請書の提出先とされている都道府県知事に提出され、又は当該都道府県知事を経由して厚生労働大臣に提出されたものについては、当該申請書にその旨が付記されたときは、添付を要しないものとする。

5　法第二十三条の二第二項の申請については、第九条の規定を準用する。この場合において、同条中「都道府県知事（その所在地が保健所を設置する市又は特別区の区域にある場合においては、市長又は区長）」とあるのは、「都道府県知事」と読み替えるものとする。

（製造販売業の許可証の様式）

第百十四条の三　医療機器又は体外診断用医薬品の製造販売業の許可証は、様式第十によるものとする。

（製造販売業の許可証の書換え交付の申請）

第百十四条の四　令第三十七条の二第二項の申請書は、様式第三によるものとする。

（製造販売業の許可証の再交付の申請）

第百十四条の五　令第三十七条の三第二項の申請書は、様式第四によるものとする。

（製造販売業の許可の更新の申請）

第百十四条の六　法第二十三条の二第四項の医療機器又は体外診断用医薬品の製造販売業の許可の更新の申請は、様式第十一による申請書を令第八十条の規定

により当該許可の権限に属する事務を行うこととされた都道府県知事に提出することによつて行うものとする。

2　前項の申請書には、申請に係る許可の許可証を添えなければならない。

3　第一項において申請者（申請者が法人であるときは、薬事に関する業務に責任を有する役員）が精神の機能の障害により業務を適正に行うに当たつて必要な認知、判断及び意思疎通を適切に行うことができないおそれがある者である場合は、当該申請者に係る精神の機能の障害に関する医師の診断書を同項の申請書に添付しなければならない。

（製造販売業の許可台帳の記載事項）

第百十四条の七　令第三十七条の五第一項に規定する法第二十三条の二第一項の許可に関する台帳に記載する事項は、次のとおりとする。

一　許可番号及び許可年月日

二　許可の種類

三　製造販売業者の氏名及び住所

四　医療機器等総括製造販売責任者がその業務を行う事務所（以下この章において「主たる機能を有する事務所」という。）の名称及び所在地

五　医療機器等総括製造販売責任者の氏名及び住所

六　法第二十三条の二の十四第一項ただし書第二号に該当する場合であつて、医療機器等総括製造販売責任者として薬剤師以外の技術者を置くときは、医療機器等総括製造販売責任者補佐薬剤師の氏名及び住所

七　当該製造販売業者が他の種類の製造販売業の許可を受けている場合にあつては、当該許可の種類及び許可番号

（法第二十三条の二の二第二項において準用する法第五条第三号への厚生労働省令で定める者）

第百十四条の七の二　法第二十三条の二の二第二項において準用する法第五条第三号への厚生労働省令で定める者は、精神の機能の障害により製造販売業者の業務を適正に行うに当たつて必要な認知、判断及び意思疎通を適切に行うことができない者とする。

（製造業の登録を受ける製造所の製造工程）

第百十四条の八　法第二十三条の二の三第一項の厚生労働省令で定める製造工程は、次の各号に掲げる医療機器又は体外診断用医薬品の種類に応じ、それぞれ当該各号に掲げるものとする。

一　医療機器プログラム　設計

二　医療機器プログラムを記録した記録媒体たる医療機器　次に掲げる製造工程

イ　設計

ロ　国内における最終製品の保管

三　一般医療機器　次に掲げる製造工程

イ　主たる組立てその他の主たる製造工程（設計、滅菌及び保管を除く。第五号ロにおいて同じ。）

ロ　滅菌

ハ　国内における最終製品の保管

四　単回使用の医療機器（一回限り使用できることとされている医療機器をいう。以下同じ。）のうち、再製造（単回使用の医療機器が使用された後、新たに製造販売をすることを目的として、これに検査、分解、洗浄、滅菌その他必要な処理を行うことをいう。以下同じ。）をされたもの（以下「再製造単回使用医療機器」という。）　次に掲げる製造工程

イ　設計

ロ　使用された単回使用の医療機器の受入、分解及び洗浄等

ハ　主たる組立てその他の主たる製造工程（設計、使用された単回使用の医療機器の受入、分解及び洗浄等、滅菌並びに保管を除く。）

ニ　滅菌

ホ　国内における最終製品の保管

五　前各号に掲げる医療機器以外の医療機器　次に掲げる製造工程

イ　設計

ロ　主たる組立てその他の主たる製造工程

ハ　滅菌

ニ　国内における最終製品の保管

六　放射性医薬品である体外診断用医薬品（以下「放射性体外診断用医薬品」という。）　次に掲げる製造工程

イ　設計

ロ　反応系に関与する成分の最終製品への充填工程以降の全ての製造工程

七　法第二十三条の二の五第一項及び法第二十三条の二の二十三第一項に規定する体外診断用医薬品（前号に掲げるものを除く。）　次に掲げる製造工程

イ　設計

ロ　反応系に関与する成分の最終製品への充填工程

ハ　国内における最終製品の保管

八　前二号に掲げる体外診断用医薬品以外の体外診断用医薬品　次に掲げる製造工程

イ　反応系に関与する成分の最終製品への充填工程

ロ　国内における最終製品の保管

（製造業の登録の申請）

第百十四条の九　法第二十三条の二の三第一項の医療機器又は体外診断用医薬品の製造業の登録を受けようとする者は、同条第二項の規定により、様式第六十三の二による申請書を令第八十条の規定により当該登録の権限に属する事務を行うこととされた都道府県知事に提出するものとする。

2　法第二十三条の二の三第二項第六号の厚生労働省令で定める事項は、次のとおりとする。

一　製造所の名称

二　医療機器責任技術者又は体外診断用医薬品製造管理者の住所及び資格

3　第一項の申請書には、次に掲げる書類を添えなければならない。ただし、申請等の行為の際当該申請書の提出先とされている都道府県知事に提出された書類については、当該申請書にその旨が付記されたときは、この限りでない。

一　申請者が法人であるときは、登記事項証明書

二　申請者以外の者がその医療機器責任技術者又は体外診断用医薬品製造管理者であるときは、雇用契約書の写しその他申請者のその医療機器責任技術者又は体外診断用医薬品製造管理者に対する使用関係を証する書類

三　医療機器責任技術者が第百十四条の五十二に掲げる者であること又は体外診断用医薬品製造管理者が薬剤師であることを証する書類

四　登録を受けようとする製造所の場所を明らかにした図面

五　申請者が他の製造業の許可又は登録を受けている場合にあつては、当該製造業の許可証又は登録証の写し

4　法第二十三条の二の三第二項の申請については、第九条の規定を準用する。この場合において、同条中「都道府県知事（その所在地が保健所を設置する市又は特別区の区域にある場合においては、市長又は区長）」とあるのは、「都道府県知事」と読み替えるものとする。

5　法第二十三条の二の三第四項において準用する法第五条第三号への厚生労働省令で定める者は、精神の機能の障害により製造業者の業務を適正に行うに当たつて必要な認知、判断及び意思疎通を適切に行うことができない者とする。

（製造業の登録証の様式）

第百十四条の十　医療機器又は体外診断用医薬品の製造業の登録証は、様式第六十三の三によるものとする。

（製造業の登録証の書換え交付の申請）

第百十四条の十一　令第三十七条の九第二項の申請書は、様式第三によるものとする。

（製造業の登録証の再交付の申請）

第百十四条の十二　令第三十七条の十第二項の申請書は、様式第四によるものと

する。

（製造業の登録の更新の申請）

第百十四条の十三　法第二十三条の二の三第三項の医療機器又は体外診断用医薬品の製造業の登録の更新の申請は、様式第六十三の四による申請書を令第八十条の規定により当該登録の権限に属する事務を行うこととされた都道府県知事に提出することによつて行うものとする。

2　前項の申請書には、申請に係る登録の登録証を添えなければならない。

（製造業の登録台帳の記載事項）

第百十四条の十四　令第三十七条の十二第一項に規定する法第二十三条の二の三第一項の登録に関する台帳に記載する事項は、次のとおりとする。

一　登録番号及び登録年月日

二　製造業者の氏名及び住所

三　製造所の名称及び所在地

四　当該製造所の医療機器責任技術者又は体外診断用医薬品製造管理者の氏名及び住所

五　当該製造業者が他の製造業の許可又は登録を受けている場合にあつては、当該製造業の許可の区分及び許可番号又は登録番号

（医療機器等外国製造業者の登録の申請）

第百十四条の十五　法第二十三条の二の四第一項の医療機器等外国製造業者の登録の申請は、様式第六十三の五による申請書（正副二通）を機構を経由して厚生労働大臣に提出することによつて行うものとする。

2　法第二十三条の二の四第二項において準用する法第二十三条の二の三第二項第六号の厚生労働省令で定める事項は、次のとおりとする。

一　製造所の名称及び所在地

二　登録の区分

3　第一項の申請書には、次に掲げる書類を添えなければならない。ただし、申請等の行為の際厚生労働大臣に提出された書類については、当該申請書にその旨が付記されたときは、この限りでない。

一　製造所の責任者の履歴書

二　登録を受けようとする製造所の場所を明らかにした図面

（準用）

第百十四条の十六　法第二十三条の二の四第一項の登録については、第百十四条の十から第百十四条の十四までの規定を準用する。

2　前項の場合において、次の表の上欄に掲げる規定中同表の中欄に掲げる字句

は、それぞれ同表の下欄に掲げる字句に読み替えるものとする。

第百十四条の十	医療機器又は体外診断用医薬品の製造業	医療機器等外国製造業者
	様式第六十三の三	様式第六十三の六
第百十四条の十一	第三十七条の九第二項	第三十七条の十五第二項
第百十四条の十二	第三十七条の十第二項	第三十七条の十六第二項
第百十四条の十三第一項	法	法第二十三条の二の四第二項において準用する法
	医療機器又は体外診断用医薬品の製造業	医療機器等外国製造業者
	様式第六十三の四	様式第六十三の七
	令第八十条の規定により当該登録の権限に属する事務を行うこととされた都道府県知事	機構を経由して厚生労働大臣
第百十四条の十四各号列記以外の部分	第三十七条の十二第一項に規定する法第二十三条の二の三第一項	第三十七条の十八に規定する法第二十三条の二の四第一項
第百十四条十四第二号	製造業者	医療機器等外国製造業者
第百十四条の十四第四号	医療機器責任技術者又は体外診断用医薬品製造管理者	責任者
第百十四条の十四第五号	製造業者	医療機器等外国製造業者
	製造業の許可又は登録	医薬品等外国製造業者若しくは再生医療等製品外国製造業者の認定又は医療機器等外国製造業者の登録
	製造業の許可の区分及び許可番号	認定の区分及び認定番号

（医療機器及び体外診断用医薬品の製造販売の承認の申請）

第百十四条の十七　法第二十三条の二の五第一項の医療機器又は体外診断用医薬品の製造販売の承認の申請は、様式第六十三の八による申請書（正本一通及び副本二通）を厚生労働大臣に提出することによつて行うものとする。

2　前項の申請書には、次に掲げる書類を添えなければならない。ただし、申請等の行為の際当該申請書の提出先とされている厚生労働大臣に提出されたものについては、当該申請書にその旨が付記されたときは、この限りでない。

一　当該品目に係る製造販売業の許可証の写し

二　法第二十三条の二の八第一項の規定により法第二十三条の二の五第一項の

承認を申請しようとするときは、申請者が製造販売しようとする物が、法第二十三条の二の八第一項第二号に規定する医療機器又は体外診断用医薬品であることを明らかにする書類その他必要な書類

（医療機器又は体外診断用医薬品として不適当な場合）

第百十四条の十八　法第二十三条の二の五第二項第三号ハ（同条第十五項において準用する場合を含む。）の医療機器又は体外診断用医薬品として不適当なものとして厚生労働省令で定める場合は、申請に係る医療機器又は体外診断用医薬品の性状又は品質が保健衛生上著しく不適当な場合とする。

（承認申請書に添付すべき資料等）

第百十四条の十九　法第二十三条の二の五第三項（同条第十五項において準用する場合及び法第二十三条の二の六の二第五項の規定により読み替えて適用される場合を含む。次項において同じ。）の規定により第百十四条の十七第一項又は第百十四条の二十四第一項の申請書に添付しなければならない資料は、次の各号に掲げる承認の区分及び申請に係る医療機器又は体外診断用医薬品の構造、性能等に応じ、当該各号に掲げる資料とする。

一　医療機器についての承認　次に掲げる資料

イ　開発の経緯及び外国における使用状況等に関する資料

ロ　設計及び開発の検証に関する資料

ハ　法第四十一条第三項に規定する基準への適合性に関する資料

ニ　リスクマネジメントに関する資料

ホ　製造方法に関する資料

ヘ　臨床試験の試験成績に関する資料又はこれに代替するものとして厚生労働大臣が認める資料

ト　医療機器の製造販売後の調査及び試験の実施の基準に関する省令（平成十七年厚生労働省令第三十八号）第二条第一項に規定する製造販売後調査等の計画に関する資料

チ　法第六十三条の二第二項各号に掲げる事項又は法第六十八条の二第二項に規定する注意事項等情報に関する資料

二　体外診断用医薬品についての承認　次に掲げる資料

イ　開発の経緯及び外国における使用状況等に関する資料

ロ　仕様の設定に関する資料

ハ　安定性に関する資料

ニ　法第四十一条第三項に規定する基準への適合性に関する資料

ホ　性能に関する資料

ヘ　リスクマネジメントに関する資料

ト　製造方法に関する資料

チ　臨床性能試験の試験成績に関する資料

2　前項の規定にかかわらず、法第二十三条の二の五第三項の規定により第百十四条の十七第一項又は第百十四条の二十四第一項の申請書に添付しなければならない資料について、当該申請に係る事項が医学薬学上公知であると認められる場合、法第二十三条の二の五第五項の規定により臨床試験の試験成績に関する資料の一部の添付を要しないこととされた場合その他資料の添付を必要としない合理的理由がある場合においては、その資料を添付することを要しない。

3　第一項各号に掲げる資料を作成するために必要とされる試験は、試験成績の信頼性を確保するために必要な施設、機器、職員等を有し、かつ、適正に運営管理されていると認められる試験施設等において実施されなければならない。

4　申請者は、申請に係る医療機器又は体外診断用医薬品がその申請に係る品質、有効性又は安全性を有することを疑わせる資料については、当該資料を作成するために必要とされる試験が前項に規定する試験施設等において実施されたものでない場合であつても、これを厚生労働大臣に提出しなければならない。

5　第一項各号に掲げるもの及び前項に規定するもののほか、厚生労働大臣が申請に係る医療機器又は体外診断用医薬品の承認のための審査につき必要と認めて当該医療機器又は体外診断用医薬品の見本品その他の資料の提出を求めたときは、申請者は、当該資料を厚生労働大臣に提出しなければならない。

（緊急承認に係る医療機器又は体外診断用医薬品の承認申請書に添付すべき資料の提出の猶予）

第百十四条の十九の二　厚生労働大臣は、申請者が法第二十三条の二の六の二第一項の規定による法第二十三条の二の五の承認を受けて製造販売しようとする医療機器又は体外診断用医薬品について、前条第一項第一号イからニまで、ト及びチ又は第二号イからヘまでに掲げる資料を添付することができないと認めるときは、相当の期間その提出を猶予することができる。

（特例承認に係る医療機器又は体外診断用医薬品の承認申請書に添付すべき資料の提出の猶予）

第百十四条の二十　厚生労働大臣は、申請者が法第二十三条の二の八第一項の規定による法第二十三条の二の五の承認を受けて製造販売しようとする医療機器又は体外診断用医薬品について、第百十四条の十九第一項第一号イからホまで並びにト及びチ又は第二号イからトまでに掲げる資料を添付することができないと認めるときは、相当の期間その提出を猶予することができる。

（厚生労働大臣の定める基準に従つて資料が収集され、かつ、作成される医療機器又は体外診断用医薬品）

第百十四条の二十一　法第二十三条の二の五第三項後段（同条第十五項において

準用する場合を含む。）に規定する厚生労働省令で定める医療機器又は体外診断用医薬品は、同条第一項に規定する医療機器とする。

（申請資料の信頼性の基準）

第百十四条の二十二　法第二十三条の二の五第三項後段（同条第十五項において準用する場合及び法第二十三条の二の六の二第五項の規定により読み替えて適用される場合を含む。）に規定する資料は、医療機器の安全性に関する非臨床試験の実施の基準に関する省令（平成十七年厚生労働省令第三十七号）、医療機器の臨床試験の実施の基準に関する省令（平成十七年厚生労働省令第三十六号）及び医療機器の製造販売後の調査及び試験の実施に関する省令に定めるもののほか、次に掲げるところにより、収集され、かつ、作成されたものでなければならない。

一　当該資料は、これを作成することを目的として行われた調査又は試験において得られた結果に基づき正確に作成されたものであること。

二　前号の調査又は試験において、申請に係る医療機器についてその申請に係る品質、有効性又は安全性を有することを疑わせる調査結果、試験成績等が得られた場合には、当該調査結果、試験成績等についても検討及び評価が行われ、その結果が当該資料に記載されていること。

三　当該資料の根拠になつた資料は、法第二十三条の二の五第一項又は第十五項の承認（法第二十三条の二の六の二第一項の規定により条件及び期限を付したものを除く。）を与える又は与えない旨の処分の日まで保存されていること。ただし、資料の性質上その保存が著しく困難であると認められるものにあつては、この限りではない。

（臨床試験の試験成績に関する資料の一部の添付を要しないこととすることができるとき）

第百十四条の二十二の二　法第二十三条の二の五第五項（同条第十五項において準用する場合を含む。次条第三項及び第四項において同じ。）の厚生労働省令で定めるときは、次の各号に掲げるときとする。

一　法第二十三条の二の五第一項又は第十五項の承認の申請に係る医療機器又は体外診断用医薬品が希少疾病用医療機器若しくは希少疾病用医薬品、先駆的医療機器若しくは先駆的医薬品又は特定用途医療機器若しくは特定用途医薬品その他の医療上特にその必要性が高いと認められるものである場合であつて、当該医療機器若しくは体外診断用医薬品の有効性及び安全性を検証するための十分な人数を対象とする臨床試験若しくは臨床性能試験の実施が困難であるとき又はその実施に相当の時間を要すると判断されるとき

二　法第二十三条の二の五第一項又は第十五項の承認の申請に係る医療機器又

は体外診断用医薬品が希少疾病用医療機器若しくは希少疾病用医薬品、先駆的医療機器若しくは先駆的医薬品又は特定用途医療機器若しくは特定用途医薬品その他の医療上特にその必要性が高いと認められるもののうち、焼灼その他の物的な機能により人の身体の構造又は機能に影響を与えることを目的とする医療機器又は体外診断用医薬品であつて、臨床試験又は臨床性能試験を実施しなくともその適正な使用を確保することができると認められるとき

（臨床試験の試験成績に関する資料の一部の添付を要しないこととする場合の手続）

第百十四条の二十二の三　法第二十三条の二の五第一項又は第十五項の承認の申請をしようとする者は臨床試験又は臨床性能試験の試験成績に係るものの添付を要しないこととすることを申し出ることができる。

2　前項の申出は、第百十四条の十七第一項又は第百十四条の二十四第一項の申請書に前条の規定に該当する事実に関する資料を添付して厚生労働大臣に提出することによつて行うものとする。

3　厚生労働大臣は、前項の規定により提出された申請書及び添付資料により法第二十三条の二の五第一項又は第十五項の承認の申請に係る医療機器又は体外診断用医薬品が前条各号のいずれかに該当すると認めるときは、法第二十三条の二の五第五項の規定に基づき、臨床試験又は臨床性能試験の試験成績に係るものの添付を要しないこととすること（以下この条において「臨床試験等の試験成績の提出免除」という。）ができる。

4　厚生労働大臣は、第百十四条の十七第一項又は第百十四条の二十四第一項の申請書及び第百十四条の十九第一項、第四項又は第五項の規定により提出された添付資料により法第二十三条の二の五第一項又は第十五項の承認の申請に係る医療機器又は体外診断用医薬品が前条各号のいずれかに該当すると認めるときは、法第二十三条の二の五第五項の規定に基づき、臨床試験等の試験成績の提出免除ができる。

5　次の各号のいずれかに該当するときは、臨床試験等の試験成績の提出免除をしてはならない。

一　当該医療機器又は体外診断用医薬品の有効性及び安全性を評価することが可能となる臨床試験又は臨床性能試験の試験成績その他必要な資料が存在しないとき

二　その使用及び取扱いに係る条件の設定及び医療機器等リスク管理（医薬品、医薬部外品、化粧品、医療機器及び再生医療等製品の製造販売後安全管理の基準に関する省令第二条第四項に規定する医療機器等リスク管理をいう。以下同じ。）を実施しても当該医療機器又は体外診断用医薬品の有効性及び安全性を確保することが困難であるとき

6　第三項及び第四項の場合において、申請者は、当該医療機器又は体外診断用医薬品の使用に関連する医学医術に関する学術団体と連携して当該医療機器又は体外診断用医薬品の適正な使用を確保するために必要な基準を作成するための計画を含む医薬品、医薬部外品、化粧品、医療機器及び再生医療等製品の製造販売後安全管理の基準に関する省令第九条の三第一項第一号に定める医療機器等リスク管理計画書を厚生労働大臣に提出しなければならない。

7　厚生労働大臣が法第二十三条の二の七第一項の規定により機構に法第二十三条の二の五第十三項（同条第十五項において準用する場合を含む。次条第二項において同じ。）の調査を行わせることとした場合における第二項及び前項の規定の適用については、これらの規定中「厚生労働大臣」とあるのは、「機構を経由して厚生労働大臣」とする。

（医療機器又は体外診断用医薬品の使用の成績に関する資料その他の資料の提出に係る手続）

第百十四条の二十二の四　法第二十三条の二の五第十二項（同条第十五項において準用する場合を含む。以下この項において同じ。）の規定により条件を付した法第二十三条の二の五第一項又は第十五項の承認（以下「医療機器等条件付き承認」という。）を受けた者は、法第二十三条の二の五第十二項の規定により、様式第二十二の二による申請書に添えて資料を提出しなければならない。

2　厚生労働大臣が法第二十三条の二の五第十三項の調査のため必要と認めて当該医療機器又は体外診断用医薬品の見本品その他の資料の提出を求めたときは、医療機器等条件付き承認を受けた者は、当該資料を厚生労働大臣に提出しなければならない。

3　医療機器等条件付き承認を受けた者が、法第二十三条の二の九第一項の指定を受けた医療機器又は体外診断用医薬品について、同項の使用成績に関する評価の申請をしたときは、第一項及び第二項の規定による資料が提出されたものとみなす。

（法第二十三条の二の五第十二項前段の厚生労働大臣に提出すべき資料）

第百十四条の二十二の五　前条第一項の申請書に添付する資料については、第百十四条の四十第一項及び第二項の規定を準用する。

（法第二十三条の二の五第十二項後段の厚生労働省令で定める医療機器又は体外診断用医薬品）

第百十四条の二十二の六　法第二十三条の二の五第十二項後段の厚生労働省令で定める医療機器又は体外診断用医薬品については、第百十四条の四十一の規定を準用する。

（法第二十三条の二の五第十二項後段の資料の信頼性の基準）

第百十四条の二十二の七　法第二十三条の二の五第十二項後段（同条第十五項において準用する場合を含む。）の資料の収集及び作成については、第百十四条の二十二の規定を準用する。この場合において、同条中「法第二十三条の二の五第一項又は第十五項の承認（法第二十三条の二の六の二第一項の規定により条件及び期限を付したものを除く。）を与える又は与えない旨の処分の日」とあるのは「法第二十三条の二の九第一項の使用成績に関する評価の終了の日」と読み替えるものとする。

（原薬等登録原簿に登録されたことを証する書面に代えることができる資料）

第百十四条の二十三　法第二十三条の二の五第一項又は第十五項の承認の申請をしようとする者は、第二百八十条の四第一項の登録証の写し及び当該原薬等についての原薬等登録業者との契約書その他の当該原薬等を申請に係る品目に使用することを証する書類をもつて、法第二十三条の二の五第三項の資料のうち、第百十四条の十九第一項第一号ホ又は第二号トに掲げる資料の一部に代えることができる。

（承認事項の一部変更の承認）

第百十四条の二十四　法第二十三条の二の五第十五項の医療機器又は体外診断用医薬品の製造販売の承認事項の一部変更の承認の申請は、様式第六十三の九による申請書（正本一通及び副本二通）を厚生労働大臣に提出することによつて行うものとする。

2　法第二十三条の二の八第一項の規定により法第二十三条の二の五第十五項の承認を申請しようとするときは、前項の申請書に、第百十四条の十七第二項第二号に掲げる書類を添えなければならない。

（承認事項の軽微な変更の範囲）

第百十四条の二十五　医療機器に係る法第二十三条の二の五第十五項の厚生労働省令で定める軽微な変更は、次の各号に掲げる変更以外のものとする。

一　使用目的又は効果の追加、変更又は削除

二　病原因子の不活化又は除去方法に関する変更

三　前二号に掲げる変更のほか、製品の品質、有効性及び安全性に影響を与えるもののうち、厚生労働大臣が法第二十三条の二の五第十五項の承認を受けなければならないと認めるもの

2　体外診断用医薬品に係る法第二十三条の二の五第十五項の厚生労働省令で定める軽微な変更は、次の各号に掲げる変更以外のものとする。

一　使用目的の追加、変更又は削除

二　反応系に関与する成分の追加、変更又は削除

三　前二号に掲げる変更のほか、製品の品質、有効性及び安全性に影響を与えるもののうち、厚生労働大臣が法第二十三条の二の五第十五項の承認を受けなければならないと認めるもの

（軽微な変更の届出）

第百十四条の二十六　法第二十三条の二の五第十六項の規定による届出は、様式第六十三の十による届書（正副二通）を厚生労働大臣に提出することによつて行うものとする。

2　前項の届出は、法第二十三条の二の五第十五項の軽微な変更をした後三十日以内に行わなければならない。

3　厚生労働大臣が法第二十三条の二の七第一項の規定により機構に同項に規定する医療機器等審査等を行わせることとした場合における第一項の規定の適用については、同項中「厚生労働大臣」とあるのは、「機構」とする。

（承認台帳の記載事項）

第百十四条の二十七　令第三十七条の十九に規定する法第二十三条の二の五第一項及び第十五項の承認に関する台帳に記載する事項は、次のとおりとする。

一　承認番号及び承認年月日

二　承認を受けた者の氏名及び住所

三　承認を受けた者の製造販売業の許可の種類及び許可番号

四　当該品目の製造所の名称

五　当該品目の製造所が受けている製造業者の登録番号又は医療機器等外国製造業者の登録番号

六　当該品目の名称

七　当該品目の形状、構造及び原理

八　当該品目の使用目的又は効果

九　当該品目の使用方法

（医療機器等適合性調査の申請）

第百十四条の二十八　法第二十三条の二の五第七項若しくは第九項（これらの規定を同条第十五項において準用する場合を含む。）又は第二十三条の二の六の二第二項（医療機器又は体外診断用医薬品の製造管理又は品質管理の方法についての調査に係る部分に限り、法第二十三条の二の八第二項において準用する場合を含む。）の規定による調査（以下この章において「医療機器等適合性調査」という。）の申請は、様式第六十三の十一による申請書を厚生労働大臣に提出することによつて行うものとする。

2　前項の申請書には、次に掲げる書類を添えなければならない。

一　医療機器等適合性調査に係る品目の製造管理及び品質管理に関する資料
二　医療機器等適合性調査に係る製造販売業者及び全ての製造所（法第二十三条の二の三第一項に規定する製造所をいう。以下この章において同じ。）における製造管理及び品質管理に関する資料

3　厚生労働大臣が法第二十三条の二の七第一項の規定により機構に適合性調査を行わせることとした場合における第一項の規定の適用については、同項中「厚生労働大臣」とあるのは、「機構」とする。

（医療機器等適合性調査の結果の通知）

第百十四条の二十九　医療機器等適合性調査実施者（令第三十七条の二十三に規定する医療機器等適合性調査実施者をいう。）が同条の規定により医療機器等製造販売業許可権者（同条に規定する医療機器等製造販売業許可権者をいう。以下同じ。）に対して行う医療機器等適合性調査の結果の通知は、様式第六十三の十二による通知書によつて行うものとする。

（医療機器等適合性調査台帳の記載事項）

第百十四条の三十　令第三十七条の二十四に規定する医療機器等適合性調査に関する台帳に記載する事項は、次のとおりとする。

一　調査結果及び結果通知年月日
二　当該品目の名称
三　当該品目に係る製造販売の承認を受けようとする者又は承認を受けた者の氏名及び住所
四　承認番号及び承認年月日（前号に掲げる者が既に当該品目に係る製造販売の承認を受けている場合に限る。）
五　当該品目が属する法第二十三条の二の五第八項第一号に規定する区分
六　当該品目を製造する製造所の名称及び所在地
七　当該品目の製造業者又は医療機器等外国製造業者の氏名及び住所
八　前号の製造業者又は医療機器等外国製造業者の登録番号及び登録年月日
九　基準適合証を交付した場合にあつては、その番号
十　第百十四条の三十三第二項に規定する調査結果証明書を交付した場合にあつては、その番号
十一　第百十四条の三十四第二項に規定する調査を行つた場合にあつては、当該調査を行つた旨及び当該調査の対象となつた医療機器又は体外診断用医薬品の該当する同項に規定する区分

（医療機器等適合性調査を行わない承認された事項の変更）

第百十四条の三十一　令第三十七条の二十五第一項の厚生労働省令で定める変更は、当該品目の製造管理又は品質管理の方法に影響を与えない変更とする。

（製造所が同一でない場合でも医療機器等適合性調査を要しない製造所の製造工程）

第百十四条の三十二　法第二十三条の二の五第八項第二号の厚生労働省令で定める製造工程は、次の各号に掲げるものとする。

一　滅菌

二　最終製品の保管

三　その他厚生労働大臣が適当と認める製造工程

（法第二十三条の二の五第九項の規定による調査が必要な場合）

第百十四条の三十三　厚生労働大臣は、次の各号に掲げる場合は、法第二十三条の二の五第九項の規定による書面による調査又は実地の調査を行うものとする。

一　法第二十三条の二の五第一項又は第十五項の承認（以下この条において「承認」という。）に係る医療機器が、法第七十九条第一項の規定に基づき、製造販売の承認の条件として当該承認を受けた者に対し法第二十三条の二の五第九項の規定による書面による調査又は実地の調査を受けなければならないとされた再製造単回使用医療機器である場合

二　承認に係る医療機器が、次のイからトまでのいずれかの区分に該当するものである場合（当該医療機器について有効な基準適合証（法第二十三条の二の六第一項の基準適合証又は法第二十三条の二の二十四第一項の基準適合証をいう。以下この条及び第百十四条の四十五の六において同じ。）が交付されており、かつ、当該基準適合証に係る医療機器等適合性調査、法第二十三条の二の十の二第四項の規定による調査又は法第二十三条の二の二十三第四項若しくは第六項の規定による調査（以下この条及び第百十四条の四十五の六において「医療機器等適合性調査等」という。）において、当該区分の特性に応じて必要となる調査が行われていない場合に限る。）

イ　原材料の一部として医薬品又は再生医療等製品が組み込まれたもの

ロ　特定生物由来製品

ハ　マイクロマシン（電気その他のエネルギーを利用する医療機器又は体外診断用医薬品であつて、その直径が三ミリメートル以下であり、かつ、その部品の直径が一ミリメートル以下であるものをいう。第四号ロにおいて同じ。）であるもの

ニ　製造工程においてナノ材料（縦若しくは横の長さ又は高さが一ナノメートル以上百ナノメートル以下の物質から成る材料をいう。第四号ハにおいて同じ。）が使用されるもの

ホ　当該医療機器の全てが、最終的に人体に吸収されることが想定されるもの（ロに掲げるものを除く。）

ヘ　特定医療機器

ト　再製造単回使用医療機器

三　承認に係る医療機器が、次のイからニまでのいずれにも該当するものである場合

イ　滅菌医療機器（製造工程において滅菌される医療機器をいう。）であること。

ロ　当該医療機器について有効な基準適合証が交付されていること。

ハ　当該医療機器の滅菌の方法が、ロの基準適合証に係る医療機器等適合性調査等を受けた医療機器の滅菌の方法と異なるものであること。

ニ　当該医療機器の滅菌を行う製造所について、過去五年以内に、当該医療機器の滅菌の方法と同一の滅菌の方法について当該製造所が記載された基準適合証及び次項に規定する調査結果証明書（調査結果が適合であるものに限る。）又は第百十四条の四十五の九第三項の通知書（以下「医療機器等変更計画適合性確認通知書」という。）が交付されていないこと。

四　承認に係る体外診断用医薬品が、次のイからハまでのいずれかの区分に該当するものである場合（当該体外診断用医薬品について有効な基準適合証が交付されており、かつ、当該基準適合証に係る医療機器等適合性調査等において、当該区分の特性に応じて必要となる調査が行われていない場合に限る。）

イ　生物由来製品

ロ　マイクロマシンであるもの

ハ　製造工程においてナノ材料が使用されるもの

五　承認に係る医療機器又は体外診断用医薬品について、次のイからハまでのいずれにも該当するものである場合

イ　当該医療機器又は体外診断用医薬品について有効な基準適合証が交付されていること。

ロ　当該医療機器又は体外診断用医薬品を製造する製造所のうち、前条各号に掲げる製造工程について、イの基準適合証に記載された製造所（ハにおいて「記載製造所」という。）と同一でない製造所（ハにおいて「例外的製造所」という。）があること。

ハ　過去五年以内に当該例外的製造所（複数ある場合にあつては、それぞれの例外的製造所。以下この号において同じ。）が記載された基準適合証（当該基準適合証に記載された当該例外的製造所に係る製造工程が当該医療機器又は体外診断用医薬品に係る当該例外的製造所の製造工程を含むものに限る。）及び次項に規定する調査結果証明書（当該調査結果証明書に記載された当該例外的製造所に係る製造工程が当該医療機器又は体外診断用医薬品に係る当該例外的製造所の製造工程を含み、かつ、調査結果が適合であるものに限る。）又は医療機器等変更計画適合性確認通知書（当該医療機器等変更計画適合性確認通知書に記載された当該例外的製造所に係る製

造工程が当該医療機器又は体外診断用医薬品に係る当該例外的製造所の製造工程を含むものに限る。）が交付されていないこと。

六　承認に係る医療機器又は体外診断用医薬品について、次のイからハまでのいずれにも該当するものである場合

イ　当該承認に係る医療機器又は体外診断用医薬品について有効な基準適合証が交付されており、かつ、当該基準適合証に記載された申請者が、当該承認を受けようとする者と異なる者であること。

ロ　イの基準適合証に係る医療機器又は体外診断用医薬品の医療機器等承認取得者又は医療機器等認証取得者の地位が、法第二十三条の二の十一第一項若しくは第二項又は法第二十三条の三の二第一項若しくは第二項の規定に基づき、当該承認を受けようとする者に承継されていること。

ハ　ロの承継があつた日以降、イの基準適合証に係る医療機器又は体外診断用医薬品と同一の法第二十三条の二の五第八項第一号に規定する区分に属する医療機器又は体外診断用医薬品（当該承継に係る医療機器又は体外診断用医薬品を製造する全ての製造所（当該基準適合証に係る医療機器又は体外診断用医薬品の製造工程のうち前条各号に規定するもののみをするものを除く。）が当該基準適合証に係る医療機器又は体外診断用医薬品を製造する製造所（当該承認に係る医療機器又は体外診断用医薬品の製造工程と同一の製造工程が、当該製造所において、当該基準適合証に係る医療機器又は体外診断用医薬品の製造工程として行われている場合に限る。）であるものに限る。）について、この項（第百十八条第一項及び第二項において準用する場合を含む。）の規定による書面による調査若しくは実地の調査又は法第二十三条の二の十の二第四項の規定による調査が行われていないこと。

七　その他厚生労働大臣が必要と認める場合

2　厚生労働大臣は、再製造単回使用医療機器定期確認調査（前項第一号の調査をいう。）又は追加的調査（前項第二号から第七号までの調査をいう。以下同じ。）を行つたときは、その結果を証するものとして、様式第六十三の十三による証明書（以下「調査結果証明書」という。）を交付するものとする。

3　法第二十三条の二の七第一項の規定により機構に医療機器等適合性調査を行わせることとした場合における前二項の規定の適用については、これらの規定中「厚生労働大臣」とあるのは「機構」とする。

（基準適合証の交付）

第百十四条の三十四　基準適合証（法第二十三条の二の六第一項の基準適合証をいう。以下この条から第百十四条の三十六までにおいて同じ。）は、様式第六十三の十四によるものとする。

2　基準適合証の交付に当たつては、当該基準適合証に係る法第二十三条の二の五第七項（同条第十五項において準用する場合を含む。）の規定による調査が前条第一項第二号イからトまで又は第四号イからハまでのいずれかの区分に該当する医療機器又は体外診断用医薬品に係るものである場合にあつては、併せて、当該区分の特性に応じて必要となる調査を行つた旨を示す書類を交付するものとする。

3　基準適合証の交付を受けた者は、当該基準適合証と同一の内容（有効期間を除く。）を証する別の有効な基準適合証を保有している場合にあつては、これを返納するものとする。

（基準適合証の書換え交付の申請）

第百十四条の三十五　令第三十七条の二十六第二項の申請書は、様式第三によるものとする。

（基準適合証の再交付の申請）

第百十四条の三十六　令第三十七条の二十七第二項の申請書は、様式第四によるものとする。

（緊急承認を受けた医療機器又は体外診断用医薬品の使用の成績等に関する調査及び結果の報告等）

第百十四条の三十六の二　法第二十三条の二の六の二第一項の規定により条件及び期限を付した法第二十三条の二の五の承認を受けた医療機器又は体外診断用医薬品につき当該承認を受けた者が行う法第二十三条の二の六の二第四項の調査は、当該期限（同条第三項の規定による延長が行われたときは、その延長後のもの）までの期間、当該医療機器又は体外診断用医薬品の不具合によるものと疑われる疾病、障害若しくは死亡又はその使用によるものと疑われる感染症その他の使用の成績等について行うものとする。

2　法第二十三条の二の六の二第四項の規定による厚生労働大臣に対する報告は、当該調査に係る医療機器又は体外診断用医薬品の製造販売の承認の際に厚生労働大臣が指示した日から起算して一年（厚生労働大臣が指示する医療機器又は体外診断用医薬品にあつては、厚生労働大臣が指示する期間）ごとに、その期間の満了後二月以内に行わなければならない。

（機構に対する医療機器又は体外診断用医薬品の製造販売の承認に係る審査又は調査の申請）

第百十四条の三十七　厚生労働大臣が法第二十三条の二の七第一項の規定により機構に法第二十三条の二の五の承認のための審査を行わせることとしたときは、令第三十七条の二十九第一項に規定する医療機器又は体外診断用医薬品に係る法第二十三条の二の五第一項又は第十五項の承認の申請者は、機構に当該審査の申請をしなければならない。

2　厚生労働大臣が法第二十三条の二の七第一項の規定により機構に法第二十三条の二の五第六項後段（同条第十五項において準用する場合を含む。）の調査を行わせることとしたときは、令第三十七条の二十九第一項に規定する医療機器又は体外診断用医薬品に係る法第二十三条の二の五第一項又は第十五項の承認の申請者は、機構に当該調査の申請をしなければならない。

3　前二項の申請は、様式第六十三の十五による申請書を当該申請に係る品目の法第二十三条の二の五第一項又は第十五項の承認の申請書に添付して行うものとする。

4　厚生労働大臣が法第二十三条の二の七第一項の規定により機構に法第二十三条の二の六の二第二項（法第二十三条の二の八第二項において準用する場合を含む。）の規定による法第二十三条の二の五第三項前段に規定する資料が同項後段の規定に適合するかどうかの調査を行わせることとしたときは、令第三十七条の二十九第一項に規定する医療機器又は体外診断用医薬品であつて第百十四条の二十一に規定するものに係る法第二十三条の二の六の二第一項の規定による法第二十三条の二の五の承認を受けようとする者又は同項の規定による同条の承認を受けた者は、機構に当該調査の申請をしなければならない。

5　前項の申請は、様式第六十三の十五による申請書を機構に提出することによつて行うものとする。

6　法第二十三条の二の七第一項の規定により機構が行う法第二十三条の二の五の承認のための審査及び同条第六項（同条第十五項において準用する場合を含む。）及び法第二十三条の二の六の二第二項（法第二十三条の二の五第三項前段に規定する資料についての調査に係る部分に限り、法第二十三条の二の八第二項において準用する場合を含む。）の規定による調査（次条において「医療機器等審査等」という。）については、第百十四条の十九第五項の規定を準用する。この場合において、同項中「第一項各号に掲げるもの及び前項に規定するもののほか、厚生労働大臣」とあるのは「機構」と、「審査」とあるのは「審査又は法第二十三条の二の五第六項(同条第十五項において準用する場合を含む。)の調査」と、「厚生労働大臣に」とあるのは「機構を経由して厚生労働大臣に」と読み替えるものとする。

7　厚生労働大臣が法第二十三条の二の七第一項の規定により機構に法第二十三条の二の五第十三項（同条第十五項において準用する場合を含む。以下この条において同じ。）の調査を行わせることとしたときは、医療機器等条件付き承認を受けた者は、機構に令第三十七条の二十九第一項に規定する医療機器又は体外診断用医薬品であつて当該医療機器等条件付き承認に係るものに係る当該調査の申請をしなければならない。

8　前項の申請は、様式第二十七の二による申請書を当該申請に係る品目の法第二十三条の二の五第十三項の調査の申請書に添付して行うものとする。

9　法第二十三条の二の七第一項の規定により機構が行う法第二十三条の二の五第十三項の調査については、第百十四条の二十二の四第二項の規定を準用する。この場合において、同項中「厚生労働大臣が」とあるのは「機構が」と、「厚生労働大臣に」とあるのは「機構を経由して厚生労働大臣に」と読み替えるものとする。

10　第八項の申請書に添付する資料は、第百十四条の二十二の五の資料とする。

（機構による医療機器等審査等の結果の通知）

第百十四条の三十八　法第二十三条の二の七第六項の規定により厚生労働大臣に対して行う医療機器等審査等の結果の通知は、様式第六十三の十六による通知書によつて行うものとする。

2　法第二十三条の二の七第六項の規定により厚生労働大臣に対して行う法第二十三条の二の五第七項若しくは第九項（これらの規定を同条第十五項において準用する場合を含む。）又は第二十三条の二の六の二第二項（医療機器又は体外診断用医薬品の品質管理又は製造管理の方法についての調査に係る部分に限り、法第二十三条の二の八第二項において準用する場合を含む。）の規定による調査の結果の通知は、様式第六十三の十二による通知書によつて行うものとする。

3　法第二十三条の二の七第六項の規定により厚生労働大臣に対して行う法第二十三条の二の五第十六項の規定による届出の状況の通知は、様式第二十九による通知書によつて行うものとする。

（医療機器又は体外診断用医薬品の使用成績評価の申請）

第百十四条の三十九　法第二十三条の二の九第一項の医療機器又は体外診断用医薬品の使用成績に関する評価の申請は、様式第六十三の十七による申請書（正本一通及び副本二通）を提出することによつて行うものとする。

（使用成績評価申請書に添付すべき資料等）

第百十四条の四十　法第二十三条の二の九第四項の規定により、前条の申請書に添付しなければならない資料は、申請に係る医療機器又は体外診断用医薬品の使用成績に関する資料とする。

2　前項に規定する資料については、第百十四条の十九第三項の規定を準用する。

3　法第二十三条の二の九第一項の使用成績に関する評価の申請をする者については、第百十四条の十九第四項の規定を準用する。

4　第一項及び前項において準用する第百十四条の十九第四項に規定するものの

ほか、厚生労働大臣が当該医療機器又は体外診断用医薬品の使用成績に関する評価につき必要と認めて資料の提出を求めたときは、申請者は、当該資料を厚生労働大臣に提出しなければならない。

（使用成績評価の調査に係る医療機器又は体外診断用医薬品の範囲）

第百十四条の四十一　法第二十三条の二の九第四項後段に規定する厚生労働省令で定める医療機器又は体外診断用医薬品は、同条第一項に規定する医療機器又は体外診断用医薬品とする。

（使用成績評価申請資料の信頼性の基準）

第百十四条の四十二　法第二十三条の二の九第四項後段に規定する資料については、第百十四条の二十二の規定を準用する。この場合において、同条第三号中「法第二十三条の二の五第一項又は第十五項の承認（法第二十三条の二の六の二第一項の規定により条件及び期限を付したものを除く。）を与える又は与えない旨の処分の日」とあるのは「法第二十三条の二の九第一項の使用成績に関する評価の終了の日」と読み替えるものとする。

（医療機器又は体外診断用医薬品の使用の成績等に関する調査及び結果の報告等）

第百十四条の四十三　法第二十三条の二の九第一項に規定する医療機器又は体外診断用医薬品につき法第二十三条の二の五の承認（法第二十三条の二の六の二第一項の規定により条件及び期限を付したものを除く。次項において同じ。）を受けた者が行う法第二十三条の二の九第六項の調査は、同条第一項に規定する調査期間（同条第二項の規定による延長が行われたときは、その延長後の期間）当該医療機器又は体外診断用医薬品の不具合によるものと疑われる疾病、障害若しくは死亡又はその使用によるものと疑われる感染症その他の使用の成績等について行うものとする。

2　法第二十三条の二の九第六項の規定による厚生労働大臣に対する報告又は法第二十三条の二の十第二項前段の規定による機構に対する報告は、当該調査に係る医療機器又は体外診断用医薬品の製造販売の承認の際に厚生労働大臣が指示した日から起算して一年（厚生労働大臣が指示する医療機器又は体外診断用医薬品にあつては、厚生労働大臣が指示する期間）ごとに、その期間の満了後二月以内に行わなければならない。

3　法第二十三条の二の十第二項後段の規定により厚生労働大臣に対して行う前項の報告を受けた旨の通知は、様式第三十一による通知書によつて行うものとする。

（機構に対する使用成績評価に係る確認又は調査の申請）

第百十四条の四十四　法第二十三条の二の十第一項において準用する法第二十三条の二の七第一項の規定により機構に法第二十三条の二の九第三項の規定による確認又は同条第五項の規定による調査（以下この条及び次条において「医療機器等確認等」という。）を行わせることとしたときは、令第三十七条の三十一に規定する医療機器又は体外診断用医薬品に係る法第二十三条の二の九第一項の使用成績に関する評価の申請者は、機構に当該医療機器等確認等の申請をしなければならない。

2　前項の申請は、様式第六十三の十八による申請書を当該申請に係る品目の法第二十三条の二の九第一項の使用成績に関する評価の申請書に添付して行うものとする。

3　法第二十三条の二の十第一項において準用する法第二十三条の二の七第一項の規定により機構が行う医療機器等確認等については、第百十四条の四十第四項の規定を準用する。この場合において、同項中「第一項及び前項において準用する第百十四条の十九第四項に規定するもののほか、厚生労働大臣が当該」とあるのは「機構が」と、「使用成績に関する評価」とあるのは「法第二十三条の二の九第三項の規定による確認又は同条第五項の規定による調査」と、「厚生労働大臣に」とあるのは「機構を経由して厚生労働大臣に」と読み替えるものとする。

（機構による使用成績評価の医療機器等確認等の結果の通知）

第百十四条の四十五　法第二十三条の二の十第一項において準用する法第二十三条の二の七第六項の規定により厚生労働大臣に対して行う医療機器等確認等の結果の通知は、様式第六十三の十九による通知書によつて行うものとする。

（医療機器及び体外診断用医薬品の変更計画の確認の申請）

第百十四条の四十五の二　法第二十三条の二の十の二第一項の変更計画の確認の申請は、様式第六十三の十九の二による申請書（正本一通及び副本二通）を厚生労働大臣に提出することによつて行うものとする。

2　法第二十三条の二の十の二第一項の変更計画の変更の確認の申請は、様式第六十三の十九の三による申請書（正本一通及び副本二通）を厚生労働大臣に提出することによつて行うものとする。

3　前二項の申請書には、次の各号に掲げる確認の区分に応じ、当該各号に掲げる資料を添えなければならない。

一　医療機器（人工知能関連技術（官民データ活用推進基本法（平成二十八年法律第百三号）第二条第二項に規定する「人工知能関連技術」をいう。以下同じ。）を活用したものを除く。）の変更計画の確認　次に掲げる資料

イ　変更計画

ロ　設計及び開発の検証方法に関する資料

二　医療機器（人工知能関連技術を活用したものに限る。）の変更計画の確認　第一号に掲げる資料及び次に掲げる資料

イ　変更計画の作成及び実施に関する手順

ロ　その他人工知能関連技術の適正かつ円滑な管理に必要な資料

三　体外診断用医薬品の変更計画の確認　次に掲げる資料

イ　変更計画

ロ　設計及び開発の検証方法に関する資料

四　医療機器又は体外診断用医薬品の変更計画の変更の確認　前三号に掲げる確認の区分に応じた資料及び確認を受けた変更計画の写し

4　厚生労働大臣が法第二十三条の二の十の二第九項の規定により機構に同条第一項の確認を行わせることとした場合における前三項の規定の適用については、第一項及び第二項中「厚生労働大臣」とあるのは、「機構を経由して厚生労働大臣」とする。

（変更計画の確認を受けることができる場合）

第百十四条の四十五の三　医療機器に係る法第二十三条の二の十の二第一項第一号の厚生労働省令で定める事項の変更は、次の各号に掲げる事項の変更とする。

一　使用目的又は効果

二　形状、構造及び原理

三　原材料

四　性能及び安全性に関する規格

五　使用方法

六　保管方法

七　有効期間

八　製造方法

九　製造販売する品目の製造所

2　体外診断用医薬品に係る法第二十三条の二の十の二第一項第一号の厚生労働省令で定める事項の変更は、次の各号に掲げる事項の変更とする。

一　使用目的

二　形状、構造及び原理

三　反応系に関与する成分

四　品目仕様

五　使用方法

六　保管方法

七　有効期間

八　製造方法

九　製造販売する品目の製造所

（変更計画の確認を受けることができない場合）

第百十四条の四十五の四　医療機器（人工知能関連技術を活用したものを除く。）に係る法第二十三条の二の十の二第一項第二号の厚生労働省令で定める変更は、次の各号に掲げる変更とする。

一　法第四十一条第三項の規定により定められた基準に適合しないこととなる変更

二　法第四十二条第二項の規定により定められた基準に適合しないこととなる変更

三　病原因子の不活化又は除去方法に関する重要な変更

四　前三号に掲げるもののほか、当該医療機器の品質、有効性及び安全性に重大な影響を与えるおそれのある変更

2　医療機器（人工知能関連技術を活用したものに限る。）に係る法第二十三条の二の十の二第一項第二号の厚生労働省令で定める変更は、次の各号に掲げる変更とする。

一　法第四十一条第三項の規定により定められた基準に適合しないこととなる変更

二　法第四十二条第二項の規定により定められた基準に適合しないこととなる変更

三　病原因子の不活化又は除去方法に関する重要な変更

四　前三号に掲げるもののほか、当該医療機器の品質、有効性及び安全性に重大な影響を与えるおそれのある変更

3　体外診断用医薬品に係る法第二十三条の二の十の二第一項第二号の厚生労働省令で定める変更は、次の各号に掲げる変更とする。

一　法第四十一条第一項又は第三項の規定により定められた基準に適合しないこととなる変更

二　法第四十二条第一項の規定により定められた基準に適合しないこととなる変更

三　前二号に掲げるもののほか、当該体外診断用医薬品の品質、有効性及び安全性に重大な影響を与えるおそれのある変更

（医療機器又は体外診断用医薬品として不適当な場合）

第百十四条の四十五の五　法第二十三条の二の十の二第一項第三号ハの医療機器又は体外診断用医薬品として不適当なものとして厚生労働省令で定める場合は、申請に係る医療機器又は体外診断用医薬品の性状又は品質が保健衛生上著しく不適当な場合とする。

（製造管理又は品質管理の方法に影響を与えるおそれがある変更）

第百十四条の四十五の六　法第二十三条の二の十の二第三項の製造管理又は品質管理の方法に影響を与えるおそれがある変更として厚生労働省令で定めるものは、第百十四条の二十五及び第百十四条の三十一に規定する変更以外の変更であつて、次の各号のいずれかに該当するもの（法第二十三条の二の五第十五項の承認申請を行う場合を除く。）とする。

一　次のいずれにも該当する変更以外の変更

イ　変更計画の確認を受けようとする者又は確認を受けた者が既に基準適合証の交付を受けている場合であつて、当該基準適合証に係る医療機器又は体外診断用医薬品と同一の製品群区分（法第二十三条の二の五第八項第一号の規定により別に厚生労働省令で定める区分をいう。）に属するものに係る変更

ロ　当該変更に係る医療機器又は体外診断用医薬品を製造する全ての製造所（当該基準適合証に係る医療機器又は体外診断用医薬品の製造工程のうち第百十四条の三十二各号に規定するもののみをするものを除く。）が、イの基準適合証に係る医療機器又は体外診断用医薬品を製造する製造所（当該変更に係る医療機器又は体外診断用医薬品の製造工程と同一の製造工程が、当該製造所において、当該基準適合証に係る医療機器又は体外診断用医薬品の製造工程として行われている場合に限る。）となる変更

二　法第七十九条第一項の規定に基づき、製造販売の承認の条件として当該承認を受けた者に対し法第二十三条の二の五第九項の規定による書面による調査又は実地の調査を受けなければならないとされた再製造単回使用医療機器に係る変更

三　第百十四条の三十三第一項第二号イからトまでのいずれかの区分に該当する医療機器に係る変更（当該医療機器について有効な基準適合証が交付されており、かつ、当該基準適合証に係る医療機器等適合性調査等において、当該区分の特性に応じて必要となる調査が行われていない場合に限る。）

四　第百十四条の三十三第一項第三号イからニまでのいずれにも該当する医療機器に係る変更

五　第百十四条の三十三第一項第四号イからハまでのいずれかの区分に該当する体外診断用医薬品に係る変更（当該体外診断用医薬品について有効な基準適合証が交付されており、かつ、当該基準適合証に係る医療機器等適合性調査等において、当該区分の特性に応じて必要となる調査が行われていない場合に限る。）

六　第百十四条の三十三第一項第五号イからハまでのいずれにも該当する医療機器又は体外診断用医薬品に係る変更

七　第百十四条の三十三第一項第六号イからハまでのいずれにも該当する医療

機器又は体外診断用医薬品に係る変更
八　その他厚生労働大臣が必要と認める変更

（計画内容の軽微な変更に係る特例）

第百十四条の四十五の七　確認された変更計画の変更が軽微な変更であるときは、第百十四条の四十五の二の規定にかかわらず、様式第六十三の十九の四による届書（正副二通）に次の各号に掲げる資料を添えて、厚生労働大臣に法第二十三条の二の十の二第一項の変更計画の変更を届け出ることができる。

一　変更計画の変更案
二　変更理由

2　前項の軽微な変更は、次の各号に掲げる変更以外のものとする。

一　新たに承認申請が必要となると考えられる医療機器又は体外診断用医薬品の変更
二　医療機器又は体外診断用医薬品の検証実施計画又は適合基準に係る変更
三　前二号に掲げる変更のほか、医療機器又は体外診断用医薬品の品質、有効性及び安全性に影響を与える変更

3　厚生労働大臣が法第二十三条の二の十の二第九項の規定により機構に同条第一項の確認を行わせることとした場合における第一項の規定の適用については、同項中「厚生労働大臣」とあるのは、「機構」とする。

（医療機器等変更計画確認台帳の記載事項）

第百十四条の四十五の八　令第三十七条の三十三第一項に規定する医療機器等変更計画確認に関する台帳に記載する事項は、次のとおりとする。

一　確認番号及び確認年月日
二　確認を受けた者の氏名及び住所
三　確認を受けた者の製造販売業の許可の種類及び許可番号
四　当該品目の製造所の名称
五　当該品目の製造所が受けている製造業者の登録番号又は医療機器等外国製造業者の登録番号
六　当該品目の名称
七　当該品目の形状、構造及び原理
八　当該品目の使用目的又は効果
九　当該品目の使用方法

（医療機器等適合性確認の申請等）

第百十四条の四十五の九　法第二十三条の二の十の二第三項の規定による確認（以下「医療機器等適合性確認」という。）の申請は、様式第六十三の十九の

五による申請書を厚生労働大臣に提出することによつて行うものとする。
2　前項の申請書には、次に掲げる資料を添えなければならない。
一　医療機器等適合性確認に係る品目の製造管理及び品質管理に関する資料
二　医療機器等適合性確認に係る全ての製造所における製造管理及び品質管理に関する資料
3　厚生労働大臣は、医療機器等適合性確認をしたときは、様式第六十三の十九の六による通知書を申請者に通知するものとする。
4　厚生労働大臣が法第二十三条の二の十の二第九項の規定により機構に医療機器等適合性確認を行わせることとした場合における第一項及び前項の規定の適用については、第一項及び前項中「厚生労働大臣」とあるのは、「機構」とする。

（医療機器等適合性確認の結果の通知）

第百十四条の四十五の十　令第三十七条の三十六の規定による医療機器等適合性確認の結果の通知は、様式第六十三の十九の七による通知書によつて行うものとする。

（医療機器等適合性確認台帳の記載事項）

第百十四条の四十五の十一　令第三十七条の三十四第二項に規定する医療機器等適合性確認に関する台帳に記載する事項は、次のとおりとする。
一　法第二十三条の二の十の二第三項の確認の結果
二　医療機器等適合性確認の通知の年月日及び番号
三　令第三十七条の三十六の規定による医療機器等適合性確認の結果を通知した場合にあつては、その通知の年月日及び番号

（変更計画に従つた変更を届出により行うことが可能な範囲）

第百十四条の四十五の十二　医療機器（人工知能関連技術を活用したものを除く。）に係る法第二十三条の二の十の二第六項の厚生労働省令で定める変更は、医薬品、医療機器等の品質、有効性及び安全性の確保等に関する法律関係手数料令（平成十七年政令第九十一号）第十二条第一項第一号イ⑸から⑼までに掲げる変更とする。
2　医療機器（人工知能関連技術を活用したものに限る。）に係る法第二十三条の二の十の二第六項の厚生労働省令で定める変更は、医薬品、医療機器等の品質、有効性及び安全性の確保等に関する法律関係手数料令第十二条第一項第一号イ⑸から⑼までに掲げる変更とする。
3　体外診断用医薬品に係る法第二十三条の二の十の二第六項の厚生労働省令で定める変更は、医薬品、医療機器等の品質、有効性及び安全性の確保等に関する法律関係手数料令第十二条第一項第一号ロ⑴及び⑷から⑹までに掲げる変更

とする。

（届出後に変更を行うことができるようになるまでの日数）

第百十四条の四十五の十三　法第二十三条の二の十の二第六項の厚生労働省令で定める日数は、三十日とする。

（変更計画に従つた変更に係る届出の届書等）

第百十四条の四十五の十四　法第二十三条の二の十の二第六項の規定による届出は、様式第六十三の十九の八による届書（正副二通）を厚生労働大臣に提出することによつて行うものとする。

2　前項の届書には、変更計画で確認されたとおりの試験の結果が得られたことを示す資料その他変更計画に従つた変更の内容を確認できる資料を添付しなければならない。

3　前項に規定する資料は、医療機器の安全性に関する非臨床試験の実施の基準に関する省令及び医療機器の臨床試験の実施の基準に関する省令に定めるもののほか、次に掲げるところにより、収集され、かつ、作成されたものでなければならない。

一　当該資料は、これを作成することを目的として行われた調査又は試験において得られた結果に基づき正確に作成されたものであること。

二　前号の調査又は試験において、申請に係る医療機器についてその申請に係る品質、有効性又は安全性を有することを疑わせる調査結果、試験成績等が得られた場合には、当該調査結果、試験成績等についても検討及び評価が行われ、その結果が当該資料に記載されていること。

三　当該資料の根拠になつた資料は、第一項の届書を提出した日から前条に定める日数が経過する日まで保存されていること。ただし、資料の性質上その保存が著しく困難であると認められるものにあつては、この限りではない。

4　厚生労働大臣が法第二十三条の二の十の二第九項の規定により機構に同条第一項の確認を行わせることとした場合における第一項の規定の適用については、同項中「厚生労働大臣」とあるのは、「機構を経由して厚生労働大臣」とする。

（機構に対する医療機器等変更計画確認の申請）

第百十四条の四十五の十五　厚生労働大臣が法第二十三条の二の十の二第九項の規定により機構に同条第一項の確認を行わせることとしたときは、令第三十七条の二十九に規定する医療機器又は体外診断用医薬品に係る法第二十三条の二の十の二第一項の確認の申請者は、機構に当該確認の申請をしなければならない。

２　前項の申請は、様式第六十三の十九の九による申請書を当該申請に係る品目の法第二十三条の二の十の二第一項の確認の申請書に添付して行うものとする。

（機構による医療機器等変更計画確認の結果等の通知）

第百十四条の四十五の十六　法第二十三条の二の十の二第十項の規定により読み替えて準用する法第二十三条の二の七第六項の規定による法第二十三条の二の十の二第一項の確認の結果の通知は、様式第六十三の十九の十による通知書によつて行うものとする。

２　法第二十三条の二の十の二第十項の規定により読み替えて準用する法第二十三条の二の七第六項の規定による法第二十三条の二の十の二第三項の確認の結果の通知は、様式第六十三の十九の十一による通知書によつて行うものとする。

３　法第二十三条の二の十の二第十二項の規定により機構が厚生労働大臣に対して行う届出の状況の通知は、様式第六十三の十九の十二による通知書によつて行うものとする。

（承継の届出）

第百十四条の四十六　法第二十三条の二の十一第一項の厚生労働省令で定める資料及び情報は、次のとおりとする。

一　法第二十三条の二の三第一項又は法第二十三条の二の四第一項の登録の申請に際して提出した資料

二　法第二十三条の二の五第一項の承認の申請及び同条第十五項の当該承認事項の一部変更の承認の申請に際して提出した資料及びその根拠となつた資料

三　法第二十三条の二の五第十二項に規定する使用の成績に関する資料その他の資料

四　法第二十三条の二の六の二第四項の規定による報告に際して提出した資料及びその根拠となつた資料

五　法第二十三条の二の九第一項の使用成績に関する評価の申請に際して提出した資料及びその根拠となつた資料

六　法第二十三条の二の九第六項の規定による報告に際して提出した資料及びその根拠となつた資料

七　法第二十三条の二の十の二第一項及び第三項の確認の申請に際して提出した資料及びその根拠となつた資料並びに同条第六項の届出に際して提出した資料及びその根拠となつた資料

八　法第六十八条の五第一項の規定による特定医療機器に関する記録及び当該記録に関連する資料

九　法第六十八条の二十二第一項の規定による生物由来製品に関する記録及び

当該記録に関連する資料
十　製造管理又は品質管理の業務に関する資料及び情報
十一　製造販売後安全管理の業務に関する資料及び情報
十二　その他品質、有効性及び安全性に関する資料及び情報
2　法第二十三条の二の十一第三項の規定による届出は、様式第六十三の二十による届書（正副二通）を厚生労働大臣に提出することによつて行うものとする。
3　前項の届書には、医療機器等承認取得者の地位を承継する者であることを証する書類を添えなければならない。

（製造販売の届出）
第百十四条の四十七　法第二十三条の二の十二第一項の規定による届出は、様式第六十三の二十一による届書（正本一通及び副本二通）を厚生労働大臣に提出することによつて行うものとする。
2　法第二十三条の二の十二第二項の規定による変更の届出は、様式第四十による届書（正本一通及び副本二通）を厚生労働大臣に提出することによつて行うものとする。
3　医療機器に係る第一項の届書には、届出に係る品目の法第六十三条の二第二項各号に掲げる事項又は法第六十八条の二第二項に規定する注意事項等情報に関する資料を添えなければならない。
4　法第二十三条の二の十三第一項の規定により機構に届け出ることとされている場合における第一項及び第二項の規定の適用については、これらの規定中「正本一通及び副本二通）を厚生労働大臣に」とあるのは、「正副二通）を機構に」とする。

（機構による製造販売の届出の受理に係る通知）
第百十四条の四十八　法第二十三条の二の十三第二項の規定により厚生労働大臣に対して行う製造販売の届出の受理に係る通知は、様式第四十一による通知書によつて行うものとする。

（医療機器等総括製造販売責任者の基準）
第百十四条の四十九　高度管理医療機器又は管理医療機器の製造管理及び品質管理並びに製造販売後安全管理を行う者に係る法第二十三条の二の十四第一項の厚生労働省令で定める基準は、次の各号のいずれかに該当する者であることとする。
一　大学等で物理学、化学、生物学、工学、情報学、金属学、電気学、機械学、薬学、医学又は歯学に関する専門の課程を修了した者
二　旧制中学若しくは高校又はこれと同等以上の学校で、物理学、化学、生物学、工学、情報学、金属学、電気学、機械学、薬学、医学又は歯学に関する

専門の課程を修了した後、医薬品、医療機器又は再生医療等製品の品質管理又は製造販売後安全管理に関する業務に三年以上従事した者
三　医薬品、医療機器又は再生医療等製品の品質管理又は製造販売後安全管理に関する業務に五年以上従事した後、別に厚生労働省令で定めるところにより厚生労働大臣の登録を受けた者が行う講習を修了した者
四　厚生労働大臣が前三号に掲げる者と同等以上の知識経験を有すると認めた者

→平16厚生労働省令62［講習・研修を行う者の登録等に関する省令］

2　一般医療機器の製造管理及び品質管理並びに製造販売後安全管理を行う者に係る法第二十三条の二の十四第一項の厚生労働省令で定める基準は、次の各号のいずれかに該当する者であることとする。
一　旧制中学若しくは高校又はこれと同等以上の学校で、物理学、化学、生物学、工学、情報学、金属学、電気学、機械学、薬学、医学又は歯学に関する専門の課程を修了した者
二　旧制中学若しくは高校又はこれと同等以上の学校で、物理学、化学、生物学、工学、情報学、金属学、電気学、機械学、薬学、医学又は歯学に関する科目を修得した後、医薬品、医薬部外品、化粧品、医療機器又は再生医療等製品の品質管理又は製造販売後安全管理に関する業務に三年以上従事した者
三　厚生労働大臣が前二号に掲げる者と同等以上の知識経験を有すると認めた者

（薬剤師以外の技術者に行わせることができる体外診断用医薬品の製造管理及び品質管理並びに製造販売後安全管理）

第百十四条の四十九の二　体外診断用医薬品の製造販売業者は、法第二十三条の二の十四第一項ただし書第二号の規定により、薬剤師を置くことが著しく困難であると認められる場合には、体外診断用医薬品の製造管理及び品質管理並びに製造販売後安全管理について、薬剤師に代え、次の各号のいずれかに掲げる技術者をもつて行わせることができる。
一　大学等で、薬学又は化学に関する専門の課程を修了した者
二　厚生労働大臣が前号に掲げる者と同等以上の知識経験を有すると認めた者

2　前項に掲げる場合に、体外診断用医薬品の製造管理及び品質管理並びに製造販売後安全管理について、薬剤師に代え、前項各号のいずれかに掲げる技術者をもつて行わせることができる期間は、医療機器等総括製造販売責任者として技術者を置いた日から起算して五年とする。

（医療機器等総括製造販売責任者の業務及び遵守事項）

第百十四条の五十　法第二十三条の二の十四第四項に規定する医療機器等総括製造販売責任者が行う医療機器又は体外診断用医薬品の製造管理及び品質管理並

びに製造販売後安全管理のために必要な業務は、次のとおりとする。

一　医療機器及び体外診断用医薬品の製造管理及び品質管理の基準に関する省令（平成十六年厚生労働省令第百六十九号）により医療機器等総括製造販売責任者が行うこととされた業務

二　医薬品、医薬部外品、化粧品、医療機器及び再生医療等製品の製造販売後安全管理の基準に関する省令により医療機器等総括製造販売責任者が行うこととされた業務

三　法第二十三条の二の十五の二第一項第一号に規定する医療機器等総括製造販売責任者が有する権限に係る業務

2　法第二十三条の二の十四第四項に規定する医療機器等総括製造販売責任者が遵守すべき事項は、次のとおりとする。

一　製造管理及び品質管理並びに製造販売後安全管理に係る業務に関する法令及び実務に精通し、公正かつ適正に当該業務を行うこと。

二　法第二十三条の二の十四第三項の規定により製造販売業者に対して述べる意見を記載した書面の写しを五年間保存すること。

三　医療機器又は体外診断用医薬品の国内における品質管理に関する業務の責任者（以下「国内品質業務運営責任者」という。）及び医療機器又は体外診断用医薬品の製造販売後安全管理に関する業務の責任者（以下「医療機器等安全管理責任者」という。）との相互の密接な連携を図ること。

（製造、試験等に関する記録）

第百十四条の五十一　医療機器又は体外診断用医薬品の製造所の医療機器責任技術者又は体外診断用医薬品製造管理者は、製造及び試験に関する記録その他当該製造所の管理に関する記録を作成し、かつ、これを三年間（当該記録に係る医療機器又は体外診断用医薬品に関して有効期間の記載が義務付けられている場合には、その有効期間に一年を加算した期間）保管しなければならない。ただし、この省令の他の規定又は薬事に関する他の法令の規定により、記録の作成及びその保管が義務付けられている場合には、この限りでない。

（医療機器責任技術者の資格）

第百十四条の五十二　医療機器の製造業者は、法第二十三条の二の十四第五項の規定により、次の各号のいずれかに該当する医療機器責任技術者を、製造所ごとに置かなければならない。

一　大学等で、物理学、化学、生物学、工学、情報学、金属学、電気学、機械学、薬学、医学又は歯学に関する専門の課程を修了した者

二　旧制中学若しくは高校又はこれと同等以上の学校で、物理学、化学、生物学、工学、情報学、金属学、電気学、機械学、薬学、医学又は歯学に関する専門の課程を修了した後、医療機器の製造に関する業務に三年以上従事した

者

三　医療機器の製造に関する業務に五年以上従事した後、別に厚生労働省令で定めるところにより厚生労働大臣の登録を受けた者が行う講習を修了した者

四　厚生労働大臣が前三号に掲げる者と同等以上の知識経験を有すると認めた者

→平16厚生労働省令62［講習・研修を行う者の登録等に関する省令］

2　一般医療機器のみを製造する製造所にあつては、前項の規定にかかわらず、次の各号のいずれかに該当する者を医療機器責任技術者とすることができる。

一　旧制中学若しくは高校又はこれと同等以上の学校で、物理学、化学、生物学、工学、情報学、金属学、電気学、機械学、薬学、医学又は歯学に関する専門の課程を修了した者

二　旧制中学若しくは高校又はこれと同等以上の学校で、物理学、化学、生物学、工学、情報学、金属学、電気学、機械学、薬学、医学又は歯学に関する科目を修得した後、医療機器の製造に関する業務に三年以上従事した者

三　厚生労働大臣が前二号に掲げる者と同等以上の知識経験を有すると認めた者

3　医療機器の製造工程のうち設計のみを行う製造所にあつては、前二項の規定にかかわらず、製造業者が設計に係る部門の責任者として指定する者を医療機器責任技術者とすることができる。

（医療機器責任技術者の業務及び遵守事項）

第百十四条の五十三　法第二十三条の二の十四第九項の医療機器責任技術者が行う医療機器の製造の管理のために必要な業務は、次のとおりとする。

一　製造管理及び品質管理に係る業務を統括し、その適正かつ円滑な実施が図られるよう管理監督すること。

二　品質不良その他製品の品質に重大な影響が及ぶおそれがある場合においては、所要の措置が速やかにとられていること及びその進捗状況を確認し、必要に応じ、改善等所要の措置をとるよう指示すること。

三　法第二十三条の二の十五の二第三項第一号に規定する医療機器責任技術者が有する権限に係る業務

2　法第二十三条の二の十四第九項の医療機器責任技術者が遵守すべき事項は、次のとおりとする。

一　製造の管理に係る業務に関する法令及び実務に精通し、公正かつ適正に当該業務を行うこと。

二　法第二十三条の二の十四第七項の規定により製造業者に対して述べる意見を記載した書面の写しを五年間保存すること。

（薬剤師以外の者に行わせることができる体外診断用医薬品の製造の管理）

第百十四条の五十三の二　法第二十三条の二の十四第十項に規定する厚生労働省令で定める工程は、次の各号に掲げるもののみを行う工程とする。

一　設計のみを行う工程

二　保管（最終製品（他の体外診断用医薬品の製造所に出荷されるものを除く。）の保管を除く。）のみを行う工程

2　体外診断用医薬品の製造工程のうち前項に規定する工程のみを行う製造所の製造業者は、法第二十三条の二の十四第十項の規定により、当該製造所の管理について、薬剤師に代え、次の各号のいずれかに該当する管理者をもつて行わせることができる。

一　旧制中学若しくは高校又はこれと同等以上の学校で、薬学又は化学に関する専門の課程を修了した者

二　旧制中学若しくは高校又はこれと同等以上の学校で、薬学又は化学に関する科目を修得した後、医薬品又は体外診断用医薬品の製造に関する業務に三年以上従事した者

三　厚生労働大臣が前二号に掲げる者と同等以上の知識経験を有すると認めた者

（体外診断用医薬品製造管理者の業務及び遵守事項）

第百十四条の五十三の三　法第二十三条の二の十四第十四項の体外診断用医薬品製造管理者が行う体外診断用医薬品の製造の管理のために必要な業務は、次のとおりとする。

一　製造管理及び品質管理に係る業務を統括し、その適正かつ円滑な実施が図られるよう管理監督すること。

二　品質不良その他製品の品質に重大な影響が及ぶおそれがある場合においては、所要の措置が速やかにとられていること及びその進捗状況を確認し、必要に応じ、改善等所要の措置をとるよう指示すること。

三　法第二十三条の二の十五の二第三項第一号に規定する体外診断用医薬品製造管理者が有する権限に係る業務

2　法第二十三条の二の十四第十四項の体外診断用医薬品製造管理者が遵守すべき事項は、次のとおりとする。

一　製造の管理に係る業務に関する法令及び実務に精通し、公正かつ適正に当該業務を行うこと。

二　法第二十三条の二の十四第十二項の規定により製造業者に対して述べる意見を記載した書面の写しを五年間保存すること。

（医療機器又は体外診断用医薬品の製造販売業者の遵守事項）

第百十四条の五十四　法第二十三条の二の十五第一項に規定する医療機器又は体外診断用医薬品の製造販売業者が遵守すべき事項は、次のとおりとする。

一　薬事に関する法令に従い適正に製造販売が行われるよう必要な配慮をすること。
二　第百十四条の五十八第一項の規定に従い、製造販売しようとする製品の製造管理及び品質管理を適正に行うこと。
三　製造販売しようとする製品の製造販売後安全管理を適正に行うこと。
四　生物由来製品（医療機器に限る。）又は再製造単回使用医療機器の製造販売業者であつて、その医療機器等総括製造販売責任者、国内品質業務運営責任者及び医療機器等安全管理責任者のいずれも細菌学的知識を有しない場合にあつては、医療機器等総括製造販売責任者を補佐する者として細菌学的知識を有する者を置くこと。
五　医療機器の製造販売業者であつて、その医療機器等総括製造販売責任者、国内品質業務運営責任者及び医療機器等安全管理責任者のいずれもその製造販売する品目の特性に関する専門的知識を有しない場合にあつては、医療機器等総括製造販売責任者を補佐する者として当該専門的知識を有する者を置くこと。
六　体外診断用医薬品の製造販売業者（法第二十三条の二の十四第一項ただし書第一号に規定する体外診断用医薬品についてのみその製造販売をする製造販売業者を除く。）であつて、その医療機器等総括製造販売責任者として薬剤師以外の技術者を置く場合にあつては、次のイ及びロに掲げる措置を講ずること。
　イ　医療機器等総括製造販売責任者補佐薬剤師を置くこと。
　ロ　医療機器等総括製造販売責任者として法第二十三条の二の十四第二項に規定する能力及び経験を有する薬剤師を置くために必要な措置
七　医療機器等総括製造販売責任者、国内品質業務運営責任者及び医療機器等安全管理責任者がそれぞれ相互に連携協力し、その業務を行うことができるよう必要な配慮をすること。
八　医療機器等総括製造販売責任者が第百十四条の五十の規定による責務を果たすために必要な配慮をすること。
九　再製造単回使用医療機器の製造販売業者は、原型医療機器（再製造の用に供される単回使用の医療機器であつて、未だ再製造されていないものをいう。以下同じ。）の原材料の変更その他の再製造単回使用医療機器の品質、有効性及び安全性に影響を与えるおそれのある変更の有無を継続的に確認し、当該変更が生じた場合には、再製造単回使用医療機器の品質、有効性及び安全性を確保するために必要な設計の変更その他の必要な措置を講じること。
十　再製造単回使用医療機器の製造販売業者は、原型医療機器の不具合及び回収に関する情報その他の品質、有効性及び安全性に関する情報を継続的に収集し、収集した情報に基づき再製造単回使用医療機器の品質、有効性及び安全性への影響について検討し、保健衛生上の危害の発生又は拡大を防止するために必要な措置を講じること。

十一　再製造単回使用医療機器の製造販売業者は、原型医療機器の製造販売業者、外国製造医療機器等特例承認取得者又は外国指定高度管理医療機器製造等事業者に対し、次に掲げる情報を速やかに提供すること。

イ　再製造単回使用医療機器に係る法第二十三条の二の五第一項又は第十五項の承認を受けた場合（選任外国製造医療機器等製造販売業者にあつては、再製造単回使用医療機器に係る第百十四条の七十六第一項第一号の規定による情報の提供を受けた場合）は、当該承認が与えられた旨

ロ　再製造単回使用医療機器について、品質等に関する理由により廃棄、回収、販売の停止、情報の提供その他必要な措置を講じる場合（その措置に至つた理由が当該再製造単回使用医療機器の再製造に起因するものであることが明らかな場合を除く。）は、その旨

ハ　再製造単回使用医療機器について、廃棄、回収、販売の停止、注意事項等情報等（法第六十三条の二第二項各号に掲げる事項又は法第六十八条の二第二項に規定する注意事項等情報をいう。）の改訂その他原型医療機器の製造販売業者、外国製造医療機器等特例承認取得者又は外国指定高度管理医療機器製造等事業者に対する情報の提供が必要と認められる安全確保措置を立案及び実施した場合は、その旨及び立案に当たり検討を行つた安全管理情報

十二　再製造単回使用医療機器の製造販売業者は、医療機関において使用された単回使用の医療機器であつて、未だ洗浄及び滅菌されていないものの運搬（船舶又は航空機による運搬を除く。以下この号において同じ。）を行うに当たつては、次の各号に掲げる事項に適合するものであること。

イ　運搬は、容器に封入して行うこと。

ロ　前号に規定する容器は、次に掲げる基準に適合するものであること。

（１）　容易に、かつ、安全に取り扱うことができること。

（２）　運搬中に予想される温度及び内圧の変化、振動等により、き裂、破損等が生ずるおそれがないこと。

（３）　みだりに開封されないように、容易に破れないシールのはり付け等の措置が講じられていること。

（４）　内容物の漏えいのおそれのない十分な強度及び耐水性を有するものであること。

（５）　繰り返して使用する場合にあつては、病原性を持つおそれのある微生物等による汚染の除去が容易であること。

（６）　医療機関において使用された単回使用の医療機器が封入されている旨の表示がされているものであること。

ハ　運搬物の車両等への積付けは、運搬中において移動、転倒、転落等により安全性が損なわれないように行うこと。

ニ　運搬物がその他の物と混合するおそれのないように、他の物と区分して、運搬すること。

ホ　運搬物の取扱方法、事故が発生した場合の措置その他の運搬に関し留意すべき事項を記載した書類を携行すること。

ヘ　運搬物により病原性を持つおそれのある微生物等による汚染が生じた場合には、速やかに、当該汚染の広がりの防止及び除去を行うこと。

ト　運搬の年月日、方法、荷受人又は荷送人及び運搬を行う者に関する事項を記録し、これを五年間保存すること。

チ　運搬を第三者に委託する場合にあつては、次に掲げる事項に適合する方法により行わせること。

（１）　再委託してはならないこと。

（２）　委託を受ける者に対し、イからトまでに掲げる事項に適合する方法で運搬させること。また、このために必要な事項を取り決め、書面として保存すること。

（医療機器の製造販売後臨床試験の製造販売業者の遵守事項）

第百十四条の五十四の二　医療機器の製造販売業者が、法第二十三条の二の五第一項に規定する医療機器について行う製造販売後臨床試験（医療機器の製造販売後の調査及び試験の実施の基準に関する省令第二条第一項第三号に規定する製造販売後臨床試験をいう。以下この条において「医療機器の製造販売後臨床試験」という。）の実施に当たり遵守すべき事項は、次のとおりとする。

一　医療機器の製造販売後臨床試験の実施に関する医療機器の製造販売後の調査及び試験の実施の基準に関する省令で定める基準に適合するものであること。

二　医療機器の製造販売後臨床試験を実施するに当たり世界保健機関が公表を求める事項その他医療機器の製造販売後臨床試験の実施の透明性の確保及び国民の医療機器の製造販売後臨床試験への参加の選択に資する事項をあらかじめ公表すること。これを変更したときも、同様とする。

三　医療機器の製造販売後臨床試験を中止し、又は終了したときは、原則として医療機器の製造販売後臨床試験を中止した日又は終了した日のいずれか早い日から一年以内にその結果の概要を作成し、公表すること。

（医療機器の製造業者の遵守事項）

第百十四条の五十四の三　法第二十三条の二の十五第三項（法第二十三条の二の十九において準用する場合を含む。）に規定する医療機器の製造業者が遵守すべき事項は、再製造単回使用医療機器を製造する製造所（第百十四条の八第一項第四号ホに掲げる製造工程に係る製造所を除く。）の医療機器責任技術者が医師でない場合又は細菌学的知識若しくは医療機器の滅菌に関する専門的知識を有しない場合にあつては、医療機器責任技術者を補佐する者として医師又は当該知識を有する者を置くこととする。

（設置に係る管理に関する文書）

第百十四条の五十五　設置に当たつて組立てが必要な特定保守管理医療機器であつて、保健衛生上の危害の発生を防止するために当該組立てに係る管理が必要なものとして厚生労働大臣が指定する医療機器（以下「設置管理医療機器」という。）の製造販売業者は、設置管理医療機器の品目ごとに、組立方法及び設置された設置管理医療機器の品質の確認方法について記載した文書（以下「設置管理基準書」という。）を作成しなければならない。

→平16厚労省告示335［厚生労働大臣が指定する設置管理医療機器］

2　設置管理医療機器の製造販売業者は、設置管理医療機器を医療機器の販売業者又は貸与業者（以下「販売業者等」という。）に販売し、授与し、又は貸与するときは、設置管理基準書を当該医療機器の販売業者等に交付しなければならない。

3　設置管理医療機器の製造販売業者は、設置管理医療機器について第百七十条第一項又は第百九十一条第六項の規定による通知を受けたときは、当該設置管理医療機器に係る設置管理基準書を通知を行つた者に交付しなければならない。

4　設置管理医療機器の製造販売業者は、前二項の規定による設置管理基準書の交付に代えて、第七項で定めるところにより、これらの規定により当該設置管理基準書の交付を受けるべき者（以下この条において「受託者等」という。）の承諾を得て、当該設置管理基準書に記載すべき事項を電子情報処理組織を使用する方法その他の情報通信の技術を利用する方法であつて次に掲げるもの（以下この条において「電磁的方法」という。）により提供することができる。この場合において、設置管理医療機器の製造販売業者は、当該設置管理基準書の交付を行つたものとみなす。

一　電子情報処理組織を使用する方法のうち、イ又はロに掲げるもの

イ　設置管理医療機器の製造販売業者の使用に係る電子計算機と受託者等の使用に係る電子計算機とを接続する電気通信回線を通じて送信し、受信者の使用に係る電子計算機に備えられたファイルに記録する方法

ロ　設置管理医療機器の製造販売業者の使用に係る電子計算機に備えられたファイルに記録された設置管理基準書に記載すべき事項を電気回線を通じて受託者等の閲覧に供し、当該受託者等の使用に係る電子計算機に備えられたファイルに当該設置管理基準書に記載すべき事項を記録する方法（電磁的方法による提供を受ける旨の承諾又は受けない旨の申出をする場合にあつては、設置管理医療機器の製造販売業者の使用に係る電子計算機に備えられたファイルにその旨を記録する方法）

二　電磁的記録媒体をもつて調製するファイルに記録したものを交付する方法

5　前項に掲げる方法は、受託者等がファイルへの記録を出力することによる文書を作成することができるものでなければならない。
6　第四項第一号の「電子情報処理組織」とは、設置管理医療機器の製造販売業者の使用に係る電子計算機と、受託者等の使用に係る電子計算機とを電気通信回線で接続した電子情報処理組織をいう。
7　設置管理医療機器の製造販売業者は、第四項の規定により設置管理基準書に記載すべき事項を提供しようとするときは、あらかじめ、受託者等に対して、その用いる次に掲げる電磁的方法の種類及び内容を示し、文書又は電磁的方法による承諾を得なければならない。
一　第四項各号に規定する方法のうち設置管理医療機器の製造販売業者が使用するもの
二　ファイルへの記録の方法
8　前項の規定による承諾を得た設置管理医療機器の製造販売業者は、当該受託者等から文書又は電磁的方法により電磁的方法による提供を受けない旨の申出があつたときは、当該受託者等に対し、設置管理基準書に記載すべき事項の提供を電磁的方法によつてしてはならない。ただし、当該受託者等が再び同項の規定による承諾をした場合は、この限りでない。
9　設置管理医療機器の製造販売業者は、第二項から前項までの規定により設置管理基準書を交付したときは、その記録を作成し、その作成の日から十五年間保存しなければならない。

（製造販売のための医療機器又は体外診断用医薬品の輸入に係る手続）

第百十四条の五十六　製造販売のために医療機器又は体外診断用医薬品を、業として、輸入しようとする製造販売業者は、通関のときまでに、輸入しようとする品目について、次のいずれかが行われていることを証する書類又はその写しを有していなければならない。
一　法第二十三条の二の五第一項若しくは第十五項（法第二十三条の二の十七第五項において準用する場合を含む。）の承認又はその申請
二　法第二十三条の二の十二第一項又は第二項の届出
三　法第二十三条の二の十七第一項の承認又はその申請
四　基準適合性認証（法第二十三条の三の二第一項に規定する基準適合性認証をいう。以下同じ。）又はその申請

（製造のための医療機器又は体外診断用医薬品の輸入に係る手続）

第百十四条の五十七　製造のために医療機器又は体外診断用医薬品を、業として、輸入しようとする製造業者は、通関のときまでに、輸入しようとする品目について、次のいずれかが行われていることを証する書類又はその写しを有していなければならない。

一　法第二十三条の二の五第一項若しくは第十五項（法第二十三条の二の十七第五項において準用する場合を含む。）の承認又はその申請
二　法第二十三条の二の十二第一項又は第二項の届出
三　法第二十三条の二の十七第一項の承認又はその申請
四　基準適合性認証又はその申請
五　法第八十条の六第一項又は第八十条の八第一項の登録

（製造管理又は品質管理の方法の基準への適合）

第百十四条の五十八　医療機器若しくは体外診断用医薬品の製造販売業者（選任外国製造医療機器等製造販売業者及び法第二十三条の三第一項の規定により選任された製造販売業者（次項において「選任外国製造医療機器等製造販売業者等」という。）を除く。）、外国製造医療機器等特例承認取得者又は外国指定高度管理医療機器製造等事業者（次項において「製造販売業者等」という。）は、その製造販売する医療機器又は体外診断用医薬品の製造管理又は品質管理の方法を、法第二十三条の二の五第二項第四号に規定する厚生労働省令で定める基準に適合させなければならない。

2　医療機器若しくは体外診断用医薬品の選任外国製造医療機器等製造販売業者等、製造業者（輸出用の医療機器又は体外診断用医薬品のみを製造する者を除く。）又は法第二十三条の二の四第一項の登録を受けた医療機器等外国製造業者（以下「登録医療機器等外国製造業者」という。）は、医療機器又は体外診断用医薬品の取扱い又は製造に当たり、当該医療機器又は体外診断用医薬品に係る製造販売業者等が行う製造管理及び品質管理に協力しなければならない。

3　輸出用の医療機器又は体外診断用医薬品（令第七十三条の二に規定する医療機器又は体外診断用医薬品に限る。）の製造業者は、その製造所における製造管理又は品質管理の方法を、法第八十条第二項に規定する厚生労働省令で定める基準に適合させなければならない。

（製造販売後安全管理業務を委託することができる範囲）

第百十四条の五十九　法第二十三条の二の十五第五項の厚生労働省令で定める業務は、次のとおりとする。

一　医療機器又は体外診断用医薬品の品質、有効性及び安全性に関する事項その他医療機器又は体外診断用医薬品の適正な使用のために必要な情報（以下この章において「安全管理情報」という。）の収集
二　安全管理情報の解析
三　安全管理情報の検討の結果に基づく必要な措置の実施
四　収集した安全管理情報の保存その他の前三号に附帯する業務

（製造販売後安全管理業務を再委託することができる範囲）

第百十四条の六十　医療機器又は体外診断用医薬品の製造販売業者は、製造販売後安全管理業務を受託する者（以下この章において「受託者」という。）に、当該製造販売後安全管理業務を再委託させてはならない。

2　前項の規定にかかわらず、医療機器の製造販売業者は、薬物と一体的に製造販売するものとして承認を受けた医療機器に関する製造販売後安全管理業務を当該薬物を供給する医薬品の製造販売業者に委託する場合には、受託者に、当該製造販売後安全管理業務を再委託させることができる。

3　第一項の規定にかかわらず、医療機器又は体外診断用医薬品の製造販売業者は、他の医療機器又は体外診断用医薬品の製造販売業者に医療機器又は体外診断用医薬品を販売し、又は授与する場合であつて、当該医療機器又は体外診断用医薬品に関する製造販売後安全管理業務を当該製造販売業者に委託する場合には、受託者に、当該製造販売後安全管理業務のうち、前条第一号から第三号までに掲げる業務を再委託させることができる。

4　医療機器又は体外診断用医薬品の製造販売業者は、前二項の規定により製造販売後安全管理業務を再受託する者に、当該製造販売後安全管理業務をさらに委託させてはならない。

（高度管理医療機器又は処方箋体外診断用医薬品の製造販売後安全管理業務を委託する方法）

第百十四条の六十一　製造販売業者が高度管理医療機器又は処方箋医薬品たる体外診断用医薬品（以下「処方箋体外診断用医薬品」という。）の製造販売後安全管理業務のうち第百十四条の五十九第一号から第三号までに掲げる業務を委託する場合においては、受託者は、次に掲げる要件を満たさなければならない。

一　委託する業務（以下この条において「委託安全確保業務」という。）を適正かつ円滑に遂行しうる能力を有する者であること。

二　委託安全確保業務を適正かつ円滑に遂行しうる能力を有する当該業務の実施に係る責任者（以下この条及び第百十四条の六十五において「受託安全管理実施責任者」という。）を置いていること。

三　委託安全確保業務に係る次項の手順書その他委託安全確保業務に必要な文書（以下この条において「製造販売後安全管理業務手順書等」という。）の写しを委託安全確保業務を行う事務所に備え付けていること。

2　製造販売業者は、高度管理医療機器又は処方箋体外診断用医薬品の製造販売後安全管理業務のうち第百十四条の五十九第一号から第三号までに掲げる業務を委託する場合においては、次に掲げる手順を記載した委託安全確保業務に係る製造販売後安全管理業務手順書を作成しなければならない。

一　安全管理情報の収集に関する手順

二　安全管理情報の検討及びその結果に基づく安全確保措置の立案に関する手順

三　安全確保措置の実施に関する手順
四　受託安全管理実施責任者から医療機器等安全管理責任者への報告に関する手順
五　医療機器等リスク管理又は医薬品リスク管理に関する手順
六　委託の手順
七　委託安全確保業務に係る記録の保存に関する手順
八　国内品質業務運営責任者その他の高度管理医療機器又は処方箋体外診断用医薬品の製造販売に係る業務の責任者との相互の連携に関する手順
九　その他委託安全確保業務を適正かつ円滑に行うために必要な手順

3　製造販売業者は、高度管理医療機器又は処方箋体外診断用医薬品の製造販売後安全管理業務のうち第百十四条の五十九第一号から第三号までに掲げる業務を委託する場合においては、製造販売後安全管理業務手順書等に基づき、次に掲げる事項を記載した文書により受託者との契約を締結し、その契約書を保存しなければならない。
一　委託安全確保業務の範囲
二　受託安全管理実施責任者の設置及び当該者の実施する委託安全確保業務の範囲に関する事項
三　委託安全確保業務に係る前項各号（第五号を除く。）に掲げる手順に関する事項
四　委託安全確保業務の実施の指示に関する事項
五　次項第三号の報告及び同項第四号の確認に関する事項
六　第六項の指示及び第七項の確認に関する事項
七　第八項の情報提供に関する事項
八　その他必要な事項

4　製造販売業者は、高度管理医療機器又は処方箋体外診断用医薬品の製造販売後安全管理業務のうち第百十四条の五十九第一号から第三号までに掲げる業務を委託する場合においては、製造販売後安全管理業務手順書等及び前項の契約書に基づき、次に掲げる業務を医療機器等安全管理責任者に行わせなければならない。
一　委託安全確保業務を統括すること。
二　受託安全管理実施責任者に委託安全確保業務の実施につき文書により指示するとともに、その写しを保存すること（第百十四条の五十九第一号に掲げる業務を委託する場合を除く。）。
三　受託安全管理実施責任者に委託安全確保業務に関する記録を作成させ、文書により報告させること。
四　受託者が委託安全確保業務を適正かつ円滑に行つているかどうかを確認し、その記録を作成すること。
五　第三号の報告及び前号の記録を保存するとともに、製造販売業者及び医療

機器等総括製造販売責任者に文書により報告すること。

5　製造販売業者は、高度管理医療機器又は処方箋体外診断用医薬品の製造販売後安全管理業務のうち第百十四条の五十九第四号に掲げる業務を委託する場合においては、当該委託安全確保業務を適正かつ円滑に遂行しうる能力を有する者に委託しなければならない。この場合において、製造販売業者は、製造販売後安全管理業務手順書等に基づき、次に掲げる事項を記載した文書により受託者との契約を締結し、その契約書を保存しなければならない。

一　委託安全確保業務の範囲

二　その他必要な事項

6　製造販売業者は、医療機器等安全管理責任者に委託安全確保業務の改善の必要性について検討させ、その必要性があるときは、製造販売後安全管理業務手順書等及び第三項の契約書に基づき、受託者に所要の措置を講じるよう文書により指示し、その文書を保存しなければならない。

7　製造販売業者は、前項の規定に基づき指示を行つた場合においては、当該措置が講じられたことを確認し、その記録を保存しなければならない。

8　製造販売業者は、委託安全確保業務を行う上で必要な情報を受託者に提供しなければならない。

（管理医療機器又は処方箋体外診断用医薬品以外の体外診断用医薬品の製造販売後安全管理業務を委託する方法）

第百十四条の六十二　製造販売業者が管理医療機器又は体外診断用医薬品（処方箋体外診断用医薬品を除く。）の製造販売後安全管理業務のうち第百十四条の五十九各号に掲げる業務を委託する場合においては、前条（第一項第二号、第二項第四号及び第三項第二号を除く。）の規定を準用する。この場合において、同条第四項第二号及び第三号中「受託安全管理実施責任者」とあるのは「あらかじめ指定する者」と読み替えるものとする。

（一般医療機器の製造販売後安全管理業務を委託する方法）

第百十四条の六十三　製造販売業者が一般医療機器の製造販売後安全管理業務のうち第百十四条の五十九各号に掲げる業務を委託する場合においては、第百十四条の六十一第一項第一号及び同条第三項から第八項まで（第三項第二号及び第三号を除く。）の規定を準用する。この場合において、同条第三項中「製造販売後安全管理業務手順書等に基づき、次に」とあるのは「次に」と、同条第四項中「製造販売後安全管理業務手順書等及び前項」とあるのは「前項」と、同項第二号及び第三号中「受託安全管理実施責任者」とあるのは「あらかじめ指定する者」と、同条第五項中「製造販売後安全管理業務手順書等に基づき、次に」とあるのは「次に」と、同条第六項中「製造販売後安全管理業務手順書等及び第三項」とあるのは「第三項」と読み替えるものとする。

（委託安全確保業務に係る記録の保存）

第百十四条の六十四　前三条の規定により保存することとされている文書その他の記録の保存期間は、当該記録を利用しなくなつた日から五年間とする。ただし、次に掲げる記録の保存期間はそれぞれ各号に定める期間とする。

一　生物由来製品（次号及び第三号に掲げるものを除く。）に係る記録　利用しなくなつた日から十年間

二　特定生物由来製品に係る記録　利用しなくなつた日から三十年間

三　特定保守管理医療機器及び設置管理医療機器（前号に掲げるものを除く。）に係る記録　利用しなくなつた日から十五年間

2　製造販売業者は、前三条の規定にかかわらず、製造販売後安全管理業務手順書等又はあらかじめ定めた文書に基づき、前三条の規定により記録を保存しなければならないとされている者に代えて、製造販売業者が指定する者に、当該記録を保存させることができる。

（高度管理医療機器又は処方箋体外診断用医薬品の製造販売後安全管理業務を再委託する方法）

第百十四条の六十五　受託者が高度管理医療機器又は処方箋体外診断用医薬品の製造販売後安全管理業務のうち第百十四条の五十九第一号から第三号までに掲げる業務を再委託する場合においては、当該業務の再受託者は、次に掲げる要件を満たさなければならない。

一　再委託する業務（以下この条において「再委託安全確保業務」という。）を適正かつ円滑に遂行しうる能力を有する者であること。

二　再委託安全確保業務を適正かつ円滑に遂行しうる能力を有する当該業務の実施に係る責任者（以下この条において「再受託安全管理実施責任者」という。）を置いていること。

三　再委託安全確保業務に係る次項の手順書その他再委託安全確保業務に必要な文書（以下この条において「製造販売後安全管理業務手順書等」という。）の写しを再委託安全確保業務を行う事務所に備え付けていること。

2　委託元である製造販売業者は、受託者が高度管理医療機器又は処方箋体外診断用医薬品の製造販売後安全管理業務のうち第百十四条の五十九第一号から第三号までに掲げる業務を再委託する場合においては、受託者に、次に掲げる手順を記載した再委託安全確保業務に係る製造販売後安全管理業務手順書を作成させなければならない。

一　安全管理情報の収集に関する手順

二　安全管理情報の検討及びその結果に基づく安全確保措置の立案に関する手順

三　安全確保措置の実施に関する手順

四　再受託安全管理実施責任者から受託安全管理実施責任者への報告に関する手順
五　医療機器等リスク管理又は医薬品リスク管理に関する手順
六　再委託の手順
七　再委託安全確保業務に係る記録の保存に関する手順
八　受託者の国内品質業務運営責任者その他の高度管理医療機器又は処方箋体外診断用医薬品の製造販売に係る業務の責任者との相互の連携に関する手順
九　その他再委託安全確保業務を適正かつ円滑に行うために必要な手順

3　委託元である製造販売業者は、受託者が高度管理医療機器又は処方箋体外診断用医薬品の製造販売後安全管理業務のうち第百十四条の五十九第一号から第三号までに掲げる業務を再委託する場合においては、受託者に製造販売後安全管理業務手順書等に基づき、次に掲げる事項を記載した文書により再受託者との契約を締結させ、その契約書を保存させなければならない。
一　再委託安全確保業務の範囲
二　再受託安全管理実施責任者の設置及び当該者の実施する再委託安全確保業務の範囲に関する事項
三　再委託安全確保業務に係る前項各号（第五号を除く。）に掲げる手順に関する事項
四　再委託安全確保業務の実施の指示に関する事項
五　次項第三号の報告及び同項第四号の確認に関する事項
六　第六項の指示及び第七項の確認に関する事項
七　第八項の情報提供に関する事項
八　その他必要な事項

4　委託元である製造販売業者は、受託者が高度管理医療機器又は処方箋体外診断用医薬品の製造販売後安全管理業務のうち第百十四条の五十九第一号から第三号までに掲げる業務を再委託する場合においては、受託者が、製造販売後安全管理業務手順書等及び前項の契約書に基づき、次に掲げる業務を受託安全管理実施責任者に行わせることを確認しなければならない。
一　再委託安全確保業務を統括すること。
二　再受託安全管理実施責任者に再委託安全確保業務の実施につき文書により指示するとともに、その写しを保存すること（第百十四条の五十九第一号に掲げる業務を委託する場合を除く。）。
三　再受託安全管理実施責任者に再委託安全確保業務に関する記録を作成させ、文書により報告させること。
四　再受託者が再委託安全確保業務を適正かつ円滑に行つているかどうかを確認し、その記録を作成すること。
五　第三号の報告及び前号の記録を保存するとともに、受託者及び受託者の医薬品等総括製造販売責任者に文書により報告すること。

5　委託元である製造販売業者は、受託者が高度管理医療機器又は処方箋体外診断用医薬品の製造販売後安全管理業務のうち第百十四条の五十九第四号に掲げる業務を再委託する場合においては、当該再委託安全確保業務を適正かつ円滑に遂行しうる能力を有する者に再委託させなければならない。この場合において、委託元である製造販売業者は、受託者に、製造販売後安全管理業務手順書等に基づき、次に掲げる事項を記載した文書により再委託者との契約を締結させ、その契約書を保存させなければならない。

一　再委託安全確保業務の範囲

二　その他必要な事項

6　委託元である製造販売業者は、受託者に、その受託安全管理実施責任者に再委託安全確保業務の改善の必要性について検討させ、その必要性があるときは、製造販売後安全管理業務手順書等及び第三項の契約書に基づき、再受託者に所要の措置を講じるよう文書により指示させ、その文書を保存させなければならない。

7　委託元である製造販売業者は、受託者が前項の規定に基づき指示を行つた場合においては、受託者に当該措置が講じられたことを確認させ、その記録を保存させなければならない。

8　受託者は、再委託安全確保業務を行う上で必要な情報を再受託者に提供しなければならない。

（管理医療機器又は処方箋体外診断用医薬品以外の体外診断用医薬品の製造販売後安全管理業務を再委託する方法）

第百十四条の六十六　受託者が管理医療機器又は体外診断用医薬品（処方箋体外診断用医薬品を除く。）の製造販売後安全管理業務のうち第百十四条の五十九各号に掲げる業務を再委託する場合においては、前条（第一項第二号、第二項第四号及び第三項第二号を除く。）の規定を準用する。この場合において、同条第四項中「を受託安全管理実施責任者」とあるのは「を受託者があらかじめ指定する者」と、同項第二号及び第三号中「再受託安全管理実施責任者」とあるのは「再受託者があらかじめ指定する者」と読み替えるものとする。

（一般医療機器の製造販売後安全管理業務を再委託する方法）

第百十四条の六十七　受託者が一般医療機器の製造販売後安全管理業務のうち第百十四条の五十九各号に掲げる業務を再委託する場合においては、第百十四条の六十五第一項第一号及び同条第三項から第八項まで（第三項第二号及び第三号を除く。）の規定を準用する。この場合において、同条第三項中「製造販売後安全管理業務手順書等に基づき、次に」とあるのは「次に」と、同条第四項中「製造販売後安全管理業務手順書等及び前項」とあるのは「前項」と、同項第二号及び第三号中「再受託安全管理実施責任者」とあるのは「再受託者があらかじめ指定する者」と、同条第六項中「製造販売後安全管理業務手順書等及び第三項」とあるのは「第三項」と読み替えるものとする。

（再委託安全確保業務等に係る記録の保存）

第百十四条の六十八　前三条の規定により保存することとされている文書その他の記録の保存期間については、第百十四条の六十四の規定を準用する。この場合において、同条第二項中「製造販売業者」とあるのは、「受託者」と読み替えるものとする。

（医療機器又は体外診断用医薬品の製造販売業者の法令遵守体制）

第百十四条の六十八の二　医療機器又は体外診断用医薬品の製造販売業者は、次に掲げるところにより、法第二十三条の二の十五の二第一項各号に掲げる措置を講じなければならない。

一　次に掲げる医療機器等総括製造販売責任者の権限を明らかにすること。

イ　国内品質業務運営責任者、医療機器等安全管理責任者その他の医療機器又は体外診断用医薬品の製造管理及び品質管理並びに製造販売後安全管理に関する業務に従事する者に対する業務の指示及び監督に関する権限

ロ　医療機器若しくは体外診断用医薬品の廃棄、回収若しくは販売の停止、注意事項等情報等（法第六十三条の二第二項各号に掲げる事項又は法第六十八条の二第二項に規定する注意事項等情報をいう。）の改訂、医療関係者への情報の提供又は法に基づく厚生労働大臣への報告その他の医療機器又は体外診断用医薬品の製造管理及び品質管理並びに製造販売後安全管理に関する措置の決定及び実施に関する権限

ハ　製造業者、法第二十三条の二の四第一項に規定する医療機器等外国製造業者その他製造に関する業務（試験検査等の業務を含む。）を行う者に対する管理監督に関する権限

ニ　イからハまでに掲げるもののほか、医療機器又は体外診断用医薬品の製造管理及び品質管理並びに製造販売後安全管理に関する権限

二　次に掲げる法第二十三条の二の十五の二第一項第二号に規定する体制を整備すること。

イ　医療機器又は体外診断用医薬品の製造管理及び品質管理並びに製造販売後安全管理に関する業務その他の製造販売業者の業務の遂行が法令に適合することを確保するために必要な規程の作成、製造販売業者の薬事に関する業務に責任を有する役員及び従業者に対する教育訓練の実施及び評価並びに業務の遂行に係る記録の作成、管理及び保存を行う体制

ロ　製造販売業者が薬事に関する業務に責任を有する役員及び従業者の業務を監督するために必要な情報を収集し、その業務の適正を確保するために必要な措置を講ずる体制

ハ　イ及びロに掲げるもののほか、製造販売業者の業務の適正を確保するために必要な人員の確保及び配置その他の製造販売業者の業務の適正を確保するための体制

三　次に掲げる法第二十三条の二の十五の二第一項第三号に規定する厚生労働省令で定める者に、法第二十三条の二の二第一項第二号及び第二十三条の二の五第二項第四号の厚生労働省令で定める基準を遵守して医療機器又は体外診断用医薬品の製造管理及び品質管理並びに製造販売後安全管理を行わせるために必要な権限を付与するとともに、それらの者が行う業務を監督すること。

イ　医療機器等総括製造販売責任者

ロ　国内品質業務運営責任者

ハ　医療機器安全管理責任者

ニ　イからハまでに掲げる者のほか、医療機器又は体外診断用医薬品の製造管理及び品質管理並びに製造販売後安全管理に関する業務に従事する者

四　次に掲げる法第二十三条の二の十五の二第一項第四号に規定する措置を講ずること。

イ　医療機器又は体外診断用医薬品の製造販売業者の従業者に対して法令遵守のための指針を示すこと。

ロ　薬事に関する業務に責任を有する役員の権限及び分掌する業務を明らかにすること。

ハ　医療機器又は体外診断用医薬品の製造方法、試験検査方法その他の医療機器又は体外診断用医薬品の品質に影響を与えるおそれのある事項の変更に関する情報の収集、医療機器又は体外診断用医薬品について承認又は認証された事項の一部を変更するために必要な手続その他の必要な措置

ニ　法第六十八条の十第一項の規定に基づく副作用等の報告が適時かつ適切に行われることを確保するために必要な情報の管理その他の措置

ホ　医療機器又は体外診断用医薬品の製造販売業者が医薬関係者に対して行う医療機器又は体外診断用医薬品に関する情報提供が、客観的かつ科学的な根拠に基づく正確な情報により行われ、かつ、法第六十六条から第六十八条までに違反する記事の広告、記述又は流布が行われないことを確保するために必要な業務の監督その他の措置

ヘ　イからホまでに掲げるもののほか、第二号に規定する体制を実効的に機能させるために必要な措置

（医療機器又は体外診断用医薬品の製造業者の法令遵守体制）

第百十四条の六十八の三　医療機器又は体外診断用医薬品の製造業者は、次に掲げるところにより、法第二十三条の二の十五の二第三項各号に掲げる措置を講じなければならない。

一　次に掲げる医療機器責任技術者又は体外診断用医薬品製造管理者の権限を明らかにすること。
　イ　医療機器又は体外診断用医薬品の製造の管理に関する業務に従事する者に対する業務の指示及び監督に関する権限
　ロ　イに掲げるもののほか、医療機器又は体外診断用医薬品の製造の管理に関する権限
二　次に掲げる法第二十三条の二の十五の二第三項第二号に規定する体制を整備すること。
　イ　医療機器又は体外診断用医薬品の製造の管理に関する業務その他の製造業者の業務の遂行が法令に適合することを確保するために必要な規程の作成、製造業者の薬事に関する業務に責任を有する役員及び従業者に対する教育訓練の実施及び評価並びに業務の遂行に係る記録の作成、管理及び保存を行う体制
　ロ　製造業者が薬事に関する業務に責任を有する役員及び従業者の業務を監督するために必要な情報を収集し、その業務の適正を確保するために必要な措置を講ずる体制
　ハ　イ及びロに掲げるもののほか、製造業者の業務の適正を確保するために必要な人員の確保及び配置その他の製造業者の業務の適正を確保するための体制
三　次に掲げる法第二十三条の二の十五の二第三項第三号に規定する措置を講ずること。
　イ　医療機器又は体外診断用医薬品の製造業者の従業者に対して法令遵守のための指針を示すこと。
　ロ　薬事に関する業務に責任を有する役員の権限及び分掌する業務を明らかにすること。
　ハ　医療機器又は体外診断用医薬品の製造方法、試験検査方法その他の医療機器又は体外診断用医薬品の品質に影響を与えるおそれのある事項の変更に関する情報の収集、当該情報の製造販売業者、外国製造医療機器等特例承認取得者又は外国指定高度管理医療機器製造等事業者に対する連絡その他の必要な措置
　ニ　イからハまでに掲げるもののほか、前号に規定する体制を実効的に機能させるために必要な措置

（製造販売業の医療機器等総括製造販売責任者等の変更の届出）

第百十四条の六十九　法第二十三条の二の十六第一項の規定により変更の届出をしなければならない事項は、次のとおりとする。
一　製造販売業者の氏名及び住所
二　主たる機能を有する事務所の名称及び所在地

三　製造販売業者が法人であるときは、薬事に関する業務に責任を有する役員の氏名

四　医療機器等総括製造販売責任者の氏名及び住所

五　法第二十三条の二の十四第一項ただし書第二号に該当する場合であつて、医療機器等総括製造販売責任者として薬剤師以外の技術者を置くときは、医療機器等総括製造販売責任者補佐薬剤師の氏名及び住所

六　当該製造販売業者が、他の種類の製造販売業の許可を受け、又は当該許可に係る事業を廃止したときは、当該許可の種類及び許可番号

2　前項の届出は、様式第六による届書を提出することによつて行うものとする。

3　前項の届書には、次の各号に掲げる届書の区分に応じて当該各号に定める書類を添えなければならない。ただし、申請等の行為の際当該届書の提出先とされている都道府県知事に提出された書類については、当該届書にその旨が付記されたときは、この限りでない。

一　第一項第一号に掲げる製造販売業者の氏名に係る届書　製造販売業者の戸籍謄本、戸籍抄本又は戸籍記載事項証明書（製造販売業者が法人であるときは、登記事項証明書）

二　第一項第三号に掲げる役員に係る届書　新たに役員となつた者が精神の機能の障害により業務を適正に行うに当たつて必要な認知、判断及び意思疎通を適切に行うことができないおそれがある者である場合は、当該役員に係る精神の機能の障害に関する医師の診断書

三　第一項第四号に掲げる事項に係る届書（新たに医療機器等総括製造販売責任者となつた者が製造販売業者である場合を除く。）　次のイからハに掲げる書類

イ　雇用契約書の写しその他の製造販売業者の新たに医療機器等総括製造販売責任者となつた者に対する使用関係を証する書類

ロ　新たに医療機器等総括製造販売責任者となつた者が法第二十三条の二の十四第一項に規定する者であることを証する書類

ハ　法第二十三条の二の十四第一項ただし書第二号に該当する場合であつて、医療機器等総括製造販売責任者として薬剤師以外の技術者を置くときは、医療機器等総括製造販売責任者が第百十四条の四十九の二第一項各号に規定する者であることを証する書類、医療機器等総括製造販売責任者として薬剤師以外の技術者を置く理由を記載した書類、医療機器等総括製造販売責任者補佐薬剤師の雇用契約書の写しその他の製造販売業者の新たに医療機器等総括製造販売責任者補佐薬剤師となつた者に対する使用関係を証する書類並びに医療機器等総括製造販売責任者として法第二十三条の二の十四第二項に規定する能力及び経験を有する薬剤師を置くために必要な措置に関する計画

四　第一項第五号に掲げる事項に係る届書　次のイ及びロに掲げる書類

イ　雇用契約書の写しその他の製造販売業者の新たに医療機器等総括製造販売責任者補佐薬剤師となつた者に対する使用関係を証する書類

ロ　医療機器等総括製造販売責任者として法第二十三条の二の十四第二項に規定する能力及び経験を有する薬剤師を置くために必要な措置に関する計画

（製造業の医療機器責任技術者等の変更の届出）

第百十四条の七十　法第二十三条の二の十六第二項の規定により変更の届出をしなければならない事項は、次のとおりとする。

一　製造業者若しくは医療機器等外国製造業者（以下この条において「製造業者等」という。）又は医療機器責任技術者若しくは体外診断用医薬品製造管理者（医療機器等外国製造業者にあつては、製造所の責任者）（第三項第二号において「医療機器責任技術者等」という。）の氏名及び住所

二　製造業者等が法人であるときは、薬事に関する業務に責任を有する役員の氏名

三　製造所の名称

四　製造業者等が他の製造業の許可、認定若しくは登録を受け、又はその製造所を廃止したときは、当該許可の区分及び許可番号、当該認定の区分及び認定番号又は当該登録の登録番号

2　前項の届出は、様式第六による届書を提出することによつて行うものとする。

3　前項の届書には、次の各号に掲げる届書の区分に応じて当該各号に定める書類を添えなければならない。ただし、申請等の行為の際当該届書の提出先とされている厚生労働大臣又は都道府県知事に提出された書類については、当該届書にその旨が付記されたときは、この限りでない。

一　第一項第一号に掲げる製造業者等の氏名に係る届書　製造業者等の戸籍謄本、戸籍抄本又は戸籍記載事項証明書（製造業者等が法人であるときは、登記事項証明書）

二　第一項第一号に掲げる医療機器責任技術者等の氏名に係る届書（新たに医療機器責任技術者等となつた者が製造業者等である場合を除く。）　雇用契約書の写しその他の製造業者等の新たに医療機器責任技術者等となつた者に対する使用関係を証する書類及び新たに医療機器責任技術者となつた者が第百十四条の五十二に掲げる者であること又は新たに体外診断用医薬品製造管理者となつた者が薬剤師であることを証する書類

（資料の保存）

第百十四条の七十一　医療機器等承認取得者は、次の各号に掲げる資料を、それぞれ当該各号に掲げる期間保存しなければならない。ただし、資料の性質上その保存が著しく困難であると認められるものにあつては、この限りでない。

一　法第二十三条の二の五第一項又は第十五項の承認の申請に際して提出した資料の根拠となつた資料　承認（法第二十三条の二の六の二第一項の規定により条件及び期限を付したものである場合にあつては、同条第五項の規定による申請に対する法第二十三条の二の五の承認）を受けた日から五年間。ただし、法第二十三条の二の九第一項の使用成績に関する評価を受けなければならない医療機器又は体外診断用医薬品（承認（法第二十三条の二の六の二第一項の条件及び期限を付したものを除く。）を受けた日から使用成績に関する評価が終了するまでの期間が五年を超えるものに限る。）に係る資料にあつては、使用成績に関する評価が終了するまでの期間

二　法第二十三条の二の五第十二項に規定する使用の成績に関する資料その他の資料　使用成績に関する評価が終了するまでの期間

三　法第二十三条の二の九第一項の使用成績に関する評価の申請に際して提出した資料の根拠となつた資料（前二号に掲げる資料を除く。）　使用成績に関する評価が終了した日から五年間

（外国製造医療機器等の製造販売の承認の申請）

第百十四条の七十二　法第二十三条の二の十七第一項の医療機器又は体外診断用医薬品の製造販売の承認の申請は、様式第六十三の二十二による申請書（正本一通及び副本二通）を厚生労働大臣に提出することによつて行うものとする。

2　前項の申請書に添付すべき資料については、第百十四条の十九から第百十四条の二十までの規定を準用する。

3　第一項の申請書には、次に掲げる書類を添えなければならない。ただし、申請等の行為の際厚生労働大臣に提出された書類については、当該申請書にその旨が付記されたときは、この限りでない。

一　申請者が法人であるときは、法人であることを証する書類

二　申請者（申請者が法人であるときは、薬事に関する業務に責任を有する役員を含む。）が、法第二十三条の二の十七第二項に規定する者であるかないかを明らかにする書類

三　選任外国製造医療機器等製造販売業者を選任したことを証する書類

四　当該選任外国製造医療機器等製造販売業者が受けている製造販売業の許可証の写し

五　法第二十三条の二の二十において準用する法第二十三条の二の八第一項の規定により法第二十三条の二の十七第一項の承認を申請しようとするときは、申請者が製造販売しようとする物が、法第二十三条の二の八第一項第二号に掲げる医療機器又は体外診断用医薬品であることを証する書類その他必要な書類

（外国製造医療機器等の製造販売承認台帳の記載事項）

第百十四条の七十三　令第三十七条の十九に規定する法第二十三条の二の十七第一項及び同条第五項において準用する法第二十三条の二の五第十五項の承認に関する台帳に記載する事項は、第百十四条の二十七各号（第三号を除く。）に掲げる事項のほか、次に掲げる事項を記載するものとする。

一　選任外国製造医療機器等製造販売業者の氏名及び住所

二　当該選任外国製造医療機器等製造販売業者の受けている製造販売業の許可の種類及び許可番号

（選任外国製造医療機器等製造販売業者の遵守事項）

第百十四条の七十四　選任外国製造医療機器等製造販売業者が遵守すべき事項は、第百十四条の五十四各号及び第百十四条の五十九の二各号に掲げるもののほか、次のとおりとする。

一　選任外国製造医療機器等製造販売業者としての業務に関する事項を記録し、かつ、これを最終の記載の日から五年間、保存すること。

二　次のイからニまでに掲げる書類を利用しなくなつた日から五年間、保存すること。

イ　外国製造医療機器等特例承認取得者が当該承認を受けた事項を記載した書類

ロ　外国製造医療機器等特例承認取得者が法第二十三条の二の十七第一項及び同条第五項において準用する法第二十三条の二の五第十五項の承認の申請に際して提出した資料の写し

ハ　外国製造医療機器等特例承認取得者が法第二十三条の二の十九において準用する法第二十三条の二の九第一項の使用成績に関する評価の申請に際して提出した資料の写し

ニ　外国製造医療機器等特例承認取得者が法第二十三条の二の十七第五項において準用する法第二十三条の二の六の二第四項の規定により厚生労働大臣に報告した事項、法第二十三条の二の十九において準用する法第二十三条の二の九第六項又は法第二十三条の二の十第二項の規定により厚生労働大臣又は機構に報告した事項、法第六十八条の二十四第一項又は第六十八条の二十五第三項の規定により厚生労働大臣又は機構に報告した生物由来製品に係る感染症定期報告及び法第七十五条の二の二第一項第二号の規定により厚生労働大臣に報告した事項を記載した書類

三　法第六十八条の十第一項又は法第六十八条の十三第三項の規定により厚生労働大臣又は機構に報告した不具合の発生、不具合による影響であると疑われる疾病、障害若しくは死亡又はその使用によるものと疑われる感染症（以下「不具合等」という。）に関する事項の根拠となつた資料を、利用しなくなつた日から五年間保存すること。ただし、資料の性質上その保存が著しく困難であると認められるものにあつては、この限りでない。

（選任外国製造医療機器等製造販売業者に関する変更の届出）

第百十四条の七十五　法第二十三条の二の十八第一項の規定により変更の届出をしなければならない事項は、次のとおりとする。

一　選任外国製造医療機器等製造販売業者の氏名又は住所

二　選任外国製造医療機器等製造販売業者が受けている製造販売業の許可の種類及び許可番号

2　法第二十三条の二の十八第一項の規定による選任外国製造医療機器等製造販売業者の変更の届出及び前項の届出は、品目ごとに様式第五十四による届書（正副二通）を提出することによつて行うものとする。

3　前項の届書には、選任外国製造医療機器等製造販売業者が受けている製造販売業の許可証の写しを添えなければならない。ただし、申請等の行為の際当該許可証の写しが厚生労働大臣に提出されている場合においては、当該届書にその旨が付記されたときは、この限りでない。

（機構による選任外国製造医療機器等製造販売業者に関する変更の届出の状況の通知）

第百十四条の七十五の二　法第二十三条の二の十八第三項の規定により機構が厚生労働大臣に対して行う選任外国製造医療機器等製造販売業者に関する変更の届出の状況の通知は、様式第五十四の二による通知書によつて行うものとする。

（情報の提供）

第百十四条の七十六　外国製造医療機器等特例承認取得者は、選任外国製造医療機器等製造販売業者に対し、次に掲げる情報を提供しなければならない。

一　法第二十三条の二の十七第一項の規定により当該品目について承認された事項及び同条第五項において準用する法第二十三条の二の五第十五項の規定によりその変更があつた場合にあつては、その変更された事項及び変更理由

二　法第二十三条の二の十七第五項において準用する法第二十三条の二の六の二第四項の規定により厚生労働大臣に報告した事項

三　法第二十三条の二の十七第一項及び同条第五項において準用する法第二十三条の二の五第十五項の承認の申請に際して提出した資料の写し並びに法第二十三条の二の十九において準用する法第二十三条の二の九第一項の使用成績に関する評価の申請に際して提出した資料の写し

四　法第二十三条の二の十九において準用する法第二十三条の二の九第六項又は第二十三条の二の十第二項の規定により厚生労働大臣又は機構に報告した事項

五　法第五十条、第六十三条又は第六十八条の十七に規定する事項を記載するために必要な情報及びその変更があつた場合にあつてはその変更理由

六　法第五十二条、第六十三条の二又は第六十八条の十八に規定する事項に関する情報及びその変更があつた場合にあつてはその変更理由
七　法第六十九条第一項、第四項、第五項若しくは第六項又は第七十五条の二の二第一項第二号の規定により厚生労働大臣に報告した事項
八　前各号に掲げるもののほか、選任外国製造医療機器等製造販売業者が業務を行うために必要な情報

2　外国製造医療機器等特例承認取得者は、選任外国製造医療機器等製造販売業者を変更したときは、第百十四条の七十四第一号に規定する記録、同条第二号に規定する書類、同条第三号に規定する資料及び前項に規定する情報並びに製造管理又は品質管理の業務に関する資料及び製造販売後安全管理の業務に関する資料を、変更前の選任外国製造医療機器等製造販売業者から変更後の選任外国製造医療機器等製造販売業者に引き継がせなければならない。

3　前項の場合において変更前の選任外国製造医療機器等製造販売業者が法第六十八条の五第一項に規定する特定医療機器承認取得者等又は法第六十八条の二十二第一項に規定する生物由来製品承認取得者等である場合には、当該選任外国製造医療機器等製造販売業者は特定医療機器又は生物由来製品に関する記録及び当該記録に関連する資料を変更後の選任外国製造医療機器等製造販売業者に引き渡さなければならない。

（外国製造医療機器等特例承認取得者の業務に関する帳簿）

第百十四条の七十七　外国製造医療機器等特例承認取得者は、帳簿を備え、選任外国製造医療機器等製造販売業者に対する情報の提供その他の外国製造医療機器等特例承認取得者としての業務に関する事項を記録し、かつ、これを最終の記載の日から三年間、保存しなければならない。

（外国製造医療機器等特例承認取得者に関する変更の届出）

第百十四条の七十八　令第三十七条の三十八第一項の厚生労働省令で定める事項は、次のとおりとする。

一　外国製造医療機器等特例承認取得者の氏名又は住所
二　外国製造医療機器等特例承認取得者が法人であるときは、薬事に関する業務に責任を有する役員
三　承認を受けた品目を製造する製造所又はその名称

2　前項の届出は、品目ごとに様式第五十四の三による届書（正副二通）を提出することによつて行うものとする。

3　第一項の届出が、同項第一号に掲げる事項に係るものであるときは、これを証する書類を、同項第二号に掲げる事項に係るものであるときは、変更後の役員が法第二十三条の二の十七第二項に規定する者であるかないかを明らかにする書類を、前項の届書に添えなければならない。

（機構による外国製造医療機器等特例承認取得者に関する変更の届出の状況の通知）

第百十四条の七十八の二　令第三十七条の三十八第三項の規定により機構が厚生労働大臣に対して行う外国製造医療機器等特例承認取得者に関する変更の届出の状況の通知は、様式第五十四の二による通知書によつて行うものとする。

（外国製造医療機器等特例承認取得者等の申請等の手続）

第百十四条の七十九　法第二十三条の二の十七第一項の承認を受けようとする者又は外国製造医療機器等特例承認取得者の厚生労働大臣に対する申請、届出、報告、提出その他の手続は、選任外国製造医療機器等製造販売業者が行うものとする。

（外国製造医療機器等特例承認取得者の資料の保存）

第百十四条の八十　外国製造医療機器等特例承認取得者については、第百十四条の七十一の規定を準用する。

2　外国製造医療機器等特例承認取得者は、法第七十五条の二の二第一項第二号の規定により厚生労働大臣に報告した事項の根拠となつた資料を、厚生労働大臣に報告した日から五年間保存しなければならない。

3　前項の資料の保存については、第百十四条の七十一各号列記以外の部分ただし書の規定を準用する。

（準用）

第百十四条の八十一　法第二十三条の二の十七第一項又は同条第五項において準用する法第二十三条の二の五第十五項の承認については、第百十四条の十八、第百十四条の十九の二から第百十四条の二十六まで、第百十四条の二十八及び第百十四条の三十二から第百十四条の四十六までの規定を準用する。この場合において、第百十四の二十二の四第一項中「様式第二十二の二」とあるのは「様式第五十四の四」と、第百十四条の二十四第一項中「様式第六十三の九」とあるのは「様式第六十三の二十三」と、第百十四条の二十六第一項中「様式第六十三の十」とあるのは「様式第六十三の二十四」と、第百十四条の二十八第一項中「様式第六十三の十一」とあるのは「様式第六十三の二十五」と、第百十四条の三十三第二項中「様式第六十三の十三」とあるのは「様式第六十三の二十六」と、第百十四条の三十四第一項中「様式第六十三の十四」とあるのは「様式第六十三の二十七」と、第百十四条の三十七第三項及び第五項中「様式第六十三の十五」とあるのは「様式第六十三の二十八」と、同条第八項中「様式第二十七の二」とあるのは「様式第五十八の二」と、第百十四条の三十八第二項中「様式第六十三の十二」とあるのは「様式第六十三の二十九」と、第百十四条の三十九中「様式第六十三の十七」とあるのは「様式第六十三の三十」と、第百十四条の四十四第二項中「様式第六十三の十八」とあるのは「様式第六十三の三十一」と、第百十四条の四十五の二第一項中「様式第六十三の十九の二」とあるのは「様式第六十三の三十一の二」と、同条第二項中「様式第六十三の十九の三」とあるのは「様式第六十三の三十一の三」と、第百十四条の四十五の七中「様式第六十三の十九の四」とあるのは「様式第六十三の三十一の四」と、第百十四条の四十五の九第一項中「様式第六十三の十九の五」とあるのは「様式第六十三の三十一の五」と、同条第三項中「様式第六十三の十九の六」とあるのは「様式第六十三の三十一の六」と、第百十四条の四十五の十中「様式第六十三の十九の七」とあるのは「様式第六十三の三十一の七」と、第百十四条の四十五の十四第一項中「様式第六十三の十九の八」とあるのは「様式第六十三の三十一の八」と、第百十四条の四十五の十五第二項中「様式第六十三の十九の九」とあるのは「様式第六十三の三十一の九」と、第百十四条の四十五の十六第一項中「様式第六十三の十九の十」とあるのは「様式第六十三の三十一の十」と、同条第二項中「様式第六十三の十九の十一」とあるのは「様式第六十三の三十一の十一」と、第百十四条の四十六第二項中「様式第六十三の二十」とあるのは「様式第六十三の三十二」と読み替えるものとする。

第百十四条の八十二　医療機器又は体外診断用医薬品の製造販売業者又は製造業者については、第十五条の九の規定を準用する。この場合において、同条第一項中「登録販売者として」とあるのは、「第百十四条の四十九第一項第二号若しくは第三号若しくは第二項第二号又は第百十四条の五十二第一項第二号若しくは第三号若しくは第二項第二号に規定する」と読み替えるものとする。

第百十四条の八十三　高度管理医療機器等の製造販売業者又は製造業者については、第百七十三条第一項の規定を準用する。

２　体外診断用医薬品の製造販売業者又は製造業者については、第十四条第一項及び第四項の規定を準用する。この場合において、同条第四項中「三年間、前項の書面を記載の日から二年間」とあるのは、「三年間」と読み替えるものとする。

第百十四条の八十四　体外診断用医薬品の製造販売業者又は製造業者については、第十五条の十の規定を準用する。この場合において、「薬剤師若しくは登録販売者」とあるのは、「薬剤師」と読み替えるものとする。

第百十四条の八十五　医療機器又は体外診断用医薬品の製造販売業者については、

第三条及び第十八条の規定を準用する。

2　医療機器又は体外診断用医薬品の製造業者については、第三条及び第十八条の規定を準用する。この場合において、第三条中「許可証」とあるのは「登録証」と読み替えるものとする。

3　登録医療機器等外国製造業者については、第十八条の規定を準用する。

第二節　登録認証機関

（認証の申請）

第百十五条　法第二十三条の二の二十三第一項の指定高度管理医療機器等（同項に規定する指定高度管理医療機器等をいう。以下同じ。）の認証の申請は、様式第六十四による申請書（正副二通）を登録認証機関（同項に規定する登録認証機関をいう。以下同じ。）に提出することによつて行うものとする。

2　前項の申請書には、次に掲げる書類を添えなければならない。

一　法第二十三条の二の二十三第一項の厚生労働大臣が定める基準への適合性に関する資料

二　法第四十一条第三項又は法第四十二条第一項若しくは第二項の規定により基準が設けられている場合にあつては、当該基準への適合性に関する資料

3　前項各号に掲げる資料（厚生労働大臣が基準を定めて指定する体外診断用医薬品の法第二十三条の二の二十三第一項の認証の申請に係る資料を除く。）は、次に掲げるところにより、収集され、かつ、作成されたものでなければならない。

一　当該資料は、これを作成することを目的として行われた調査又は試験において得られた結果に基づき正確に作成されたものであること。

二　前号の調査又は試験において、申請に係る医療機器についてその申請に係る品質、有効性又は安全性を有することを疑わせる調査結果、試験成績等が得られた場合には、当該調査結果、試験成績等についても検討及び評価が行われ、その結果が当該資料に記載されていること。

三　当該資料の根拠になつた資料は、法第二十三条の二の二十三第一項の認証を与える又は与えない旨の処分の日まで保存されていること。ただし、資料の性質上その保存が著しく困難であると認められるものにあつては、この限りではない。

（基準適合性認証の手続）

第百十六条　基準適合性認証の手続は、国際標準化機構及び国際電気標準会議が定めた製品の認証を行う機関に関する基準並びに製造管理及び品質管理の方法の審査を行う機関に関する基準に適合する方法により行われなければならない。

（認証台帳の記載事項等）

第百十七条　令第四十二条に規定する基準適合性認証に関する台帳に記載する事項は、次のとおりとする。

一　認証番号及び認証年月日

二　基準適合性認証を受けた者の氏名及び住所

三　基準適合性認証を受けた者（外国指定高度管理医療機器製造等事業者を除く。）の製造販売業の許可の種類及び許可番号

四　当該品目の製造所の名称

五　当該品目の製造所が受けている製造業者又は医療機器等外国製造業者の登録番号

六　当該品目の名称

七　当該品目の形状、構造及び原理

八　当該品目の反応系に関与する成分（体外診断用医薬品に限る。）

九　当該品目の使用目的又は効果

十　当該品目の使用方法

2　外国指定高度管理医療機器製造等事業者に係る令第四十二条に規定する基準適合性認証に関する台帳に記載する事項は、第一項に掲げるもののほか、次のとおりとする。

一　法第二十三条の三第一項の規定により選任された製造販売業者（以下「選任外国製造指定高度管理医療機器等製造販売業者」という。）の氏名及び住所

二　当該選任外国製造指定高度管理医療機器等製造販売業者が受けている製造販売業の許可の種類及び許可番号

3　登録認証機関は、前二項の台帳の全部又は一部を当該登録認証機関の使用に係る電子計算機に備えられたファイルに記録する方法又は電磁的記録媒体をもつて調製するファイルに記録する方法により作成することができる。

（準用）

第百十八条　法第二十三条の二の二十三第一項の認証については、第百十四条の二十四第一項、第百十四条の二十五、第百十四条の二十六（第三項を除く。）、第百十四条の二十八（第三項を除く。）、第百十四条の二十九から第百十四条の三十一まで、第百十四条の三十三（第三項を除く。）から第百十四条の三十六まで及び第百十四条の七十一（第二号及び第三号を除く。）の規定を準用する。

2　前項の場合において、次の表の上欄に掲げる規定中同表の中欄に掲げる字句は、それぞれ同表の下欄に掲げる字句に読み替えるものとする。

第百十四条の二十四第一項	第二十三条の二の五第十五項	第二十三条の二の二十三第七項
	承認	認証

	様式第六十三の九	様式第六十五
	申請書（正本一通及び副本二通）を厚生労働大臣に	申請書（正副二通）を登録認証機関に
第百十四条の二十五	第二十三条の二の五第十五項	第二十三条の二の二十三第七項
	承認	認証
第百十四条の二十六第一項	第二十三条の二の五第十六項	第二十三条の二第八項
	様式第六十三の十	様式第六十六
	厚生労働大臣に提出	提出
第百十四条の二十六第二項	第二十三条の二の五第十五項	第二十三条の二の二十三第七項
第百十四条の二十八第一項	第二十三条の二の五第七項若しくは第九項（これらの規定を同条第十五項において準用する場合を含む。）又は第二十三条の二の六の二第二項（医療機器又は体外診断用医薬品の製造管理又は品質管理の方法についての調査に係る部分に限り、法第二十三条の二の八第二項において準用する場合を含む。）	第二十三条の二の二十三第四項又は第六項（これらの規定を同条第七項において準用する場合を含む。）
	様式第六十三の十一	様式第六十七
	厚生労働大臣に提出	提出
第百十四条の二十九	医療機器等適合性調査実施者（令第三十七条の二十三に規定する医療機器等適合性調査実施者をいう。）	登録認証機関
	同条の	令第四十条の二の
	医療機器等製造販売業許可権者（同条に規定する医療機器等製造販売業許可権者をいう。以下同じ。）	当該品目に係る製造販売業の許可を行う者
	様式第六十三の十二	様式第六十八
第百十四条の三十	第三十七条の二十四	第四十条の三
	承認	認証
	第百十四条の三十三第二項	第百十八条第一項において準用する第百十四条の三十三第二項

	第百十四条の三十四第二項	第百十八条第一項において準用する第百十四条の三十四第二項
第百十四条の三十一	第三十七条の二十五第一項	第四十条の四第一項
第百十四条の三十三第一項各号列記以外の部分	厚生労働大臣	登録認証機関
	第二十三条の二の五第九項	第二十三条の二の二十三第六項
第百十四条の三十三第一項第一号	第二十三条の二の五第一項又は第十五項	第二十三条の二の二十三第一項又は第七項
	承認	認証
	第二十三条の二の五第九項	第二十三条の二の二十三第六項
第百十四条の三十三第一項第二号から第五号まで	承認	認証
第百十四条の三十三第一項第六号	承認に係る医療機器又は体外診断用医薬品について、	認証に係る医療機器又は体外診断用医薬品について、
	当該承認	当該認証
第百十四条の三十三第二項	厚生労働大臣	登録認証機関
	様式第六十三の十三	様式第六十八の二
第百十四条の三十四第一項	第二十三条の二の六第一項	第二十三条の二の二十四第一項
	様式第六十三の十四	様式第六十八の三
第百十四条の三十四第二項	第二十三条の二の五第七項（同条第十五項	第二十三条の二の二十三第四項（同条第七項
第百十四条の三十五	第三十七条の二十六第二項	第四十条の五第二項
第百十四条の三十六	第三十七条の二十七第二項	第四十条の六第二項
第百十四条の七十一各号列記以外の部分	医療機器等承認取得者	医療機器等認証取得者
第百十四条の七十一第一号	法第二十三条の二の五第一項又は第十五項の承認	基準適合性認証
	承認（法第二十三条の二の六の二第一項の規定により条件及び期限を付したものである場合にあつて	承認

	は、同条第五項の規定による申請に対する法第二十三条の二の五の承認）	
	五年間。ただし、法第二十三条の二の九第一項の使用成績に関する評価を受けなければならない医療機器又は体外診断用医薬品（承認（法第二十三条の二の六の二第一項の条件及び期限を付したものを除く。）を受けた日から使用成績に関する評価が終了するまでの期間が五年を超えるものに限る。）に係る資料にあつては、使用成績に関する評価が終了するまでの期間	五年間

3　外国指定高度管理医療機器製造等事業者については、第一項に規定するもののほか、第百十四条の七十四（第二号並びに第三号ハ及びニを除く。）、第百十四条の七十五、第百十四条の七十六（第一項第二号及び第四号を除く。）、第百十四条の七十七、第百十四条の七十八、第百十四条の七十九及び第百十四条の八十（第一項を除く。）の規定を準用する。

4　前項の場合において、次の表の上欄に掲げる規定中同表の中欄に掲げる字句は、それぞれ同表の下欄に掲げる字句に読み替えるものとする。

第百十四条の七十四	選任外国製造医療機器等製造販売業者	選任外国製造指定高度管理医療機器等製造販売業者
	外国製造医療機器等特例承認取得者	基準適合性認証を受けた外国指定高度管理医療機器製造等事業者（以下「外国製造医療機器等特例認証取得者」という。）
	承認	認証
	第二十三条の二の十七第一項及び同条第五項において準用する法第二十三条の二の五第十五項	第二十三条の二の二十三第一項又は第七項
第百十四条の七十五第一項	第二十三条の二の十八第一項	第二十三条の三第二項
	選任外国製造医療機器等製造販売業者	選任外国製造指定高度管理医療機器等製造販売業者
第百十四条の七十五第二項	第二十三条の二の十八第一項	第二十三条の三第二項
	選任外国製造医療機器等製造販売	選任外国製造指定高度管理医

	業者	療機器等製造販売業者
	様式第五十四	様式第六十八の四
	正本一通及び副本二通	正副二通
第百十四条の七十五第三項	選任外国製造医療機器等製造販売業者	選任外国製造指定高度管理医療機器等製造販売業者
	厚生労働大臣	登録認証機関
第百十四条の七十六各号列記以外の部分	外国製造医療機器等特例承認取得者	外国製造医療機器等特例認証取得者
	選任外国製造医療機器等製造販売業者	選任外国製造指定高度管理医療機器等製造販売業者
第百十四条の七十六第一項第一号	第二十三条の二の十七第一項	第二十三条の二の二十三第一項
	承認	認証
	同条第五項において準用する法第二十三条の二の五第十五項	同条第六項
第百十四条の七十六第一項第三号	第二十三条の二の十七第一項及び同条第五項において準用する法第二十三条の二の五第十五項の承認の申請に際して提出した資料の写し並びに法第二十三条の二の十九において準用する法第二十三条の二の九第一項の使用成績に関する評価	基準適合性認証
第百十四条の七十六第一項第八号	選任外国製造医療機器等製造販売業者	選任外国製造指定高度管理医療機器等製造販売業者
第百十四条の七十六第二項	外国製造医療機器等特例承認取得者	外国製造医療機器等特例認証取得者
	選任外国製造医療機器等製造販売業者	選任外国製造指定高度管理医療機器等製造販売業者
	第百十四条の七十四第一号	第百十八条第三項において準用する第百十四条の七十四第
第百十四条の七十六第三項	選任外国製造医療機器等製造販売業者	選任外国製造指定高度管理医療機器等製造販売業者
第百十四条の七十七	外国製造医療機器等特例承認取得者	外国製造医療機器等特例認証取得者
	選任外国製造医療機器等製造販売業者	選任外国製造指定高度管理医療機器等製造販売業者
第百十四条の七十	外国製造医療機器等特例承認取得	外国製造医療機器等特例認証

八	者	取得者
	承認を受けた	認証を受けた
	様式第五十四条の三	様式第六十八条の四
第百十四条の七十九	外国製造医療機器等特例承認取得者等	外国製造医療機器等特例認証取得者等
	法第二十三条の二の十七第一項	法第二十三条の二の二十三第一項の外国指定高度管理医療機器等
	承認	認証
	外国製造医療機器等特例承認取得者	外国製造医療機器等特例認証取得者
	厚生労働大臣	登録認証機関
	選任外国製造医療機器等製造販売業者	選任外国製造指定高度管理医療機器等製造販売業者
第百十四条の八十第二項	外国製造医療機器等特例承認取得者	外国製造医療機器等特例認証取得者
第百十四条の八十第三項	第百十四条の七十一各号列記以外の部分ただし書	第百十八条第一項において準用する第百十四条の七十一各号列記以外の部分ただし書

（承継の届出）

第百十八条の二　法第二十三条の三の二第一項の厚生労働省令で定める資料及び情報は、次のとおりとする。

一　法第二十三条の二の三第一項又は法第二十三条の二の四第一項の登録の申請に際して提出した資料

二　基準適合性認証の申請に際して提出した資料及びその根拠となつた資料

三　法第六十八条の二十二第一項の規定による生物由来製品に関する記録及び当該記録に関連する資料

四　製造管理又は品質管理の業務に関する資料及び情報

五　製造販売後安全管理の業務に関する資料及び情報

六　その他品質、有効性及び安全性に関する資料及び情報

2　法第二十三条の三の二第三項の規定による届出は、様式第六十八の五による届書（正副二通）を登録認証機関に提出することによつて行うものとする。

3　前項の届書には、医療機器等認証取得者の地位を承継する者であることを証する書類を添えなければならない。

（登録認証機関の報告書）

第百十九条　法第二十三条の五第一項に規定する報告書は、毎月、次に掲げる事

項を記載し、その翌月末日までに厚生労働大臣に提出するものとする。

一　当該月に与えた基準適合性認証又は当該月に受けた法第二十三条の二の二十三第八項の規定による届出（以下この項において「認証等」という。）に係る製造販売業者又は外国指定高度管理医療機器製造等事業者の氏名及び住所

二　外国指定高度管理医療機器製造等事業者にあつては、その選任した選任外国製造指定高度管理医療機器等製造販売業者の氏名及び住所

三　当該製造販売業者又は選任外国製造指定高度管理医療機器等製造販売業者が受けている製造販売業の許可番号

四　認証等に係る品目の製造所の名称、所在地及び製造工程の概要

五　認証等に係る品目の使用目的又は効果

六　認証等に係る品目の名称及びその認証番号

七　認証年月日又は届出を受けた年月日

八　基準適合性認証の申請時における法第二十三条の二の二十三第四項及び第六項の規定による調査の実施年月日並びに当該調査結果及びその概要並びに同条第四項の規定による調査に係る基準適合証及び同条第六項の規定による調査に係る調査結果証明書の写し

九　認証等に係る第百二十八条に規定する基準に基づく監査の実施年月日及び当該監査結果の概要

十　認証等に係る変更（軽微な変更を含む。）をした場合又は基準適合性認証の取消しをした場合は、その旨

十一　当該月に受理した法第二十三条の三の二第三項の規定による承継の届書に係る医療機器等認証取得者及びその地位を承継した者の氏名及び住所並びに当該品目の名称及びその認証番号

2　前項に掲げるもののほか、法第二十三条の四第一項又は第二項の規定により基準適合性認証を取り消したときは、当該基準適合性認証に係る次に掲げる事項を、七日以内に厚生労働大臣を経由して医療機器等製造販売業許可権者に通知しなければならない。

一　法第二十三条の四第一項又は第二項の規定により基準適合性認証の取消しを受けた製造販売業者又は外国指定高度管理医療機器製造等事業者の氏名及び住所

二　外国指定高度管理医療機器製造等事業者にあつては、その選任した選任外国製造指定高度管理医療機器等製造販売業者の氏名及び住所

三　当該製造販売業者又は選任外国製造指定高度管理医療機器等製造販売業者が受けている製造販売業の許可番号

四　基準適合性認証の取消しに係る品目の使用目的又は効果

五　基準適合性認証の取消しに係る品目の名称及びその認証番号

六　認証年月日

七　基準適合性認証を取り消した年月日

八　基準適合性認証を取り消した理由

3　厚生労働大臣が、法第二十三条の二の七第一項の規定により機構に審査を行わせることとした場合における前二項の規定の適用については、これらの規定中「厚生労働大臣」とあるのは「機構」とする。

（機構による報告書の受理に係る通知）

第百二十条　法第二十三条の五第二項後段の規定により厚生労働大臣に対して行う報告書の受理に係る通知は、様式第六十九により行うものとする。

（登録の申請）

第百二十一条　法第二十三条の六第一項の申請は、様式第七十による申請書を厚生労働大臣に提出することによつて行うものとする。

2　前項の申請書には、次に掲げる書類を添えなければならない。

一　定款及び登記事項証明書（申請者が外国法令に基づいて設立された法人である場合には、これらに準ずるもの）

二　申請の日を含む事業年度の直前の事業年度に係る決算並びに財産目録、貸借対照表及び損益計算書

三　申請の日を含む事業年度の直前の事業年度の事業報告書並びに申請の日を含む事業年度の事業計画書及び収支予算書（基準適合性認証のための審査（以下「基準適合性認証審査」という。）の業務に係る事項と他の業務に係る事項とを区分したもの）

四　次に掲げる事項を記載した書類

イ　役員（持分会社（会社法（平成十七年法律第八十六号）第五百七十五条第一項に規定する持分会社をいう。以下同じ。）にあつては、業務を執行する社員）又は事業主の氏名及び履歴

ロ　申請の日を含む事業年度の直前の事業年度末における株主構成

ハ　基準適合性認証審査に関する業務の実績

ニ　基準適合性認証審査を行う審査員（以下この章において「審査員」という。）の氏名、その履歴及び担当する業務の範囲

ホ　基準適合性認証審査に関する業務以外の業務を行つている場合には、その業務の種類及び概要

五　申請者が法第二十三条の七第一項各号に掲げる要件に適合することを証する書類

六　申請者が法第二十三条の七第二項各号のいずれにも該当しないことを証する書類

七　その他参考となる事項を記載した書類

（登録認証機関の登録証の交付等）

第百二十二条　厚生労働大臣は、法第二十三条の六第一項の登録をしたときは、登録を申請した者に登録証を交付しなければならない。同条第三項の規定により登録を更新したときも、同様とする。
2　前項の登録証は、様式第七十一によるものとする。

（登録認証機関の登録証の書換え交付）
第百二十三条　登録認証機関は、登録認証機関の登録証の記載事項に変更を生じたときは、その書換え交付を申請することができる。
2　前項の申請は、様式第三による申請書に登録証を添え、厚生労働大臣に対して行わなければならない。

（登録認証機関の登録証の再交付）
第百二十四条　登録認証機関は、登録認証機関の登録証を破り、汚し、又は失つたときは、その再交付を申請することができる。
2　前項の申請は、様式第四による申請書により厚生労働大臣に対して行わなければならない。この場合において、登録証を破り、又は汚した申請者は、申請書にその登録証を添えなければならない。
3　登録認証機関は、登録認証機関の登録証の再交付を受けた後、失つた登録証を発見したときは、直ちに厚生労働大臣にこれを返納しなければならない。

（登録認証機関の登録証の返納）
第百二十五条　登録認証機関は、法第二十三条の十六第一項から第三項までの規定による登録の取消処分を受けたとき、又はその業務を廃止したときは、直ちに厚生労働大臣に登録認証機関の登録証を返納しなければならない。

（機構に対する登録又は登録の更新に係る調査の申請）
第百二十五条の二　厚生労働大臣が法第二十三条の六第二項（同条第四項において準用する場合を含む。次条において同じ。）の規定により機構に調査を行わせることとした場合における同条第一項の登録又は同条第三項の登録の更新の申請者は、機構に当該調査の申請をしなければならない。
2　前項の申請は、様式第七十一の二による申請書により行うものとする。

（機構による登録等の申請に対する調査の結果の通知）
第百二十五条の三　機構は、法第二十三条の六第二項の規定による調査をしたときは、その結果を厚生労働大臣に通知しなければならない。

（登録の更新の申請）
第百二十六条　法第二十三条の六第三項の規定による登録の更新の申請は、様式第七十二による申請書を厚生労働大臣に提出することによつて行うものとする。

2　前項の申請書には、申請に係る登録認証機関の登録証を添えなければならない。

（登録の変更の届出）

第百二十七条　登録認証機関は、次に掲げる事項について変更をしようとするときは、変更しようとする日の二週間前までに、様式第六による届書を提出しなければならない。

一　法第二十三条の八第二項に規定する事項

二　役員（持分会社にあつては、業務を執行する社員）又は事業主

三　審査員の氏名又はその担当する業務の範囲

四　基準適合性認証審査の業務以外の業務

五　基準適合性認証の業務を行う指定高度管理医療機器等の範囲

（登録認証機関の審査基準）

第百二十八条　法第二十三条の九第二項に規定する厚生労働省令で定める基準は、国際標準化機構及び国際電気標準会議が定めた製品の認証を行う機関に関する基準並びに製造管理及び品質管理の方法の審査を行う機関に関する基準のほか、次に掲げる基準とする。

一　基準適合性認証のための審査に必要な情報を収集すること。

二　基準適合性認証の結果の根拠となる審査に係る記録等を邦文で作成し、これを保管すること。

三　内部監査を行い、基準適合性認証の業務に関し改善が必要な場合においては、所要の措置を採るとともに、当該措置の記録を邦文で作成し、これを保管すること。

四　審査員の資格要件を明らかにし、教育訓練その他の必要な措置を講ずること。

五　その他基準適合性認証の業務の適正な実施のために必要な業務を行うこと。

（登録認証機関の業務規程）

第百二十九条　登録認証機関は、法第二十三条の十第一項前段の規定により業務規程の認可を受けようとするときは、様式第七十三による申請書に当該業務規程（正副二通）を添えて、厚生労働大臣に提出しなければならない。

2　登録認証機関は、法第二十三条の十第一項後段の規定により業務規程の変更の認可を受けようとするときは、様式第七十四による申請書に変更後の業務規程（正副二通）を添えて、厚生労働大臣に提出しなければならない。

3　法第二十三条の十第二項の規定により登録認証機関が業務規程に定めておかなければならない事項は、次のとおりとする。

一　基準適合性認証の実施方法
二　基準適合性認証に関する料金
三　基準適合性認証の一部変更又は取消しの実施方法
四　内部監査の実施方法
五　基準適合性認証の業務の範囲に応じた審査員の資格要件
六　審査員の選任及び解任に関する事項
七　審査員の能力の維持管理の方法
八　異議申立て及び苦情処理の実施方法
九　基準適合性認証に関する記録の保管及び管理の実施方法

（業務規程の認可証の交付等）

第百二十九条の二　厚生労働大臣は、法第二十三条の十第一項の認可をしたときは、認可を申請した者に認可証を交付しなければならない。

2　前項の認可証は、様式第七十四の二によるものとする。

（帳簿の記載事項等）

第百三十条　法第二十三条の十一に規定する厚生労働省令で定める事項は、国際標準化機構及び国際電気標準会議が定めた製品の認証を行う機関に関する基準並びに製造管理及び品質管理の方法の審査を行う機関に関する基準において定められる事項とする。

2　前項に掲げる事項が、電子計算機に備えられたファイル又は電磁的記録媒体に記録され、必要に応じ登録認証機関において電子計算機その他の機器を用いて明確に紙面に表示されるときは、当該記録をもつて帳簿に代えることができる。

3　登録認証機関は、帳簿（前項の規定による記録が行われた同項のファイル又は電磁的記録媒体を含む。）を、国際標準化機構及び国際電気標準会議が定めた製品の認証を行う機関に関する基準並びに製造管理及び品質管理の方法の審査を行う機関に関する基準の定める方法により管理し、当該帳簿に記載する基準適合性認証の全てが廃止され、又は取り消された日から十五年間、保存しなければならない。

（基準適合性認証についての申請）

第百三十一条　法第二十三条の十四第一項（法第二十三条の十四の二において準用する場合を含む。）の規定による申請は、様式第七十五による申請書を厚生労働大臣に提出することによつて行うものとする。

2　前項の申請書には、当該申請に係る概要その他必要な資料を添付しなければならない。

（休廃止等の届出）

第百三十二条　法第二十三条の十五第一項の規定による届出は、基準適合性認証の業務の全部又は一部を休止し、又は廃止しようとする日の二週間前までに、様式第八による届書を提出することによつて行うものとする。

（機構による登録認証機関に対する検査又は質問の結果の通知）

第百三十二条の二　法第二十三条の十六第五項の規定により厚生労働大臣に対して行う検査又は質問の結果の通知は、様式第第七十五の二による通知書によつて行うものとする。

（旅費の額）

第百三十二条の三　令第四十一条の五第二項の旅費（同条第一項第一号に規定する法第二十三条の十六第二項第七号の職員に係るものに限る。）の額に相当する額（第百三十二条の五第四項において「職員旅費相当額」という。）は、国家公務員等の旅費に関する法律（昭和二十五年法律第百十四号。以下「旅費法」という。）の規定により計算した旅費の額とする。

2　令第四十一条の五第二項の旅費（同条第一項第一号に規定する法第二十三条の十六第五項の規定により機構に同条第二項第七号の検査を行わせる場合における機構の職員に係るものに限る。）の額に相当する額（第百三十二条の五第五項において「機構職員旅費相当額」という。）は、旅費法の規定の例により計算した旅費の額とする。

3　前二項の場合において、法第二十三条の十六第二項第七号の検査のため当該検査に係る事務所の所在地に出張する職員は、一般職の職員の給与に関する法律（昭和二十五年法律第九十五号）第六条第一項第一号イに規定する行政職俸給表(一)による職務の級が四級である者であるものとしてその旅費の額を計算するものとする。

（在勤官署の所在地）

第百三十二条の四　令第四十一条の五第二項の旅費（同条第一項第一号に規定するものに限る。）の額に相当する額（以下「旅費相当額」という。）を計算する場合において、法第二十三条の十六第二項第七号の検査のため、当該検査に係る事務所の所在地に出張する職員の旅費法第二条第一項第六号の在勤官署の所在地は、東京都千代田区霞が関一丁目二番二号とする。

（旅費の額の計算に係る細目）

第百三十二条の五　旅費法第六条第一項の支度料は、旅費相当額に算入しない。

2　法第二十三条の十六第二項第七号の検査を実施する日数は、当該検査に係る事務所ごとに三日として旅費相当額を計算する。

3　旅費法第六条第一項の旅行雑費は、一万円として旅費相当額を計算する。

4　厚生労働大臣が、旅費法第四十六条第一項の規定により、実費を超えることとなる部分又は必要としない部分の旅費を支給しないときは、当該部分に相当する額は、職員旅費相当額に算入しない。

5　機構が、旅費法第四十六条第一項の規定の例により、実費を超えることとなる部分又は必要としない部分の旅費を支給しないときは、当該部分に相当する額は、機構職員旅費相当額に算入しない。

（通訳人の旅費の額及び通訳料の額）

第百三十二条の六　令第四十一条の五第二項の旅費（同条第一項第二号に規定するものに限る。）及び通訳料（法第二十三条の十六第二項第七号の職員に同行する通訳人に係るものに限る。）の額に相当する額は、会計法（昭和二十二年法律第三十五号）その他の会計に関する法令に規定する手続に従い締結した旅費及び通訳料（以下この条において「旅費等」という。）に係る契約に基づき支払うべき旅費等の額により計算するものとする。

2　令第四十一条の五第二項の旅費（同条第一項第二号に規定するものに限る。）及び通訳料（法第二十三条の十六第五項の規定により機構に同条第二項第七号の検査を行わせる場合における機構の職員に同行する通訳人に係るものに限る。）の額に相当する額は、会計法その他の会計に関する法令に規定する手続の例に従い締結した旅費等に係る契約に基づき支払うべき旅費等の額により計算するものとする。

（電磁的記録の表示方法）

第百三十三条　法第二十三条の十七第二項第三号に規定する厚生労働省令で定める方法は、当該電磁的記録に記録された事項を紙面又は出力装置の映像面に表示する方法とする。

（電磁的記録の提供方法）

第百三十四条　法第二十三条の十七第二項第四号の規定による厚生労働省令で定める方法は、次の各号に掲げるもののうち、登録認証機関が定めるものとする。

一　送信者の使用に係る電子計算機と受信者の使用に係る電子計算機とを電気通信回線で接続した電子情報処理組織を使用する方法であつて、当該電気通信回線を通じて情報が送信され、受信者の使用に係る電子計算機に備えられたファイルに当該情報が記録されるもの

二　磁気ディスクその他これに準ずる方法により一定の情報を確実に記録しておくことができる物をもつて調整するファイルに情報を記録した物を交付す

る方法

（厚生労働大臣等による基準適合性認証の業務）

第百三十五条　法第二十三条の十八第一項の規定により厚生労働大臣が行う基準適合性認証については、第百十五条から第百十八条の二までの規定を準用する。この場合において、第百十五条第一項中「登録認証機関（同項に規定する登録認証機関をいう。以下同じ。）」とあり、並びに第百十八条第二項及び第四項並びに第百十八条の二第二項中「登録認証機関」とあるのは「厚生労働大臣」と、第百十七条第三項中「登録認証機関は」とあるのは「厚生労働大臣は」と、同項中「当該登録認証機関」とあるのは「厚生労働大臣」と読み替えるものとする。

2　法第二十三条の十八第二項の規定により機構が行う基準適合性認証については、第百十五条から第百十九条（第三項を除く。）までの規定を準用する。この場合において、第百十五条第一項中「登録認証機関（同項に規定する登録認証機関をいう。以下同じ。）」とあり、並びに第百十八条第二項及び第四項、第百十八条の二第二項並びに第百十九条の見出し中「登録認証機関」とあるのは「機構」と、第百十七条第三項中「登録認証機関は」とあるのは「機構は」と、同項中「当該登録認証機関」とあるのは「機構」と読み替えるものとする。

（基準適合性認証の業務の引継ぎ）

第百三十六条　登録認証機関は、法第二十三条の十八第四項に規定する場合には、次の事項を行わなければならない。

一　基準適合性認証の業務を厚生労働大臣に引き継ぐこと。

二　基準適合性認証の業務に関する帳簿及び書類（電磁的記録を含む。）を厚生労働大臣に引き継ぐこと。

三　その他厚生労働大臣が必要と認める事項

2　厚生労働大臣が法第二十三条の十八第二項の規定により機構に基準適合性認証の業務の全部又は一部を行わせることとした場合における前項の規定の適用については、同項中「厚生労働大臣」とあるのは、「機構」とする。

（登録認証機関の登録等に係る公示の方法）

第百三十六条の二　法第二十三条の八第一項及び第三項、法第二十三条の十五第二項、法第二十三条の十六第四項並びに法第二十三条の十八第三項の規定による公示は、厚生労働省のホームページに掲載する方法により行うものとする。

（厚生労働大臣への通報）

第百三十七条　登録認証機関は、その業務において薬事に関する法令に違反する事実を知つたときは、速やかに厚生労働大臣に通報しなければならない。

第四章　再生医療等製品の製造販売業及び製造業

（再生医療等製品の製造販売業の許可の申請）

第百三十七条の二　法第二十三条の二十第一項の再生医療等製品の製造販売業の許可を受けようとする者は、同条第二項の規定により、様式第九による申請書を令第八十条の規定により当該許可の権限に属する事務を行うこととされた都道府県知事に提出するものとする。

2　法第二十三条の二十第二項第四号の厚生労働省令で定める事項は、次のとおりとする。

一　主たる機能を有する事務所の名称及び所在地

二　許可の種類

三　再生医療等製品総括製造販売責任者の住所及び資格

3　法第二十三条の二十第三項第四号の厚生労働省令で定める書類は、次のとおりとする。

一　申請者が法人であるときは、登記事項証明書

二　申請者（申請者が法人であるときは、薬事に関する業務に責任を有する役員）が精神の機能の障害により業務を適正に行うに当たつて必要な認知、判断及び意思疎通を適切に行うことができないおそれがある者である場合は、当該申請者に係る精神の機能の障害に関する医師の診断書

三　申請者が現に製造販売業の許可を受けている場合にあつては、当該製造販売業の許可証の写し

四　申請者以外の者がその再生医療等製品総括製造販売責任者であるときは、雇用契約書の写しその他申請者のその再生医療等製品総括製造販売責任者に対する使用関係を証する書類

五　再生医療等製品総括製造販売責任者が法第二十三条の三十四第一項に規定する者であることを証する書類

4　法第二十三条の二十第三項各号に掲げる書類のうち、申請等の行為の際第一項の申請書の提出先とされている都道府県知事に提出され、又は当該都道府県知事を経由して厚生労働大臣に提出されたものについては、当該申請書にその旨が付記されたときは、添付を要しないものとする。

5　法第二十三条の二十第二項の申請については、第九条の規定を準用する。この場合において、同条中「都道府県知事（その所在地が保健所を設置する市又は特別区の区域にある場合においては、市長又は区長）」とあるのは「都道府県知事」と読み替えるものとする。

（製造販売業の許可証の様式）

第百三十七条の三　再生医療等製品の製造販売業の許可証は、様式第十によるものとする。

（製造販売業の許可証の書換え交付の申請）

第百三十七条の四　令第四十三条の四第二項の申請書は、様式第三によるものとする。

（製造販売業の許可証の再交付の申請）

第百三十七条の五　令第四十三条の五第二項の申請書は、様式第四によるものとする。

（製造販売業の許可の更新の申請）

第百三十七条の六　法第二十三条の二十第四項の再生医療等製品の製造販売業の許可の更新の申請は、様式第十一による申請書を令第八十条の規定により当該許可の権限に属する事務を行うこととされた都道府県知事に提出することによつて行うものとする。

2　前項の申請書には、申請に係る許可の許可証を添えなければならない。

3　第一項において申請者（申請者が法人であるときは、薬事に関する業務に責任を有する役員）が精神の機能の障害により業務を適正に行うに当たつて必要な認知、判断及び意思疎通を適切に行うことができないおそれがある者である場合は、当該申請者に係る精神の機能の障害に関する医師の診断書を同項の申請書に添付しなければならない。

（製造販売業の許可台帳の記載事項）

第百三十七条の七　令第四十三条の七第一項に規定する法第二十三条の二十第一項の許可に関する台帳に記載する事項は、次のとおりとする。

一　許可番号及び許可年月日

二　製造販売業者の氏名及び住所

三　再生医療等製品総括製造販売責任者がその業務を行う事務所（以下この章において「主たる機能を有する事務所」という。）の名称及び所在地

四　再生医療等製品総括製造販売責任者の氏名及び住所

五　当該製造販売業者が他の種類の製造販売業の許可を受けている場合にあつては、当該許可の種類及び許可番号

（法第二十三条の二十一第二項において準用する法第五条第三号への厚生労働省令で定める者）

第百三十七条の七の二　法第二十三条の二十一第二項において準用する法第五条第三号への厚生労働省令で定める者は、精神の機能の障害により製造販売業者

の業務を適正に行うに当たつて必要な認知、判断及び意思疎通を適切に行うことができない者とする。

（製造業の許可の区分）

第百三十七条の八　法第二十三条の二十二第二項に規定する厚生労働省令で定める再生医療等製品の製造業の許可の区分は、次のとおりとする。

一　再生医療等製品の製造工程の全部又は一部を行うもの（次号に掲げるものを除く。）

二　再生医療等製品の製造工程のうち包装、表示又は保管のみを行うもの

（製造業の許可の申請）

第百三十七条の九　法第二十三条の二十二第一項の再生医療等製品の製造業の許可を受けようとする者は、同条第三項の規定により、様式第十二による申請書（正本一通及び副本二通）を第二百八十一条の規定により当該許可の権限に属する事務を行うこととされた地方厚生局長に提出するものとする。

2　法第二十三条の二十二第三項第五号の厚生労働省令で定める事項は、次のとおりとする。

一　製造所の名称及び所在地

二　再生医療等製品製造管理者の住所及び資格

3　第一項の申請書には、次に掲げる書類を添えなければならない。ただし、申請等の行為の際当該申請書の提出先とされている地方厚生局長に提出され、又は都道府県知事を経由して地方厚生局長に提出された書類については、当該申請書にその旨が付記されたときは、この限りでない。

一　申請者が法人であるときは、登記事項証明書

二　申請者以外の者がその再生医療等製品製造管理者であるときは、雇用契約書の写しその他申請者のその再生医療等製品製造管理者に対する使用関係を証する書類

三　再生医療等製品製造管理者が法第二十三条の三十四第五項の承認を受けた者であることを証する書類

四　製造所の構造設備に関する書類

五　製造しようとする品目の一覧表及び製造工程に関する書類

六　申請者が他の製造業の許可若しくは登録又は再生医療等の安全性の確保等に関する法律（平成二十五年法律第八十五号。以下「再生医療等安全性確保法」という。）第三十五条第一項の特定細胞加工物の製造の許可を受けている場合にあつては、当該製造業の許可証若しくは登録証又は当該特定細胞加工物の製造の許可証の写し

4　法第二十三条の二十二第三項の申請については、第九条の規定を準用する。この場合において、同条中「都道府県知事（その所在地が保健所を設置する市

又は特別区の区域にある場合においては、市長又は区長)」とあるのは、「地方厚生局長」と読み替えるものとする。

5　法第二十三条の二十二第六項において準用する法第五条第三号への厚生労働省令で定める者は、精神の機能の障害により製造業者の業務を適正に行うに当たつて必要な認知、判断及び意思疎通を適切に行うことができない者とする。

（製造業の許可証の様式）

第百三十七条の十　再生医療等製品の製造業の許可証は、様式第十三によるものとする。

（製造業の許可証の書換え交付の申請）

第百三十七条の十一　令第四十三条の十一第二項の申請書（正副二通）は、様式第三によるものとする。

2　前項の申請書には、手数料の額に相当する収入印紙を貼らなければならない。

（製造業の許可証の再交付の申請）

第百三十七条の十二　令第四十三条の十二第二項の申請書（正副二通）は、様式第四によるものとする。

2　前項の申請書には、手数料の額に相当する収入印紙を貼らなければならない。

（製造業の許可の更新の申請）

第百三十七条の十三　法第二十三条の二十二第四項の再生医療等製品の製造業の許可の更新の申請は、様式第十四による申請書（正本一通及び副本二通）を地方厚生局長に提出することによつて行うものとする。

2　前項の申請書には、申請に係る許可の許可証を添えなければならない。

（製造業の許可の区分の変更等の申請）

第百三十七条の十四　法第二十三条の二十二第八項の再生医療等製品の製造業の許可の区分の変更又は追加の許可を受けようとする者は、同条第九項において準用する同条第三項の規定により、様式第十五による申請書（正本一通及び副本二通）を地方厚生局長に提出するものとする。

2　前項の申請書には、次に掲げる書類を添えなければならない。ただし、申請等の行為の際当該申請書の提出先とされている地方厚生局長に提出され、又は都道府県知事を経由して地方厚生局長に提出された書類については、当該申請書にその旨が付記されたときは、この限りでない。

一　許可証

二　変更又は追加に係る製造品目の一覧表及び製造工程に関する書類

三　変更し、又は追加しようとする許可の区分に係る製造所の構造設備に関す

る書類

（製造業の許可台帳の記載事項）

第百三十七条の十五　令第四十三条の十四に規定する法第二十三条の二十二第一項及び第八項の許可に関する台帳に記載する事項は、次のとおりとする。

一　許可番号及び許可年月日

二　許可の区分

三　製造業者の氏名及び住所

四　製造所の名称及び所在地

五　当該製造所の再生医療等製品製造管理者の氏名及び住所

六　当該製造業者が他の製造業の許可若しくは登録又は再生医療等安全性確保法第三十五条第一項の特定細胞加工物の製造の許可を受けている場合にあつては、当該製造業の許可の区分及び許可番号若しくは登録番号又は当該特定細胞加工物の製造の許可番号

（機構に対する製造業の許可又は許可の更新に係る調査の申請）

第百三十七条の十六　法第二十三条の二十三第一項の規定により機構に法第二十三条の二十二第七項（同条第九項において準用する場合を含む。）の調査を行わせることとしたときは、令第四十三条の十五に規定する再生医療等製品に係る法第二十三条の二十二第一項若しくは第八項の許可又は同条第四項の許可の更新の申請者は、機構に当該調査の申請をしなければならない。

2　前項の申請は、様式第十六による申請書を当該申請に係る品目の法第二十三条の二十二第一項若しくは第八項の許可又は同条第四項の許可の更新の申請書に添付して、地方厚生局長を経由して行うものとする。

（機構による製造業の許可又は許可の更新に係る調査の結果の通知）

第百三十七条の十七　法第二十三条の二十三第四項の規定による調査の結果の通知は、地方厚生局長に対し、様式第十七による通知書によつて行うものとする。

（再生医療等製品外国製造業者の認定の区分）

第百三十七条の十八　法第二十三条の二十四第二項に規定する厚生労働省令で定める再生医療等製品外国製造業者の認定の区分は、次のとおりとする。

一　再生医療等製品の製造工程の全部又は一部を行うもの（次号に掲げるものを除く。）

二　再生医療等製品の製造工程のうち包装、表示又は保管のみを行うもの

（再生医療等製品外国製造業者の認定の申請）

第百三十七条の十九　法第二十三条の二十四第一項の規定による再生医療等製品

外国製造業者の認定を受けようとする者は、同条第三項において準用する法第二十三条の二十二第三項の規定により、様式第十八による申請書（正副二通）を提出するものとする。

2　法第二十三条の二十四第三項において準用する法第二十三条の二十二第三項第五号の厚生労働省令で定める事項は、次のとおりとする。

一　製造所の名称及び所在地

二　認定の区分

3　第一項の申請書には、次に掲げる書類を添えなければならない。ただし、申請等の行為の際厚生労働大臣に提出された書類については、当該申請書にその旨が付記されたときは、この限りでない。

一　製造所の責任者の履歴書

二　製造品目の一覧表及び製造工程に関する書類

三　製造所の構造設備に関する書類

四　当該再生医療等製品外国製造業者が存する国が再生医療等製品の製造販売業の許可、製造業の許可、製造販売の承認の制度又はこれに相当する制度を有する場合においては、当該国の政府機関等が発行する当該制度に係る許可証等の写し

（準用）

第百三十七条の二十　法第二十三条の二十四第一項の認定については、第百三十七条の十から第百三十七条の十七までの規定を準用する。

2　前項の場合において、次の表の上欄に掲げる規定中同表の中欄に掲げる字句は、それぞれ同表の下欄に掲げる字句に読み替えるものとする。

第百三十七条の十	再生医療等製品の製造業の許可証	再生医療等製品外国製造業者の認定証
	様式第十三	様式第十九
第百三十七条の十一第一項	第四十三条の十一第二項	第四十三条の十八第二項
第百三十七条の十二第一項	第四十三条の十二第二項	第四十三条の十九第二項
第百三十七条の十三第一項	法	法第二十三条の二十四第三項において準用する法
	再生医療等製品の製造業の許可	法第二十三条の二十四第一項の認定（以下「再生医療等製品外国製造業者の認定」という。）
	様式第十四	様式第二十
	正本一通及び副本二通）を地方厚生局長	正副二通）を厚生労働大臣

第百三十七条の十三第二項	許可の許可証	認定の認定証
第百三十七条の十四第一項	法	法第二十三条の二十四第三項において準用する法
	再生医療等製品の製造業の許可	再生医療等製品外国製造業者の認定
	追加の許可	追加の認定
	様式第十五	様式第二十一
	正本一通及び副本二通）を地方厚生局長	正副二通）を厚生労働大臣
第百三十七条の十四第二項各号列記以外の部分	当該申請書の提出先とされている地方厚生局長に提出され、又は都道府県知事を経由して地方厚生局長	厚生労働大臣
第百三十七条の十四第二項第一号	許可証	認定証
第百三十七条の十四第二項第三号	許可	認定
第百三十七条の十五各号列記以外の部分	第四十三条の十四に規定する法第二十三条の二十二第一項及び第八項の許可	第四十三条の十七において準用する令第四十三条の十四に規定する法第二十三条の二十四第一項及び同条第三項において準用する法第二十三条の二十二第八項の認定
第百三十七条の十五第一号	許可番号及び許可年月日	認定番号及び認定年月日
第百三十七条の十五第二号	許可	認定
第百三十七条の十五第三号	製造業者	再生医療等製品外国製造業者
第百三十七条の十五第五号	再生医療等製品製造管理者	責任者
第百三十七条の十五第六号	製造業者	再生医療等製品外国製造業者
	製造業の許可若しくは登録又は再生医療等安全性確保法第三十五条第一項の特定細胞加工物の製造の許可	医薬品等外国製造業者若しくは再生医療等製品外国製造業者の認定又は医療機器等外国製造業者の登録
	製造業の許可の区分及び許可	認定の区分及び認定番号又は登

	番号若しくは登録番号又は当該特定細胞加工物の製造の許可番号	録番号
第百三十七条の十六第一項	第二十三条の二十三第一項	第二十三条の二十四第三項において準用する法第二十三条の二十三第一項
	第二十三条の二十二第七項	第二十三条の二十四第三項において準用する法第二十三条の二十二第七項
	第二十三条の二十二第一項若しくは第八項の許可又は同条第四項の許可	第二十三条の二十四第一項若しくは同条第三項において準用する法第二十三条の二十二第八項の認定又は法第二十三条の二十四第三項において準用する法第二十三条の二十二第四項の認定
第百三十七条の十六第二項	第二十三条の二十二第一項若しくは第八項の許可又は同条第四項の許可	第二十三条の二十四第一項若しくは同条第三項において準用する法第二十三条の二十二第八項の認定又は法第二十三条の二十四第三項において準用する法第二十三条の二十二第四項の認定
	、地方厚生局長を経由して行う	行う
第百三十七条の十七	法	法第二十三条の二十四第三項において準用する法
	地方厚生局長	厚生労働大臣

（再生医療等製品の製造販売の承認の申請）

第百三十七条の二十一　法第二十三条の二十五第一項の再生医療等製品の製造販売の承認の申請は、様式第七十五の二の二による申請書（正本一通及び副本二通）を提出することによつて行うものとする。

2　前項の申請書には、次に掲げる書類を添えなければならない。ただし、申請等の行為の際当該申請書の提出先とされている厚生労働大臣に提出されたものについては、当該申請書にその旨が付記されたときは、この限りでない。

一　当該品目に係る製造販売業の許可証の写し

二　法第二十三条の二十八第一項の規定により法第二十三条の二十五第一項の承認を申請しようとするときは、申請者が製造販売しようとする物が、法第二十三条の二十八第一項第二号に規定する再生医療等製品であることを明ら

かにする書類その他必要な書類

（再生医療等製品として不適当な場合）

第百三十七条の二十二　法第二十三条の二十五第二項第三号ハ（同条第十一項において準用する場合を含む。次項において同じ。）の再生医療等製品として不適当なものとして厚生労働省令で定める場合は、申請に係る再生医療等製品の性状又は品質が保健衛生上著しく不適当な場合とする。

（承認申請書に添付すべき資料等）

第百三十七条の二十三　法第二十三条の二十五第三項（同条第十一項において準用する場合及び法第二十三条の二十六第五項（法第二十三条の二十六の二第三項において準用する場合を含む。）の規定により読み替えて適用される場合を含む。次項において同じ。）の規定により第百三十七条の二十一第一項又は第百三十七条の二十七第一項の申請書に添付しなければならない資料は、申請に係る再生医療等製品の構成細胞、導入遺伝子の種類、投与経路、構造、性能等に応じ、次に掲げる資料とする。

一　起原又は発見の経緯及び外国における使用状況等に関する資料
二　製造方法並びに規格及び試験方法等に関する資料
三　安定性に関する資料
四　効能、効果又は性能に関する資料
五　体内動態に関する資料
六　非臨床安全性に関する資料
七　臨床試験等の試験成績に関する資料
八　リスク分析に関する資料
九　法第六十八条の二第二項に規定する注意事項等情報に関する資料

2　前項の規定にかかわらず、法第二十三条の二十五第三項の規定により第百三十七条の二十一第一項又は第百三十七条の二十七第一項の申請書に添付しなければならない資料について、当該申請に係る事項が医学薬学上公知であると認められる場合その他資料の添付を必要としない合理的理由がある場合においては、その資料を添付することを要しない。ただし、法第二十三条の二十九第一項第一号に規定する新再生医療等製品とその構成細胞、導入遺伝子、用法、用量、使用方法、効能、効果及び性能が同一性を有すると認められる再生医療等製品については、当該新再生医療等製品の再審査期間中は、当該新再生医療等製品の承認申請において資料を添付することを要しないとされたもの以外は、医学薬学上公知であると認められない。

3　第一項各号に掲げる資料を作成するために必要とされる試験は、試験成績の信頼性を確保するために必要な施設、機器、職員等を有し、かつ、適正に運営管理されていると認められる試験施設等において実施されなければならない。

4　申請者は、申請に係る再生医療等製品がその申請に係る品質、有効性又は安全性を有することを疑わせる資料については、当該資料を作成するために必要とされる試験が前項に規定する試験施設等において実施されたものでない場合であつても、これを厚生労働大臣に提出しなければならない。

5　第一項各号に掲げるもの及び前項に規定するもののほか、厚生労働大臣が申請に係る再生医療等製品の承認のための審査につき必要と認めて当該再生医療等製品の見本品その他の資料の提出を求めたときは、申請者は、当該資料を厚生労働大臣に提出しなければならない。

（緊急承認に係る再生医療等製品の承認申請書に添付すべき資料の提出の猶予）

第百三十七条の二十三の二　厚生労働大臣は、申請者が法第二十三条の二十六の二第一項の規定による法第二十三条の二十五の承認を受けて製造販売しようとする再生医療等製品について、前条第一項各号（第七号を除く。）に掲げる資料を添付することができないと認めるときは、相当の期間その提出を猶予することができる。

（特例承認に係る再生医療等製品の承認申請書に添付すべき資料の提出の猶予）

第百三十七条の二十四　厚生労働大臣は、申請者が法第二十三条の二十八第一項の規定による法第二十三条の二十五の承認を受けて製造販売しようとする再生医療等製品について、第百三十七条の二十三第一項各号（第七号を除く。）に掲げる資料を添付することができないと認めるときは、相当の期間その提出を猶予することができる。

（申請資料の信頼性の基準）

第百三十七条の二十五　法第二十三条の二十五第三項後段（同条第十一項において準用する場合及び法第二十三条の二十六第五項（法第二十三条の二十六の二第三項において準用する場合を含む。）の規定により読み替えて適用される場合を含む。）に規定する資料は、再生医療等製品の安全性に関する非臨床試験の実施の基準に関する省令（平成二十六年厚生労働省令第八十八号）、再生医療等製品の臨床試験の実施の基準に関する省令（平成二十六年厚生労働省令第八十九号）及び再生医療等製品の製造販売後の調査及び試験の実施の基準に関する省令（平成二十六年厚生労働省令第九十号）に定めるもののほか、次に掲げるところにより、収集され、かつ、作成されたものでなければならない。

一　当該資料は、これを作成することを目的として行われた調査又は試験において得られた結果に基づき正確に作成されたものであること。

二　前号の調査又は試験において、申請に係る再生医療等製品についてその申請に係る品質、有効性又は安全性を有することを疑わせる調査結果、試験成績等が得られた場合には、当該調査結果、試験成績等についても検討及び評価が行われ、その結果が当該資料に記載されていること。

三　当該資料の根拠になつた資料は、法第二十三条の二十五第一項の承認（法第二十三条の二十六第一項又は第二十三条の二十六の二第一項の規定により条件及び期限を付したものを除く。）又は同条第十一項の承認（法第二十三条の二十六の二第一項の規定により条件及び期限を付したものを除く。）を与える又は与えない旨の処分の日まで保存されていること。ただし、資料の性質上その保存が著しく困難であると認められるものにあつては、この限りでない。

（原薬等登録原簿に登録されたことを証する書面に代えることができる資料）

第百三十七条の二十六　法第二十三条の二十五第一項又は第十一項の承認の申請をしようとする者は、第二百八十条の四第二項の登録証の写し及び当該原薬等についての原薬等登録業者との契約書その他の当該原薬等を申請に係る品目に使用することを証する書類をもつて、法第二十三条の二十五第三項に規定する資料のうち、第百三十七条の二十三第一項第二号から第四号までに掲げる資料の一部に代えることができる。

（承認事項の一部変更の承認）

第百三十七条の二十七　法第二十三条の二十五第十一項の再生医療等製品の製造販売の承認事項の一部変更の承認の申請は、様式第七十五の三による申請書（正本一通及び副本二通）を提出することによつて行うものとする。

2　法第二十三条の二十八第一項の規定により法第二十三条の二十五第十一項の承認を申請しようとするときは、前項の申請書に、第百三十七条の二十一第二項第二号に掲げる書類を添えなければならない。

（承認事項の軽微な変更の範囲）

第百三十七条の二十八　法第二十三条の二十五第十一項の厚生労働省令で定める軽微な変更は、次の各号に掲げる変更以外のものとする。

一　当該品目の本質、特性、性能及び安全性に影響を与える製造方法等の変更

二　規格及び試験方法に掲げる事項の削除及び規格の変更

三　病原因子の不活化又は除去方法に関する変更

四　用法、用量若しくは使用方法又は効能、効果若しくは性能に関する追加、変更又は削除

五　前各号に掲げる変更のほか、製品の品質、有効性及び安全性に影響を与えるおそれのあるもの

（軽微な変更の届出）

第百三十七条の二十九　法第二十三条の二十五第十二項の規定による届出は、様

式第七十五の四による届書（正副二通）を厚生労働大臣に提出することによつて行うものとする。

2　前項の届出は、法第二十三条の二十五第十一項の軽微な変更をした後三十日以内に行わなければならない。

3　厚生労働大臣が法第二十三条の二十七第一項（法第二十三条の三十七第五項及び第六項において準用する場合を含む。）の規定により機構に法第二十三条の二十七第一項に規定する再生医療等製品審査等を行わせることとした場合における第一項の規定の適用については、同項中「厚生労働大臣」とあるのは、「機構」とする。

（承認台帳の記載事項）

第百三十七条の三十　令第四十三条の二十二に規定する法第二十三条の二十五第一項及び第十一項の承認に関する台帳に記載する事項は、次のとおりとする。

一　承認番号及び承認年月日

二　承認を受けた者の氏名及び住所

三　承認を受けた者の製造販売業の許可の種類及び許可番号

四　当該品目の製造所の名称及び所在地

五　当該品目の製造所が受けている製造業者の許可の区分及び許可番号又は外国製造業者の認定の区分及び認定番号

六　当該品目の名称

七　当該品目の成分及び分量又は形状、構造及び原理

八　当該品目の効能、効果又は使用目的

九　当該品目の用法及び用量又は使用方法

十　当該品目の規格及び試験方法

（再生医療等製品適合性調査の申請）

第百三十七条の三十一　法第二十三条の二十五第六項（同条第十一項において準用する場合を含む。）若しくは第八項又は第二十三条の二十六の二第二項（再生医療等製品の製造所における製造管理若しくは品質管理の方法についての調査に係る部分に限り、法第二十三条の二十八第二項において準用する場合を含む。）の規定による調査（以下この章において「再生医療等製品適合性調査」という。）の申請は、様式第七十五の五による申請書を厚生労働大臣に提出することによつて行うものとする。

2　前項の申請書には、次に掲げる書類を添えなければならない。

一　再生医療等製品適合性調査に係る品目の製造管理及び品質管理に関する資料

二　再生医療等製品適合性調査に係る製造所の製造管理及び品質管理に関する資料

3　厚生労働大臣が法第二十三条の二十七第一項の規定により機構に再生医療等製品適合性調査を行わせることとした場合における第一項の規定の適用については、同項中「厚生労働大臣」とあるのは、「機構」とする。

（再生医療等製品適合性調査の結果の通知）

第百三十七条の三十二　再生医療等製品適合性調査実施者（令第四十三条の二十五に規定する再生医療等製品適合性調査実施者をいう。）が同条の規定により再生医療等製品製造販売業許可権者（同条に規定する再生医療等製品製造販売業許可権者をいう。）に対して行う再生医療等製品適合性調査の結果の通知は、様式第七十五の六による通知書によつて行うものとする。

（再生医療等製品適合性調査台帳の記載事項）

第百三十七条の三十三　令第四十三条の二十六に規定する再生医療等製品適合性調査に関する台帳に記載する事項は、次のとおりとする。

一　調査結果及び結果通知年月日

二　当該品目の名称

三　当該品目に係る製造販売の承認を受けようとする者又は承認を受けた者の氏名及び住所

四　承認番号及び承認年月日（前号に掲げる者が既に当該品目に係る製造販売の承認を受けている場合に限る。）

五　製造所の名称及び所在地

六　製造業者又は再生医療等製品外国製造業者の氏名及び住所

七　前号の製造業者が受けている製造業の許可番号及び許可年月日又は再生医療等製品外国製造業者の認定番号及び認定年月日

（再生医療等製品適合性調査を行わない承認された事項の変更）

第百三十七条の三十四　令第四十三条の二十七第一項の厚生労働省令で定める変更は、当該品目の用法、用量、効能又は効果に関する追加、変更又は削除その他の当該品目の製造管理又は品質管理の方法に影響を与えない変更とする。

（再生医療等製品区分適合性調査）

第百三十七条の三十四の二　法第二十三条の二十五の二において準用する法第十四条の二第二項の規定による調査（以下「再生医療等製品区分適合性調査」という。）の申請は、様式第七十五の六の二による申請書を機構を経由して厚生労働大臣に提出することによつて行うものとする。

2　前項の申請書には、次に掲げる資料を添えなければならない。

一　再生医療等製品区分適合性調査に係る品目の製造管理及び品質管理に関する資料

二　再生医療等製品区分適合性調査に係る製造業者及び製造所における製造管理及び品質管理に関する資料

（再生医療等製品区分適合性調査の結果の通知）

第百三十七条の三十四の三　再生医療等製品区分適合性調査を行つた者が同条の規定により再生医療等製品製造販売業許可権者（令第四十三条の二十五に規定する再生医療等製品製造販売業許可権者をいう。）に対して行う再生医療等製品区分適合性調査の結果の通知は、様式第七十五の六の三による通知書によつて行うものとする。ただし、機構が厚生労働大臣に対して行う当該通知については、第百三十七条の三十七第三項に規定する結果の通知をもつてこれに代えるものとする。

（資料の提出の請求等）

第百三十七条の三十四の四　法第二十三条の二十五条第一項の承認を受けた者は、当該再生医療等製品の製造業者に対し、法第二十三条の二十五の二において準用する法第十四条の二第二項の調査に関し報告又は資料の提出を求めることができる。

2　前項の規定により報告又は資料の提出を求められた者は、遅滞なく、これを報告し、又は提出しなければならない。

（再生医療等製品基準確認証の交付）

第百三十七条の三十四の五　基準確認証（法第二十三条の二十五の二において準用する法第十四条の二第三項の基準確認証をいう。以下この条から第百三十七条の三十四の八までにおいて同じ。）は、様式第七十五の六の四によるものとする。

2　基準確認証の交付を受けた者は、当該基準確認証と同一の内容（有効期間を除く。）を証する別の有効な基準確認証を保有している場合にあつては、これを返納するものとする。

（再生医療等製品基準確認証の書換え交付の申請）

第百三十七条の三十四の六　令第四十三条の三十一第二項の申請書は、様式第三によるものとする。

（再生医療等製品基準確認証の再交付の申請）

第百三十七条の三十四の七　令第四十三条の三十二第二項の申請書は、様式第四によるものとする。

（再生医療等製品区分適合性調査台帳の記載事項）

第百三十七条の三十四の八　令第四十三条の三十三第一項に規定する再生医療等製品区分適合性調査に関する台帳に記載する事項は、次のとおりとする。
一　調査結果及び調査結果通知年月日
二　製造所の名称及び所在地
三　製造業者の氏名及び住所
四　前号の製造業者が受けている製造業の許可番号及び許可年月日
五　法第二十三条の二十五第七項に規定する製造工程の区分
六　調査を行つた区分に係る品目及び製造販売業者の数
七　基準確認証を交付した場合にあつては、その番号

（緊急承認又は条件及び期限付承認承認を受けた再生医療等製品の使用の成績等に関する調査及び結果の報告）
第百三十七条の三十五　法第二十三条の二十六第一項又は法第二十三条の二十六の二第一項の規定により条件及び期限を付した法第二十三条の二十五の承認を受けた再生医療等製品につき当該承認を受けた者が行う法第二十三条の二十六第三項（法第二十三条の二十六の二第三項において準用する場合を含む。次項において同じ。）の調査は、当該期限（同条第二項（法第二十三条の二十六の二第三項において準用する場合を含む。次項において同じ。）の規定による延長が行われたときは、その延長後のもの）までの期間、当該再生医療等製品の不具合等その他の使用の成績等について行うものとする。
2　法第二十三条の二十六第三項の規定による厚生労働大臣に対する報告は、次に掲げる事項について行うものとする。
一　当該再生医療等製品の名称
二　承認番号及び承認年月日
三　調査期間及び調査症例数
四　当該再生医療等製品の出荷数量
五　調査結果の概要及び解析結果
六　不具合等の種類別発現状況
七　不具合等の発現症例一覧
3　前項の報告は、当該調査に係る再生医療等製品の製造販売の承認の際に厚生労働大臣が指定した日から起算して一年（厚生労働大臣が指示する再生医療等製品にあつては、厚生労働大臣が指示する期間）ごとに、その期間の満了後二月以内に行わなければならない。

（機構に対する再生医療等製品の製造販売の承認に係る審査又は調査の申請）
第百三十七条の三十六　法第二十三条の二十七第一項の規定により機構に法第二十三条の二十五の承認のための審査を行わせることとしたときは、令第四十三条の三十四に規定する再生医療等製品に係る法第二十三条の二十五第一項又は

第十一項の承認の申請者は、機構に当該審査の申請をしなければならない。

2　法第二十三条の二十七第一項の規定により機構に法第二十三条の二十五第五項後段（同条第十一項において準用する場合を含む。）の調査を行わせることとしたときは、令第四十三条の三十四に規定する再生医療等製品に係る法第二十三条の二十五第一項又は第十一項の承認の申請者は、機構に当該調査の申請をしなければならない。

3　前二項の申請は、様式第七十五の七による申請書を当該申請に係る品目の法第二十三条の二十五第一項又は第十一項の承認の申請書に添付して行うものとする。

4　厚生労働大臣が法第二十三条の二十七第一項の規定により機構に法第二十三条の二十六の二第二項（法第二十三条の二十八第二項において準用する場合を含む。）の規定による法第二十三条の二十五第三項前段に規定する資料が同項後段の規定に適合するかどうかの調査を行わせることとしたときは、令第四十三条の三十四に規定する再生医療等製品に係る法第二十三条の二十六の二第一項の規定による法第二十三条の二十五の承認を受けようとする者又は同項による同条の承認を受けた者は、機構に当該調査の申請をしなければならない。

5　前項の申請は、様式第七十五の七による申請書を機構に提出することによって行うものとする。

6　法第二十三条の二十七第一項の規定により機構が行う法第二十三条の二十五の承認のための審査及び同条第五項（同条第十一項において準用する場合を含む。）並びに第二十三条の二十六の二第二項（法第二十三条の二十五第三項前段に規定する資料についての調査に係る部分に限り、法第二十三条の二十八第二項において準用する場合を含む。）の規定による調査（次条において「再生医療等製品審査等」という。）については、第百三十七条の二十三第五項の規定を準用する。この場合において、同項中「第一項各号に掲げるもの及び前項に規定するもののほか、厚生労働大臣」とあるのは「機構」と、「審査」とあるのは「審査又は法第二十三条の二十五第五項（同条第十一項において準用する場合を含む。）の調査」と、「厚生労働大臣に」とあるのは「機構を経由して厚生労働大臣に」と読み替えるものとする。

（機構による再生医療等製品審査等の結果の通知）

第百三十七条の三十七　法第二十三条の二十七第六項の規定により厚生労働大臣に対して行う再生医療等製品審査等の結果の通知は、様式第七十五の八による通知書によつて行うものとする。

2　法第二十三条の二十七第六項の規定により厚生労働大臣に対して行う法第二十三条の二十五第六項（同条第十一項において準用する場合を含む。）若しくは第八項又は第二十三条の二十六の二第二項（再生医療等製品の製造所における製造管理又は品質管理の方法についての調査に係る部分に限り、法第二十三条の二十八第二項において準用する場合を含む。）の規定による調査の結果の通知は、様式第七十五の六による通知書によつて行うものとする。

3　法第二十三条の二十七第六項の規定により厚生労働大臣に対して行う法第二十三条の二十五の二において準用する法第十四条の二第一項の確認の結果の通知は、様式第七十五の六の三による通知書によつて行うものとする。

4　法第二十三条の二十七第六項の規定により厚生労働大臣に対して行う法第二十三条の二十五第十二項の規定による届出の状況の通知は、様式第二十九による通知書によつて行うものとする。

（新再生医療等製品等の再審査の申請）

第百三十七条の三十八　法第二十三条の二十九第一項の規定による同項各号に掲げる再生医療等製品の再審査の申請は、様式第七十五の九による申請書（正本一通及び副本二通）を提出することによつて行うものとする。

（再審査に関する調査期間に係る厚生労働省令で定める再生医療等製品）

第百三十七条の三十九　法第二十三条の二十九第一項第一号イに規定する厚生労働省令で定める再生医療等製品は、その製造販売の承認（法第二十三条の二十六第一項又は第二十三条の二十六の二第一項の規定により条件及び期限を付したものを除く。次項及び次条第一項において同じ。）のあつた日後六年を超える期間当該再生医療等製品の不具合等その他の使用の成績等に関する調査が必要であると認められる希少疾病用再生医療等製品及び先駆的再生医療等製品以外の再生医療等製品とする。

2　法第二十三条の二十九第一項第一号ロに規定する厚生労働省令で定める再生医療等製品は、既に製造販売の承認を与えられている再生医療等製品と用法（投与経路を除く。）、用量又は使用方法が明らかに異なる再生医療等製品であつて構成細胞又は導入遺伝子及び投与経路が同一のもの（同号イに掲げる再生医療等製品を除く。）その他既に製造販売の承認を与えられている再生医療等製品との相違が軽微であると認められる再生医療等製品（同号イに掲げる再生医療等製品を除く。）とする。

（再審査申請書に添付すべき資料等）

第百三十七条の四十　法第二十三条の二十九第四項の規定により第百三十七条の三十八の申請書に添付しなければならない資料は、申請に係る再生医療等製品の使用成績に関する資料その他当該再生医療等製品の効能、効果又は性能及び安全性に関しその製造販売の承認後に得られた研究報告に関する資料とする。

2　前項に規定する資料については、第百三十七条の二十三第三項の規定を準用する。

3　法第二十三条の二十九第一項の再審査の申請をする者については、第百三十七条の二十三第四項の規定を準用する。

4　第一項及び前項において準用する第百三十七条の二十三第四項に規定するもののほか、厚生労働大臣が当該再生医療等製品の再審査につき必要と認めて資料の提出を求めたときは、申請者は、当該資料を厚生労働大臣に提出しなければならない。

（再審査の調査に係る再生医療等製品の範囲）

第百三十七条の四十一　法第二十三条の二十九第四項後段に規定する厚生労働省令で定める再生医療等製品は、同条第一項各号に掲げる再生医療等製品とする。

（再審査申請資料の信頼性の基準）

第百三十七条の四十二　法第二十三条の二十九第四項後段に規定する資料については、第百三十七条の二十五の規定を準用する。この場合において、同条第三号中「法第二十三条の二十五第一項の承認（法第二十三条の二十六第一項又は第二十三条の二十六の二第一項の規定により条件及び期限を付したものを除く。）又は同条第十一項の承認を与える又は与えない旨の処分の日」とあるのは、「法第二十三条の二十九第一項の再審査の終了の日」と読み替えるものとする。

（新再生医療等製品等の使用の成績等に関する調査及び結果の報告等）

第百三十七条の四十三　次の各号に掲げる再生医療等製品につき法第二十三条の二十五の承認（法第二十三条の二十六第一項又は第二十三条の二十六の二第一項の規定により条件及び期限を付したものを除く。第三項において同じ。）を受けた者が行う法第二十三条の二十九第六項の調査は、当該各号に定める期間当該再生医療等製品の不具合等その他の使用の成績等について行うものとする。

一　法第二十三条の二十九第一項第一号に規定する新再生医療等製品　同号に規定する調査期間（同条第二項の規定による延長が行われたときは、その延長後の期間）

二　法第二十三条の二十九第一項第二号の規定により厚生労働大臣が指示した再生医療等製品　その製造販売の承認を受けた日から同号に規定する厚生労働大臣の指示する期間の開始の日の前日まで

2　法第二十三条の二十九第六項の規定による厚生労働大臣に対する報告又は法第二十三条の三十第二項前段の規定による機構に対する報告は、次に掲げる事項について行うものとする。

一　当該再生医療等製品の名称

二　承認番号及び承認年月日

三　調査期間及び調査症例数

四　当該再生医療等製品の出荷数量

五　調査結果の概要及び解析結果

六　不具合等の種類別発現状況

七　不具合等の発現症例一覧

3　前項の報告は、当該調査に係る再生医療等製品の製造販売の承認の際に厚生労働大臣が指定した日から起算して一年（厚生労働大臣が指示する再生医療等製品にあつては、厚生労働大臣が指示する期間）以内ごとに、その期間の満了後二月以内に行わなければならない。

4　前項に規定する期間の満了日（この項において「報告期限日」という。）が第一項各号の期間の満了日以降となる場合にあつては、前項の規定にかかわらず、法第二十三条の二十九第一項に基づき再審査の申請を行うことをもつて、第一項各号の期間の満了日以降に報告期限日が到来する場合における第二項の報告に代えることができる。

5　法第二十三条の三十第二項後段の規定により厚生労働大臣に対して行う第二項の報告を受けた旨の通知は、様式第三十一による通知書によつて行うものとする。

（機構に対する再審査に係る確認又は調査の申請）

第百三十七条の四十四　法第二十三条の三十第一項において準用する法第二十三条の二十七第一項の規定により機構に法第二十三条の二十九第三項の規定による確認又は同条第五項の規定による調査（以下この条及び次条において「再生医療等製品確認等」という。）を行わせることとしたときは、令第四十三条の三十七に規定する再生医療等製品に係る法第二十三条の二十九第一項の再審査の申請者は、機構に当該再生医療等製品確認等の申請をしなければならない。

2　前項の申請は、様式第七十五の十による申請書を当該申請に係る品目の法第二十三条の二十九第一項の再審査の申請書に添付して行うものとする。

3　法第二十三条の三十第一項において準用する法第二十三条の二十七第一項の規定により機構が行う再生医療等製品確認等については、第百三十七条の四十第四項の規定を準用する。この場合において、同項中「第一項及び前項において準用する第百三十七条の二十三第四項に規定するもののほか、厚生労働大臣が当該」とあるのは「機構が」と、「再審査」とあるのは「法第二十三条の二十九第三項の規定による確認又は同条第五項の規定による調査」と、「厚生労働大臣に」とあるのは「機構を経由して厚生労働大臣に」と読み替えるものとする。

（機構による再審査の再生医療等製品確認等の結果の通知）

第百三十七条の四十五　法第二十三条の三十第一項において準用する法第二十三条の二十七第六項の規定により厚生労働大臣に対して行う再生医療等製品確認等の結果の通知は、様式第七十五の十一による通知書によつて行うものとする。

（再生医療等製品の再評価の申請等）

第百三十七条の四十六　法第二十三条の三十一の再生医療等製品の再評価の申請は、様式第七十五の十二による申請書（正本一通及び副本二通）を提出することによつて行うものとする。

2　法第二十三条の三十一第一項の再生医療等製品の再評価に際して提出する資料については、第百三十七条の二十三第三項の規定を準用する。

3　法第二十三条の三十一第一項の再生医療等製品の再評価の申請をする者については、第百三十七条の二十三第四項の規定を準用する。

4　法第二十三条の三十一第四項に規定する厚生労働省令で定める再生医療等製品は、同条第一項の厚生労働大臣の指定に係る再生医療等製品とする。

5　法第二十三条の三十一第四項に規定する資料については、第百三十七条の二十五の規定を準用する。この場合において、同条第三号中「法第二十三条の二十五第一項の承認（法第二十三条の二十六第一項又は第二十三条の二十六の二第一項の規定により条件及び期限を付したものを除く。）又は同条第十一項の承認を与える又は与えない旨の処分の日」とあるのは、「法第二十三条の三十一の再評価の終了の日」と読み替えるものとする。

（再生医療等製品の再評価に係る公示の方法）

第百三十七条の四十六の二　法第二十三条の三十一第一項の規定による公示は、官報に掲載する方法により行うものとする。

（機構に対する再評価に係る確認又は調査の申請）

第百三十七条の四十七　法第二十三条の三十二第一項において準用する法第二十三条の二十七第一項の規定により機構に法第二十三条の三十一第二項の規定による確認又は同条第五項の規定による調査（以下この条及び次条において「再生医療等製品確認等」という。）を行わせることとしたときは、令第四十三条の三十九に規定する再生医療等製品に係る法第二十三条の三十一第一項の再評価の申請者は、機構に当該再生医療等製品確認等の申請をしなければならない。

2　前項の申請は、様式第七十五の十三による申請書を当該申請に係る品目の法第二十三条の三十一第一項の再評価の申請書に添付して、厚生労働大臣を経由して行うものとする。

（機構による再評価に係る再生医療等製品確認等の結果の通知）

第百三十七条の四十八　法第二十三条の三十二第一項において準用する法第二十三条の二十七第六項の規定により厚生労働大臣に対して行う再生医療等製品確認等の結果の通知は、様式第七十五の十四による通知書によつて行うものとする。

（再生医療等製品の変更計画の確認の申請）

第百三十七条の四十八の二　法第二十三条の三十二の二第一項の変更計画の確認の申請は、様式第七十五の十四の二による申請書（正本一通及び副本二通）を厚生労働大臣に提出することによつて行うものとする。

2　法第二十三条の三十二の二第一項の変更計画の変更の確認の申請は、様式第七十五の十四の三による申請書（正本一通及び副本二通）を厚生労働大臣に提出することによつて行うものとする。

3　前二項の申請書には、次の各号に掲げる確認の区分に応じて当該各号に定める資料を添えなければならない。

一　再生医療等製品の変更計画の確認　次に掲げる資料

イ　変更計画

ロ　製造方法等の変更が再生医療等製品の品質に及ぼす影響を評価するための試験の内容、方法及び判定基準に関する資料

ハ　変更計画に関連する、再生医療等製品の製造工程の稼働性能又は製品の品質を保証するための管理に関する資料

ニ　その他変更計画の確認の際に必要な資料

二　再生医療等製品の変更計画の変更の確認　前号に掲げる資料及び確認を受けた変更計画の写し

4　前項各号に掲げるもののほか、厚生労働大臣が申請に係る再生医療等製品の変更計画の確認又は変更計画の変更の確認につき必要と認めて当該再生医療等製品の試験成績その他の資料の提出を求めたときは、申請者は、当該資料を厚生労働大臣に提出しなければならない。

5　厚生労働大臣が法第二十三条の三十二の二第八項の規定により機構に同条第一項の確認を行わせることとした場合における第一項、第二項及び前項の規定の適用については、第一項及び第二項中「厚生労働大臣」とあるのは「機構を経由して厚生労働大臣」と、前項中「厚生労働大臣」とあるのは「機構」とする。

（変更計画の確認を受けることができる場合）

第百三十七条の四十八の三　再生医療等製品に係る法第二十三条の三十二の二第一項第一号の厚生労働省令で定める事項の変更は、次の各号に掲げる事項の変更とする。

一　形状、構造、成分、分量又は本質（構成細胞又は導入遺伝子を除く。）

二　製造方法

三　貯蔵方法及び有効期間

四　規格及び試験方法

五　製造販売する品目の製造所

六　前各号に掲げるもののほか、当該再生医療等製品の有効性及び安全性に影響を与えないと認められる事項

（変更計画の確認を受けることができない場合）

第百三十七条の四十八の四　法第二十三条の三十二の二第一項第二号の厚生労働省令で定める変更は、次の各号に掲げる変更とする。

一　法第四十一条第三項又は法第四十二条第一項の規定により定められた基準に適合しないこととなる変更

二　実施した場合に品質への影響を予測することが困難な新たな製造方法への変更

三　病原因子の不活化又は除去方法に関する重要な変更

四　実施の前後において、当該再生医療等製品の品質、有効性及び安全性が同等であることを確かめるために品質試験以外の試験を行わなければならないと認められる変更

五　前各号に掲げるもののほか、当該再生医療等製品の品質、有効性及び安全性に重大な影響を与えるおそれのある変更

（再生医療等製品として不適当な場合）

第百三十七条の四十八の五　法第二十三条の三十二の二第一項第三号ハの再生医療等製品として不適当なものとして厚生労働省令で定める場合は、申請に係る再生医療等製品の性状又は品質が保健衛生上著しく不適当な場合とする。

（製造管理又は品質管理の方法に影響を与えるおそれがある変更）

第百三十七条の四十八の六　法第二十三条の三十二の二第三項の製造管理又は品質管理の方法に影響を与えるおそれがある変更として厚生労働省令で定めるものは、第百三十七条の二十八及び第百三十七条の三十四に規定する変更以外の変更とする。

（計画内容の軽微な変更に係る特例）

第百三十七条の四十八の七　確認された変更計画の変更が軽微な変更であるときは、第百三十七条の四十八の二の規定にかかわらず、様式第七十五の十四の四による届書（正副二通）に次の各号に掲げる資料を添えて、厚生労働大臣に法第二十三条の三十二の二第一項の変更計画の変更を届け出ることができる。

一　変更計画の変更案

二　変更理由

2　前項の軽微な変更は、次の各号に掲げる変更以外のものとする。

一　再生医療等製品の製造方法又は品質に及ぼす影響を評価するための試験の内容及び方法の重要な変更

二　前号の試験に係る判定基準を緩和する変更

三　確認された変更計画に含まれる製造工程の稼働性能又は製品の品質を保証

するための管理に係る重要な変更
四　その他前三号に掲げる変更とみなされる変更
3　厚生労働大臣が法第二十三条の三十二の二第八項の規定により機構に同条第一項の確認を行わせることとした場合における第一項の規定の適用については、同項中「厚生労働大臣」とあるのは、「機構」とする。

（再生医療等製品変更計画確認台帳の記載事項）

第百三十七条の四十八の八　令第四十三条の四十一第一項に規定する再生医療等製品変更計画確認に関する台帳に記載する事項は、次のとおりとする。
一　確認番号及び確認年月日
二　確認を受けた者の氏名及び住所
三　確認を受けた者の製造販売業の許可の種類及び許可番号
四　当該品目の製造所の名称
五　当該品目の製造所が受けている製造業者の許可の区分及び許可番号又は再生医療等製品外国製造業者の認定の区分及び認定番号
六　当該品目の名称
七　当該品目の形状、構造、成分、分量又は本質
八　当該品目の規格及び試験方法

（再生医療等製品適合性確認の申請等）

第百三十七条の四十八の九　法第二十三条の三十二の二第三項の確認（以下「再生医療等製品適合性確認」という。）の申請は、様式第七十五の十四の五による申請書を厚生労働大臣に提出することによつて行うものとする。
2　前項の申請書には、次に掲げる資料を添えなければならない。
一　再生医療等製品適合性確認に係る品目の製造管理及び品質管理に関する資料
二　再生医療等製品適合性確認に係る製造所の製造管理及び品質管理に関する資料
3　厚生労働大臣は、再生医療等製品適合性確認をしたときは、様式第七十五の十四の六による通知書を申請者に通知するものとする。
4　厚生労働大臣が法第二十三条の三十二の二第八項の規定により機構に再生医療等製品適合性確認を行わせることとした場合における第一項及び前項の規定の適用については、これらの規定中「厚生労働大臣」とあるのは、「機構」とする。

（再生医療等製品適合性確認台帳の記載事項）

第百三十七条の四十八の十　令第四十三条の四十二第二項に規定する再生医療等製品適合性確認に関する台帳に記載する事項は、次のとおりとする。

一　確認結果及び確認結果通知年月日
二　当該品目の名称
三　当該品目に係る変更計画の確認を受けようとする者又は変更計画の確認を受けた者の氏名及び住所
四　変更計画確認番号及び変更計画確認年月日（前号に掲げる者が既に当該品目に係る変更計画の確認を受けている場合に限る。）
五　製造所の名称及び所在地
六　製造業者又は再生医療等製品外国製造業者の氏名及び住所
七　前号の製造業者が受けている製造業の許可番号及び許可年月日又は再生医療等製品外国製造業者の認定番号及び認定年月日

（再生医療等製品適合性確認の結果の通知）

第百三十七条の四十八の十一　令第四十三条の四十四の規定による再生医療等製品適合性確認の結果の通知は、様式第七十五の十四の七による通知書によつて行うものとする。

（届出後に変更を行うことができるようになるまでの日数）

第百三十七条の四十八の十二　法第二十三条の三十二の二第六項の厚生労働省令で定める日数は、四十日（変更計画について最後に法第二十三条の三十二の二第一項の規定による確認を受けてから、第百三十七条の四十八の七第一項の規定による届出を行つていない場合は、二十日）（日曜日、国民の祝日に関する法律に規定する休日、十二月二十九日から翌年の一月三日までの日及び土曜日は、算入しない。）とする。

（変更計画に従つた変更に係る届出）

第百三十七条の四十八の十三　法第二十三条の三十二の二第六項の規定による届出は、様式第七十五の十四の八による届書（正副二通）を厚生労働大臣に提出することによつて行うものとする。

2　前項の届書には、次に掲げる書類を添付しなければならない。
一　第百三十七条の四十八の二第三項第一号ロで示された試験の結果が判定基準に適合していることを説明する資料
二　法第二十三条の三十二の二第三項に基づき、厚生労働省令で定める基準に適合している旨の確認を受けた場合には、その結果に関する書類
三　その他届出に係る変更が変更計画に従つた変更であることの確認の際に必要な資料

3　前項第一号及び第三号に規定する資料は、再生医療等製品の安全性に関する非臨床試験の実施の基準に関する省令及び再生医療等製品の臨床試験の実施の基準に関する省令に定めるもののほか、次に掲げるところにより、収集され、

かつ、作成されたものでなければならない。
一　当該資料は、これを作成することを目的として行われた調査又は試験において得られた結果に基づき正確に作成されたものであること。
二　前号の調査又は試験において、届出に係る再生医療等製品についてその届出に係る品質、有効性及び安全性を有することを疑わせる調査結果、試験成績等が得られた場合には、当該調査結果、試験成績等についても検討及び評価が行われ、その結果が当該資料に記載されていること。
三　当該資料の根拠となつた資料は、第一項の届書を提出した日から前条に定める日数が経過する日まで保存されていること。ただし、資料の性質上その保存が著しく困難であると認められるものにあつては、この限りでない。
4　厚生労働大臣が法第二十三条の三十二の二第八項の規定により機構に同条第一項の確認を行わせることとした場合における第一項の規定の適用については、同項中「厚生労働大臣」とあるのは、「機構を経由して厚生労働大臣」とする。

（機構に対する再生医療等製品変更計画確認の申請）

第百三十七条の四十八の十四　厚生労働大臣が法第二十三条の三十二の二第八項の規定により機構に同条第一項の確認を行わせることとしたときは、令第四十三条の三十四に規定する再生医療等製品に係る法第二十三条の三十二の二第一項の確認の申請者は、機構に当該確認の申請をしなければならない。
2　前項の申請は、様式第七十五の十四の九による申請書を当該申請に係る品目の法第二十三条の三十二の二第一項の確認の申請書に添付して行うものとする。

（機構による再生医療等製品変更計画確認の結果等の通知）

第百三十七条の四十八の十五　法第二十三条の三十二の二第九項の規定により読み替えて準用する法第二十三条の二十七第六項の規定による法第二十三条の三十二の二第一項の確認の結果の通知は、様式第七十五の十四の十による通知書によつて行うものとする。
2　法第二十三条の三十二の二第九項の規定により読み替えて準用する法第二十三条の二十七第六項の規定による法第二十三条の三十二の二第三項の確認の結果の通知は、様式第七十五の十四の七による通知書によつて行うものとする。
3　法第二十三条の三十二の二第十一項の規定により機構が厚生労働大臣に対して行う届出の状況の通知は、様式第七十五の十四の十一による通知書によつて行うものとする。

（承継の届出）

第百三十七条の四十九　法第二十三条の三十三第一項の厚生労働省令で定める資料及び情報は、次のとおりとする。
一　法第二十三条の二十二第一項（同条第九項において準用する場合を含む。）

の許可又は法第二十三条の二十四第一項の認定の申請に際して提出した資料
二　法第二十三条の二十五第一項の承認の申請及び同条第十一項の当該承認事項の一部変更の承認の申請に際して提出した資料及びその根拠となつた資料
三　法第二十三条の二十六第三項（法第二十三条の二十六の二第三項において準用する場合を含む。）の規定による報告に際して提出した資料及びその根拠となつた資料
四　法第二十三条の二十九第一項の再審査の申請に際して提出した資料及びその根拠となつた資料
五　法第二十三条の二十九第六項の規定による報告に際して提出した資料及びその根拠となつた資料
六　法第二十三条の三十一第一項の再評価の申請に際して提出した資料及びその根拠となつた資料
七　法第二十三条の三十二の二第一項及び第三項の確認の申請に際して提出した資料及びその根拠となつた資料並びに同条第六項の届出に際して提出した資料及びその根拠となつた資料
八　法第六十八条の七第一項の規定による再生医療等製品に関する記録及び当該記録に関連する資料
九　品質管理の業務に関する資料及び情報
十　製造販売後安全管理の業務に関する資料及び情報
十一　その他品質、有効性及び安全性に関する資料及び情報

2　法第二十三条の三十三第三項の規定による届出は、様式第七十五の十五による届書（正副二通）を提出することによつて行うものとする。

3　前項の届書には、再生医療等製品承認取得者の地位を承継する者であることを証する書類を添えなければならない。

（再生医療等製品総括製造販売責任者の基準）

第百三十七条の五十　再生医療等製品の品質管理及び製造販売後安全管理を行う者に係る法第二十三条の三十四第一項の厚生労働省令で定める基準は、次の各号のいずれかに該当する者であることとする。
一　大学等で医学、歯学、薬学、獣医学又は生物学に関する専門の課程を修了した者
二　旧制中学若しくは高校又はこれと同等以上の学校で、医学、歯学、薬学、獣医学又は生物学に関する専門の課程を修了した後、医薬品、医療機器又は再生医療等製品の品質管理又は製造販売後安全管理に関する業務に三年以上従事した者
三　厚生労働大臣が前二号に掲げる者と同等以上の知識経験を有すると認めた者

（再生医療等製品総括製造販売責任者の業務及び遵守事項）

第百三十七条の五十一　法第二十三条の三十四第四項に規定する再生医療等製品総括製造販売責任者が行う再生医療等製品の品質管理及び製造販売後安全管理のために必要な業務は、次のとおりとする。

一　医薬品、医薬部外品、化粧品及び再生医療等製品の品質管理の基準に関する省令により再生医療等製品総括製造販売責任者が行うこととされた業務

二　医薬品、医薬部外品、化粧品、医療機器及び再生医療等製品の製造販売後安全管理の基準に関する省令により再生医療等製品総括製造販売責任者が行うこととされた業務

三　法第二十三条の三十五の二第一項第一号に規定する再生医療等製品総括製造販売責任者が有する権限に係る業務

2　法第二十三条の三十四第四項に規定する再生医療等製品総括製造販売責任者が遵守すべき事項は、次のとおりとする。

一　品質管理及び製造販売後安全管理業務に関する法令及び実務に精通し、公正かつ適正に当該業務を行うこと。

二　法第二十三条の三十四第三項の規定により製造販売業者に対して述べる意見を記載した書面の写しを五年間保存すること。

三　再生医療等製品の品質管理に関する業務の責任者（以下「再生医療等製品品質保証責任者」という。）及び製造販売後安全管理に関する業務の責任者（以下「再生医療等製品安全管理責任者」という。）との相互の密接な連携を図ること。

（再生医療等製品製造管理者の承認）

第百三十七条の五十二　法第二十三条の三十四第五項の承認の申請は、様式第七十五の十六による申請書（正副二通）を提出することによつて行うものとする。

2　前項の申請書には、当該申請に係る再生医療等製品製造管理者になろうとする者の履歴書を添えなければならない。

（再生医療等製品製造管理者の業務及び遵守事項）

第百三十七条の五十三　法第二十三条の三十四第九項の再生医療等製品製造管理者が行う再生医療等製品の製造の管理のために必要な業務は、次のとおりとする。

一　再生医療等製品の製造管理及び品質管理の基準に関する省令（平成二十六年厚生労働省令第九十三号）により再生医療等製品製造管理者が行うこととされた業務

二　法第二十三条の三十五の二第三項第一号に規定する再生医療等製品製造管理者が有する権限に係る業務

2　法第二十三条の三十四第九項の再生医療等製品製造管理者が遵守すべき事項

は、次のとおりとする。

一　製造の管理に係る業務に関する法令及び実務に精通し、公正かつ適正に当該業務を行うこと。

二　法第二十三条の三十四第七項の規定により製造業者に対して述べる意見を記載した書面の写しを五年間保存すること。

（製造、試験等に関する記録）

第百三十七条の五十四　再生医療等製品製造管理者は、製造及び試験に関する記録その他当該製造所の管理に関する記録を作成し、かつ、これを三年間（当該記録に係る再生医療等製品に関して有効期間の記載が義務付けられている場合には、その有効期間に一年を加算した期間）保管しなければならない。ただし、この省令の他の規定又は薬事に関する他の法令の規定により、記録の作成及びその保管が義務付けられている場合には、この限りでない。

（再生医療等製品の製造販売業者の遵守事項）

第百三十七条の五十五　法第二十三条の三十五第一項に規定する再生医療等製品の製造販売業者が遵守すべき事項は、次のとおりとする。

一　薬事に関する法令に従い適正に製造販売が行われるよう必要な配慮をすること。

二　製造販売しようとする製品の品質管理を適正に行うこと。

三　製造販売しようとする製品の製造販売後安全管理を適正に行うこと。

四　再生医療等製品総括製造販売責任者、再生医療等製品品質保証責任者及び再生医療等製品安全管理責任者のいずれもその製造販売する品目の特性に関する専門的知識を有しない場合にあつては、再生医療等製品総括製造販売責任者を補佐する者として当該専門的知識を有する者を置くこと。

五　再生医療等製品総括製造販売責任者、再生医療等製品品質保証責任者及び再生医療等製品安全管理責任者がそれぞれ相互に連携協力し、その業務を行うことができるよう必要な配慮をすること。

六　再生医療等製品総括製造販売責任者が第百三十七条の五十一の規定による責務を果たすために必要な配慮をすること。

（再生医療等製品の製造販売後臨床試験の製造販売業者の遵守事項）

第百三十七条の五十五の二　再生医療等製品の製造販売業者が、再生医療等製品の製造販売後臨床試験（再生医療等製品の製造販売後の調査及び試験の実施の基準に関する省令第二条第一項第三号に規定する製造販売後臨床試験をいう。以下この条において同じ。）の実施に当たり遵守すべき事項は、次のとおりとする。

一　再生医療等製品の製造販売後臨床試験の実施に関する再生医療等製品の製

造販売後の調査及び試験の実施の基準に関する省令で定める基準に適合するものであること。

二　再生医療等製品の製造販売後臨床試験を実施するに当たり世界保健機関が公表を求める事項その他再生医療等製品の製造販売後臨床試験実施の透明性の確保及び国民の再生医療等製品の製造販売後臨床試験への参加の選択に資する事項をあらかじめ公表すること。これを変更したときも、同様とする。

三　再生医療等製品の製造販売後臨床試験を中止し、又は終了したときは、原則として再生医療等製品の製造販売後臨床試験を中止した日又は終了した日のいずれか早い日から一年以内にその結果の概要を作成し、公表すること。

（製造販売のための再生医療等製品の輸入に係る手続）

第百三十七条の五十六　製造販売のために再生医療等製品を、業として、輸入しようとする製造販売業者は、通関のときまでに、輸入しようとする品目について、次のいずれかが行われていることを証する書類又はその写しを有していなければならない。

一　法第二十三条の二十五第一項若しくは第十一項（法第二十三条の三十七第五項において準用する場合を含む。）の承認又はその申請

二　法第二十三条の三十七第一項の承認又はその申請

（製造のための再生医療等製品の輸入に係る手続）

第百三十七条の五十七　製造のために再生医療等製品を、業として、輸入しようとする製造業者は、通関のときまでに、輸入しようとする品目について、次のいずれかが行われていることを証する書類又はその写しを有していなければならない。

一　法第二十三条の二十五第一項若しくは第十一項（法第二十三条の三十七第五項において準用する場合を含む。）の承認又はその申請

二　法第二十三条の三十七第一項の承認又はその申請

三　法第八十条の六第一項又は第八十条の八第一項の登録

（製造管理又は品質管理の方法の基準への適合）

第百三十七条の五十八　再生医療等製品の製造業者又は法第二十三条の二十四第一項の認定を受けた再生医療等製品外国製造業者（以下「認定再生医療等製品外国製造業者」という。）は、その製造所における製造管理又は品質管理の方法を、法第二十三条の二十五第二項第四号に規定する厚生労働省令で定める基準に適合させなければならない。

（製造販売後安全管理業務を委託することができる範囲）

第百三十七条の五十九　法第二十三条の三十五第五項の厚生労働省令で定める業

務は、次のとおりとする。

一　再生医療等製品の品質、有効性及び安全性に関する事項その他再生医療等製品の適正な使用のために必要な情報（以下この章において「安全管理情報」という。）の収集

二　安全管理情報の解析

三　安全管理情報の検討の結果に基づく必要な措置の実施

四　収集した安全管理情報の保存その他の前三号に附帯する業務

（製造販売後安全管理業務を再委託することができる範囲）

第百三十七条の六十　再生医療等製品の製造販売業者は、製造販売後安全管理業務を受託する者（以下この章において「受託者」という。）に、当該製造販売後安全管理業務を再委託させてはならない。

2　前項の規定にかかわらず、再生医療等製品の製造販売業者は、機械器具等と一体的に製造販売するものとして承認を受けた再生医療等製品に関する製造販売後安全管理業務を当該機械器具等を供給する医療機器の製造販売業者に委託する場合には、受託者に、当該製造販売後安全管理業務を再委託させることができる。

3　第一項の規定にかかわらず、再生医療等製品の製造販売業者は、他の再生医療等製品の製造販売業者に再生医療等製品を販売し、又は授与する場合であって、当該再生医療等製品に関する製造販売後安全管理業務を当該製造販売業者に委託する場合には、受託者に、当該製造販売後安全管理業務のうち、前条第一号から第三号までに掲げる業務を再委託させることができる。

4　再生医療等製品の製造販売業者は、前二項の規定により製造販売後安全管理業務を再受託する者に、当該製造販売後安全管理業務をさらに委託させてはならない。

（再生医療等製品の製造販売後安全管理業務を委託する方法）

第百三十七条の六十一　製造販売業者が再生医療等製品の製造販売後安全管理業務のうち第百三十七条の五十九第一号から第三号までに掲げる業務を委託する場合においては、当該業務の受託者は、次に掲げる要件を満たさなければならない。

一　委託する業務（以下この条において「委託安全確保業務」という。）を適正かつ円滑に遂行しうる能力を有する者であること。

二　委託安全確保業務を適正かつ円滑に遂行しうる能力を有する当該業務の実施に係る責任者（以下この条及び第百三十七条の六十三において「受託安全管理実施責任者」という。）を置いていること。

三　委託安全確保業務に係る次項の手順書その他委託安全確保業務に必要な文書（以下この条において「製造販売後安全管理業務手順書等」という。）の写

しを委託安全確保業務を行う事務所に備え付けていること。
2　製造販売業者は、再生医療等製品の製造販売後安全管理業務のうち第百三十七条の五十九第一号から第三号までに掲げる業務を委託する場合においては、次に掲げる手順を記載した委託安全確保業務に係る製造販売後安全管理業務手順書を作成しなければならない。
一　安全管理情報の収集に関する手順
二　安全管理情報の検討及びその結果に基づく安全確保措置の立案に関する手順
三　安全確保措置の実施に関する手順
四　受託安全管理実施責任者から再生医療等製品安全管理責任者への報告に関する手順
五　市販直後調査に関する手順
六　委託の手順
七　委託安全確保業務に係る記録の保存に関する手順
八　再生医療等製品品質保証責任者その他の再生医療等製品の製造販売に係る業務の責任者との相互の連携に関する手順
九　その他委託安全確保業務を適正かつ円滑に行うために必要な手順
3　製造販売業者は、再生医療等製品の製造販売後安全管理業務のうち第百三十七条の五十九第一号から第三号までに掲げる業務を委託する場合においては、製造販売後安全管理業務手順書等に基づき、次に掲げる事項を記載した文書により受託者との契約を締結し、その契約書を保存しなければならない。
一　委託安全確保業務の範囲
二　受託安全管理実施責任者の設置及び当該者の実施する委託安全確保業務の範囲に関する事項
三　委託安全確保業務に係る前項各号（第六号を除く。）に掲げる手順に関する事項
四　委託安全確保業務の実施の指示に関する事項
五　次項第三号の報告及び同項第四号の確認に関する事項
六　第七項の指示及び第八項の確認に関する事項
七　第九項の情報提供に関する事項
八　その他必要な事項
4　製造販売業者は、再生医療等製品の製造販売後安全管理業務のうち第百三十七条の五十九第一号から第三号までに掲げる業務を委託する場合においては、製造販売後安全管理業務手順書等及び前項の契約書に基づき、次に掲げる業務を再生医療等製品安全管理責任者に行わせなければならない。
一　委託安全確保業務を統括すること。
二　受託安全管理実施責任者に委託安全確保業務の実施につき文書により指示するとともに、その写しを保存すること（第百三十七条の五十九第一号に掲

げる業務を委託する場合を除く。)。

三　受託安全管理実施責任者に委託安全確保業務に関する記録を作成させ、文書により報告させること。

四　受託者が委託安全確保業務を適正かつ円滑に行つているかどうかを確認し、その記録を作成すること。

五　第三号の報告及び前号の記録を保存するとともに、製造販売業者及び再生医療等製品総括製造販売責任者に文書により報告すること。

5　製造販売業者は、市販直後調査に係る業務であつて再生医療等製品の製造販売後安全管理業務のうち第百三十七条の五十九第一号から第三号までに掲げる業務を委託する場合においては、製造販売後安全管理業務手順書等及び市販直後調査実施計画書に基づき、次に掲げる業務を再生医療等製品安全管理責任者に行わせなければならない。

一　受託安全管理実施責任者に委託安全確保業務に関する記録を作成させ、文書により報告させること。

二　前号の文書を保存すること。

6　製造販売業者は、再生医療等製品の製造販売後安全管理業務のうち第百三十七条の五十九第四号に掲げる業務を委託する場合においては、当該委託安全確保業務を適正かつ円滑に遂行しうる能力を有する者に委託しなければならない。この場合において、製造販売業者は、製造販売後安全管理業務手順書等に基づき、次に掲げる事項を記載した文書により受託者との契約を締結し、その契約書を保存しなければならない。

一　委託安全確保業務の範囲

二　その他必要な事項

7　製造販売業者は、再生医療等製品安全管理責任者に委託安全確保業務の改善の必要性について検討させ、その必要性があるときは、製造販売後安全管理業務手順書等及び第三項の契約書に基づき、受託者に所要の措置を講じるよう文書により指示し、その文書を保存しなければならない。

8　製造販売業者は、前項の規定に基づき指示を行つた場合においては、当該措置が講じられたことを確認し、その記録を保存しなければならない。

9　製造販売業者は、委託安全確保業務を行う上で必要な情報を受託者に提供しなければならない。

(委託安全確保業務に係る記録の保存)

第百三十七条の六十二　前条の規定により保存することとされている文書その他の記録の保存期間は、次の各号に掲げる再生医療等製品について、それぞれ当該各号に定める期間とする。

一　再生医療等製品(次号に掲げるものを除く。)に係る記録　利用しなくなつた日から十年間

二　指定再生医療等製品に係る記録　利用しなくなつた日から三十年間

2　製造販売業者は、前条の規定にかかわらず、製造販売後安全管理業務手順書等又はあらかじめ定めた文書に基づき、同条の規定により記録を保存しなければならないとされている者に代えて、製造販売業者が指定する者に、当該記録を保存させることができる。

（再生医療等製品の製造販売後安全管理業務を再委託する方法）

第百三十七条の六十三　受託者が再生医療等製品の製造販売後安全管理業務のうち第百三十七条の五十九第一号から第三号までに掲げる業務を再委託する場合においては、当該業務の再受託者は、次に掲げる要件を満たさなければならない。

一　再委託する業務（以下この条において「再委託安全確保業務」という。）を適正かつ円滑に遂行しうる能力を有する者であること。

二　再委託安全確保業務を適正かつ円滑に遂行しうる能力を有する当該業務の実施に係る責任者（以下この条において「再受託安全管理実施責任者」という。）を置いていること。

三　再委託安全確保業務に係る次項の手順書その他再委託安全確保業務に必要な文書（以下この条において「製造販売後安全管理業務手順書等」という。）の写しを再委託安全確保業務を行う事務所に備え付けていること。

2　委託元である製造販売業者は、受託者が再生医療等製品の製造販売後安全管理業務のうち第百三十七条の五十九第一号から第三号までに掲げる業務を再委託する場合においては、受託者に、次に掲げる手順を記載した再委託安全確保業務に係る製造販売後安全管理業務手順書を作成させなければならない。

一　安全管理情報の収集に関する手順

二　安全管理情報の検討及びその結果に基づく安全確保措置の立案に関する手順

三　安全確保措置の実施に関する手順

四　再受託安全管理実施責任者から受託安全管理実施責任者への報告に関する手順

五　市販直後調査に関する手順

六　再委託の手順

七　再委託安全確保業務に係る記録の保存に関する手順

八　受託者の国内品質業務運営責任者その他の再生医療等製品の製造販売に係る業務の責任者との相互の連携に関する手順

九　その他再委託安全確保業務を適正かつ円滑に行うために必要な手順

3　委託元である製造販売業者は、受託者が再生医療等製品の製造販売後安全管理業務のうち第百三十七条の五十九第一号から第三号までに掲げる業務を再委託する場合においては、受託者に、製造販売後安全管理業務手順書等に基づき、次に掲げる事項を記載した文書により再受託者との契約を締結させ、その契約書を保存させなければならない。
一　再委託安全確保業務の範囲
二　再受託安全管理実施責任者の設置及び当該者の実施する再委託安全確保業務の範囲に関する事項
三　再委託安全確保業務に係る前項各号（第六号を除く。）に掲げる手順に関する事項
四　再委託安全確保業務の実施の指示に関する事項
五　次項第三号の報告及び同項第四号の確認に関する事項
六　第七項の指示及び第八項の確認に関する事項
七　第九項の情報提供に関する事項
八　その他必要な事項

4　委託元である製造販売業者は、受託者が再生医療等製品の製造販売後安全管理業務のうち第百三十七条の五十九第一号から第三号までに掲げる業務を再委託する場合においては、受託者が、製造販売後安全管理業務手順書等及び前項の契約書に基づき、次に掲げる業務を受託安全管理実施責任者に行わせることを確認しなければならない。
一　再委託安全確保業務を統括すること。
二　再受託安全管理実施責任者に再委託安全確保業務の実施につき文書により指示するとともに、その写しを保存すること（第百三十七条の五十九第一号に掲げる業務を委託する場合を除く。）。
三　再受託安全管理実施責任者に再委託安全確保業務に関する記録を作成させ、文書により報告させること。
四　再受託者が再委託安全確保業務を適正かつ円滑に行つているかどうかを確認し、その記録を作成すること。
五　第三号の報告及び前号の記録を保存するとともに、受託者及び受託者の医療機器等総括製造販売責任者に文書により報告すること。

5　委託元である製造販売業者は、受託者が市販直後調査に係る業務であつて再生医療等製品の製造販売後安全管理業務のうち第百三十七条の五十九第一号から第三号までに掲げる業務を再委託する場合においては、受託者が、製造販売後安全管理業務手順書等及び市販直後調査実施計画書に基づき、次に掲げる業務を受託安全管理実施責任者に行わせることを確認しなければならない。
一　再受託安全管理実施責任者に再委託安全確保業務に関する記録を作成させ、文書により報告させること。
二　前号の文書を保存すること。

6　委託元である製造販売業者は、受託者が再生医療等製品の製造販売後安全管理業務のうち第百三十七条の五十九第四号に掲げる業務を再委託する場合においては、当該再委託安全確保業務を適正かつ円滑に遂行しうる能力を有する者

に再委託させなければならない。この場合において、委託元である製造販売業者は、受託者に、製造販売後安全管理業務手順書等に基づき、次に掲げる事項を記載した文書により再委託者との契約を締結させ、その契約書を保存させなければならない。

一　再委託安全確保業務の範囲

二　その他必要な事項

7　委託元である製造販売業者は、受託者に、その受託安全管理実施責任者に再委託安全確保業務の改善の必要性について検討させ、その必要性があるときは、製造販売後安全管理業務手順書等及び第三項の契約書に基づき、再受託者に所要の措置を講じるよう文書により指示させ、その文書を保存させなければならない。

8　委託元である製造販売業者は、受託者が前項の規定に基づき指示を行つた場合においては、受託者に当該措置が講じられたことを確認させ、その記録を保存させなければならない。

9　受託者は、再委託安全確保業務を行う上で必要な情報を再受託者に提供しなければならない。

（再委託安全確保業務等に係る記録の保存）

第百三十七条の六十四　前条の規定により保存することとされている文書その他の記録の保存期間については、第百三十七条の六十二の規定を準用する。この場合において、同条第二項中「製造販売業者」とあるのは、「受託者」と読み替えるものとする。

（再生医療等製品の製造販売業者の法令遵守体制）

第百三十七条の六十四の二　再生医療等製品の製造販売業者は、次に掲げるところにより、法第二十三条の三十五の二第一項各号に掲げる措置を講じなければならない。

一　次に掲げる再生医療等製品総括製造販売責任者の権限を明らかにすること。

イ　再生医療等製品品質保証責任者、再生医療等製品安全管理責任者その他の再生医療等製品の品質管理及び製造販売後安全管理に関する業務に従事する者に対する業務の指示及び監督に関する権限

ロ　再生医療等製品の廃棄、回収若しくは販売の停止、法第六十八条の二第二項に規定する注意事項等情報の改訂、医療関係者への情報の提供又は法に基づく厚生労働大臣への報告その他の再生医療等製品の品質管理及び製造販売後安全管理に関する措置の決定及び実施に関する権限

ハ　製造業者、法第二十三条の二十四第一項に規定する再生医療等製品外国製造業者その他製造に関する業務（試験検査等の業務を含む。）を行う者に対する管理監督に関する権限

ニ　イからハまでに掲げるもののほか、再生医療等製品の品質管理及び製造販売後安全管理に関する権限

二　次に掲げる法第二十三条の三十五の二第一項第二号に規定する体制を整備すること。

イ　再生医療等製品の品質管理及び製造販売後安全管理に関する業務その他の製造販売業者の業務の遂行が法令に適合することを確保するために必要な規程の作成、製造販売業者の薬事に関する業務に責任を有する役員及び従業者に対する教育訓練の実施及び評価並びに業務の遂行に係る記録の作成、管理及び保存を行う体制

ロ　製造販売業者が薬事に関する業務に責任を有する役員及び従業者の業務を監督するために必要な情報を収集し、その業務の適正を確保するために必要な措置を講ずる体制

ハ　イ及びロに掲げるもののほか、製造販売業者の業務の適正を確保するために必要な人員の確保及び配置その他の製造販売業者の業務の適正を確保するための体制

三　次に掲げる法第二十三条の三十五の二第一項第三号に規定する厚生労働省令で定める者に、法第二十三条の二十一第一項各号の厚生労働省令で定める基準を遵守して再生医療等製品の品質管理及び製造販売後安全管理を行わせるために必要な権限を付与するとともに、それらの者が行う業務を監督すること。

イ　再生医療等製品総括製造販売責任者

ロ　再生医療等製品品質保証責任者

ハ　再生医療等製品安全管理責任者

ニ　イからハまでに掲げる者のほか、再生医療等製品の品質管理及び製造販売後安全管理に関する業務に従事する者

四　次に掲げる法第二十三条の三十五の二第一項第四号に規定する措置を講ずること。

イ　再生医療等製品の製造販売業者の従業者に対して法令遵守のための指針を示すこと。

ロ　薬事に関する業務に責任を有する役員の権限及び分掌する業務を明らかにすること。

ハ　再生医療等製品の製造方法、試験検査方法その他の再生医療等製品の品質に影響を与えるおそれのある事項の変更に関する情報の収集、再生医療等製品について承認された事項の一部を変更するために必要な手続その他の必要な措置

ニ　法第六十八条の十第一項の規定に基づく副作用等の報告が適時かつ適切に行われることを確保するために必要な情報の管理その他の措置

ホ　再生医療等製品の製造販売業者が医薬関係者に対して行う再生医療等製

品に関する情報提供が、客観的かつ科学的な根拠に基づく正確な情報により行われ、かつ、法第六十六条から第六十八条までに違反する記事の広告、記述又は流布が行われないことを確保するために必要な業務の監督その他の措置

ヘ　イからホまでに掲げるもののほか、第二号に規定する体制を実効的に機能させるために必要な措置

（再生医療等製品の製造業者の法令遵守体制）

第百三十七条の六十四の三　再生医療等製品の製造業者は、次に掲げるところにより、法第二十三条の三十五の二第三項各号に掲げる措置を講じなければならない。

一　次に掲げる再生医療等製品製造管理者の権限を明らかにすること。

イ　再生医療等製品の製造の管理に関する業務に従事する者に対する業務の指示及び監督に関する権限

ロ　イに掲げるもののほか、再生医療等製品の製造の管理に関する権限

二　次に掲げる法第二十三条の三十五の二第三項第二号に規定する体制を整備すること。

イ　再生医療等製品の製造の管理に関する業務その他の製造業者の業務の遂行が法令に適合することを確保するために必要な規程の作成、製造業者の薬事に関する業務に責任を有する役員及び従業者に対する教育訓練の実施及び評価並びに業務の遂行に係る記録の作成、管理及び保存を行う体制

ロ　製造業者が薬事に関する業務に責任を有する役員及び従業者の業務を監督するために必要な情報を収集し、その業務の適正を確保するために必要な措置を講ずる体制

ハ　イ及びロに掲げるもののほか、製造業者の業務の適正を確保するために必要な人員の確保及び配置その他の製造業者の業務の適正を確保するための体制

三　次に掲げる法第二十三条の三十五の二第三項第三号に規定する厚生労働省令で定める者に、法第二十三条の二十五第二項第四号の厚生労働省令で定める基準を遵守して再生医療等製品の製造管理又は品質管理を行わせるために必要な権限を付与するとともに、それらの者が行う業務を監督すること。

イ　再生医療等製品製造管理者

ロ　イに掲げる者のほか、再生医療等製品の製造の管理に関する業務に従事する者

四　次に掲げる法第二十三条の三十五の二第三項第四号に規定する措置を講ずること。

イ　再生医療等製品の製造業者の従業者に対して法令遵守のための指針を示すこと。

ロ　薬事に関する業務に責任を有する役員の権限及び分掌する業務を明らかにすること。
ハ　再生医療等製品の製造方法、試験検査方法その他の再生医療等製品の品質に影響を与えるおそれのある事項の変更に関する情報の収集、当該情報の製造販売業者に対する連絡その他の必要な措置
ニ　イからハまでに掲げるもののほか、第二号に規定する体制を実効的に機能させるために必要な措置

（製造販売業の再生医療等製品総括製造販売責任者等の変更の届出）
第百三十七条の六十五　法第二十三条の三十六第一項の規定により変更の届出をしなければならない事項は、次のとおりとする。
一　製造販売業者の氏名及び住所
二　主たる機能を有する事務所の名称及び所在地
三　製造販売業者が法人であるときは、薬事に関する業務に責任を有する役員の氏名
四　再生医療等製品総括製造販売責任者の氏名及び住所
五　当該製造販売業者が、他の種類の製造販売業の許可を受け、又は当該許可に係る事業を廃止したときは、当該許可の種類及び許可番号
2　前項の届出は、様式第六による届書を提出することによつて行うものとする。
3　前項の届書には、次の各号に掲げる届書の区分に応じて当該各号に定める書類を添えなければならない。ただし、申請等の行為の際当該届書の提出先とされている都道府県知事に提出された書類については、当該届書にその旨が付記されたときは、この限りでない。
一　第一項第一号に掲げる製造販売業者の氏名に係る届書　製造販売業者の戸籍謄本、戸籍抄本又は戸籍記載事項証明書（製造販売業者が法人であるときは、登記事項証明書）
二　第一項第三号に掲げる役員に係る届書　新たに役員となつた者が精神の機能の障害により業務を適正に行うに当たつて必要な認知、判断及び意思疎通を適切に行うことができないおそれがある者である場合は、当該役員に係る精神の機能の障害に関する医師の診断書
三　第一項第四号に掲げる事項に係る届書（新たに再生医療等製品総括製造販売責任者となつた者が製造販売業者である場合を除く。）　雇用契約書の写しその他の製造販売業者の新たに再生医療等製品総括製造販売責任者となつた者に対する使用関係を証する書類及び当該者が法第二十三条の三十四第一項に規定する者であることを証する書類

（再生医療等製品製造管理者等の変更の届出）
第百三十七条の六十六　法第二十三条の三十六第二項の規定により変更の届出を

しなければならない事項は、次のとおりとする。

一　製造業者若しくは再生医療等製品外国製造業者（以下この条において「製造業者等」という。）又は再生医療等製品製造管理者（再生医療等製品外国製造業者にあつては、当該製造所の責任者。第三項第二号において同じ。）の氏名及び住所

二　製造業者等が法人であるときは、薬事に関する業務に責任を有する役員の氏名

三　製造所の名称

四　製造所の構造設備の主要部分

五　製造業者等が他の製造業の許可、認定若しくは登録を受け、又はその製造所を廃止したときは、当該許可の区分及び許可番号、当該認定の区分及び認定番号又は当該登録の登録番号

2　前項の届出は、様式第六による届書（地方厚生局長に提出する場合にあつては正本一通及び副本二通、厚生労働大臣に提出する場合にあつては正本一通）を提出することによつて行うものとする。

3　前項の届書には、次の各号に掲げる届書の区分に応じて当該各号に定める書類を添えなければならない。ただし、申請等の行為の際当該届書の提出先とされている厚生労働大臣若しくは地方厚生局長に提出され、又は当該都道府県知事を経由して厚生労働大臣若しくは地方厚生局長に提出された書類については、当該届書にその旨が付記されたときは、この限りでない。

一　第一項第一号に掲げる製造業者等の氏名に係る届書　製造業者等の戸籍謄本、戸籍抄本又は戸籍記載事項証明書（製造業者等が法人であるときは、登記事項証明書）

二　第一項第一号に掲げる再生医療等製品製造管理者の氏名に係る届書（新たに再生医療等製品製造管理者となつた者が製造業者等である場合を除く。）
雇用契約書の写しその他の製造業者等の新たに再生医療等製品製造管理者となつた者に対する使用関係を証する書類及び新たに再生医療等製品製造管理者となつた者が法第二十三条の三十四第五項の承認を受けた者であることを証する書類

（資料の保存）

第百三十七条の六十七　再生医療等製品承認取得者は、次の各号に掲げる資料を、それぞれ当該各号に掲げる期間保存しなければならない。ただし、資料の性質上その保存が著しく困難であると認められるものにあつては、この限りでない。

一　法第二十三条の二十五第一項又は第十一項の承認の申請に際して提出した資料の根拠となつた資料　承認（法第二十三条の二十六第一項の規定により条件及び期限を付したものである場合にあつては、同条第五項（法第二十三条の二十六の二第三項において準用する場合を含む。）の規定による申請に

対する法第二十三条の二十五の承認）を受けた日から五年間。ただし、法第二十三条の二十九第一項の再審査を受けなければならない再生医療等製品（承認（法第二十三条の二十六第一項又は第二十三条の二十六の二第一項の条件及び期限を付したものを除く。）を受けた日から再審査が終了するまでの期間が五年を超えるものに限る。）に係る資料にあつては、再審査が終了するまでの期間

二　法第二十三条の二十九第一項の再審査の申請に際して提出した資料の根拠となつた資料（前号に掲げる資料を除く。）　再審査が終了した日から五年間

三　法第二十三条の三十一第一項の再生医療等製品の再評価の申請に際して提出した資料の根拠となつた資料（前二号に掲げる資料を除く。）　再評価が終了した日から五年間

（外国製造再生医療等製品の製造販売の承認の申請）

第百三十七条の六十八　法第二十三条の三十七第一項の再生医療等製品の製造販売の承認の申請は、様式第七十五の十七による申請書（正本一通及び副本二通）を厚生労働大臣に提出することによつて行うものとする。

2　前項の申請書に添付すべき資料については、第百三十七条の二十三から第百三十七条の二十四までの規定を準用する。

3　第一項の申請書には、次に掲げる書類を添えなければならない。ただし、申請等の行為の際厚生労働大臣に提出された書類については、当該申請書にその旨が付記されたときは、この限りでない。

一　申請者が法人であるときは、法人であることを証する書類

二　申請者（申請者が法人であるときは、薬事に関する業務に責任を有する役員を含む。）が、法第二十三条の三十七第二項に規定する者であるかないかを明らかにする書類

三　選任外国製造再生医療等製品製造販売業者を選任したことを証する書類

四　当該選任外国製造再生医療等製品製造販売業者が受けている製造販売業の許可証の写し

五　法第二十三条の四十において準用する法第二十三条の二十八第一項の規定により法第二十三条の三十七第一項の承認を申請しようとするときは、申請者が製造販売しようとする物が、法第二十三条の二十八第一項第二号に掲げる再生医療等製品であることを証する書類その他必要な書類

（外国製造再生医療等製品の製造販売承認台帳の記載事項）

第百三十七条の六十九　令第四十三条の二十二に規定する法第二十三条の三十七第一項及び同条第五項において準用する法第二十三条の二十五第十一項の承認に関する台帳に記載する事項は、第百三十七条の三十各号（第三号を除く。）に掲げる事項のほか、次に掲げる事項を記載するものとする。

一　選任外国製造再生医療等製品製造販売業者の氏名及び住所
二　当該選任外国製造再生医療等製品製造販売業者の受けている製造販売業の許可の種類及び許可番号

（選任外国製造再生医療等製品製造販売業者の遵守事項）

第百三十七条の七十　選任外国製造再生医療等製品製造販売業者が遵守すべき事項は、第百三十七条の五十五各号に掲げるもののほか、次のとおりとする。
一　選任外国製造再生医療等製品製造販売業者としての業務に関する事項を記録し、かつ、これを最終の記載の日から五年間、保存すること。
二　次のイからホまでに掲げる書類を利用しなくなつた日から五年間、保存すること。
イ　外国製造再生医療等製品特例承認取得者が当該承認を受けた事項を記載した書類
ロ　外国製造再生医療等製品特例承認取得者が法第二十三条の三十七第一項及び同条第五項において準用する法第二十三条の二十五第十一項の承認の申請に際して提出した資料の写し
ハ　外国製造再生医療等製品特例承認取得者が法第二十三条の三十九において準用する法第二十三条の二十九第一項の再審査の申請に際して提出した資料の写し
ニ　外国製造再生医療等製品特例承認取得者が法第二十三条の三十九において準用する法第二十三条の三十一第一項の再評価の申請に際して提出した資料の写し
ホ　外国製造再生医療等製品特例承認取得者が法第二十三条の三十七第五項において準用する法第二十三条の二十六第三項（法第二十三条の二十六の二第三項において準用する場合を含む。）の規定により厚生労働大臣に報告した事項、法第二十三条の三十九において準用する法第二十三条の二十九第六項又は第二十三条の三十第二項の規定により厚生労働大臣又は機構に報告した事項、法第六十八条の十四第一項又は第六十八条の十五第三項の規定により厚生労働大臣又は機構に報告した再生医療等製品に係る感染症定期報告及び法第七十五条の二の二第一項第二号の規定により厚生労働大臣に報告した事項を記載した書類
三　法第六十八条の十第一項又は法第六十八条の十三第三項の規定により厚生労働大臣又は機構に報告した不具合等に関する事項の根拠となつた資料を、利用しなくなつた日から五年間保存すること。ただし、資料の性質上その保存が著しく困難であると認められるものにあつては、この限りでない。

（選任外国製造再生医療等製品製造販売業者に関する変更の届出）

第百三十七条の七十一　法第二十三条の三十八第一項の規定により変更の届出を

しなければならない事項は、次のとおりとする。

一　選任外国製造再生医療等製品製造販売業者の氏名又は住所

二　選任外国製造再生医療等製品製造販売業者が受けている製造販売業の許可の種類及び許可番号

2　法第二十三条の三十八第一項の規定による選任外国製造再生医療等製品製造販売業者の変更の届出及び前項の届出は、品目ごとに様式第五十四による届書（正副二通）を提出することによつて行うものとする。

3　前項の届書には、選任外国製造再生医療等製品製造販売業者が受けている製造販売業の許可証の写しを添えなければならない。ただし、申請等の行為の際当該許可証の写しが厚生労働大臣に提出されている場合には、当該届書にその旨が付記されたときは、この限りでない。

（機構による選任外国製造再生医療等製品製造販売業者に関する変更の届出の状況の通知）

第百三十七条の七十一の二　法第二十三条の三十八第三項の規定により機構が厚生労働大臣に対して行う選任外国製造再生医療等製品製造販売業者に関する変更の届出の状況の通知は、様式第五十四の二による通知書によつて行うものとする。

（情報の提供）

第百三十七条の七十二　外国製造再生医療等製品特例承認取得者は、選任外国製造再生医療等製品製造販売業者に対し、次に掲げる情報を提供しなければならない。

一　法第二十三条の三十七第一項の規定により当該品目について承認された事項及び同条第五項において準用する法第二十三条の二十五第十一項の規定によりその変更があつた場合にあつては、その変更された事項及び変更理由

二　法第二十三条の三十七第五項において準用する法第二十三条の二十六第三項（法第二十三条の二十六の二第三項において準用する場合を含む。）の規定により厚生労働大臣に報告した事項

三　法第二十三条の三十七第一項及び同条第五項において準用する法第二十三条の二十五第十一項の承認の申請に際して提出した資料の写し、法第二十三条の三十九において準用する法第二十三条の二十九第一項の再審査の申請に際して提出した資料の写し並びに法第二十三条の三十九において準用する法第二十三条の三十一の再評価の申請に際して提出した資料の写し

四　法第二十三条の三十九において準用する法第二十三条の二十九第六項又は法第二十三条の三十第二項の規定により厚生労働大臣又は機構に報告した事項

五　法第六十五条の二に規定する事項を記載するために必要な情報及びその変

更があつた場合にあつてはその変更理由

六　法第六十五条の三に規定する事項に関する情報及びその変更があつた場合にあつてはその変更理由

七　法第六十九条第一項、第四項、第五項若しくは第六項又は第七十五条の二の二第一項第二号の規定により厚生労働大臣に報告した事項

八　前各号に掲げるもののほか、選任外国製造再生医療等製品製造販売業者が業務を行うために必要な情報

2　外国製造再生医療等製品特例承認取得者は、選任外国製造再生医療等製品製造販売業者を変更したときは、第百三十七条の七十第一号に規定する記録、同条第二号に規定する書類、同条第三号に規定する資料及び前項に規定する情報並びに品質管理の業務に関する資料及び製造販売後安全管理の業務に関する資料を、変更前の選任外国製造再生医療等製品製造販売業者から変更後の選任外国製造再生医療等製品製造販売業者に引き継がせなければならない。

3　前項の場合において、変更前の選任外国製造再生医療等製品製造販売業者は、再生医療等製品に関する記録及び当該記録に関連する資料を変更後の選任外国製造再生医療等製品製造販売業者に引き渡さなければならない。

（外国製造再生医療等製品特例承認取得者の業務に関する帳簿）

第百三十七条の七十三　外国製造再生医療等製品特例承認取得者は、帳簿を備え、選任外国製造再生医療等製品製造販売業者に対する情報の提供その他の外国製造再生医療等製品特例承認取得者としての業務に関する事項を記載し、かつ、これを最終の記載の日から三年間、保存しなければならない。

（外国製造再生医療等製品特例承認取得者に関する変更の届出）

第百三十七条の七十四　令第四十三条の四十五第一項の厚生労働省令で定める事項は、次のとおりとする。

一　外国製造再生医療等製品特例承認取得者の氏名又は住所

二　外国製造再生医療等製品特例承認取得者が法人であるときは、薬事に関する業務に責任を有する役員

三　承認を受けた品目を製造する製造所又はその名称

2　前項の届出は、品目ごとに様式第五十四の三による届書（正副二通）を提出することによつて行うものとする。

3　第一項の届出が、同項第一号に掲げる事項に係るものであるときは、これを証する書類を、同項第二号に掲げる事項に係るものであるときは、変更後の役員が法第二十三条の三十七第二項に規定する者であるかないかを明らかにする書類を、前項の届書に添えなければならない。

（機構による外国製造再生医療等製品特例承認取得者に関する変更の届出の状

況の通知）

第百三十七条の七十四の二　令第四十三条の四十五第三項の規定により機構が厚生労働大臣に対して行う外国製造再生医療等製品特例承認取得者に関する変更の届出の状況の通知は、様式第五十四の二による通知書によつて行うものとする。

（外国製造再生医療等製品特例承認取得者等の申請等の手続）

第百三十七条の七十五　法第二十三条の三十七第一項の承認を受けようとする者又は外国製造再生医療等製品特例承認取得者の厚生労働大臣に対する申請、届出、報告、提出その他の手続は、選任外国製造再生医療等製品製造販売業者が行うものとする。

（外国製造再生医療等製品特例承認取得者の資料の保存）

第百三十七条の七十六　外国製造再生医療等製品特例承認取得者については、第百三十七条の六十七の規定を準用する。

2　外国製造再生医療等製品特例承認取得者は、法第七十五条の二の二第一項第二号の規定により厚生労働大臣に報告した事項の根拠となつた資料を、厚生労働大臣に報告した日から五年間保存しなければならない。

3　前項の資料の保存については、第百三十七条の六十七各号列記以外の部分ただし書の規定を準用する。

（準用）

第百三十七条の七十七　法第二十三条の三十七第一項及び同条第五項において準用する法第二十三条の二十五第十一項の承認については、第百三十七条の二十二、第百三十七条の二十三の二から第百三十七条の二十九まで、第百三十七条の三十一及び第百三十七条の三十五から第百三十七条の四十九までの規定を準用する。この場合において、第百三十七条の二十七中「様式第七十五の三」とあるのは「様式第七十五の十八」と、第百三十七条の二十九第一項中「様式第七十五の四」とあるのは「様式第七十五の十九」と、第百三十七条の三十一第一項中「様式第七十五の五」とあるのは「様式第七十五の二十」と、第百三十七条の三十六第三項及び第五項中「様式第七十五の七」とあるのは「様式第七十五の二十一」と、第百三十七条の三十八中「様式第七十五の九」とあるのは「様式第七十五の二十二」と、第百三十七条の四十四第二項中「様式第七十五の十」とあるのは「様式第七十五の二十三」と、第百三十七条の四十六第一項中「様式第七十五の十二」とあるのは「様式第七十五の二十四」と、第百三十七条の四十七第二項中「様式第七十五の十三」とあるのは「様式第七十五の二十五」と、第百三十七条の四十八の二第一項中「様式第七十五の十四の二」とあるのは「様式第七十五の二十五の二」と、同条第二項中「様式第七十五の十四の三」とあるのは「様式第七十五の二十五の三」と、第百三十七条の四十八の七第一項中「様式第七十五の十四の四」とあるのは「様式第七十五の二十五の四」と、第百三十七条の四十八の九第一項中「様式第七十五の十四の五」とあるのは「様式第七十五の二十五の五」と、第百三十七条の四十八の十三第一項中「様式第七十五の十四の八」とあるのは「様式第七十五の二十五の六」と、第百三十七条の四十八の十四第二項中「様式第七十五の十四の九」とあるのは「様式第七十五の二十五の七」と、第百三十七条の四十八の十五第一項中「様式第七十五の十四の十」とあるのは「様式第七十五の二十五の八」と、第百三十七条の四十九第二項中「様式第七十五の十五」とあるのは「様式第七十五の二十六」と読み替えるものとする。

第百三十七条の七十八　再生医療等製品の製造販売業者又は製造業者については、第三条、第十五条の九、第十五条の十、第十八条及び第百七十三条第一項の規定を準用する。この場合において、第十五条の九第一項中「登録販売者として」とあるのは、「第百三十七条の五十第二号に規定する」と、第十五条の十中「薬剤師若しくは登録販売者」とあるのは「薬剤師」と、第百七十三条第一項中「、販売業者、貸与業者若しくは修理業者」とあるのは「若しくは販売業者」と、「授与し、若しくは貸与し、又は電気通信回線を通じて提供した」とあるのは「又は授与した」と、「、授与若しくは貸与若しくは電気通信回線を通じた提供」とあるのは「又は授与」と読み替えるものとする。

2　再生医療等製品外国製造業者については、第十八条の規定を準用する。

第五章　医薬品、医療機器及び再生医療等製品の販売業等

（卸売販売業における医薬品の販売等の相手方）

第百三十八条　法第二十五条第三号の厚生労働省令で定める者は、次に掲げるものとする。

一　国、都道府県知事又は市町村長（特別区の区長を含む。）

二　助産所（医療法第二条第一項に規定する助産所をいう。）の開設者であつて助産所で滅菌消毒用医薬品その他の医薬品を使用するもの

三　救急用自動車等（救急救命士法（平成三年法律第三十六号）第四十四条第二項に規定する救急用自動車等をいう。以下同じ。）により業務を行う事業者であつて救急用自動車等に医薬品を備え付けるもの

四　臓器の移植に関する法律（平成九年法律第百四号）第十二条第一項の許可を受けた者であつて同項に規定する業として行う臓器のあつせんに使用する滅菌消毒用医薬品その他の医薬品を使用するもの

五　施術所（あん摩マツサージ指圧師、はり師、きゆう師等に関する法律（昭和二十二年法律第二百十七号）第九条の二第一項の届出に係る同項の施術所

及び柔道整復師法（昭和四十五年法律第十九号）第二条第二項に規定する施術所をいう。以下同じ。）の開設者であつて施術所で滅菌消毒用医薬品その他の医薬品を使用するもの

六　歯科技工所（歯科技工士法（昭和三十年法律第百六十八号）第二条第三項に規定する歯科技工所をいう。以下同じ。）の開設者であつて歯科技工所で滅菌消毒用医薬品その他の医薬品を使用するもの

七　滅菌消毒（医療法施行規則（昭和二十三年厚生省令第五十号）第九条の九第一項に規定する滅菌消毒をいう。以下同じ。）の業務を行う事業者であつて滅菌消毒の業務に滅菌消毒用医薬品その他の医薬品を使用するもの

八　ねずみ、はえ、蚊、のみその他これらに類する生物の防除の業務を行う事業者であつて防除の業務に防除用医薬品その他の医薬品を使用するもの

九　浄化槽、貯水槽、水泳プールその他これらに類する設備（以下「浄化槽等」という。）の衛生管理を行う事業者であつて浄化槽等で滅菌消毒用医薬品その他の医薬品を使用するもの

十　登録試験検査機関その他検査施設の長であつて検査を行うに当たり必要な体外診断用医薬品その他の医薬品を使用するもの

十一　研究施設の長又は教育機関の長であつて研究又は教育を行うに当たり必要な医薬品を使用するもの

十二　医薬部外品、化粧品、医療機器又は再生医療等製品の製造業者であつて製造を行うに当たり必要な医薬品を使用するもの

十三　航空法（昭和二十七年法律第二百三十一号）第二条第十八項に規定する航空運送事業を行う事業者であつて航空法施行規則（昭和二十七年運輸省令第五十六号）第百五十条第二項の規定に基づく医薬品を使用するもの

十四　船員法（昭和二十二年法律第百号）の適用を受ける船舶所有者であつて船員法施行規則（昭和二十二年運輸省令第二十三号）第五十三条第一項の規定に基づく医薬品を使用するもの

十五　前各号に掲げるものに準ずるものであつて販売等の相手方として厚生労働大臣が適当と認めるもの

（店舗販売業の許可の申請）

第百三十九条　法第二十六条第二項の申請書は、様式第七十六によるものとする。

2　法第二十六条第二項第六号の厚生労働省令で定める事項は、第一条第二項各号に掲げる事項とする。

3　法第二十六条第三項第四号の厚生労働省令で定める区分は、次のとおりとする。

一　要指導医薬品

二　第一類医薬品

三　指定第二類医薬品

四　第二類医薬品（指定第二類医薬品を除く。次項第二号ハ及び第百四十七条の七第三号において同じ。）
五　第三類医薬品
4　法第二十六条第三項第五号の厚生労働省令で定める事項は、次のとおりとする。
一　特定販売を行う際に使用する通信手段
二　次のイからニまでに掲げる特定販売を行う医薬品の区分
イ　第一類医薬品
ロ　指定第二類医薬品
ハ　第二類医薬品
ニ　第三類医薬品
三　特定販売を行う時間及び営業時間のうち特定販売のみを行う時間がある場合はその時間
四　特定販売を行うことについての広告に、法第二十六条第二項の申請書に記載する店舗の名称と異なる名称を表示するときは、その名称
五　特定販売を行うことについてインターネットを利用して広告をするときは、主たるホームページアドレス及び主たるホームページの構成の概要
六　都道府県知事（その店舗の所在地が保健所を設置する市又は特別区の区域にある場合においては、市長又は区長。第百四十七条の七第四号において同じ。）又は厚生労働大臣が特定販売の実施方法に関する適切な監督を行うために必要な設備の概要（その店舗の営業時間のうち特定販売のみを行う時間がある場合に限る。）
5　法第二十六条第三項第六号の厚生労働省令で定める書類は、次に掲げるとおりとする。
一　法人にあつては、登記事項証明書
二　店舗管理者（法第二十八条第一項の規定によりその店舗を実地に管理する店舗販売業者を含む。次号を除き、以下同じ。）の週当たり勤務時間数並びに薬剤師名簿の登録番号及び登録年月日又は販売従事登録の登録番号及び登録年月日を記載した書類
三　法第二十八条第一項の規定により店舗管理者を指定してその店舗を実地に管理させる場合にあつては、その店舗管理者の雇用契約書の写しその他申請者のその店舗管理者に対する使用関係を証する書類
四　店舗管理者以外にその店舗において薬事に関する実務に従事する薬剤師又は登録販売者を置く場合にあつては、その薬剤師又は登録販売者の別、週当たり勤務時間数並びに薬剤師名簿の登録番号及び登録年月日又は販売従事登録の登録番号及び登録年月日を記載した書類
五　店舗管理者以外にその店舗において薬事に関する実務に従事する薬剤師又は登録販売者を置く場合にあつては、その薬剤師又は登録販売者の雇用契約

書の写しその他申請者のその薬剤師又は登録販売者に対する使用関係を証する書類

六　その店舗において店舗販売業以外の医薬品の販売業その他の業務を併せ行う場合にあつては、その業務の種類を記載した書類

七　申請者（申請者が法人であるときは、薬事に関する業務に責任を有する役員）が精神の機能の障害により業務を適正に行うに当たつて必要な認知、判断及び意思疎通を適切に行うことができないおそれがある者である場合は、当該申請者に係る精神の機能の障害に関する医師の診断書

6　法第二十六条第二項の申請については、第一条第六項及び第七項並びに第九条の規定を準用する。この場合において、第一条第六項中「第四条第三項各号」とあるのは、「第二十六条第三項各号」と読み替えるものとする。

7　法第二十六条第五項において準用する法第五条第三号への厚生労働省令で定める者は、精神の機能の障害により店舗販売業者の業務を適正に行うに当たつて必要な認知、判断及び意思疎通を適切に行うことができない者とする。

（店舗管理者の指定）

第百四十条　店舗管理者は、次の各号に掲げる区分に応じ、当該各号に定める者であつて、その店舗において医薬品の販売又は授与に関する業務に従事するものでなければならない。

一　要指導医薬品又は第一類医薬品を販売し、又は授与する店舗　薬剤師

二　第二類医薬品又は第三類医薬品を販売し、又は授与する店舗　薬剤師又は次のいずれかに該当する登録販売者

イ　過去五年間のうち、薬局、店舗販売業又は配置販売業において一般従事者（その薬局、店舗又は区域において実務に従事する薬剤師又は登録販売者以外の者をいう。）として薬剤師又は登録販売者の管理及び指導の下に実務に従事した期間及び登録販売者として業務（店舗管理者又は区域管理者としての業務を含む。）に従事した期間（以下この号及び第百四十九条の二第二号において「従事期間」という。）が通算して二年以上の者

ロ　過去五年間のうち、従事期間が通算して一年以上であつて、第十五条の十一の三、第百四十七条の十一の三又は第百四十九条の十六に定める継続的研修並びに店舗の管理及び法令遵守について厚生労働大臣が必要と認める研修を修了した者

ハ　従事期間が通算して一年以上であつて、店舗管理者又は区域管理者としての業務の経験がある者

2　前項第一号の規定にかかわらず、第一類医薬品を販売し、又は授与する店舗において薬剤師を店舗管理者とすることができない場合には、過去五年間のうち次の各号に掲げる期間が通算して三年以上である登録販売者であつて、その店舗において医薬品の販売又は授与に関する業務に従事するものを店舗管理者

とすることができる。
一　要指導医薬品若しくは第一類医薬品を販売し、若しくは授与する薬局、薬剤師が店舗管理者である要指導医薬品若しくは第一類医薬品を販売し、若しくは授与する店舗販売業又は薬剤師が区域管理者である第一類医薬品を配置販売する配置販売業において登録販売者として業務に従事した期間
二　第一類医薬品を販売し、若しくは授与する店舗の店舗管理者又は第一類医薬品を配置販売する区域の区域管理者であつた期間

（店舗管理者を補佐する者）

第百四十一条　第一類医薬品を販売し、又は授与する店舗の店舗販売業者は、当該店舗の店舗管理者が薬剤師でない場合には、店舗管理者を補佐する者として薬剤師を置かなければならない。

2　前項に規定する店舗管理者を補佐する者は、保健衛生上支障を生ずるおそれがないように、店舗販売業者及び店舗管理者に対し必要な意見を書面により述べなければならない。

3　店舗販売業者及び店舗管理者は、第一項の規定により店舗管理者を補佐する者を置いたときは、前項の規定により述べられた店舗管理者を補佐する者の意見を尊重するとともに、法令遵守のために措置を講ずる必要があるときは、当該措置を講じ、かつ、講じた措置の内容（措置を講じない場合にあつては、その旨及びその理由）を記録し、これを適切に保存しなければならない。

（準用）

第百四十二条　店舗販売業者については、第二条から第七条まで（同条第九号及び第十号を除く。）の規定を準用する。この場合において、第二条中「様式第二」とあるのは「様式第七十七」と、第六条第一項中「様式第五」とあるのは「様式第七十八」と、第七条第十一号中「医薬品の販売業」とあるのは「店舗販売業以外の医薬品の販売業」と、同条第十二号中「第一条第三項各号」とあるのは「第百三十九条第三項各号」と、同条第十三号中「第一条第四項各号」とあるのは「第百三十九条第四項各号」と、「除く。第十六条の二第一項第三号において同じ」とあるのは「除く」と読み替えるものとする。

（店舗管理者の業務及び遵守事項）

第百四十二条の二　法第二十九条第三項の店舗管理者が行う店舗の管理に関する業務は、次のとおりとする。
一　法第二十九条の三第一項第一号に規定する店舗管理者が有する権限に係る業務
二　第百四十四条第一項の規定による医薬品の試験検査及び同条第二項の規定による試験検査の結果の確認

三　第百四十五条第二項の規定による帳簿の記載

2　法第二十九条第三項の店舗管理者が遵守すべき事項は、次のとおりとする。

一　保健衛生上支障を生ずるおそれがないように、その店舗に勤務する薬剤師、登録販売者その他の従業者を監督し、その店舗の構造設備及び医薬品その他の物品を管理し、その他その店舗の業務につき、必要な注意をすること。

二　法第二十九条第二項の規定により店舗販売業者に対して述べる意見を記載した書面の写しを三年間保存すること。

（店舗販売業者の遵守事項）

第百四十三条　法第二十九条の二第一項の厚生労働省令で定める店舗販売業者が遵守すべき事項は、次条から第百四十七条の十一まで及び第百四十七条の十一の三に定めるものとする。

（試験検査の実施方法）

第百四十四条　店舗販売業者は、店舗管理者が医薬品の適切な管理のために必要と認める医薬品の試験検査を、店舗管理者に行わせなければならない。ただし、当該店舗の設備及び器具を用いて試験検査を行うことが困難であると店舗管理者が認めた場合には、店舗販売業者は、当該店舗販売業者の他の試験検査設備又は登録試験検査機関を利用して試験検査を行うことができる。

2　店舗販売業者は、前項ただし書により試験検査を行つた場合は、店舗管理者に試験検査の結果を確認させなければならない。

（店舗の管理に関する帳簿）

第百四十五条　店舗販売業者は、店舗に当該店舗の管理に関する事項を記録するための帳簿を備えなければならない。

2　店舗管理者は、試験検査、不良品の処理その他当該店舗の管理に関する事項を、前項の帳簿に記載しなければならない。

3　店舗販売業者は、第一項の帳簿を、最終の記載の日から三年間、保存しなければならない。

（医薬品の購入等に関する記録）

第百四十六条　店舗販売業者は、医薬品を購入し、又は譲り受けたとき及び薬局開設者、医薬品の製造販売業者、製造業者若しくは販売業者又は病院、診療所若しくは飼育動物診療施設の開設者に販売し、又は授与したときは、次に掲げる事項を書面に記載しなければならない。

一　品名

二　数量

三　購入若しくは譲受け又は販売若しくは授与の年月日

四　購入者等の氏名又は名称、住所又は所在地及び電話番号その他の連絡先（次項ただし書の規定により同項に規定する確認を行わないこととされた場合にあつては、氏名又は名称以外の事項は、その記載を省略することができる。）
五　前号に掲げる事項の内容を確認するために提示を受けた資料（次項ただし書の規定により同項に規定する確認を行わないこととされた場合を除く。）
六　購入者等が自然人であり、かつ、購入者等以外の者が医薬品の取引の任に当たる場合及び購入者等が法人である場合にあつては、医薬品の取引の任に当たる自然人が、購入者等と雇用関係にあること又は購入者等から医薬品の取引に係る指示を受けたことを示す資料

2　店舗販売業者は、前項の規定に基づき書面に記載するに際し、購入者等から、許可証等の写しその他の資料の提示を受けることで、購入者等の住所又は所在地、電話番号その他の連絡先を確認しなければならない。ただし、購入者等が当該店舗販売業者と常時取引関係にある場合は、この限りではない。

3　店舗販売業者は、要指導医薬品又は第一類医薬品（以下この項において「要指導医薬品等」という。）を販売し、又は授与したときは、次に掲げる事項を書面に記載しなければならない。
一　品名
二　数量
三　販売又は授与の日時
四　販売し、又は授与した薬剤師の氏名並びに法第三十六条の六第一項の規定による情報の提供及び指導又は法第三十六条の十第一項の規定による情報の提供を行つた薬剤師の氏名
五　要指導医薬品等を購入し、又は譲り受けようとする者が、法第三十六条の六第一項の規定による情報の提供及び指導の内容又は法第三十六条の十第一項の規定による情報の提供の内容を理解したことの確認の結果

4　店舗販売業者は、第一項の書面を記載の日から三年間、前項の書面を記載の日から二年間、保存しなければならない。

5　店舗販売業者は、第二類医薬品又は第三類医薬品を販売し、又は授与したときは、次に掲げる事項を書面に記載し、これを保存するよう努めなければならない。
一　品名
二　数量
三　販売又は授与の日時
四　販売し、又は授与した薬剤師又は登録販売者の氏名及び法第三十六条の十第三項の規定による情報の提供を行つた薬剤師又は登録販売者の氏名
五　第二類医薬品を購入し、又は譲り受けようとする者が、法第三十六条の十第三項の規定による情報の提供の内容を理解したことの確認の結果

6　店舗販売業者は、要指導医薬品又は一般用医薬品を販売し、又は授与したと

きは、当該要指導医薬品又は一般用医薬品を購入し、又は譲り受けた者の連絡先を書面に記載し、これを保存するよう努めなければならない。

（医薬品を陳列する場所等の閉鎖）

第百四十七条　店舗販売業者は、開店時間のうち、要指導医薬品又は一般用医薬品を販売し、又は授与しない時間は、要指導医薬品又は一般用医薬品を通常陳列し、又は交付する場所を閉鎖しなければならない。

2　店舗販売業者は、開店時間のうち、要指導医薬品又は第一類医薬品を販売し、又は授与しない時間は、要指導医薬品陳列区画又は第一類医薬品陳列区画を閉鎖しなければならない。ただし、鍵をかけた陳列設備に要指導医薬品又は第一類医薬品を陳列している場合は、この限りでない。

（店舗における従事者の区別等）

第百四十七条の二　店舗販売業者は、薬剤師、登録販売者又は一般従事者（その店舗において実務に従事する薬剤師又は登録販売者以外の者をいう。第百四十七条の九第一項において同じ。）であることが容易に判別できるようその店舗に勤務する従事者に名札を付けさせることその他必要な措置を講じなければならない。

2　店舗販売業者は、研修中の登録販売者が付ける前項の名札については、その旨が容易に判別できるよう必要な表記をしなければならない。

3　店舗販売業者は、研修中の登録販売者については、薬剤師又は登録販売者（研修中の登録販売者を除く。）の管理及び指導の下に実務に従事させなければならない。

（濫用等のおそれのある医薬品の販売等）

第百四十七条の三　店舗販売業者は、濫用等のおそれのある医薬品（一般用医薬品に限る。）を販売し、又は授与するときは、次に掲げる方法により行わなければならない。

一　当該店舗において医薬品の販売又は授与に従事する薬剤師又は登録販売者に、次に掲げる事項を確認させること。

イ　当該医薬品を購入し、又は譲り受けようとする者が若年者である場合にあつては、当該者の氏名及び年齢

ロ　当該医薬品を購入し、又は譲り受けようとする者及び当該医薬品を使用しようとする者の他の薬局開設者、店舗販売業者又は配置販売業者からの当該医薬品及び当該医薬品以外の濫用等のおそれのある医薬品の購入又は譲受けの状況

ハ　当該医薬品を購入し、又は譲り受けようとする者が、適正な使用のために必要と認められる数量を超えて当該医薬品を購入し、又は譲り受けよう

とする場合は、その理由

ニ　その他当該医薬品の適正な使用を目的とする購入又は譲受けであることを確認するために必要な事項

二　当該店舗において医薬品の販売又は授与に従事する薬剤師又は登録販売者に、前号の規定により確認した事項を勘案し、適正な使用のために必要と認められる数量に限り、販売し、又は授与させること。

（使用の期限を超過した医薬品の販売等の禁止）

第百四十七条の四　店舗販売業者は、その直接の容器又は直接の被包に表示された使用の期限を超過した医薬品を、正当な理由なく、販売し、授与し、販売若しくは授与の目的で貯蔵し、若しくは陳列し、又は広告してはならない。

（競売による医薬品の販売等の禁止）

第百四十七条の五　店舗販売業者は、医薬品を競売に付してはならない。

（店舗における医薬品の広告）

第百四十七条の六　店舗販売業者は、その店舗において販売し、又は授与しようとする医薬品について広告をするときは、当該医薬品を購入し、若しくは譲り受けた者又はこれらの者によつて購入され、若しくは譲り受けられた医薬品を使用した者による当該医薬品に関する意見その他医薬品の使用が不適正なものとなるおそれのある事項を表示してはならない。

2　店舗販売業者は、医薬品の購入又は譲受けの履歴、ホームページの利用の履歴その他の情報に基づき、自動的に特定の医薬品の購入又は譲受けを勧誘する方法その他医薬品の使用が不適正なものとなるおそれのある方法により、医薬品に関して広告をしてはならない。

（特定販売の方法等）

第百四十七条の七　店舗販売業者は、特定販売を行う場合は、次に掲げるところにより行わなければならない。

一　当該店舗に貯蔵し、又は陳列している一般用医薬品を販売し、又は授与すること。

二　特定販売を行うことについて広告をするときは、インターネットを利用する場合はホームページに、その他の広告方法を用いる場合は当該広告に、別表第一の二及び別表第一の三に掲げる情報を、見やすく表示すること。

三　特定販売を行うことについて広告をするときは、第一類医薬品、指定第二類医薬品、第二類医薬品及び第三類医薬品の区分ごとに表示すること。

四　特定販売を行うことについてインターネットを利用して広告をするときは、都道府県知事及び厚生労働大臣が容易に閲覧することができるホームページで行うこと。

（指定第二類医薬品の販売等）

第百四十七条の八　店舗販売業者は、指定第二類医薬品を販売し、又は授与する場合は、当該指定第二類医薬品を購入し、又は譲り受けようとする者が別表第一の二第二の七に掲げる事項を確実に認識できるようにするために必要な措置を講じなければならない。

（実務の証明及び記録）

第百四十七条の九　店舗販売業者は、その店舗において一般従事者として薬剤師又は登録販売者の管理及び指導の下に実務に従事した者から、過去五年間においてその実務に従事したことの証明を求められたときは、速やかにその証明を行わなければならない。

2　前項の場合において、店舗販売業者は、虚偽又は不正の証明を行つてはならない。

3　店舗販売業者は、第一項の証明を行うために必要な記録を保存しなければならない。

（業務経験の証明及び記録）

第百四十七条の十　店舗販売業者は、その店舗において登録販売者として業務（店舗管理者としての業務を含む。以下この項において同じ。）に従事した者から、過去五年間においてその業務に従事したことの証明を求められたときは、速やかにその証明を行わなければならない。

2　前項の場合において、店舗販売業者は、虚偽又は不正の証明を行つてはならない。

3　店舗販売業者は、第一項の証明を行うために必要な記録を保存しなければならない。

（視覚、聴覚又は音声機能若しくは言語機能に障害を有する薬剤師等に対する措置）

第百四十七条の十一　店舗販売業者は、自ら視覚、聴覚若しくは音声機能若しくは言語機能に障害を有する薬剤師若しくは登録販売者であるとき、又はその店舗において薬事に関する実務に従事する薬剤師若しくは登録販売者が視覚、聴覚若しくは音声機能若しくは言語機能に障害を有するときは、保健衛生上支障を生ずるおそれがないように、必要な設備の設置その他の措置を講じなければならない。

（店舗販売業者の法令遵守体制）

第百四十七条の十一の二　店舗販売業者は、次に掲げるところにより、法第二十九条の三第一項各号に掲げる措置を講じなければならない。

一　次に掲げる店舗管理者の権限を明らかにすること。

イ　店舗に勤務する薬剤師、登録販売者その他の従業者に対する業務の指示及び監督に関する権限

ロ　イに掲げるもののほか、店舗の管理に関する権限

二　次に掲げる法第二十九条の三第一項第二号に規定する体制を整備すること。

イ　店舗の管理に関する業務その他の店舗販売業者の業務の遂行が法令に適合することを確保するために必要な規程の作成、店舗販売業者の薬事に関する業務に責任を有する役員及び従業者に対する教育訓練の実施及び評価並びに業務の遂行に係る記録の作成、管理及び保存を行う体制

ロ　店舗販売業者が薬事に関する業務に責任を有する役員及び従業者の業務を監督するために必要な情報を収集し、その業務の適正を確保するために必要な措置を講ずる体制

ハ　イ及びロに掲げるもののほか、店舗販売業者の業務の適正を確保するために必要な人員の確保及び配置その他の店舗販売業者の業務の適正を確保するための体制

三　次に掲げる法第二十九条の三第一項第三号に規定する措置を講ずること。

イ　店舗販売業者の従業者に対して法令遵守のための指針を示すこと。

ロ　薬事に関する業務に責任を有する役員の権限及び分掌する業務を明らかにすること。

ハ　店舗販売業者が二以上の許可を受けている場合にあつては、当該許可を受けている全ての店舗において法第二十九条の三による法令遵守体制が確保されていることを確認するために必要な措置

ニ　ハの場合であつて、二以上の店舗の法令遵守体制を確保するために店舗販売業者（店舗販売業者が法人であるときは、薬事に関する業務に責任を有する役員。以下このニにおいて同じ。）を補佐する者を置くときは、次に掲げる措置

（１）　店舗販売業者を補佐する者が行う業務を明らかにすること。

（２）　店舗販売業者を補佐する者が二以上の店舗の法令遵守体制を確保するために店舗管理者から必要な情報を収集し、当該情報を店舗販売業者に速やかに報告するとともに、当該店舗販売業者からの指示を受けて、店舗管理者に対して当該指示を伝達するための措置

（３）　店舗販売業者が二以上の店舗の法令遵守体制を確保するために店舗販売業者を補佐する者から必要な情報を収集し、店舗販売業者を補佐する者に対して必要な指示を行うための措置

ホ　医薬品の保管、販売その他医薬品の管理に関する業務が適切に行われ、かつ、第百四十六条に規定する店舗販売業者の義務が履行されるために必

要な措置

ヘ　イからホまでに掲げるもののほか、前号に規定する体制を実効的に機能させるために必要な措置

（店舗における登録販売者の継続的研修）

第百四十七条の十一の三　店舗販売業者は、その店舗において業務に従事する登録販売者に、研修を毎年度受講させなければならない。

2　前項の研修を実施しようとする者は、次に掲げる事項をあらかじめ厚生労働大臣に届け出なければならない。

一　氏名又は名称及び住所並びに法人にあつては、その代表者の氏名

二　研修の実施場所

3　前項の届出を行つた者（次項において「研修実施機関」という。）が行う研修の実施の基準は、次のとおりとする。

一　研修は次に掲げる事項について講義により行うものとし、総時間数が十二時間以上であること。

イ　医薬品に共通する特性と基本的な知識

ロ　人体の働きと医薬品

ハ　主な医薬品とその作用

ニ　薬事に関する法規と制度

ホ　医薬品の適正使用と安全対策

ヘ　リスク区分等の変更があつた医薬品

ト　店舗の管理に関する事項

チ　その他登録販売者として求められる理念、倫理、関連法規等

二　前号イからチに掲げる事項を教授するのに適当な講師を有すること。

三　正当な理由なく受講を制限するものでないこと。

4　研修実施機関については、第十五条の十一の三第四項から第七項までの規定を準用する。

（店舗における掲示）

第百四十七条の十二　法第二十九条の四の規定による掲示（次条に規定するものを除く。）は、次項に定める事項を表示した掲示板によるものとする。

2　法第二十九条の四の厚生労働省令で定める事項(次条に規定するものを除く。)は、別表第一の二のとおりとする。

（販売又は授与する開店時間の掲示）

第百四十七条の十三　法第二十九条の四の規定による掲示のうち、要指導医薬品又は一般用医薬品を販売し、又は授与する開店時間は、当該店舗内の見やすい場所及び当該店舗の外側の見やすい場所に掲示することにより行うものとする。

（配置販売業の許可の申請）

第百四十八条　法第三十条第二項の申請書は、様式第八十三によるものとする。

2　法第三十条第二項第五号の厚生労働省令で定める事項は、次のとおりとする。

一　営業の区域

二　通常の営業日及び営業時間

三　相談時及び緊急時の連絡先

3　第一項の申請書には、次に掲げる書類を添えなければならない。ただし、申請等の行為の際当該申請書の提出先とされている都道府県知事に提出され、又は当該都道府県知事を経由して厚生労働大臣に提出された書類については、当該申請書にその旨が付記されたときは、この限りでない。

一　法人にあつては、登記事項証明書

二　法第三十一条の二第一項の規定により区域管理者を指定してその業務に係る都道府県の区域（以下単に「区域」という。）を管理させる場合にあつては、その区域管理者の氏名及び住所を記載した書類

三　区域管理者（法第三十一条の二第一項の規定によりその区域を管理する配置販売業者を含む。次号を除き、以下同じ。）の週当たり勤務時間数並びに薬剤師名簿の登録番号及び登録年月日又は販売従事登録の登録番号及び登録年月日を記載した書類

四　法第三十一条の二第一項の規定により区域管理者を指定してその区域を管理させる場合にあつては、その区域管理者の雇用契約書の写しその他申請者のその区域管理者に対する使用関係を証する書類

五　区域管理者以外にその区域において薬事に関する実務に従事する薬剤師又は登録販売者を置く場合にあつては、その薬剤師又は登録販売者の氏名及び住所を記載した書類

六　区域管理者以外にその区域において薬事に関する実務に従事する薬剤師又は登録販売者を置く場合にあつては、その薬剤師又は登録販売者の別、週当たり勤務時間数並びに薬剤師名簿の登録番号及び登録年月日又は販売従事登録の登録番号及び登録年月日を記載した書類

七　区域管理者以外にその区域において薬事に関する実務に従事する薬剤師又は登録販売者を置く場合にあつては、その薬剤師又は登録販売者の雇用契約書の写しその他申請者のその薬剤師又は登録販売者に対する使用関係を証する書類

八　その区域において配置販売によつて販売し、又は授与する医薬品の次に掲げる区分を記載した書類

イ　第一類医薬品

ロ　指定第二類医薬品

ハ　第二類医薬品（指定第二類医薬品を除く。）

ニ　第三類医薬品

九　その区域において配置販売業以外の医薬品の販売業その他の業務を併せ行う場合にあつては、その業務の種類を記載した書類

十　申請者（申請者が法人であるときは、薬事に関する業務に責任を有する役員）が精神の機能の障害により業務を適正に行うに当たって必要な認知、判断及び意思疎通を適切に行うことができないおそれがある者である場合は、当該申請者に係る精神の機能の障害に関する医師の診断書

4　法第三十条第二項の申請については、前項の規定によるほか、第一条第七項及び第九条の規定を準用する。この場合において、第九条中「都道府県知事（その所在地が保健所を設置する市又は特別区の区域にある場合においては、市長又は区長）」とあるのは、「都道府県知事」と読み替えるものとする。

5　法第三十条第四項において準用する法第五条第三号への厚生労働省令で定める者は、精神の機能の障害により配置販売業者の業務を適正に行うに当たつて必要な認知、判断及び意思疎通を適切に行うことができない者とする。

（準用）

第百四十九条　配置販売業者については、第二条及び第四条から第七条まで（同条第三号、第九号、第十号及び第十三号を除く。）の規定を準用する。この場合において、第二条中「様式第二」とあるのは「様式第七十七」と、第六条第一項中「様式第五」とあるのは「様式第七十八」と、第七条第十一号中「医薬品の販売業」とあるのは「配置販売業以外の医薬品の販売業」と、同条第十二号中「第一条第三項各号」とあるのは「第百四十八条第二項第八号イからニまで」と読み替えるものとする。

（区域管理者の指定）

第百四十九条の二　区域管理者は、次の各号に掲げる区分に応じ、当該各号に定める者であつて、その区域において医薬品の販売又は授与に関する業務に従事するものでなければならない。

一　第一類医薬品を販売し、又は授与する区域　薬剤師

二　第二類医薬品又は第三類医薬品を販売し、又は授与する区域　薬剤師又は次のいずれかに該当する登録販売者

イ　過去五年間のうち、従事期間が通算して二年以上の者

ロ　過去五年間のうち、従事期間が通算して一年以上であつて、第十五条の十一の三、第百四十七条の十一の三又は第百四十九条の十六に定める継続的研修並びに区域の管理及び法令遵守について厚生労働大臣が必要と認める研修を修了した者

ハ　従事期間が通算して一年以上であつて、店舗管理者又は区域管理者としての業務の経験がある者

2　前項第一号の規定にかかわらず、第一類医薬品を販売し、又は授与する区域において薬剤師を区域管理者とすることができない場合には、過去五年間のうち次の各号に掲げる期間が通算して三年以上である登録販売者であつて、その区域において医薬品の販売又は授与に関する業務に従事するものを区域管理者とすることができる。

一　要指導医薬品若しくは第一類医薬品を販売し、若しくは授与する薬局、薬剤師が店舗管理者である要指導医薬品若しくは第一類医薬品を販売し、若しくは授与する店舗販売業又は薬剤師が区域管理者である第一類医薬品を配置販売する配置販売業において登録販売者として業務に従事した期間

二　第一類医薬品を販売し、若しくは授与する店舗の店舗管理者又は第一類医薬品を配置販売する区域の区域管理者であつた期間

3　前項の場合においては、第百四十一条の規定を準用する。

（区域管理者の業務及び遵守事項）

第百四十九条の二の二　法第三十一条の三第三項の区域管理者が行う区域の管理に関する業務は、次のとおりとする。

一　法第三十一条の五第一項第一号に規定する区域管理者が有する権限に係る業務

二　第百四十九条の四第二項の規定による帳簿の記載

2　法第三十一条の三第三項の区域管理者が遵守すべき事項は、次のとおりとする。

一　保健衛生上支障を生ずるおそれがないように、その業務に関し配置員その他の従業者を監督し、医薬品その他の物品を管理し、その他その区域の業務につき、必要な注意をすること。

二　法第三十一条の三第二項の規定により配置販売業者に対して述べる意見を記載した書面の写しを三年間保存すること。

（配置販売業者の遵守事項）

第百四十九条の三　法第三十一条の四第一項の厚生労働省令で定める配置販売業者が遵守すべき事項は、次条から第百四十九条の十四まで及び第百四十九条の十六に定めるものとする。

（区域の管理に関する帳簿）

第百四十九条の四　配置販売業者は、当該区域の管理に関する事項を記録するための帳簿を備えなければならない。

2　区域管理者は、不良品の処理その他当該区域の管理に関する事項を、前項の帳簿に記載しなければならない。

3　配置販売業者は、第一項の帳簿を、最終の記載の日から三年間、保存しなけ

ればならない。

（医薬品の購入等に関する記録）

第百四十九条の五　配置販売業者は、医薬品を購入し、又は譲り受けたときは、次に掲げる事項を書面に記載しなければならない。

一　品名

二　数量

三　購入又は譲受けの年月日

四　当該配置販売業者に対して医薬品を販売又は授与した者の氏名又は名称、住所又は所在地及び電話番号その他の連絡先（次項ただし書の規定により同項に規定する確認を行わないこととされた場合にあつては、氏名又は名称以外の事項は、その記載を省略することができる。）

五　前号に掲げる事項の内容を確認するために提示を受けた資料（次項ただし書の規定により同項に規定する確認を行わないこととされた場合を除く。）

六　当該配置販売業者に対して医薬品を販売又は授与した者が自然人であり、かつ、当該者以外の者が医薬品の取引の任に当たる場合及び当該者が法人である場合にあつては、医薬品の取引の任に当たる自然人が、購入者等と雇用関係にあること又は当該者から医薬品の取引に係る指示を受けたことを示す資料

2　配置販売業者は、前項の規定に基づき書面に記載するに際し、当該配置販売業者に対して医薬品を販売又は授与した者から、許可証等の写しその他の資料の提示を受けることで、当該者の住所又は所在地、電話番号その他の連絡先を確認しなければならない。ただし、当該者が当該配置販売業者と常時取引関係にある場合は、この限りではない。

3　配置販売業者は、第一類医薬品を配置したときは、次に掲げる事項を書面に記載しなければならない。

一　品名

二　数量

三　配置した日時

四　配置した薬剤師の氏名及び法第三十六条の十第七項において準用する同条第一項の規定による情報の提供を行つた薬剤師の氏名

五　第一類医薬品を配置販売によつて購入し、又は譲り受けようとする者が、法第三十六条の十第七項において準用する同条第一項の規定による情報の提供の内容を理解したことの確認の結果

4　配置販売業者は、第一項の書面を記載の日から三年間、前項の書面を記載の日から二年間、保存しなければならない。

5　配置販売業者は、第二類医薬品又は第三類医薬品を配置したときは、次に掲げる事項を書面に記載し、これを保存するよう努めなければならない。

一　品名
二　数量
三　配置した日時
四　配置した薬剤師又は登録販売者の氏名及び法第三十六条の十第七項において準用する同条第三項の規定による情報の提供を行つた薬剤師又は登録販売者の氏名
五　第二類医薬品を配置販売によつて購入し、又は譲り受けようとする者が、法第三十六条の十第七項において準用する同条第三項の規定による情報の提供の内容を理解したことの確認の結果

6　配置販売業者は、一般用医薬品を配置したときは、当該一般用医薬品を配置販売によつて購入し、又は譲り受けようとする者の連絡先を書面に記載し、これを保存するよう努めなければならない。

（区域における従事者の区別等）

第百四十九条の六　配置販売業者は、薬剤師、登録販売者又は一般従事者（その区域において実務に従事する薬剤師又は登録販売者以外の者をいう。第百四十九条の十二第一項において同じ。）であることが容易に判別できるようその区域に勤務する従事者に名札を付けさせることその他必要な措置を講じなければならない。

2　配置販売業者は、研修中の登録販売者が付ける前項の名札については、その旨が容易に判別できるよう必要な表記をしなければならない。

3　配置販売業者は、研修中の登録販売者については、薬剤師又は登録販売者（研修中の登録販売者を除く。）の管理及び指導の下に実務に従事させなければならない。

（濫用等のおそれのある医薬品の配置）

第百四十九条の七　配置販売業者は、濫用等のおそれのある医薬品（一般用医薬品に限る。）を配置するときは、次に掲げる方法により行わなければならない。

一　当該区域において医薬品の配置販売に従事する薬剤師又は登録販売者に、次に掲げる事項を確認させること。
　イ　当該医薬品を配置販売によつて購入し、又は譲り受けようとする者が若年者である場合にあつては、当該者の氏名及び年齢
　ロ　当該医薬品を配置販売によつて購入し、又は譲り受けようとする者及び当該医薬品を使用しようとする者の他の薬局開設者、店舗販売業者又は配置販売業者からの当該医薬品及び当該医薬品以外の濫用等のおそれのある医薬品の購入又は譲受けの状況
　ハ　当該医薬品を配置販売によつて購入し、又は譲り受けようとする者が、適正な使用のために必要と認められる数量を超えて当該医薬品の配置を求

める場合は、その理由

ニ　その他当該医薬品の適正な使用を目的とする配置販売による購入又は譲受けであることを確認するために必要な事項

二　当該区域において医薬品の配置販売に従事する薬剤師又は登録販売者に、前号の規定により確認した事項を勘案し、適正な使用のために必要と認められる数量に限り、配置させること。

（使用の期限を超過した医薬品の販売等の禁止）

第百四十九条の八　配置販売業者は、その直接の容器又は直接の被包に表示された使用の期限を超過した医薬品を、正当な理由なく、販売し、授与し、販売若しくは授与の目的で貯蔵し、若しくは陳列し、又は広告してはならない。

（配置販売業における医薬品の広告）

第百四十九条の九　配置販売業者は、その区域において販売し、又は授与しようとする医薬品について広告をするときは、当該医薬品を配置販売によつて購入し、若しくは譲り受けた者又は配置した医薬品を使用した者による当該医薬品に関する意見その他医薬品の使用が不適正なものとなるおそれのある事項を表示してはならない。

2　配置販売業者は、医薬品の配置販売による購入又は譲受けの履歴その他の情報に基づき、自動的に特定の医薬品の配置販売による購入又は譲受けを勧誘する方法その他医薬品の使用が不適正なものとなるおそれのある方法により、医薬品に関して広告をしてはならない。

（配置販売に関する文書の添付）

第百四十九条の十　配置販売業者は、一般用医薬品を配置するときは、別表第一の四に掲げる事項を記載した書面を添えて配置しなければならない。

（指定第二類医薬品の配置）

第百四十九条の十一　配置販売業者は、指定第二類医薬品を配置する場合は、当該指定第二類医薬品を配置販売によつて購入し、又は譲り受けようとする者が別表第一の四第二の五に掲げる事項を確実に認識できるようにするために必要な措置を講じなければならない。

（実務の証明及び記録）

第百四十九条の十二　配置販売業者は、その区域において一般従事者として薬剤師又は登録販売者の管理及び指導の下に実務に従事した者から、過去五年間においてその実務に従事したことの証明を求められたときは、速やかにその証明を行わなければならない。

2　前項の場合において、配置販売業者は、虚偽又は不正の証明を行つてはならない。

3　配置販売業者は、第一項の証明を行うために必要な記録を保存しなければならない。

（業務経験の証明及び記録）

第百四十九条の十三　配置販売業者は、その区域において登録販売者として業務（区域管理者としての業務を含む。以下この項において同じ。）に従事した者から、過去五年間においてその業務に従事したことの証明を求められたときは、速やかにその証明を行わなければならない。

2　前項の場合において、配置販売業者は、虚偽又は不正の証明を行つてはならない。

3　配置販売業者は、第一項の証明を行うために必要な記録を保存しなければならない。

（視覚、聴覚又は音声機能若しくは言語機能に障害を有する薬剤師等に対する措置）

第百四十九条の十四　配置販売業者は、自ら視覚、聴覚若しくは音声機能若しくは言語機能に障害を有する薬剤師若しくは登録販売者であるとき、又はその区域において薬事に関する実務に従事する薬剤師若しくは登録販売者が視覚、聴覚若しくは音声機能若しくは言語機能に障害を有するときは、保健衛生上支障を生ずるおそれがないように、必要な設備の設置その他の措置を講じなければならない。

（配置販売業者の法令遵守体制）

第百四十九条の十五　配置販売業者は、次に掲げるところにより、法第三十一条の五第一項各号に掲げる措置を講じなければならない。

一　次に掲げる区域管理者の権限を明らかにすること。

イ　区域内において配置販売に従事する配置員その他の従業者に対する業務の指示及び監督に関する権限

ロ　イに掲げるもののほか、区域の管理に関する権限

二　次に掲げる法第三十一条の五第一項第二号に規定する体制を整備すること。

イ　区域の管理に関する業務その他の配置販売業者の業務の遂行が法令に適合することを確保するために必要な規程の作成、配置販売業者の薬事に関する業務に責任を有する役員及び従業者に対する教育訓練の実施及び評価並びに業務の遂行に係る記録の作成、管理及び保存を行う体制

ロ　配置販売業者の薬事に関する業務に責任を有する役員及び従業者の業務を監督するために必要な情報を収集し、その業務の適正を確保するために

必要な措置を講ずる体制

ハ　イ及びロに掲げるもののほか、配置販売業者の業務の適正を確保するために必要な人員の確保及び配置その他の配置販売業者の業務の適正を確保するための体制

三　次に掲げる法第三十一条の五第一項第三号に規定する措置を講ずること。

イ　配置販売業者の従業者に対して法令遵守のための指針を示すこと。

ロ　薬事に関する業務に責任を有する役員の権限及び分掌する業務を明らかにすること。

ハ　配置販売業者が二以上の許可を受けている場合にあつては、当該許可を受けている全ての区域において法第三十一条の五による法令遵守体制が確保されていることを確認するために必要な措置

ニ　ハの場合であつて、二以上の区域の法令遵守体制を確保するために配置販売業者（配置販売業者が法人であるときは、薬事に関する業務に責任を有する役員。以下このニにおいて同じ。）を補佐する者を置くときは、次に掲げる措置

（１）　配置販売業者を補佐する者が行う業務を明らかにすること。

（２）　配置販売業者を補佐する者が二以上の区域の法令遵守体制を確保するために区域管理者から必要な情報を収集し、当該情報を配置販売業者に速やかに報告するとともに、当該配置販売業者からの指示を受けて、区域管理者に対して当該指示を伝達するための措置

（３）　配置販売業者が二以上の区域の法令遵守体制を確保するために配置販売業者を補佐する者から必要な情報を収集し、配置販売業者を補佐する者に対して必要な指示を行うための措置

ホ　医薬品の保管、販売その他医薬品の管理に関する業務が適切に行われ、かつ、第百四十九条の五に規定する配置販売業者の義務が履行されるために必要な措置

ヘ　イからホまでに掲げるもののほか、前号に規定する体制を実効的に機能させるために必要な措置

（区域における登録販売者の継続的研修）

第百四十九条の十六　配置販売業者は、その区域において実務に従事する登録販売者に、研修を毎年度受講させなければならない。

２　前項の研修を実施しようとする者は、次に掲げる事項をあらかじめ厚生労働大臣に届け出なければならない。

一　氏名又は名称及び住所並びに法人にあつては、その代表者の氏名

二　研修の実施場所

３　前項の届出を行つた者（次項において「研修実施機関」という。）が行う研修の実施の基準は、次のとおりとする。

一　研修は次に掲げる事項について講義により行うものとし、総時間数が十二時間以上であること。

イ　医薬品に共通する特性と基本的な知識

ロ　人体の働きと医薬品

ハ　主な医薬品とその作用

ニ　薬事に関する法規と制度

ホ　医薬品の適正使用と安全対策

ヘ　リスク区分等の変更があつた医薬品

ト　区域の管理に関する事項

チ　その他登録販売者として求められる理念、倫理、関連法規等

二　前号イからチに掲げる事項を教授するのに適当な講師を有すること。

三　正当な理由なく受講を制限するものでないこと。

4　研修実施機関については、第十五条の十一の三第四項から第七項までの規定を準用する。

（配置従事の届出事項）

第百五十条　法第三十二条の規定により、配置販売業者又はその配置員が届け出なければならない事項は、次のとおりとする。

一　配置販売業者の氏名及び住所

二　配置販売に従事する者の氏名及び住所

三　配置販売に従事する区域及びその期間

（配置従事者の身分証明書）

第百五十一条　法第三十三条第一項の身分証明書の交付を申請しようとする者は、様式第八十四による申請書を住所地の都道府県知事に提出しなければならない。

2　前項の申請書には、次に掲げる書類を添えなければならない。ただし、申請等の行為の際当該申請書の提出先とされている都道府県知事に提出され、又は当該都道府県知事を経由して厚生労働大臣に提出された書類（第二号に掲げる書類に限る。）については、当該申請書にその旨が付記されたときは、この限りでない。

一　申請前六月以内に撮影した無帽、正面、上三分身、無背景の縦の長さ三センチメートル、横の長さ二・四センチメートルの写真

二　申請者が配置員であるときは、雇用契約書の写しその他配置販売業者のその配置員に対する使用関係を証する書類

第百五十二条　法第三十三条第一項の身分証明書は、様式第八十五によるものとする。

2　前項の身分証明書の有効期間は、発行の日から発行の日の属する年の翌年の

十二月三十一日までとする。

（卸売販売業の許可の申請）

第百五十三条　法第三十四条第二項の申請書は、様式第八十六によるものとする。

2　法第三十四条第二項第五号の厚生労働省令で定める事項は、次のとおりとする。

一　営業所の名称及び所在地

二　医薬品の保管設備の面積

三　医薬品の取扱品目

四　医薬品営業所管理者の住所及び資格

五　兼営事業の種類

六　相談時及び緊急時の連絡先

3　第一項の申請書には、次に掲げる書類を添えなければならない。ただし、申請等の行為の際当該申請書の提出先とされている都道府県知事に提出され、又は当該都道府県知事を経由して厚生労働大臣に提出された書類については、当該申請書にその旨が付記されたときは、この限りでない。

一　営業所の平面図

二　法人にあつては、登記事項証明書

三　申請者以外の者がその医薬品営業所管理者である場合にあつては、その医薬品営業所管理者の雇用契約書の写しその他申請者のその医薬品営業所管理者に対する使用関係を証する書類

四　放射性医薬品を取り扱おうとするとき（厚生労働大臣が定める数量又は濃度以下の放射性医薬品を取り扱おうとするときを除く。）は、放射性医薬品の種類及び放射性医薬品を取り扱うために必要な設備の概要を記載した書類

五　申請者（申請者が法人であるときは、薬事に関する業務に責任を有する役員）が精神の機能の障害により業務を適正に行うに当たつて必要な認知、判断及び意思疎通を適切に行うことができないおそれがある者である場合は、当該申請者に係る精神の機能の障害に関する医師の診断書

4　法第三十四条第二項の申請については、前項の規定によるほか、第一条第七項及び第九条の規定を準用する。この場合において、第九条中「都道府県知事（その所在地が保健所を設置する市又は特別区の区域にある場合においては、市長又は区長）」とあるのは、「都道府県知事」と読み替えるものとする。

5　法第三十四条第四項において準用する法第五条第三号への厚生労働省令で定める者は、精神の機能の障害により卸売販売業者の業務を適正に行うに当たつて必要な認知、判断及び意思疎通を適切に行うことができない者とする。

（卸売販売業における薬剤師以外の者による医薬品の管理）

第百五十四条　法第三十五条第二項の厚生労働省令で定める者は、薬剤師以外の

者であつて、次の各号に掲げるその取り扱う医薬品の区分に応じ、それぞれ当該各号に定めるものとする。

一　医療の用に供するガス類その他これに類する医薬品であつて厚生労働大臣が指定するもの（以下「指定卸売医療用ガス類」という。）　イからニまでのいずれかに該当する者

イ　旧制中学若しくは高校又はこれと同等以上の学校で、薬学又は化学に関する専門の課程を修了した者

ロ　旧制中学若しくは高校又はこれと同等以上の学校で、薬学又は化学に関する科目を修得した後、指定卸売医療用ガス類の販売又は授与に関する業務に三年以上従事した者

ハ　指定卸売医療用ガス類の販売又は授与に関する業務に五年以上従事した者

ニ　都道府県知事がイからハまでに掲げる者と同等以上の知識経験を有すると認めた者

二　歯科医療の用に供する医薬品であつて厚生労働大臣が指定するもの（以下「指定卸売歯科用医薬品」という。）　イからニまでのいずれかに該当する者

イ　旧制中学若しくは高校又はこれと同等以上の学校で、薬学、歯学又は化学に関する専門の課程を修了した者

ロ　旧制中学若しくは高校又はこれと同等以上の学校で、薬学、歯学又は化学に関する科目を修得した後、指定卸売歯科用医薬品の販売又は授与に関する業務に三年以上従事した者

ハ　指定卸売歯科用医薬品の販売又は授与に関する業務に五年以上従事した者

ニ　都道府県知事がイからハまでに掲げる者と同等以上の知識経験を有すると認めた者

三　指定卸売医療用ガス類及び指定卸売歯科用医薬品　前二号のいずれにも該当する者

→平21厚労省告示119［厚生労働大臣が指定する医療用ガス類・歯科用医薬品］

（準用）

第百五十五条　卸売販売業者については、第二条から第七条まで（同条第四号、第八号、第九号、第十二号及び第十三号を除く。）の規定を準用する。この場合において、第二条中「様式第二」とあるのは「様式第七十七」と、第六条第一項中「様式第五」とあるのは「様式第七十八」と、第七条第七号中「氏名、住所及び週当たり勤務時間数」とあるのは「氏名及び住所」と、同条第十一号中「医薬品の販売業」とあるのは「卸売販売業以外の医薬品の販売業」と読み替えるものとする。

（医薬品営業所管理者の業務及び遵守事項）

第百五十五条の二　法第三十六条第三項の医薬品営業所管理者が行う営業所の管理に関する業務は、次のとおりとする。

一　法第三十六条の二の二第一項第一号に規定する医薬品営業所管理者が有する権限に係る業務

二　第百五十七条第一項の規定による医薬品の試験検査及び同条第二項の規定による試験検査の結果の確認

三　第百五十八条の三第二項の規定による帳簿の記載

2　法第三十六条第三項の医薬品営業所管理者が遵守すべき事項は、次のとおりとする。

一　保健衛生上支障を生ずるおそれがないように、その営業所に勤務する薬剤師その他の従業者を監督し、その営業所の構造設備及び医薬品その他の物品を管理し、その他その営業所の業務につき、必要な注意をすること。

二　法第三十六条第二項の規定により卸売販売業者に対して述べる意見を記載した書面の写しを三年間保存すること。

（卸売販売業者の遵守事項）

第百五十六条　法第三十六条の二第一項の厚生労働省令で定める卸売販売業者が遵守すべき事項は、次条から第百五十八条の六までに定めるものとする。

（卸売販売業者の法令遵守体制）

第百五十六条の二　卸売販売業者は、次に掲げるところにより、法第三十六条の二の二第一項各号に掲げる措置を講じなければならない。

一　次に掲げる医薬品営業所管理者の権限を明らかにすること。

イ　営業所に勤務する薬剤師その他の従業者に対する業務の指示及び監督に関する権限

ロ　イに掲げるもののほか、営業所の管理に関する権限

二　次に掲げる法第三十六条の二の二第一項第二号に規定する体制を整備すること。

イ　営業所の管理に関する業務その他の卸売販売業者の業務の遂行が法令に適合することを確保するために必要な規程の作成、卸売販売業者の薬事に関する業務に責任を有する役員及び従業者に対する教育訓練の実施及び評価並びに業務の遂行に係る記録の作成、管理及び保存を行う体制

ロ　卸売販売業者が薬事に関する業務に責任を有する役員及び従業者の業務を監督するために必要な情報を収集し、その業務の適正を確保するために必要な措置を講ずる体制

ハ　イ及びロに掲げるもののほか、卸売販売業者の業務の適正を確保するために必要な人員の確保及び配置その他の卸売販売業者の業務の適正を確保

するための体制

三　次に掲げる法第三十六条の二の二第一項第三号に規定する措置を講ずること。

イ　卸売販売業者の従業者に対して法令遵守のための指針を示すこと。

ロ　薬事に関する業務に責任を有する役員の権限及び分掌する業務を明らかにすること。

ハ　卸売販売業者が二以上の許可を受けている場合にあつては、当該許可を受けている全ての営業所において法第三十六条の二の二による法令遵守体制が確保されていることを確認するために必要な措置

ニ　ハの場合であつて、二以上の営業所の法令遵守体制を確保するために卸売販売業者（卸売販売業者が法人であるときは、薬事に関する業務に責任を有する役員。以下このニにおいて同じ。）を補佐する者を置くときは、次に掲げる措置

（1）　卸売販売業者を補佐する者が行う業務を明らかにすること。

（2）　卸売販売業者を補佐する者が二以上の営業所の法令遵守体制を確保するために医薬品営業所管理者から必要な情報を収集し、当該情報を卸売販売業者に速やかに報告するとともに、当該卸売販売業者からの指示を受けて、医薬品営業所管理者に対して当該指示を伝達するための措置

（3）　卸売販売業者が二以上の営業所の法令遵守体制を確保するために卸売販売業者を補佐する者から必要な情報を収集し、卸売販売業者を補佐する者に対して必要な指示を行うための措置

ホ　医薬品の保管、販売その他医薬品の管理に関する業務が適切に行われ、かつ、第百五十八条の四に規定する卸売販売業者の義務が履行されるために必要な措置

ヘ　イからホまでに掲げるもののほか、前号に規定する体制を実効的に機能させるために必要な措置

（試験検査の実施方法）

第百五十七条　卸売販売業者は、医薬品営業所管理者が医薬品の適切な管理のために必要と認める医薬品の試験検査を、医薬品営業所管理者に行わせなければならない。ただし、当該営業所の設備及び器具を用いて試験検査を行うことが困難であると医薬品営業所管理者が認めた場合には、卸売販売業者は、当該卸売販売業者の他の試験検査設備又は登録試験検査機関を利用して試験検査を行うことができる。

2　卸売販売業者は、前項ただし書により試験検査を行つた場合は、医薬品営業所管理者に試験検査の結果を確認させなければならない。

（医薬品の適正管理の確保）

第百五十八条　卸売販売業者は、医薬品の販売又は授与の業務（医薬品の貯蔵に関する業務を含む。）に係る適正な管理（以下「医薬品の適正管理」という。）を確保するため、指針の策定、従事者に対する研修の実施その他必要な措置を講じなければならない。

2　前項に掲げる卸売販売業者が講じなければならない措置には、次に掲げる事項を含むものとする。

一　従事者から卸売販売業者への事故報告の体制の整備

二　医薬品の貯蔵設備を設ける区域に立ち入ることができる者の特定

三　医薬品の適正管理のための業務に関する手順書の作成及び当該手順書に基づく業務の実施

四　医薬品の適正管理のために必要となる情報の収集その他医薬品の適正管理の確保を目的とした改善のための方策の実施

（卸売販売業者からの医薬品の販売等）

第百五十八条の二　卸売販売業者は、店舗販売業者に対し、要指導医薬品又は一般用医薬品以外の医薬品を、配置販売業者に対し、一般用医薬品以外の医薬品を販売し、又は授与してはならない。

（営業所の管理に関する帳簿）

第百五十八条の三　卸売販売業者は、営業所に当該営業所の管理に関する事項を記録するための帳簿を備えなければならない。

2　医薬品営業所管理者は、試験検査、不良品の処理その他当該営業所の管理に関する事項を、前項の帳簿に記載しなければならない。

3　卸売販売業者は、第一項の帳簿を、最終の記載の日から三年間、保存しなければならない。

（医薬品の購入等に関する記録）

第百五十八条の四　卸売販売業者は、医薬品を購入し、又は譲り受けたとき及び販売し、又は授与したときは、次に掲げる事項（第二号及び第三号に掲げる事項にあつては、当該医薬品が医療用医薬品（体外診断用医薬品を除く。）である場合に限る。）を書面に記載しなければならない。

一　品名

二　ロツト番号（ロツトを構成しない医薬品については製造番号）

三　使用の期限

四　数量

五　購入若しくは譲受け又は販売若しくは授与の年月日

六　購入者等の氏名又は名称、住所又は所在地及び電話番号その他の連絡先（次項ただし書の規定により同項に規定する確認を行わないこととされた場合にあつては、氏名又は名称以外の事項は、その記載を省略することができる。）

七　前号に掲げる事項の内容を確認するために提示を受けた資料（次項ただし書の規定により同項に規定する確認を行わないこととされた場合を除く。）

八　購入者等が自然人であり、かつ、購入者等以外の者が医薬品の取引の任に当たる場合及び購入者等が法人である場合にあつては、医薬品の取引の任に当たる自然人が、購入者等と雇用関係にあること又は購入者等から医薬品の取引に係る指示を受けたことを示す資料

2　医薬品の卸売販売業者は、前項の規定に基づき書面に記載するに際し、購入者等から、許可証等の写しその他の資料の提示を受けることで、購入者等の住所又は所在地、電話番号その他の連絡先を確認しなければならない。ただし、購入者等が当該卸売販売業者と常時取引関係にある場合は、この限りではない。

3　卸売販売業者は、第一項の書面を、記載の日から三年間、保存しなければならない。

（業務経験の証明）

第百五十八条の五　卸売販売業者は、その営業所において第百五十四条第一号ロ若しくはハ又は第二号ロ若しくはハに規定する業務に従事した者から、その業務に従事したことの証明を求められたときは、速やかにその証明を行わなければならない。

2　前項の場合において、卸売販売業者は、虚偽又は不正の証明を行つてはならない。

（視覚、聴覚又は音声機能若しくは言語機能に障害を有する薬剤師に対する措置）

第百五十八条の六　卸売販売業者は、自ら視覚、聴覚若しくは音声機能若しくは言語機能に障害を有する薬剤師であるとき、又はその営業所において薬事に関する実務に従事する薬剤師が視覚、聴覚若しくは音声機能若しくは言語機能に障害を有するときは、保健衛生上支障を生ずるおそれがないように、必要な設備の設置その他の措置を講じなければならない。

（薬局医薬品の販売等）

第百五十八条の七　薬局開設者は、法第三十六条の三第一項の規定により、薬局医薬品につき、次に掲げる方法により、その薬局において医薬品の販売又は授与に従事する薬剤師に販売させ、又は授与させなければならない。

一　当該薬局医薬品を購入し、又は譲り受けようとする者が、当該薬局医薬品を使用しようとする者であることを確認させること。この場合において、当該薬局医薬品を購入し、又は譲り受けようとする者が、当該薬局医薬品を使

用しようとする者でない場合は、当該者が法第三十六条の三第二項に規定する薬剤師等である場合を除き、同項の正当な理由の有無を確認させること。
二　当該薬局医薬品を購入し、又は譲り受けようとする者及び当該薬局医薬品を使用しようとする者の他の薬局開設者からの当該薬局医薬品の購入又は譲受けの状況を確認させること。
三　前号の規定により確認した事項を勘案し、適正な使用のために必要と認められる数量に限り、販売し、又は授与させること。
四　法第三十六条の四第一項の規定による情報の提供及び指導を受けた者が当該情報の提供及び指導の内容を理解したこと並びに質問がないことを確認した後に、販売し、又は授与させること。
五　当該薬局医薬品を購入し、又は譲り受けようとする者から相談があつた場合には、法第三十六条の四第四項の規定による情報の提供又は指導を行つた後に、当該薬局医薬品を販売し、又は授与させること。
六　法第三十六条の四第五項の規定による情報の提供又は指導のため必要があると認めるときは、当該薬局医薬品を購入し、又は譲り受けようとする者の連絡先を確認した後に、当該薬局医薬品を販売し、又は授与させること。
七　当該薬局医薬品を販売し、又は授与した薬剤師の氏名、当該薬局の名称及び当該薬局の電話番号その他連絡先を、当該薬局医薬品を購入し、又は譲り受けようとする者に伝えさせること。

（薬局医薬品に係る情報提供及び指導の方法等）

第百五十八条の八　薬局開設者は、法第三十六条の四第一項の規定による情報の提供及び指導を、次に掲げる方法により、その薬局において医薬品の販売又は授与に従事する薬剤師に行わせなければならない。
一　当該薬局内の情報の提供及び指導を行う場所（薬局等構造設備規則第一条第一項第十三号に規定する情報を提供し、及び指導を行うための設備がある場所をいう。）において行わせること。
二　当該薬局医薬品の用法、用量、使用上の注意、当該薬局医薬品との併用を避けるべき医薬品その他の当該薬局医薬品の適正な使用のために必要な情報を、当該薬局医薬品を購入し、若しくは譲り受けようとする者又は当該薬局医薬品を使用しようとする者の状況に応じて個別に提供させ、及び必要な指導を行わせること。
三　当該薬局医薬品を使用しようとする者が手帳を所持しない場合はその所持を勧奨し、当該者が手帳を所持する場合は、必要に応じ、当該手帳を活用した情報の提供及び指導を行わせること。
四　当該薬局医薬品の副作用その他の事由によるものと疑われる症状が発生した場合の対応について説明させること。
五　情報の提供及び指導を受けた者が当該情報の提供及び指導の内容を理解し

たこと並びに質問の有無について確認させること。

六　必要に応じて、当該薬局医薬品に代えて他の医薬品の使用を勧めさせること。

七　必要に応じて、医師又は歯科医師の診断を受けることを勧めさせること。

八　当該情報の提供及び指導を行つた薬剤師の氏名を伝えさせること。

2　法第三十六条の四第一項の厚生労働省令で定める事項は、次のとおりとする。

一　当該薬局医薬品の名称

二　当該薬局医薬品の有効成分の名称及びその分量

三　当該薬局医薬品の用法及び用量

四　当該薬局医薬品の効能又は効果

五　当該薬局医薬品に係る使用上の注意のうち、保健衛生上の危害の発生を防止するために必要な事項

六　その他当該薬局医薬品を販売し、又は授与する薬剤師がその適正な使用のために必要と判断する事項

3　法第三十六条の四第一項の厚生労働省令で定める方法は、同項に規定する電磁的記録に記録された事項を紙面又は出力装置の映像面に表示する方法とする。

4　法第三十六条の四第二項の厚生労働省令で定める事項は、次のとおりとする。

一　年齢

二　他の薬剤又は医薬品の使用の状況

三　性別

四　症状

五　前号の症状に関して医師又は歯科医師の診断を受けたか否かの別及び診断を受けたことがある場合にはその診断の内容

六　現にかかつている他の疾病がある場合は、その病名

七　妊娠しているか否かの別及び妊娠中である場合は妊娠週数

八　授乳しているか否かの別

九　当該薬局医薬品に係る購入、譲受け又は使用の経験の有無

十　調剤された薬剤又は医薬品の副作用その他の事由によると疑われる疾病にかかつたことがあるか否かの別並びにかかつたことがある場合はその症状、その時期、当該薬剤又は医薬品の名称、有効成分、服用した量及び服用の状況

十一　その他法第三十六条の四第一項の規定による情報の提供及び指導を行うために確認が必要な事項

第百五十八条の九　薬局開設者は、法第三十六条の四第四項の規定による情報の提供又は指導を、次に掲げる方法により、その薬局において医薬品の販売又は授与に従事する薬剤師に行わせなければならない。

一　当該薬局医薬品の使用に当たり保健衛生上の危害の発生を防止するために

必要な事項について説明を行わせること。
二　当該薬局医薬品の用法、用量、使用上の注意、当該薬局医薬品との併用を避けるべき医薬品その他の当該薬局医薬品の適正な使用のために必要な情報を、その薬局において当該薬局医薬品を購入し、若しくは譲り受けようとする者又はその薬局において当該薬局医薬品を購入し、若しくは譲り受けた者若しくはこれらの者によつて購入され、若しくは譲り受けられた当該薬局医薬品を使用する者の状況に応じて個別に提供させ、又は必要な指導を行わせること。
三　当該薬局医薬品を使用しようとする者が手帳を所持する場合は、必要に応じ、当該手帳を活用した情報の提供又は指導を行わせること。
四　必要に応じて、当該薬局医薬品に代えて他の医薬品の使用を勧めさせること。
五　必要に応じて、医師又は歯科医師の診断を受けることを勧めさせること。
六　当該情報の提供又は指導を行つた薬剤師の氏名を伝えさせること。

第百五十八条の九の二　法第三十六条の四第五項の厚生労働省令で定める場合は、当該薬局医薬品の適正な使用のため、情報の提供又は指導を行う必要があるとその薬局において医薬品の販売又は授与に従事する薬剤師が認める場合とする。
2　前項に該当する場合、薬局開設者は、次に掲げる事項のうち、その薬局において医薬品の販売又は授与に従事する薬剤師が必要と認めるものについて、当該薬剤師に把握させなければならない。
一　第百五十八条の八第四項第一号から第十号までに掲げる事項
二　当該薬局医薬品の服薬状況
三　当該薬局医薬品を使用する者の服薬中の体調の変化
四　その他法第三十六条の四第五項の規定による情報の提供又は指導を行うために把握が必要な事項
3　薬局開設者は、法第三十六条の四第五項の規定による情報の提供又は指導を、次に掲げる方法により、その薬局において医薬品の販売又は授与に従事する薬剤師に行わせなければならない。
一　当該薬局医薬品の使用に当たり保健衛生上の危害の発生を防止するために必要な事項について説明を行わせること。
二　当該薬局医薬品の用法、用量、使用上の注意、当該薬局医薬品との併用を避けるべき医薬品その他の当該薬局医薬品の適正な使用のために必要な情報を、その薬局において当該薬局医薬品を購入し、又は譲り受けた者の状況に応じて個別に提供させ、又は必要な指導を行わせること。
三　当該薬局医薬品を使用しようとする者が手帳を所持する場合は、必要に応じ、当該手帳を活用した情報の提供又は指導を行わせること。

四　必要に応じて、当該薬局医薬品に代えて他の医薬品の使用を勧めさせること。

五　必要に応じて、医師又は歯科医師の診断を受けることを勧めさせること。

六　当該情報の提供又は指導を行つた薬剤師の氏名を伝えさせること。

（薬局製造販売医薬品の特例）

第百五十八条の十　薬局開設者がその薬局において薬局製造販売医薬品を販売し、又は授与する場合について第百五十八条の七（第四号、第五号及び第七号に係る部分に限る。）、第百五十八条の八第一項（第六号に係る部分を除く。）及び第四項並びに第百五十八条の九（第四号に係る部分を除く。）の規定を適用する場合においては、第百五十八条の七第四号中「提供及び指導」とあるのは「提供」と、「並びに」とあるのは「及び」と、同条第五号中「提供又は指導」とあるのは「提供」と、第百五十八条の八第一項各号列記以外の部分中「提供及び指導」とあるのは「提供」と、同項第一号中「提供及び指導」とあるのは「提供」と、「提供し、及び指導を行う」とあるのは「提供する」と、「ある場所」とあるのは「ある場所、同令第一条第一項第五号に規定する医薬品を通常陳列し、若しくは交付する場所又は特定販売を行う場合にあつては、当該薬局内の場所」と、同項第二号中「提供させ、及び必要な指導を行わせる」とあるのは「提供させる」と、同項第三号中「所持しない場合はその所持を勧奨し、当該者が手帳を所持する場合は」とあるのは「所持する場合は」と、「提供及び指導」とあるのは「提供」と、同項第五号中「提供及び指導」とあるのは「提供」と、「並びに」とあるのは「及び」と、同項第八号及び同条第四項第十一号中「提供及び指導」とあるのは「提供」と、第百五十八条の九各号列記以外の部分中「提供又は指導」とあるのは「提供」と、同条第二号中「提供させ、又は必要な指導を行わせる」とあるのは「提供させる」と、同条第三号及び第六号中「提供又は指導」とあるのは「提供」とする。

2　前項に規定する場合については、第百五十八条の七（第一号から第三号まで及び第六号に係る部分に限る。）、第百五十八条の八第一項（第六号に係る部分に限る。）、第百五十八条の九（第四号に係る部分に限る。）及び第百五十八条の九の二の規定を適用しない。

3　薬局開設者は、薬局製造販売医薬品の特定販売を行う場合においては、当該薬局製造販売医薬品を購入し、若しくは譲り受けようとする者又は当該薬局製造販売医薬品を購入し、若しくは譲り受けた者若しくはこれらの者によつて購入され、若しくは譲り受けられた当該薬局製造販売医薬品を使用する者が令第七十四条の二第一項の規定により読み替えて適用される法第三十六条の四第四項の規定による情報の提供を対面又は電話により行うことを希望する場合は、その薬局において医薬品の販売又は授与に従事する薬剤師に、対面又は電話により、当該情報の提供を行わせなければならない。

（要指導医薬品の販売等）

第百五十八条の十一　薬局開設者又は店舗販売業者は、法第三十六条の五第一項の規定により、要指導医薬品につき、次に掲げる方法により、その薬局又は店舗において医薬品の販売又は授与に従事する薬剤師に販売させ、又は授与させなければならない。

一　当該要指導医薬品を購入し、又は譲り受けようとする者が、当該要指導医薬品を使用しようとする者であることを確認させること。この場合において、当該要指導医薬品を購入し、又は譲り受けようとする者が、当該要指導医薬品を使用しようとする者でない場合は、当該者が法第三十六条の五第二項の薬剤師等である場合を除き、同項の正当な理由の有無を確認させること。

二　当該要指導医薬品を購入し、又は譲り受けようとする者及び当該要指導医薬品を使用しようとする者の他の薬局開設者又は店舗販売業者からの当該要指導医薬品の購入又は譲受けの状況を確認させること。

三　前号の規定により確認した事項を勘案し、適正な使用のために必要と認められる数量に限り、販売し、又は授与させること。

四　法第三十六条の六第一項の規定による情報の提供及び指導を受けた者が当該情報の提供及び指導の内容を理解したこと並びに質問がないことを確認した後に、販売し、又は授与させること。

五　当該要指導医薬品を購入し、又は譲り受けようとする者から相談があつた場合には、法第三十六条の六第四項の規定による情報の提供又は指導を行つた後に、当該要指導医薬品を販売し、又は授与させること。

六　当該要指導医薬品を販売し、又は授与した薬剤師の氏名、当該薬局又は店舗の名称及び当該薬局又は店舗の電話番号その他連絡先を、当該要指導医薬品を購入し、又は譲り受けようとする者に伝えさせること。

（要指導医薬品に係る情報提供及び指導の方法等）

第百五十八条の十二　薬局開設者又は店舗販売業者は、法第三十六条の六第一項の規定による情報の提供及び指導を、次に掲げる方法により、その薬局又は店舗において医薬品の販売又は授与に従事する薬剤師に行わせなければならない。

一　当該薬局又は店舗内の情報の提供及び指導を行う場所（薬局等構造設備規則第一条第一項第十三号若しくは第二条第十二号に規定する情報を提供し、及び指導を行うための設備がある場所又は同令第一条第一項第五号若しくは第二条第五号に規定する医薬品を通常陳列し、若しくは交付する場所をいう。）において行わせること。

二　当該要指導医薬品の特性、用法、用量、使用上の注意、当該要指導医薬品

との併用を避けるべき医薬品その他の当該要指導医薬品の適正な使用のために必要な情報を、当該要指導医薬品を購入し、若しくは譲り受けようとする者又は当該要指導医薬品を使用しようとする者の状況に応じて個別に提供させ、及び必要な指導を行わせること。

三　当該要指導医薬品を使用しようとする者が手帳を所持しない場合はその所持を勧奨し、当該者が手帳を所持する場合は、必要に応じ、当該手帳を活用した情報の提供及び指導を行わせること。

四　当該要指導医薬品の副作用その他の事由によるものと疑われる症状が発生した場合の対応について説明させること。

五　情報の提供及び指導を受けた者が当該情報の提供及び指導の内容を理解したこと並びに質問の有無について確認させること。

六　必要に応じて、当該要指導医薬品に代えて他の医薬品の使用を勧めさせること。

七　必要に応じて、医師又は歯科医師の診断を受けることを勧めさせること。

八　当該情報の提供及び指導を行つた薬剤師の氏名を伝えさせること。

2　法第三十六条の六第一項の厚生労働省令で定める事項は、次のとおりとする。

一　当該要指導医薬品の名称

二　当該要指導医薬品の有効成分の名称及びその分量

三　当該要指導医薬品の用法及び用量

四　当該要指導医薬品の効能又は効果

五　当該要指導医薬品に係る使用上の注意のうち、保健衛生上の危害の発生を防止するために必要な事項

六　その他当該要指導医薬品を販売し、又は授与する薬剤師がその適正な使用のために必要と判断する事項

3　法第三十六条の六第一項の厚生労働省令で定める方法は、同項に規定する電磁的記録に記録された事項を紙面又は出力装置の映像面に表示する方法とする。

4　法第三十六条の六第二項の厚生労働省令で定める事項は、次のとおりとする。

一　年齢

二　他の薬剤又は医薬品の使用の状況

三　性別

四　症状

五　前号の症状に関して医師又は歯科医師の診断を受けたか否かの別及び診断を受けたことがある場合にはその診断の内容

六　現にかかつている他の疾病がある場合は、その病名

七　妊娠しているか否かの別及び妊娠中である場合は妊娠週数

八　授乳しているか否かの別

九　当該要指導医薬品に係る購入、譲受け又は使用の経験の有無

十　調剤された薬剤又は医薬品の副作用その他の事由によると疑われる疾病に

かかつたことがあるか否かの別並びにかかつたことがある場合はその症状、その時期、当該薬剤又は医薬品の名称、有効成分、服用した量及び服用の状況

十一　その他法第三十六条の六第一項の規定による情報の提供及び指導を行うために確認が必要な事項

第百五十九条　薬局開設者又は店舗販売業者は、法第三十六条の六第四項の規定による情報の提供又は指導を、次に掲げる方法により、その薬局又は店舗において医薬品の販売又は授与に従事する薬剤師に行わせなければならない。

一　当該要指導医薬品の使用に当たり保健衛生上の危害の発生を防止するために必要な事項について説明を行わせること。

二　当該要指導医薬品の特性、用法、用量、使用上の注意、当該要指導医薬品との併用を避けるべき医薬品その他の当該要指導医薬品の適正な使用のために必要な情報を、その薬局若しくは店舗において当該要指導医薬品を購入し、若しくは譲り受けようとする者又はその薬局若しくは店舗において当該要指導医薬品を購入し、若しくは譲り受けた者若しくはこれらの者によつて購入され、若しくは譲り受けられた当該要指導医薬品を使用する者の状況に応じて個別に提供させ、又は必要な指導を行わせること。

三　当該要指導医薬品を使用しようとする者が手帳を所持する場合は、必要に応じ、当該手帳を活用した情報の提供又は指導を行わせること。

四　必要に応じて、当該要指導医薬品に代えて他の医薬品の使用を勧めさせること。

五　必要に応じて、医師又は歯科医師の診断を受けることを勧めさせること。

六　当該情報の提供又は指導を行つた薬剤師の氏名を伝えさせること。

（法第三十六条の七第一項第一号の厚生労働省令で定める期間）

第百五十九条の二　法第三十六条の七第一項第一号の厚生労働省令で定める期間は、次の表の上欄に掲げる医薬品の区分に応じ、それぞれ同表の下欄に定める期間とする。

一　法第十四条の四第一項第一号に規定する新医薬品	法第十四条の四第一項第一号に規定する調査期間（同条第三項の規定による延長行われたときは、その延長後の期間）に一年を加えた期間
二　法第七十九条第一項の規定に基づき、製造販売の承認の条件として当該承認を受けた者に対し製造販売後の安全性に関する調査（医薬品、医薬部外品、化粧品及び医療機器の製造販売後安全管理	製造販売の承認の条件として付された調査期間に一年を加えた期間

の基準に関する省令第二条第三項に規定する市販直後調査を除く。）を実施する義務が課せられている医薬品	
三　前二号に掲げる医薬品以外の医薬品	零

（登録販売者試験）

第百五十九条の三　法第三十六条の八第一項に規定する試験（以下「登録販売者試験」という。）は、筆記試験とする。

2　筆記試験は、次の事項について行う。

一　医薬品に共通する特性と基本的な知識

二　人体の働きと医薬品

三　主な医薬品とその作用

四　薬事に関する法規と制度

五　医薬品の適正使用と安全対策

第百五十九条の四　登録販売者試験は、毎年少なくとも一回、都道府県知事が行う。

2　試験を施行する期日及び場所並びに受験願書の提出期間は、あらかじめ、都道府県知事が公示する。

（受験の申請）

第百五十九条の五　登録販売者試験を受けようとする者は、本籍地都道府県名（日本国籍を有していない者については、その国籍。第百五十九条の八第一項第二号において同じ。）、住所、連絡先、氏名、生年月日及び性別を記載した申請書に写真その他都道府県知事が必要と認める書類を添えて、登録販売者試験を受けようとする場所の都道府県知事に提出しなければならない。

（合格の通知及び公示）

第百五十九条の六　都道府県知事は、登録販売者試験に合格した者に、当該試験に合格したことを通知するとともに、合格した者の受験番号を公示する。

（販売従事登録の申請）

第百五十九条の七　販売従事登録を受けようとする者は、様式第八十六の二による申請書を医薬品の販売又は授与に従事する薬局又は医薬品の販売業の店舗の所在地の都道府県知事（配置販売業にあつては、配置しようとする区域をその区域に含む都道府県の知事。以下この条において同じ。）に提出しなければならない。

2　前項の申請書には、次に掲げる書類を添えなければならない。ただし、申請等の行為の際当該申請書の提出先とされている都道府県知事に提出され、又は当該都道府県知事を経由して厚生労働大臣に提出された書類については、当該申請書にその旨が付記されたときは、この限りでない。

一　販売従事登録を受けようと申請する者（以下この項において「申請者」という。）が登録販売者試験に合格したことを証する書類

二　申請者の戸籍謄本、戸籍抄本、戸籍記載事項証明書又は本籍の記載のある住民票の写し若しくは住民票記載事項証明書（登録販売者試験の申請時から氏名又は本籍に変更があつた者については、戸籍謄本、戸籍抄本又は戸籍記載事項証明書、日本国籍を有していない者については、住民票の写し（住民基本台帳法（昭和四十二年法律第八十一号）第三十条の四十五に規定する国籍等を記載したものに限る。）又は住民票記載事項証明書（同法第七条第一号から第三号までに掲げる事項及び同法第三十条の四十五に規定する国籍等を記載したものに限る。））

三　申請者が精神の機能の障害により業務を適正に行うに当たつて必要な認知、判断及び意思疎通を適切に行うことができないおそれがある者である場合は、当該申請者に係る精神の機能の障害に関する医師の診断書

四　申請者が薬局開設者又は医薬品の販売業者でないときは、雇用契約書の写しその他薬局開設者又は医薬品の販売業者の申請者に対する使用関係を証する書類

3　二以上の都道府県において販売従事登録を受けようと申請した者は、当該申請を行つた都道府県知事のうちいずれか一の都道府県知事の登録のみを受けることができる。

4　法第三十六条の八第三項において準用する法第五条第三号への厚生労働省令で定める者は、精神の機能の障害により登録販売者の業務を適正に行うに当たつて必要な認知、判断及び意思疎通を適切に行うことができない者とする。

（登録販売者名簿及び登録証の交付）

第百五十九条の八　販売従事登録を行うため、都道府県に登録販売者名簿を備え、次に掲げる事項を登録する。

一　登録番号及び登録年月日

二　本籍地都道府県名、氏名、生年月日及び性別

三　登録販売者試験合格の年月及び試験施行地都道府県名

四　前各号に掲げるもののほか、適正に医薬品を販売するに足るものであることを確認するために都道府県知事が必要と認める事項

2　都道府県知事は、販売従事登録を行つたときは、当該販売従事登録を受けた者に対して、様式第八十六の三による登録証（以下「販売従事登録証」という。）を交付しなければならない。

（登録販売者名簿の登録事項の変更）

第百五十九条の九　登録販売者は、前条第一項の登録事項に変更を生じたときは、三十日以内に、その旨を届け出なければならない。

2　前項の届出をするには、様式第八十六の四による変更届に届出の原因たる事実を証する書類を添え、登録を受けた都道府県知事に提出しなければならない。

（販売従事登録の消除）

第百五十九条の十　登録販売者は、一般用医薬品の販売又は授与に従事しようとしなくなつたときは、三十日以内に、登録販売者名簿の登録の消除を申請しなければならない。

2　登録販売者が死亡し、又は失踪そうの宣告を受けたときは、戸籍法（昭和二十二年法律第二百二十四号）による死亡又は失踪そうの届出義務者は、三十日以内に、登録販売者名簿の登録の消除を申請しなければならない。

3　前二項の申請をするには、様式第八十六の五による申請書を、登録を受けた都道府県知事に提出しなければならない。

4　登録販売者又はその法定代理人若しくは同居の親族は、当該登録販売者が精神の機能の障害を有する状態となり登録販売者の業務の継続が著しく困難になったときは、遅滞なく、登録を受けた都道府県知事にその旨を届け出るものとする。

5　都道府県知事は、登録販売者が次の各号のいずれかに該当する場合には、その登録を消除しなければならない。

一　第一項又は第二項の規定による申請がされ、又は、登録販売者が死亡し、若しくは失踪そうの宣告を受けたことが確認されたとき

二　法第五条第三号イからへまでのいずれかに該当するに至つたとき

三　偽りその他不正の手段により販売従事登録を受けたことが判明したとき

（販売従事登録証の書換え交付）

第百五十九条の十一　登録販売者は、販売従事登録証の記載事項に変更を生じたときは、販売従事登録証の書換え交付を申請することができる。

2　前項の申請をするには、様式第八十六の六による申請書にその販売従事登録証を添え、登録を受けた都道府県知事に提出しなければならない。

（販売従事登録証の再交付）

第百五十九条の十二　登録販売者は、販売従事登録証を破り、よごし、又は失つたときは、販売従事登録証の再交付を申請することができる。

2　前項の申請をするには、様式第八十六の七による申請書を、登録を受けた都道府県知事に提出しなければならない。

3　販売従事登録証を破り、又はよごした登録販売者が第一項の申請をする場合

には、申請書にその販売従事登録証を添えなければならない。

4　登録販売者は、販売従事登録証の再交付を受けた後、失つた販売従事登録証を発見したときは、五日以内に、登録を受けた都道府県知事に返納しなければならない。

（販売従事登録証の返納）

第百五十九条の十三　登録販売者は、販売従事登録の消除を申請するときは、販売従事登録証を、登録を受けた都道府県知事に返納しなければならない。第百五十九条の十第二項の規定により販売従事登録の消除を申請する者についても、同様とする。

2　登録販売者は、登録を消除されたときは、前項に規定する場合を除き、五日以内に、販売従事登録証を、登録を消除された都道府県知事に返納しなければならない。

（一般用医薬品の販売等）

第百五十九条の十四　薬局開設者、店舗販売業者又は配置販売業者は、法第三十六条の九の規定により、第一類医薬品につき、次に掲げる方法により、その薬局、店舗又は区域において医薬品の販売若しくは授与又は配置販売に従事する薬剤師に販売させ、又は授与させなければならない。

一　法第三十六条の十第一項（同条第七項において準用する場合を含む。）の規定による情報の提供を受けた者が当該情報の提供の内容を理解したこと及び質問がないことを確認した後に、販売し、又は授与させること。

二　当該第一類医薬品を購入し、又は譲り受けようとする者から相談があつた場合には、法第三十六条の十第五項（同条第七項において準用する場合を含む。）の規定による情報の提供を行つた後に、当該第一類医薬品を販売し、又は授与させること。

三　当該第一類医薬品を販売し、又は授与した薬剤師の氏名、当該薬局又は店舗の名称及び当該薬局、店舗又は配置販売業者の電話番号その他連絡先を、当該第一類医薬品を購入し、又は譲り受けようとする者に伝えさせること。

2　薬局開設者、店舗販売業者又は配置販売業者は、法第三十六条の九の規定により、第二類医薬品又は第三類医薬品につき、次に掲げる方法により、その薬局、店舗又は区域において医薬品の販売若しくは授与又は配置販売に従事する薬剤師又は登録販売者に販売させ、又は授与させなければならない。

一　当該第二類医薬品又は第三類医薬品を購入し、又は譲り受けようとする者から相談があつた場合には、法第三十六条の十第五項（同条第七項において準用する場合を含む。）の規定による情報の提供を行つた後に、当該第二類医薬品又は第三類医薬品を販売し、又は授与させること。

二　当該第二類医薬品又は第三類医薬品を販売し、又は授与した薬剤師又は登録販売者の氏名、当該薬局又は店舗の名称及び当該薬局、店舗又は配置販売業者の電話番号その他連絡先を、当該第二類医薬品又は第三類医薬品を購入し、又は譲り受けようとする者に伝えさせること。

（一般用医薬品に係る情報提供の方法等）

第百五十九条の十五　薬局開設者又は店舗販売業者は、法第三十六条の十第一項の規定による情報の提供を、次に掲げる方法により、その薬局又は店舗において医薬品の販売又は授与に従事する薬剤師に行わせなければならない。

一　当該薬局又は店舗内の情報の提供を行う場所（薬局等構造設備規則第一条第一項第十三号若しくは第二条第十二号に規定する情報を提供するための設備がある場所若しくは同令第一条第一項第五号若しくは第二条第五号に規定する医薬品を通常陳列し、若しくは交付する場所又は特定販売を行う場合にあつては、当該薬局若しくは店舗内の場所をいう。次条において同じ。）において行わせること。

二　当該第一類医薬品の用法、用量、使用上の注意、当該第一類医薬品との併用を避けるべき医薬品その他の当該第一類医薬品の適正な使用のために必要な情報を、当該第一類医薬品を購入し、若しくは譲り受けようとする者又は当該第一類医薬品を使用しようとする者の状況に応じて個別に提供させること。

三　当該一般用医薬品を使用しようとする者が手帳を所持する場合は、必要に応じ、当該手帳を活用した情報の提供を行わせること。

四　当該第一類医薬品の副作用その他の事由によるものと疑われる症状が発生した場合の対応について説明させること。

五　情報の提供を受けた者が当該情報の提供の内容を理解したこと及び質問の有無について確認させること。

六　必要に応じて、医師又は歯科医師の診断を受けることを勧めさせること。

七　当該情報の提供を行つた薬剤師の氏名を伝えさせること。

2　法第三十六条の十第一項の厚生労働省令で定める事項は、次のとおりとする。

一　当該第一類医薬品の名称

二　当該第一類医薬品の有効成分の名称及びその分量

三　当該第一類医薬品の用法及び用量

四　当該第一類医薬品の効能又は効果

五　当該第一類医薬品に係る使用上の注意のうち、保健衛生上の危害の発生を防止するために必要な事項

六　その他当該第一類医薬品を販売し、又は授与する薬剤師がその適正な使用のために必要と判断する事項

3　法第三十六条の十第一項の厚生労働省令で定める方法は、同項に規定する電磁的記録に記録された事項を紙面又は出力装置の映像面に表示する方法とする。

4　法第三十六条の十第二項の厚生労働省令で定める事項は、次のとおりとする。

一　年齢
二　他の薬剤又は医薬品の使用の状況
三　性別
四　症状
五　前号の症状に関して医師又は歯科医師の診断を受けたか否かの別及び診断を受けたことがある場合にはその診断の内容
六　現にかかつている他の疾病がある場合は、その病名
七　妊娠しているか否かの別及び妊娠中である場合は妊娠週数
八　授乳しているか否かの別
九　当該第一類医薬品に係る購入、譲受け又は使用の経験の有無
十　調剤された薬剤又は医薬品の副作用その他の事由によると疑われる疾病にかかつたことがあるか否かの別並びにかかつたことがある場合はその症状、その時期、当該薬剤又は医薬品の名称、有効成分、服用した量及び服用の状況
十一　その他法第三十六条の十第一項の規定による情報の提供を行うために確認が必要な事項

第百五十九条の十六　薬局開設者又は店舗販売業者は、法第三十六条の十第三項の規定による情報の提供を、次に掲げる方法により、その薬局又は店舗において医薬品の販売又は授与に従事する薬剤師又は登録販売者に行わせるよう努めなければならない。
一　当該薬局又は店舗内の情報の提供を行う場所において行わせること。
二　前条第二項各号に掲げる事項について説明を行わせること。この場合において、同項各号中「第一類医薬品」とあるのは「第二類医薬品」と、同項第六号中「薬剤師」とあるのは「薬剤師又は登録販売者」と読み替えて適用する。
三　当該第二類医薬品の用法、用量、使用上の注意、当該第二類医薬品との併用を避けるべき医薬品その他の当該第二類医薬品の適正な使用のために必要な情報を、当該第二類医薬品を購入し、若しくは譲り受けようとする者又は当該第二類医薬品を使用しようとする者の状況に応じて個別に提供させること。
四　当該一般用医薬品を使用しようとする者が手帳を所持する場合は、必要に応じ、当該手帳を活用した情報の提供を行わせること。
五　当該第二類医薬品の副作用その他の事由によるものと疑われる症状が発生した場合の対応について説明させること。
六　情報の提供を受けた者が当該情報の提供の内容を理解したこと及び質問の有無について確認させること。
七　必要に応じて、医師又は歯科医師の診断を受けることを勧めさせること。

八　当該情報の提供を行つた薬剤師又は登録販売者の氏名を伝えさせること。

2　法第三十六条の十第四項の厚生労働省令で定める事項は、前条第四項各号に掲げる事項とする。この場合において、同項第九号中「第一類医薬品」とあるのは「第二類医薬品」と、同項第十一号中「第三十六条の十第一項」とあるのは「第三十六条の十第三項」と読み替えて適用する。

第百五十九条の十七　薬局開設者又は店舗販売業者は、法第三十六条の十第五項の規定による情報の提供を、次に掲げる方法により、その薬局又は店舗において医薬品の販売又は授与に従事する薬剤師又は登録販売者に行わせなければならない。

一　第一類医薬品の情報の提供については、その薬局又は店舗において医薬品の販売又は授与に従事する薬剤師に行わせること。

二　第二類医薬品又は第三類医薬品の情報の提供については、その薬局又は店舗において医薬品の販売又は授与に従事する薬剤師又は登録販売者に行わせること。

三　当該一般用医薬品の使用に当たり保健衛生上の危害の発生を防止するために必要な事項について説明を行わせること。

四　当該一般用医薬品の用法、用量、使用上の注意、当該一般用医薬品との併用を避けるべき医薬品その他の当該一般用医薬品の適正な使用のために必要な情報を、その薬局若しくは店舗において当該一般用医薬品を購入し、若しくは譲り受けようとする者又はその薬局若しくは店舗において当該一般用医薬品を購入し、若しくは譲り受けた者若しくはこれらの者によつて購入され、若しくは譲り受けられた当該一般用医薬品を使用する者の状況に応じて個別に提供させること。

五　当該一般用医薬品を使用しようとする者が手帳を所持する場合は、必要に応じ、当該手帳を活用した情報の提供を行わせること。

六　必要に応じて、医師又は歯科医師の診断を受けることを勧めさせること。

七　当該情報の提供を行つた薬剤師又は登録販売者の氏名を伝えさせること。

2　薬局開設者又は店舗販売業者は、一般用医薬品の特定販売を行う場合においては、当該一般用医薬品を購入し、若しくは譲り受けようとする者又は当該一般用医薬品を購入し、若しくは譲り受けた者若しくはこれらの者によつて購入され、若しくは譲り受けられた当該一般用医薬品を使用する者が法第三十六条の十第五項の規定による情報の提供を対面又は電話により行うことを希望する場合は、その薬局又は店舗において医薬品の販売又は授与に従事する薬剤師又は登録販売者に、対面又は電話により、当該情報の提供を行わせなければならない。

（準用）

第百五十九条の十八　配置販売業者については、前三条（前条第二項を除く。）の規定を準用する。この場合において、前三条の規定中「医薬品の販売又は授与」とあるのは「医薬品の配置販売」と、第百五十九条の十五第一項各号列記以外の部分中「第三十六条の十第一項」とあるのは「第三十六条の十第七項において準用する同条第一項」と、「薬局又は店舗」とあるのは「区域」と、同項第一号中「当該薬局又は店舗内の情報の提供を行う場所（薬局等構造設備規則第一条第一項第十三号若しくは第二条第十二号に規定する情報を提供するための設備がある場所若しくは同令第一条第一項第五号若しくは第二条第五号に規定する医薬品を通常陳列し、若しくは交付する場所又は特定販売を行う場合にあつては、当該薬局若しくは店舗内の場所をいう。次条において同じ。）」とあるのは「当該区域における医薬品を配置する場所」と、同項第二号中「情報を、」とあるのは「情報を、配置販売によつて」と、「又は」とあるのは「又は配置した」と、同条第二項各号列記以外の部分中「第三十六条の十第一項」とあるのは「第三十六条の十第七項において準用する同条第一項」と、同項第六号中「販売し、又は授与する」とあるのは「配置する」と、同条第三項中「第三十六条の十第一項」とあるのは「第三十六条の十第七項において準用する同条第一項」と、同条第四項各号列記以外の部分中「第三十六条の十第二項」とあるのは「第三十六条の十第七項において準用する同条第二項」と、同項第十一号中「第三十六条の十第一項」とあるのは「第三十六条の十第七項において準用する同条第一項」と、第百五十九条の十六第一項各号列記以外の部分中「第三十六条の十第三項」とあるのは「第三十六条の十第七項において準用する同条第三項」と、「薬局又は店舗」とあるのは「区域」と、同項第一号中「当該薬局又は店舗内の情報の提供を行う場所」とあるのは「当該区域における医薬品を配置する場所」と、同項第二号中「前条第二項各号」とあるのは「第百五十九条の十八において準用する前条第二項各号」と、同項第三号中「情報を、」とあるのは「情報を、配置販売によつて」と、「又は」とあるのは「又は配置した」と、同条第二項中「第三十六条の十第四項」とあるのは「第三十六条の十第七項において準用する同条第四項」と、「前条第四項各号」とあるのは「第百五十九条の十八において準用する前条第四項各号」と、「第三十六条の十第一項」とあるのは「同条第一項」と、「第三十六条の十第三項」とあるのは「同条第三項」と、前条第一項各号列記以外の部分中「第三十六条の十第五項」とあるのは「第三十六条の十第七項において準用する同条第五項」と、「薬局又は店舗」とあるのは「区域」と、同項第一号及び第二号中「薬局又は店舗」とあるのは「区域」と、同項第四号中「その薬局若しくは店舗において当該一般用医薬品を購入し、若しくは譲り受けようとする者又はその薬局若しくは店舗において当該一般用医薬品を購入し、若しくは譲り受けた者若しくはこれらの者によつて購入され、若しくは譲り受けられた当該一般用医薬品を使用する者」とあるのは「配置販売によつて当該一般用医薬品を購入し、若しくは譲り受けようとする者又は配置した当該一般用医薬品を使用する者」と読み替えるものとする。

（変更の届出）

第百五十九条の十九　法第三十八条第一項において準用する法第十条第一項の厚生労働省令で定める事項は、次のとおりとする。

一　店舗販売業者の氏名（店舗販売業者が法人であるときは、薬事に関する業務に責任を有する役員の氏名を含む。）又は住所

二　店舗の構造設備の主要部分

三　通常の営業日及び営業時間

四　店舗管理者の氏名、住所又は週当たり勤務時間数

五　店舗管理者以外の当該店舗において薬事に関する実務に従事する薬剤師又は登録販売者の氏名又は週当たり勤務時間数

六　当該店舗において販売し、又は授与する医薬品の第百三十九条第三項各号に掲げる区分（特定販売を行う医薬品の区分のみを変更した場合を除く。）

七　当該店舗において併せ行う店舗販売業以外の医薬品の販売業その他の業務の種類

2　法第三十八条第一項において準用する法第十条第一項の規定による届出については、第十六条第二項及び第三項の規定を準用する。この場合において、同条第二項中「前項第四号」とあるのは「第百五十九条の十九第一項第四号」と、同条第三項第一号及び第二号中「第一項第一号」とあるのは「第百五十九条の十九第一項第一号」と、同項第三号中「第一項第四号又は第五号」とあるのは「第百五十九条の十九第一項第四号又は第五号」と読み替えるものとする。

第百五十九条の二十　法第三十八条第一項において準用する法第十条第二項の厚生労働省令で定める事項は、次のとおりとする。

一　相談時及び緊急時の電話番号その他連絡先

二　特定販売の実施の有無

三　第百三十九条第四項各号に掲げる事項（主たるホームページの構成の概要を除く。）

2　法第三十八条第一項において準用する法第十条第二項の規定による届出については、第十六条の二第二項及び第三項の規定を準用する。この場合において、同条第三項中「前項」とあるのは「第百五十九条の二十第二項において準用する前項」と、「第一条第四項各号」とあるのは「第百三十九条第四項各号」と読み替えるものとする。

第百五十九条の二十一　法第三十八条第二項において配置販売業について準用する法第十条第一項の厚生労働省令で定める事項は、次のとおりとする。

一　配置販売業者の氏名（配置販売業者が法人であるときは、薬事に関する業

務に責任を有する役員の氏名を含む。）又は住所
二　営業の区域
三　通常の営業日及び営業時間
四　相談時及び緊急時の電話番号その他連絡先
五　区域管理者の氏名、住所又は週当たり勤務時間数
六　区域管理者以外の当該区域において薬事に関する実務に従事する薬剤師又は登録販売者の氏名又は週当たり勤務時間数
七　当該区域において配置販売によつて販売し、又は授与する医薬品の第百四十八条第二項第八号イからニまでに掲げる区分
八　当該区域において併せ行う配置販売業以外の医薬品の販売業その他の業務の種類

2　法第三十八条第二項において配置販売業について準用する法第十条第一項の規定による届出については、第十六条第二項及び第三項の規定を準用する。この場合において、同条第二項中「前項第四号」とあるのは「第百五十九条の二十一第一項第五号」と、同条第三項各号列記以外の部分中「都道府県知事（その所在地が保健所を設置する市又は特別区の区域にある場合においては、市長又は区長。以下この項において同じ。）」とあるのは「都道府県知事」と、同項第一号及び第二号中「第一項第一号」とあるのは「第百五十九条の二十一第一項第一号」と、同項第三号中「第一項第四号又は第五号」とあるのは「第百五十九条の二十一第一項第五号又は第六号」と読み替えるものとする。

第百五十九条の二十二　法第三十八条第二項において卸売販売業について準用する法第十条第一項の厚生労働省令で定める事項は、次のとおりとする。
一　卸売販売業者の氏名（卸売販売業者が法人であるときは、薬事に関する業務に責任を有する役員の氏名を含む。）又は住所
二　営業所の名称
三　営業所の構造設備の主要部分
四　相談時及び緊急時の電話番号その他連絡先
五　医薬品営業所管理者の氏名又は住所
六　放射性医薬品を取り扱うときは、その放射性医薬品の種類
七　当該営業所において併せ行う卸売販売業以外の医薬品の販売業その他の業務の種類

2　法第三十八条第二項において卸売販売業について準用する法第十条第一項の規定による届出については、第十六条第二項及び第三項の規定を準用する。この場合において、同条第二項中「前項第四号」とあるのは「第百五十九条の二十二第一項第五号」と、同条第三項各号列記以外の部分中「都道府県知事（その所在地が保健所を設置する市又は特別区の区域にある場合においては、市長又は区長。以下この項において同じ。）」とあるのは「都道府県知事」と、同項

第一号及び第二号中「第一項第一号」とあるのは「第百五十九条の二十二第一項第一号」と、同項第三号中「第一項第四号又は第五号」とあるのは「第百五十九条の二十二第一項第五号」と、「管理者又は当該薬局において薬事に関する実務に従事する薬剤師若しくは登録販売者」とあるのは「医薬品営業所管理者」と読み替えるものとする。

（休廃止等の届書の様式）

第百五十九条の二十三　店舗販売業の店舗、配置販売業若しくは卸売販売業の営業所を廃止し、休止し、又は休止した店舗販売業の店舗、配置販売業若しくは卸売販売業の営業所を再開した場合における法第三十八条第一項又は第二項において準用する法第十条第一項の規定による届出は、様式第八による届書を提出することによつて行うものとする。

（高度管理医療機器等の販売業又は貸与業の許可の申請）

第百六十条　法第三十九条第一項の高度管理医療機器等の販売業又は貸与業の許可を受けようとする者は、同条第三項の規定により、様式第八十七による申請書を都道府県知事（当該申請等に係る営業所の所在地が保健所を設置する市又は特別区の区域にある場合においては、市長又は区長。第三項において同じ。）に提出しなければならない。この場合において、貸与業の許可については、高度管理医療機器等の陳列その他の管理を行う者が申請するものとする。

2　法第三十九条第三項第五号の厚生労働省令で定める事項は、次のとおりとする。

一　営業所の名称及び所在地

二　高度管理医療機器等営業所管理者の住所

三　兼営事業の種類

3　第一項の申請書には、次に掲げる書類を添えなければならない。ただし、申請等の行為の際当該申請書の提出先とされている都道府県知事に提出され、又は当該都道府県知事を経由して厚生労働大臣に提出された書類については、当該申請書にその旨が付記されたときは、この限りでない。

一　営業所（高度管理医療機器プログラムのみを取り扱う営業所を除く。）の構造設備に関する書類

二　申請者が法人であるときは、登記事項証明書

三　申請者（申請者が法人であるときは、薬事に関する業務に責任を有する役員）が精神の機能の障害により業務を適正に行うに当たつて必要な認知、判断及び意思疎通を適切に行うことができないおそれがある者である場合は、当該申請者に係る精神の機能の障害に関する医師の診断書

四　高度管理医療機器等営業所管理者が第百六十二条第一項各号（同項第一号に規定する指定視力補正用レンズ等のみの販売、授与又は貸与（以下「販売

等」という。）を実地に管理する者にあつては同項各号又は同条第二項各号、プログラム高度管理医療機器（高度管理医療機器プログラム又はこれを記録した記録媒体たる医療機器をいう。以下同じ。）のみの販売等又は電気通信回線を通じた提供（以下「販売提供等」という。）を実地に管理する者にあつては同条第一項各号又は第三項各号、指定視力補正用レンズ等及びプログラム高度管理医療機器のみの販売提供等を実地に管理する者にあつては同条第一項各号又は同条第二項各号及び第三項各号）に掲げる者であることを証する書類

五　申請者以外の者がその営業所の高度管理医療機器等営業所管理者であるときは、雇用契約書の写しその他申請者のその営業所の高度管理医療機器等営業所管理者に対する使用関係を証する書類

4　法第三十九条第三項の申請については、第九条の規定を準用する。

5　法第三十九条第五項において準用する法第五条第三号への厚生労働省令で定める者は、精神の機能の障害により高度管理医療機器等の販売業者又は貸与業者（以下「高度管理医療機器等の販売業者等」という。）の業務を適正に行うに当たつて必要な認知、判断及び意思疎通を適切に行うことができない者とする。

（高度管理医療機器等の販売業又は貸与業の許可台帳の記載事項）

第百六十一条　令第四十八条に規定する法第三十九条第一項の許可に関する台帳に記載する事項は、次のとおりとする。

一　許可番号及び許可年月日

二　許可の別

三　高度管理医療機器等の販売業者等の氏名及び住所

四　営業所の名称及び所在地

五　高度管理医療機器等営業所管理者の氏名及び住所

（管理者の基準）

第百六十二条　法第三十九条の二第一項の厚生労働省令で定める基準は、次の各号のいずれかに該当する者であることとする。

一　高度管理医療機器等（令別表第一機械器具の項第七十二号に掲げる視力補正用レンズ及び同表第七十二号の二に掲げるコンタクトレンズ（視力補正用のものを除く。）のうち厚生労働大臣が指定するもの（以下「指定視力補正用レンズ等」という。）並びにプログラム高度管理医療機器を除く。第百七十五条第一項において同じ。）の販売等に関する業務に三年以上従事した後、別に厚生労働省令で定めるところにより厚生労働大臣の登録を受けた者が行う基礎講習を修了した者

→平 18 厚労省告示 69［厚生労働大臣が指定する視力補正用レンズ等］

二　厚生労働大臣が前号に掲げる者と同等以上の知識及び経験を有すると認め

た者

2　指定視力補正用レンズ等のみを販売等する営業所における法第三十九条の二第一項に規定する厚生労働省令で定める基準は、前項の規定にかかわらず、同項各号のいずれか又は次の各号のいずれかに該当する者であることとする。

一　高度管理医療機器等（プログラム高度管理医療機器を除く。）の販売等に関する業務に一年以上従事した後、別に厚生労働省令で定めるところにより厚生労働大臣の登録を受けた者が行う基礎講習を修了した者

二　厚生労働大臣が前号に掲げる者と同等以上の知識及び経験を有すると認めた者

3　プログラム高度管理医療機器のみを販売提供等する営業所における法第三十九条の二第一項の厚生労働省令で定める基準は、前二項の規定にかかわらず、第一項各号又は次の各号のいずれかに該当する者であることとする。

一　別に厚生労働省令で定めるところにより厚生労働大臣の登録を受けた者が行う基礎講習を修了した者

二　厚生労働大臣が前号に掲げる者と同等以上の知識及び経験を有すると認めた者

4　指定視力補正用レンズ等及びプログラム高度管理医療機器のみを販売提供等する営業所における法第三十九条の二第一項の厚生労働省令で定める基準は、前三項の規定にかかわらず、第一項各号のいずれか又は第二項各号のいずれか及び前項各号のいずれかに該当する者であることとする。

→平 16 厚生労働省令 62［講習・研修を行う者の登録等に関する省令］

（管理医療機器の販売業又は貸与業の届出）

第百六十三条　法第三十九条の三第一項の規定により管理医療機器（特定保守管理医療機器を除く。第百七十三条から第百七十八条までにおいて同じ。）を業として販売し、授与し、若しくは貸与し、若しくは販売、授与若しくは貸与の目的で陳列し、又は管理医療機器プログラムを電気通信回線を通じて提供しようとする者（法第三十九条第一項の許可を受けた者を除く。）は、法第三十九条の三第一項の規定により、様式第八十八による届書を提出するものとする。

2　法第三十九条の三第一項第三号の厚生労働省令で定める事項は、次のとおりとする。

一　営業所の名称及び所在地

二　当該営業所において第百七十五条第一項に規定する特定管理医療機器を販売提供等する場合にあつては、同条第二項に規定する特定管理医療機器営業所管理者等の氏名及び住所

三　営業所（管理医療機器プログラムのみを取り扱う営業所を除く。次項において同じ。）の構造設備の概要

四　兼営事業の種類

３　第一項の届書には、当該営業所の平面図を添えなければならない。ただし、申請等の行為の際当該平面図が当該届書の提出先とされている都道府県知事（当該営業所の所在地が保健所を設置する市又は特別区の区域にある場合においては、市長又は区長。以下この項において同じ。）に提出され、又は当該都道府県知事を経由して厚生労働大臣に提出されている場合においては、当該届書にその旨が付記されたときは、この限りでない。

（営業所の管理に関する帳簿）

第百六十四条　高度管理医療機器等の販売業者等は、営業所に当該営業所の管理に関する事項を記録するための帳簿を備えなければならない。

２　高度管理医療機器等営業所管理者は、次に掲げる事項を前項の帳簿に記載しなければならない。

一　高度管理医療機器等営業所管理者の第百六十八条に規定する研修の受講状況

二　営業所における品質確保の実施の状況

三　苦情処理、回収処理その他不良品の処理の状況

四　営業所の従業者の教育訓練の実施の状況

五　その他営業所の管理に関する事項

３　高度管理医療機器等の販売業者等は、第一項の帳簿を、最終の記載の日から六年間、保存しなければならない。

（品質の確保）

第百六十五条　高度管理医療機器等の販売業者等は、適正な方法により、当該医療機器に被包の損傷その他の瑕疵がないことの確認その他の医療機器の品質の確保をしなければならない。

（医療機器プログラムの広告）

第百六十五条の二　高度管理医療機器等の販売業者等は、医療機器プログラムを電気通信回線を通じて提供することについて広告をするときは、次に掲げる事項を表示しなければならない。

一　高度管理医療機器等の販売業者等の氏名又は名称及び住所

二　電話番号その他連絡先

三　その他必要な事項

（苦情処理）

第百六十六条　高度管理医療機器等の販売業者等は、自ら販売し、授与し、若しくは貸与し、又は電気通信回線を通じて提供した医療機器の品質等に関して苦情があつたときは、その苦情に係る事項が自らに起因するものでないことが明

らかな場合を除き、当該営業所の高度管理医療機器等営業所管理者に、苦情に係る事項の原因を究明させ、当該営業所の品質確保の方法に関し改善が必要な場合には、所要の措置を講じさせなければならない。

（回収）

第百六十七条　高度管理医療機器等の販売業者等は、自ら販売し、授与し、若しくは貸与し、又は電気通信回線を通じて提供した医療機器の品質等に関する理由により回収を行うときは、その回収に至つた理由が自らの陳列、貯蔵等に起因することが明らかな場合に限り、当該営業所の高度管理医療機器等営業所管理者に、次に掲げる業務を行わせなければならない。

一　回収に至つた原因を究明し、当該営業所の品質確保の方法に関し改善が必要な場合には、所要の措置を講ずること。

二　回収した医療機器（医療機器プログラムを除く。）を区分して一定期間保管した後、適切に処理すること。

（高度管理医療機器等営業所管理者の継続的研修）

第百六十八条　高度管理医療機器等の販売業者等は、高度管理医療機器等営業所管理者に、別に厚生労働省令で定めるところにより厚生労働大臣に届出を行つた者が行う研修を毎年度受講させなければならない。

→平16厚生労働省令62［講習・研修を行う者の登録等に関する省令］

（教育訓練）

第百六十九条　高度管理医療機器等の販売業者等は、営業所の従業者に対して、その取り扱う医療機器の販売、授与若しくは貸与、又は電気通信回線を通じた提供に係る情報提供及び品質の確保に関する教育訓練を実施しなければならない。

（中古品の販売等に係る通知等）

第百七十条　高度管理医療機器等の販売業者等は、使用された医療機器を他に販売し、授与し若しくは貸与し、又は電気回線を通じて提供しようとするときは、あらかじめ、当該医療機器の製造販売業者に通知しなければならない。ただし、当該使用された医療機器が他の医療機器の販売業者等から販売、授与若しくは貸与又は電気回線を通じて提供された場合であつて、当該使用された医療機器を他の医療機器の販売業者等に販売し、授与し若しくは貸与し、又は電気回線を通じて提供しようとするときは、この限りでない。

2　高度管理医療機器等の販売業者等は、使用された医療機器の品質の確保その他当該医療機器の販売、授与又は貸与に係る注意事項について、当該医療機器の製造販売業者から指示を受けた場合は、それを遵守しなければならない。

（製造販売業者の不具合等の報告への協力）

第百七十一条　高度管理医療機器等の販売業者等は、その販売し、授与し、若しくは貸与し、又は電気通信回線を通じて提供した医療機器について、当該医療機器の不具合その他の事由によるものと疑われる疾病、障害若しくは死亡の発生又は当該医療機器の使用によるものと疑われる感染症の発生に関する事項を知つた場合において、保健衛生上の危害の発生又は拡大を防止するため必要があると認めるときは、当該医療機器の製造販売業者又は外国製造医療機器等特例承認取得者にその旨を通知しなければならない。

（高度管理医療機器等営業所管理者の業務及び遵守事項）

第百七十二条　法第四十条第一項において準用する法第八条第三項の高度管理医療機器等営業所管理者が行う営業所の管理に関する業務は、次のとおりとする。

一　法第四十条第一項において準用する法第九条の二第一項第一号に規定する高度管理医療機器等営業所管理者が有する権限に係る業務

二　法第四十条第一項において準用する法第八条第一項の規定による従業者の監督、その営業所の構造設備及び高度管理医療機器等その他の物品の管理その他その営業所の業務に対し必要な注意を払う業務

三　法第四十条第一項において準用する法第八条第二項の規定による高度管理医療機器等の販売業者等に対する書面による意見申述

２　法第四十条第一項において準用する法第八条第三項の高度管理医療機器等営業所管理者が遵守すべき事項は、次のとおりとする。

一　営業所の管理に係る業務に関する法令及び実務に精通し、公正かつ適正に当該業務を行うこと。

二　法第四十条第一項において準用する法第八条第二項の規定により高度管理医療機器等の販売業者等に対して述べる意見を記載した書面の写しを三年間保存すること。

（高度管理医療機器等の購入等に関する記録）

第百七十三条　高度管理医療機器等の販売業者等は、高度管理医療機器等を購入し、又は譲り受けたとき及び高度管理医療機器等の製造販売業者、製造業者、販売業者、貸与業者若しくは修理業者又は病院、診療所若しくは飼育動物診療施設の開設者に販売し、授与し、若しくは貸与し、又は電気通信回線を通じて提供したときは、次に掲げる事項を書面に記載しなければならない。

一　品名

二　数量

三　製造番号又は製造記号

四　購入、譲受け、販売、授与若しくは貸与又は電気通信回線を通じた提供の

年月日
五　購入者等若しくは貸与された者又は電気通信回線を通じて提供を受けた者の氏名及び住所

2　高度管理医療機器等の販売業者等は、高度管理医療機器等を前項に掲げる者以外の者に販売し、授与し、若しくは貸与し、又は電気通信回線を通じて提供したときは、次に掲げる事項を書面に記載しなければならない。
一　品名
二　数量
三　販売、授与若しくは貸与又は電気通信回線を通じた提供の年月日
四　販売、授与若しくは貸与又は電気通信回線を通じた提供を受けた者の氏名及び住所

3　高度管理医療機器等の販売業者等は、前二項の書面を、記載の日から三年間（特定保守管理医療機器に係る書面にあつては、記載の日から十五年間）、保存しなければならない。ただし、貸与した特定保守管理医療機器について、貸与を受けた者から返却されてから三年を経過した場合にあつては、この限りではない。

4　高度管理医療機器等の販売業者等は、管理医療機器又は一般医療機器（特定保守管理医療機器を除く。以下この条及び第百七十八条において同じ。）を取り扱う場合にあつては、管理医療機器又は一般医療機器の購入、譲受け、販売、授与若しくは貸与又は電気通信回線を通じた提供に関する記録を作成し、保存するよう努めなければならない。

（高度管理医療機器等の販売業者等の法令遵守体制）

第百七十三条の二　高度管理医療機器等の販売業者等は、次に掲げるところにより、法第四十条第一項において準用する法第九条の二第一項各号に掲げる措置を講じなければならない。
一　次に掲げる高度管理医療機器等営業所管理者の権限を明らかにすること。
イ　営業所に関する業務に従事する者に対する業務の指示及び監督に関する権限
ロ　イに掲げるもののほか、営業所の管理に関する権限
二　次に掲げる法第四十条第一項において準用する法第九条の二第一項第二号に規定する体制を整備すること。
イ　営業所の管理に関する業務その他の高度管理医療機器等の販売業者等の業務の遂行が法令に適合することを確保するために必要な規程の作成、高度管理医療機器等の販売業者等の薬事に関する業務に責任を有する役員及び従業者に対する教育訓練の実施及び評価並びに業務の遂行に係る記録の作成、管理及び保存を行う体制
ロ　高度管理医療機器等の販売業者等が薬事に関する業務に責任を有する役

員及び従業者の業務を監督するために必要な情報を収集し、その業務の適正を確保するために必要な措置を講ずる体制

ハ　イ及びロに掲げるもののほか、高度管理医療機器等の販売業者等の業務の適正を確保するために必要な人員の確保及び配置その他の高度管理医療機器等の販売業者等の業務の適正を確保するための体制

三　次に掲げる法第四十条第一項において準用する法第九条の二第一項第三号に規定する措置を講ずること。

イ　高度管理医療機器等の販売業者等の従業者に対して法令遵守のための指針を示すこと。

ロ　薬事に関する業務に責任を有する役員の権限及び分掌する業務を明らかにすること。

ハ　イ及びロに掲げるもののほか、前号に規定する体制を実効的に機能させるために必要な措置

（変更の届出）

第百七十四条　法第四十条第一項において準用する法第十条第一項の厚生労働省令で定める事項は、次のとおりとする。

一　高度管理医療機器等の販売業者等及び高度管理医療機器等営業所管理者の氏名及び住所

二　許可の別

三　高度管理医療機器等の販売業者等が法人であるときは、薬事に関する業務に責任を有する役員の氏名

四　営業所の名称

五　営業所（高度管理医療機器プログラムのみを取り扱う営業所を除く。）の構造設備の主要部分

2　法第四十条第一項において準用する法第十条第一項の規定による届出は、様式第六による届書を提出することによつて行うものとする。

3　前項の届書には、次の各号に掲げる届書の区分に応じて当該各号に定める書類を添えなければならない。ただし、申請等の行為の際当該届書の提出先とされている都道府県知事（当該申請等に係る営業所の所在地が保健所を設置する市又は特別区の区域にある場合においては、市長又は区長。以下この項において同じ。）に提出され、又は当該都道府県知事を経由して厚生労働大臣に提出された書類については、当該届書にその旨が付記されたときは、この限りでない。

一　第一項第一号に掲げる高度管理医療機器等の販売業者等の氏名に係る届書

　高度管理医療機器等の販売業者等の戸籍謄本、戸籍抄本又は戸籍記載事項証明書（高度管理医療機器等の販売業者等が法人であるときは、登記事項証明書）

二　第一項第一号に掲げる高度管理医療機器等営業所管理者の氏名に係る届書

新たに高度管理医療機器等営業所管理者になつた者が第百六十二条第一項各号（指定視力補正用レンズ等のみの販売等を実地に管理する者にあつては同項各号又は同条第二項各号、プログラム高度管理医療機器のみの販売提供等を実地に管理する者にあつては同条第一項各号又は同条第三項各号、指定視力補正用レンズ等及びプログラム高度管理医療機器のみの販売提供等を実地に管理する者にあつては同条第一項各号又は同条第二項各号及び同条第三項各号）に掲げる者であることを証する書類及び新たに高度管理医療機器等営業所管理者になつた者が高度管理医療機器等の販売業者等以外の者であるときは、雇用契約書の写しその他高度管理医療機器等の販売業者等の新たに高度管理医療機器等営業所管理者となつた者に対する使用関係を証する書類

三　第一項第三号に掲げる役員に係る届書　新たに役員となつた者が精神の機能の障害により業務を適正に行うに当たつて必要な認知、判断及び意思疎通を適切に行うことができないおそれがある者である場合は、当該役員に係る精神の機能の障害に関する医師の診断書

（特定管理医療機器の販売業者等の遵守事項等）

第百七十五条　特定管理医療機器（専ら家庭において使用される管理医療機器であつて厚生労働大臣の指定するもの以外の管理医療機器をいう。以下同じ。）の販売業者等（法第三十九条第一項の許可を受けた者を除く。以下同じ。）は、特定管理医療機器の販売提供等を実地に管理させるために、特定管理医療機器を販売提供等する営業所ごとに、高度管理医療機器等の販売等に関する業務に一年以上若しくは特定管理医療機器（令別表第一機械器具の項第七十三号に掲げる補聴器（以下「補聴器」という。）、同項第七十八号に掲げる家庭用電気治療器（以下「家庭用電気治療器」という。）及びプログラム特定管理医療機器（特定管理医療機器のうちプログラムであるもの及びこれを記録した記録媒体たる医療機器をいう。以下同じ。）を除く。）の販売等に関する業務に三年以上従事した後、別に厚生労働省令で定めるところにより厚生労働大臣の登録を受けた者が行う基礎講習を修了した者又は当該者と同等以上の知識及び経験を有すると厚生労働大臣が認めた者（以下「特定管理医療機器営業所管理者」という。）を置かなければならない。ただし、次の各号に掲げる営業所にあつては、特定管理医療機器営業所管理者に代え、それぞれ当該各号に掲げる者を置けば足りる。

一　補聴器のみを販売等する営業所　特定管理医療機器（家庭用電気治療器及びプログラム特定管理医療機器を除く。）の販売等に関する業務に一年以上従事した後、別に厚生労働省令で定めるところにより厚生労働大臣の登録を受けた者が行う基礎講習を修了した者又は当該者と同等以上の知識及び経験を有すると厚生労働大臣が認めた者（以下「補聴器営業所管理者」という。）

二　家庭用電気治療器のみを販売等する営業所　特定管理医療機器（補聴器及

びプログラム特定管理医療機器を除く。）の販売等に関する業務に一年以上従事した後、別に厚生労働省令で定めるところにより厚生労働大臣の登録を受けた者が行う基礎講習を修了した者又は当該者と同等以上の知識及び経験を有すると厚生労働大臣が認めた者（以下「家庭用電気治療器営業所管理者」という。）

三　プログラム特定管理医療機器のみを販売提供等する営業所　別に厚生労働省令で定めるところにより厚生労働大臣の登録を受けた者が行う基礎講習を修了した者又は当該者と同等以上の知識及び経験を有すると厚生労働大臣が認めた者（以下「プログラム特定管理医療機器営業所管理者」という。）

四　補聴器及び家庭用電気治療器のみを販売等する営業所　補聴器営業所管理者及び家庭用電気治療器営業所管理者

五　補聴器及びプログラム特定管理医療機器のみを販売提供等する営業所　補聴器営業所管理者及びプログラム特定管理医療機器営業所管理者

六　家庭用電気治療器及びプログラム特定管理医療機器のみを販売提供等する営業所　家庭用電気治療器営業所管理者及びプログラム特定管理医療機器営業所管理者

七　補聴器、家庭用電気治療器及びプログラム特定管理医療機器のみを販売提供等する営業所　補聴器営業所管理者、家庭用電気治療器営業所管理者及びプログラム特定管理医療機器営業所管理者

2　特定管理医療機器の販売業者等は、特定管理医療機器営業所管理者、補聴器営業所管理者、家庭用電気治療器営業所管理者及びプログラム特定管理医療機器営業所管理者（以下「特定管理医療機器営業所管理者等」という。）に、厚生労働省令で定めるところにより厚生労働大臣に届出を行つた者が行う研修を毎年度受講させるよう努めなければならない。

3　特定管理医療機器の販売業者等は、医療機器の譲受け及び譲渡に関する記録を作成し、保存するよう努めなければならない。

4　特定管理医療機器営業所管理者等は、保健衛生上支障を生ずるおそれがないように、従業者の監督、その営業所の構造設備及び特定管理医療機器等その他の物品の管理その他その営業所の業務に対し必要な注意を払わなければならない。

5　特定管理医療機器営業所管理者等は、保健衛生上支障を生ずるおそれがないように、その営業所の業務につき、特定管理医療機器の販売業者等に対し必要な意見を書面により述べなければならない。

6　特定管理医療機器営業所管理者等は、営業所の管理に係る業務に関する法令及び実務に精通し、公正かつ適正に当該業務を行わなければならない。

7　特定管理医療機器営業所管理者等は、第五項の規定により特定管理医療機器の販売業者等に対して述べる意見を記載した書面の写しを三年間保存しなければならない。

8　特定管理医療機器の販売業者等は、第五項の規定により述べられた特定管理医療機器営業所管理者等の意見を尊重するとともに、法令遵守のために措置を講ずる必要があるときは、当該措置を講じ、かつ、講じた措置の内容（措置を講じない場合にあつては、その旨及びその理由）を記録し、これを適切に保存しなければならない。

→平 18 厚労省告示 68［家庭で使用される管理医療機器で厚生労働大臣の指定するもの］、平 16 厚生労働省令 62［講習・研修を行う者の登録等に関する省令］

（管理医療機器の販売業者等の法令遵守体制）

第百七十五条の二　管理医療機器の販売業者又は貸与業者（以下この条において「販売業者等」という。）は、次に掲げるところにより、法第四十条第二項において準用する法第九条の二第一項各号に掲げる措置を講じなければならない。ただし、第一号については、特定管理医療機器の販売業者等に限る。

一　次に掲げる特定管理医療機器営業所管理者等の権限を明らかにすること。

イ　営業所に関する業務に従事する者に対する業務の指示及び監督に関する権限

ロ　イに掲げるもののほか、営業所の管理に関する権限

二　次に掲げる法第四十条第二項において準用する法第九条の二第一項第二号に規定する体制を整備すること。

イ　営業所の管理に関する業務その他の管理医療機器の販売業者等の業務の遂行が法令に適合することを確保するために必要な規程の作成、管理医療機器の販売業者等の薬事に関する業務に責任を有する役員及び従業者に対する教育訓練の実施及び評価並びに業務の遂行に係る記録の作成、管理及び保存を行う体制

ロ　管理医療機器の販売業者等が薬事に関する業務に責任を有する役員及び従業者の業務を監督するために必要な情報を収集し、その業務の適正を確保するために必要な措置を講ずる体制

ハ　イ及びロに掲げるもののほか、管理医療機器の販売業者等の業務の適正を確保するために必要な人員の確保及び配置その他の管理医療機器の販売業者等の業務の適正を確保するための体制

三　次に掲げる法第四十条第二項において準用する法第九条の二第一項第三号に規定する措置を講ずること。

イ　管理医療機器の販売業者等の従業者に対して法令遵守のための指針を示すこと。

ロ　薬事に関する業務に責任を有する役員の権限及び分掌する業務を明らかにすること。

ハ　イ及びロに掲げるもののほか、前号に規定する体制を実効的に機能させるために必要な措置

（変更の届出）

第百七十六条　法第四十条第二項において準用する法第十条第一項の厚生労働省令で定める事項は、次のとおりとする。

一　氏名又は名称及び住所

二　営業所の名称

三　法人にあつては、薬事に関する業務に責任を有する役員の氏名

四　当該営業所において第百七十五条第一項に規定する特定管理医療機器を販売提供等する場合にあつては、同条第二項に規定する特定管理医療機器営業所管理者等の氏名及び住所

五　営業所（管理医療機器プログラムのみを取り扱う営業所を除く。）の構造設備の概要

六　兼営事業の種類

2　法第四十条第二項において準用する法第十条第一項の規定による届出は、様式第六による届書を提出することによつて行うものとする。

（休廃止等の届出書の様式）

第百七十七条　管理医療機器の販売業又は貸与業の営業所を廃止し、休止し、又は休止した営業所を再開した場合における法第四十条第二項において準用する法第十条第一項の規定による届出は、様式第八による届書を提出することによつて行うものとする。

（準用）

第百七十八条　高度管理医療機器等の販売業者等については、第二条から第六条まで、第十五条の九及び第十八条の規定を準用する。この場合において、第二条中「様式第二」とあるのは「様式第八十九」と、第六条第一項中「様式第五」とあるのは「様式第九十」と、第十五条の九第一項中「登録販売者として」とあるのは「第百六十二条第一項第一号又は第二項第一号に規定する」と読み替えるものとする。

2　特定管理医療機器の販売業者等については、第十五条の九、第百六十四条から第百六十七条まで及び第百六十九条から第百七十一条までの規定を準用する。この場合において、第十五条の九第一項中「登録販売者として」とあるのは「第百七十五条第一項各号列記以外の部分、第一号及び第二号に規定する」と、第百六十四条第二項、第百六十六条及び第百六十七条中「高度管理医療機器等営業所管理者」とあるのは「特定管理医療機器営業所管理者等」と読み替えるものとする。

3　特定管理医療機器以外の管理医療機器又は一般医療機器の販売業者等については、第百六十四条（第二項第一号を除く。）、第百六十五条から第百六十七条

まで、第百六十九条から第百七十一条まで及び第百七十五条第三項の規定を準用する。この場合において、第百六十四条第二項中「高度管理医療機器等営業所管理者」とあるのは「特定管理医療機器以外の管理医療機器又は一般医療機器の販売業者等」と、第百六十六条及び第百六十七条中「高度管理医療機器等営業所管理者」とあるのは「従事者」と読み替えるものとする。

（設置管理医療機器等の販売業者等の遵守事項）

第百七十九条　設置管理医療機器の販売業者等は、自ら当該設置管理医療機器の設置を行うときは、第百十四条の五十五第二項の規定により交付を受けた設置管理基準書に基づき、適正な方法により設置に係る管理を行わなければならない。

2　設置管理医療機器の販売業者等は、設置管理医療機器の設置を委託するときは、設置に係る管理に関する報告についての条項を含む委託契約を行うとともに、当該設置管理医療機器に係る設置管理基準書を受託者に交付しなければならない。

3　設置管理医療機器の販売業者等は、設置に係る管理の業務を行うために必要な専門的知識及び経験を有する者に、当該設置管理医療機器に係る設置管理基準書に基づき、適正な方法により設置に係る管理の業務を行わせなければならない。

4　設置管理医療機器の販売業者等は、設置管理医療機器の設置を行う者に対し、必要に応じ、設置管理医療機器の品目に応じた設置に係る管理に関する教育訓練を実施しなければならない。

5　設置管理医療機器の販売業者等については、第百十四条の五十五第二項及び第四項から第九項までの規定を準用する。この場合において、同条第四項中「前二項」とあるのは「第百七十九条第五項において準用する第二項又は同条第二項」と、同条第五項中「前項」とあるのは「第百七十九条第五項において準用する前項」と、同条第八項中「前項」とあるのは「第百七十九条第五項において準用する前項」と、同条第九項中「第二項から前項までの規定により設置管理基準書を交付した」とあるのは「第百七十九条第五項において準用する第二項及び第四項から前項まで又は第百七十九条第一項から第四項までの規定により設置に係る管理を行い、設置管理基準書を交付し、又は教育訓練を実施した」と読み替えるものとする。

（修理業の許可の申請）

第百八十条　法第四十条の二第一項の規定による医療機器の修理業の許可を受けようとする者は、同条第三項の規定により、様式第九十一による申請書（地方厚生局長に提出する場合にあつては正本一通及び副本二通、都道府県知事に提出する場合にあつては正本一通）を第二百八十一条又は令第八十条の規定により当該許可の権限に属する事務を行うこととされた地方厚生局長又は都道府県知事に提出することによつて行うものとする。

2　法第四十条の二第三項第四号の厚生労働省令で定める事項は、次のとおりとする。

一　事業所の名称及び所在地

二　特定保守管理医療機器に係る区分

三　特定保守管理医療機器以外の医療機器に係る修理区分

四　責任技術者の氏名、住所及び資格

3　第一項の申請書には、次に掲げる書類を添えなければならない。ただし、申請等の行為の際当該申請書の提出先とされている地方厚生局長若しくは都道府県知事に提出され、又は当該都道府県知事を経由して地方厚生局長に提出された書類については、当該申請書にその旨が付記されたときは、この限りでない。

一　事業所の構造設備に関する書類

二　申請者が法人であるときは、登記事項証明書

三　事業所の医療機器修理責任技術者が第百八十八条第一号又は第二号に掲げる者であることを証する書類

四　申請者以外の者がその事業所の医療機器修理責任技術者であるときは、雇用契約書の写しその他申請者のその医療機器修理責任技術者に対する使用関係を証する書類

4　法第四十条の二第三項の申請については、第九条の規定を準用する。この場合において、同条中「都道府県知事（その所在地が保健所を設置する市又は特別区の区域にある場合においては、市長又は区長）」とあるのは、「地方厚生局長又は都道府県知事」と読み替えるものとする。

5　法第四十条の二第六項において準用する法第五条第三号への厚生労働省令で定める者は、精神の機能の障害により修理業者の業務を適正に行うに当たつて必要な認知、判断及び意思疎通を行うことができない者とする。

（医療機器の修理区分）

第百八十一条　法第四十条の二第二項に規定する厚生労働省令で定める区分（以下「修理区分」という。）は、特定保守管理医療機器及び特定保守管理医療機器以外の医療機器について、それぞれ別表第二のとおりとする。

（修理業の許可証の様式）

第百八十二条　医療機器の修理業の許可証は、様式第九十二によるものとする。

（修理業の許可証の書換え交付の申請）

第百八十三条　令第五十五条において準用する令第三十七条の九第二項の申請書（地方厚生局長に提出する場合にあつては正副二通、都道府県知事に提出する

場合にあつては正本一通）は、様式第三によるものとする。
2　前項の規定により地方厚生局長に提出することとされている申請書には、手数料の額に相当する収入印紙を貼らなければならない。

（修理業の許可証の再交付の申請）

第百八十四条　令第五十五条において準用する令第三十七条の十第二項の申請書（地方厚生局長に提出する場合にあつては正副二通、都道府県知事に提出する場合にあつては正本一通）は、様式第四によるものとする。
2　前項の規定により地方厚生局長に提出することとされている申請書には、手数料の額に相当する収入印紙を貼らなければならない。

（修理業の許可の更新の申請）

第百八十五条　法第四十条の二第四項の医療機器の修理業の許可の更新の申請は、様式第九十三による申請書（地方厚生局長に提出する場合にあつては正本一通及び副本二通、都道府県知事に提出する場合にあつては正本一通）を第二百八十一条又は令第八十条の規定によりそれぞれ当該許可の権限に属する事務を行うこととされた地方厚生局長又は都道府県知事に提出することによつて行うものとする。
2　前項の申請書には、申請に係る許可の許可証を添えなければならない。

（修理区分の変更等の申請）

第百八十六条　法第四十条の二第七項の医療機器の修理区分の変更又は追加の許可の申請は、様式第九十四による申請書（地方厚生局長に提出する場合にあつては正本一通及び副本二通、都道府県知事に提出する場合にあつては正本一通）を第二百八十一条又は令第八十条の規定により当該許可の権限に属する事務を行うこととされた地方厚生局長又は都道府県知事に提出することによつて行うものとする。
2　前項の申請書には、次に掲げる書類を添えなければならない。ただし、申請等の行為の際当該申請書の提出先とされている地方厚生局長若しくは都道府県知事に提出され、又は当該都道府県知事を経由して地方厚生局長に提出された書類については、当該申請書にその旨が付記されたときは、この限りでない。
一　許可証
二　変更し、又は追加しようとする修理区分に係る事業所の構造設備に関する書類

（修理業の許可台帳の記載事項）

第百八十七条　令第五十五条において準用する令第三十七条の十二に規定する法第四十条の二第一項の許可に関する台帳に記載する事項は、次のとおりとする。

一　許可番号及び許可年月日
二　修理区分
三　修理業者の氏名及び住所
四　事業所の名称及び所在地
五　当該事業所の医療機器修理責任技術者の氏名及び住所

（医療機器修理責任技術者の資格）

第百八十八条　法第四十条の三において準用する法第二十三条の二の十四第五項に規定する医療機器の修理業の医療機器修理責任技術者は、次の各号に掲げる区分に応じ、それぞれ当該各号に定める者でなければならない。
一　特定保守管理医療機器の修理を行う修理業者　イ又はロのいずれかに該当する者
イ　医療機器の修理に関する業務に三年以上従事した後、別に厚生労働省令で定めるところにより厚生労働大臣の登録を受けた者が行う基礎講習（以下この条において「基礎講習」という。）及び専門講習を修了した者
ロ　厚生労働大臣がイに掲げる者と同等以上の知識経験を有すると認めた者
二　特定保守管理医療機器以外の医療機器の修理を行う修理業者　イ又はロのいずれかに該当する者
イ　医療機器の修理に関する業務に三年以上従事した後、基礎講習を修了した者
ロ　厚生労働大臣がイに掲げる者と同等以上の知識経験を有すると認めた者
→平16厚生労働省令62［講習・研修を行う者の登録等に関する省令］

（医療機器修理責任技術者の業務及び遵守事項）

第百八十九条　法第四十条の三において準用する法第二十三条の二の十四第九項の医療機器修理責任技術者が行う医療機器の修理の管理のために必要な業務は、次のとおりとする。
一　法第四十条の三において準用する法第二十三条の二の十五の二第三項第一号に規定する医療機器修理責任技術者が有する権限に係る業務
二　法第四十条の三において準用する法第二十三条の二の十四第八項において準用する法第八条第一項の規定による従業者の監督、その事業所の構造設備及び医療機器その他の物品の管理その他事業所の業務に対し必要な注意を払う業務
三　法第四十条の三において準用する法第二十三条の二の十四第七項の規定による修理業者に対する書面による意見申述
2　法第四十条の三において準用する法第二十三条の二の十四第九項の医療機器修理責任技術者が遵守すべき事項は、次のとおりとする。
一　修理の管理に係る業務に関する法令及び実務に精通し、公正かつ適正に当

該業務を行うこと。

二　法第四十条の三において準用する法第二十三条の二の十四第七項の規定により修理業者に対して述べる意見を記載した書面の写しを三年間保存すること。

（修理、試験等に関する記録）

第百九十条　医療機器の修理業の医療機器修理責任技術者は、修理及び試験に関する記録その他当該事業所の管理に関する記録を作成し、かつ、これを三年間（当該記録に係る医療機器に関して有効期間の記載が義務付けられている場合には、その有効期間に一年を加算した期間）保管しなければならない。

（医療機器の修理業者の法令遵守体制）

第百九十条の二　医療機器の修理業者は、次に掲げるところにより、法第四十条の三において準用する法第二十三条の二の十五の二第三項各号に掲げる措置を講じなければならない。

一　次に掲げる医療機器修理責任技術者の権限を明らかにすること。

イ　医療機器の修理に関する業務に従事する者に対する業務の指示及び監督に関する権限

ロ　イに掲げるもののほか、医療機器の修理の管理に関する権限

二　次に掲げる法第四十条の三において準用する法第二十三条の二の十五の二第三項第二号に規定する体制を整備すること。

イ　医療機器の修理の管理に関する業務その他の修理業者の業務の遂行が法令に適合することを確保するために必要な規程の作成、修理業者の薬事に関する業務に責任を有する役員及び従業者に対する教育訓練の実施及び評価並びに業務の遂行に係る記録の作成、管理及び保存を行う体制

ロ　修理業者が薬事に関する業務に責任を有する役員及び従業者の業務を監督するために必要な情報を収集し、その業務の適正を確保するために必要な措置を講ずる体制

ハ　イ及びロに掲げるもののほか、修理業者の業務の適正を確保するために必要な人員の確保及び配置その他の修理業者の業務の適正を確保するための体制

三　次に掲げる法第四十条の三において準用する法第二十三条の二の十五の二第三項第三号に規定する措置を講ずること。

イ　医療機器の修理業者の従業者に対して法令遵守のための指針を示すこと。

ロ　薬事に関する業務に責任を有する役員の権限及び分掌する業務を明らかにすること。

ハ　イ及びロに掲げるもののほか、前号に規定する体制を実効的に機能させるために必要な措置

（特定保守管理医療機器の修理業者の作業管理及び品質管理）

第百九十一条　特定保守管理医療機器の修理業者は、事業所ごとに、次に掲げる文書を作成しなければならない。

一　業務の内容に関する文書

二　修理手順その他修理の作業について記載した文書

2　特定保守管理医療機器の修理業者は、前項第二号に掲げる文書に基づき、適正な方法により医療機器の修理を行わなければならない。

3　特定保守管理医療機器の修理業者は、自ら修理した医療機器の品質等に関して苦情があつたときは、その苦情に係る事項が当該修理に係る事業所に起因するものでないことが明らかな場合を除き、当該事業所の医療機器修理責任技術者に、次に掲げる業務を行わせなければならない。

一　苦情に係る事項の原因を究明し、修理に係る作業管理又は品質管理に関し改善が必要な場合には、所要の措置を講ずること。

二　当該医療機器に係る苦情の内容、原因究明の結果及び改善措置を記載した苦情処理記録を作成し、その作成の日から三年間保存すること。

4　特定保守管理医療機器の修理業者は、自ら修理した医療機器の品質等に関する理由により回収を行うときは、その回収に至つた理由が当該修理に係る事業所に起因するものでないことが明らかな場合を除き、当該事業所の医療機器修理責任技術者に、次に掲げる業務を行わせなければならない。

一　回収に至つた原因を究明し、修理に係る作業管理又は品質管理に関し改善が必要な場合には、所要の措置を講ずること。

二　回収した医療機器を区分して一定期間保管した後、適切に処理すること。

三　当該医療機器に係る回収の内容、原因究明の結果及び改善措置を記載した回収処理記録を作成し、その作成の日から三年間保存すること。

5　特定保守管理医療機器の修理業者は、医療機器修理責任技術者に、次に掲げる業務を行わせなければならない。

一　作業員に対して、医療機器の修理に係る作業管理及び品質管理に関する教育訓練を実施すること。

二　教育訓練の実施の記録を作成し、その作成の日から三年間保存すること。

6　特定保守管理医療機器の修理業者は、医療機器の修理（軽微なものを除く。次項において同じ。）をしようとするときは、あらかじめ、当該医療機器の製造販売業者に通知しなければならない。ただし、当該医療機器を使用する者の生命又は身体を保護するため緊急やむを得ない場合その他の正当な理由がある場合であつて、修理後速やかに製造販売業者に通知するときは、この限りでない。

7　特定保守管理医療機器の修理業者は、医療機器の修理に係る注意事項について、当該医療機器の製造販売業者から指示を受けた場合は、それを遵守しなければならない。

8　特定保守管理医療機器の修理業者は、医療機器の修理をしたときは、自らの氏名及び住所を当該医療機器又はその直接の容器若しくは被包に記載しなければならない。

9　特定保守管理医療機器の修理業者は、医療機器の修理を依頼した者に対し、修理の内容を文書により通知しなければならない。

10　前項に規定する文書による通知については、第百十四条の五十五第四項から第八項までの規定を準用する。この場合において、これらの規定中「設置管理医療機器の製造販売業者」とあるのは「特定保守管理医療機器の修理業者」と、同条第四項中「これらの規定により当該設置管理基準書の交付を受けるべき者（以下この条において「受託者等」という。）」とあるのは「修理を依頼した者」と、「設置管理基準書に記載すべき事項」とあるのは「第百九十一条第九項に規定する修理の内容」と、「受託者等の」とあるのは「修理を依頼した者の」と、同条第五項及び第六項中「受託者等」とあるのは「修理を依頼した者」と、同条第七項中「設置管理基準書に記載すべき事項」とあるのは「第百九十一条第九項に規定する修理の内容」と、「受託者等」とあるのは「修理を依頼した者」と、同条第五項及び第八項中「受託者等」とあるのは「修理を依頼した者」と読み替えるものとする。

11　特定保守管理医療機器の修理業者は、その修理した医療機器について、当該医療機器の不具合その他の事由によるものと疑われる疾病、障害若しくは死亡の発生又は当該医療機器の使用によるものと疑われる感染症の発生に関する事項を知った場合において、保健衛生上の危害の発生又は拡大を防止するため必要があると認めるときは、製造販売業者又は外国製造医療機器等特例承認取得者にその旨を通知しなければならない。

（特定保守管理医療機器以外の医療機器の修理業者の作業管理及び品質管理）

第百九十二条　特定保守管理医療機器以外の医療機器の修理業者については、前条第三項（第二号を除く。）、第四項（第三号を除く。）、第六項から第八項まで及び第十一項の規定を準用する。

（設置管理医療機器の修理業者の遵守事項）

第百九十三条　設置管理医療機器の修理業者については、第百十四条の五十五第二項及び第四項から第九項までの規定並びに第百七十九条第一項から第四項までの規定を準用する。この場合において、第百十四条の五十五第四項中「前二項」とあるのは「第百九十三条において準用する第二項又は第百七十九条第二項」と、同条第五項中「前項」とあるのは「第百九十三条において準用する前項」と、同条第八項中「前項」とあるのは「第百九十三条において準用する前項」と、同条第九項中「第二項から前項までの規定により設置管理基準書を交付した」とあるのは「第百九十三条において準用する第二項及び第四項から前項まで又は第百七十九条第一項から第四項までの規定により設置管理基準書を交付し、設置に係る管理を行い、又は教育訓練を実施した」と読み替えるものとする。

（医療機器修理責任技術者の継続的研修）

第百九十四条　医療機器の修理業者は、医療機器修理責任技術者に、別に厚生労働省令で定めるところにより厚生労働大臣に届出を行つた者が行う研修を毎年度受講させなければならない。

→平16厚生労働省令62［講習・研修を行う者の登録等に関する省令］

（準用）

第百九十四条の二　医療機器の修理業者については、第三条、第十五条の九及び第十八条の規定を準用する。この場合において、第十五条の九第一項中「登録販売者として」とあるのは「第百八十八条第一号イ又は第二号イに規定する」と読み替えるものとする。

（医療機器修理責任技術者等の変更の届出）

第百九十五条　法第四十条の三において準用する法第二十三条の二の十六第二項の規定により変更の届出をしなければならない事項は、次のとおりとする。

一　修理業者又は医療機器修理責任技術者の氏名又は住所

二　修理業者が法人であるときは、薬事に関する業務に責任を有する役員の氏名

三　事業所の名称

四　事業所の構造設備の主要部分

五　修理業者が他の区分の修理業の許可を受け、又はその事業所を廃止したときは、当該許可の区分及び許可番号

2　前項の届出は、様式第六による届書（地方厚生局長に提出する場合にあつては正本一通及び副本二通、都道府県知事に提出する場合にあつては正本一通）を提出することによつて行うものとする。

3　前項の届書には、次の各号に掲げる届書の区分に応じて当該各号に定める書類を添えなければならない。ただし、申請等の行為の際当該届書の提出先とされている地方厚生局長若しくは都道府県知事に提出され、又は当該都道府県知事を経由して地方厚生局長に提出された書類については、当該届書にその旨が付記されたときは、この限りでない。

一　第一項第一号に掲げる修理業者の氏名に係る届書　修理業者の戸籍謄本、戸籍抄本又は戸籍記載事項証明書（修理業者が法人であるときは、登記事項証明書）

二　第一項第一号に掲げる医療機器修理責任技術者の氏名に係る届書（新たに

医療機器修理責任技術者となつた者が修理業者である場合を除く。）　雇用契約書の写しその他の修理業者の新たに医療機器修理責任技術者となつた者に対する使用関係を証する書類及び当該者が第百八十八条第一号又は第二号に掲げる者であることを証する書類

（医療機器の修理業の特例の適用を受けない製造）

第百九十六条　令第五十六条に規定する厚生労働省令で定める製造は、医療機器の製造工程のうち設計又は最終製品の保管のみを行うものとする。

（再生医療等製品の販売業の許可の申請）

第百九十六条の二　再生医療等製品の販売業の許可を受けようとする者は、法第四十条の五第三項の規定により、様式第九十四の二による申請書を都道府県知事に提出しなければならない。

2　法第四十条の五第三項第五号の厚生労働省令で定める事項は、次のとおりとする。

一　営業所の名称及び所在地

二　再生医療等製品営業所管理者の住所及び資格

三　兼営事業の種類

3　第一項の申請書には、次に掲げる書類を添えなければならない。ただし、申請等の行為の際当該申請書の提出先とされている都道府県知事に提出され、又は当該都道府県知事を経由して厚生労働大臣に提出された書類については、当該申請書にその旨が付記されたときは、この限りでない。

一　営業所の平面図

二　法人にあつては、登記事項証明書

三　申請者以外の者がその再生医療等製品営業所管理者である場合にあつては、当該再生医療等製品営業所管理者の雇用契約書の写しその他申請者の当該再生医療等製品営業所管理者に対する使用関係を証する書類

四　申請者（申請者が法人であるときは、薬事に関する業務に責任を有する役員）が精神の機能の障害により業務を適正に行うに当たつて必要な認知、判断及び意思疎通を適切に行うことができないおそれがある者である場合は、当該申請者に係る精神の機能の障害に関する医師の診断書

4　法第四十条の五第三項の申請については、前項の規定によるほか、第一条第七項及び第九条の規定を準用する。この場合において、第九条中「都道府県知事（その所在地が保健所を設置する市又は特別区の区域にある場合においては、市長又は区長）」とあるのは、「都道府県知事」と読み替えるものとする。

5　法第四十条の五第五項において準用する法第五条第三号への厚生労働省令で定める者は、精神の機能の障害により販売業者の業務を適正に行うに当たつて必要な認知、判断及び意思疎通を適切に行うことができない者とする。

（再生医療等製品の販売業における販売等の相手方）

第百九十六条の三　法第四十条の五第七項の厚生労働省令で定める者は、次に掲げるものとする。

一　国、都道府県知事又は市町村長（特別区の区長を含む。）

二　研究施設の長又は教育機関の長であつて研究又は教育を行うに当たり必要な再生医療等製品を使用するもの

三　医薬品、医薬部外品、化粧品又は医療機器の製造業者であつて製造を行うに当たり必要な再生医療等製品を使用するもの

四　前三号に掲げるものに準ずるものであつて販売等の相手方として厚生労働大臣が適当と認めるもの

（再生医療等製品営業所管理者の基準）

第百九十六条の四　再生医療等製品営業所管理者に係る法第四十条の六第一項の厚生労働省令で定める基準は、次の各号のいずれかに該当する者であることとする。

一　旧制中学若しくは高校又はこれと同等以上の学校で、薬学、化学又は生物学に関する専門の課程を修了した者

二　旧制中学若しくは高校又はこれと同等以上の学校で、薬学、化学又は生物学に関する科目を修得した後、再生医療等製品の販売又は授与に関する業務に三年以上従事した者

三　再生医療等製品の販売又は授与に関する業務に五年以上従事した者

四　都道府県知事が第一号から前号までに掲げる者と同等以上の知識経験を有すると認めた者

（準用）

第百九十六条の五　再生医療等製品の販売業者については、第二条から第七条まで（同条第四号、第五号及び第七号から第十二号までを除く。）の規定を準用する。この場合において、第二条中「様式第二」とあるのは「様式第九十四の三」と、第六条第一項中「様式第五」とあるのは「様式第九十四の四」と、第七条第六号中「氏名、住所及び週当たり勤務時間数」とあるのは「氏名及び住所」と読み替えるものとする。

（再生医療等製品の販売業者の遵守事項）

第百九十六条の六　法第四十条の七において準用する法第九条第一項の厚生労働省令で定める再生医療等製品の販売業者が遵守すべき事項は、次条から第百九十六条の十一までに定めるものとする。

（試験検査の実施方法）

第百九十六条の七　再生医療等製品の販売業者は、再生医療等製品営業所管理者が再生医療等製品の適切な管理のために必要と認める再生医療等製品の試験検査を、再生医療等製品営業所管理者に行わせなければならない。ただし、当該再生医療等製品の営業所の設備及び器具を用いて試験検査を行うことが困難であると再生医療等製品営業所管理者が認めた場合には、再生医療等製品の販売業者は、当該販売業者の他の試験検査設備又は登録試験検査機関を利用して試験検査を行うことができる。

2　再生医療等製品の販売業者は、前項ただし書により試験検査を行つた場合は、再生医療等製品営業所管理者に試験検査の結果を確認させなければならない。

（再生医療等製品の適正管理の確保）

第百九十六条の八　再生医療等製品の販売業者は、再生医療等製品の販売又は授与の業務に係る適正な管理（以下「再生医療等製品の適正管理」という。）を確保するため、指針の策定、従事者に対する研修の実施その他必要な措置を講じなければならない。

2　前項に掲げる再生医療等製品の販売業者が講じなければならない措置には、次に掲げる事項を含むものとする。

一　従事者から再生医療等製品の販売業者への事故報告の体制の整備

二　再生医療等製品の適正管理のための業務に関する手順書の作成及び当該手順書に基づく業務の実施

三　再生医療等製品の適正管理のために必要となる情報の収集その他再生医療等製品の適正管理の確保を目的とした改善のための方策の実施

（再生医療等製品の営業所の管理に関する帳簿）

第百九十六条の九　再生医療等製品の販売業者は、営業所に当該営業所の管理に関する事項を記録するための帳簿を備えなければならない。

2　再生医療等製品営業所管理者は、試験検査、不良品の処理その他営業所の管理に関する事項を、前項の帳簿に記載しなければならない。

3　再生医療等製品の販売業者は、第一項の帳簿を、最終の記載の日から三年間、保存しなければならない。

（再生医療等製品の購入等に関する記録）

第百九十六条の十　再生医療等製品の販売業者は、再生医療等製品を購入し、又は譲り受けたとき及び販売し、又は授与したときは、次に掲げる事項を書面に記載しなければならない。

一　品名

二　数量

三　購入若しくは譲受け又は販売若しくは授与の年月日
四　購入者等の氏名
2　再生医療等製品の販売業者は、前項の書面を、記載の日から三年間、保存しなければならない。

（業務経験の証明）
第百九十六条の十一　再生医療等製品の販売業者は、その営業所において第百九十六条の四第二号又は第三号に規定する業務に従事した者から、その業務に従事したことの証明を求められたときは、速やかにその証明を行わなければならない。
2　前項の場合において、再生医療等製品の販売業者は、虚偽又は不正の証明を行つてはならない。

（再生医療等製品営業所管理者の業務及び遵守事項）
第百九十六条の十一の二　法第四十条の七第一項において準用する法第八条第三項の再生医療等製品営業所管理者が行う営業所の管理に関する業務は、次のとおりとする。
一　法第四十条の七第一項において準用する法第九条の二第一項第一号に規定する再生医療等製品営業所管理者が有する権限に係る業務
二　法第四十条の七第一項において準用する法第八条第一項の規定による従業者の監督、その営業所の構造設備及び再生医療等製品その他の物品の管理その他その営業所の業務に対し必要な注意を払う業務
三　法第四十条の七第一項において準用する法第八条第二項の規定による販売業者に対する書面による意見申述
2　法第四十条の七第一項において準用する法第八条第三項の再生医療等製品営業所管理者が遵守すべき事項は、次のとおりとする。
一　営業所の管理に係る業務に関する法令及び実務に精通し、公正かつ適正に当該業務を行うこと。
二　法第四十条の七第一項において準用する法第八条第二項の規定により販売業者に対して述べる意見を記載した書面の写しを三年間保存すること。

（再生医療等製品の販売業者の法令遵守体制）
第百九十六条の十一の三　再生医療等製品の販売業者は、次に掲げるところにより、法第四十条の七第一項において準用する法第九条の二第一項各号に掲げる措置を講じなければならない。
一　次に掲げる再生医療等製品営業所管理者の権限を明らかにすること。
イ　営業所に関する業務に従事する者に対する業務の指示及び監督に関する権限

ロ　イに掲げるもののほか、営業所の管理に関する権限

二　次に掲げる法第四十条の七第一項において準用する法第九条の二第一項第二号に規定する体制を整備すること。

イ　営業所の管理に関する業務その他の再生医療等製品の販売業者の業務の遂行が法令に適合することを確保するために必要な規程の作成、再生医療等製品の販売業者の薬事に関する業務に責任を有する役員及び従業者に対する教育訓練の実施及び評価並びに業務の遂行に係る記録の作成、管理及び保存を行う体制

ロ　再生医療等製品の販売業者が薬事に関する業務に責任を有する役員及び従業者の業務を監督するために必要な情報を収集し、その業務の適正を確保するために必要な措置を講ずる体制

ハ　イ及びロに掲げるもののほか、再生医療等製品の販売業者の業務の適正を確保するために必要な人員の確保及び配置その他の再生医療等製品の販売業者の業務の適正を確保するための体制

三　次に掲げる法第四十条の七第一項において準用する法第九条の二第一項第三号に規定する措置を講ずること。

イ　再生医療等製品の販売業者の従業者に対して法令遵守のための指針を示すこと。

ロ　薬事に関する業務に責任を有する役員の権限及び分掌する業務を明らかにすること。

ハ　イ及びロに掲げるもののほか、前号に規定する体制を実効的に機能させるために必要な措置

（変更の届出）

第百九十六条の十二　法第四十条の七第一項において準用する法第十条第一項の厚生労働省令で定める事項は、次のとおりとする。

一　再生医療等製品の販売業者の氏名（当該販売業者が法人であるときは、薬事に関する業務に責任を有する役員の氏名を含む。）又は住所

二　営業所の名称

三　営業所の構造設備の主要部分

四　再生医療等製品営業所管理者の氏名又は住所

2　法第四十条の七第一項において準用する法第十条第一項の規定による届出については、第十六条第二項及び第三項の規定を準用する。この場合において、同条第二項中「前項第四号」とあるのは「第百九十六条の十二第一項第四号」と、同条第三項各号列記以外の部分中「都道府県知事（その所在地が保健所を設置する市又は特別区の区域にある場合においては、市長又は区長。以下この項において同じ。）」とあるのは「都道府県知事」と、同項第一号及び第二号中「第一項第一号」とあるのは「第百九十六条の十二第一項第一号」と、同項第

三号中「第一項第四号又は第五号」とあるのは「第百九十六条の十二第一項第四号」と、「管理者又は当該薬局において薬事に関する実務に従事する薬剤師若しくは登録販売者」とあるのは「再生医療等製品営業所管理者」と読み替えるものとする。

（休廃止等の届書の様式）

第百九十六条の十三　再生医療等製品の販売業の営業所を廃止し、休止し、又は休止した再生医療等製品の販売業の営業所を再開した場合における法第四十条の七第一項において準用する法第十条第一項の規定による届出は、様式第八による届書を提出することによつて行うものとする。

第六章　医薬品等の基準及び検定

（日本薬局方の公示の方法）

第百九十六条の十四　法第四十一条第一項の規定による公示は、官報への掲載及び公衆の縦覧に供することにより行うものとする。

（医薬品の検定の申請及び検定機関）

第百九十七条　法第四十三条第一項の医薬品の検定の申請は、同一の製造番号又は製造記号の医薬品ごとに、様式第九十五による検定申請書を、当該医薬品を保有する施設の所在地の都道府県知事に提出することによつて行うものとする。ただし、一の製造期間内に一連の製造工程により均質性を有するように製造された同一の一般的名称の医薬品であつて、容量のみが異なるものについて同時に検定の申請を行う場合は、一の検定申請書において行うことができる。

2　前項の申請書には、次の各号に掲げる検定の申請の区分に応じ、当該各号に定める書類を添えなければならない。

一　厚生労働大臣が指定する医薬品（以下「指定製剤」という。）の検定の申請（当該指定製剤の検定が二以上の製造段階について行われるべき場合にあつては、最終段階の検定の申請に限る。）　次のイ及びロに掲げる書類

イ　申請に係る同一の製造番号又は製造記号の医薬品について作成した製品の製造及び試験の記録等を要約した書類（以下「製造・試験記録等要約書」という。）

ロ　申請に係る品目について法第十四条又は第十九条の二の承認の際に交付される書類（当該品目について法第十四条第十六項（法第十九条の二第五項において準用する場合を含む。）の届出を行つている場合には、当該届書（当該交付される書類に記載されていない内容に係るものに限る。）の写しを含む。次項、第百九十七条の四及び第百九十七条の五において「承認書」という。）の写し

二　前号に掲げる検定の申請以外の検定の申請　自家試験の記録を記載した書類

→平23厚労省告示225［指定する生物製剤である医薬品］

3　前項の規定にかかわらず、同項第一号ロの承認書については、前回の検定の際に既に都道府県知事に提出されている当該承認書の内容に変更がないときは、その添付を省略することができる。

4　令第五十八条の検定機関は、生物学的製剤又は抗菌性物質製剤である医薬品については国立感染症研究所、その他の医薬品については国立医薬品食品衛生研究所とする。

5　令第五十八条の出願者は、医薬品については、当該品目に係る法第十四条第一項若しくは第十五項の承認を取得している製造販売業者又は法第十九条の二第一項若しくは同条第五項において準用する法第十四条第十五項の承認を取得している外国製造医薬品等特例承認取得者に係る選任外国製造医薬品等製造販売業者とする。

6　第一項の申請書には、令第五十八条の厚生労働大臣の定める手数料の額に相当する収入印紙を貼らなければならない。

（製造・試験記録等要約書）

第百九十七条の二　製造・試験記録等要約書には、当該品目に係る法第十四条又は第十九条の二の承認の内容に応じて、次に掲げる事項が記載されていなければならない。

一　製品の名称

二　承認番号

三　製造所の名称及び所在地

四　製造販売業者又は選任外国製造医薬品等製造販売業者の名称及び所在地

五　製造年月日及び製造量

六　製造番号又は製造記号

七　原材料（シード及びセルバンクを含む。）に関する情報

八　使用した中間体及び原液等の名称及び構成

九　製造工程及び品質管理試験の記録

十　その他厚生労働大臣が定める事項

（製造・試験記録等要約書の様式の作成及び変更）

第百九十七条の三　製造・試験記録等要約書の様式は、製造販売業者（選任外国製造医薬品等製造販売業者を含む。第百九十七条の七から第百九十七条の十までにおいて同じ。）の申請に基づき、品目ごとに、国立感染症研究所が作成し、又は変更するものとする。

（製造・試験記録等要約書の様式の作成の申請）

第百九十七条の四　製造販売業者は、指定製剤に該当する品目について法第十四条第一項の承認を受けたときは、遅滞なく、国立感染症研究所に対し、製造・試験記録等要約書の様式の作成を申請しなければならない。指定製剤に該当する品目について同項の承認を受けた後、製造・試験記録等要約書の様式が作成される前に、当該品目について同条第十五項の承認を受けた場合においても、同様とする。

2　前項の申請は、様式第九十五の二による申請書に次に掲げる資料を添えて提出することによつて行わなければならない。

一　当該品目に係る承認書の写し

二　当該品目に係る製造・試験記録等要約書の様式の案

三　その他製造・試験記録等要約書の様式の作成に必要な資料

3　指定製剤に該当する品目について法第十四条第一項の承認の申請を行つた製造販売業者は、同項の承認を受けた後速やかに製造販売を行う必要があることその他特別の事情がある場合には、第一項の規定にかかわらず、同条第一項の承認を受ける前においても、国立感染症研究所に対し、製造・試験記録等要約書の様式の作成を申請することができる。

4　前項の申請は、様式第九十五の二による申請書に次に掲げる資料を添えて提出することによつて行わなければならない。

一　当該品目の法第十四条第一項の承認に係る申請書の写し

二　当該品目に係る製造・試験記録等要約書の様式の案

三　その他製造・試験記録等要約書の様式の作成に必要な資料

5　第三項の規定による申請を行つた製造販売業者は、当該品目について法第十四条第一項の承認を受けたときは、速やかに、当該品目に係る承認書の写しを国立感染症研究所に提出しなければならない。

6　第三項の規定による申請を行つた製造販売業者が当該品目について法第十四条第一項の承認を受けられなかつたときは、当該申請は取り下げられたものとみなす。

（製造・試験記録等要約書の様式の変更等の申請）

第百九十七条の五　製造販売業者は、前条の規定により製造・試験記録等要約書の様式が作成された場合において、次に掲げる場合に該当したときは、遅滞なく、国立感染症研究所に対し、当該製造・試験記録等要約書の様式の変更又は変更の確認の申請をしなければならない。

一　当該品目について法第十四条第十五項の承認を受けた場合

二　当該品目について法第十四条第十六項で定める軽微な変更が行われることにより製造・試験記録等要約書の様式の変更が必要となる場合

三　その他製造・試験記録等要約書の様式の変更が必要となる場合

2　前項の申請は、様式第九十五の三による申請書に次に掲げる資料を添えて提出することによつて行わなければならない。ただし、前項第三号に掲げる場合に係る申請においては、第一号に掲げる資料は、当該承認書の内容が前条又はこの条の規定により提出した承認書のうち直近のものから変更がないときは、提出することを要しない。

一　当該品目に係る承認書の写し

二　当該品目に係る製造・試験記録等要約書の変更後の様式の案（変更の必要がないときは、その旨）

三　その他製造・試験記録等要約書の様式の変更のために必要な資料

3　指定製剤に該当する品目について法第十四条第十五項の承認の申請を行つた製造販売業者は、同項の承認を受けた後速やかに製造販売を行う必要があることその他特別の事情がある場合には、第一項の規定にかかわらず、同条第十五項の承認を受ける前においても、国立感染症研究所に対し、製造・試験記録等要約書の様式の変更又は変更の確認の申請をすることができる。

4　前項の申請は、様式第九十五の三による申請書に次に掲げる資料を添えて提出することによつて行わなければならない。ただし、第一号に掲げる資料は、当該承認書の内容が前条又はこの条の規定により提出した承認書のうち直近のものから変更がないときは、提出することを要しない。

一　当該品目の承認書及び法第十四条第十五項の承認に係る申請書の写し

二　当該品目に係る製造・試験記録等要約書の変更後の様式の案（変更の必要がないときは、その旨）

三　その他製造・試験記録等要約書の様式の変更のために必要な資料

5　第三項の規定による申請を行つた製造販売業者は、当該品目について法第十四条第十五項の承認を受けたときは、速やかに、当該品目に係る承認書の写しを国立感染症研究所に提出しなければならない。

6　第三項の規定による申請を行つた製造販売業者が当該品目について法第十四条第十五項の承認を受けられなかつたときは、当該申請は取り下げられたものとみなす。

第百九十七条の六　第百九十七条の四第一項及び第二項の規定は、法第十九条の二第一項に規定する者が指定製剤に該当する品目について同項の承認を受けた場合について準用する。この場合において、第百九十七条の四第一項中「製造販売業者」とあるのは「選任外国製造医薬品等製造販売業者」と、「法第十四条第一項」とあるのは「当該選任外国製造医薬品等製造販売業者に係る法第十九条の二第一項に規定する者が同項」と、「同条第十五項」とあるのは「同条第五項において準用する法第十四条第十五項」と読み替えるものとする。

2　第百九十七条の四第三項から第六項までの規定は、法第十九条の二第一項に規定する者が指定製剤に該当する品目について同項の承認の申請を行つた場合について準用する。この場合において、第百九十七条の四第三項中「第十四条第一項」とあるのは「第十九条の二第一項」と、「製造販売業者」とあるのは「同項に規定する者に係る選任外国製造医薬品等製造販売業者」と、同条第四項中「第十四条第一項」とあるのは「第十九条の二第一項」と、同条第五項中「製造販売業者は、」とあるのは「選任外国製造医薬品等製造販売業者は、当該選任外国製造医薬品等製造販売業者に係る法第十九条の二第一項に規定する者が」と、「法第十四条第一項」とあるのは「同項」と、同条第六項中「製造販売業者」とあるのは「選任外国製造医薬品等製造販売業者に係る法第十九条の二第一項に規定する者」と、「法第十四条第一項」とあるのは「同項」と読み替えるものとする。

3　第百九十七条の五第一項及び第二項の規定は、外国製造医薬品等特例承認取得者が指定製剤に該当する品目について法第十九条の二第五項において準用する法第十四条第十五項の承認を受けた場合について準用する。この場合において、第百九十七条の五第一項中「製造販売業者」とあるのは「選任外国製造医薬品等製造販売業者」と、同項第一号中「第十四条第十五項」とあるのは「第十九条の二第五項において準用する法第十四条第十五項」と、同項第二号中「第十四条第十六項」とあるのは「第十九条の二第五項において準用する法第十四条第十六項」と読み替えるものとする。

4　前条第三項から第六項までの規定は、外国製造医薬品等特例承認取得者が指定製剤に該当する品目について法第十九条の二第五項において準用する法第十四条第十五項の承認の申請を行つた場合について準用する。この場合において、前条第三項中「第十四条第十五項」とあるのは「第十九条の二第五項において準用する法第十四条第十五項」と、「製造販売業者」とあるのは「外国製造医薬品等特例承認取得者に係る選任外国製造医薬品等製造販売業者」と、同条第四項中「第十四条第十五項」とあるのは「第十九条の二第五項において準用する法第十四条第十五項」と、同条第五項中「製造販売業者は、」とあるのは「選任外国製造医薬品等製造販売業者は、当該選任外国製造医薬品等製造販売業者に係る外国製造医薬品等特例承認取得者が」と、「第十四条第十五項」とあるのは「第十九条の二第五項において準用する法第十四条第十五項」と、同条第六項中「製造販売業者」とあるのは「選任外国製造医薬品等製造販売業者に係る外国製造医薬品等特例承認取得者」と、「第十四条第十五項」とあるのは「第十九条の二第五項において準用する法第十四条第十五項」と読み替えるものとする。

（資料の提出）

第百九十七条の七　国立感染症研究所は、第百九十七条の三の申請を行つた製造販売業者又は法第八十条の六第一項に規定する原薬等を製造する者に対して、製造・試験記録等要約書の様式の作成又は変更のために必要な資料の提出を求めることができる。

（国立感染症研究所と製造販売業者との協議）

第百九十七条の八　国立感染症研究所は、製造・試験記録等要約書の様式の作成又は変更に当たつては、必要に応じ、第百九十七条の三の申請を行つた製造販売業者と協議するものとする。

（国立感染症研究所による様式の変更）

第百九十七条の九　国立感染症研究所は、第百九十七条の三の規定にかかわらず、作成した製造・試験記録等要約書の様式の変更が必要となつたと認める場合は、当該様式に係る製造販売業者と協議の上、当該様式を変更することができる。

（製造販売業者への通知）

第百九十七条の十　国立感染症研究所は、製造・試験記録等要約書の様式を作成又は変更したときは、当該作成又は変更の申請を行つた製造販売業者（前条の規定による変更の場合にあつては、当該様式に係る申請を行つた製造販売業者）に通知するものとする。

（再生医療等製品の検定の申請及び検定機関）

第百九十七条の十一　法第四十三条第一項の再生医療等製品の検定の申請は、同一の製造番号又は製造記号の再生医療等製品ごとに、様式第九十五による検定申請書を、当該再生医療等製品を保有する施設の所在地の都道府県知事に提出することによつて行うものとする。

2　前項の申請書には、自家試験の記録を記載した書類を添えなければならない。

3　令第五十八条の検定機関は、再生医療等製品については、国立医薬品食品衛生研究所とする。

4　令第五十八条の出願者は、再生医療等製品については、当該品目に係る法第二十三条の二十五第一項若しくは第十一項の承認を取得している製造販売業者又は法第二十三条の三十七第一項若しくは同条第五項において準用する法第二十三条の二十五第十一項の承認を取得している外国製造再生医療等製品特例承認取得者に係る選任外国製造再生医療等製品製造販売業者とする。

5　第一項の申請については、第百九十七条第六項の規定を準用する。

（医療機器の検定の申請及び検定機関）

第百九十七条の十二　法第四十三条第二項の規定による医療機器の検定の申請は、同一の製造番号又は製造記号の医療機器ごとに、様式第九十五による検定申請書を、当該医療機器を保有する施設の所在地の都道府県知事に提出することによつて行うものとする。

2　前項の申請書には、自家試験の記録を記載した書類を添えなければならない。

3　令第五十八条の検定機関は、医療機器については、国立医薬品食品衛生研究所とする。

4　令第五十八条の出願者は、医療機器については、当該品目に係る法第二十三条の二の五第一項若しくは第十五項の承認若しくは基準適合性認証を取得している製造販売業者又は法第二十三条の二の十七第一項若しくは同条第五項において準用する法第二十三条の二の五第十五項の承認を取得している外国製造医療機器等特例承認取得者に係る選任外国製造医療機器等製造販売業者若しくは基準適合性認証を取得している外国指定高度管理医療機器製造等事業者（以下「外国製造医療機器等特例認証取得者」という。）に係る選任外国製造指定高度管理医療機器等製造販売業者とする。

5　第一項の申請については、第百九十七条第六項の規定を準用する。

（収納及び表示）

第百九十八条　令第五十八条に規定する出願者は、検定を受けようとするときは、医薬品、医療機器又は再生医療等製品を販売又は授与（医療機器にあつては、販売、授与又は貸与）の用に供する容器又は被包に入れ、これを保管するのに適当な箱その他の容器に収め、その容器に次に掲げる事項を記載しておかなければならない。

一　医薬品、医療機器又は再生医療等製品の名称

二　製造番号又は製造記号

三　製造年月日

四　数量

2　出願者は、生物学的製剤である医薬品について検定を受けようとするときは、令第五十九条の規定により試験品を採取する薬事監視員の立会いのもとで、当該医薬品について前項に規定する措置を講じなければならない。

3　医薬品、医療機器又は再生医療等製品の検定が二以上の製造段階について行われるべき場合における最終段階の検定以外の検定に関しては、前二項の規定は、適用しない。

（試験品の採取等）

第百九十九条　薬事監視員は、令第五十九条の規定により試験品を採取するときは、厚生労働大臣の定める数量の試験品を採取して適当な容器に収め、封印し、これに次に掲げる事項を記載しなければならない。

一　出願者の氏名

二　医薬品、医療機器又は再生医療等製品の名称

三　製造番号又は製造記号

四　製造年月日

五　採取量

2　出願者は、前条第一項の容器に収められた医薬品、医療機器又は再生医療等製品を適切に保管するとともに、出納を行う場合はその記録を作成し、その作成の日から五年間保存しなければならない。
3　都道府県知事は、令第六十条第二項に規定する検定合格証明書を交付したときは、薬事監視員に前項の保管が適切に行われていたかどうかについて確認させなければならない。

（検定合格証明書）
第二百条　令第六十条第一項に規定する検定合格証明書は、様式第九十六によるものとする。

（出願者による表示等）
第二百一条　出願者は、検定に合格した医薬品、医療機器又は再生医療等製品を収めた容器又は被包の見やすい場所に、次項の表示を付さなければならない。
2　令第六十一条第一項に規定する厚生労働省令で定める事項は、検定に合格した旨とする。
3　令第六十一条第二項の規定による確認は、同条第一項の規定による表示が付されている医薬品、医療機器又は再生医療等製品の数量及び当該数量が適正であることを示すために必要な資料を確認することにより行うものとする。

（検定記録表）
第二百二条　出願者は、検定を受けた医薬品、医療機器又は再生医療等製品について様式第九十七による検定記録表を作成しておかなければならない。

（検定の特例）
第二百三条　医薬品又は再生医療等製品の製造業者は、法第四十三条第一項本文の規定にかかわらず、その製造し、又は輸入した医薬品又は再生医療等製品を、医薬品又は再生医療等製品の製造販売業者又は製造業者に販売し、授与し、又は販売若しくは授与の目的で貯蔵し、若しくは陳列することができる。
2　医療機器の製造業者は、法第四十三条第二項本文の規定にかかわらず、その製造し、又は輸入した医療機器を、医療機器の製造販売業者又は製造業者に販売し、貸与し、授与し、若しくは販売、貸与若しくは授与の目的で貯蔵し、若しくは陳列し、又は電気通信回線を通じて提供することができる。
3　前二項のほか、国民の生命及び健康に重大な影響を与えるおそれがある感染性の疾病のまん延その他の健康被害の拡大を防止するため使用される医薬品、医療機器又は再生医療等製品であつて厚生労働大臣が指定するものについては、緊急に使用される必要があるため、法第四十三条第一項又は第二項の規定による検定を受けるいとまがない場合として厚生労働大臣が定める場合に限り、法

第四十三条第一項本文又は第二項本文の規定にかかわらず、販売し、貸与し、授与し、若しくは販売、貸与若しくは授与の目的で貯蔵し、若しくは陳列し、又は電気通信回線を通じて提供することができる。

→平20厚労省告示374［検定を要しない医薬品等と場合］

第七章　医薬品等の取扱い

（毒薬及び劇薬の範囲）

第二百四条　法第四十四条第一項及び第二項に規定する毒薬及び劇薬は、別表第三のとおりとする。

（毒薬又は劇薬の譲渡手続に係る文書）

第二百五条　法第四十六条第一項の規定により作成する文書は、譲受人の署名又は記名押印のある文書とする。

（情報通信の技術を利用する方法）

第二百六条　法第四十六条第三項の厚生労働省令で定める方法は、次に掲げる方法とする。

一　電子情報処理組織を使用する方法のうちイ又はロに掲げるもの

イ　薬局開設者又は医薬品の製造販売業者、製造業者若しくは販売業者（以下「薬局開設者等」という。）の使用に係る電子計算機と譲受人の使用に係る電子計算機とを接続する電気通信回線を通じて送信し、受信者の使用に係る電子計算機に備えられたファイルに記録する方法

ロ　譲受人の使用に係る電子計算機に備えられたファイルに記録された文書に記載すべき事項を電気通信回線を通じて薬局開設者等の閲覧に供し、当該薬局開設者等の使用に係る電子計算機に備えられたファイルに当該事項を記録する方法（法第四十六条第三項前段に規定する方法による提供を行う旨の承諾又は行わない旨の申出をする場合にあつては、薬局開設者等の使用に係る電子計算機に備えられたファイルにその旨を記録する方法）

二　電磁的記録媒体をもつて調製するファイルに書面に記載すべき事項を記録したものを交付する方法

2　前項に掲げる方法は、次に掲げる技術的基準に適合するものでなければならない。

一　薬局開設者等がファイルへの記録を出力することによる文書を作成することができるものであること。

二　ファイルに記録された文書に記載すべき事項について、改変が行われていないかどうかを確認することができる措置を講じていること。

3　第一項第一号の「電子情報処理組織」とは、薬局開設者等の使用に係る電子

計算機と、譲受人の使用に係る電子計算機とを電気通信回線で接続した電子情報処理組織をいう。

第二百七条　法第四十六条第四項に規定する厚生労働省令で定める電磁的記録は、前条第一項第一号に掲げる電子情報処理組織を使用する方法又は同項第二号に規定する電磁的記録媒体により記録されたものをいう。

第二百八条　令第六十三条第一項の規定により示すべき方法の種類及び内容は、次に掲げる事項とする。
一　第二百六条第一項各号に規定する方法のうち薬局開設者等が使用するもの
二　ファイルへの記録の方式

（処方箋医薬品の譲渡に関する帳簿）
第二百九条　法第四十九条第二項の規定により、同条第一項に規定する医薬品の販売又は授与に関して帳簿に記載しなければならない事項は、次のとおりとする。
一　品名
二　数量
三　販売又は授与の年月日
四　処方箋を交付した医師、歯科医師又は獣医師の氏名及びその者の住所又はその者の勤務する病院若しくは診療所若しくは家畜診療施設の名称及び所在地
五　購入者又は譲受人の氏名及び住所

（要指導医薬品の表示）
第二百九条の二　法第五十条第六号の厚生労働省令で定める事項は、「要指導医薬品」の文字とする。
2　前項の文字は黒枠の中に黒字で記載しなければならない。ただし、その直接の容器又は直接の被包の色と比較して明瞭に判読できない場合は、白枠の中に白字で記載することができる。
3　第一項の文字については、産業標準化法（昭和二十四年法律第百八十五号）に基づく日本産業規格（以下「日本産業規格」という。）Z 八三〇五に規定する八ポイント以上の大きさの文字を用いなければならない。ただし、その直接の容器又は直接の被包の面積が狭いため当該文字を明瞭に記載することができない場合は、この限りではない。

（法第三十六条の七第一項に規定する区分ごとの表示）
第二百九条の三　法第五十条第七号の厚生労働省令で定める事項については、次

の表の上欄に掲げる法第三十六条の七第一項に規定する区分に応じ、それぞれ同表の下欄に掲げる字句とする。

一　第一類医薬品	第１類医薬品
二　第二類医薬品	第２類医薬品
三　第三類医薬品	第３類医薬品

２　前項の表の下欄に掲げる字句の記載については、前条第二項及び第三項の規定を準用する。この場合において、同条第二項中「前項の文字」とあるのは「第二百九条の三第一項の表の下欄に掲げる字句」と、同条第三項中「第一項の文字」とあるのは「第二百九条の三第一項の表の下欄に掲げる字句」と、「文字を」とあるのは「文字及び数字を」と読み替えるものとする。

（医薬品の直接の容器等の記載事項）

第二百十条　法第五十条第十五号の厚生労働省令で定める事項は、次のとおりとする。

一　専ら他の医薬品の製造の用に供されることを目的として医薬品の製造販売業者又は製造業者に販売し、又は授与される医薬品（以下「製造専用医薬品」という。）にあつては、「製造専用」の文字

二　法第十九条の二第一項の承認を受けた医薬品にあつては、外国製造医薬品等特例承認取得者の氏名及びその住所地の国名並びに選任外国製造医薬品等製造販売業者の氏名及び住所

三　法第二十三条の二の十七第一項の承認を受けた体外診断用医薬品にあつては、外国製造医療機器等特例承認取得者の氏名及びその住所地の国名並びに選任外国製造医療機器等製造販売業者の氏名及び住所

四　基準適合性認証を受けた指定高度管理医療機器等（体外診断用医薬品に限る。）であつて本邦に輸出されるものにあつては、外国製造医療機器等特例認証取得者の氏名及びその住所地の国名並びに選任外国製造指定高度管理医療機器等製造販売業者の氏名及び住所

五　法第三十一条に規定する厚生労働大臣の定める基準に適合するもの以外の一般用医薬品にあつては、「店舗専用」の文字

六　指定第二類医薬品にあつては、枠の中に「２」の数字

七　分割販売される医薬品にあつては、分割販売を行う者の氏名又は名称並びに分割販売を行う薬局、店舗又は営業所の名称及び所在地

（容器等への符号の記載）

第二百十条の二　法第五十二条第一項（令第七十五条第五項の規定により読み替えて適用される場合を含む。）の厚生労働省令で定める情報通信の技術を利用する方法は、同項に規定する符号（同項に規定する医薬品の容器又は被包に記載されたバーコード又は二次元コードをいう。以下同じ。）を用いて法第六十八条

の二第一項の規定により同条第二項に規定する注意事項等情報が掲載されている機構のホームページを閲覧する方法とする。

（添付文書等への記載を要する医薬品）

第二百十条の三　法第五十二条第二項の厚生労働省令で定める医薬品は、次に掲げるものとする。

一　要指導医薬品

二　一般用医薬品

三　薬局製造販売医薬品

（医薬品に関する表示の特例）

第二百十一条　次に掲げる医薬品で、その直接の容器又は直接の被包の面積が狭いため法第五十条各号に掲げる事項を明瞭に記載することができないものについては、次の表の上欄に掲げる法の規定によつて定められた同表の中欄に掲げる事項の記載は、当該事項が当該医薬品の外部の容器又は外部の被包に記載されている場合には、それぞれ同表の下欄に定めるところにより、同欄に掲げる事項の記載をもつてこれに代え、又は当該事項の記載を省略することができる。

一　二ミリリットル以下のアンプル又はこれと同等の大きさの直接の容器若しくは直接の被包に収められた医薬品

二　二ミリリットルを超え十ミリリットル以下のアンプル若しくはこれと同等の大きさのガラスその他これに類する材質からなる直接の容器で、その記載事項がその容器に直接印刷されているものに収められた医薬品

法第五十条第一号	製造販売業者の氏名又は名称及び住所	次のいずれかの記載をもつて代えることができる。 一　製造販売業者の略名 二　商標法（昭和三十四年法律第百二十七号）によつて登録された製造販売業者の商標
法第五十条第三号	製造番号又は製造記号	省略することができる。
法第五十条第四号	重量、容量又は個数等の内容量	省略することができる。
法第五十条第五号	「日本薬局方」の文字	「日局」又は「J・P」の文字の記載をもつて代えることができる。
法第五十条第十号	有効成分の名称（一般的名称があるものにあつては、その一般的名称）及びその分量（有効成分が不明のものにあつては、その本質及び製造方法の	省略することができる。

	要旨)	
法第五十条第十一号	「注意－習慣性あり」の文字	「習慣性」の文字の記載をもつて代えることができる。
法第五十条第十二号	「注意－医師等の処方せんにより使用すること」の文字	「要処方」の文字の記載をもつて代えることができる。
法第五十条第十三号	「注意－人体に使用しないこと」の文字	省略することができる。
法第五十条第十四号	使用の期限	省略することができる。
法第五十条第十五号	外国製造医薬品等特例承認取得者の氏名及びその住所地の国名並びに選任外国製造医薬品等製造販売業者の氏名及び住所	次のいずれかの記載をもつて代えることができる。 一　外国製造医薬品等特例承認取得者の略名 二　商標法によつて登録された外国製造医薬品等特例承認取得者の商標
	外国製造医療機器等特例承認取得者の氏名及びその住所地の国名並びに選任外国製造医療機器等製造販売業者の氏名及び住所	次のいずれかの記載をもつて代えることができる。 一　外国製造医療機器等特例承認取得者の略名 二　商標法によつて登録された外国製造医療機器等特例承認取得者の商標
	外国製造医療機器等特例認証取得者の氏名及びその住所地の国名並びに選任外国製造指定高度管理医療機器等製造販売業者の氏名及び住所	次のいずれかの記載をもつて代えることができる。 一　外国製造医療機器等特例認証取得者の略名 二　商標法によつて登録された外国製造医療機器等特例認証取得者の商標
	省略することができる。	省略することができる。

→施行規則232

2　その記載場所の面積が著しく狭いため前項の規定による表示の特例によつて記載すべき事項も明瞭に記載することができない直接の容器又は直接の被包に収められた医薬品であつて、厚生労働大臣の許可を受けたものについては、その外部の容器又は外部の被包に法第五十条各号に掲げる事項が記載されている場合には、これらの事項が当該医薬品の直接の容器又は直接の被包に記載されていることを要しない。

3　第一項各号に掲げる医薬品であつて、その容器又は被包の記載場所の面積が狭いため法第五十二条第一項に規定する符号を記載することができないものについては、当該医薬品に添付する文書に同項に規定する符号が記載されている場合には、当該符号が当該医薬品の容器又は被包に記載されていることを要しない。

第二百十二条　内容量を個数で表示することのできる医薬品であつて、その内容量が六個以下であり、かつ、包装を開かないで容易にこれを知ることができるものは、その直接の容器又は直接の被包に法第五十条第四号に規定する内容量が記載されていることを要しない。

第二百十二条の二　医療の用に供するガス類その他これに類する医薬品であつて、その容器又は被包に、法第五十二条第一項に規定する符号を記載することが、その使用状況からみて適当でないものについては、当該医薬品に添付する文書に法第五十二条第一項に規定する符号が記載されている場合には、当該符号が当該医薬品の容器又は被包に記載されていることを要しない。

（都道府県知事が行う製造販売業の許可に係る医薬品に関する表示の特例）

第二百十三条　令第八十条の規定により都道府県知事が法第十二条第一項又は第二十三条の二第一項の製造販売業の許可の権限に属する事務を行うこととされている場合における法第五十条第一号の規定の適用については、同号中「住所」とあるのは、「医薬品等総括製造販売責任者又は医療機器等総括製造販売責任者がその業務を行う事務所の所在地」とする。

2　前項の場合における第二百十条第二号から第四号まで、第二百十一条第一項、第二百十五条及び第二百十六条第一項の規定の適用については、第二百十条第二号中「及び住所」とあるのは「及び医薬品等総括製造販売責任者がその業務を行う事務所の所在地」と、第二百十条第三号及び第四号中「及び住所」とあるのは「及び医療機器等総括製造販売責任者がその業務を行う事務所の所在地」と、第二百十一条第一項の表中「名称及び住所」とあるのは「名称及び医薬品等総括製造販売責任者又は医療機器等総括製造販売責任者がその業務を行う事務所の所在地」と、「選任外国製造医薬品等製造販売業者の氏名及び住所」とあるのは「選任外国製造医薬品等製造販売業者の氏名及び医薬品等総括製造販売責任者がその業務を行う事務所の所在地」と、「選任外国製造医療機器等製造販売業者の氏名及び住所」とあるのは「選任外国製造医療機器等製造販売業者の氏名及び医療機器等総括製造販売責任者がその業務を行う事務所の所在地」と、「選任外国製造指定高度管理医療機器等製造販売業者の氏名及び住所」とあるのは「選任外国製造指定高度管理医療機器等製造販売業者の氏名及び医療機器等総括製造販売責任者がその業務を行う事務所の所在地」と、第二百十五条第一項の表法第五十条第一号の項中欄中「製造販売業者の住所」とあり、及び同項下欄中「製造販売業者の住所地」とあるのは「医療機器等総括製造販売責任者がその業務を行う事務所の所在地」と、同条第二項の表中「及び住所」とあるのは「及び医療機器等総括製造販売責任者がその業務を行う事務所の所在地」と、第二百十六条第一項の表中「及び住所」とあるのは「及び医薬品等総括製造販売責任者がその業務を行う事務所の所在地」とする。

（製造専用医薬品に関する表示の特例）

第二百十四条　製造専用医薬品について法第五十条第一号の規定を適用する場合においては、同号中「製造販売業者」とあるのは、「製造業者」とする。

2　製造専用医薬品については、法第五十条第十号から第十二号まで及び第五十二条第二項第一号の規定は、適用しない。

3　製造専用医薬品については、これに添付する文書又はその容器若しくは被包に、法第六十八条の二第二項第一号ロからホまでに掲げる事項が記載されている場合には、法第五十二条第一項に規定する符号が当該製造専用医薬品の容器又は被包に記載されていることを要しない。

（体外診断用医薬品に関する表示の特例）

第二百十五条　体外診断用医薬品については、次の表の上欄に掲げる法の規定によつて定められた同表の中欄に掲げる事項の記載は、それぞれ同表の下欄に定めるところにより、同欄に掲げる事項の記載をもつてこれに代え、又は当該事項の記載を省略することができる。

法第五十条第一号	製造販売業者の住所	製造販売業者の住所地の都道府県名及び市町村名又は特別区名の記載をもつて代えることができる。
法第五十条第十号	有効成分の分量	省略することができる。

2　体外診断用医薬品であつて、その外部の容器又は外部の被包に「体外診断用医薬品」の文字の記載のあるものについては、次の表の上欄に掲げる法の規定によつて定められた同表の中欄に掲げる事項の記載（前項の規定により、同項の表の上欄に掲げる法の規定によつて定められた同表の中欄に掲げる事項の記載を、それぞれ同表の下欄に定めるところにより、同欄に掲げる事項の記載をもつてこれに代え、又は当該事項の記載を省略したものを含む。）は、当該事項が当該医薬品の外部の容器又は外部の被包に記載されている場合には、それぞれ次の表の下欄に定めるところにより、同欄に掲げる事項の記載をもつてこれに代え、又は当該事項の記載を省略することができる。

法第五十条第一号	製造販売業者の氏名又は名称及び住所	次のいずれかの記載をもつて代えることができる。 一　製造販売業者の略名

		二　商標法によつて登録された製造販売業者の商標 三　製造販売業者の略号（当該医薬品の外部の容器又は外部の被包の記載と照合することにより中欄に掲げる事項を容易に確認できるものに限る。） 四　輸入先製造業者の略名、商標法によつて登録された商標又は略号（当該医薬品の外部の容器又は外部の被包の記載と照合することにより中欄に掲げる事項を容易に確認できるものに限る。）
法第五十条第二号	名称（日本薬局方に収められている医薬品にあつては、日本薬局方において定められた名称、その他の医薬品で一般的名称のあるものにあつては、その一般的名称）	当該医薬品の外部の容器又は外部の被包の記載と照合することにより中欄に掲げる事項を容易に確認できる場合にあつては、その略名又は略号の記載をもつて代えることができる。
法第五十条第四号	重量、容量又は個数等の内容量	省略することができる。
法第五十条第五号	「日本薬局方」の文字	「日局」又は「J・P」の文字の記載をもつて代えることができる。
法第五十条第五号	日本薬局方において直接の容器又は直接の被包に記載するように定められた事項(有効期間を除く。)	省略することができる。
法第五十条第八号	法第四十一条第三項の規定によつて定められた基準において直接の容器又は直接の被包に記載するように定められた事項(有効期間を除く。)	省略することができる。
法第五十条第九号	法第四十二条第一項の規定によつて定められた基準において直接の容器又は直接の被包に記載する	省略することができる。

	ように定められた事項(有効期間を除く。)	
法第五十条第十号	有効成分の名称(一般的名称があるものにあつては、その一般的名称)及びその分量(有効成分が不明のものにあつては、その本質及び製造方法の要旨)	省略することができる。
法第五十条第十五号	外国製造医療機器等特例承認取得者の氏名及びその住所地の国名並びに選任外国製造医療機器等製造販売業者の氏名及び住所又は外国製造医療機器等特例認証取得者の氏名及びその住所地の国名並びに選任外国製造指定高度管理医療機器等製造販売業者の氏名及び住所	次のいずれかの記載をもつて代えることができる。 一　外国製造医療機器等特例承認取得者又は外国製造医療機器等特例認証取得者の略名 二　商標法によつて登録された外国製造医療機器等特例承認取得者又は外国製造医療機器等特例認証取得者の商標 三　外国製造医療機器等特例承認取得者又は外国製造医療機器等特例認証取得者の略号(当該医薬品の外部の容器又は外部の被包の記載と照合することにより中欄に掲げる事項を容易に確認できるものに限る。)

(調剤専用医薬品に関する表示の特例)

第二百十六条　薬局において調剤の用に供するため当該薬局の開設者に、薬局開設者又は卸売販売業者が、その直接の容器又は直接の被包を開き、分割販売する医薬品であつて、当該分割販売される医薬品の直接の容器又は直接の被包に次に掲げる事項の記載のあるものについては、当該医薬品の販売時において当該医薬品の分割販売の相手方たる薬局開設者が当該医薬品に関する次の表の上欄に掲げる法の規定による同表の中欄に掲げる事項が記載された文書又は容器若しくは被包を所持している場合に限り、同表の上欄に掲げる法の規定によつて定められた同表の中欄に掲げる事項の記載は、それぞれ同表の下欄に定めるところにより、同欄に掲げる事項の記載をもつてこれに代え、又は当該事項の記載を省略することができる。

一　「調剤専用」の文字

二　第二百十条第七号に掲げる事項

法第五十条第一号	製造販売業者の氏名又は名称及び住所	製造販売業者の略名の記載をもつて代えることができる。
法第五十条第五号	「日本薬局方」の文字	「日局」又は「J・P」の文字の記載をもつて代えることができる。
法第五十条第五号	日本薬局方において直接の容器又は直接の被包に記載するように定められた事項（有効期間を除く。）	省略することができる。
法第五十条第九号	法第四十二条第一項の規定によつて定められた基準において直接の容器又は直接の被包に記載するように定められた事項（有効期間を除く。）	省略することができる。
法第五十条第十号	有効成分の名称（一般的名称があるものにあつては、その一般的名称）及びその分量（有効成分が不明のものにあつては、その本質及び製造方法の要旨）	省略することができる。
法第五十条第十一号	「注意－習慣性あり」の文字	「習慣性」の文字の記載をもつて代えることができる。
法第五十条第十二号	「注意－医師等の処方せんにより使用すること」の文字	「要処方」の文字の記載をもつて代えることができる。
法第五十条第十三号	「注意－人体に使用しないこと」の文字	省略することができる。
法第五十条第十五号	外国製造医薬品等特例承認取得者の氏名及びその住所地の国名並びに選任外国製造医薬品等製造販売業者の氏名及び住所	外国製造医薬品等特例承認取得者の略名の記載をもつて代えることができる。

2　前項の規定により、同項に掲げる医薬品について同項の表の中欄に掲げる事項の記載を、それぞれ同表の下欄に定めるところにより、同欄に掲げる事項の記載をもつてこれに代え、又は省略することができる場合において、薬局開設者が所持している同項に規定する文書又は容器若しくは被包に当該医薬品に関する法第五十二条第一項に規定する符号又は法第六十八条の二第二項に規定する注意事項等情報が記載されているときは、当該医薬品については法第五十二条第一項の規定は適用しない。

（区分等表示変更医薬品に関する表示）

第二百十六条の二　法第五十条に規定する直接の容器又は直接の被包に記載されていなければならない事項（第二百九条の二、第二百九条の三及び第二百十条第六号に規定する事項に限る。以下「区分等表示」という。）について、その区分等表示を変更する必要があるものとして厚生労働大臣が指定する医薬品であつて、変更前に製造販売されたもの（以下「区分等表示変更医薬品」という。）については、厚生労働大臣が指定する期間内は、当該変更後の区分等表示が記載されていることを要しない。

→平 26 厚労省告示 367［厚生労働大臣が指定する医薬品と期間］

2　区分等表示変更医薬品については、その外部の容器又は外部の被包に区分等表示が記載されている場合には、当該区分等表示変更医薬品の直接の容器又は直接の被包に区分等表示が記載されていることを要しない。

（**添付文書等の記載**）

第二百十七条　法の規定により医薬品に添付する文書又はその容器若しくは被包（以下「添付文書等」という。）に記載されていなければならない事項は、特に明瞭に記載されていなければならない。

2　日本薬局方に収められている医薬品であつて、添付文書等に日本薬局方で定められた名称と異なる名称が記載されているものについては、日本薬局方で定められた名称は、少なくとも他の名称と同等程度に明瞭に記載されていなければならない。

（**邦文記載**）

第二百十八条　法第五十条から第五十二条までに規定する事項の記載は、邦文でされていなければならない。

（**販売、授与等の禁止の特例**）

第二百十八条の二　製造販売業者が、その製造販売する医薬品（法第五十二条第二項に規定する厚生労働省令で定める医薬品に限る。以下この条において同じ。）の法第五十二条第二項各号に掲げる事項（以下この条において「二項医薬品注意事項等情報」という。）を変更した場合には、当該変更の際現に変更前の二項医薬品注意事項等情報が記載された添付文書等が使用されている医薬品であつて、当該変更前に既に製造販売されているものについては、同項の規定にかかわらず、変更後の二項医薬品注意事項等情報が添付文書等に記載されていることを要しない。

2　製造販売業者が、その製造販売する医薬品の二項医薬品注意事項等情報を変更した場合には、当該変更の際現に変更前の二項医薬品注意事項等情報が記載された添付文書等が使用されている医薬品（前項に規定するものを除く。）については、次に掲げる要件のいずれにも該当する場合に限り、法第五十二条第二項の規定にかかわらず、変更後の二項医薬品注意事項等情報が添付文書等に記載されていることを要しない。

一　当該医薬品が、当該変更の日から起算して六月（法第四十三条第一項の規定に基づき検定を要するものとして厚生労働大臣の指定する医薬品又は多数の医薬品の二項医薬品注意事項等情報が変更された場合であつて、変更後の二項医薬品注意事項等情報が記載された添付文書等が使用された製品を速やかに製造販売することができない場合にあつては、一年）以内に製造販売されるものであること。

二　機構のホームページに変更後の二項医薬品注意事項等情報が掲載されていること。

三　当該医薬品の製造販売業者が、当該医薬品を取り扱う薬局開設者、病院、診療所若しくは飼育動物診療施設の開設者、医薬品の製造販売業者、製造業者若しくは販売業者又は医師、歯科医師、薬剤師、獣医師その他の医薬関係者に対して、二項医薬品注意事項等情報を変更した旨を速やかに情報提供すること。

3　前項の場合であつても、当該医薬品の製造販売業者は、変更後の二項医薬品注意事項等情報が記載された添付文書等が使用された医薬品を、できるだけ速やかに製造販売しなければならない。

（輸入の確認の申請）

第二百十八条の二の二　法第五十六条の二第一項の厚生労働省令で定める事項は、次のとおりとする。

一　当該医薬品の品目名

二　当該医薬品の数量

三　外国において当該医薬品を製造する者の氏名

四　輸入の目的

五　輸入年月日

六　申請者の受けている製造販売業又は製造業の許可の種類

七　申請者の住所と当該医薬品の送付先が異なる場合にあつては、送付先の名称、住所及び連絡先

八　申請者に代わつて輸入の確認の申請に関する手続を行う者がいる場合にあつては、当該手続を行う者の氏名、住所及び連絡先

九　当該医薬品の輸入に係る船荷証券若しくは航空運送状又はこれらに準ずる書類の番号

十　輸入港又は蔵置場所

十一　その他輸入の確認を行うために必要な事項

2　法第五十六条の二第一項の規定による輸入の確認の申請は、様式第九十七の

三による申請書（正副二通）を提出することによつて行うものとする。

3　法第五十六条の二第一項の厚生労働省令で定める書類は、次のとおりとする。

一　当該医薬品の仕入書の写し

二　当該医薬品の輸入に係る船荷証券若しくは航空運送状の写し又はこれらに準ずる書類

三　申請者が個人的使用に供する目的で医薬品を輸入する場合にあつては、次に掲げる書類

イ　医師（外国において医師に相当する資格を有する者を含む。）又は歯科医師（外国において歯科医師に相当する資格を有する者を含む。）の処方箋若しくは指示書又はこれらに準ずる書類

ロ　商品説明書その他の当該医薬品の詳細を明らかにする書類

四　医師、歯科医師その他の医療従事者が、疾病の診断、治療又は予防等の目的で使用するために医薬品を輸入する場合にあつては、次に掲げる書類

イ　医師免許証、歯科医師免許証の写しその他の医療従事者であることを明らかにする書類

ロ　当該医薬品を使用しようとする者の疾病の種類及び状況、輸入しようとする医薬品及びこれに代替する医薬品の本邦における生産又は流通等を勘案して、疾病の診断、治療又は予防等の目的で当該医薬品の使用を必要とする理由を記載した書類

ハ　商品説明書その他の当該医薬品の詳細を明らかにする書類

五　臨床試験その他の試験研究の用に供する目的で医薬品を輸入する場合にあつては、計画書その他の試験研究の内容を明らかにする書類

六　医薬品の販売その他の営業についての広告又は宣伝を目的とせず、医薬品の研究開発及び普及並びに学術研究の発展に資することを目的とした展示会、見本市その他の催しにおいて展示する目的で医薬品を輸入する場合にあつては、次に掲げる書類

イ　当該展示会、見本市その他の催しの内容を明らかにする書類

ロ　商品説明書その他の当該医薬品の詳細を明らかにする書類

七　外国に輸出した医薬品（令第七十四条第一項の届出を行つた医薬品を除く。次条第一項第五号において同じ。）を輸入する場合にあつては、当該医薬品を輸出したときに税関長に提出した書類の写しその他の当該医薬品を輸出した事実を明らかにする書類

八　その他輸入の確認を行うために必要な書類

（輸入の確認をしない場合）

第二百十八条の二の三　法第五十六条の二第二項第一号に規定する厚生労働省令で定める場合は、次の各号のいずれかに該当する場合とする。

一　個人的使用に供せられ、かつ、売買の対象とならないと認められる程度の数量を超える数量の医薬品の輸入をする場合
二　当該医薬品を使用しようとする者の疾病の種類及び状況、輸入しようとする医薬品及びこれに代替する医薬品の本邦における生産又は流通等を勘案して、医師、歯科医師その他の医療従事者が、疾病の診断、治療又は予防等の目的で使用するために当該医薬品を輸入する必要があると認められない場合
三　臨床試験その他の試験研究の用に供する目的で当該医薬品を輸入する必要があると認められない場合
四　医薬品の販売その他の営業についての広告又は宣伝を目的とせず、医薬品の研究開発及び普及並びに学術研究の発展に資することを目的とした展示会、見本市その他の催しにおいて展示する目的で医薬品を輸入する必要があると認められない場合
五　外国に輸出した医薬品を輸入する必要があると認められない場合
六　前各号に掲げる場合に準ずる場合

2　法第五十六条の二第二項第二号に規定する厚生労働省令で定める場合は、申請者又は申請者に代わつて法第五十六条の二第一項の確認の申請に関する手続をする者が法、麻薬及び向精神薬取締法（昭和二十八年法律第十四号）、毒物及び劇物取締法（昭和二十五年法律第三百三号）その他法第五条第三号ニに規定する薬事に関する法令で政令で定めるもの又はこれに基づく処分に違反し、その違反行為があつた日から二年を経過していない場合とする。

（輸入の確認を要しない場合）

第二百十八条の二の四　法第五十六条の二第三項第二号の厚生労働省令で定める数量は、次の表の上欄に掲げる医薬品（これらに準ずるものを含む。）に応じ、それぞれ同表の下欄に定める使用数量とする。

医薬品	使用数量
外用剤（毒薬、劇薬、処方箋医薬品、トローチ剤、舌下錠、付着錠、ガム剤、坐剤、膣錠、膣用坐剤及びバッカル錠を除く。以下この項において同じ。）	二十四個
毒薬、劇薬及び処方箋医薬品	用法及び用量からみて一月間の使用数量
外用剤、毒薬、劇薬及び処方箋医薬品以外の医薬品	用法及び用量からみて二月間の使用数量

2　法第五十六条の二第三項第二号の厚生労働省令で定める場合は、次の各号に掲げる場合とする。
一　申請者が自ら使用する目的で輸入する場合であつて、前項の表の上欄に掲げる医薬品（数量にかかわらず医薬品を自ら使用する目的で輸入する場合に

該当するか否かについて確認する必要があるものを除く。）で、それぞれ同表の下欄に定める使用数量以下のものを携帯して輸入し、又は申請者がその住所地で当該医薬品を受け取る場合その他これに準ずる場合

二　法第十四条、第十九条の二、第二十三条の二の五若しくは第二十三条の二の十七の承認又は第二十三条の二の二十三の認証の申請をした者が、当該承認又は認証の申請に係る医薬品を輸入する場合

三　その他当該医薬品の輸入が、法令に違反して販売又は授与を行うおそれがないものであることが明らかな場合

（薬局製造販売医薬品、要指導医薬品及び一般用医薬品の陳列）

第二百十八条の三　薬局開設者又は店舗販売業者は、法第五十七条の二第二項（令第七十四条の四第一項の規定により読み替えて適用する場合を含む。）の規定により、薬局製造販売医薬品、要指導医薬品及び一般用医薬品を次に掲げる方法により陳列しなければならない。

一　薬局製造販売医薬品を陳列する場合には、薬局製造販売医薬品陳列区画の内部の陳列設備に陳列すること。ただし、鍵をかけた陳列設備その他医薬品を購入し、若しくは譲り受けようとする者又は医薬品を購入し、若しくは譲り受けた者若しくはこれらの者によつて購入され、若しくは譲り受けられた医薬品を使用する者が直接手の触れられない陳列設備に陳列する場合は、この限りでない。

二　要指導医薬品を陳列する場合には、要指導医薬品陳列区画の内部の陳列設備に陳列すること。ただし、鍵をかけた陳列設備その他医薬品を購入し、若しくは譲り受けようとする者又は医薬品を購入し、若しくは譲り受けた者若しくはこれらの者によつて購入され、若しくは譲り受けられた医薬品を使用する者が直接手の触れられない陳列設備に陳列する場合は、この限りでない。

三　薬局製造販売医薬品、要指導医薬品及び一般用医薬品を混在させないように陳列すること。

（一般用医薬品の陳列）

第二百十八条の四　薬局開設者又は店舗販売業者は、法第五十七条の二第三項の規定により、一般用医薬品を次に掲げる方法により陳列しなければならない。

一　第一類医薬品を陳列する場合には、第一類医薬品陳列区画の内部の陳列設備に陳列すること。ただし、鍵をかけた陳列設備その他医薬品を購入し、若しくは譲り受けようとする者又は医薬品を購入し、若しくは譲り受けた者若しくはこれらの者によつて購入され、若しくは譲り受けられた医薬品を使用する者が直接手の触れられない陳列設備に陳列する場合は、この限りでない。

二　指定第二類医薬品を陳列する場合には、薬局等構造設備規則第一条第一項

第十三号又は第二条第十二号に規定する情報を提供するための設備から七メートル以内の範囲に陳列すること。ただし、鍵をかけた陳列設備に陳列する場合又は指定第二類医薬品を陳列する陳列設備から一・二メートル以内の範囲に医薬品を購入し、若しくは譲り受けようとする者又は医薬品を購入し、若しくは譲り受けた者若しくはこれらの者によつて購入され、若しくは譲り受けられた医薬品を使用する者が進入することができないよう必要な措置が採られている場合は、この限りでない。

三　第一類医薬品、第二類医薬品及び第三類医薬品を混在させないように陳列すること。

2　配置販売業者は、第一類医薬品、第二類医薬品及び第三類医薬品を混在させないように配置しなければならない。

（封）

第二百十九条　法第五十八条に規定する封は、封を開かなければ医薬品を取り出すことができず、かつ、その封を開いた後には、容易に原状に復することができないように施さなければならない。

（法第五十九条第三号に規定する医薬部外品の表示）

第二百十九条の二　法第五十九条第三号の厚生労働省令で定める文字は、次の表の上欄に掲げる区分に応じ、それぞれ同表の下欄に掲げる字句とする。

一　法第二条第二項第二号に規定する医薬部外品	防除用医薬部外品
二　法第二条第二項第三号に規定する医薬部外品のうち、法第五十九条第七号に規定する厚生労働大臣が指定する医薬部外品	指定医薬部外品
三　法第二条第二項第三号に規定する医薬部外品のうち、前号に掲げる医薬部外品以外のもの	医薬部外品

2　前項に掲げる字句が記載されている場合には、法第五十九条第二号に規定する「医薬部外品」の文字が記載されているものとする。

（医薬部外品の直接の容器等の記載事項）

第二百二十条　法第五十九条第十二号の規定により医薬部外品（法第十九条の二第一項の承認を受けたものに限る。）の直接の容器又は直接の被包に記載されていなければならない事項は、外国製造医薬品等特例承認取得者の氏名及びその住所地の国名並びに選任外国製造医薬品等製造販売業者の氏名及び住所とする。

（医薬部外品に関する表示の特例）

第二百二十条の二　法第五十九条第八号に掲げる事項が次の各号のいずれかのものに記載されている医薬部外品（人体に直接使用されないものを除く。）については、直接の容器又は直接の被包への当該事項の記載を省略することができる。

一　外部の容器又は外部の被包
二　直接の容器又は直接の被包に固着したタツグ又はデイスプレイカード
三　前二号に掲げるもののいずれをも有しない小容器の見本品にあつては、これに添付する文書

（準用）
第二百二十条の三　医薬部外品については、第二百十一条第一項及び第二項、第二百十二条、第二百十三条第一項、第二百十四条第一項及び第二項、第二百十七条第一項、第二百十八条並びに第二百十八条の二（第二項第二号を除く。）から第二百十八条の二の四まで（同条第一項の表に係る部分を除く。）の規定を準用する。
2　前項の場合において、次の表の上欄に掲げる規定中同表の中欄に掲げる字句は、それぞれ同表の下欄に掲げる字句に読み替えるものとする。

第二百十一条第一項	法第五十条各号	法第五十九条各号
	法第五十条第一号	法第五十九条第一号
	法第五十条第三号	法第五十九条第五号
	法第五十条第四号	法第五十九条第六号
	法第五十条第十号	法第五十九条第七号
	その分量（有効成分が不明のものにあつては、その本質及び製造方法の要旨）	その分量
	法第五十条第十三号	法第五十九条第九号
	法第五十条第十四号	法第五十九条第十号
	法第五十条第十五号	法第五十九条第十二号
第二百十一条第二項	法第五十条各号	法第五十九条各号
第二百十二条	法第五十条第四号	法第五十九条第六号
第二百十三条第一項	法第十二条第一項又は第二十三条の二第一項	法第十二条第一項
	法第五十条第一号	法第五十九条第一号
	医薬品等総括製造販売責任者又は医療機器等総括製造販売責任者	医薬品等総括製造販売責任者
第二百十四条第一項	製造専用医薬品	他の医薬部外品の製造の用に供するため医薬部外品の製造販売業者又は製造業者に販売し、又は授与する医薬部外品であつて、その直接の容器又は直接の

		被包に「製造専用」の文字の記載のあるもの（次項において「製造専用医薬部外品」という。）
	法第五十条第一号	法第五十九条第一号
第二百十四条第二項	製造専用医薬品	製造専用医薬部外品
	法第五十条第十号から第十二号まで及び第五十二条第二項第一号	法第五十九条第七号及び第八号並びに法第六十条において準用する法第五十二条第二項第一号
第二百十八条	法第五十条から第五十二条まで	法第五十九条並びに法第六十条において準用する法第五十一条及び第五十二条
第二百十八条の二	医薬品（法第五十二条第二項に規定する厚生労働省令で定める医薬品に限る。以下この条において同じ。）	医薬部外品
	法第五十二条第二項各号	法第六十条において準用する法第五十二条第二項各号
	二項医薬品注意事項等情報	医薬部外品注意事項等情報
	医薬品であって	医薬部外品であって
	法第五十二条第二項	第六十条において準用する法第五十二条第二項
	法第四十三条第一項の規定に基づき検定を要するものとして厚生労働大臣の指定する医薬品又は多数の	多数の
	薬局開設者、病院、診療所若しくは飼育動物診療施設の開設者、医薬品の製造販売業者、製造業者若しくは販売業者又は医師、歯科医師、薬剤師、獣医師その他の医薬関係者	医薬部外品の製造販売業者、製造業者又は販売業者
第二百十八条の二の二第一項	法第五十六条の二第一項	法第六十条において準用する法第五十六条の二第一項
	医薬品	医薬部外品
第二百十八条の二の二第二項	法第五十六条の二第一項	法第六十条において準用する法第五十六条の二第一項

第二百十八条の二の二第三項	法第五十六条の二第一項	法第六十条において準用する法第五十六条の二第一項
	医薬品	医薬部外品
	疾病の診断、治療又は予防等の目的	医療の提供に資する目的
	疾病の種類及び状況	状況
第二百十八条の二の三第一項	法第五十六条の二第二項第一号	法第六十条において準用する法第五十六条の二第二項第一号
	医薬品	医薬部外品
	疾病の種類及び状況	状況
	疾病の診断、治療又は予防等の目的	医療の提供に資する目的
第二百十八条の二の三第二項	法第五十六条の二第二項第二号	法第六十条において準用する法第五十六条の二第二項第二号
	法第五十六条の二第一項	法第六十条において準用する法第五十六条の二第一項
第二百十八条の二の四第一項	法第五十六条の二第三項第二号	法第六十条において準用する法第五十六条の二第三項第二号
	次の表の上欄に掲げる医薬品(これらに準ずるものを含む。)に応じ、それぞれ同表の下欄に定める使用数量	当該医薬部外品の用法及び用量からみて二月間の使用数量(外用剤(トローチ剤、舌下錠、付着錠、ガム剤、坐剤、膣錠、膣用坐剤及びバッカル錠を除く。)にあつては二十四個)
第二百十八条の二の四第二項	法第五十六条の二第三項第二号	法第六十条において準用する法第五十六条の二第三項第二号
	前項の表の上欄に掲げる医薬品(数量にかかわらず医薬品を自ら使用する目的で輸入する場合に該当するか否かについて確認する必要があるものを除く。)で、それぞれ同表の下欄に定める使用数量	当該医薬部外品の用法及び用量からみて二月間の使用数量(外用剤(トローチ剤、舌下錠、付着錠、ガム剤、坐剤、膣錠、膣用坐剤及びバッカル錠を除く。)にあつては二十四個)
	医薬品	医薬部外品
	法第十四条、第十九条の二、第二十三条の二の五若しくは第二十三条の二の十七の承認又は第二十三条の二の二十三	法第十四条又は第十九条の二の承認

	の認証	
	承認又は認証	承認

（化粧品の直接の容器等の記載事項）

第二百二十一条　法第六十一条第七号の規定により化粧品（法第十九条の二第一項の承認を受けたものに限る。）の直接の容器又は直接の被包に記載されていなければならない事項は、外国製造医薬品等特例承認取得者の氏名及びその住所地の国名並びに選任外国製造医薬品等製造販売業者の氏名及び住所とする。

（化粧品に関する表示の特例）

第二百二十一条の二　法第六十一条第四号に掲げる事項が次の各号のいずれかのものに記載されている化粧品については、直接の容器又は直接の被包への当該事項の記載を省略することができる。

一　外部の容器又は外部の被包

二　直接の容器又は直接の被包に固着したタツグ又はデイスプレイカード

三　内容量が五十グラム又は五十ミリリツトル以下の直接の容器又は直接の被包に収められた化粧品及び前二号に掲げるもののいずれをも有しない小容器の見本品にあつては、これに添付する文書

四　外部の容器又は外部の被包を有する化粧品のうち内容量が十グラム又は十ミリリツトル以下の直接の容器若しくは直接の被包に収められた化粧品にあつては、外部の容器若しくは外部の被包に添付する文書又は直接の容器若しくは直接の被包に添付する文書及びデイスプレイカード

（準用）

第二百二十一条の三　化粧品については、第二百十一条第一項及び第二項、第二百十三条第一項、第二百十四条第一項及び第二項、第二百十七条第一項、第二百十八条並びに第二百十八条の二（第二項第二号を除く。）から第二百十八条の二の四まで（同条第一項の表に係る部分を除く。）の規定を準用する。

2　前項の場合において、次の表の上欄に掲げる規定中同表の中欄に掲げる字句は、それぞれ同表の下欄に掲げる字句に読み替えるものとする。

第二百十一条第一項	法第五十条各号	法第六十一条各号
	法第五十条第一号	法第六十一条第一号
	法第五十条第三号	法第六十一条第三号
	法第五十条第四号	法第六十一条第五号
	法第五十条第十五号	法第六十一条第七号
第二百十一条第二項	法第五十条各号	法第六十一条各号
第二百十三条第一	法第十二条第一項又は第二十三	法第十二条第一項

項	条の二第一項	
	法第五十条第一号	法第六十一条第一号
	医薬品等総括製造販売責任者又は医療機器等総括製造販売責任者	医薬品等総括製造販売責任者
第二百十四条第一項	製造専用医薬品	他の化粧品の製造の用に供するため化粧品の製造販売業者又は製造業者に販売し、又は授与する化粧品であつて、その直接の容器又は直接の被包に「製造専用」の文字の記載のあるもの（次項において「製造専用化粧品」という。）
	法第五十条第一号	法第六十一条第一号
第二百十四条第二項	製造専用医薬品	製造専用化粧品
	法第五十条第十号から第十二号まで及び第五十二条第二項第一号	法第六十一条第四号及び法第六十二条において準用する法第五十二条第二項第一号
第二百十八条	法第五十条から第五十二条まで	法第六十一条並びに法第六十二条において準用する法第五十一条及び第五十二条
第二百十八条の二	医薬品（法第五十二条第二項に規定する厚生労働省令で定める医薬品に限る。以下この条において同じ。）	医薬部外品
	法第五十二条第二項各号	法第六十二条において準用する法第五十二条第二項各号
	二項医薬品注意事項等情報	化粧品注意事項等情報
	医薬品であって	化粧品であって
	法第五十二条第二項	法第六十二条において準用する法第五十二条第二項
	法第四十三条第一項の規定に基づき検定を要するものとして厚生労働大臣の指定する医薬品又は多数の	多数の
	薬局開設者、病院、診療所若しくは飼育動物診療施設の開設者、医薬品の製造販売業者、製	化粧品の製造販売業者、製造業者又は販売業者

	造業者若しくは販売業者又は医師、歯科医師、薬剤師、獣医師その他の医薬関係者	
第二百十八条の二の二第一項	法第五十六条の二第一項	法第六十二条において準用する法第五十六条の二第一項
	医薬品	医薬部外品
第二百十八条の二の二第二項	法第五十六条の二第一項	法第六十二条において準用する法第五十六条の二第一項
第二百十八条の二の二第三項	法第五十六条の二第一項	法第六十二条において準用する法第五十六条の二第一項
	医薬品	化粧品
	処方箋、指示書又は	指示書又は
	疾病の診断、治療又は予防等の目的	医療の提供に資する目的
	疾病の種類及び状況	状況
第二百十八条の二の三第一項	法第五十六条の二第二項第一号	法第六十二条において準用する法第五十六条の二第二項第一号
	医薬品	化粧品
	疾病の種類及び状況	状況
	疾病の診断、治療又は予防等の目的	医療の提供に資する目的
第二百十八条の二の三第二項	法第五十六条の二第二項第二号	法第六十二条において準用する法第五十六条の二第二項第二号
	法第五十六条の二第一項	法第六十二条において準用する法第五十六条の二第一項
第二百十八条の二の四第一項	法第五十六条の二第三項第二号	法第六十二条において準用する法第五十六条の二第三項第二号
	次の表の上欄に掲げる医薬品（これらに準ずるものを含む。）に応じ、それぞれ同表の下欄に定める使用数量	二十四個（一個あたり六十グラム以下の化粧品又は一個あたり六十ミリリットル以下の化粧品にあつては百二十個）
第二百十八条の二の四第二項	法第五十六条の二第三項第二号	法第六十二条において準用する法第五十六条の二第三項第二号

	前項の表の上欄に掲げる医薬品（数量にかかわらず医薬品を自ら使用する目的で輸入する場合に該当するか否かについて確認する必要があるものを除く。）で、それぞれ同表の下欄に定める使用数量	二十四個（一個あたり六十グラム以下の化粧品又は一個あたり六十ミリリットル以下の化粧品にあつては百二十個）
	医薬品	化粧品
	法第十四条、第十九条の二、第二十三条の二の五若しくは第二十三条の二の十七の承認又は第二十三条の二の二十三の認証	法第十四条又は第十九条の二の承認
	承認又は認証	承認

（医療機器の直接の容器等の記載事項）

第二百二十二条　法第六十三条第一項第八号の厚生労働省令で定める事項は、次のとおりとする。

一　高度管理医療機器、管理医療機器又は一般医療機器の別

二　法第二十三条の二の十七第一項の承認を受けた医療機器にあつては、外国製造医療機器等特例承認取得者の氏名及びその住所地の国名並びに選任外国製造医療機器等製造販売業者の氏名及び住所

三　法第二十三条の二の二十三第一項の認証を受けた指定高度管理医療機器等（体外診断用医薬品を除く。）であつて本邦に輸出されるものにあつては、外国製造医療機器等特例認証取得者の氏名及びその住所地の国名並びに選任外国製造指定高度管理医療機器等製造販売業者の氏名及び住所

四　特定保守管理医療機器にあつては、その旨

五　単回使用の医療機器にあつては、その旨

（歯科用金属の表示）

第二百二十三条　法第六十三条第一項第八号の規定により歯科用金属又はその直接の容器若しくは直接の被包に記載されていなければならない事項は、前条に規定するもののほか、当該歯科用金属を組成する成分の名称（一般的名称があるものにあつては、その一般的名称）及びその分量とする。ただし、金、銀、白金、ルテニウム、ロジウム、パラジウム、オスミウム、イリジウム及びイリドスミン以外の成分にあつては、その重量百分率による数値が五以下であるときに限り、その記載を要しない。

2　前項の規定による分量の記載は、重量百分率によるものとし、その数値は、地金及び水銀にあつては小数点以下第一位の数値、合金にあつては整数をもつ

て足りるものとする。

（添付文書等への記載を要する医療機器）

第二百二十三条の二　法第六十三条の二第二項の厚生労働省令で定める医療機器は、主として一般消費者の生活の用に供されることが目的とされている医療機器であつて別表第四の二に掲げるものとする。

（医療機器に関する表示の特例）

第二百二十四条　別表第四に掲げる医療機器については、次の表の上欄に掲げる法の規定によつて定められた同表の中欄に掲げる事項の記載は、それぞれ同表の下欄に定めるところにより、同欄に掲げる事項の記載をもつてこれに代えることができる。

法第六十三条第一項第一号	製造販売業者の氏名又は名称及び住所	次のいずれかの記載をもつて代えることができる。 一　製造販売業者の略名及びその住所地の都道府県名又は市名 二　商標法によつて登録された製造販売業者の商標
法第六十三条第一項第八号	外国製造医療機器等特例承認取得者の氏名及びその住所地の国名	次のいずれかの記載をもつて代えることができる。 一　外国製造医療機器等特例承認取得者の略名及びその住所地の国名 二　商標法によつて登録された外国製造医療機器等特例承認取得者の商標
	選任外国製造医療機器等製造販売業者の氏名及び住所	選任外国製造医療機器等製造販売業者の略名及びその住所地の都道府県名又は市名の記載をもつて代えることができる。
	外国製造医療機器等特例認証取得者の氏名及びその住所地の国名	次のいずれかの記載をもつて代えることができる。 一　外国製造医療機器等特例認証取得者の略名及びその住所地の国名 二　商標法によつて登録された外国製造医療機器等特例認証取得者の商標

	選任外国製造指定高度管理医療機器等製造販売業者の氏名及び住所	選任外国製造指定高度管理医療機器等製造販売業者の略名及びその住所地の都道府県名又は市名の記載をもつて代えることができる。

2　その直接の容器又は直接の被包の面積が著しく狭いため第二百二十二条各号に掲げる事項を明瞭に記載することができない医療機器については、次の表の上欄に掲げる法の規定によつて定められた同表の中欄に掲げる事項の記載は、当該事項が当該医療機器の外部の容器又は外部の被包に記載されている場合には、それぞれ同表の下欄に定めるところにより、同欄に掲げる事項の記載をもつてこれに代えることができる。

法第六十三条第一項第八号	高度管理医療機器、管理医療機器、一般医療機器の別	高度管理医療機器にあつては「高度」、管理医療機器にあつては「管理」、一般医療機器にあつては「一般」の文字の記載をもつて代えることができる。
	特定保守管理医療機器にあつては、その旨	「特管」の文字の記載をもつて代えることができる。

3　その構造及び性状により法第六十三条第二項に規定する事項を記載することが著しく困難である特定保守管理医療機器については、当該事項の記載は、当該特定保守管理医療機器が使用される間その使用者その他の関係者が当該事項を適切に把握できる方法をとることをもつてこれに代えることができる。

4　次の各号に掲げる医療機器については、当該医療機器に添付する文書に法第六十三条の二第一項に規定する符号（同項に規定する医療機器の容器又は被包に記載されたバーコード又は二次元コードをいう。以下同じ。）が記載されている場合には、当該符号が当該医療機器の容器又は被包に記載されていることを要しない。

一　医療機器の容器又は被包の記載場所の面積が狭いため法第六十三条の二第一項に規定する符号を記載することができない医療機器

二　その構造及び性状により容器又は被包に収められない医療機器（電気通信回線を通じて提供される医療機器プログラムを除く。）

5　医療機器プログラムを記録した記録媒体については、法第六十三条第一項各号に掲げる事項を当該記録媒体又は当該記録媒体の直接の容器若しくは被包に記載するほか、当該医療機器プログラムを使用する者が容易に閲覧できる方法により、当該事項を記録した電磁的記録を記録し、又は当該記録媒体とともに当該電磁的記録を提供しなければならない。

6　電気通信回線を通じて提供される医療機器プログラムについては、法第六十三条第一項各号に掲げる事項の記載は、次に掲げるところにより当該事項の情報が当該医療機器プログラムを使用する者に対して提供されることをもつてこれに代えることができる。

一　当該医療機器プログラムの販売業者が、当該医療機器プログラムを使用する者が電気通信回線を通じて当該医療機器プログラムの提供を受ける前に、当該事項の情報を提供すること。

二　当該医療機器プログラムの製造販売業者が、当該医療機器プログラムを使用する者が容易に閲覧できる方法により、当該事項を記録した電磁的記録を当該医療機器プログラムとともに提供すること。

7　電気通信回線を通じて提供される医療機器プログラムについては、法第六十三条の二第一項に規定する符号の記載は、次に掲げるところにより、符号（符号を記録した電磁的記録を含む。第一号において同じ。）又は法第六十八条の二第二項に規定する注意事項等情報を当該医療機器プログラムを使用する者に対して提供することをもつてこれに代えることができる。

一　当該医療機器プログラムの販売業者が、当該医療機器プログラムを使用する者が電気通信回線を通じて当該医療機器プログラムの提供を受ける前に、当該医療機器プログラムを使用する者に対し符号又は注意事項等情報を提供すること。

二　当該医療機器プログラムの製造販売業者が、当該医療機器プログラムを使用する者が容易に閲覧できる方法により、当該医療機器プログラムを使用する者に対し符号を記録した電磁的記録又は注意事項等情報を記録した電磁的記録を当該医療機器プログラムとともに提供すること。

（プログラム医療機器に関する添付文書等の特例）

第二百二十五条　プログラム医療機器（医療機器プログラム又はこれを記録した記録媒体たる医療機器をいう。以下この条において同じ。）であつて、法第六十三条の二第二項各号に掲げる事項が当該プログラム医療機器を使用する者が容易に閲覧できる電磁的記録をもつて添付されているものについては、法第六十三条の二第二項の規定にかかわらず、当該事項がその添付文書等に記載されていることを要しない。

（特定保守管理医療機器に関する添付文書等の特例）

第二百二十六条　特定保守管理医療機器（法第六十三条の二第二項に規定する厚生労働省令で定める医療機器に限る。）については、その添付文書等に、保守点検に関する事項が記載されていなければならない。

第二百二十七条　削除

（準用）

第二百二十八条　医療機器については、第二百十条の二、第二百十三条、第二百十四条、第二百十七条第一項及び第二百十八条から第二百十八条の二の四まで（同条第一項の表に係る部分を除く。）の規定を準用する。

2　前項の場合において、次の表の上欄に掲げる規定中同表の中欄に掲げる字句は、それぞれ同表の下欄に掲げる字句に読み替えるものとする。

第二百十条の二	法第五十二条第一項	法第六十三条の二第一項
	医薬品	医療機器
第二百十三条第一項	法第十二条第一項又は第二十三条の二第一項	法第二十三条の二第一項
	法第五十条第一号	法第六十三条第一号
	医薬品等総括製造販売責任者又は医療機器等総括製造販売責任者	医療機器等総括製造販売責任者
第二百十三条第二項	第二百十条第二号から第四号まで、第二百十一条第一項、第二百十五条及び第二百十六条第一項	第二百二十四条第一項
	第二百十条第二号中「及び住所」とあるのは「及び医薬品等総括製造販売責任者がその業務を行う事務所の所在地」と、第二百十条第三号及び第四号中「及び住所」とあるのは「及び医療機器等総括製造販売責任者がその業務を行う事務所の所在地」と、第二百十一条第一項の表中「名称及び住所」とあるのは「名称及び医薬品等総括製造販売責任者又は医療機器等総括製造販売責任者がその業務を行う事務所の所在地」と、「選任外国製造医薬品等製造販売業者の氏名及び住所」とあるのは「選任外国製造医薬品等製造販売業者の氏名及び医薬品等総括製造販売責任者がその業務を行う事務所の所在地」と、「選任外国製造医療機器等製造販売業者の氏名及び住所」とあるのは「選任外国製造医療機器等製造販売業者の氏名及び医療機器等総括製造販売責任者がその業務を行う事務所の所在地」と、「選任外	同項の表中「及び住所」とあるのは「医療機器等総括製造販売責任者がその業務を行う事務所の所在地」と、「住所地の都道府県名」とあるのは「医療機器等総括製造販売責任者がその業務を行う事務所の所在地の都道府県名」

	国製造指定高度管理医療機器等製造販売業者の氏名及び住所」とあるのは「選任外国製造指定高度管理医療機器等製造販売業者の氏名及び医療機器等総括製造販売責任者がその業務を行う事務所の所在地」と、第二百十五条第一項の表法第五十条第一号の項中欄中「製造販売業者の住所」とあり、及び同項下欄中「製造販売業者の住所地」とあるのは「医療機器等総括製造販売責任者がその業務を行う事務所の所在地」と、同条第二項の表中「及び住所」とあるのは「及び医療機器等総括製造販売責任者がその業務を行う事務所の所在地」と、第二百十六条第一項の表中「及び住所」とあるのは「及び医薬品等総括製造販売責任者がその業務を行う事務所の所在地」	
第二百十四条第一項	製造専用医薬品	他の医療機器の製造の用に供するため医療機器の製造販売業者又は製造業者に販売し、又は授与する医療機器であつて、その医療機器又はその直接の容器若しくは直接の被包に「製造専用」の文字の記載のあるもの(以下この条、第二百二十八条の十の三及び第二百二十八条の十の十第三項第四号において「製造専用医療機器」という。)
	法第五十条第一号	法第六十三条第一項第一号
第二百十四条第二項	製造専用医薬品	製造専用医療機器
	法第五十条第十号から第十二号まで及び第五十二条第二項第一号	法第六十三条の二第二項第一号
第二百十四条第三	製造専用医薬品	製造専用医療機器

項	法第六十八条の二第二項第一号ロからホまで	法第六十八条の二第二項第二号ロからホまで
	法第五十二条第一項	法第六十三条の二第一項
第二百十七条第一項	医薬品	医療機器又は医療機器
第二百十八条	法第五十条から第五十二条まで	法第六十三条及び第六十三条の二
第二百十八条の二	医薬品（法第五十二条第二項に規定する厚生労働省令で定める医薬品に限る。以下この条において同じ。）	医療機器（法第六十三条の二第二項に規定する厚生労働省令で定める医療機器に限る。以下この条において同じ。）
	法第五十二条第二項各号	法第六十三条の二第二項各号
	二項医薬品注意事項等情報	二項医療機器注意事項等情報
	医薬品であって	医療機器であって
	第五十二条第二項	第六十三条の二第二項
	第四十三条第一項	第四十三条第二項
	薬局開設者、病院	病院
	薬剤師、獣医師	獣医師
第二百十八条の二の二第一項	法第五十六条の二第一項	法第六十四条において準用する法第五十六条の二第一項
	医薬品	医療機器
	製造販売業又は製造業の許可	製造販売業の許可又は製造業の登録
第二百十八条の二の二第二項	法第五十六条の二第一項	法第六十四条において準用する法第五十六条の二第一項
第二百十八条の二の二第三項	法第五十六条の二第一項	法第六十四条において準用する法第五十六条の二第一項
	医薬品	医療機器
	処方箋、指示書又は	指示書又は
	令第七十四条第一項	令第七十四条の二第一項
第二百十八条の二の三第一項	法第五十六条の二第二項第一号	法第六十四条において準用する法第五十六条の二第二

		項第一号
	医薬品	医療機器
第二百十八条の二の三第二項	法第五十六条の二第二項第二号	法第六十四条において準用する法第五十六条の二第二項第二号
	法第五十六条の二第一項	法第六十四条において準用する法第五十六条の二第一項
第二百十八条の二の四第一項	法第五十六条の二第三項第二号	法第六十四条において準用する法第五十六条の二第三項第二号
	次の表の上欄に掲げる医薬品（これらに準ずるものを含む。）に応じ、それぞれ同表の下欄に定める使用数量	コンタクトレンズにあつては二組（使い捨てのものにあつては当該コンタクトレンズの用法及び用量からみて二月間の使用数量）、家庭用の医療機器にあつては一個（一回限りの使用で使い捨てるものにあつては当該医療機器の用法及び用量からみて二月間の使用数量）
第二百十八条の二の四第二項	法第五十六条の二第三項第二号	法第六十四条において準用する法第五十六条の二第三項第二号
	前項の表の上欄に掲げる医薬品（数量にかかわらず医薬品を自ら使用する目的で輸入する場合に該当するか否かについて確認する必要があるものを除く。）で、それぞれ同表の下欄に定める使用数量	コンタクトレンズにあつては二組（使い捨てのものにあつては当該コンタクトレンズの用法及び用量からみて二月間の使用数量）、家庭用の医療機器にあつては一個（一回限りの使用で使い捨てるものにあつては当該医療機器の用法及び用量からみて二月間の使用数量）
	医薬品	医療機器
	法第十四条、第十九条の二、第二十三条の二の五若しくは第二十三条の二の十七	法第二十三条の二の五若しくは第二十三条の二の十七

（再生医療等製品の表示）

第二百二十八条の二　法第六十五条の二第四号の厚生労働省令で定める表示は、次のとおりとする。

一　再生医療等製品（指定再生医療等製品を除く。）にあつては、白地に黒枠、黒字をもつて記載する「再生等」の文字

二　指定再生医療等製品にあつては、白地に黒枠、黒字をもつて記載する「指定再生等」の文字

（条件及び期限付承認の表示）

第二百二十八条の三　法第六十五条の二第五号の厚生労働省令で定める表示は、白地に黒枠、黒字をもつて記載する「条件・期限付」の文字とする。

（再生医療等製品の直接の容器等の記載事項）

第二百二十八条の四　法第六十五条の二第十号の厚生労働省令で定める事項は、次のとおりとする。

一　法第二十三条の三十七第一項の承認を受けた再生医療等製品にあつては、外国製造再生医療等製品特例承認取得者の氏名及びその住所地の国名並びに選任外国製造再生医療等製品製造販売業者の氏名及び住所

二　人の血液又はこれから得られた物を有効成分とする再生医療等製品及びこれ以外の人の血液を原材料（製造に使用する原料又は材料（製造工程において使用されるものを含む。以下同じ。）の由来となるものをいう。以下同じ。）として製造される指定再生医療等製品にあつては、原材料である血液が採取された国の国名及び献血又は非献血の別（原材料である血液の由来が再生医療等製品を使用される者のみである場合を除く。）

三　再生医療等製品の原料となる細胞を提供した者の氏名その他の適切な識別表示（当該再生医療等製品がその原料となる細胞を提供した者に使用される場合に限る。）

（再生医療等製品に関する表示の特例）

第二百二十八条の五　次に掲げる再生医療等製品で、その直接の容器又は直接の被包の面積が狭いため法第六十五条の二各号に掲げる事項を明瞭に記載することができないものについては、次の表の上欄に掲げる法の規定によつて定められた同表の中欄に掲げる事項の記載は、当該事項が当該再生医療等製品の外部の容器又は外部の被包に記載されている場合には、それぞれ同表の下欄に定めるところにより、同欄に掲げる事項の記載をもつてこれに代え、又は当該事項の記載を省略することができる。

一　二ミリリツトル以下のアンプル又はこれと同等の大きさの直接の容器若し

くは直接の被包に収められた再生医療等製品
二　二ミリリツトルを超え十ミリリツトル以下のアンプル若しくはこれと同等の大きさのガラスその他これに類する材質からなる直接の容器で、その記載事項がその容器に直接印刷されているものに収められた再生医療等製品

第六十五条の二第一号	製造販売業者の氏名又は名称及び住所	次のいずれかの記載をもつて代えることができる。 一　製造販売業者の略名 二　商標法によつて登録された製造販売業者の商標
第六十五条の二第六号	重量、容量又は個数等の内容量	省略することができる。
第六十五条の二第九号	使用の期限	省略することができる。
第六十五条の二第十号	外国製造再生医療等製品特例承認取得者の氏名及びその住所地の国名並びに選任外国製造再生医療等製品製造販売業者の氏名及び住所次のいずれかの記載をもつて代えることができる。	次のいずれかの記載をもつて代えることができる。 一　外国製造再生医療等製品特例承認取得者の略名 二　商標法によつて登録された外国製造再生医療等製品特例承認取得者の商標

2　その記載場所の面積が著しく狭いため前項の規定による表示の特例によつて記載すべき事項も明瞭に記載することができない直接の容器又は直接の被包に収められた再生医療等製品であつて、厚生労働大臣の許可を受けたものについては、その外部の容器又は外部の被包に法第六十五条の二各号に掲げる事項が記載されている場合には、これらの事項が当該再生医療等製品の直接の容器又は直接の被包に記載されていることを要しない。
3　第一項各号に掲げる再生医療等製品であつて、その容器又は被包の記載場所の面積が狭いため法第六十五条の三に規定する符号（再生医療等製品の容器又は被包に記載されたバーコード又は二次元コードをいう。以下同じ。）を記載することができないものについては、当該再生医療等製品に添付する文書に同条に規定する符号が記載されている場合には、当該符号が当該再生医療等製品の容器又は被包に記載されていることを要しない。

第二百二十八条の六から第二百二十八条の八まで　削除

（準用）
第二百二十八条の九　再生医療等製品については、第二百十条の二、第二百十三条、第二百十四条第一項及び第三項、第二百十七条第一項、第二百十八条並び

に第二百十八条の二の二から第二百十八条の二の四まで（同条第一項の表に係る部分を除く。）の規定を準用する。

2　前項の場合において、次の表の上欄に掲げる規定中同表の中欄に掲げる字句は、それぞれ同表の下欄に掲げる字句に読み替えるものとする。

第二百十条の二	法第五十二条第一項	法第六十五条の三
	医薬品	再生医療等製品
第二百十三条第一項	法第十二条第一項又は第二十三条の二第一項	法第二十三条の二第一項
	法第五十条第一号	法第六十三条第一号
	医薬品等総括製造販売責任者又は医療機器等総括製造販売責任者	再生医療等製品総括製造販売責任者
第二百十三条第二項	第二百十条第二号から第四号まで、第二百十一条第一項、第二百十五条及び第二百十六条第一項	第二百二十八条第一項
	第二百十条第二号中「及び住所」とあるのは「及び医薬品等総括製造販売責任者がその業務を行う事務所の所在地」と、第二百十条第三号及び第四号中「及び住所」とあるのは「及び医療機器等総括製造販売責任者がその業務を行う事務所の所在地」と、第二百十一条第一項の表中「名称及び住所」とあるのは「名称及び医薬品等総括製造販売責任者又は医療機器等総括製造販売責任者がその業務を行う事務所の所在地」と、「選任外国製造医薬品等製造販売業者の氏名及び住所」とあるのは「選任外国製造医薬品等製造販売業者の氏名及び医薬品等総括製造販売責任者がその業務を行う事務所の所在地」と、「選任外国製造医療機器等製造販売業者の氏名及び住所」とあるのは「選任外国製造医療機器等製造販売業者の氏名及び医療機器等総括製造販売責任者がその業務を行う事務所の所在地」と、「選任外	同項の表中「及び住所」とあるのは、「再生医療等製品総括製造販売責任者がその業務を行う事務所の所在地」

	国製造指定高度管理医療機器等製造販売業者の氏名及び住所」とあるのは「選任外国製造指定高度管理医療機器等製造販売業者の氏名及び医療機器等総括製造販売責任者がその業務を行う事務所の所在地」と、第二百十五条第一項の表法第五十条第一号の項中欄中「製造販売業者の住所」とあり、及び同項下欄中「製造販売業者の住所地」とあるのは「医療機器等総括製造販売責任者がその業務を行う事務所の所在地」と、同条第二項の表中「及び住所」とあるのは「及び医療機器等総括製造販売責任者がその業務を行う事務所の所在地」と、第二百十六条第一項の表中「及び住所」とあるのは「及び医薬品等総括製造販売責任者がその業務を行う事務所の所在地」	
第二百十四条第一項	製造専用医薬品	他の再生医療等製品の製造の用に供するため再生医療等製品の製造販売業者又は製造業者に販売し、又は授与する再生医療等製品であつて、その直接の容器又は直接の被包に「製造専用」の文字の記載のあるもの（第三項、第二百二十八条の十の三及び第二百二十八条の十の十第三項第四号において「製造専用再生医療等製品」という。）
	法第五十条第一号	法第六十五条の二第一号
第二百十四条第三項	製造専用医薬品	製造専用再生医療等製品
	法第六十八条の二第二項第一号ロからホまで	法第六十八条の二第二項第三号ロからホまで
	法第五十二条第一項	法第六十五条の三

第二百十七条第一項	医薬品	再生医療等製品
第二百十八条	法第五十条から第五十二条まで	法第六十五条の二及び第六十五条の三
第二百十八条の二の二第一項	法第五十六条の二第一項	法第六十五条において準用する法第五十六条の二第一項
	医薬品	再生医療等製品
第二百十八条の二の二第二項	法第五十六条の二第一項	法第六十五条において準用する法第五十六条の二第一項
第二百十八条の二の二第三項	法第五十六条の二第一項	法第六十四条において準用する法第五十六条の二第一項
	医薬品	再生医療等製品
	処方箋、指示書又は	指示書又は
	令第七十四条第一項	令第七十四条の三第一項
第二百十八条の二の三第一項	法第五十六条の二第二項第一号	法第六十五条において準用する法第五十六条の二第二項第一号
	医薬品	再生医療等製品
第二百十八条の二の三第二項	法第五十六条の二第二項第二号	法第六十五条において準用する法第五十六条の二第二項第二号
	法第五十六条の二第一項	法第六十五条において準用する法第五十六条の二第一項
第二百十八条の二の四第一項	法第五十六条の二第三項第二号	法第六十五条において準用する法第五十六条の二第三項第二号
	次の表の上欄に掲げる医薬品（これらに準ずるものを含む。）に応じ、それぞれ同表の下欄に定める使用数量	当該再生医療等製品の用法及び用量からみて一月間の使用数量
第二百十八条の二の四第二項	法第五十六条の二第三項第二号	法第六十五条において準用する法第五十六条の二第三項第二号
	前項の表の上欄に掲げる医薬品（数	当該再生医療等製品の用法

	量にかかわらず医薬品を自ら使用する目的で輸入する場合に該当するか否かについて確認する必要があるものを除く。）で、それぞれ同表の下欄に定める使用数量	及び用量からみて一月間の使用数量
	医薬品	再生医療等製品
	法第十四条、第十九条の二、第二十三条の二の五若しくは第二十三条の二の十七の承認又は第二十三条の二の二十三の認証	法第二十三条の二十五又は第二十三条三十七の承認
	承認又は認証	承認

第八章　医薬品等の広告

第二百二十八条の十　法第六十七条第一項の規定により指定する医薬品又は再生医療等製品は、別表第五のとおりとする。

2　前項に規定する医薬品又は再生医療等製品の令第六十四条に規定する特殊疾病に関する広告は、医事又は薬事に関する記事を掲載する医薬関係者向けの新聞又は雑誌による場合その他主として医薬関係者を対象として行う場合のほか、行つてはならない。

第九章　医薬品等の安全対策

（注意事項等情報の公表の方法等）

第二百二十八条の十の二　法第六十八条の二第一項（令第七十五条第十三項の規定により読み替えて適用される場合を含む。）の規定による公表は、機構のホームページを使用する方法により行うものとする。

2　日本薬局方に収められている医薬品であつて、法第六十八条の二第二項に規定する注意事項等情報に日本薬局方で定められた名称と異なる名称が表示されているものについては、日本薬局方で定められた名称は、少なくとも他の名称と同等程度に見やすく表示されていなければならない。

3　法第六十八条の二第二項に規定する注意事項等情報の表示は、邦文でされていなければならない。

（製造専用医薬品等の注意事項等情報の特例）

第二百二十八条の十の三　製造専用医薬品、製造専用医療機器又は製造専用再生医療等製品について法第六十八条の二第二項の規定を適用する場合においては、同項第一号、第二号又は第三号中「イから」とあるのは、「ロから」とする。

2　製造専用医薬品、製造専用医療機器又は製造専用再生医療等製品については、これに添付する文書又はその容器若しくは被包に、法第六十八条の二第二項第一号ロからホまで、同項第二号ロからホまで又は同項第三号ロからホまでに掲げる事項が記載されている場合には、法第六十八条の二第一項の規定は適用しない。

3　製造専用医薬品、製造専用医療機器及び製造専用再生医療等製品については、法第六十八条の二の三の規定は適用しない。

（特定保守管理医療機器の注意事項等情報の特例）

第二百二十八条の十の四　特定保守管理医療機器（法第六十三条の二第二項に規定する厚生労働省令で定める医療機器を除く。）に関する法第六十八条の二第二項第二号ホの厚生労働省令で定める事項は、保守点検に関する事項とする。

（再生医療等製品の注意事項等情報の特例）

第二百二十八条の十の五　法第六十八条の二第二項第三号ホの厚生労働省令で定める事項は、次のとおりとする。

一　遺伝子組換え技術を応用して製造される場合にあつては、その旨

二　当該再生医療等製品の原料又は材料のうち、人その他の生物（植物を除く。以下同じ。）に由来する成分の名称

三　当該再生医療等製品の原材料である人その他の生物の部位等の名称（当該人その他の生物の名称を含む。）

四　その他当該再生医療等製品を適正に使用するために必要な事項

2　指定再生医療等製品にあつては、前項各号に掲げる事項のほか、原材料に由来する感染症を完全に排除することはできない旨が公表されていなければならない。

（注意事項等情報の提供を行うために必要な体制の整備）

第二百二十八条の十の六　法第六十八条の二の二（令第七十五条第十三項の規定により読み替えて適用される場合を含む。）の規定により、医薬品、医療機器又は再生医療等製品の製造販売業者が整備しなければならない法第六十八条の二第二項に規定する注意事項等情報の提供を行うために必要な体制は、次に掲げる体制とする。

一　当該医薬品、医療機器若しくは再生医療等製品を初めて購入し、借り受け、若しくは譲り受け、又は初めて電気回線を通じて医療機器プログラムの提供を受けようとする薬局開設者、病院、診療所若しくは飼育動物診療施設の開設者又は医師、歯科医師、薬剤師、獣医師その他の医薬関係者に対して、法第六十八条の二第二項に規定する注意事項等情報を提供するために必要な体制

二　当該医薬品、医療機器又は再生医療等製品の注意事項等情報を変更した場合に、当該医薬品、医療機器若しくは再生医療等製品を取り扱う薬局開設者、病院、診療所若しくは飼育動物診療施設の開設者又は医師、歯科医師、薬剤師、獣医師その他の医薬関係者に対して、速やかに注意事項等情報を変更した旨を情報提供するために必要な体制

（注意事項等情報に関する届出事項）

第二百二十八条の十の七　法第六十八条の二の三第一項の規定により、同条第一項に規定する医薬品若しくは医療機器又は再生医療等製品の製造販売業者は、当該医薬品の法第五十二条第二項各号に掲げる事項若しくは法第六十八条の二第二項第一号に掲げる事項、当該医療機器の法第六十三条の二第二項各号に掲げる事項若しくは法第六十八条の二第二項第二号に掲げる事項又は当該再生医療等製品の同項第三号に掲げる事項のうち、次に掲げるものを、書面又は電磁的方法により、厚生労働大臣に届け出るものとする。

一　当該医薬品、医療機器又は再生医療等製品の名称

二　当該医薬品、医療機器又は再生医療等製品に係る使用及び取扱い上の必要な注意

2　法第六十八条の二の四第一項の規定により機構に法第六十八条の二の三第一項の規定による届出の受理に係る事務を行わせることとした場合における前項の規定の適用については、同項中「厚生労働大臣」とあるのは、「機構」とする。

（情報通信の技術を利用する方法）

第二百二十八条の十の八　法第六十八条の二の三第二項の規定による公表は、機構のホームページを使用する方法により行うものとする。

（注意事項等情報の届出の受理に係る通知）

第二百二十八条の十の九　法第六十八条の二の四第三項の規定により厚生労働大臣に対して行う通知は、様式第九十七の二による通知書によつて行うものとする。

（法第六十八条の二の五の厚生労働省令で定める措置等）

第二百二十八条の十の十　法第六十八条の二の五の厚生労働省令で定める措置は、次の各号に掲げる区分に応じ、それぞれ当該各号に定める措置とする。

一　第二百十一条第一項各号に掲げる医薬品、医療機器又は第二百二十八条の五第一項各号に掲げる再生医療等製品であつて、その容器又は被包の記載場所の面積が狭いため当該医薬品、医療機器又は当該再生医療等製品を特定するための符号を記載することができないもの（第三号及び第五号に掲げるものを除く。）　当該医薬品、医療機器又は当該再生医療等製品を特定するため

の符号の当該医薬品、医療機器又は当該再生医療等製品に添付する文書への記載

二　第二百十六条第一項の医薬品（次号に掲げるものを除く。）　当該医薬品の分割販売の相手方たる薬局開設者が当該医薬品の特定に資する情報を適切に把握することができる方法による当該情報の提供

三　前二号のいずれにも該当する医薬品　第一号に定める措置及び前号に定める措置

四　その構造及び性状により容器又は被包に収められない医療機器（次号に掲げるものを除く。）　当該医療機器が使用される間その使用者その他の関係者が当該医療機器の特定に資する情報を適切に把握することができる方法による当該情報の提供

五　電気通信回線を通じて提供される医療機器プログラム　次のイ又はロに掲げる措置

イ　当該医療機器プログラムを提供する前に行う当該医療機器プログラムの販売業者から当該医療機器プログラムを使用する者に対する当該医療機器プログラムの特定に資する情報の提供

ロ　当該医療機器プログラムの製造販売業者から当該医療機器プログラムを使用する者に対する当該医療機器プログラムの提供と併せて行う当該者が容易に閲覧できる方法による当該医療機器プログラムの特定に資する情報を記録した電磁的記録の提供

六　前各号に掲げるもの以外の医薬品、医療機器又は再生医療等製品であつて被包に収められたもの　当該医薬品、医療機器又は再生医療等製品を特定するための符号のこれらの被包への表示

七　前各号に掲げるもの以外の医薬品、医療機器又再生医療等製品　当該医薬品、医療機器又は再生医療等製品を特定するための符号のこれらの容器への表示

2　法第十四条の二の二第一項（法第十九条の二第五項において準用する場合を含む。）若しくは第十四条の三第一項（法第二十条第一項において準用する場合を含む。）の規定による法第十四条若しくは第十九条の二の承認を受けて製造販売がされた医薬品、法第二十三条の二の六の二第一項（法第二十三条の二の十七第五項において準用する場合を含む。）若しくは第二十三条の二の八第一項（法第二十三条の二の二十第一項において準用する場合を含む。）の規定による法第二十三条の二の五若しくは第二十三条の二の十七の承認を受けて製造販売がされた医療機器若しくは体外診断用医薬品又は法第二十三条の二十六の二第一項（法第二十三条の三十七第五項において準用する場合を含む。）若しくは第二十三条の二十八第一項（法第二十三条の四十第一項において準用する場合を含む。）の規定による法第二十三条の二十五若しくは第二十三条の三十七の承認を受けて製造販売がされた再生医療等製品については、当該医薬品、医療機器若しくは体外診断用医薬品又は再生医療等製品を特定するための符号のこれらの容器又はこれらの被包への表示により流通

の確保に支障を及ぼすおそれがある場合その他のやむを得ない理由がある場合は、前項の規定にかかわらず、同項に規定する措置を講ずることを要しない。

3　前二項の規定にかかわらず、次に掲げる医薬品、医療機器及び再生医療等製品については、第一項に規定する措置を講ずることを要しない。

一　第二百十条の三各号に掲げる医薬品

二　高圧ガス保安法（昭和二十六年法律第二百四号）第六十条の帳簿に記載すべき場合として一般高圧ガス保安規則（昭和四十一年通商産業省令第五十三号）第九十五条に定める場合における高圧ガスのうち医療の用に供するガス

三　主として一般消費者の生活の用に供されることが目的とされている医療機器

四　製造専用医薬品、製造専用医療機器又は製造専用再生医療等製品

（情報の収集に協力するよう努めなければならない者）

第二百二十八条の十の十一　法第六十八条の二の六第二項の厚生労働省令で定める者は、次に掲げる者とする。

一　医学医術に関する学術団体

二　診療又は調剤に関する学識経験者の団体その他の医薬関係者の団体

三　私立学校法（昭和二十四年法律第二百七十号）第三条に規定する学校法人

四　国立大学法人法（平成十五年法律第百十二号）第二条第一項に規定する国立大学法人

五　地方独立行政法人法（平成十五年法律第百十八号）第六十八条第一項に規定する公立大学法人

六　独立行政法人通則法（平成十一年法律第百三号）第二条第一項に規定する独立行政法人（医療分野の研究開発に資する業務を行うものに限る。）

（特定医療機器の記録に関する事項）

第二百二十八条の十一　法第六十八条の五第一項の厚生労働省令で定める事項は、次のとおりとする。

一　特定医療機器利用者の氏名、住所、生年月日及び性別

二　特定医療機器の名称及び製造番号若しくは製造記号又はこれに代わるもの

三　特定医療機器の植込みを行つた年月日

四　植込みを行つた医療機関の名称及び所在地

五　その他特定医療機器に係る保健衛生上の危害の発生を防止するために必要な事項

（記録等の事務の委託）

第二百二十八条の十二　法第六十八条の五第四項の厚生労働省令で定める基準は、本邦内において特定医療機器の一の品目の全てを取り扱う販売業者若しくは貸

与業者又は製造販売業者（当該品目について法第二十三条の二の五第一項の承認を受けた者を除く。）であることとする。
2　法第六十八条の五第四項の厚生労働省令で定める事項は、次のとおりとする。
一　特定医療機器承認取得者等及び記録等の事務を受託する者（以下この条において「受託者」という。）の氏名及び住所並びに法人にあつては、その代表者の氏名
二　当該特定医療機器の名称、承認番号及び承認年月日
3　法第六十八条の五第四項の規定による届出は、様式第九十八による届書（正副二通）を提出することによつて行うものとする。
4　前項の届書には、次に掲げる書類を添付しなければならない。ただし、申請等の行為の際厚生労働大臣に提出された書類については、当該届書にその旨が付記されたときは、この限りでない。
一　受託者の住民票の写し（受託者が法人であるときは、登記事項証明書）
二　受託者が第一項に定める基準に適合することを証する書類
三　委託契約書の写し

（記録等に係る事務の受託者等の変更の届出）
第二百二十八条の十三　特定医療機器承認取得者等は、前条第二項第一号に掲げる事項に変更があつたときは、三十日以内に、厚生労働大臣にその旨を届け出なければならない。
2　前項の届出は、様式第九十八による届書（正副二通）を提出することによつて行うものとする。
3　前項の届書には、変更に係る事項を証する書類を添付しなければならない。

（記録の保存）
第二百二十八条の十四　特定医療機器に関する記録は、次の各号のいずれかに該当するに至るまでの間、これを保存しなければならない。
一　特定医療機器利用者が死亡したとき。
二　当該特定医療機器が利用に供されなくなつたとき。
三　前二号に掲げるもののほか、当該記録を保存する理由が消滅したとき。

（再生医療等製品の記録に関する事項）
第二百二十八条の十五　法第六十八条の七第一項の厚生労働省令で定める事項は、次のとおりとする。
一　再生医療等製品を譲り受けた者の氏名又は名称及び住所
二　再生医療等製品の名称及び製造番号又は製造記号
三　再生医療等製品の数量
四　再生医療等製品を譲り渡した年月日

五　再生医療等製品の使用の期限
六　前各号に掲げるもののほか、再生医療等製品に係る保健衛生上の危害の発生又は拡大を防止するために必要な事項

（指定再生医療等製品の記録に関する事項）
第二百二十八条の十六　法第六十八条の七第三項の厚生労働省令で定める事項は、次のとおりとする。
一　指定再生医療等製品の使用の対象者の氏名及び住所
二　指定再生医療等製品の名称及び製造番号又は製造記号
三　指定再生医療等製品の使用の対象者に使用した年月日
四　前三号に掲げるもののほか、指定再生医療等製品に係る保健衛生上の危害の発生又は拡大を防止するために必要な事項

（記録又は保存の事務の委託）
第二百二十八条の十七　法第六十八条の七第六項の厚生労働省令で定める基準は、次のとおりとする。
一　再生医療等製品承認取得者等から、その再生医療等製品を譲り受ける製造販売業者又は販売業者であること。
二　記録又は保存の事務を実地に管理する者（以下この条において「記録受託責任者」という。）を選任していること。
2　法第六十八条の七第六項の厚生労働省令で定める事項は、次のとおりとする。
一　再生医療等製品承認取得者等及び法第六十八条の七第一項に規定する記録又は保存の事務を受託する者（以下この条において「受託者」という。）の氏名（法人にあつては、その名称及び代表者の氏名）及び住所
二　記録受託責任者の氏名及び住所
三　当該再生医療等製品の名称、承認番号及び承認年月日
3　法第六十八条の七第六項の規定による届出は、様式第九十八の二による届書（正副二通）を提出することによつて行うものとする。
4　前項の届書には、次に掲げる書類を添付しなければならない。ただし、申請等の行為の際に厚生労働大臣に提出された書類については、当該届書にその旨が付記されたときは、この限りでない。
一　受託者の住民票の写し（受託者が法人であるときは、登記事項証明書）
二　受託者が第一項に定める基準に適合することを証する書類
三　委託契約書の写し

（記録又は保存に係る事務の受託者等の変更の届出）
第二百二十八条の十八　再生医療等製品承認取得者等は、前条第二項第一号又は第二号に掲げる事項に変更があつたときは、三十日以内に、厚生労働大臣にそ

の旨を届け出なければならない。

2　前項の届出は、様式第九十八の二による届書（正副二通）を提出することによつて行うものとする。

3　前項の届書には、変更に係る事項を証する書類を添付しなければならない。

（記録の保存）

第二百二十八条の十九　再生医療等製品承認取得者等は、法第六十八条の七第一項の規定による再生医療等製品に関する記録を、次の各号に掲げる期間、保存しなければならない。

一　指定再生医療等製品又は人の血液を原材料として製造される再生医療等製品にあつては、その出荷日から起算して少なくとも三十年間

二　再生医療等製品（前号に掲げるものを除く。）にあつては、その出荷日から起算して少なくとも十年間

2　病院、診療所又は動物診療施設の管理者は、法第六十八条の七第三項の規定による指定再生医療等製品に関する記録を、その使用した日から起算して少なくとも二十年間、これを保存しなければならない。

3　前二項の規定にかかわらず、再生医療等製品承認取得者等又は病院、診療所若しくは動物診療施設の管理者は、厚生労働大臣が指定する再生医療等製品にあつては、法第六十八条の七第一項又は第三項の規定による記録を、厚生労働大臣が指定する期間、保存しなければならない。

（副作用等報告）

第二百二十八条の二十　医薬品の製造販売業者又は外国製造医薬品等特例承認取得者は、その製造販売し、又は承認を受けた医薬品について、次の各号に掲げる事項を知つたときは、それぞれ当該各号に定める期間内にその旨を厚生労働大臣に報告しなければならない。

一　次に掲げる事項　十五日

イ　死亡の発生のうち、当該医薬品の副作用によるものと疑われるもの

ロ　死亡の発生のうち、当該医薬品と成分が同一性を有すると認められる外国で使用されている医薬品（以下「外国医薬品」という。）の副作用によるものと疑われるものであつて、かつ、当該医薬品の使用上の必要な注意等（法第五十二条第二項第一号に掲げる使用上の必要な注意又は法第六十八条の二第二項第一号イに掲げる使用上の必要な注意をいう。以下この項において同じ。）から予測することができないもの又は当該医薬品の使用上の必要な注意等から予測することができるものであつて、次のいずれかに該当するもの

（1）　当該死亡の発生数、発生頻度、発生条件等の傾向（以下「発生傾向」という。）を当該医薬品の使用上の必要な注意等から予測すること

ができないもの

（２）　当該死亡の発生傾向の変化が保健衛生上の危害の発生又は拡大のおそれを示すもの

ハ　次に掲げる症例等の発生のうち、当該医薬品又は外国医薬品の副作用によるものと疑われるものであつて、かつ、当該医薬品の使用上の必要な注意等から予測することができないもの又は当該医薬品の使用上の必要な注意等から予測することができるものであつて、その発生傾向を予測することができないもの若しくはその発生傾向の変化が保健衛生上の危害の発生又は拡大のおそれを示すもの（ニ及びホに掲げる事項を除く。）

（１）　障害

（２）　死亡又は障害につながるおそれのある症例

（３）　治療のために病院又は診療所への入院又は入院期間の延長が必要とされる症例（(2) に掲げる事項を除く。）

（４）　死亡又は (1) から (3) までに掲げる症例に準じて重篤である症例

（５）　後世代における先天性の疾病又は異常

ニ　医薬品、医療機器等の品質、有効性及び安全性の確保等に関する法律関係手数料令第七条第一項第一号イ (1) に規定する既承認医薬品と有効成分が異なる医薬品として法第十四条第一項の承認を受けたものであつて、承認のあつた日後二年を経過していないものに係るハ (1) から (5) までに掲げる症例等の発生のうち、当該医薬品の副作用によるものと疑われるもの

ホ　ハ (1) から (5) までに掲げる症例等の発生のうち、当該医薬品の副作用によるものと疑われるものであつて、当該症例等が市販直後調査により得られたもの（ニに掲げる事項を除く。）

ヘ　当該医薬品の使用によるものと疑われる感染症による症例等の発生のうち、当該医薬品の使用上の必要な注意等から予測することができないもの

ト　当該医薬品又は外国医薬品の使用によるものと疑われる感染症による死亡又はハ (1) から (5) までに掲げる症例等の発生（ヘに掲げる事項を除く。）

チ　外国医薬品に係る製造、輸入又は販売の中止、回収、廃棄その他保健衛生上の危害の発生又は拡大を防止するための措置の実施

二　次に掲げる事項　三十日

イ　前号ハ (1) から (5) までに掲げる症例等の発生のうち、当該医薬品の副作用によるものと疑われるもの（前号ハ、ニ及びホに掲げる事項を除く。）

ロ　当該医薬品若しくは外国医薬品の副作用若しくはそれらの使用による感染症によりがんその他の重大な疾病、障害若しくは死亡が発生するおそれがあること、当該医薬品若しくは外国医薬品の副作用による症例等若しく

はそれらの使用による感染症の発生傾向が著しく変化したこと又は当該医薬品が承認を受けた効能若しくは効果を有しないことを示す研究報告

三　次に掲げる医薬品の副作用によるものと疑われる症例等の発生（死亡又は第一号ハ（1）から（5）までに掲げる事項を除く。）のうち、当該医薬品の使用上の必要な注意等から予測することができないもの　次に掲げる医薬品の区分に応じて次に掲げる期間ごと

イ　法第十四条の四第一項第一号に規定する新医薬品及び法第十四条の四第一項第二号の規定により厚生労働大臣が指示した医薬品　第六十三条第三項に規定する期間

ロ　イに掲げる医薬品以外の医薬品　当該医薬品の製造販売の承認を受けた日等から一年以内ごとにその期間の満了後二月以内

2　医療機器の製造販売業者又は外国製造医療機器等特例承認取得者は、その製造販売し、又は承認を受けた医療機器について、次の各号に掲げる事項を知つたときは、それぞれ当該各号に定める期間内にその旨を厚生労働大臣に報告しなければならない。

一　次に掲げる事項　十五日

イ　死亡の発生のうち、当該医療機器の不具合による影響であると疑われるもの

ロ　死亡の発生のうち、当該医療機器と形状、構造、原材料、使用方法、効能、効果、性能等が同一性を有すると認められる外国で使用されている医療機器（以下「外国医療機器」という。）の不具合による影響であると疑われるものであつて、かつ、当該医療機器の使用上の必要な注意等（法第六十三条の二第二項第一号に掲げる使用上の必要な注意又は法第六十八条の二第二項第二号イに掲げる使用上の必要な注意をいう。以下この項において同じ。）から予測することができないもの

ハ　前項第一号ハ（1）から（5）までに掲げる症例等の発生のうち、当該医療機器又は外国医療機器の不具合による影響であると疑われるものであつて、当該医療機器の使用上の必要な注意等から予測することができないもの

ニ　不具合（死亡若しくは前項第一号ハ（1）から（5）までに掲げる症例等の発生又はそれらのおそれに係るものに限る。以下ニ及びヘにおいて同じ。）の発生率をあらかじめ把握することができるものとして厚生労働大臣が別に定める医療機器に係る不具合の発生率の変化のうち、製造販売業者又は外国製造医療機器等特例承認取得者があらかじめ把握した当該医療機器に係る不具合の発生率を上回つたもの（イに掲げる事項を除く。）

ホ　前項第一号ハ（1）から（5）までに掲げる症例等の発生のうち、医療機器の不具合による影響であると疑われるものであつて、当該医療機器の使用上の必要な注意等から予測することができるものであり、かつ、次のい

ずれかに該当するもの（ニに掲げる事項を除く。）

（１）　発生傾向を当該医療機器の使用上の必要な注意等から予測することができないもの

（２）　発生傾向の変化が保健衛生上の危害の発生又は拡大のおそれを示すもの

ヘ　外国医療機器の不具合の発生率をあらかじめ把握することができる場合にあつては、当該外国医療機器の不具合の発生率の変化のうち、製造販売業者又は外国製造医療機器等特例承認取得者があらかじめ把握した当該医療機器に係る不具合の発生率を上回つたもの

ト　当該医療機器の使用によるものと疑われる感染症による症例等の発生のうち、当該医療機器の使用上の注意等から予測することができないもの

チ　当該医療機器又は外国医療機器の使用によるものと疑われる感染症による死亡又は前項第一号ハ（1）から（5）までに掲げる症例等の発生（トに掲げる事項を除く。）

リ　外国医療機器に係る製造、輸入又は販売の中止、回収、廃棄その他保健衛生上の危害の発生又は拡大を防止するための措置の実施

二　次に掲げる事項　三十日

イ　死亡又は前項第一号ハ（1）から（5）までに掲げる症例等の発生のうち、当該医療機器又は外国医療機器の不具合による影響であると疑われるもの（前号イからホまで及び次号イに掲げる事項並びに前号へに規定する外国医療機器の不具合の発生率をあらかじめ把握することができる場合を除く。）

ロ　当該医療機器又は外国医療機器の不具合の発生であつて、当該不具合によつて死亡又は前項第一号ハ（1）から（5）までに掲げる症例等が発生するおそれがあるもの（前号ニ及び次号イに掲げる事項並びに前号へに規定する外国医療機器の不具合の発生率をあらかじめ把握することができる場合を除く。）

ハ　当該医療機器若しくは外国医療機器の不具合若しくはそれらの使用による感染症によりがんその他の重大な疾病、障害若しくは死亡が発生するおそれがあること、当該医療機器若しくは外国医療機器の不具合による症例等若しくはそれらの使用による感染症の発生傾向が著しく変化したこと又は当該医療機器が承認を受けた効能若しくは効果を有しないことを示す研究報告

三　次に掲げる事項　当該医療機器が製造販売の承認を受けた日等から一年以内ごとに、その期間の満了後二月以内

イ　第一号ニに規定する医療機器の不具合の発生であつて、当該不具合の発生によつて、死亡若しくは前項第一号ハ（1）から（5）までに掲げる症例等の発生又はこれらの症例等が発生するおそれがあることが予想されるも

の（第一号イ及びニに掲げる事項を除く。）

ロ　死亡及び第一項第一号ハ（1）から（5）までに掲げる症例等以外の症例等の発生のうち、当該医療機器の不具合による影響であると疑われるものであつて、当該医療機器の使用上の必要な注意等から予測することができないもの

ハ　当該医療機器の不具合の発生のうち、当該不具合の発生によつて死亡及び第一項第一号ハ（1）から（5）までに掲げる症例等以外の症例等が発生するおそれがあるものであつて、当該医療機器の使用上の必要な注意等から予測することができないもの

3　機械器具等と一体的に製造販売するものとして承認を受けた医薬品の製造販売業者又は外国製造医薬品等特例承認取得者による当該医薬品の機械器具等に係る部分の不具合の報告については、前項の規定を準用する。

4　再生医療等製品の製造販売業者又は外国製造再生医療等製品特例承認取得者は、その製造販売し、又は承認を受けた再生医療等製品について、次の各号に掲げる事項を知つたときは、それぞれ当該各号に定める期間内にその旨を厚生労働大臣に報告しなければならない。

一　次に掲げる事項　十五日

イ　死亡の発生のうち、当該再生医療等製品の不具合による影響であると疑われるもの

ロ　死亡の発生のうち、当該再生医療等製品と構成細胞、導入遺伝子、構造、製造方法、使用方法等が同一性を有すると認められる外国で使用されている再生医療等製品（以下「外国再生医療等製品」という。）の不具合による影響であると疑われるものであつて、かつ、当該再生医療等製品の使用上の必要な注意等（法第六十八条の二第二項第三号イに掲げる使用上の必要な注意をいう。以下この項において同じ。）から予測することができないもの

ハ　第一項第一号ハ（1）から（5）までに掲げる症例等の発生のうち、当該再生医療等製品又は外国再生医療等製品の不具合による影響であると疑われるものであつて、当該再生医療等製品の使用上の必要な注意等から予測することができないもの

ニ　第一項第一号ハ（1）から（5）までに掲げる症例等の発生のうち、再生医療等製品の不具合による影響であると疑われるものであつて、当該再生医療等製品の使用上の必要な注意等から予測することができるものであり、かつ、次のいずれかに該当するもの

（１）　発生傾向を当該再生医療等製品の使用上の必要な注意等から予測することができないもの

（２）　発生傾向の変化が保健衛生上の危害の発生又は拡大のおそれを示すもの

ホ　当該再生医療等製品の使用によるものと疑われる感染症による症例等の発生のうち、当該再生医療等製品の使用上の必要な注意等から予測することができないもの

ヘ　当該再生医療等製品又は外国再生医療等製品の使用によるものと疑われる感染症による死亡又は第一項第一号ハ（1）から（5）までに掲げる症例等の発生（ホに掲げる事項を除く。）

ト　外国再生医療等製品に係る製造、輸入又は販売の中止、回収、廃棄その他保健衛生上の危害の発生又は拡大を防止するための措置の実施

二　次に掲げる事項　三十日

イ　死亡又は第一項第一号ハ（1）から（5）までに掲げる症例等の発生のうち、当該再生医療等製品又は外国再生医療等製品の不具合による影響であると疑われるもの（前号イからニまでに掲げる事項を除く。）

ロ　当該再生医療等製品又は外国再生医療等製品の不具合の発生であつて、当該不具合によつて死亡又は第一項第一号ハ（1）から（5）までに掲げる症例等が発生するおそれがあるもの

ハ　当該再生医療等製品若しくは外国再生医療等製品の不具合若しくはそれらの使用による感染症によりがんその他の重大な疾病、障害若しくは死亡が発生するおそれがあること、当該再生医療等製品若しくは外国再生医療等製品の不具合による症例等若しくはそれらの使用による感染症の発生傾向が著しく変化したこと又は当該再生医療等製品が承認を受けた効能若しくは効果を有しないことを示す研究報告

三　次に掲げる事項　当該再生医療等製品が製造販売の承認を受けた日等から一年以内ごとに、その期間の満了後二月以内

イ　死亡及び第一項第一号ハ（1）から（5）までに掲げる症例等以外の症例等の発生のうち、当該再生医療等製品の不具合による影響であると疑われるものであつて、当該再生医療等製品の使用上の必要な注意等から予測することができないもの

ロ　当該再生医療等製品の不具合の発生のうち、当該不具合の発生によつて死亡及び第一項第一号ハ（1）から（5）までに掲げる症例等以外の症例等が発生するおそれがあるものであつて、当該再生医療等製品の使用上の必要な注意等から予測することができないもの

5　医薬部外品又は化粧品の製造販売業者又は外国製造医薬品等特例承認取得者は、その製造販売し、又は承認を受けた医薬部外品又は化粧品について、次の各号に掲げる事項を知つたときは、それぞれ当該各号に定める期間内にその旨を厚生労働大臣に報告しなければならない。

一　次に掲げる事項　十五日

イ　死亡の発生のうち、当該医薬部外品又は化粧品の副作用によるものと疑われるもの

ロ　次に掲げる症例等の発生のうち、当該医薬部外品又は化粧品の副作用によるものと疑われるものであつて、かつ、当該医薬部外品若しくは化粧品の使用上の必要な注意等（法第六十条において準用する法第五十二条第二項第一号に掲げる使用上の必要な注意又は法第六十二条において準用する法第五十二条第二項第一号に掲げる使用上の必要な注意をいう。以下この項において同じ。）から予測することができないもの又は当該医薬部外品若しくは化粧品の使用上の必要な注意等から予測することができるものであつて、その発生傾向を予測することができないもの又はその発生傾向の変化が保健衛生上の危害の発生若しくは拡大のおそれを示すもの

（1）　障害

（2）　死亡又は障害につながるおそれのある症例

（3）　治療のために病院又は診療所への入院又は入院期間の延長が必要とされる症例（(2) に掲げる事項を除く。）

（4）　死亡又は (1) から (3) までに掲げる症例に準じて重篤である症例

（5）　治療に要する期間が三十日以上である症例（(2)、(3) 及び (4) に掲げる事項を除く。）

（6）　後世代における先天性の疾病又は異常

二　次に掲げる事項　三十日

イ　前号ロ (1) から (6) までに掲げる症例等の発生のうち、当該医薬部外品又は化粧品の副作用によるものと疑われるもの（前号ロに掲げる事項を除く。）

ロ　当該医薬部外品又は化粧品について、有害な作用が発生するおそれがあることを示す研究報告

（副作用救済給付等の請求のあつた者に係る情報の整理等の結果の報告）

第二百二十八条の二十一　法第六十八条の十第三項の規定により厚生労働大臣に対して行う同項の情報の整理の結果の報告は、様式第九十八の三による通知書によつて行うものとする。

2　法第六十八条の十第三項の規定により厚生労働大臣に対して行う同項の調査の結果の報告は、様式第九十八の四による通知書によつて行うものとする。

（回収報告）

第二百二十八条の二十二　法第六十八条の十一の規定により、医薬品、医薬部外品、化粧品、医療機器若しくは再生医療等製品の製造販売業者若しくは外国特例承認取得者又は法第八十条第一項から第三項までに規定する輸出用の医薬品、医薬部外品、化粧品、医療機器若しくは再生医療等製品の製造業者（次項及び第三項において「製造販売業者等」という。）が、報告を行う場合には、回収に

着手した後速やかに、次の事項を厚生労働大臣（令第八十条の規定により当該権限に属する事務を都道府県知事が行うこととされている場合にあつては、都道府県知事。以下この条において同じ。）に報告しなければならない。

一　回収を行う者の氏名及び住所

二　回収の対象となる医薬品、医薬部外品、化粧品、医療機器又は再生医療等製品の名称、当該品目の製造販売又は製造に係る許可番号及び許可年月日又は登録番号及び登録年月日並びに当該品目の承認番号及び承認年月日、認証番号及び認証年月日又は届出年月日

三　回収の対象となる当該品目の数量、製造番号又は製造記号及び製造販売、製造又は輸入年月日

四　当該品目の製造所及び主たる機能を有する事務所の名称及び所在地

五　当該品目が輸出されたものである場合にあつては、当該輸出先の国名

六　回収に着手した年月日

七　回収の方法

八　回収終了予定日

九　その他保健衛生上の被害の発生又は拡大の防止のために講じようとする措置の内容

2　回収に着手した製造販売業者等は、次に掲げる場合は速やかに厚生労働大臣にその旨及びその内容（第三号に掲げる場合にあつては、回収の状況）を報告しなければならない。

一　前項各号に掲げる報告事項に変更（軽微な変更を除く。）が生じたとき

二　回収に着手した時点では想定していなかつた健康被害の発生のおそれを知つたとき

三　その他厚生労働大臣が必要があると認めて回収の状況の報告を求めたとき

3　製造販売業者等は、回収終了後速やかに、回収を終了した旨を厚生労働大臣に報告しなければならない。

（機構に対する副作用等の報告）

第二百二十八条の二十三　法第六十八条の十三第三項の規定により機構に対して行う報告については、第二百二十八条の二十及び前条の規定を準用する。この場合において、第二百二十八条の二十中「厚生労働大臣」とあるのは「機構」と、前条第一項中「第六十八条の十一」とあるのは「第六十八条の十三第三項」と、「厚生労働大臣（令第八十条の規定により当該権限に属する事務を都道府県知事が行うこととされている場合にあつては、都道府県知事。以下この条において同じ。）」とあるのは「機構」と、同条第二項及び第三項中「厚生労働大臣」とあるのは「機構」と読み替えるものとする。

（機構による副作用等の報告の情報の整理又は調査の結果の通知）

第二百二十八条の二十四　法第六十八条の十三第四項の規定により厚生労働大臣に対して行う同条第一項の情報の整理の結果の通知は、様式第九十八の五による通知書によつて行うものとする。

2　法第六十八条の十五第四項の規定により厚生労働大臣に対して行う同条第二項の調査の結果の通知は、様式第九十八の四による通知書によつて行うものとする。

（再生医療等製品の感染症定期報告）

第二百二十八条の二十五　法第六十八条の十四第一項の規定に基づき、再生医療等製品の製造販売業者又は外国製造再生医療等製品特例承認取得者若しくは選任外国製造再生医療等製品製造販売業者は、その製造販売をし、又は承認を受けた再生医療等製品について、次に掲げる事項を厚生労働大臣に報告しなければならない。

一　当該再生医療等製品の名称

二　承認番号及び承認年月日

三　調査期間

四　当該再生医療等製品の出荷数量

五　当該再生医療等製品の原材料若しくは原料若しくは材料に係る人その他の生物と同じ人その他の生物又は当該再生医療等製品について報告された、人その他の生物から人に感染すると認められる疾病についての研究報告

六　当該再生医療等製品又は外国で使用されている物であつて当該再生医療等製品の成分（当該再生医療等製品に含有され、又は製造工程において使用されている人その他の生物に由来するものに限る。）と同一性を有すると認められる人その他の生物に由来する成分を含有し、若しくは製造工程において使用している製品（以下この項において「当該再生医療等製品等」という。）によるものと疑われる感染症の種類別発生状況及び発生症例一覧

七　当該再生医療等製品等による保健衛生上の危害の発生若しくは拡大の防止又は当該再生医療等製品の適正な使用のために行われた措置

八　当該再生医療等製品の安全性に関する当該報告を行う者の見解

九　当該再生医療等製品の注意事項等情報

十　当該再生医療等製品等の品質、有効性及び安全性に関する事項その他当該再生医療等製品の適正な使用のために必要な情報

2　前項の報告は、当該再生医療等製品の製造販売の承認を受けた日等から六月（厚生労働大臣が指定する再生医療等製品にあつては、厚生労働大臣が指定する期間）以内ごとに、その期間の満了後一月以内に行わなければならない。ただし、邦文以外で記載されている当該報告に係る資料の翻訳を行う必要がある場合においては、その期間の満了後二月以内に行わなければならない。

（機構に対する再生医療等製品の感染症定期報告）

第二百二十八条の二十六　法第六十八条の十五第三項の規定により機構に対して行う報告については、前条の規定を準用する。この場合において、同条第一項中「法第六十八条の十四第一項」とあるのは「法第六十八条の十五第三項」と、「厚生労働大臣」とあるのは「機構」と読み替えるものとする。

（機構による再生医療等製品の感染症定期報告の情報の整理又は調査の結果の通知）

第二百二十八条の二十七　法第六十八条の十五第四項の規定により厚生労働大臣に対して行う同条第一項の情報の整理の結果の通知は、様式第百による通知書によつて行うものとする。

2　法第六十八条の十五第四項の規定により厚生労働大臣に対して行う同条第二項の調査の結果の通知は、様式第百一による通知書によつて行うものとする。

第十章　生物由来製品の特例

（管理者の承認）

第二百二十九条　法第六十八条の十六第一項の承認の申請は、様式第九十九による申請書（地方厚生局長に提出する場合にあつては正副二通、都道府県知事に提出する場合にあつては正本一通）を提出することによつて行うものとする。

2　前項の申請書には、当該申請に係る製造所の管理者になろうとする者の履歴書を添えなければならない。

（生物由来製品の表示）

第二百三十条　法第六十八条の十七第一号の厚生労働省令で定める表示は、白地に黒枠、黒字をもつて記載する「生物」の文字とする。

（特定生物由来製品の表示）

第二百三十一条　法第六十八条の十七第二号の厚生労働省令で定める表示は、白地に黒枠、黒字をもつて記載する「特生物」の文字とする。

（生物由来製品の表示の特例）

第二百三十二条　第二百十一条（第二百二十条の三及び第二百二十一条の三において準用する場合を含む。）の規定にかかわらず、生物由来製品については、製造番号又は製造記号の記載を省略することができない。

（人の血液を有効成分とする生物由来製品等の表示の特例）

第二百三十三条　法第六十八条の十七第四号の厚生労働省令で定める事項は、人の血液又はこれから得られた物を有効成分とする生物由来製品及びこれ以外の人の血液を原材料として製造される特定生物由来製品にあつては、原材料である血液が採取された国の国名及び献血又は非献血の別とする。

（生物由来製品である製造専用医薬品等に関する表示の特例）

第二百三十三条の二　生物由来製品における第二百十四条の規定の適用については、同条第二項中「法第五十条第十号から第十二号まで及び第五十二条第二項第一号」とあるのは「法第五十条第十号から第十二号まで、第五十二条第二項第一号、法第六十八条の十七及び法第六十八条の十八」と、同条第三項中「法第六十八条の二第二項第一号ロからホまで」とあるのは「法第六十八条の二第二項第一号ロからホまで及び法第六十八条の二十の二各号」とする。

2　生物由来製品における第二百二十条の三において準用する第二百十四条第二項の規定の適用については、同項中「法第五十九条第七号及び第八号並びに法第六十条において準用する法第五十二条第二項第一号」とあるのは、「法第五十九条第七号及び第八号、法第六十条において準用する法第五十二条第二項第一号、法第六十八条の十七並びに法第六十八条の十八」とする。

3　生物由来製品における第二百二十一条の三第一項において準用する第二百十四条第二項の規定の適用については、同項中「法第六十一条第四号及び法第六十二条において準用する法第五十二条第二項第一号」とあるのは、「法第六十一条第四号、法第六十二条において準用する法第五十二条第二項第一号、法第六十八条の十七及び法第六十八条の十八」とする。

4　生物由来製品における第二百二十八条第一項において準用する第二百十四条の規定の適用については、同条第二項中「法第六十三条の二第二項第一号」とあるのは「法第六十三条の二第二項第一号、法第六十八条の十七及び法第六十八条の十八」と、同条第三項中「法第六十八条の二第二項第二号ロからホまで」とあるのは「法第六十八条の二第二項第二号ロからホまで及び法第六十八条の二十の二各号」とする。

（生物由来製品の添付文書等の記載事項）

第二百三十四条　法第六十八条の十八第一号及び第三号の規定により生物由来製品（法第六十八条の十八に規定する厚生労働大臣が指定する生物由来製品に限る。以下この項において同じ。）の添付文書等に記載されていなければならない事項は、次のとおりとする。

一　遺伝子組換え技術を応用して製造される場合にあつては、その旨

二　当該生物由来製品の原料又は材料のうち、人その他の生物に由来する成分の名称

三　当該生物由来製品の原材料である人その他の生物の部位等の名称（当該人その他の生物の名称を含む。）

四　その他当該生物由来製品を適正に使用するために必要な事項

2　特定生物由来製品（法第六十八条の十八に規定する厚生労働大臣が指定する生物由来製品であるものに限る。）にあつては、その添付文書等に、前項に掲げる事項のほか、原材料に由来する感染症を完全に排除することはできない旨が記載されていなければならない。

（準用）

第二百三十五条　生物由来製品については、第二百十七条第一項及び第二百十八条の規定を準用する。この場合において、第二百十八条中「法第五十条から第五十二条まで」とあるのは、「法第六十八条の十九において準用する法第五十一条、第六十八条の十七及び第六十八条の十八」と読み替えるものとする。

（生物由来製品の注意事項等情報の公表）

第二百三十五条の二　法第六十八条の二十の二の規定による公表は、機構のホームページを使用する方法により行うものとする。

2　法第六十八条の二十の二各号に掲げる事項の表示は、邦文でされていなければならない。

第二百三十五条の三　法第六十八条の二十の二第一号及び第三号の規定により生物由来製品（法第六十八条の二十の二に規定する生物由来製品に限る。以下この項において同じ。）について公表されていなければならない事項は、次のとおりとする。

一　遺伝子組換え技術を応用して製造される場合にあつては、その旨

二　当該生物由来製品の原料又は材料のうち、人その他の生物に由来する成分の名称

三　当該生物由来製品の原材料である人その他の生物の部位等の名称（当該人その他の生物の名称を含む。）

四　その他当該生物由来製品を適正に使用するために必要な事項

2　特定生物由来製品（法第六十八条の二十の二に規定する生物由来製品であるものに限る。）にあつては、前項に掲げる事項のほか、原材料に由来する感染症を完全に排除することはできない旨が公表されていなければならない。

（生物由来製品である製造専用医薬品等の注意事項等情報の特例）

第二百三十五条の四　生物由来製品における第二百二十八条の十の三の規定の適用については、同条第二項中「法第六十八条の二第二項第一号ロからホまで、同項第二号ロからホまで又は同項第三号ロからホまでに掲げる事項」とあるのは「法第六十八条の二第二項第一号ロからホまで及び法第六十八条の二十の二各号に掲げる事項又は法第六十八条の二第二項第二号ロからホまで及び法第六

十八条の二十の二各号に掲げる事項」と、「法第六十八条の二第一項」とあるのは「法第六十八条の二第一項及び法第六十八条の二十の二」とする。

（生物由来製品の記録に関する事項）

第二百三十六条　法第六十八条の二十二第一項の厚生労働省令で定める事項は、次のとおりとする。

一　生物由来製品を譲り受け、又は貸借した者の氏名又は名称及び住所

二　生物由来製品の名称及び製造番号又は製造記号

三　生物由来製品の数量

四　生物由来製品を譲り渡し、又は貸与した年月日

五　生物由来製品の使用の期限

六　前各号に掲げるもののほか、生物由来製品に係る保健衛生上の危害の発生又は拡大を防止するために必要な事項

（特定生物由来製品の記録に関する事項）

第二百三十七条　法第六十八条の二十二第三項の厚生労働省令で定める事項は、次のとおりとする。

一　特定生物由来製品の使用の対象者の氏名及び住所

二　特定生物由来製品の名称及び製造番号又は製造記号

三　特定生物由来製品の使用の対象者に使用した年月日

四　前三号に掲げるもののほか、特定生物由来製品に係る保健衛生上の危害の発生又は拡大を防止するために必要な事項

（記録又は保存の事務の委託）

第二百三十八条　法第六十八条の二十二第六項の厚生労働省令で定める基準は、次のとおりとする。

一　生物由来製品承認取得者等から、その生物由来製品を譲り受け、又は貸借する製造販売業者又は販売業者若しくは貸与業者であること。

二　記録又は保存の事務を実地に管理する者（以下この条において「記録受託責任者」という。）を選任していること。

2　法第六十八条の二十二第六項の厚生労働省令で定める事項は、次のとおりとする。

一　生物由来製品承認取得者等及び法第六十八条の二十二第一項に規定する記録又は保存の事務を受託する者（以下この条において「受託者」という。）の氏名（法人にあつては、その名称及び代表者の氏名）及び住所

二　記録受託責任者の氏名及び住所

三　当該生物由来製品の名称、承認番号及び承認年月日

3　法第六十八条の二十二第六項の規定による届出は、様式第九十九の二による

届書（正副二通）を提出することによつて行うものとする。

4　前項の届書には、次に掲げる書類を添付しなければならない。ただし、申請等の行為の際に厚生労働大臣に提出された書類については、当該届書にその旨が付記されたときは、この限りでない。

一　受託者の住民票の写し（受託者が法人であるときは、登記事項証明書）

二　受託者が第一項に定める基準に適合することを証する書類

三　委託契約書の写し

（記録又は保存に係る事務の受託者等の変更の届出）

第二百三十九条　生物由来製品承認取得者等は、前条第二項第一号又は第二号に掲げる事項に変更があつたときは、三十日以内に、厚生労働大臣にその旨を届け出なければならない。

2　前項の届出は、様式第九十九の二による届書（正副二通）を提出することによつて行うものとする。

3　前項の届書には、変更に係る事項を証する書類を添付しなければならない。

（記録の保存）

第二百四十条　生物由来製品承認取得者等は、法第六十八条の二十二第一項の規定による生物由来製品に関する記録を、次の各号に掲げる期間、保存しなければならない。

一　特定生物由来製品又は人の血液を原材料として製造される生物由来製品にあつては、その出荷日から起算して少なくとも三十年間

二　生物由来製品（前号に掲げるものを除く。）にあつては、その出荷日から起算して少なくとも十年間

2　薬局の管理者又は病院、診療所若しくは動物診療施設の管理者は、法第六十八条の二十二第三項の規定による特定生物由来製品に関する記録を、その使用した日から起算して少なくとも二十年間、これを保存しなければならない。

3　前二項の規定にかかわらず、生物由来製品の承認取得者等又は薬局の管理者若しくは病院、診療所若しくは動物診療施設の管理者は、厚生労働大臣が指定する生物由来製品にあつては、法第六十八条の二十二第一項又は第三項の規定による記録を、厚生労働大臣が指定する期間、保存しなければならない。

（生物由来製品の感染症定期報告）

第二百四十一条　法第六十八条の二十四第一項の規定に基づき、生物由来製品の製造販売業者、外国医薬品等特例承認取得者若しくは外国医療機器等特例承認取得者又は外国製造医薬品等選任製造販売業者若しくは外国製造医療機器等選任製造販売業者は、その製造販売をし、又は承認を受けた生物由来製品について、次に掲げる事項を厚生労働大臣に報告しなければならない。

一　当該生物由来製品の名称
二　承認番号及び承認年月日
三　調査期間
四　当該生物由来製品の出荷数量
五　当該生物由来製品の原材料若しくは原料若しくは材料に係る人その他の生物と同じ人その他の生物又は当該生物由来製品について報告された、人その他の生物から人に感染すると認められる疾病についての研究報告
六　当該生物由来製品又は外国で使用されている物であつて当該生物由来製品の成分（当該生物由来製品に含有され、又は製造工程において使用されている人その他の生物に由来するものに限る。）と同一性を有すると認められる人その他の生物に由来する成分を含有し、若しくは製造工程において使用している製品（以下この項において「当該生物由来製品等」という。）によるものと疑われる感染症の種類別発生状況及び発生症例一覧
七　当該生物由来製品等による保健衛生上の危害の発生若しくは拡大の防止又は当該生物由来製品の適正な使用のために行われた措置
八　当該生物由来製品の安全性に関する当該報告を行う者の見解
九　当該生物由来製品の添付文書又は注意事項等情報
十　当該生物由来製品等の品質、有効性及び安全性に関する事項その他当該生物由来製品の適正な使用のために必要な情報

2　前項の報告は、当該生物由来製品の製造販売の承認を受けた日等から六月（厚生労働大臣が指定する生物由来製品にあつては、厚生労働大臣が指定する期間）以内ごとに、その期間の満了後一月以内に行わなければならない。ただし、邦文以外で記載されている当該報告に係る資料の翻訳を行う必要がある場合においては、その期間の満了後二月以内に行わなければならない。

（機構に対する生物由来製品の感染症定期報告）

第二百四十二条　法第六十八条の二十五第三項の規定により機構に対して行う報告については、前条の規定を準用する。この場合において、同条第一項中「法第六十八条の二十四第一項」とあるのは「法第六十八条の二十五第三項」と、「厚生労働大臣」とあるのは「機構」と読み替えるものとする。

（機構による生物由来製品の感染症定期報告の情報の整理又は調査の結果の通知）

第二百四十三条　法第六十八条の二十五第四項の規定により厚生労働大臣に対して行う同条第一項の情報の整理の結果の通知は、様式第百による通知書によつて行うものとする。

2　法第六十八条の二十五第四項の規定により厚生労働大臣に対して行う同条第二項の調査の結果の通知は、様式第百一による通知書によつて行うものとする。

第十一章　監督

（報告）

第二百四十四条　厚生労働大臣、地方厚生局長、都道府県知事、保健所を設置する市の市長又は特別区の区長は、法第六十九条第一項、第二項（法第八十一条の二第一項において厚生労働大臣に適用する場合を含む。）及び第三項から第六項までの規定により、薬局開設者、病院、診療所若しくは飼育動物診療施設の開設者、医薬品、医薬部外品、化粧品、医療機器若しくは再生医療等製品の製造販売業者、製造業者若しくは販売業者、医療機器の貸与業者若しくは修理業者、法第十八条第五項、第二十三条の二の十五第五項、第二十三条の三十五第五項、第六十八条の五第四項、第六十八条の七第六項若しくは第六十八条の二十二第六項の委託を受けた者又は第八十条の六第一項の登録を受けた者その他医薬品、医薬部外品、化粧品、医療機器若しくは再生医療等製品を業務上取り扱う者に対して必要な報告をさせるとき、法第七十五条の二の二第一項第二号の規定により外国特例承認取得者に対して必要な報告を求めるとき、法第七十五条の四第一項第一号の規定により認定医薬品等外国製造業者若しくは認定再生医療等製品外国製造業者に対して必要な報告を求めるとき又は法第七十五条の五第一項第一号の規定により登録医薬品等外国製造業者若しくは登録医療機器等外国製造業者に対して必要な報告を求めるときは、その理由を通知するものとする。

（収去証）

第二百四十五条　薬事監視員、法第六十九条の二第四項に規定する機構の職員又は麻薬取締官若しくは麻薬取締員は、法第六十九条第四項若しくは第六項、法第六十九条の二第一項若しくは第二項又は第七十六条の三の二の規定により医薬品、医薬部外品、化粧品、医療機器若しくは再生医療等製品又はこれらの原料材料を収去しようとするときは、その相手方に、様式第百二による収去証を交付しなければならない。

（身分を示す証明書）

第二百四十六条　法第六十九条第八項（法第七十条第四項、第七十六条の七第三項及び第七十六条の八第二項において準用する場合並びに法第八十一条の二第一項において厚生労働大臣に適用する場合を含む。）に規定する身分を示す証明書は、薬事監視員については様式第百三によるものとし、麻薬取締官又は麻薬取締員については様式第百三の二によるものとする。

（機構による製造販売業者等に対する立入検査等の結果の通知）

第二百四十七条　法第六十九条の二第三項（法第八十条の五第二項において準用する場合を含む。）の規定により厚生労働大臣、地方厚生局長又は都道府県知事に対して行う立入検査、質問又は収去の結果の通知は、様式第百四による通知書によつて行うものとする。

（機構の職員の身分を示す証明書）

第二百四十八条　法第六十九条の二第五項（法第八十条の五第二項において準用する場合を含む。）に規定する身分を示す証明書は、様式第百五によるものとする。

（機構による外国特例承認取得者又は医薬品等外国製造業者等に対する検査又は質問の結果の通知）

第二百四十九条　法第七十五条の二の二第四項（法第七十五条の四第三項又は法第七十五条の五第三項において準用する場合を含む。）の規定により厚生労働大臣に対して行う検査又は質問の結果の通知は、様式第百六による通知書によつて行うものとする。

（法第七十五条の五の二第二項に規定する厚生労働省令で定める措置）

第二百四十九条の二　法第七十五条の五の二第二項に規定する厚生労働省令で定める措置は、課徴金対象行為に係る記事が法第六十六条第一項に規定する虚偽又は誇大な記事に該当することを時事に関する事項を掲載する日刊新聞紙に掲載する方法その他の不当に顧客を誘引し、医薬関係者及び医薬関係者以外の一般人による医薬品、医薬部外品、化粧品、医療機器又は再生医療等製品（以下この条において「医薬品等」という。）の適正かつ合理的な選択を阻害するおそれを解消するために相当であり、課徴金対象行為に係る医薬品等に応じて必要と認められる方法により、医薬関係者若しくは医薬関係者以外の一般人又はその双方に周知する措置とする。

（課徴金対象行為に該当する事実の報告の方法）

第二百四十九条の三　法第七十五条の五の四の規定による報告をしようとする者は、様式第百六の二による報告書を、次に掲げるいずれかの方法により、厚生労働大臣に提出しなければならない。

一　直接持参する方法

二　書留郵便、民間事業者による信書の送達に関する法律（平成十四年法律第九十九号。第三項において「信書便法」という。）第二条第六項に規定する一般信書便事業者若しくは同条第九項に規定する特定信書便事業者による同条第二項に規定する信書便の役務であつて当該一般信書便事業者若しくは当該特定信書便事業者において引受け及び配達の記録を行うもの又はこれらに準

ずる方法により送付する方法
三　ファクシミリ装置を用いて送信する方法
2　前項の報告書（第三号に規定する方法により提出するものを除く。）には、課徴金対象行為に該当する事実の内容を示す資料を添付するものとする。
3　第一項第二号に掲げる方法により同項に規定する報告書が提出された場合において、当該報告書を日本郵便株式会社の営業所（簡易郵便局法（昭和二十四年法律第二百十三号）第七条第一項に規定する簡易郵便局を含み、郵便の業務を行うものに限る。）に差し出した日時を郵便物の受領証により証明したときはその日時に、その郵便物又は信書便法第二条第三項に規定する信書便物（以下この項において「信書便物」という。）の通信日付印により表示された日時が明瞭であるときはその日時に、その郵便物又は信書便物の通信日付印により表示された日時のうち日のみが明瞭であつて時刻が明瞭でないときは表示された日の午後十二時に、その表示がないとき又はその表示が明瞭でないときはその郵便物又は信書便物について通常要する送付日数を基準とした場合にその日に相当するものと認められる日の午後十二時に、当該報告書が厚生労働大臣に提出されたものとみなす。
4　第一項第三号の方法により同項に規定する報告書が提出された場合は、厚生労働大臣が受信した時に、当該報告書が厚生労働大臣に提出されたものとみなす。
5　第一項第三号の方法により同項に規定する報告書の提出を行つた者は、直ちに、当該報告書の原本及び第二項に規定する資料を厚生労働大臣に提出しなければならない。

（課徴金納付命令後の調整）

第二百四十九条の四　厚生労働大臣は、法第七十五条の五の五第八項の規定による変更の処分に係る文書には、変更後の課徴金の額、変更の理由及び変更後の課徴金の納付期限を記載しなければならない。
2　厚生労働大臣は、法第七十五条の五の五第八項の規定による変更の処分をした場合であつて、当該変更の処分をした後の法第七十五条の五の二第一項の命令に係る課徴金の額を超える額の課徴金が既に納付されているときは、速やかに、当該超える額を当該課徴金を納付した者に還付する手続をとらなければならない。

（課徴金の納付の督促）

第二百四十九条の五　法第七十五条の五の十一第一項の督促状は、課徴金の納付の督促を受ける者に送達しなければならない。

（課徴金及び延滞金を納付すべき場合の充当の順序）

第二百四十九条の六　法第七十五条の五の十一第二項の規定により延滞金を併せて徴収する場合において、事業者の納付した金額がその延滞金の額の計算の基礎となる課徴金の額に達するまでは、その納付した金額は、まずその計算の基礎となる課徴金に充てられたものとする。

（課徴金納付命令の執行の命令の方式等）

第二百四十九条の七　法第七十五条の五の十二第一項の規定による課徴金納付命令の執行の命令は、文書をもつて行わなければならない。

2　前項の命令書の謄本は、課徴金納付命令の執行を受ける者に送達しなければならない。

第十二章　指定薬物の取扱い

（指定薬物等である疑いがある物品の検査）

第二百四十九条の八　法第七十六条の六第一項の規定による命令は、次に掲げる事項を記載した検査命令書により行うものとする。

一　検査を受けるべき者の氏名及び住所（法人にあつては、その名称、主たる事務所の所在地及び代表者の氏名。次条第一号、第二百四十九条の四第一号及び第二百四十九条の五において同じ。）

二　検査を受けるべき物品の名称及び形状

三　検査を受けるべきことを命ずる理由

四　次項の検査の申請書の提出先

五　次項の検査の申請書の提出期限

2　法第七十六条の六第一項の規定により検査を受けようとする者は、次条で定めるところにより、厚生労働大臣若しくは都道府県知事又は厚生労働大臣若しくは都道府県知事の指定する者に申請書を提出しなければならない。

3　厚生労働大臣若しくは都道府県知事又は厚生労働大臣若しくは都道府県知事の指定する者は、前項の申請書を受理したときは、検査命令書に記載されたところに従い、試験品を採取し、検査を行うものとする。

（検査の申請）

第二百四十九条の九　法第七十六条の六第一項の検査の申請は、次に掲げる事項を記載した申請書を提出することによつて行うものとする。

一　申請者の氏名及び住所

二　物品の名称及び形状

2　前項の申請書には、前条第一項の検査命令書の写しを添えなければならない。

（検査中の製造等の制限）

第二百四十九条の十　法第七十六条の六第二項の規定による命令は、次に掲げる事項を記載した禁止命令書により行うものとする。
一　製造し、輸入し、販売し、授与し、販売若しくは授与の目的で陳列し、又は広告すること（以下この条及び次条において「製造等」という。）を禁止される者の氏名及び住所
二　製造等を禁止する物品の名称及び形状
三　製造等を禁止する理由

（法第七十六条の六第二項の規定による命令に係る厚生労働大臣への報告事項）
第二百四十九条の十一　法第七十六条の六第三項に規定する厚生労働省令で定める事項は、同条第二項の規定により製造等を禁止される者の氏名及び住所とする。

（指定薬物等である疑いがある物品の製造等の広域的な禁止及び禁止の解除の方法）
第二百四十九条の十二　法第七十六条の六の二第三項の告示は、同条第一項の規定による禁止又は同条第二項の規定による禁止の解除に係る物品の名称、形状、包装について行うものとする。

（報告）
第二百四十九条の十三　厚生労働大臣又は都道府県知事は、法第七十六条の八第一項の規定により、指定薬物若しくはその疑いがある物品若しくは指定薬物と同等以上に精神毒性を有する蓋然性が高い物である疑いがある物品を貯蔵し、陳列し、若しくは広告している者又は指定薬物若しくはこれらの物品を製造し、輸入し、販売し、授与し、貯蔵し、陳列し、若しくは広告した者に対して、必要な報告を求めるときは、その理由を通知するものとする。

（収去証）
第二百四十九条の十四　薬事監視員又は麻薬取締官若しくは麻薬取締員は、法第七十六条の八第一項の規定により指定薬物若しくはその疑いがある物品又は指定薬物と同等以上に精神毒性を有する蓋然性が高い物である疑いがある物品を収去しようとするときは、その相手方に、様式第百六の三による収去証を交付しなければならない。

第十三章　希少疾病用医薬品、希少疾病用医療機器及び希少疾病用再生医療等製品等の指定等

（希少疾病用医薬品、希少疾病用医療機器及び希少疾病用再生医療等製品の指

定の申請）

第二百五十条　法第七十七条の二第一項の規定による希少疾病用医薬品、希少疾病用医療機器又は希少疾病用再生医療等製品の指定の申請は、様式第百七による申請書（正副二通）を提出することによつて行うものとする。

2　前項の申請書には、当該申請に係る医薬品、医療機器又は再生医療等製品に関し、その用途に係る本邦における対象者の数に関する資料、その毒性、薬理作用等に関する試験成績の概要その他必要な資料を添付しなければならない。ただし、医療機器及び体外診断用医薬品に係る申請の場合はその毒性、薬理作用等に関する試験成績の概要を添付することを要しない。

（感染性の疾病の予防の用途に用いる医薬品又は再生医療等製品に係る対象者）

第二百五十条の二　前条第一項の申請に係る医薬品又は再生医療等製品が感染性の疾病の予防の用途に用いるものである場合においては、法第七十七条の二第一項第一号の対象者は、当該申請時において当該医薬品又は再生医療等製品につき、製造販売の承認が与えられるとしたならば当該医薬品又は再生医療等製品を当該用途に使用すると見込まれる者とする。

（対象者数の上限）

第二百五十一条　法第七十七条の二第一項第一号に規定する厚生労働省令で定める人数は、五万人とする。ただし、当該医薬品、医療機器又は再生医療等製品の用途が難病の患者に対する医療等に関する法律（平成二十六年法律第五十号）第五条第一項に規定する指定難病である場合は、同項に規定する人数とする。

（先駆的医薬品、先駆的医療機器及び先駆的再生医療等製品の指定の申請）

第二百五十一条の二　法第七十七条の二第二項の規定による先駆的医薬品、先駆的医療機器又は先駆的再生医療等製品の指定の申請は、様式第百七の二による申請書（正副二通）を提出することによつて行うものとする。

2　前項の申請書には、当該申請に係る医薬品、医療機器又は再生医療等製品に関し、その作用機序又は原理に関する資料、その本邦及び外国における開発計画の概要、その毒性、薬理作用等に関する試験成績の概要その他必要な資料を添付しなければならない。ただし、医療機器及び体外診断用医薬品に係る申請の場合は、その毒性、薬理作用等に関する試験成績の概要を添付することを要しない。

（特定用途医薬品、特定用途医療機器及び特定用途再生医療等製品の指定の申請）

第二百五十一条の三　法第七十七条の二第三項の規定による特定用途医薬品、特定用途医療機器又は特定用途再生医療等製品の指定の申請は、様式第百七の三による申請書（正副二通）を提出することによつて行うものとする。

2　前項の申請書には、当該申請に係る医薬品、医療機器又は再生医療等製品に関し、その用途に係る医薬品、医療機器又は再生医療等製品に対する需要の充足状況に関する資料、その毒性、薬理作用等に関する試験成績の概要その他必要な資料を添付しなければならない。ただし、医療機器及び体外診断用医薬品に係る申請の場合は、その毒性、薬理作用等に関する試験成績の概要を添付することを要しない。

3　次条第一号イ又はロの用途に該当するものとして法第七十七条の二第三項の申請を行う場合にあつては、次の各号に掲げる申請の種類に応じ、それぞれ当該各号に定める要件に該当するものでなければならない。

一　医薬品（体外診断用医薬品を除く。以下この号において同じ。）に係る申請　次のイ又はロのいずれかに該当すること

イ　既に法第十四条又は法第十九条の二の承認を受けている医薬品（以下この号において「既承認の医薬品」という。）のうち、次のいずれかに該当すること

（１）　その用法又は用量を変更して次条第一号イの用途に用いることとなるものであること

（２）　その効能、効果、用法又は用量を変更して次条第一号ロの用途に用いることとなるものであること

ロ　既承認の医薬品と有効成分、分量、用法、用量、効能、効果等が同一性を有すると認められる医薬品のうち、その剤形を当該既承認の医薬品と異ならせることにより、次条第一号イの用途に用いることとなるものであること

二　体外診断用医薬品に係る申請　既に法第二十三条の二の五又は第二十三条の二の十七の承認を受けており、次のイ又はロのいずれかに該当すること

イ　その使用目的又は使用方法を変更して次条第一号イの用途に用いることとなるものであること

ロ　その使用目的又は使用方法を変更して次条第一号ロの用途に用いることとなるものであること

三　再生医療等製品に係る申請　次のイ又はロのいずれかに該当すること

イ　法第二十三条の二十五又は第二十三条の三十七の承認を受けようとするものであつて次条第一号イ又はロの用途に用いることとなるものであること

ロ　既に法第二十三条の二十五又は第二十三条の三十七の承認を受けており、次のいずれかに該当すること

（１）　その用法、用量又は使用方法を変更して次条第一号イの用途に用

いることとなるものであること

（２）　その効能、効果、性能、用法、用量又は使用方法を変更して次条第一号ロの用途に用いることとなるものであること

4　次条第二号の用途に該当するものとして法第七十七条の二第三項の申請を行う場合にあつては、法第二十三条の二の五又は第二十三条の二の十七の承認を受けようとするものであつて次条第二号の用途に用いることとなるもの、又は既に法第二十三条の二の五又は第二十三条の二の十七の承認を受けているものであつて、その形状、構造及び原理又は使用方法を変更して次条第二号の用途に用いることとなるものでなければならない。

（用途の区分）

第二百五十一条の四　法第七十七条の二第三項の区分は、次の各号に掲げる申請の対象品目に応じてそれぞれ当該各号に定めるものとする。

一　医薬品又は再生医療等製品　次のイ又はロのいずれかに該当するもの

イ　小児の疾病の診断、治療又は予防

ロ　薬剤耐性を有する病原体による疾病の診断、治療又は予防

二　医療機器　小児の疾病の診断、治療又は予防

（資金の確保に係る対象者数の上限）

第二百五十一条の五　法第七十七条の三に規定する厚生労働省令で定める人数は、五万人とする。

（税制上の措置に係る対象者数の上限）

第二百五十一条の六　法第七十七条の四に規定する厚生労働省令で定める人数は、五万人とする。

（試験研究等の中止の届出）

第二百五十二条　法第七十七条の五の規定による希少疾病用医薬品、希少疾病用医療機器若しくは希少疾病用再生医療等製品、先駆的医薬品、先駆的医療機器若しくは先駆的再生医療等製品又は特定用途医薬品、特定用途医療機器若しくは特定用途再生医療等製品の試験研究又は製造販売若しくは製造の中止の届出は、様式第百八による届書を提出することによつて行うものとする。

（希少疾病用医薬品、希少疾病用医療機器又は希少疾病用再生医療等製品等に係る公示の方法）

第二百五十三条　法第七十七条の二第四項及び法第七十七条の六第三項の規定による公示は、厚生労働省のホームページに掲載する方法により行うものとする。

第十四章　雑則

第二百五十四条から第二百六十一条まで　削除

（許可等の条件の変更）

第二百六十二条　法第十二条、第十三条、第二十三条の二、第二十三条の二十、第二十三条の二十二若しくは第四十条の二の許可、法第十三条の三若しくは第二十三条の二十四の認定又は法第十四条、第十九条の二、第二十三条の二の五、第二十三条の二の十七、第二十三条の二十五若しくは第二十三条の三十七の承認を受けている者は、法第七十九条の規定により付された当該許可、認定又は承認に係る条件又は期限の変更を申し出ることができる。

2　前項の申出は、様式第百十二による申出書を提出することによつて行うものとする。

（輸出用の医薬品等の製造管理又は品質管理の方法の基準に係る調査の結果の通知）

第二百六十三条　令第七十三条の規定による調査の結果の通知は、厚生労働大臣に対し、様式第二十六による通知書によつて行うものとする。

（準用）

第二百六十四条　法第八十条第四項において準用する法第十三条の二第四項の規定により厚生労働大臣に対して行う法第八十条第一項若しくは第二項の調査又は法第八十条第五項において準用する法第二十三条の二十三第四項の規定により厚生労働大臣に対して行う法第八十条第三項の調査の結果の通知は、様式第二十六若しくは様式第百十二の二又は様式第七十五の六による通知書によつて行うものとする。

2　法第八十条第一項又は第二項の規定による調査については、第五十条及び第五十二条（第三号及び第四号を除く。）の規定を準用する。この場合において、第五十条第一項中「第十四条第七項（同条第十五項において準用する場合を含む。）若しくは第九項又は第十四条の二の二第二項（医薬品の製造所における製造管理又は品質管理の方法についての調査に係る部分に限り、法第十四条の三第二項において準用する場合を含む。）」とあるのは「第八十条第一項又は第二項」と、「この章」とあるのは「この条」と、「医薬品等適合性調査」とあるのは「医薬品医療機器等適合性調査」と、「様式第二十五」とあるのは「様式第百十三」と、同条第二項中「前項」とあるのは「第二百六十四条第二項において準用する前項」と、「医薬品等適合性調査」とあるのは「医薬品医療機器等適合性調査」と、同条第三項中「第十四条の二の三第一項」とあるのは「第八十条第四項において準用する法第十三条の二第一項」と、「医薬品等適合性調査」とあるのは「医薬品医療機器等適合性調査」と、「における第一項」とあるのは「における第二百六十四条第二項において準用する第一項」と、第五十二条中「令」とあるのは「令第七十二条において準用する令」と、「医薬品等適合性調査」とあるのは「医薬品等適合性調査又は令第七十三条の四において準用する令第三十七条の二十四に規定する医療機器等適合性調査」と、同条第六号中「医薬品等外国製造業者」とあるのは「医薬品等外国製造業者若しくは医療機器等外国製造業者」と、同条第七号中「許可年月日」とあるのは「許可年月日若しくは登録番号及び登録年月日」と、「認定年月日」とあるのは「認定年月日若しくは登録番号及び登録年月日若しくは医療機器等外国製造業者の登録番号及び登録年月日」と読み替えるものとする。

3　法第八十条第三項の規定による調査については、第百三十七条の三十一及び第百三十七条の三十三（第三号及び第四号を除く。）の規定を準用する。この場合において、第百三十七条の三十一第一項中「第二十三条の二十五第六項（同条第十一項において準用する場合を含む。）若しくは第八項又は第二十三条の二十六の二第二項（再生医療等製品の製造所における製造管理若しくは品質管理の方法についての調査に係る部分に限り、法第二十三条の二十八第二項において準用する場合を含む。）」とあるのは「第八十条第三項」と、「この章」とあるのは「この条」と、「様式第七十五の五」とあるのは「様式第百十三」と、同条第二項中「前項」とあるのは「第二百六十四条第三項において準用する前項」と、同条第三項中「第二十三条の二十七第一項」とあるのは「第八十条第六項において準用する法第二十三条の二十三第一項」と、「における第一項」とあるのは「における第二百六十四条第三項において準用する第一項」と、第百三十七条の三十三中「令」とあるのは「令第七十三条の六において準用する令」と読み替えるものとする。

（輸出用医薬品等に関する届出）

第二百六十五条　令第七十四条第一項の規定により医薬品等輸出業者が届け出なければならない事項は、次のとおりとする。

一　届出者の氏名及び住所

二　当該医薬品等輸出業者が製造販売業者である場合（次号に掲げる場合を除く。）にあつては、主たる機能を有する事務所の名称及び所在地

三　当該医薬品等輸出業者が製造業者である場合にあつては、製造所の名称及び所在地

四　第二号に掲げる場合にあつては、製造販売業の許可の種類、許可番号及び許可年月日

五　第三号に掲げる場合にあつては、製造業の許可又は登録の区分、許可番号又は登録番号及び許可年月日又は登録年月日

六　輸出するために製造等（法第二条第十三項に規定する製造等をいう。以下同じ。）をし、又は輸入をしようとする医薬品（体外診断用医薬品を除く。以下この条において同じ。）、医薬部外品又は化粧品の品目及びその輸出先その他の当該医薬品、医薬部外品又は化粧品に係る情報

2　前項の届出は、様式第百十四による届書（正本一通及び副本一通）を提出することによつて行うものとする。

3　前項の届書に記載された事項に変更を生じた場合における令第七十四条第一項の規定による届出は、前項の規定にかかわらず、様式第六による届書（正本一通及び副本一通）を提出することによつて行うものとする。

（輸出用医療機器等に関する届出）

第二百六十五条の二　令第七十四条の二第一項の規定により医療機器等輸出業者が届け出なければならない事項は、次のとおりとする。

一　届出者の氏名及び住所

二　当該医療機器等輸出業者が製造販売業者である場合（次号に掲げる場合を除く。）にあつては、主たる機能を有する事務所の名称及び所在地

三　当該医療機器等輸出業者が製造業者である場合にあつては、製造所の名称及び所在地

四　第二号に掲げる場合にあつては、製造販売業の許可の種類、許可番号及び許可年月日

五　第三号に掲げる場合にあつては、製造業の登録番号及び登録年月日

六　輸出するために製造等をし、又は輸入をしようとする医療機器又は体外診断用医薬品の品目及びその輸出先その他の当該医療機器又は体外診断用医薬品に係る情報

2　前項の届出は、様式第百十四の二による届書（正本一通及び副本二通）を提出することによつて行うものとする。

3　前項の届書に記載された事項に変更を生じた場合における令第七十四条の二第一項の規定による届出は、前項の規定にかかわらず、様式第六による届書（正本一通及び副本一通）を提出することによつて行うものとする。

（輸出用再生医療等製品に関する届出）

第二百六十五条の三　令第七十四条の三第一項の規定により再生医療等製品輸出業者が届け出なければならない事項は、次のとおりとする。

一　届出者の氏名及び住所

二　当該再生医療等製品輸出業者が製造販売業者である場合（次号に掲げる場合を除く。）にあつては、主たる機能を有する事務所の名称及び所在地

三　当該再生医療等製品輸出業者が製造業者である場合にあつては、製造所の名称及び所在地

四　第二号に掲げる場合にあつては、製造販売業の許可の種類、許可番号及び許可年月日

五　第三号に掲げる場合にあつては、製造業の許可の区分、許可番号及び許可年月日

六　輸出するために製造等をし、又は輸入をしようとする再生医療等製品の品目及びその輸出先その他の当該再生医療等製品に係る情報

2　前項の届出は、様式第百十四の三による届書（正本一通及び副本一通）を提出することによつて行うものとする。

3　前項の届書に記載された事項に変更を生じた場合における令第七十四条の三第一項の規定による届出は、前項の規定にかかわらず、様式第六による届書（正本一通及び副本一通）を提出することによつて行うものとする。

（緊急承認又は特例承認に係る医薬品、医療機器又は再生医療等製品に関する添付文書等の記載）

第二百六十六条　令第七十五条第五項の規定により法第五十二条又は法第六十八条の二の規定を適用する場合における法第八十条第八項に規定する医薬品の添付文書等に記載されていなければならない事項は、「注意―緊急承認医薬品」又は「注意―特例承認医薬品」の文字とする。

2　令第七十五条第五項の規定により法第六十三条の二又は法第六十八条の二の規定を適用する場合における法第八十条第八項に規定する医療機器の添付文書等に記載されていなければならない事項は、「注意―緊急承認医療機器」又は「注意―特例承認医療機器」の文字とする。

3　令第七十五条第五項の規定により法第六十五条の三又は法第六十八条の二の規定を適用する場合における法第八十条第八項に規定する再生医療等製品の添付文書等に記載されていなければならない事項は、「注意―緊急承認再生医療等製品」又は「注意―特例承認再生医療等製品」の文字とする。

（外国製造化粧品の製造販売に係る届出）

第二百六十七条　令第七十六条第二項の厚生労働省令で定める事項は、次のとおりとする。

一　法第八十条第九項に規定する化粧品であつて本邦に輸出されるものを外国において製造販売し、又は製造する者の氏名及び住所

二　前号に掲げる者の事務所又は製造所の名称及び所在地

三　当該品目を本邦内において製造販売しようとする者の氏名及び住所

2　前項の届出は、様式第百十五による届書（正本一通及び副本一通）を機構を経由して厚生労働大臣に提出することによつて行うものとする。

3　前項の届書には、製造販売しようとする第一項第一号に規定する化粧品の品目の一覧表を添えなければならない。

（薬物に係る治験の届出を要する場合）

第二百六十八条　法第八十条の二第二項の厚生労働省令で定める薬物は、次に掲げるものとする。ただし、第二号から第六号までに掲げる薬物にあつては、生物学的な同等性を確認する試験を行うものを除く。

一　日本薬局方に収められている医薬品及び既に製造販売の承認を与えられている医薬品と有効成分が異なる薬物

二　日本薬局方に収められている医薬品及び既に製造販売の承認を与えられている医薬品と有効成分が同一の薬物であつて投与経路が異なるもの

三　日本薬局方に収められている医薬品及び既に製造販売の承認を与えられている医薬品と有効成分が同一の薬物であつてその有効成分の配合割合又はその効能、効果、用法若しくは用量が異なるもの（前二号に掲げるもの及び医師若しくは歯科医師によつて使用され又はこれらの者の処方箋によつて使用されることを目的としないものを除く。）

四　日本薬局方に収められている医薬品及び既に製造販売の承認を与えられている医薬品と有効成分が異なる医薬品として製造販売の承認を与えられた医薬品であつてその製造販売の承認のあつた日後法第十四条の四第一項第一号に規定する調査期間（同条第三項の規定による延長が行われたときは、その延長後の期間）を経過していないものと有効成分が同一の薬物

五　生物由来製品となることが見込まれる薬物（前各号に掲げるものを除く。）

六　遺伝子組換え技術を応用して製造される薬物（前各号に掲げるものを除く。）

（薬物に係る治験の計画の届出）

第二百六十九条　治験（薬物を対象とするものに限る。以下この条から第二百七十三条までにおいて同じ。）の依頼をしようとする者又は自ら治験を実施しようとする者は、あらかじめ、治験の計画に関し、次の事項を厚生労働大臣に届け出なければならない。

一　治験使用薬（治験の対象とされる薬物（以下「被験薬」という。）並びに被験薬の有効性及び安全性の評価のために使用する薬物をいう。以下同じ。）の成分及び分量

二　被験薬の製造方法

三　被験薬の予定される効能又は効果

四　被験薬の予定される用法及び用量

五　治験の目的、内容及び期間

六　治験を行う医療機関の名称及び所在地

七　医療機関において治験を行うことの適否その他の治験に関する調査審議を行う委員会の設置者の名称及び所在地

八　治験を行う医療機関ごとの治験に係る業務を統括する医師又は歯科医師（次

号において「治験責任医師」という。）の氏名及び職名

九　治験責任医師の指導の下に治験に係る業務を分担する医師又は歯科医師がある場合にあつては、その氏名

十　治験を行う医療機関ごとの予定している治験使用薬を交付し、又は入手した数量

十一　治験を行う医療機関ごとの予定している被験者数

十二　治験使用薬を有償で譲渡する場合はその理由

十三　治験の依頼をしようとする者が本邦内に住所を有しない場合にあつては、治験使用薬による保健衛生上の危害の発生又は拡大の防止に必要な措置を採らせるため、治験の依頼をしようとする者に代わつて治験の依頼を行うことができる者であつて本邦内に住所を有する者（外国法人で本邦内に事務所を有するものの当該事務所の代表者を含む。）のうちから選任した者（次条及び第二百七十一条において「治験国内管理人」という。）の氏名及び住所

十四　治験実施計画書の解釈その他の治験の細目について調整する業務を医師又は歯科医師に委嘱する場合にあつては、その氏名

十五　治験実施計画書の解釈その他の治験の細目について調整する業務を複数の医師又は歯科医師で構成される委員会に委嘱する場合にあつては、これを構成する医師又は歯科医師の氏名

十六　治験の依頼をしようとする者が治験の依頼及び管理に係る業務の全部若しくは一部を委託する場合又は自ら治験を実施しようとする者が治験の準備及び管理に係る業務の全部若しくは一部を委託する場合にあつては、当該業務を受託する者の氏名、住所及び当該委託する業務の範囲

十七　実施医療機関又は自ら治験を実施しようとする者が治験の実施に係る業務の一部を委託する場合にあつては、当該業務を受託する者の氏名、住所及び当該委託する業務の範囲

十八　自ら治験を実施しようとする者にあつては、治験の費用に関する事項

十九　自ら治験を実施しようとする者にあつては、治験使用薬を提供する者の氏名又は名称及び住所

2　前項の届出には、被験薬の毒性、薬理作用等に関する試験成績の概要その他必要な資料を添付しなければならない。

3　第一項の届出をする者が当該治験において機械器具等又は加工細胞等を被験薬の有効性及び安全性の評価のために被験者に用いる場合は、第二百七十五条又は第二百七十五条の四において準用する本条の規定に基づき、当該機械器具等又は加工細胞等について厚生労働大臣に届け出なくてはならない。

（薬物に係る治験の計画の変更等の届出）

第二百七十条　前条の届出をした者は、当該届出に係る事項若しくは治験国内管理人を変更したとき又は当該届出に係る治験を中止し、若しくは終了したとき

は、その内容及び理由等を厚生労働大臣に届け出なければならない。

（薬物に係る治験の計画の届出等の手続）

第二百七十一条　治験の依頼をしようとする者又は治験の依頼をした者が本邦内に住所を有しない場合にあつては、前二条（これらの規定を第二百七十七条において準用する場合を含む。）の届出に係る手続は、治験国内管理人が行うものとする。

（治験の開始後の届出を認める場合）

第二百七十二条　法第八十条の二第二項ただし書に規定する場合は、その治験に係る薬物が次の各号のいずれにも該当する場合とする。

一　被験者の生命及び健康に重大な影響を与えるおそれがある疾病その他の健康被害の防止のため緊急に使用されることが必要な薬物であり、かつ、当該薬物の使用以外に適当な方法がないものであること。

二　その用途に関し、医薬品の品質、有効性及び安全性を確保する上で我が国と同等の水準にあると認められる医薬品の製造販売の承認の制度若しくはこれに相当する制度を有している国において、販売し、授与し、並びに販売若しくは授与の目的で貯蔵し、及び陳列することが認められている、又は厚生労働大臣が保健衛生上の危害の発生を防止するため必要な調査を行い、治験を中止させる必要がないと判断した薬物であること。

三　治験が実施されている薬物であること。

（情報の公開）

第二百七十二条の二　治験の依頼をしようとする者又は自ら治験を実施しようとする者は、治験（第二百六十八条第二号から第六号までに掲げる薬物であつて、生物学的同等性を確認する試験を行うものに係る治験を除く。）を実施するに当たり世界保健機関が公表を求める事項その他治験実施の透明性の確保及び国民の治験への参加の選択に資する事項をあらかじめ公表しなければならない。これを変更したときも、同様とする。

2　治験を依頼した者又は自ら治験を実施した者は、治験を中止し、又は終了したときは、原則として治験を中止した日又は終了した日のいずれか早い日から一年以内にその結果の概要を作成し、公表しなければならない。

（薬物に係る治験に関する副作用等の報告）

第二百七十三条　治験の依頼をした者又は自ら治験を実施した者は、治験使用薬について次の各号に掲げる事項を知つたときは、それぞれ当該各号に定める期間内にその旨を厚生労働大臣に報告しなければならない。ただし、治験又は外国で実施された臨床試験において、当該治験の被験薬と成分が同一性を有すると認められるものを使用していない場合については、この限りではない。

一　治験又は外国で実施された臨床試験における次に掲げる症例等の発生のうち、当該治験使用薬又は当該治験使用薬と成分が同一性を有すると認められるもの（以下この条において「当該治験使用薬等」という。）の副作用によるものと疑われるもの又はそれらの使用によるものと疑われる感染症によるものであり、かつ、そのような症例等の発生又は発生数、発生頻度、発生条件等の発生傾向が当該被験薬の治験薬概要書（当該被験薬の品質、有効性及び安全性に関する情報等を記載した文書をいう。以下この条において同じ。）又は当該被験薬以外の当該治験使用薬等についての既存の科学的知見（以下この項において単に「科学的知見」という。）から予測できないもの　七日

イ　死亡

ロ　死亡につながるおそれのある症例

二　治験又は外国で実施された臨床試験における次に掲げる事項（前号に掲げるものを除く。）　十五日

イ　次に掲げる症例等の発生のうち、当該治験使用薬等の副作用によるものと疑われるもの又はそれらの使用によるものと疑われる感染症によるものであり、かつ、そのような症例等の発生又は発生数、発生頻度、発生条件等の発生傾向が当該被験薬の治験薬概要書又は科学的知見から予測できないもの

（１）　治療のために病院又は診療所への入院又は入院期間の延長が必要とされる症例

（２）　障害

（３）　障害につながるおそれのある症例

（４）　(1) から (3) まで並びに前号イ及びロに掲げる症例に準じて重篤である症例

（５）　後世代における先天性の疾病又は異常

ロ　前号イ又はロに掲げる症例等の発生のうち、当治験使用薬等の副作用によるものと疑われるもの又はそれらの使用によるものと疑われる感染症によるもの

2　治験の依頼をした者又は自ら治験を実施した者は、治験使用薬について次の各号に掲げる事項を知つたときは、それぞれ当該各号に定める期間内にその旨を厚生労働大臣に報告しなければならない。ただし、第一号並びに第二号イ及びロについては、当該治験における被験者保護に関する安全性の判断に影響を与えるおそれがないと認められるときは、この限りでない。

一　当該被験薬又は当該被験薬と成分が同一性を有すると認められるもの（以下「当該被験薬等」という。）の外国における使用（臨床試験における使用

を除く。）で生じた次に掲げる症例等の発生のうち、当該被験薬等の副作用によるものと疑われるもの又はそれらの使用によるものと疑われる感染症によるものであり、かつ、そのような症例等の発生又は発生数、発生頻度、発生条件等の発生傾向が当該被験薬の治験薬概要書から予測できないもの　七日

イ　死亡

ロ　死亡につながるおそれのある症例

二　次に掲げる事項（前号に掲げるものを除く。）　十五日

イ　当該被験薬等の外国における使用（臨床試験における使用を除く。）で生じた次に掲げる症例等の発生のうち、当該被験薬等の副作用によるものと疑われるもの又はそれらの使用によるものと疑われる感染症によるものであり、かつ、そのような症例等の発生又は発生数、発生頻度、発生条件等の発生傾向が当該被験薬の治験薬概要書から予測できないもの

（１）　治療のために病院又は診療所への入院又は入院期間の延長が必要とされる症例

（２）　障害

（３）　障害につながるおそれのある症例

（４）　(1) から (3) まで並びに前号イ及びロに掲げる症例に準じて重篤である症例

（５）　後世代における先天性の疾病又は異常

ロ　当該被験薬等の外国における使用（臨床試験における使用を除く。）で生じた前号イ又はロに掲げる症例等の発生のうち、当該被験薬等の副作用によるものと疑われるもの又はそれらの使用によるものと疑われる感染症によるもの

ハ　外国で使用されている物であつて当該治験使用薬と成分が同一性を有すると認められるものに係る製造、輸入又は販売の中止、回収、廃棄その他保健衛生上の危害の発生又は拡大を防止するための措置の実施（ただし、被験薬以外の治験使用薬については、被験薬と併用した際の保健衛生上の危害の発生又は拡大を防止するための措置の実施に限る。）

ニ　当該被験薬等の副作用若しくはそれらの使用による感染症によりがんその他の重大な疾病、障害若しくは死亡が発生するおそれがあること、当該被験薬等の副作用によるものと疑われる疾病等若しくはそれらの使用によるものと疑われる感染症の発生数、発生頻度、発生条件等の発生傾向が著しく変化したこと又は当該被験薬等が治験の対象となる疾患に対して効能若しくは効果を有しないことを示す研究報告（当該被験薬等の治験の対象となる疾患に対する有効性及び安全性の評価に影響を与えないと認められる研究報告を除く。）

3　前二項の規定にかかわらず、治験の依頼をした者又は自ら治験を実施した者は、当該治験が既に製造販売の承認を与えられている医薬品について法第十四条第十五項（法第十九条の二第五項において準用する場合を含む。）の規定による承認事項の一部の変更（当該変更が第四十七条第四号に該当するものに限る。）の申請に係る申請書に添付しなければならない資料の収集を目的とするものである場合においては、第一項並びに前項第一号及び第二号イ及びロに掲げる事項のうち、外国で使用されている物であつて当該治験に係る治験使用薬等の副作用によるものと疑われるもの又はその使用によるものと疑われる感染症によるものについては、報告することを要しない。

4　治験の依頼をした者又は自ら治験を実施した者は、第一項に掲げる事項、同項第二号イ（1）から（5）までに掲げる症例等の発生であつて当該治験使用薬等の副作用によるものと疑われるもの又はそれらの使用によるものと疑われる感染症によるもの（同号に掲げるものを除く。）、第二項第一号並びに第二号イ及びロに掲げる事項並びに同号イ（1）から（5）までに掲げる症例等の発生であつて当該被験薬等の副作用によるものと疑われるもの又はそれらの使用によるものと疑われる感染症によるもの（同号に掲げるものを除く。）について、その発現症例一覧等（被験薬以外の治験使用薬については、外国における症例を除く。）を当該被験薬ごとに、当該被験薬について初めて治験の計画を届け出た日等から起算して一年ごとに、その期間の満了後二月以内に厚生労働大臣に報告しなければならない。ただし、自ら治験を実施した者が既に製造販売の承認を与えられている医薬品に係る治験を行つた場合又は既に当該被験薬について治験の依頼をした者が治験を行つている場合については、この限りでない。

5　機械器具等又は加工細胞等と一体的に製造された被験薬について治験の依頼をした者又は自ら治験を実施した者による当該被験薬の機械器具等又は加工細胞等に係る部分に係る治験に関する不具合情報等の報告については、第二百七十四条の二又は第二百七十五条の三の規定を準用する。

6　治験において用いる機械器具等又は加工細胞等に関する不具合情報等の報告については、第二百七十四条の二又は第二百七十五条の三の規定を準用する。

（機械器具等に係る治験の届出を要する場合）

第二百七十四条　法第八十条の二第二項の厚生労働省令で定める機械器具等は、次に掲げるものとする。

一　既に製造販売の承認又は認証を与えられている医療機器と構造、使用方法、効能、効果、性能等が異なる機械器具等（既に製造販売の承認又は認証を与えられている医療機器と構造、使用方法、効能、効果、性能等が同一性を有すると認められるもの、人の身体に直接使用されることがないもの、法第二十三条の二の十二第一項に規定する医療機器並びに法第二十三条の二の二十三第一項に規定する高度管理医療機器及び管理医療機器その他これらに準ずるものを除く。）

二　既に製造販売の承認又は認証を与えられている医療機器と構造、使用方法、効能、効果、性能等が明らかに異なる医療機器として製造販売の承認を与えられた医療機器であつてその製造販売の承認のあつた日後法第二十三条の二の九第一項に規定する調査期間（同条第二項の規定による延長が行われたときは、その延長後の期間）を経過していないものと構造、使用方法、効能、効果、性能等が同一性を有すると認められる機械器具等

三　生物由来製品となることが見込まれる機械器具等（前二号に掲げるものを除く。）

四　遺伝子組換え技術を応用して製造される機械器具等（前各号に掲げるものを除く。）

（機械器具等に係る治験に関する不具合情報等の報告）

第二百七十四条の二　治験（機械器具等を対象とするものに限る。以下この条において同じ。）の依頼をした者又は自ら治験を実施した者は、治験使用機器（治験の対象とされる機械器具等（以下この条において「被験機器」という。）並びに被験機器の有効性及び安全性の評価のために使用する機械器具等をいう。以下この条において同じ。）について次の各号に掲げる事項を知つたときは、それぞれ当該各号に定める期間内にその旨を厚生労働大臣に報告しなければならない。ただし、治験又は外国で実施された臨床試験において当該治験の被験機器と構造及び原理が同一性を有すると認められるものを使用していない場合については、この限りでない。

一　治験又は外国で実施された臨床試験における次に掲げる症例等の発生のうち、当該治験使用機器又は当該治験使用機器と構造及び原理が同一性を有すると認められるもの（以下この条において「当該治験使用機器等」という。）の使用による影響であると疑われるもの又はそれらの使用によるものと疑われる感染症によるものであり、かつ、そのような症例等の発生又は発生数、発生頻度、発生条件等の発生傾向が当該被験機器の治験機器概要書（当該被験機器の品質、有効性及び安全性に関する情報等を記載した文書をいう。以下この条において同じ。）又は被験機器以外の当該治験使用機器等についての既存の科学的知見（以下この項において単に「科学的知見」という。）から予測できないもの　七日

イ　死亡

ロ　死亡につながるおそれのある症例

二　治験又は外国で実施された臨床試験における次に掲げる事項（前号に掲げるものを除く。）　十五日

イ　次に掲げる症例等の発生のうち、当該治験使用機器等の使用による影響

であると疑われるもの又はそれらの使用によるものと疑われる感染症によるもので、かつ、そのような症例等の発生又は発生数、発生頻度、発生条件等の発生傾向が当該被験機器の治験機器概要書又は科学的知見から予測できないもの

（１）　治療のために病院又は診療所への入院又は入院期間の延長が必要とされる症例

（２）　障害

（３）　障害につながるおそれのある症例

（４）　(1) から (3) まで並びに前号イ及びロに掲げる症例に準じて重篤である症例

（５）　後世代における先天性の疾病又は異常

ロ　前号イ又はロに掲げる症例等の発生のうち、当該治験使用機器等の使用による影響であると疑われるもの又はそれらの使用によるものと疑われる感染症によるもの

三　治験又は外国で実施された臨床試験における当該治験使用機器等の不具合の発生であつて、当該不具合によつて第一号イ若しくはロ又は前号イ (1) から (5) までに掲げる症例等が発生するおそれがあるもの（前二号に掲げるものを除く。）　三十日

2　治験の依頼をした者又は自ら治験を実施した者は、治験使用機器について次の各号に掲げる事項を知つたときは、それぞれ当該各号に定める期間内にその旨を厚生労働大臣に報告しなければならない。ただし、第一号、第二号イ及びロ並びに第三号については、当該治験における被験者保護に関する安全性の判断に影響を与えるおそれがないと認められるときは、この限りでない。

一　当該被験機器又は当該被験機器と構造及び原理が同一性を有すると認められるもの（以下この条において「当該被験機器等」という。）の外国における使用（臨床試験における使用を除く。）で生じた次に掲げる症例等の発生のうち、当該被験機器等の使用による影響であると疑われるもの又はそれらの使用によるものと疑われる感染症によるものであり、かつ、そのような症例等の発生又は発生数、発生頻度、発生条件等の発生傾向が当該被験機器の治験機器概要書から予測できないもの　七日

イ　死亡

ロ　死亡につながるおそれのある症例

二　次に掲げる事項（前号に掲げるものを除く。）　十五日

イ　当該被験機器等の外国における使用（臨床試験における使用を除く。）で生じた次に掲げる症例等の発生のうち、当該被験機器等の使用による影響であると疑われるもの又はそれらの使用によるものと疑われる感染症によるものであり、かつ、そのような症例等の発生又は発生数、発生頻度、

発生条件等の発生傾向が当該被験機器の治験機器概要書から予測できないもの

（１）　治療のために病院又は診療所への入院又は入院期間の延長が必要とされる症例

（２）　障害

（３）　障害につながるおそれのある症例

（４）　(1) から (3) まで並びに前号イ及びロに掲げる症例に準じて重篤である症例

（５）　後世代における先天性の疾病又は異常

ロ　当該被験機器等の外国における使用（臨床試験における使用を除く。）で生じた前号イ又はロに掲げる症例等の発生のうち、当該被験機器等の使用による影響であると疑われるもの又はそれらの使用によるものと疑われる感染症によるもの

ハ　外国で使用されている物であつて当該治験使用機器と構造及び原理が同一性を有すると認められるものに係る製造、輸入又は販売の中止、回収、廃棄その他保健衛生上の危害の発生又は拡大を防止するための措置の実施（ただし、被験機器以外の治験使用機器については、被験機器と併用した際の保健衛生上の危害の発生又は拡大を防止するための措置の実施に限る。）

ニ　当該被験機器等の使用による影響若しくはそれらの使用による感染症によりがんその他の重大な疾病、障害若しくは死亡が発生するおそれがあること、当該被験機器等の使用による影響であると疑われる疾病等若しくはそれらの使用によるものと疑われる感染症の発生数、発生頻度、発生条件等の発生傾向が著しく変化したこと又は当該被験機器等が治験の対象となる疾患に対して効能、効果若しくは性能を有しないことを示す研究報告（当該被験機器等の治験の対象となる疾患に対する有効性及び安全性の評価に影響を与えないと認められる研究報告を除く。）

三　外国における使用（臨床試験における使用を除く。）の際に生じた当該被験機器等の不具合の発生であつて、当該不具合によつて第一号イ若しくはロ又は前号イ(1)から(5)までに掲げる症例等が発生するおそれがあるもの（前二号に掲げるものを除く。）　三十日

3　前二項の規定にかかわらず、治験の依頼をした者又は自ら治験を実施した者は、当該治験が既に製造販売の承認を与えられている医療機器について法第二十三条の二の五第十五項（法第二十三条の二の十七第五項において準用する場合を含む。）の規定による承認事項の一部の変更（当該変更が第百十四条の二十五第一項第一号に該当するものに限る。）の申請に係る申請書に添付しなければならない資料の収集を目的とするものである場合においては、第一項並び

に前項第一号及び第二号イ及びロ並びに第三号に掲げる事項のうち、外国で使用されている物であつて当該治験に係る治験使用機器等の使用による影響によるものと疑われるもの又はその使用によるものと疑われる感染症によるものについては、報告することを要しない。

4　治験の依頼をした者又は自ら治験を実施した者は、第一項に掲げる事項、同項第二号イ（1）から（5）までに掲げる症例等の発生であつて当該治験使用機器等の使用による影響であると疑われるもの又はそれらの使用によるものと疑われる感染症によるもの（同号に掲げるものを除く。）、第二項第一号並びに第二号イ及びロに掲げる事項、同号イ（1）から（5）までに掲げる症例等の発生であつて当該被験機器等の使用による影響であると疑われるもの又はそれらの使用によるものと疑われる感染症によるもの（同号に掲げるものを除く。）並びに同項第三号に掲げる事項について、その発現症例一覧等（被験機器以外の治験使用機器については、外国における症例を除く。）を当該被験機器ごとに、当該被験機器について初めて治験の計画を届け出た日等から起算して一年ごとに、その期間の満了後二月以内に厚生労働大臣に報告しなければならない。ただし、自ら治験を実施した者が既に製造販売の承認を与えられている医療機器に係る治験を行つた場合又は既に当該被験機器について治験の依頼をした者が治験を行つている場合については、この限りでない。

5　薬物又は加工細胞等と一体的に製造された被験機器について治験の依頼をした者又は自ら治験を実施した者による当該被験機器の薬物又は加工細胞等に係る部分に係る治験に関する副作用等又は不具合情報等の報告については、第二百七十三条又は第二百七十五条の三の規定を準用する。

6　治験において用いる薬物又は加工細胞等に関する副作用等又は不具合情報等の報告については、第二百七十三条又は第二百七十五条の三の規定を準用する。

（準用）

第二百七十五条　機械器具等に係る治験については、第二百六十九条から第二百七十二条の二までの規定を準用する。この場合において、第二百六十九条の見出し中「薬物」とあるのは「機械器具等」と、同条第一項中「薬物」とあるのは「機械器具等」と、「以下この条から第二百七十三条」とあるのは「第二百七十五条において準用するこの条から第二百七十二条の二」と、同項第一号中「治験使用薬（治験の対象とされる薬物（以下「被験薬」という。）並びに被験薬の有効性及び安全性の評価のために使用する薬物をいう。以下同じ。）の成分及び分量」とあるのは「治験使用機器（第二百七十四条の二第一項に規定する「治験使用機器」をいう。第二百七十五条において準用するこの条において同じ。）の構造及び原理」と、同項第二号中「被験薬」とあるのは「被験機器（第二百七十四条の二第一項に規定する「被験機器」をいう。第二百七十五条において準用するこの条及び第二百七十二条において同じ。）」と、同項第三号中「被験薬」とあるのは「被験機器」と、同項第四号中「被験薬」とあるのは「被験機器」と、「用法及び用量」とあるのは「操作方法又は使用方法」と、同項第十号及び第十二号中「治験使用薬」とあるのは「治験使用機器」と、同項第十三号中「治験使用薬」とあるのは「治験使用機器」と、「次条」とあるのは「第二百七十五条において準用する次条」と、同項第十九号中「治験使用薬」とあるのは「治験使用機器」と、同条第二項中「被験薬」とあるのは「被験機器」と、「毒性、薬理作用等」とあるのは「安全性、性能等」と、同条第三項中「第一項」とあるのは「第二百七十五条において準用する第一項」と、「機械器具等」とあるのは「薬物」と、「被験薬」とあるのは「被験機器」と、「第二百七十五条又は」とあるのは「この条（」と、「本条」とあるのは「場合を含む。）」と、第二百七十条の見出し中「薬物」とあるのは「機械器具等」と、同条中「前条」とあるのは「第二百七十五条において準用する前条」と、第二百七十一条の見出し中「薬物」とあるのは「機械器具等」と、同条中「前二条」とあるのは「第二百七十五条において準用する前二条」と、第二百七十二条中「被験薬」とあるのは「被験機器」と、同条第一号中「薬物」とあるのは「機械器具等」と、同条第二号中「医薬品」とあるのは「医療機器」と、「薬物」とあるのは「機械器具等」と、同条第三号中「薬物」とあるのは「機械器具等」と、第二百七十二条の二第一項中「治験（第二百六十八条第二号から第六号までに掲げる薬物であつて、生物学的同等性を確認する試験を行うものに係る治験を除く。）」とあるのは「治験」と読み替えるものとする。

（加工細胞等に係る治験の届出を要する場合）

第二百七十五条の二　法第八十条の二第二項の厚生労働省令で定める人若しくは動物の細胞に培養その他の加工を施したもの又は人若しくは動物の細胞に導入され、これらの体内で発現する遺伝子を含有するもの（以下「加工細胞等」という。）は、再生医療等製品となることが見込まれる加工細胞等とする。

（加工細胞等に係る治験に関する不具合情報等の報告）

第二百七十五条の三　治験（加工細胞等を対象とするものに限る。以下この条において同じ。）の依頼をした者又は自ら治験を実施した者は、治験使用製品（治験の対象とされる加工細胞等（以下この条において「被験製品」という。）並びに被験製品の有効性及び安全性の評価のために使用する加工細胞等をいう。以下この条において同じ。）について次の各号に掲げる事項を知つたときは、それぞれ当該各号に定める期間内にその旨を厚生労働大臣に報告しなければならない。ただし、治験又は外国で実施された臨床試験において当該治験の被験製品と構成細胞又は導入遺伝子が同一性を有すると認められるものを使用していない場合については、この限りでない。

一　治験又は外国で実施された臨床試験における次に掲げる症例等の発生のうち、当該治験使用製品又は当該治験使用製品と構成細胞又は導入遺伝子が同一性を有すると認められるもの（以下この条において「当該治験使用製品等」という。）の使用による影響であると疑われるもの又はそれらの使用によるものと疑われる感染症によるものであり、かつ、そのような症例等の発生又は発生数、発生頻度、発生条件等の発生傾向が当該被験製品の治験製品概要書（当該被験製品の品質、有効性及び安全性に関する情報等を記載した文書をいう。以下この条において同じ。）又は被験製品以外の当該治験使用製品等についての既存の科学的知見（以下この項において単に「科学的知見」という。）から予測できないもの　七日

イ　死亡

ロ　死亡につながるおそれのある症例

二　治験又は外国で実施された臨床試験における次に掲げる事項（前号に掲げるものを除く。）　十五日

イ　次に掲げる症例等の発生のうち、当該治験使用製品等の使用による影響であると疑われるもの又はそれらの使用によるものと疑われる感染症によるものであり、かつ、そのような症例等の発生又は発生数、発生頻度、発生条件等の発生傾向が当該被験製品の治験製品概要書又は科学的知見から予測できないもの

（１）　治療のために病院又は診療所への入院又は入院期間の延長が必要とされる症例

（２）　障害

（３）　障害につながるおそれのある症例

（４）　(1) から (3) まで並びに前号イ及びロに掲げる症例に準じて重篤である症例

（５）　後世代における先天性の疾病又は異常

ロ　前号イ又はロに掲げる症例等の発生のうち、当該治験使用製品等の使用による影響であると疑われるもの又はそれらの使用によるものと疑われる感染症によるもの

三　治験又は外国で実施された臨床試験における当該治験使用製品等の不具合の発生であつて、当該不具合によつて第一号イ若しくはロ又は前号イ (1) から (5) までに掲げる症例等が発生するおそれがあるもの（前二号に掲げるものを除く。）　三十日

2　治験の依頼をした者又は自ら治験を実施した者は、治験使用製品について次の各号に掲げる事項を知つたときは、それぞれ当該各号に定める期間内にその旨を厚生労働大臣に報告しなければならない。ただし、第一号、第二号イ及び

ロ並びに第三号については、当該治験における被験者保護に関する安全性の判断に影響を与えるおそれがないと認められるときは、この限りでない。

一　当該被験製品又は当該被験製品と構成細胞又は導入遺伝子が同一性を有すると認められるもの（以下この条において「当該被験製品等」という。）の外国における使用（臨床試験における使用を除く。）で生じた次に掲げる症例等の発生のうち、当該被験製品等の使用による影響であると疑われるもの又はそれらの使用によるものと疑われる感染症によるものであり、かつ、そのような症例等の発生又は発生数、発生頻度、発生条件等の発生傾向が当該被験製品の治験製品概要書から予測できないもの　七日

イ　死亡

ロ　死亡につながるおそれのある症例

二　次に掲げる事項（前号に掲げるものを除く。）　十五日

イ　当該被験製品等の外国における使用（臨床試験における使用を除く。）で生じた次に掲げる症例等の発生のうち、当該被験製品等の使用による影響であると疑われるもの又はそれらの使用によるものと疑われる感染症によるものであり、かつ、そのような症例等の発生又は発生数、発生頻度、発生条件等の発生傾向が当該被験製品の治験製品概要書から予測できないもの

（１）　治療のために病院又は診療所への入院又は入院期間の延長が必要とされる症例

（２）　障害

（３）　障害につながるおそれのある症例

（４）　(1) から (3) まで並びに前号イ及びロに掲げる症例に準じて重篤である症例

（５）　後世代における先天性の疾病又は異常

ロ　当該被験製品等の外国における使用（臨床試験における使用を除く。）で生じた前号イ又はロに掲げる症例等の発生のうち、当該被験製品等の使用による影響であると疑われるもの又はそれらの使用によるものと疑われる感染症によるもの

ハ　外国で使用されている物であつて当該治験使用製品と構成細胞又は導入遺伝子が同一性を有すると認められるものに係る製造、輸入又は販売の中止、回収、廃棄その他保健衛生上の危害の発生又は拡大を防止するための措置の実施（ただし、被験製品以外の治験使用製品については、被験製品と併用した際の保健衛生上の危害の発生又は拡大を防止するための措置の実施に限る。）

ニ　当該被験製品等の使用による影響若しくはそれらの使用による感染症によりがんその他の重大な疾病、障害若しくは死亡が発生するおそれがある

こと、当該被験製品等の使用による影響であると疑われる疾病等若しくはそれらの使用によるものと疑われる感染症の発生数、発生頻度、発生条件等の発生傾向が著しく変化したこと又は当該被験製品等が治験の対象となる疾患に対して効能、効果若しくは性能を有しないことを示す研究報告（当該被験製品等の治験の対象となる疾患に対する有効性及び安全性の評価に影響を与えないと認められる研究報告を除く。）

三　外国における使用（臨床試験における使用を除く。）の際に生じた当該被験製品等の不具合の発生であつて、当該不具合によつて第一号イ若しくはロ又は前号イ（1）から（5）までに掲げる症例等が発生するおそれがあるもの（前二号に掲げるものを除く。）　三十日

3　前二項の規定にかかわらず、治験の依頼をした者又は自ら治験を実施した者は、当該治験が既に製造販売の承認を与えられている再生医療等製品について法第二十三条の二十五第十一項（法第二十三条の三十七第五項において準用する場合を含む。）の規定による承認事項の一部の変更（当該変更が第百三十七条の二十八第四号に該当するものに限る。）の申請に係る申請書に添付しなければならない資料の収集を目的とするものである場合においては、第一項並びに前項第一号及び第二号イ及びロ並びに第三号に掲げる事項のうち、外国で使用されている物であつて当該治験に係る治験使用製品等の使用による影響であると疑われるもの又はそれらの使用によるものと疑われる感染症によるものについては、報告することを要しない。

4　治験の依頼をした者又は自ら治験を実施した者は、第一項に掲げる事項、同項第二号イ（1）から（5）までに掲げる症例等の発生であつて当該治験使用製品等の使用による影響であると疑われるもの又はそれらの使用によるものと疑われる感染症によるもの（同号に掲げるものを除く。）、第二項第一号並びに第二号イ及びロに掲げる事項、同号イ（1）から（5）までに掲げる症例等の発生であつて当該被験製品等の使用による影響であると疑われるもの又はそれらの使用によるものと疑われる感染症によるもの（同号に掲げるものを除く。）並びに同項第三号に掲げる事項について、その発現症例一覧等（被験製品以外の治験使用製品については、外国における症例を除く。）を当該被験製品ごとに、当該被験製品について初めて治験の計画を届け出た日等から起算して一年ごとに、その期間の満了後二月以内に厚生労働大臣に報告しなければならない。ただし、自ら治験を実施した者が既に製造販売の承認を与えられている再生医療等製品に係る治験を行つた場合又は既に当該被験製品について治験の依頼をした者が治験を行つている場合については、この限りでない。

5　薬物又は機械器具等と一体的に製造された被験製品について治験の依頼をした者又は自ら治験を実施した者による当該被験製品の薬物又は機械器具等に係る部分に係る治験に関する副作用等又は不具合情報等の報告については、第二百七十三条又は第二百七十四条の二の規定を準用する。

6　治験において用いる薬物又は機械器具等に関する副作用等又は不具合情報等の報告については、第二百七十三条又は第二百七十四条の二の規定を準用する。

（準用）

第二百七十五条の四　加工細胞等に係る治験については、第二百六十九条から第二百七十二条の二までの規定を準用する。この場合において、第二百六十九条の見出し中「薬物」とあるのは「加工細胞等」と、同条第一項中「薬物」とあるのは「第二百七十五条の二に規定する加工細胞等」と、「以下この条から第二百七十三条」とあるのは「第二百七十五条の四において準用するこの条から第二百七十二条の二」と、同項第一号中「治験使用薬（治験の対象とされる薬物（以下「被験薬」という。）並びに被験薬の有効性及び安全性の評価のために使用する薬物をいう。以下同じ。）の成分及び分量」とあるのは「治験使用製品（第二百七十五条の三第一項に規定する「治験使用製品」をいう。第二百七十五条の四において準用するこの条において同じ。）の構成細胞又は導入遺伝子」と、同項第二号中「被験薬」とあるのは「被験製品（第二百七十五条の三第一項に規定する「被験製品」をいう。第二百七十五条の四において準用するこの条及び第二百七十二条において同じ。）」と、同項第三号中「被験薬」とあるのは「被験製品」と、同項第四号中「被験薬」とあるのは「被験製品」と、「用量」とあるのは「用量又は使用方法」と、同項第十号及び第十二号中「治験使用薬」とあるのは「治験使用製品」と、同項第十三号中「治験使用薬」とあるのは「治験使用製品」と、「次条」とあるのは「第二百七十五条の四において準用する次条」と、同項第十九号中「治験使用薬」とあるのは「治験使用製品」と、同条第二項中「被験薬」とあるのは「被験製品」と、「毒性、薬理作用等」とあるのは「安全性、効能又は性能等」と、同条第三項中「第一項」とあるのは「第二百七十五条の四において準用する第一項」と、「機械器具等」とあるのは「薬物」と、「加工細胞等」とあるのは「機械器具等」と、「被験薬」とあるのは「被験製品」と、「第二百七十五条又は第二百七十五条の四において準用する本条」とあるのは「この条（第二百七十五条において準用する場合を含む。）」と、「機械器具等又は加工細胞等」とあるのは「薬物又は機械器具等」と、第二百七十条の見出し中「薬物」とあるのは「加工細胞等」と、同条中「前条」とあるのは「第二百七十五条の四において準用する前条」と、第二百七十一条の見出し中「薬物」とあるのは「加工細胞等」と、同条中「前二条」とあるのは「第二百七十五条の四において準用する前二条」と、第二百七十二条中「被験薬」とあるのは「被験製品」と、同条第一号中「薬物」とあるのは「加工細胞等」と、同条第二号中「医薬品」とあるのは「再生医療等製品」と、「薬物」とあるのは「加工細胞等」と、同条第三号中「薬物」とあるのは「加工細胞等」と、第二百七十二条の二第一項中「治験（第二百六十八条第二号から第六号までに掲げる薬物であつて、生物学的同等性を確認する試験を行うものに係る治験を除く。)」とあるのは「治験」と読み替えるものとする。

（機構による治験の計画に係る調査の結果の通知）

第二百七十六条　法第八十条の三第三項の規定により厚生労働大臣に対して行う調査の結果の通知は、様式第百十六による通知書によつて行うものとする。

（機構に対する薬物等に係る治験の計画の届出）

第二百七十七条　法第八十条の三第四項の規定により機構に対して行う治験の届出については、第二百六十九条及び第二百七十条（これらの規定を第二百七十五条及び第二百七十五条の四において準用する場合を含む。）の規定を準用する。この場合において、第二百六十九条第一項中「この条から第二百七十三条まで」とあるのは「この条及び第二百七十七条において準用する次条」と、「厚生労働大臣」とあるのは「機構」と、「次条及び第二百七十一条」とあるのは「第二百七十七条において準用する次条」と、第二百六十九条第三項中「本条」とあるのは「本条（第二百七十七条において準用する場合を含む。)」と、第二百七十条中「前条」とあるのは「第二百七十七条において準用する前条」と、「厚生労働大臣」とあるのは「機構」と読み替えるものとする。

（機構による薬物等に係る治験の計画の届出を受理した旨の通知）

第二百七十八条　法第八十条の三第五項の規定により厚生労働大臣に対して行う同条第四項の届出を受理した旨の通知は、様式第百十七による通知書によつて行うものとする。

（機構に対する薬物等に係る治験に関する副作用等の報告）

第二百七十九条　法第八十条の四第三項の規定により機構に対して行う報告については、第二百七十三条、第二百七十四条の二及び第二百七十五条の三の規定を準用する。この場合において、これらの規定中「厚生労働大臣」とあるのは、「機構」と読み替えるものとする。

（機構による薬物等に係る治験に関する副作用等の報告の情報の整理又は調査の結果の通知）

第二百八十条　法第八十条の四第四項の規定により厚生労働大臣に対して行う同条第一項の情報の整理の結果の通知は、様式第百十八による通知書によつて行うものとする。

2　法第八十条の四第四項の規定により厚生労働大臣に対して行う同条第二項の調査の結果の通知は、様式第百十九による通知書によつて行うものとする。

（原薬等登録原簿への登録を受けることができる原薬等）

第二百八十条の二　法第十四条第四項、第二十三条の二の五第四項及び第二十三条の二十五第四項に規定する原薬等は、次に掲げるものとする。

一　専ら他の医薬品（専ら動物のために使用されることが目的とされているものを除く。）の製造の用に供されることが目的とされている医薬品（専ら動物のために使用されることが目的とされているものを除く。）

二　これまで医薬品の製造に使用されたことのない添加剤又はこれまでの成分の配合割合と異なる添加剤

三　専ら医療機器（専ら動物のために使用されることが目的とされているものを除く。）の製造の用に供されることが目的とされている原材料

四　専ら再生医療等製品（専ら動物のために使用されることが目的とされているものを除く。）の製造の用に供されることが目的とされている原材料

五　前各号に掲げるもののほか、容器その他の厚生労働大臣が指定するもの

（原薬等登録原簿の登録の申請）

第二百八十条の三　法第八十条の六第一項の規定による原薬等登録原簿への登録の申請は、様式第百二十による申請書（正副二通）を厚生労働大臣に提出することによつて行うものとする。

2　外国において原薬等を製造する者であつて前項の登録の申請をしようとするものは、本邦内において当該登録等に係る事務を行う者（以下「原薬等国内管理人」という。）を、本邦内に住所を有する者（外国法人で本邦内に事務所を有する者の当該事務所の代表者を含む。）のうちから、当該登録の申請の際選任しなければならない。

3　法第八十条の六第一項の厚生労働省令で定める事項は、次に掲げるものとする。

一　当該品目を製造する製造所の名称及び所在地

二　当該品目の安全性に関する情報

三　当該登録を受けようとする者の氏名及び住所

四　当該登録を受けようとする者が当該品目に係る医薬品、医療機器若しくは再生医療等製品の製造業の許可若しくは登録又は医薬品等外国製造業者、医療機器等外国製造業者若しくは再生医療等製品外国製造業者の認定若しくは登録を受けているときは、当該の許可の区分及び許可番号、登録番号又は認定の区分及び認定番号

五　外国において原薬等を製造する者にあつては、原薬等国内管理人の氏名及び住所

4　第一項の申請書には、前項各号に掲げる事項に関する書類を添えなければならない。

5　厚生労働大臣が法第八十条の十第一項の規定により機構に登録等を行わせることとした場合における第一項の規定の適用については、同項中「(正副二通)

を厚生労働大臣」とあるのは、「を機構」とする。

（原薬等登録原簿の登録証の交付）

第二百八十条の四　厚生労働大臣は、法第八十条の六第一項又は第八十条の八第一項の規定により法第十四条第四項、第二十三条の二の五第四項又は第二十三条の二十五第四項に規定する原薬等の登録をしたときは、登録を申請した者に登録証を交付しなければならない。

2　前項の登録証は、様式第百二十一によるものとする。

3　厚生労働大臣が法第八十条の十第一項の規定により機構に登録等を行わせることとした場合における第一項の規定の適用については、同項中「厚生労働大臣」とあるのは、「機構」とする。

（原薬等登録原簿の登録証の書換え交付）

第二百八十条の五　原薬等登録業者は、原薬等登録原簿の登録証の記載事項に変更が生じたときは、その書換え交付を申請することができる。

2　前項の申請は、様式第百二十二による申請書に登録証を添え、厚生労働大臣に対して行わなければならない。

3　厚生労働大臣が法第八十条の十第一項の規定により機構に登録等を行わせることとした場合における前項の規定の適用については、同項中「厚生労働大臣」とあるのは、「機構」とする。

（原薬等登録原簿の登録証の再交付）

第二百八十条の六　原薬等登録業者は、原薬等登録原簿の登録証を破り、汚し、又は失つたときは、その再交付を申請することができる。

2　前項の申請は、様式第百二十三による申請書により、厚生労働大臣に対して行わなければならない。この場合において、登録証を破り、又は汚した原薬等登録業者は、申請書にその登録証を添えなければならない。

3　原薬等登録業者は、原薬等登録原簿の登録証の再交付を受けた後、失つた登録証を発見したときは、直ちに厚生労働大臣にこれを返納しなければならない。

4　厚生労働大臣が法第八十条の十第一項の規定により機構に登録等を行わせることとした場合における前二項の規定の適用については、これらの規定中「厚生労働大臣」とあるのは、「機構」とする。

（原薬等登録原簿の登録台帳）

第二百八十条の七　厚生労働大臣は、法第八十条の六第一項又は第八十条の八第一項の登録に関する台帳を備え、これに次に掲げる事項を記載するものとする。

一　登録番号及び登録年月日

二　原薬等登録業者の氏名及び住所

三　当該品目の名称
四　当該品目の製造所の名称及び所在地
五　原薬等登録業者が医薬品、医療機器若しくは再生医療等製品の製造業の許可若しくは登録又は医薬品等外国製造業者、医療機器等外国製造業者若しくは再生医療等製品外国製造業者の認定若しくは登録を受けているときは、当該の許可の区分及び許可番号、登録番号又は認定の区分及び認定番号
六　外国において原薬等を製造する者にあつては、原薬等国内管理人の氏名及び住所
七　当該品目の登録内容の概要
2　厚生労働大臣が法第八十条の十第一項の規定により機構に登録等を行わせることとした場合における前項の規定の適用については、同項中「厚生労働大臣」とあるのは、「機構」とする。

（原薬等登録業者等の公示）

第二百八十条の八　法第八十条の六第三項に規定する厚生労働省令で定める事項は、次の各号に掲げる事項であつて、原薬等登録業者等に不利益を及ぼすおそれがないものとする。
一　登録番号及び登録年月日
二　原薬等登録業者の氏名及び住所
三　当該品目の名称

（原薬等として不適当な場合）

第二百八十条の九　法第八十条の七第一項に規定する厚生労働省令で定める場合は、第二百八十条の三第四項に規定する書類が添付されていない場合又は申請に係る原薬等の性状若しくは品質が保健衛生上著しく不適当な場合とする。

（原薬等登録原簿の登録の変更）

第二百八十条の十　法第八十条の八第一項の規定による原薬等登録原簿の登録事項の変更の登録の申請は、様式第百二十四による申請書（正副二通）を厚生労働大臣に提出することによつて行うものとする。
2　前項の申請書には、次に掲げる書類を添えなければならない。
一　登録証
二　登録事項の変更の内容に関する資料
3　厚生労働大臣が法第八十条の十第一項の規定により機構に登録等を行わせることとした場合における第一項の規定の適用については、同項中「（正副二通）を厚生労働大臣」とあるのは、「を機構」とする。

（登録事項の軽微な変更の範囲）

第二百八十条の十一　法第八十条の八第一項に規定する厚生労働省令で定める軽微な変更は、次の各号に掲げる変更以外のものとする。

一　原薬等の本質、特性、性能及び安全性に影響を与える製造方法等の変更

二　規格及び試験方法に掲げる事項の削除又は規格の変更

三　病原因子の不活化又は除去方法に関する変更

四　前三号に掲げる変更のほか品質、有効性及び安全性に影響を与えるおそれのあるもの

（登録事項の軽微な変更の届出）

第二百八十条の十二　法第八十条の八第二項の規定による届出は、様式第百二十五による届書（正副二通）を厚生労働大臣に提出することによつて行うものとする。

2　前項の届出は、登録事項を変更した後三十日以内に行わなければならない。

3　厚生労働大臣が法第八十条の十第一項の規定により機構に登録等を行わせることとした場合における第一項の規定の適用については、同項中「（正副二通）を厚生労働大臣」とあるのは、「を機構」とする。

（原薬等登録原簿の登録証の返納）

第二百八十条の十三　原薬等登録業者は、法第八十条の九第一項の規定による原薬等登録原簿の登録の抹消を受けたとき、又はその業務を廃止したときは、直ちに厚生労働大臣に原薬等登録原簿の登録証を返納しなければならない。

2　厚生労働大臣が法第八十条の十第一項の規定により機構に登録等を行わせることとした場合における前項の規定の適用については、同項中「厚生労働大臣」とあるのは、「機構」とする。

（原薬等登録原簿に係る公示の方法）

第二百八十条の十三の二　法第八十条の六第三項及び法第八十条の九第二項の規定による公示は、厚生労働省のホームページに掲載する方法により行うものとする。

2　法第八十条の十第二項において準用する法第八十条の六第三項及び法第八十条の九第二項の規定による公示は、機構のホームページに掲載する方法により行うものとする。

（登録の承継）

第二百八十条の十四　原薬等登録業者について相続、合併又は分割（第二百八十条の三第四項に規定する書類（以下この条において「登録に係る書類」という。）を承継させるものに限る。）があつたときは、相続人（相続人が二人以上ある場合において、その全員の同意により当該原薬等登録業者の地位を承継すべき相

続人を選定したときは、その者)、合併後存続する法人若しくは合併により設立した法人又は分割により当該登録に係る書類を承継した法人は、当該原薬等登録業者の地位を承継する。

2　原薬等登録業者がその地位を承継させる目的で当該登録に係る書類の譲渡しをしたときは、譲受人は、当該原薬等登録業者の地位を承継する。

3　前二項の規定により原薬等登録業者の地位を承継した者は、相続の場合にあつては相続後遅滞なく、相続以外の場合にあつては承継前に、様式第百二十六による届書を厚生労働大臣に届け出なければならない。

4　前項の届書には、原薬等登録業者の地位を承継する者であることを証する書類を添えなければならない。

5　厚生労働大臣が法第八十条の十第一項の規定により機構に登録等を行わせることとした場合における第三項の規定の適用については、同項中「厚生労働大臣」とあるのは、「機構」とする。

（機構による登録等の通知）

第二百八十条の十五　法第八十条の十第四項の規定により厚生労働大臣に対して行う通知は、様式第百二十七による通知書によつて行うものとする。

（権限の委任）

第二百八十一条　法第八十一条の四第一項及び令第八十二条第一項の規定により、次に掲げる厚生労働大臣の権限は、地方厚生局長に委任する。ただし、厚生労働大臣が第七号から第二十三号までに掲げる権限を自ら行うことを妨げない。

一　法第十三条第二項に規定する権限

二　法第十七条第八項、第二十三条の二の十四第十三項、第二十三条の三十四第八項及び第六十八条の十六第二項において準用する法第七条第四項に規定する権限

三　法第十九条第二項に規定する権限

四　法第二十三条の二十二第二項に規定する権限

五　法第二十三条の三十六第二項に規定する権限

六　法第四十条の二第二項に規定する権限

七　法第五十六条の二第一項及び第二項（法第六十条、第六十二条、第六十四条及び第六十五条の四において準用する場合を含む。）に規定する権限

八　法第六十八条の十六第一項に規定する権限

九　法第六十九条第一項、第四項から第六項までに規定する権限

十　法第七十条第一項から第三項までに規定する権限

十一　法第七十一条に規定する権限

十二　法第七十二条の五に規定する権限

十三　法第七十二条第二項及び第三項に規定する権限

十四　法第七十二条の四に規定する権限
十五　法第七十三条に規定する権限
十六　法第七十五条第一項に規定する権限
十七　法第七十五条の二第一項に規定する権限
十八　法第七十六条の三第一項に規定する権限
十九　法第七十六条の六第一項及び第二項に規定する権限
二十　法第七十六条の七第一項及び第二項に規定する権限
二十一　法第七十六条の七の二に規定する権限
二十二　法第七十六条の八第一項に規定する権限
二十三　法第八十一条の二に規定する権限
二十四　令第十一条第一項に規定する権限
二十五　令第十二条第二項に規定する権限
二十六　令第十三条第二項及び第四項に規定する権限
二十七　令第十四条第一項に規定する権限
二十八　令第四十三条の十に規定する権限
二十九　令第四十三条の十一第二項に規定する権限
三十　令第四十三条の十二第二項及び第四項に規定する権限
三十一　令第四十三条の十三に規定する権限

2　法第八十一条の四第二項の規定により、前項第十九号から第二十二号までに掲げる権限は、地方厚生支局長に委任する。ただし、地方厚生局長がこれらの権限を自ら行うことを妨げない。

（医療機器たる附属品）

第二百八十二条　令別表第一機械器具の項第八十四号に規定する附属品は、別表第六のとおりとする。

（邦文記載）

第二百八十三条　厚生労働大臣、地方厚生局長、都道府県知事、保健所を設置する市の市長若しくは特別区の区長若しくは機構又は登録認証機関に提出する申請書、届書、報告書その他の書類は、邦文で記載されていなければならない。ただし、特別の事情により邦文をもつて記載することができない書類であつて、その翻訳文が添付されているものについては、この限りでない。

（電磁的記録媒体等による手続）

第二百八十四条　次の表の上欄に掲げる規定中同表の下欄に掲げる書類（医薬品（薬局製造販売医薬品を除く。）、医薬部外品、化粧品、医療機器又は再生医療等製品に係るものに限る。）については、これらの書類の各欄に掲げる事項を記録した電磁的記録媒体並びに申請者、届出者又は申出者の氏名及び住所並びに申請、届出又は申出の趣旨及びその年月日を記載した書類（次項において「電磁的記録媒体等」という。）をもつてこれらの書類に代えることができる。

第十九条第一項	様式第九による申請書
第二十一条	様式第三による申請書
第二十二条	様式第四による申請書
第二十三条第一項	様式第十一による申請書
第二十六条第一項	様式第十二による申請書
第二十八条第一項（第三十七条において準用する場合を含む。）	様式第三による申請書
第二十九条第一項（第三十七条において準用する場合を含む。）	様式第四による申請書
第三十条第一項	様式第十四による申請書
第三十一条第一項	様式第十五による申請書
第三十四条の三第一項	様式第十七の二による申請書
第三十四条の五（第三十七条の三において準用する場合を含む。）	様式第三による申請書
第三十四条の六（第三十七条の三において準用する場合を含む。）	様式第四による申請書
第三十四条の七第一項	様式第十七の四による申請書
第三十六条第一項	様式第十八による申請書
第三十七条において準用する第三十条第一項	様式第二十による申請書
第三十七条において準用する第三十一条第一項	様式第二十一による申請書
第三十七条の二第一項	様式第二十一の二による申請書
第三十七条の三において準用する第三十四条の七第一項	様式第二十一の四による申請書
第三十八条	様式第二十二による申請書
第四十五条の四	様式第二十二の二による申請書
第四十六条第一項	様式第二十三による申請書
第四十八条第一項	様式第二十四による届書
第五十条第一項	様式第二十五による申請書
第五十三条の二第一項	様式第二十六の二による申請書
第五十三条の六	様式第三による申請書
第五十三条の七	様式第四による申請書
第五十六条	様式第三十による申請書
第六十六条第一項	様式第三十五による申請書
第六十八条の二第一項	様式第三十七の二による申請書
第六十八条の二第二項	様式第三十七の三による申請書

第六十八条の七第一項	様式第三十七の四による届書
第六十八条の九第一項	様式第三十七の五による申請書
第六十八条の十三第一項	様式第三十七の八による申請書
第六十九条第二項	様式第三十八による届書
第七十条第一項	様式第三十九による届書
第七十条第二項	様式第四十による届書
第九十九条第二項	様式第六による届書
第百条第二項	様式第六による届書
第百二条第一項	様式第五十三による申請書
第百五条第二項	様式第五十四による届書
第百八条第二項	様式第五十四の三による届書
第百十一条において準用する第四十五条の四	様式第五十四の四による申請書
第百十一条において準用する第四十六条第一項	様式第五十五による申請書
第百十一条において準用する第四十八条第一項	様式第五十六による届書
第百十一条において準用する第五十条第一項	様式第五十七による申請書
第百十一条において準用する第五十六条	様式第五十九による申請書
第百十一条において準用する第六十六条第一項	様式第六十一による申請書
第百十一条において準用する第六十八条の二第一項	様式第六十二の二による申請書
第百十一条において準用する第六十八条の二第二項	様式第六十二の三による申請書
第百十一条において準用する第六十八条の七第一項	様式第六十二の四による届書
第百十一条において準用する第六十八条の九第一項	様式第六十二の五による申請書
第百十一条において準用する第六十八条の十三第一項	様式第六十二の六による届書
第百十一条において準用する第六十九条第二項	様式第六十三による届書
第百十四条第一項において準用する第十八条	様式第八による届書
第百十四条第二項において準用する第十八条	様式第八による届書
第百十四条第四項において準用する第十八条	様式第八による届書
第百十四条の二第一項	様式第九による申請書
第百十四条の四	様式第三による申請書
第百十四条の五	様式第四による申請書

第百十四条の六第一項	様式十一による申請書
第百十四条の九第一項	様式第六十三の二による申請書
第百十四条の十一（第百十四条の十六において準用する場合を含む。）	様式第三による申請書
第百十四条の十二（第百十四条の十六において準用する場合を含む。）	様式第四による申請書
第百十四条の十三第一項	様式第六十三の四による申請書
第百十四条の十五第一項	様式第六十三の五による申請書
第百十四条の十六において準用する第百十四条の十三第一項	様式第六十三の七による申請書
第百十四条の十七	様式第六十三の八による申請書
第百十四条の二十四第一項	様式第六十三の九による申請書
第百十四条の二十六第一項	様式第六十三の十による届書
第百十四条の二十八第一項	様式第六十三の十一による申請書
第百十四条の三十五	様式第三による申請書
第百十四条の三十六	様式第四による申請書
第百十四条の三十九	様式六十三の十七による申請書
第百十四条の四十五の二第一項	様式第六十三の十九の二
第百十四条の四十五の二第二項	様式第六十三の十九の三
第百十四条の四十五の七第一項	様式第六十三の十九の四による届書
第百十四条の四十五の九第一項	様式第六十三の十九の五による申請書
第百十四条の四十五の十四第一項	様式第六十三の十九の八による申請書
第百十四条の四十六第二項	様式第六十三の二十による届書
第百十四条の四十七第一項	様式第六十三の二十一による届書
第百十四条の四十七第二項	様式第四十による届書
第百十四条の六十九第二項	様式第六による届書
第百十四条の七十第二項	様式第六による届書
第百十四条の七十二第一項	様式第六十三の二十二による申請書
第百十四条の七十五第二項	様式第五十四による届書
第百十四条の七十八第二項	様式第五十四の三による届書
第百十四条の八十一において準用する第百十四条の二十四第一項	様式第六十三の二十三による申請書
第百十四条の八十一において準用する第百十四条の二十六第一項	様式第六十三の二十四による届書
第百十四条の八十一において準用する第百十四条の二十八第一項	様式第六十三の二十五による申請書

第百十四条の八十一において準用する第百十四条の三十九	様式第六十三の三十による申請書
第百十四条の八十一において準用する第百十四条の四十五の二第一項	様式第六十三の三十一の二による申請書
第百十四条の八十一において準用する第百十四条の四十五の二第二項	様式第六十三の三十一の三による申請書
第百十四条の八十一において準用する第百十四条の四十五の七第一項	様式第六十三の三十一の四による届請書
第百十四条の八十一において準用する第百十四条の四十五の九第一項	様式第六十三の三十一の五による申請書
第百十四条の八十一において準用する第百十四条の四十五の十四第一項	様式第六十三の三十一の八による届書
第百十四条の八十一において準用する第百十四条の四十六第二項	様式第六十三の三十二による届書
第百十四条の八十五第一項において準用する第十八条	様式第八による届書
第百十四条の八十五第二項において準用する第十八条	様式第八による届書
第百十四条の八十五第三項において準用する第十八条	様式第八による届書
第百三十七条の二第一項	様式第九による申請書
第百三十七条の四	様式第三による申請書
第百三十七条の五	様式第四による申請書
第百三十七条の六第一項	様式第十一による申請書
第百三十七条の九第一項	様式第十二による申請書
第百三十七条の十一第一項（第百三十七条の二十において準用する場合を含む。	様式第三による申請書
第百三十七条の十二第一項（第百三十七条の二十において準用する場合を含む。	様式第四による申請書
第百三十七条の十三第一項	様式第十四による申請書
第百三十七条の十四第一項	様式第十五による申請書
第百三十七条の十九第一項	様式第十八による申請書
第百三十七条の二十において準用する第百三十七条の十三第一項	様式第二十による申請書
第百三十七条の二十において準用する第百三十七条の十四第一項	様式第二十一による申請書
第百三十七条の二十一	様式第七十五の二の二による申請書
第百三十七条の二十七第一項	様式第七十五の三による申請書

第百三十七条の二十九第一項	様式第七十五の四による届書
第百三十七条の三十一第一項	様式第七十五の五による申請書
第百三十七条の三十四の二第一項	様式第七十五の六の二による申請書
第百三十七条の三十四の六	様式第三による申請書
第百三十七条の三十四の七	様式第四による申請書
第百三十七条の三十八	様式第七十五の九による申請書
第百三十七条の四十六第一項	様式第七十五の十二による申請書
第百三十七条の四十八の二第一項	様式第七十五の十四の二による申請書
第百三十七条の四十八の二第二項	様式第七十五の十四の三による申請書
第百三十七条の四十八の七第一項	様式第七十五の十四の四による届書
第百三十七条の四十八の九第一項	様式第七十五の十四の五による申請書
第百三十七条の四十八の十三第一項	様式第七十五の十四の八による届書
第百三十七条の四十九第二項	様式第七十五の十五による届書
第百三十七条の五十二第一項	様式第七十五の十六による申請書
第百三十七条の六十五第二項	様式第六による届書
第百三十七条の六十六第二項	様式第六による届書
第百三十七条の六十八第一項	様式第七十五の十七による申請書
第百三十七条の七十一第二項	様式第五十四による届書
第百三十七条の七十四第二項	様式第五十四の三による届書
第百三十七条の七十七において準用する第百三十七条の二十七第一	様式第七十五の十八による申請書
第百三十七条の七十七において準用する第百三十七条の二十九第一項	様式第七十五の十九による届書
第百三十七条の七十七において準用する第百三十七条の三十一第一項	様式第七十五の二十による申請書
第百三十七条の七十七において準用する第百三十七条の三十八	様式第七十五の二十二による申請書
第百三十七条の七十七において準用する第百三十七条の四十六第一項	様式第七十五の二十四による申請書
第百三十七条の七十七において準用する第百三十七条の四十八の二第一項	様式第七十五の二十五の二による申請書
第百三十七条の七十七において準用する第百三十七条の四十八の二第二項	様式第七十五の二十五の三による申請書
第百三十七条の七十七において準用する第百三十七条の四十八の七第一項	様式第七十五の二十五の四による届書

第百三十七条の七十七において準用する第百三十七条の四十八の九第一項	様式第七十五の二十五の五による申請書
第百三十七条の七十七において準用する第百三十七条の四十八の十三第一項	様式第七十五の二十五の六による届書
第百三十七条の七十七において準用する第百三十七条の四十九第二項	様式第七十五の二十六による届書
第百三十七条の七十八第一項において準用する第十八条	様式第八による届書
第百三十七条の七十八第二項において準用する第十八条	様式第八による届書
第百八十条第一項	様式第九十一による申請書
第百八十三条第一項	様式第三による申請書
第百八十四条第一項	様式第四による申請書
第百八十五条第一項	様式第九十三による申請書
第百八十六条	様式第九十四による申請書
第百九十四条の二において準用する第十八条	様式第八による届書
第百九十五条第二項	様式第六による届書
第二百二十九条第一項	様式第九十九による申請書
第二百六十四条第二項において準用する第五十条第一項	様式第百十三による申請書
第二百六十四条第三項において準用する第百三十七条の三十一第一項	様式第百十三による申請書
第二百六十五条第二項	様式第百十四による届書
第二百六十五条第三項	様式第六による届書
第二百六十五条の二第二項	様式第百十四の二による届書
第二百六十五条の二第三項	様式第六による届書
第二百六十五条の三第二項	様式第百十四の三による届書
第二百六十五条の三第三項	様式第六による届書
第二百六十七条第二項	様式第百十五による届書
第二百八十条の三第一項	様式第百二十による申請書
第二百八十条の五第二項	様式第百二十二による申請書
第二百八十条の六第二項	様式第百二十三による申請書
第二百八十条の十第一項	様式第百二十四による申請書
第二百八十条の十二第一項	様式第百二十五による届書
第二百八十条の十四第三項	様式第百二十六による届書

2　前項の規定により同項の表の下欄に掲げる書類に代えて電磁的記録媒体等が提出される場合においては、当該電磁的記録媒体等は当該書類とみなす。

第二百八十五条　法の規定により許可を受けて医薬品を業として販売又は授与する者（以下この条において「許可事業者」という。）が、二以上の許可を受けている場合であつて、当該者の保有する医薬品を、当該二以上の許可のうちの一の許可に基づき業務を行う場所から他の許可に基づき業務を行う場所へ移転したときは、当該移転前及び移転後の場所において、それぞれ次に掲げる事項（第二号及び第三号に掲げる事項にあつては、当該医薬品が医療用医薬品（体外診断用医薬品を除く。）である場合に限る。）を書面に記載しなければならない。

一　品名

二　ロット番号（ロットを構成しない医薬品については製造番号）

三　使用の期限

四　数量

五　移転先及び移転元の場所並びに移転の年月日

2　許可事業者は、前項の書面を、法の規定により許可を受けて業務を行う場所ごとに、記載の日から三年間、保存しなければならない。

附　則　抄

（施行期日）

1　この省令は、法の施行の日（昭和三十六年二月一日）から施行する。ただし、第四十一条の規定は、昭和三十六年八月一日から施行する。

附　則（平26・2・10厚労令8）抄

改正：平26/7/31厚労令92、令3/1/29厚労令15

（施行期日）

第一条　この省令は、薬事法及び薬剤師法の一部を改正する法律（以下「改正法」という。）の施行の日（平成二十六年六月十二日）から施行する。

（経過措置）

第二条　この省令の施行の日（以下「施行日」という。）前にされた改正法第一条の規定による改正前の薬事法（以下「旧法」という。）第三十条第一項又は第三十四条第一項の許可の申請であって、この省令の施行の際許可をするかどうかの処分がされていないものについての許可又は不許可の処分については、なお従前の例による。

第三条　この省令の施行の際現に旧法第四条第一項又は第二十六条第一項の許可を受けている者（改正法附則第二条の規定によりなお従前の例によることとされたこれらの項の許可を受けた者を含む。以下同じ。）は、この省令の施行の際現にその薬局又は店舗において要指導医薬品を販売し、又は授与している場合には、施行日から起算して三十日を経過する日までに、その薬局又は店舗の所在地の都道府県知事（その薬局又は店舗の所在地が地域保健法（昭和二十二年法律第百一号）第五条第一項の政令で定める市（以下「保健所を設置する市」

という。）又は特別区の区域にある場合においては、市長又は区長。次項において同じ。）にその旨を届け出なければならない。

2　この省令の施行の際現に旧法第四条第一項又は第二十六条第一項の許可を受けている者は、この省令の施行の際現に特定販売（この省令第一条の規定による改正後の薬事法施行規則（以下「新規則」という。）第一条第二項第四号に規定する特定販売をいう。以下同じ。）を行っている場合には、この省令の施行後直ちに、その薬局又は店舗の所在地の都道府県知事に、新規則第一条第四項第三号、第四号及び第六号に掲げる事項又は新規則第百三十九条第四項第三号、第四号及び第六号に掲げる事項を記載した書類を提出しなければならない。

第四条　この省令の施行の際現に旧法第四条第一項の許可を受けている者（改正法附則第二条の規定によりなお従前の例によることとされた同項の許可を受けた者を含む。）は、この省令の施行後当該許可についての最初の更新の申請をするときは、新規則様式第五による申請書に、改正法第一条の規定による改正後の薬事法（以下「新法」という。）第四条第三項第四号イに掲げる書類及び新規則第一条第二項第三号に掲げる事項を記載した書類並びに特定販売を行う場合にあっては、同条第四項第二号に掲げる事項及び主たるホームページの構成の概要を記載した書類を添付しなければならない。

2　この省令の施行の際現に旧法第二十六条第一項の許可を受けている者（改正法附則第二条の規定によりなお従前の例によることとされた同項の許可を受けた者を含む。）は、この省令の施行後当該許可についての最初の更新の申請をするときは、新規則様式第七十八による申請書に、新法第二十六条第三項第四号に掲げる書類及び新規則第一条第二項第三号に掲げる事項を記載した書類並びに特定販売を行う場合にあっては、新規則第百三十九条第四項第二号に掲げる事項及び主たるホームページの構成の概要を記載した書類を添付しなければならない。

3　この省令の施行の際現に旧法第三十条第一項の許可を受けている者（附則第二条の規定によりなお従前の例によることとされた同項の許可を受けた者を含む。）は、この省令の施行後当該許可についての最初の更新の申請をするときは、新規則様式第七十八による申請書に、新規則第百四十八条第二項第八号に掲げる書類並びに相談時及び緊急時の電話番号その他連絡先を記載した書類を添付しなければならない。

4　この省令の施行の際現に旧法第三十四条第一項の許可を受けている者（附則第二条の規定によりなお従前の例によることとされた同項の許可を受けた者を含む。）は、この省令の施行後当該許可についての最初の更新の申請をするときは、新規則様式第七十八による申請書に、相談時及び緊急時の電話番号その他連絡先を記載した書類を添付しなければならない。

第五条　都道府県知事、保健所を設置する市の市長又は特別区の区長は、この省令の施行後この省令の施行の際現に旧法第四条第一項又は第二十六条第一項の許可を受けている者に係る当該許可についての最初の更新をするまでの間、新規則第七条（新規則第百四十二条において準用する場合を含む。以下この項において同じ。）に規定する台帳に、当該者に係る新規則第七条第五号、第十一号及び第十二号に掲げる事項（特定販売を行う際に使用する通信手段及び主たるホームページアドレスを除く。）を記載することを要しない。

2　都道府県知事は、この省令の施行後この省令の施行の際現に旧法第三十条第一項又は第三十四条第一項の許可を受けている者（附則第二条の規定によりなお従前の例によることとされたこれらの項の許可を受けた者を含む。）に係る当該許可についての最初の更新をするまでの間、新規則第百四十九条又は第百五十五条において準用する新規則第七条に規定する台帳に、当該者に係る同条第五号及び第十一号に掲げる事項を記載することを要しない。

第六条　店舗販売業者は、新規則第百四十条第一項第一号の規定にかかわらず、平成二十九年六月十一日までの間は、要指導医薬品を販売し、又は授与する店舗において薬剤師を店舗管理者とすることができない場合には、要指導医薬品若しくは第一類医薬品を販売し、若しくは授与する薬局、薬剤師が店舗管理者である要指導医薬品若しくは第一類医薬品を販売し、若しくは授与する店舗販売業又は薬剤師が区域管理者である第一類医薬品を配置販売する配置販売業において登録販売者として三年以上業務に従事した者であって、その店舗において医薬品の販売又は授与に関する業務に従事するものを店舗管理者とすることができる。

2　店舗販売業者は、医薬品、医療機器等の品質、有効性及び安全性の確保等に関する法律施行規則（昭和三十六年厚生省令第一号。以下「医薬品医療機器等法施行規則」という。）第百四十条第一項第一号の規定にかかわらず、平成二十九年六月十二日から当分の間は、要指導医薬品を販売し、又は授与する店舗において薬剤師を店舗管理者とすることができない場合には、過去五年間のうち次の各号に掲げる期間が通算して三年以上である登録販売者であって、その店舗において医薬品の販売又は授与に関する業務に従事するものを店舗管理者とすることができる。

一　要指導医薬品を販売し、若しくは授与する薬局又は薬剤師が店舗管理者である要指導医薬品を販売し、若しくは授与する店舗販売業において登録販売者として業務に従事した期間

二　要指導医薬品を販売し、又は授与する店舗の店舗管理者であった期間

3　要指導医薬品を販売し、又は授与する店舗の店舗販売業者は、当該店舗の店舗管理者が薬剤師でない場合には、店舗管理者を補佐する者として薬剤師を置かなければならない。

4　前項に規定する店舗管理者を補佐する者は、保健衛生上支障を生ずるおそれがないように、店舗販売業者及び店舗管理者に対し必要な意見を書面により述べなければならない。

5　店舗販売業者及び店舗管理者は、第三項の規定により店舗管理者を補佐する者を置いたときは、前項の規定により述べられた店舗管理者を補佐する者の意見を尊重するとともに、法令遵守のために措置を講ずる必要があるときは、当該措置を講じ、かつ、講じた措置の内容（措置を講じない場合にあっては、その旨及びその理由）を記録し、これを適切に保存しなければならない。

6　薬局開設者は、その薬局において第二項第一号に規定する登録販売者としての業務に従事した者から、過去五年間においてその業務に従事したことの証明を求められたときは、速やかにその証明を行わなければならない。

7　店舗販売業者は、その店舗において第二項第一号に規定する登録販売者としての業務に従事した者又は同項第二号に規定する店舗管理者であった者から、過去五年間においてその業務に従事したこと又はその店舗の店舗管理者であったことの証明を求められたときは、速やかにその証明を行わなければならない。

8　前二項の場合において、薬局開設者又は店舗販売業者は、虚偽又は不正の証明を行ってはならない。

9　薬局開設者又は店舗販売業者は、第六項又は第七項の証明を行うために必要な記録を保存しなければならない。

第七条　この省令の施行の際現にあるこの省令による改正前の様式（以下「旧様式」という。）により使用されている書類は、この省令による改正後の様式によるものとみなす。

第八条　この省令の施行の際現にある旧様式による用紙については、当分の間、これを取り繕って使用することができる。

第九条　薬事法附則第六条の規定により薬種商販売業の許可を受けたものとみなされた者（薬事法の一部を改正する法律（平成十八年法律第六十九号）の施行の日までの間継続して当該許可（その更新に係る同法第一条による改正前の薬事法第二十八条第一項の許可を含む。）により薬種商販売業が営まれている場合に限る。以下「旧薬種商」という。）は、この省令の施行の際現にその店舗において要指導医薬品を販売し、又は授与している場合には、施行日から起算して三十日を経過する日までに、その店舗の所在地の都道府県知事にその旨を届け出なければならない。

2　旧薬種商は、この省令の施行の際現に特定販売を行っている場合には、この省令の施行後直ちに、その店舗の所在地の都道府県知事に、新規則第百三十九条第四項第三号、第四号及び第六号に掲げる事項を記載した書類を提出しなければならない。

3　旧薬種商は、この省令の施行後当該許可についての最初の更新の申請をするときは、薬事法施行規則等の一部を改正する省令（平成二十一年厚生労働省令第十号）第一条の規定による改正前の薬事法施行規則（以下「平成二十一年改正前規則」という。）様式第七十八による申請書に、新法第二十六条第三項第四号に掲げる書類及び新規則第一条第二項第三号に掲げる事項を記載した書類並びに特定販売を行う場合にあっては、新規則第百三十九条第四項第二号に掲げる事項及び主たるホームページの構成の概要を記載した書類を添付しなければならない。

4　旧薬種商は、新規則第百五十九条の十九第一項第六号に掲げる事項を変更したときは、三十日以内に、その店舗の所在地の都道府県知事にその旨を届け出なければならない。

5　旧薬種商は、新規則第百五十九条の二十第一項各号に掲げる事項を変更しようとするときは、あらかじめ、その店舗の所在地の都道府県知事にその旨を届け出なければならない。

6　前二項の規定による届出は、平成二十一年改正前規則様式第六による届書を提出することによって行うものとする。

7　当該店舗において新たに特定販売を行おうとする場合にあっては、前項の届書に、新規則第百三十九条第四項各号に掲げる事項を記載した書類を添えなければならない。

8　施行日から起算して三十日を経過する日までの間に生じた第五項に規定する事項に係る同項の規定の適用については、同項中「変更しようとする」とあるのは「変更した」と、「あらかじめ」とあるのは「三十日以内に」とする。

附　則（平26・7・30厚労令87）抄

改正：平26/11/21厚労令128、平29/11/24厚労令124

（施行期日）

第一条　この省令は、薬事法等の一部を改正する法律（以下「改正法」という。）の施行の日（平成二十六年十一月二十五日）から施行する。

（薬事法施行規則の一部改正に伴う経過措置）

第二条　この省令の施行の際現に改正法第一条の規定による改正前の薬事法（以下「旧薬事法」という。）第十二条第一項又は第十三条第一項の許可（以下この条において「旧許可」という。）を受けている者（改正法附則第六十三条の規定によりなお従前の例によることとされたこれらの規定の許可を受けた者を含む。）であって、改正法附則第二条、第四条、第二十七条又は第二十八条の規定により改正法第一条の規定による改正後の医薬品、医療機器等の品質、有効性及び安全性の確保等に関する法律（以下「医薬品医療機器等法」という。）第二十三条の二第一項、第二十三条の二十第一項若しくは第二十三条の二十二第一項の許可又は第二十三条の二の三第一項の登録を受けたものとみなされるものについては、第一条の規定による改正後の医薬品、医療機器等の品質、有効性及び安全性の確保等に関する法律施行規則（以下「医薬品医療機器等法施行規則」という。）第百十四条の八十五第一項若しくは第二項又は第百三十七条の七十八第一項において準用する医薬品医療機器等法施行規則第三条に規定する許可証又は登録証については、旧許可の許可証をもってこれに代えることができる。

第三条　プログラム医療機器（医薬品医療機器等法第二条第十三項に規定する医療機器プログラム又はこれを記録した記録媒体たる医療機器をいう。次項及び附則第九条第二項において同じ。）のみを製造販売する製造販売業者の医療機器等総括製造販売責任者についての医薬品医療機器等法施行規則第百十四条の四十九第一項（第二号に係る部分に限る。）の規定の適用については、平成三十二年十一月二十四日までの間は、厚生労働大臣の登録を受けた者が行う講習（以下「プログラム医療機器特別講習」という。）を修了した者を、医薬品、医療機器又は再生医療等製品の品質管理又は製造販売後安全管理に関する業務に三年以上従事した者とみなす。

2　プログラム医療機器のみを製造する製造所の医療機器責任技術者についての医薬品医療機器等法施行規則第百十四条の五十三第一項（第二号に係る部分に限る。）の規定の適用については、平成三十二年十一月二十四日までの間は、プログラム医療機器特別講習を修了した者を、医療機器の製造に関する業務に三年以上従事した者とみなす。

3　第一項の登録については、第三十六条の規定による改正後の医薬品、医療機器等の品質、有効性及び安全性の確保等に関する法律施行規則第百十四条の四十九第一項第三号に規定する講習等を行う者の登録等に関する省令（以下「新登録省令」という。）第一章及び別表一の項の規定を準用する。この場合において、これらの規定中「医療機器等総括製造販売責任者講習等」とあるのは「プログラム医療機器特別講習」と、第一条第一項中「規則第百十四条の四十九第一項第三号及び第百十四条の五十三第一項第三号に規定する講習、第百六十二条第一項第一号、第二項第一号及び第三項第一号並びに第百七十五条第一項（第四号から第七号までを除く。）に規定する基礎講習、第百八十八条第一号イに規定する基礎講習及び専門講習並びに同条第二号イに規定する基礎講習」とあるのは「薬事法等の一部を改正する法律及び薬事法等の一部を改正する法律の施行に伴う関係政令の整備等及び経過措置に関する政令の施行に伴う関係省令の整備等に関する省令（平成二十六年厚生労働省令第八十七号）附則第三条一項に規定するプログラム医療機器特別講習」と、別表一の項中「規則第百十四条の四十九第一項第三号に規定する講習」とあるのは「プログラム医療機器特別講習」と、「製造販売業に」とあるのは「製造販売業及び製造業に」と、「のうち医療機器」とあるのは「のうちプログラム医療機器」と、「製造販売業者」とあるのは「製造販売業者及び製造業者」と読み替えるものとする。

4　プログラム医療機器特別講習を行おうとする者は、この省令の施行前においても、第一項及び前項の規定の例により登録を受けることができる。この場合において、第一項及び前項の規定の例により登録を受けた者は、第一項に規定する登録を受けた者とみなす。

第四条　改正法の施行の際現に旧薬事法第十四条又は第十九条の二の承認を受け

ている者（改正法附則第六十三条の規定によりなお従前の例によることとされたこれらの規定の承認を受けた者を含む。）であって、改正法附則第三十条又は第三十七条の規定により医薬品医療機器等法第二十三条の二十五又は第二十三条の三十七の承認を受けたものとみなされるものは、この省令の施行後最初の医薬品医療機器等法第二十三条の二十第二項の再生医療等製品の製造販売業の許可の更新を受けるまでの間又はその選任外国製造再生医療等製品製造販売業者が当該許可の更新を受けるまでの間に、医薬品医療機器等法施行規則の規定により新たに医薬品医療機器等法第二十三条の二十五又は第二十三条の三十七の承認の申請書に記載すべきこととなった事項を、厚生労働大臣に届け出なければならない。

2　厚生労働大臣が医薬品医療機器等法第二十三条の二十七第一項（医薬品医療機器等法第二十三条の三十七第五項において準用する場合を含む。）の規定により独立行政法人医薬品医療機器総合機構（以下「機構」という。）に医薬品医療機器等法第二十三条の二十五又は第二十三条の三十七の承認のための審査を行わせることとしたときは、前項の規定による届出をしようとする者は、同項の規定にかかわらず、機構に届け出なければならない。

3　機構は、前項の規定による届出を受理したときは、遅滞なく、当該届出の状況を厚生労働大臣に通知しなければならない。

4　前項の規定による通知については、医薬品医療機器等法施行規則第百三十七条の三十七第三項の規定を準用する。

第五条　この省令の施行の際現に改正法附則第二十七条の規定により医薬品医療機器等法第二十三条の二十第一項の許可を受けたものとみなされた製造販売業者の総括製造販売責任者である者については、当分の間、引き続き当該製造販売業者の再生医療等製品総括製造販売責任者となることができる。

第六条　この省令の施行の日前に高度管理医療機器若しくは特定保守管理医療機器（以下この条において「高度管理医療機器等」という。）又は特定管理医療機器の賃貸に関する業務に従事した期間は、医薬品医療機器等法施行規則第百六十二条第一項第一号若しくは第二項第一号又は第百七十五条第一項各号列記以外の部分、同項第一号若しくは第二号に規定する高度管理医療機器等又は特定管理医療機器の販売等に関する業務に従事した期間とみなす。

第七条　この省令の施行の際現に機械器具等と一体的に製造販売するものとして承認を受けている医薬品の製造販売業者又は外国製造医薬品等特例承認取得者による当該医薬品の機械器具等に係る部分の不具合の報告については、平成二十八年十一月二十四日までの間は、なお従前の例による。

第八条　この省令の施行の際現にあるこの省令による改正前の様式（次項において「旧様式」という。）により使用されている書類は、この省令による改正後の様式によるものとみなす。

2　この省令の施行の際現にある旧様式による用紙については、当分の間、これを取り繕って使用することができる。

附　則（平26・7・31厚労令92）抄

改正：令2/3/27厚労令47、令3/7/30厚労令132

（施行期日）

第一条　この省令は、平成二十七年四月一日から施行する。ただし、附則第四条及び第五条の規定については、平成二十九年六月十二日から施行する。

（経過措置）

第二条　この省令の施行の日（以下「施行日」という。）前に行われた医薬品、医療機器等の品質、有効性及び安全性の確保等に関する法律（以下「法」という。）第三十六条の八第一項の試験に合格した登録販売者（以下「旧試験合格登録販売者」という。）については、施行日から医薬品、医療機器等の品質、有効性及び安全性の確保等に関する法律等の一部を改正する法律（令和元年法律第六十三号。次項及び附則第五条において「改正法」という。）附則第一条第二号に掲げる規定の施行の日までの間は、この省令による改正後の医薬品、医療機器等の品質、有効性及び安全性の確保等に関する法律施行規則（以下「新規則」という。）第十五条第二項の登録販売者以外の登録販売者とみなして、新規則の規定を適用する。

2　旧試験合格登録販売者に係る新規則第十五条の九、第百四十条第二項、第百四十七条の十、第百四十九条の二第二項及び第百四十九条の十三の規定の適用については、施行日から改正法附則第一条第二号に掲げる規定の施行の日までの間は、なお従前の例による。

3　施行日から平成二十八年三月三十一日までの間に行われる法第三十六条の八第一項の試験に合格した者（平成二十七年八月一日において過去五年間のうち薬局、店舗販売業又は配置販売業において一般従事者として薬剤師又は登録販売者の管理及び指導の下に実務に従事した期間が通算して一年以上である者に限る。）に係る新規則第十五条第二項の規定の適用については、平成二十八年七月三十一日までの間は、同項中「二年」とあるのは「一年」とする。

4　法附則第六条の規定により薬種商販売業の許可を受けたものとみなされた者（薬事法の一部を改正する法律（平成十八年法律第六十九号）の施行の日までの間継続して当該許可（その更新に係る同法第一条による改正前の法第二十八条第一項の許可を含む。）により薬種商販売業が営まれている場合に限る。以下「旧薬種商」という。）の店舗において一般従事者として薬剤師又は登録販売者の管理及び指導の下に実務に従事した期間及び登録販売者として業務（店舗管理者としての業務を含む。次項において同じ。）に従事した期間については、新規則第十五条第二項に規定する期間に通算することができる。

5　薬剤師が店舗管理者である要指導医薬品又は第一類医薬品を販売し、又は授与する旧薬種商の店舗において登録販売者として業務に従事した期間については、新規則第百四十条第二項又は第百四十九条の二第二項に規定する期間に通算することができる。

6　薬事法の一部を改正する法律附則第十条に規定する既存配置販売業者（以下この項において「既存配置販売業者」という。）において、既存配置販売業者の配置員として実務に従事した期間については、新規則第十五条第二項に規定する期間に通算することができる。

7　薬事法施行規則等の一部を改正する省令（平成二十六年厚生労働省令第八号）附則第六条第一項又は第二項の規定により要指導医薬品を販売し、又は授与する店舗の店舗管理者であった登録販売者に係る新規則第百四十条第二項第二号及び第百四十九条の二第二項第二号の規定の適用については、これらの規定中「第一類医薬品を販売」とあるのは「要指導医薬品若しくは第一類医薬品を販売」とする。（薬事法施行規則等の一部を改正する省令の一部改正に伴う経過措置）第五条　旧試験合格登録販売者に係る前条の規定による改正後の薬事法施行規則等の一部を改正する省令附則第六条の規定の適用については、施行日から五年を経過する日までの間は、なお従前の例による。

（薬事法施行規則等の一部を改正する省令の一部改正に伴う経過措置）

第五条　旧試験合格登録販売者に係る前条の規定による改正後の薬事法施行規則等の一部を改正する省令附則第六条の規定の適用については、施行日から改正法附則第一条第二号に掲げる規定の施行の日までの間は、なお従前の例による。

附　則（令3・1・22厚労令5）

（施行期日）

第一条　この省令は、令和三年八月一日から施行する。

（経過措置）

第二条　厚生労働大臣は、この省令の施行の日前においても、この省令による改正後の医薬品、医療機器等の品質、有効性及び安全性の確保等に関する法律施行規則（次条において「新規則」という。）第十条の三第六項の規定による専門性の認定を行う団体からの同項各号に掲げる基準に適合することについての届出の受理を行うことができる。

第三条　新規則別表第一に掲げる事項に係る医薬品、医療機器等の品質、有効性及び安全性の確保等に関する法律（昭和三十五年法律第百四十五号）第八条の二第一項又は第二項の規定に基づく報告の体制が整備されていないと都道府県知事が認める当該都道府県にその所在地がある薬局の開設者については、令和四年九月三十日までの間は、この省令による改正前の医薬品、医療機器等の品質、有効性及び安全性の確保等に関する法律施行規則別表第一の規定を適用する。

附　則（令3・1・29厚労令15）　改正：令3/7/30厚労令132

（施行期日）

第一条　この省令は、医薬品、医療機器等の品質、有効性及び安全性の確保等に関する法律等の一部を改正する法律（以下「改正法」という。）附則第一条第二号に規定する規定の施行の日（令和三年八月一日）から施行する。

（保管のみを行う製造所の登録に関する経過措置）

第二条　改正法附則第二条第一項の申出は、同法第二条の規定の施行の際現に医薬品、医薬部外品又は化粧品について同条の規定による改正前の医薬品、医療機器等の品質、有効性及び安全性の確保等に関する法律（昭和三十五年法律第百四十五号。以下「旧医薬品医療機器等法」という。）第十三条第一項の許可を受けている者が、当該許可をした都道府県知事に対し、様式第一による申書を提出することにより行うものとする。

2　改正法附則第二条第二項の申出は、同法第二条の規定の施行の際現に医薬品、医薬部外品又は化粧品について旧医薬品医療機器等法第十三条の三第一項の認定を受けている者が、厚生労働大臣に対し、様式第二による申書を提出することにより行うものとする。

→様式第 1（附則第 2 条関係）医薬品･医薬部外品･化粧品製造業登録申出書、様式第 2（附則第 2 条関係）医薬品･医薬部外品外国製造業者登録申出書：略

（医薬品等総括製造販売責任者の基準に関する経過措置）

第三条　この省令の施行の際現に置かれている医薬品等総括製造販売責任者については、第一条の規定による改正後の医薬品、医療機器等の品質、有効性及び安全性の確保等に関する法律施行規則第八十五条第二号の規定はこの省令の施行後三年間は適用しない。

（様式に関する経過措置）

第四条　この省令の施行の際現にある第一条の規定による改正前の様式（次条において「旧様式」という。）により使用されている書類は、この省令による改正後の様式によるものとみなす。

第五条　この省令の施行の際現にある旧様式による用紙については、当分の間、これを取り繕って使用することができる。

附　則（令 3・7・30 厚労令 132）抄　改正：令 4 /3/28 厚労令 43

（施行期日）

第一条　この省令は、令和三年八月一日から施行する。

（経過措置）

第二条　医薬品、医療機器等の品質、有効性及び安全性の確保等に関する法律施行規則第十五条第二項に規定する従事期間（以下単に「従事期間」という。）が通算して五年以上であり、かつ、薬局並びに店舗販売業及び配置販売業の業務を行う体制を定める省令（昭和三十九年厚生省令第三号）第一条第一項第十二号、第二条第一項第六号又は第三条第一項第五号に規定する研修を通算して五

年以上受講した登録販売者については、当分の間、この省令による改正後の医薬品、医療機器等の品質、有効性及び安全性の確保等に関する法律施行規則第十五条第二項ただし書に規定する登録販売者とみなす。

2　薬事法の一部を改正する法律（平成十八年法律第六十九号。以下「改正法」という。）附則第二条に規定する既存一般販売業者の店舗において一般従事者（その店舗において実務に従事する薬剤師又は登録販売者以外の者をいう。次項において同じ。）として薬剤師又は登録販売者の管理及び指導の下に実務に従事した期間並びに登録販売者として業務（店舗管理者としての業務を含む。次項において同じ。）に従事した期間については、従事期間に通算することができる。

3　改正法附則第五条に規定する既存薬種商の店舗において一般従事者として薬剤師又は登録販売者の管理及び指導の下に実務に従事した期間並びに登録販売者として業務に従事した期間については、従事期間に通算することができる。

4　この省令の施行の際現にあるこの省令による改正前の様式（次項において「旧様式」という。）により使用されている書類は、この省令による改正後の様式によるものとみなす。

5　この省令の施行の際現にある旧様式による用紙については、当分の間、これを取り繕って使用することができる。

附　則（令4・3・28厚労令43）

（施行期日）

1　この省令は、公布の日から施行する。

（様式に関する経過措置）

2　この省令の施行の際現にあるこの省令による改正前の様式（次項において「旧様式」という。）により使用されている書類は、この省令による改正後の様式によるものとみなす。

3　この省令の施行の際現にある旧様式による用紙については、当分の間、これを取り繕って使用することができる。

附　則（令4・5・20厚労令84）

（施行期日）

1　この省令は、医薬品、医療機器等の品質、有効性及び安全性の確保等に関する法律等の一部を改正する法律（令和四年法律第四十七号）の公布の日〔5月20日〕から施行する。

（様式に関する経過措置）

2　この省令の改正の際現にあるこの省令による改正前の様式（次項において「旧様式」という。）により使用されている書類は、この省令による改正後の様式によるものとみなす。

3　この省令の施行の際現にある旧様式による用紙については、当分の間、これを取り繕って使用することができる。

附　則（令４・９・13厚労令128）

この省令は、令和四年十二月一日から施行する。

附　則（令４・９・30厚労令140）

（施行期日）

第一条　この省令は、公布の日から施行する。

（経過措置）

第二条　医薬品の製造販売業者、医療機器の製造販売業者又は再生医療等製品の製造販売業者が、この省令による改正前の臨床研究法施行規則第二条第三号から第五号までに掲げる製造販売後調査等（医薬品の製造販売後の調査及び試験の実施の基準に関する省令（平成十六年厚生労働省令第百七十一号）第二条第一項第三号、医療機器の製造販売後の調査及び試験の実施の基準に関する省令（平成十七年厚生労働省令第三十八号）第二条第一項第三号及び再生医療等製品の製造販売後の調査及び試験の実施の基準に関する省令（平成二十六年厚生労働省令第九十号）第二条第一項第三号に掲げるものに限る。）を実施する場合は、この省令による改正後の医薬品、医療機器等の品質、有効性及び安全性の確保等に関する法律施行規則第九十三条第二号及び第三号、第百十四条の五十四の二第二号及び第三号並びに第百三十七条の五十五の二第二号及び第三号の規定は、令和五年九月三十日までは、適用しない。

附　則（令５・１・31厚労令12）

この省令は、公布の日から施行する。

附　則（令５・３・31厚労令61）

この省令は、令和五年四月一日から施行する。

附　則（令５・11・１厚労令137）

（施行期日）

１　この省令は、令和六年一月五日から施行する。

（経過措置）

２　この省令の施行の日前に行われた医薬品、医療機器等の品質、有効性及び安全性の確保等に関する法律（昭和三十五年法律第百四十五号）第八条の二第一項又は第二項の規定による報告に対するこの省令による改正後の医薬品、医療機器等の品質、有効性及び安全性の確保等に関する法律施行規則第十一条の六の規定の適用については、なお従前の例によることができる。

様式（番号と関係条文、標題のみ掲載）

＊次のとおり略す：医薬部外品＝部外品、体外診断用医薬品＝体診、再生医療等製品＝再生品

様式第 1（第 1 条関係）薬局開設許可申請書

様式第 2（第 2 条関係）薬局開設許可証

様式第 3（第 4 条、第 21 条、第 28 条、第 34 条の 5、第 53 条の 6、第 114 条の 4、第 114 条の 11、第 114 条の 35、第 123 条、第 137 条の 4、第 137 条の 11、第 137 条の 34 の 6、第 183 条関係）許可証・認定証・登録証・基準適合証・基準確認証　書換え交付申請書

様式第 4（第 5 条、第 22 条、第 29 条、第 34 条の 6、第 53 条の 7、第 114 条の 5、第 114 条の 12、第 114 条の 36、第 124 条、第 137 条の 5、第 137 条の 12、第 137 条の 34 の 7、第 184 条関係）許可書・認定証・登録証・基準適合証・基準確認証　再交付申請書

様式第 5（第 6 条関係）薬局開設許可更新申請書

様式第 5 の 2（第 10 条の 2 関係）地域連携薬局認定申請書

様式第 5 の 3（第 10 条の 3 関係）専門医療機関連携薬局認定申請書

様式第 5 の 4(1)（第 10 条の 4 関係）地域連携薬局認定証

様式第 5 の 4(2)（第 10 条の 4 関係）専門医療機関連携薬局認定証

様式第 5 の 5(1)（第 10 条の 9 関係）地域連携薬局認定更新申請書

様式第 5 の 5(2)（第 10 条の 9 関係）専門医療機関連携薬局認定更新申請書

様式第 6（第 16 条、第 16 条の 2、第 16 条の 3、第 99 条、第 100 条、第 114 条の 69、第 114 条の 70、第 127 条、第 137 条の 65、第 137 条の 66、第 174 条、第 176 条、第 195 条、第 265 条、第 265 条の 2、第 265 条の 3 関係）変更届書

様式第 7（第 17 条関係）取扱処方箋数届書

様式第 8（第 18 条、第 132 条、第 159 条の 23、第 177 条、第 196 条の 13 関係）休止・廃止・再開 届書

様式第 9（第 19 条、第 114 条の 2、第 137 条の 2 関係）医薬品・体診・部外品・化粧品・医療機器・再生品 製造販売業許可申請書

様式第 10 (1)（第 20 条、第 114 条の 3 関係）第 種医薬品・医療機器 製造販売業許可証

様式第 10 (2)（第 20 条、第 114 条の 3、第 137 条の 3 関係）体診・部外品・化粧品・再生品製造販売業許可証

様式第 11（第 23 条、第 114 条の 6、第 137 条の 6 関係）医薬品・体診・部外品・化粧品・医療機器・再生品 製造販売業許可更新申請書

様式第 12（第 26 条、第 137 条の 9 関係）医薬品・部外品・化粧品・再生品 製造業許可申請書

様式第 13（第 27 条、第 137 条の 10 関係）医薬品・部外品・化粧品・再生品 製造業許可証

様式第 14（第 30 条、第 137 条の 13 関係）医薬品・部外品・化粧品・再生品 製造業許可更新申請書

様式第 15（第 31 条、第 137 条の 14 関係関係）医薬品・部外品・化粧品・医療機器 製造業許可区分変更/追加 申請書

様式第 16 (1)（第 33 条、第 137 条の 16 関係関係）医薬品・再生品製造業 許可・許可の更新 調査申請書

様式第 16 (2)（第 33 条、第 137 条の 16 関係）医薬品・部外品・再生品外国製造業者 認定・認定の更新 調査申請書

様式第 17（第 34 条、第 137 条の 17 関係）医薬品・部外品・再生品 製造業/外国製造業者許可/許可の更新/認定/認定の更新 調査結果通知書

様式第 17 の 2（第 34 条の 3 関係）医薬品・部外品・化粧品 製造業登録申請書

様式第 17 の 3（第 34 条の 4 関係）医薬品・部外品・化粧品 製造業登録証

様式第 17 の 4（第 34 条の 7 関係）医薬品・部外品・化粧品 製造業登録更新申請書

様式第 18（第 36 条、第 137 条の 19 関係）医薬品・部外品・再生品 外国製造業者 認定申請書

様式第 19（第 37 条、第 137 条の 20 関係）医薬品・部外品・再生品 外国製造業者認定証

様式第 20（第 37 条、第 137 条の 20 関係）医薬品・部外品・再生品 外国製造業者認定更新申請書

様式第 21（第 37 条、第 137 条の 20 関係）医薬品・部外品・再生品 外国製造業者 認定区分変更/追加 申請書

様式第 21 の 2（第 37 条関係）医薬品・部外品 外国製造業者登録申請書

様式第 21 の 3（第 37 条の 3 関係）医薬品・部外品 外国製造業者登録証
様式第 21 の 4（第 37 条の 3 関係）医薬品・部外品 外国製造業者登録更新申請書
様式第 22（第 38 条関係）医薬品・部外品・化粧品 製造販売承認申請書
様式第 22 の 2（第 45 条の 4、第 114 条の 22 の 4 関係）医薬品・医療機器・体診 条件付き承認 申請書
様式第 23（第 46 条関係）医薬品・部外品・化粧品 製造販売承認事項一部変更承認申請書
様式第 24（第 48 条関係）医薬品・部外品・化粧品 製造販売承認事項軽微変更届書
様式第 25（第 50 条関係）医薬品・部外品 適合性調査申請書
様式第 26（第 51 条、第 55 条、第 263 条関係）医薬品・部外品 適合性調査結果通知書
様式第 26 の 2（第 53 条の 2 関係）医薬品・部外品 区分適合性調査申請書
様式第 26 の 3（第 53 条の 3、第 55 条関係）医薬品・部外品 区分適合性調査結果通知書
様式第 26 の 4（第 53 条の 5 関係）基準確認証
様式第 27（第 54 条関係）医薬品・部外品・化粧品 承認 審査/調査 申請書
様式第 27 の 2（第 54 条、第 114 条の 37 関係）医薬品・医療機器・体診 条件付き承認 調査申請書
様式第 28（第 55 条関係）医薬品・部外品・化粧品 承認審査等結果通知書
様式第 29（第 55 条、第 114 条の 38、、第 137 条の 38 関係）軽微変更届出状況通知書
様式第 30（第 56 条関係）医薬品 再審査申請書
様式第 31（第 62 条関係）使用の成績等に関する調査の結果の報告受付通知書
様式第 32（第 63 条関係）安全性定期報告受付通知書
様式第 33（第 64 条関係）医薬品再審査 確認/調査 申請書
様式第 34（第 65 条関係）医薬品 再審査確認等結果通知書
様式第 35（第 66 条関係）医薬品 再評価申請書
様式第 36（第 67 条関係）医薬品 再評価 確認/調査 申請書
様式第 37（第 68 条関係）医薬品 再評価確認等結果通知書
様式第 37 の 2（第 68 条の 2 関係）医薬品・部外品・化粧品 変更計画確認申請書
様式第 37 の 3（第 68 条の 2 関係）医薬品・部外品・化粧品 変更計画確認事項変更確認申請書
様式第 37 の 4（第 68 条の 7 関係）医薬品・部外品・化粧品 変更計画確認事項軽微変更届
様式第 37 の 5（第 68 条の 9 関係）医薬品・部外品 変更計画適合性確認申請書
様式第 37 の 6（第 68 条の 9 関係）医薬品・部外品 変更計画適合性確認結果通知書
様式第 37 の 7（第 68 条の 10、第 68 条の 15 関係）医薬品・部外品 変更計画適合性確認結果通知書
様式第 37 の 8（第 68 条の 13 関係）医薬品・部外品・化粧品 変更計画に従った変更に係る届書
様式第 37 の 9（1）（第 68 条の 14 関係）医薬品・部外品・化粧品 変更計画の確認申請書
様式第 37 の 9（2）（第 68 条の 14 関係）医薬品・部外品・化粧品 変更計画の変更の確認申請書
様式第 37 の 10（第 68 条の 15 関係）医薬品・部外品・化粧品 変更計画確認結果通知書
様式第 37 の 11（第 68 条の 15 関係）医薬品・部外品・化粧品 変更計画による変更の届出受理通知書
様式第 38（第 69 条関係）医薬品・部外品・化粧品 製造販売承認承継届書
様式第 39（第 70 条関係）医薬品・部外品・化粧品 製造販売届書
様式第 40（第 70 条、第 114 条の 47 関係）医薬品・体診・部外品・化粧品・医療機器 製造販売届出事項変更届書
様式第 41（第 71 条、第 114 条の 48 関係）製造販売届出受理通知書
様式第 42 から様式第 49 まで　削除
様式第 50 から様式第 52 の 2 まで　削除
様式第 53（第 102 条関係）外国製造医薬品・部外品・化粧品 製造販売承認申請書
様式第 54（第 105 条、第 114 条の 75、第 137 条の 71 関係）選任外国製造医薬品等・医療機器等・再生品製造販売業者 変更届書
様式第 54 の 2（第 105 条の 2、第 108 条の 2、第 114 条の 75 の 2、第 114 条の 78 の 2、第 137 条の 71 の 2、第 137 条の 74 の 2 関係）

外国製造医薬品等・医療機器等・再生品特例承認取得者変更届書/選任外国製造医薬品等・医療機器・再生品製造販売業者変更届書 届出状況通知書
様式第 54 の 3（第 108 条、第 114 条の 78、第 137 条の 74 関係）外国製造医薬品等・医療機器等・再生品特例承認取得者 変更届書
様式第 54 の 4（第 111 条、第 114 条の 81 条関係）外国製造医薬品・医療機器・体診 条件付き承認申請書
様式第 55（第 111 条関係）外国製造医薬品・部外品・化粧品 製造販売承認事項一部変更承認申請書
様式第 56（第 111 条関係）外国製造医薬品・部外品・化粧品 製造販売承認事項軽微変更届書
様式第 57（第 111 条関係）外国製造医薬品・部外品 適合性調査申請書
様式第 58（第 111 条関係）外国製造医薬品・部外品・化粧品 製造販売承認 審査/調査 申請書
様式第 58 の 2（第 111 条関係）外国製造医薬品・医療機器・体診 条件付き承認調査申請書
様式第 59（第 111 条関係）外国製造医薬品再審査申請書
様式第 60（第 111 条関係）外国製造医薬品再審査 確認/調査 申請書
様式第 61（第 111 条関係）外国製造医薬品再評価申請書
様式第 62（第 111 条関係）外国製造医薬品再評価 確認/調査 申請書
様式第 62 の 2（第 111 条関係）外国製造医薬品・部外品・化粧品 変更計画確認申請書
様式第 62 の 3（第 111 条関係）外国製造医薬品・部外品・化粧品 変更計画確認事項変更確認申請書
様式第 62 の 4（第 111 条関係）外国製造医薬品・部外品・化粧品 変更計画確認事項軽微変更届
様式第 62 の 5（第 111 条関係）外国製造医薬品・部外品 変更計画適合性確認申請書
様式第 62 の 6（第 111 条関係）外国製造医薬品・部外品・化粧品 変更計画に従った変更に係る届書
様式第 62 の 7（1）（第 111 条関係）外国製造医薬品・部外品・化粧品 変更計画の確認申請書
様式第 62 の 7（2）（第 111 条関係）外国製造医薬品・部外品・化粧品 変更計画の変更の確認申請書
様式第 62 の 8（第 111 条関係）外国製造医薬品・部外品・化粧品 変更計画確認結果通知書
様式第 63（第 111 条関係）外国製造医薬品・部外品・化粧品 製造販売承認 承継届書
様式第 63 の 2（第 114 条の 9 関係）医療機器・体診 製造業 登録申請書
様式第 63 の 3（第 114 条の 10 関係）医療機器・体診 製造業 登録証
様式第 63 の 4（第 114 条の 13 関係）医療機器・体診 製造業 登録更新申請書
様式第 63 の 5（第 114 条の 15 関係）医療機器・体診 外国製造業者 登録申請書
様式第 63 の 6（第 114 条の 16 関係）医療機器・体診 外国製造業者登録証
様式第 63 の 7（第 114 条の 16 関係）医療機器・体診 外国製造業者 登録更新申請書
様式第 63 の 8（1）（第 114 条の 17 関係）医療機器 製造販売承認申請書
様式第 63 の 8（2）（第 114 条の 17 関係）体診 製造販売承認申請書
様式第 63 の 9（1）（第 114 条の 24 関係）医療機器 製造販売承認事項一部変更承認申請書
様式第 63 の 9（2）（第 114 条の 24 関係）体診 製造販売承認事項一部変更承認申請書
様式第 63 の 10（1）（第 114 条の 26 関係）医療機器 製造販売承認事項軽微変更届書
様式第 63 の 10（2）（第 114 条の 26 関係）体診 製造販売承認事項軽微変更届書
様式第 63 の 11（第 114 条の 28 関係）医療機器・体診 適合性調査申請書
様式第 63 の 12（第 114 条の 29、第 114 条の 38 関係）医療機器・体診 適合性調査結果通知書
様式第 63 の 13（第 114 条の 33 関係）再製造単回使用医療機器 定期確認調査結果証明書/追加的調査結果証明書
様式第 63 の 14（第 114 条の 34 関係）基準適合証
様式第 63 の 15（第 114 条の 37 関係）医療機器・体診 承認/審査/調査 申請書
様式第 63 の 16（第 114 条の 38 関係）医療機器・体診 承認/審査等 結果通知書
様式第 63 の 17（第 114 条の 39 関係）医療機

器・体診 使用成績評価申請書
様式第 63 の 18（第 114 条の 44 関係）医療機器・体診 使用成績評価 確認/調査 申請書
様式第 63 の 19（第 114 条の 45 関係）医療機器・体診 使用成績評価 確認等結果通知書
様式第 63 の 19 の 2（1）（第 114 条の 45 の 2 関係）医療機器変更計画確認申請書
様式第 63 の 19 の 2（2）（第 114 条の 45 の 2 関係）体診変更計画確認申請書
様式第 63 の 19 の 3（1）（第 114 条の 45 の 2 関係）医療機器変更計画確認事項変更確認申請書
様式第 63 の 19 の 3（2）（第 114 条の 45 の 2 関係）体診変更計画確認事項変更確認申請書
様式第 63 の 19 の 4（1）（第 114 条の 45 の 7 関係）医療機器変更計画確認事項軽微変更届
様式第 63 の 19 の 4（2）（第 114 条の 45 の 7 関係）体診変更計画確認事項軽微変更届
様式第 63 の 19 の 5（第 114 条の 45 の 9 関係）医療機器・体診 変更計画適合性確認申請書
様式第 63 の 19 の 6（第 114 条の 45 の 9 関係）医療機器・体診 変更計画適合性確認結果通知書
様式第 63 の 19 の 7（第 114 条の 45 の 10 関係）医療機器・体診 変更計画適合性確認結果通知書
様式第 63 の 19 の 8（第 114 条の 45 の 10 関係）医療機器・体診 変更計画に従った変更に係る届書
様式第 63 の 19 の 9（1）（第 114 条の 45 の 15 関係）医療機器・体診 変更計画の確認申請書
様式第 63 の 19 の 9（2）（第 114 条の 45 の 15 関係）医療機器・体診 変更計画の変更の確認申請書
様式第 63 の 19 の 10（第 114 条の 45 の 16 関係）医療機器・体診 変更計画確認結果通知書
様式第 63 の 19 の 11（第 114 条の 45 の 16 関係）医療機器・体診 変更計画適合性確認結果通知書
様式第 63 の 19 の 12（第 114 条の 45 の 16 関係）医療機器・体診 変更計画による変更の届出受理通知書
様式第 63 の 20（第 114 条の 46 関係）医療機器・体診 製造販売承認 承継届書
様式第 63 の 21（1）（第 114 条の 47 関係）医療機器 製造販売届書
様式第 63 の 21（2）（第 114 条の 47 関係）体診 製造販売届書
様式第 63 の 22（1）（第 114 条の 72 関係）外国製造医療機器 製造販売承認申請書
様式第 63 の 22（2）（第 114 条の 72 関係）外国製造体診 製造販売承認申請書
様式第 63 の 23（1）（第 114 条の 81 関係）外国製造医療機器 製造販売承認事項一部変更承認申請書
様式第 63 の 23（2）（第 114 条の 81 関係）外国製造体診 製造販売承認事項一部変更承認申請書
様式第 63 の 24（1）（第 114 条の 81 関係）外国製造医療機器 製造販売承認事項軽微変更届書
様式第 63 の 24（2）（第 114 条の 81 関係）外国製造体診 製造販売承認事項軽微変更届書
様式第 63 の 25（第 114 条の 81 関係）外国製造医療機器・体診 適合性調査申請書
様式第 63 の 26（第 114 条の 81 関係）再製造単回使用医療機器 定期確認調査 結果証明書/追加的調査結果証明書
様式第 63 の 27（第 114 条の 81 関係）基準適合証
様式第 63 の 28（第 114 条の 81 関係）外国製造医療機器・体診 製造販売承認 審査/調査申請書
様式第 63 の 29（第 114 条の 81 関係）医療機器・体診 適合性調査結果通知書
様式第 63 の 30（第 114 条の 81 関係）外国製造医療機器・体診 使用成績評価申請書
様式第 63 の 31（第 114 条の 81 関係）外国製造医療機器・体診 使用成績評価 確認/調査申請書
様式第 63 の 31 の 2（1）（第 114 条の 81 関係）外国製造医療機器変更計画確認申請書
様式第 63 の 31 の 2（2）（第 114 条の 81 関係）外国製造体診変更計画確認申請書
様式第 63 の 31 の 3（1）（第 114 条の 81 関係）外国製造医療機器変更計画確認事項変更確認申請書
様式第 63 の 31 の 3（2）（第 114 条の 81 関係）外国製造体診変更計画確認事項変更確認申請書

様式第63の31の4（1）（第114条の81関係）外国製造医療機器変更計画確認事項軽微変更届
様式第63の31の4（2）（第114条の81関係）外国製造体診変更計画確認事項軽微変更届
様式第63の31の5（第114条の81関係）外国製造医療機器・体診 変更計画適合性確認申請書
様式第63の31の6（第114条の81関係）外国製造医療機器・体診 変更計画適合性確認結果通知書
様式第63の31の7（第114条の81関係）外国製造医療機器・体診 変更計画適合性確認結果通知書
様式第63の31の8（第114条の81関係）外国製造医療機器・体診 変更計画に従った変更に係る届書
様式第63の31の9（1）（第114条の81関係）外国製造医療機器・体診 変更計画の確認申請書
様式第63の31の9（2）（第114条の81関係）外国製造医療機器・体診 変更計画の変更の確認申請書
様式第63の31の10（第114条の81関係）外国製造医療機器・体診 変更計画確認結果通知書
様式第63の31の11（第114条の81関係）外国製造医療機器・体診 変更計画適合性確認結果通知書
様式第63の32（第114条の81関係）外国製造医療機器・体診 製造販売承認 承継届書
様式第64（1）（第115条関係）指定高度管理医療機器・指定管理医療機器 製造販売認証申請書
様式第64（2）（第115条関係）指定体診 製造販売認証申請書
様式第64（3）（第115条関係）外国製造指定高度管理医療機器・指定管理医療機器 製造販売認証申請書
様式第64（4）（第115条関係）外国製造指定体診 製造販売認証申請書
様式第65（1）（第118条関係）指定高度管理医療機器・指定管理医療機器 製造販売認証事項一部変更認証申請書
様式第65（2）（第118条関係）指定体診 製造販売認証事項一部変更認証申請書
様式第65（3）（第118条関係）外国製造指定高度管理医療機器・指定管理医療機器 製造販売認証事項一部変更認証申請書
様式第65（4）（第118条関係）外国製造指定体診 製造販売認証事項一部変更認証申請書
様式第66（1）（第118条関係）指定高度管理医療機器・指定管理医療機器 認証事項軽微変更届書
様式第66（2）（第118条関係）指定体診 認証事項軽微変更届書
様式第66（3）（第118条関係）外国製造指定高度管理医療機器・指定管理医療機器 認証事項軽微変更届書
様式第66（4）（第118条関係）外国製造指定体診 認証事項軽微変更届書
様式第67（1）（第118条関係）指定高度管理医療機器等 適合性調査申請書
様式第67（2）（第118条関係）外国製造指定高度管理医療機器等 適合性調査申請書
様式第68（1）（第118条関係）指定高度管理医療機器等 適合性調査結果通知書
様式第68（2）（第118条関係）外国製造指定高度管理医療機器等 適合性調査結果通知書
様式第68の2（1）（第118条関係）追加的調査結果証明書
様式第68の2（2）（第118条関係）追加的調査結果証明書
様式第68の3（1）（第118条関係）基準適合証
様式第68の3（2）（第118条関係）基準適合証
様式第68の4（第118条関係）選任外国製造医療機器等製造販売業者/外国製造医療機器等特例承認取得者 変更届書
様式第68の5（第118条の2関係）指定高度管理医療機器等 製造販売認証 承継届書
様式第69（第120条関係）報告書受理通知書
様式第70（第121条関係）登録認証機関登録申請書
様式第71（第122条関係）登録認証機関登録証
様式第71の2（第125条の2関係）登録認証機関 登録/更新調査 申請書
様式第72（第126条関係）登録認証機関 登録更新申請書
様式第73（第129条関係）登録認証機関 業務規定 認可申請書
様式第74（第129条関係）登録認証機関 業

務規定 変更認可申請書
様式第 74 の 2（第 129 条の 2 関係）登録認証機関 業務規定 認可証
様式第 75（第 131 条関係）基準適合性認証命令事項申請書
様式第 75 の 2（第 132 条の 2 関係）登録認証機関 検査/質問 結果通知書
様式第 75 の 2 の 2（第 137 条の 21 関係）再生品製造販売承認申請書
様式第 75 の 3（第 137 条の 27 関係）再生品製造販売承認事項一部変更承認申請書
様式第 75 の 4（第 137 条の 29 関係）再生品製造販売承認事項軽微変更届書
様式第 75 の 5（第 137 条の 31 関係）再生品適合性調査申請書
様式第 75 の 6（第 137 条の 32、第 137 条の 37、第 263 条関係）再生品 適合性調査結果通知書
様式第 75 の 6 の 2（第 137 条の 34 の 2 関係）再生品区分適合性調査申請書
様式第 75 の 6 の 3（第 137 条の 34 の 3、第 137 条の 37 関係）再生品区分適合性調査結果通知書
様式第 75 の 6 の 4（第 137 条の 34 の 5 関係）基準確認証
様式第 75 の 7（第 137 条の 36 関係）再生品承認･審査･調査申請書
様式第 75 の 8（第 137 条の 37 関係）再生品承認･審査等結果通知書
様式第 75 の 9（第 137 条の 38 関係）再生品再審査申請書
様式第 75 の 10（第 137 条の 44 関係）再生品再審査確認･調査申請書
様式第 75 の 11（第 137 条の 45 関係）再生品再審査確認等結果通知書
様式第 75 の 12（第 137 条の 46 関係）再生品再評価申請書
様式第 75 の 13（第 137 条の 47 関係）再生品再評価 確認/調査 申請書
様式第 75 の 14（第 137 条の 48 関係）再生品再評価確認等 結果通知書
様式第 75 の 14 の 2（第 137 条の 48 の 2 関係）再生品変更計画確認申請書
様式第 75 の 14 の 3（第 137 条の 48 の 2 関係）再生品変更計画確認事項変更確認申請書
様式第 75 の 14 の 4（第 137 条の 48 の 7 関係）再生品変更計画確認事項軽微変更届
様式第 75 の 14 の 5（第 137 条の 48 の 9 関係）再生品変更計画適合性確認申請書
様式第 75 の 14 の 6（第 137 条の 48 の 9 関係）再生品変更計画適合性確認結果通知書
様式第 75 の 14 の 7（第 137 条の 48 の 11、第 137 条の 48 の 15 関係）再生品変更計画適合性確認結果通知書
様式第 75 の 14 の 8（第 137 条の 48 の 13 関係）再生品変更計画に従った変更に係る届書
様式第 75 の 14 の 9（1）（第 137 条の 48 の 14 関係）再生品変更計画の確認申請書
様式第 75 の 14 の 9（2）（第 137 条の 48 の 14 関係）再生品変更計画の変更の確認申請書
様式第 75 の 14 の 10（第 137 条の 48 の 15 関係）再生品変更計画確認結果通知書
様式第 75 の 14 の 11（第 137 条の 48 の 15 関係）再生品変更計画による変更の届出受理通知書
様式第 75 の 15（第 137 条の 49 関係）再生品製造販売承認 承継届書
様式第 75 の 16（第 137 条の 52 関係）再生品製造管理者 承認申請書
様式第 75 の 17（第 137 条の 68 関係）外国製造 再生品製造販売承認申請書
様式第 75 の 18（第 137 条の 77 関係）外国製造再生品 製造販売承認事項 一部変更承認申請書
様式第 75 の 19（第 137 条の 77 関係）外国製造再生品 製造販売承認事項 軽微変更届書
様式第 75 の 20（第 137 条の 77 関係）外国製造再生品 適合性調査申請書
様式第 75 の 21（第 137 条の 77 関係）外国製造再生品 承認 審査/調査 申請書
様式第 75 の 22（第 137 条の 77 関係）外国製造再生品再審査申請書
様式第 75 の 23（第 137 条の 77 関係）外国製造再生品 再審査 確認/調査 申請書
様式第 75 の 24（第 137 条の 77 関係）外国製造再生品 再評価申請書
様式第 75 の 25（第 137 条の 77 関係）外国製造再生品 再評価 確認/調査 申請書
様式第 75 の 25 の 2（第 137 条の 77 関係）外国製造再生品変更計画確認申請書
様式第 75 の 25 の 3（第 137 条の 77 関係）外国製造再生品変更計画確認事項変更確認申請書

様式第 75 の 25 の 4（第 137 条の 77 関係）外国製造再生品変更計画確認事項軽微変更届
様式第 75 の 25 の 5（第 137 条の 77 関係）外国製造再生品変更計画適合性確認申請書
様式第 75 の 25 の 6（第 137 条の 77 関係）外国製造再生品変更計画に従った変更に係る届書
様式第 75 の 25 の 7 (1)（第 137 条の 77 関係）外国製造再生品変更計画の確認申請書
様式第 75 の 25 の 7 (2)（第 137 条の 77 関係）外国製造再生品変更計画の変更の確認申請書
様式第 75 の 25 の 8（第 137 条の 77 関係）外国製造再生品変更計画確認結果通知書
様式第 75 の 26（第 137 条の 77 関係）外国製造再生品 製造販売承認 承継届書
様式第 76（第 139 条関係）店舗販売業許可申請書
様式第 77（第 142 条、第 149 条、第 155 条関係）医薬品販売業許可証
様式第 78（第 142 条、第 149 条、第 155 条関係）医薬品販売業許可更新申請書
様式第 79 から様式第 82 まで削除
様式第 83（第 148 条関係）配置販売業許可申請書
様式第 84（第 151 条関係）配置従事者身分証明書交付申請書
様式第 85（第 152 条関係）配置従事者身分証明書
様式第 86（第 153 条関係）卸売販売業許可申請書
様式第 86 の 2（第 159 条の 7 関係）販売従事登録申請書
様式第 86 の 3（第 159 条の 8 関係）販売従事登録証
様式第 86 の 4（第 159 条の 9 関係）登録販売者 名簿登録事項変更届書
様式第 86 の 5（第 159 条の 10 関係）販売従事登録消除申請書
様式第 86 の 6（第 159 条の 11 関係）販売従事登録証 書換え交付申請書
様式第 86 の 7（第 159 条の 12 関係）販売従事登録証再 交付申請書
様式第 87（第 160 条関係）高度管理医療機器等販売業・貸与業 許可申請書
様式第 88（第 163 条関係）管理医療機器販売業・貸与業 届書
様式第 89（第 178 条関係）高度管理医療機器等販売業・貸与業 許可証
様式第 90（第 178 条関係）高度管理医療機器等販売業・貸与業 許可更新申請書
様式第 91（第 180 条関係）医療機器修理業許可申請書
様式第 92（第 182 条関係）医療機器修理業許可証
様式第 93（第 185 条関係）医療機器修理業許可更新申請書
様式第 94（第 186 条関係）医療機器修理業修理区分 変更/追加 許可申請書
様式第 94 の 2（第 196 条の 2 関係）再生品販売業許可申請書
様式第 94 の 3（第 196 条の 5 関係）再生品販売業許可証
様式第 94 の 4（第 196 条の 5 関係）再生品販売業許可更新申請書
様式第 95（第 197 条及び第 197 条の 11、第 197 条の 12 関係）検定申請書
様式第 95 の 2（第 197 条の 4 関係）製造・試験記録等要約書の様式作成申請書
様式第 95 の 3（第 197 条の 5 関係）製造・試験記録等要約書の様式変更（確認）申請書
様式第 96（第 200 条関係）検定合格証明書
様式第 97（第 202 条関係）検定記録表
様式第 97 の 2（第 218 条の 10 の 9 関係）注意事項等情報届出受理通知書
様式第 97 の 3 （第 218 条の 2 の 2 関係）医薬品・体診・部外品・化粧品・医療機器・再生品輸入 確認申請書
様式第 98（第 228 条の 12、第 228 条の 13 関係）委託 届書/変更届書
様式第 98 の 2（第 228 条の 17、第 228 条の 18 関係）再生品に関する記録及び保存委託届書/変更届書
様式第 98 の 3（第 228 条の 21 関係）副作用救済給付等に関する情報 整理 結果 通知書
様式第 98 の 4（第 228 条の 21、第 228 条の 24 関係）副作用等報告・副作用救済給付等に関する情報 調査 結果 通知書
様式第 98 の 5（第 228 条の 24 関係）副作用等報告 整理 結果 通知書
様式第 99（第 229 条関係）生物由来製品製造管理者 承認申請書
様式第 99 の 2（第 238 条、第 239 条関係）委託 届書/変更届書〔生物由来事務〕

様式第 100（第 243 条関係）感染症定期報告整理結果通知書
様式第 101（第 243 条関係）感染症定期報告調査結果通知書
様式第 102（1）（第 245 条関係）収去証
様式第 102（2）（第 245 条関係）収去証
様式第 102（3）（第 245 条関係）収去証
様式第 103（第 246 条関係）薬事監視員身分証明書
様式第 103 の 2（第 246 条関係）麻薬取締官（麻薬取締員）身分証明書
様式第 104（第 247 条関係）立入検査･質問･収去結果通知書
様式第 105（第 248 条関係）医薬品医療機器総合機構の職員であることの証明書
様式第 106（第 249 条関係）外国特例承認取得者･認定外国製造業者･登録医療機器等外国製造業者･認定再生品外国製造業者検査･質問結果通知書
様式第 106 の 2（第 249 条の 3 関係）課徴金対象行為に該当する事実の報告書
様式第 106 の 3（第 249 条の 6 関係）収去証
様式第 107（1）（第 250 条関係）希少疾病用医薬品指定申請書
様式第 107（2）（第 250 条関係）希少疾病用医療機器指定申請書
様式第 107（3）（第 250 条関係）希少疾病用再生品指定申請書
様式第 107 の 2（1）（第 251 条の 2 関係）先駆的医薬品指定申請書
様式第 107 の 2（2）（第 251 条の 2 関係）先駆的医療機器指定申請書
様式第 107 の 2（3）（第 251 条の 2 関係）先駆的医薬品（体診）指定申請書
様式第 107 の 2（4）（第 251 条の 2 関係）先駆的再生品指定申請書
様式第 107 の 3（1）（第 251 条の 3 関係）特定用途医薬品指定申請書
様式第 107 の 3（2）（第 251 条の 3 関係）特定用途医療機器指定申請書
様式第 107 の 3（3）（第 251 条の 3 関係）特定用途医薬品（体診）指定申請書
様式第 107 の 3（4）（第 251 条の 3 関係）特定用途再生品指定申請書
様式第 108（第 252 条関係）希少疾病用･先駆的･特別用途　医薬品･医療機器･再生品 試験研究/製造販売/製造 中止届書
様式第 109 から様式第 111 まで　削除
様式第 112（1）（第 262 条関係）医薬品･部外品･化粧品･医療機器･体診･再生品 製造販売業･製造業･外国製造業者許可･認定条件変更申出書
様式第 112（2）（第 262 条関係）医薬品･部外品･化粧品･医療機器･体診･再生品 製造販売承認条件変更申出書
様式第 112（3）（第 262 条関係）外国製造医薬品･部外品･化粧品･医療機器･体診･再生品 製造販売承認条件変更申出書
様式第 112 の 2（第 264 条関係）医療機器･体診 適合性調査結果通知書
様式第 113（1）（第 264 条関係）輸出用医薬品･部外品 適合性調査申請書
様式第 113（2）（第 264 条関係）輸出用医療機器･体診 適合性調査申請書
様式第 113（3）（第 264 条関係）輸出用再生品 適合性調査申請書
様式第 114（第 265 条関係）輸出用医薬品･部外品･化粧品 製造等/輸入 届書
様式第 114 の 2（1）（第 265 条の 2 関係）輸出用医療機器 製造等/輸入 届書
様式第 114 の 2（2）（第 265 条の 2 関係）輸出用体診 製造等/輸入 届書
様式第 114 の 3（第 265 条の 3 関係）輸出用再生品 製造等/輸入 届書
様式第 115（第 267 条関係）化粧品外国製造販売業者/外国製造業者 届書
様式第 116（第 276 条関係）治験計画調査通知書
様式第 117（第 278 条関係）治験計画届出受理通知書
様式第 118（第 280 条関係）治験中副作用等報告整理結果通知書
様式第 119（第 280 条関係）治験中副作用等報告 調査結果通知書
様式第 120（第 280 条の 3 関係）原薬等登録原簿登録申請書
様式第 121（第 280 条の 4 関係）原薬等登録原簿登録証
様式第 122（第 280 条の 5 関係）原薬等登録原簿登録証書換え交付申請書
様式第 123（第 280 条の 6 関係）原薬等登録原簿登録証再交付申請書
様式第 124（第 280 条の 10 関係）原薬等登録原簿変更登録申請書

様式第 125（第 280 条の 12 関係）原薬等登録原簿軽微変更届書
様式第 126（第 280 条の 14 関係）原薬等登録原簿登録承継届書
様式第 127（第 280 条の 15 関係）原薬等登録原簿登録・申請却下・届出の受理・登録の抹消通知書

別表第一（薬局開設者の報告事項－第 11 条の 3 関係）

第一　管理、運営、サービス等に関する事項
一　基本情報
(1)　薬局の名称
(2)　薬局開設者
(3)　薬局の管理者
(4)　薬局の所在地
(5)　薬局の面積
(6)　店舗販売業の併設の有無
(7)　電話番号及びファクシミリ番号
(8)　電子メールアドレス
(9)　営業日
(10)　開店時間
(11)　開店時間外で相談できる時間
(12)　健康サポート薬局薬局である旨の表示の有無
(13)　地域連携薬局の認定の有無
(14)　専門医療機関連携薬局の認定の有無（有の場合は第十条の三第一項に規定する傷病の区分を含む。）
二　薬局へのアクセス
(1)　薬局までの主な利用交通手段
(2)　薬局の駐車場
(i)　駐車場の有無
(ii)　駐車台数
(iii)　有料又は無料の別
(3)　ホームページアドレス
三　薬局サービス等
(1)　相談に対する対応の可否
(2)　相談できるサービスの利用方法
(3)　薬剤師不在時間の有無
(4)　対応することができる外国語の種類
(5)　障害者に対する配慮
(6)　車椅子の利用者に対する配慮
(7)　特定販売の実施
(i)　特定販売を行う際に使用する通信手段
(ii)　特定販売を行う時間
(iii)　特定販売により販売を行う医薬品の区分
(8)　薬局製剤実施の可否
(9)　薬局医薬品の取扱品目数
(10)　要指導医薬品及び一般用医薬品の取扱品目数
(11)　健康増進法（平成十四年法律第百三号）第四十三条第六項に規定する特別用途食品の取扱いの有無
(12)　配送サービスの利用
(i)　配送サービスの利用の可否
(ii)　配送サービスの利用方法
(iii)　配送サービスの利用料
四　費用負担
(1)　医療保険及び公費負担等の取扱い
(2)　電子決済による料金の支払の可否
第二　提供サービスや地域連携体制に関する事項
一　業務内容、提供サービス
(1)　認定薬剤師（中立的かつ公共性のある団体により認定され、又はそれらと同等の制度に基づいて認定された薬剤師をいう。）の種類及び人数
(2)　健康サポート薬局に係る研修を修了した薬剤師の人数
(3)　登録販売者その他資格者の人数
(4)　薬局の業務内容
(i)　無菌製剤処理に係る調剤の実施
イ　無菌製剤処理に係る調剤の実施の可否（他の薬局の無菌製剤室を利用する場合を含む。）

ロ　無菌製剤室の有無
ハ　クリーンベンチの有無
ニ　安全キャビネットの有無
ホ　無菌製剤処理に係る調剤を当該薬局において実施した回数
ヘ　無菌製剤処理に係る調剤を他の薬局の無菌調剤室を利用して実施した回数
(ii)　一包化に係る調剤の実施の可否
(iii)　麻薬に係る調剤の実施
イ　麻薬に係る調剤の実施の可否
ロ　麻薬に係る調剤を実施した回数
(iv)　浸煎薬及び湯薬に係る調剤の実施の可否
(v)　医療を受ける者の居宅等において行う調剤業務の実施
イ　医療を受ける者の居宅等において行う調剤業務の実施の可否
ロ　医療を受ける者の居宅等において行う調剤業務を実施した件数
(vi)　携帯型ディスポーザブル注入ポンプの取扱いの有無
(vii)　小児の訪問薬剤管理指導の実績の可否
(viii)　医療的ケア児への薬学的管理・指導の可否
(ix)　オンライン服薬指導の実施の
イ　オンライン服薬指導の実施の可否
ロ　オンライン服薬指導の実施の方法
ハ　オンライン服薬指導を実施した回数
(x)　電子資格確認の仕組みを利用して取得した薬剤情報等を活用した調剤の実施の可否
(xi)　電磁的記録をもつて作成された処方箋の受付の可否
(xii)　リフィル処方箋（保健医療機関及び保険医療養担当規則（昭和三十二年厚生省令第十五号）第二十条に規定するリフィル処方箋をいう。）の対応実績の件数
(xiii)　電磁的記録による薬剤服用歴管理の実施の有無
(xiv)　患者の薬剤服用歴その他の情報を一元的かつ経時的に管理できる手帳の交付
イ　患者の薬剤服用歴その他の情報を一元的かつ経時的に管理できる手帳の交付の可否
ロ　患者の薬剤服用歴その他の情報を電磁的記録をもつて一元的かつ経時的に管理できる手帳を所持する者の対応の可否
(xv)　緊急避妊薬の調剤の可否
イ　緊急避妊薬の調剤の対応可否
ロ　オンライン診療（医療法施行規則（昭和二十三年厚生省令第五十号）別表第一に規定するオンライン診療をいう。）に伴う緊急避妊薬の調剤の対応可否
(xvi)　高度管理医療機器に係る業許可
イ　高度管理医療機器の販売業許可の有無
ロ　高度管理医療機器の貸与業許可の有無
(xvii)　検体測定室の実施
(xviii)　災害・新興感染症への対応
(5)　地域医療連携体制
(i)　医療連携の有無
(ii)　地域医療情報連携ネットワークへの参加の有無
(iii)　入院時の情報を共有する体制
イ　入院時の情報を共有する体制の有無
ロ　入院時の情報を共有した回数
(iv)　退院時の情報を共有する体制
イ　退院時の情報を共有する体制の有無

ロ　退院時の情報を共有した回数

（ⅴ）（ⅲ）及び（ⅳ）に掲げるもののほか、地域における薬剤及び医薬品の適正な使用の推進及び効率的な提供に必要な情報を共有した回数

（ⅵ）受診勧奨に係る情報等を医療機関に提供する体制

イ　受診勧奨に係る情報等を医療機関に提供する体制の有無

ロ　受診勧奨に係る情報等を医療機関に提供した実績の有無

（ⅶ）地域住民への啓発活動への参加の有無

（ⅷ）調剤報酬上の位置付け

二　実績、結果等に関する事項

(1)　薬局の薬剤師数

(2)　医療安全対策の実施

（ⅰ）副作用等に係る報告を実施した件数

（ⅱ）医療安全対策に係る事業への参加の有無

(3)　感染防止対策の実施の有無

(4)　情報開示の体制

(5)　症例を検討するための会議等の開催の有無

(6)　総取扱処方箋数

(7)　健康サポート薬局に係る研修を修了した薬剤師が地域ケア会議（行政職員をはじめとした地域の関係者から構成される会議体をいう。）その他地域包括ケアシステムの構築のための会議に参加した回数

(8)　患者の服薬状況等を医療機関に提供した回数

(9)　患者満足度の調査

（ⅰ）患者満足度の調査の実施の有無

（ⅱ）患者満足度の調査結果の提供の有無

三　地域連携薬局等に関する事項

(1)　地域連携薬局

（ⅰ）地域包括ケアシステムに関する研修を修了した薬剤師の人数

（ⅱ）休日又は夜間に調剤の求めがあつた場合に地域における他の薬局開設者と連携して対応した回数

（ⅲ）在庫として保管する医薬品を必要な場合に地域における他の薬局開設者に提供した回数

（ⅳ）地域における他の医療提供施設に対し医薬品の適正使用に関する情報を提供した回数

（ⅴ）居宅等における調剤並びに情報の提供及び薬学的知見に基づく指導を実施した回数

(2)　専門医療機関連携薬局

（ⅰ）第十条の三第一項に規定する傷病の区分ごとの専門性の認定を受けた薬剤師の人数

（ⅱ）第十条の三第三項第二号に基づき、同項第一号の医療機関に情報を共有した回数

（ⅲ）休日又は夜間に調剤の求めがあつた場合に地域における他の薬局開設者と連携して対応した回数

（ⅳ）在庫として保管する第十条の三第一項に規定する傷病の区分に係る医薬品を必要な場合に地域における他の薬局開設者に提供した回数

（ⅴ）地域における他の薬局開設者に対して第十条の三第一項に規定する傷病の区分ごとの専門的な薬学的知見に基づく調剤及び指導に関する研修を行つた回数

（ⅵ）地域における他の医療提供施設に対して第十条の三第一項に

規定する傷病の区分ごとの医薬品の適正使用に関する情報を提供した回数

第三　その他医療を受ける者による薬局の選択に資する事項

別表第一の二（薬局・店舗販売業における掲示事項、特定販売を行うことについて広告するときに表示する情報－第 15 条の 6、第 15 条の 15、第 147 条の 7、第 147 条の 12 関係）

第一　薬局又は店舗の管理及び運営に関する事項

一　許可の区分の別

二　薬局開設者又は店舗販売業者の氏名又は名称その他の薬局開設の許可証又は店舗販売業の許可証の記載事項

三　薬局の管理者又は店舗管理者の氏名

四　当該薬局又は店舗に勤務する薬剤師又は第十五条第二項本文に規定する登録販売者以外の登録販売者若しくは同項本文に規定する登録販売者の別、その氏名及び担当業務

五　取り扱う要指導医薬品及び一般用医薬品の区分

六　当該薬局又は店舗に勤務する者の名札等による区別に関する説明

七　営業時間、営業時間外で相談できる時間及び営業時間外で医薬品の購入又は譲受けの申込みを受理する時間

八　相談時及び緊急時の電話番号その他連絡先

第二　薬局製造販売医薬品、要指導医薬品及び一般用医薬品の販売に関する制度に関する事項

一　要指導医薬品、第一類医薬品、第二類医薬品及び第三類医薬品の定義並びにこれらに関する解説

二　要指導医薬品、第一類医薬品、第二類医薬品及び第三類医薬品の表示に関する解説

三　要指導医薬品、第一類医薬品、第二類医薬品及び第三類医薬品の情報の提供及び指導に関する解説

四　薬局製造販売医薬品を調剤室以外の場所に陳列する場合にあつては、薬局製造販売医薬品の定義及びこれに関する解説並びに表示、情報の提供及び陳列（特定販売を行うことについて広告をする場合にあつては、当該広告における表示。六及び八において同じ。）に関する解説

五　要指導医薬品の陳列に関する解説

六　指定第二類医薬品の陳列等に関する解説

七　指定第二類医薬品を購入し、又は譲り受けようとする場合は、当該指定第二類医薬品の禁忌を確認すること及び当該指定第二類医薬品の使用について薬剤師又は登録販売者に相談することを勧める旨

八　一般用医薬品の陳列に関する解説

九　医薬品による健康被害の救済に関する制度に関する解説

十　個人情報の適正な取扱いを確保するための措置

十一　その他必要な事項

別表第一の三（特定販売を行うことについて広告するときに表示する情報－第15条の6、第147条の7関係）

一　薬局又は店舗の主要な外観の写真

二　薬局製造販売医薬品又は一般用医薬品の陳列の状況を示す写真

三　現在勤務している薬剤師又は第十五条第二項本文に規定する登録販売者以外の登録販売者若しくは同項本文に規定する登録販売者の別及びその氏名

四　開店時間と特定販売を行う時間が異なる場合にあつては、その開店時間及び特定販売を行う時間

五　特定販売を行う薬局製造販売医薬品又は一般用医薬品の使用期限

別表第一の四（一般用医薬品を配置するときに添える書面に記載する事項－第149条の10関係）

第一　区域の管理及び運営に関する事項

一　許可の区分の別

二　配置販売業者の氏名又は名称その他の配置販売業の許可証の記載事項

三　区域管理者の氏名

四　当該区域に勤務する薬剤師又は第十五条第二項本文に規定する登録販売者以外の登録販売者若しくは同項本文に規定する登録販売者の別、その氏名及び担当業務

五　取り扱う一般用医薬品の区分

六　当該区域に勤務する者の名札等による区別に関する説明

七　営業時間、営業時間外で相談できる時間及び営業時間外で医薬品の配置販売による購入又は譲受けの申込みを受理する時間

八　相談時及び緊急時の電話番号その他連絡先

第二　一般用医薬品の販売に関する制度に関する事項

一　第一類医薬品、第二類医薬品及び第三類医薬品の定義並びにこれらに関する解説

二　第一類医薬品、第二類医薬品及び第三類医薬品の表示に関する解説

三　第一類医薬品、第二類医薬品及び第三類医薬品の情報の提供に関する解説

四　指定第二類医薬品の定義等に関する解説

五　指定第二類医薬品を配置販売により購入し、又は譲り受けようとする場合は、当該指定第二類医薬品の禁忌を確認すること及び当該指定第二類医薬品の使用について薬剤師又は登録販売者に相談することを勧める旨

六　一般用医薬品の陳列に関する解説

七　医薬品による健康被害の救済に関する制度に関する解説

八　個人情報の適正な取扱いを確保するための措置

九　その他必要な事項

別表第二（医療機器の修理区分 - 第181条関係）

一	手術台及び治療台のうち、放射線治療台
	医療用エックス線装置及び医療用エックス線装置用エックス線管
	医療用エックス線写真観察装置
	医療用エックス線装置用透視台
	放射性物質診療用器具（シンチレーションカウンタ及びラジオイムノアッセイ用装置を除く。）
	放射線障害防護用器具
	理学診療用器具のうち、次に掲げるもの 一　ハイパーサーミァ装置 二　結石破砕装置
	内臓機能検査用器具のうち、磁気共鳴画像診断装置
	医薬品注入器のうち、造影剤注入装置
	医療用物質生成器のうち、陽子線治療装置
二	理学診療用器具のうち、次に掲げるもの 一　超音波画像診断装置 二　医用サーモグラフィ装置 三　除細動器 四　機能的電気刺激装置 五　赤外線画像診断装置
	体温計
	血液検査用器具のうち、オキシメータ
	血圧検査又は脈波検査用器具
	内臓機能検査用器具。ただし、次に掲げるものを除く。 一　磁気共鳴画像診断装置 二　眼圧計 三　血液ガス分析装置 四　自動細胞診装置
	聴力検査用器具
	知覚検査又は運動機能検査用器具。ただし、次に掲げるものを除く。 一　歩行分析計 二　握力計 三　圧痛覚計 四　角度計 五　背筋力計 六　治療点検索測定器 七　歯科用電気診断用機器
	補聴器
三	手術台及び治療台（放射線治療台及び歯科用治療台を除く。）
	医療用照明器（歯科用手術灯を除く。）
	医療用消毒器

	医療用殺菌水装置
	麻酔器並びに麻酔器用呼吸嚢及びガス吸収かん
	呼吸補助器
	内臓機能代用器のうち、心臓ペースメーカ
	保育器
	理学診療用器具のうち、次に掲げるもの 一　心マッサージ器 二　脳・脊髄電気刺激装置 三　卵管疎通診断装置 四　超音波手術器 五　手術用ロボット
	聴診器
	打診器
	知覚検査又は運動機能検査用器具のうち、次に掲げるもの 一　歩行分析計 二　握力計 三　圧痛覚計 四　角度計 五　背筋力計
	医療用定温器（微生物培養装置を除く。）
	電気手術器
	結紮器及び縫合器
	医療用焼灼器（レーザ手術装置及びレーザコアグレータを除く。）
	医療用吸引器（歯科用吸引装置を除く。）
	気胸器及び気腹器
	医療用嘴管及び体液誘導管
	医療用洗浄器（歯科用根管洗浄器及び家庭用膣洗浄器を除く。）
	採血又は輸血用器具
	医薬品注入器（歯科用貼薬針及び造影剤注入装置を除く。）
	医療用吸入器（家庭用吸入器を除く。）
四	内臓機能代用器（心臓ペースメーカを除く。）
五	理学診療用器具のうち、次に掲げるもの 一　ヘリウム・ネオンレーザ治療器 二　半導体レーザ治療器
	内臓機能検査用器具のうち、眼圧計
	検眼用器具
	医療用鏡（歯鏡及び歯鏡柄を除く。）
	医療用焼灼器のうち、レーザ手術装置及びレーザコアグレータ
六	理学診療用器具のうち、次に掲げるもの 一　光線治療器 二　低周波治療器 三　高周波治療器

	四　超音波治療器 五　熱療法用装置 六　マッサージ器 七　針電極低周波治療器 八　電位治療器 九　骨電気刺激癒合促進装置 十　磁気治療器
	知覚検査又は運動機能検査用器具のうち、治療点検索測定器
	整形用機械器具のうち、運動療法用機械器具
七	手術台及び治療台のうち、歯科用治療台
	医療用照明器のうち、歯科用手術灯
	理学診療用器具のうち、次に掲げるもの 一　歯科用イオン導入装置 二　歯科用両側性筋電気刺激装置
	知覚検査又は運動機能検査用器具のうち、歯科用電気診断用機器
	医療用鏡のうち、歯鏡及び歯鏡柄
	医療用吸引器のうち、歯科用吸引装置
	医療用剥離子のうち、歯科用起子及び剥離子
	医療用てこのうち、次に掲げるもの 一　歯科用てこ 二　歯科用エレベータ
	医療用穿刺器、穿削器及び穿孔器のうち、次に掲げるもの 一　歯科用バー 二　歯科用リーマ 三　歯科用ファイル 四　歯科用ドリル 五　歯科用根管スプレッダ及び根管プラガ 六　歯科用マンドレル 七　歯科用根管拡大装置 八　歯科技工用バー 九　歯科技工用マンドレル
	医療用洗浄器のうち、歯科用根管洗浄器
	整形用機械器具のうち、歯科矯正用機器
	歯科用ユニット
	歯科用エンジン
	歯科用ハンドピース
	歯科用切削器
	歯科用ブローチ
	歯科用探針
	歯科用充填器
	歯科用練成器
	歯科用防湿器

	印象採得又は咬合採得用器具
	歯科用蒸和器及び重合器
	歯科用鋳造器
	医薬品注入器のうち、歯科用貼薬針
八	放射性物質診療用器具のうち、次に掲げるもの 一　シンチレーションカウンタ 二　ラジオイムノアッセイ用装置
	血液検査用器具（オキシメータを除く。）
	尿検査又は糞便検査用器具
	内臓機能検査用器具のうち、次に掲げるもの 一　血液ガス分析装置 二　自動細胞診装置
	医療用遠心ちんでん器
	医療用ミクロトーム
	医療用定温器のうち、微生物培養装置
九	舌圧子
	医療用刀
	医療用はさみ
	医療用ピンセット
	医療用匙
	医療用鈎
	医療用鉗子
	医療用のこぎり
	医療用のみ
	医療用剥離子（歯科用起子及び剥離子を除く。）
	医療用つち
	医療用やすり
	医療用てこ（歯科用てこ及び歯科用エレベータを除く。）
	医療用絞断器
	医療用穿刺器、穿削器及び穿孔器。ただし、次に掲げるものを除く。 一　歯科用バー 二　歯科用リーマ 三　歯科用ファイル 四　歯科用ドリル 五　歯科用根管スプレッダ及び根管プラガ 六　歯科用マンドレル 七　歯科用根管拡大装置 八　歯科技工用バー 九　歯科技工用マンドレル
	開創又は開孔用器具
	医療用拡張器
	医療用消息子

	医療用捲綿子
	医療用洗浄器のうち、家庭用膣洗浄器
	整形用機械器具のうち、次に掲げるもの 一　骨接合用器械 二　電動式骨手術器械 三　エアー式骨手術器械 四　骨接合用又は骨手術用器具 五　靱帯再建術用手術器械
	医療用吸入器のうち、家庭用吸入器
	バイブレーター
	家庭用電気治療器
	指圧代用器
	はり又はきゆう用器具のうち、温きゆう器
	家庭用磁気治療器
	医療用物質生成器

別表第三（毒薬及び劇薬の範囲 - 第 204 条関係）略

別表第四（医療機器に関する表示の特例 - 第 224 条関係）

機械器具

一　打診器
二　舌圧子
三　医療用鏡のうち歯鏡
四　結紮器及び縫合器
五　医療用刀
六　医療用はさみ
七　医療用ピンセツト
八　医療用匙
九　医療用鈎
十　医療用鉗子
十一　医療用のこぎり
十二　医療用のみ
十三　医療用剥離子
十四　医療用つち
十五　医療用やすり
十六　医療用てこ
十七　医療用絞断器
十八　医療用穿刺器、穿削器及び穿孔器
十九　開創又は開孔用器具
二十　医療用拡張器
二十一　医療用消息子
二十二　医療用捲綿子
二十三　歯科用切削器
二十四　歯科用ブローチ
二十五　歯科用探針
二十六　歯科用充填器
二十七　歯科用練成器
二十八　歯科用防湿器
二十九　印象採得又は咬合採得用器具
三十　視力補正用眼鏡
三十一　視力補正用レンズ
三十二　コンタクトレンズ（視力補正用のものを除く。）

医療用品

一　整形用品
二　副木

別表第四の二（添付文書等への記載を要する医療機器 - 第 223 条の 2 関係）

一　医療用洗浄器のうち、家庭用膣洗浄器
二　医療用吸入器のうち、家庭用吸入器

三　家庭用電気治療器

四　指圧代用器のうち、家庭用指圧代用器

五　磁気治療器のうち、家庭用磁気治療器

六　次のイからリまでに掲げる医療機器のうち、専ら家庭において使用される医療機器であつて厚生労働大臣が指定するもの

イ　補聴器

ロ　バイブレーター

ハ　はり又はきゆう用器具

ニ　医療用物質生成器

ホ　整形用品

ヘ　歯科用接着充　填(てん)材料

ト　月経処理用タンポン

チ　コンドーム

リ　疾病診断用プログラム

七　前各号に準ずるものとして厚生労働大臣が指定する医療機器

→令 3 厚労省告示 44［厚生労働大臣が厚労大臣が指定する医療機器］

別表第五（広告が制限される特定疾病用の医薬品及び再生医療等製品 - 第 228 条の 10 関係）略

別表第六（医療機器たる附属品 - 第 282 条関係）

一　麻酔器用マスク

二　医療用エツクス線写真観察装置

三　医療用エツクス線装置用蛍光板

四　医療用エツクス線装置用増感紙

五　医療用エツクス線装置用透視台

六　医療用ミクロトーム用革砥

七　歯科用エンジン用ベルトアーム

八　歯科用エンジン用 K4 滑車

九　歯科用エンジンベルト

付録１　再生医療等の安全性の確保等に関する法律及び臨床研究法の一部を改正する法律案の概要

第213回国会（常会）提出法案（閣法）
提出日：令和６年３月５日
衆議院付託年月日／衆議院付託委員会　令和６年５月８日／厚生労働
衆議院審査終了年月日／衆議院審査結果　令和６年５月15日／可決

再生医療等の安全性の確保等に関する法律及び臨床研究法の一部を改正する法律案の概要（厚生労働省資料より）

改正の趣旨

昨今の技術革新等を踏まえ、先端的な医療技術の研究及び安全な提供の基盤を整備し、その更なる推進を図るため、再生医療等安全性確保法の対象拡大及び再生医療等の提供基盤の整備、臨床研究法の特定臨床研究等の範囲の見直し等の措置を講ずる。

改正の概要

１．再生医療等安全性確保法の対象拡大及び再生医療等の提供基盤の整備【再生医療等安全性確保法】

①　細胞加工物を用いない遺伝子治療（※１）等は、現在対象となっている細胞加工物（※２）を用いる再生医療等と同様に感染症の伝播等のリスクがあるため、対象に追加して提供基準の遵守等を義務付けることで、迅速かつ安全な提供及び普及の促進を図る。

※１　細胞加工物を用いない遺伝子治療：人の疾病の治療を目的として、人の体内で遺伝子の導入や改変を行うこと。

※２　細胞加工物：人又は動物の細胞に培養等の加工を行ったもの。

②　再生医療等の提供計画を審査する厚生労働大臣の認定を受けた委員会（認定再生医療等委員会）の設置者に関する立入検査や欠格事由の規定を整備することにより、審査の公正な実施を確保し、再生医療等の提供基盤を整備する。

２．臨床研究法の特定臨床研究等の範囲の見直し等【臨床研究法、再生医療等安全性確保法】

①　医薬品等の適応外使用（※３）について、薬事承認済みの用法等による場合とリスクが同程度以下の場合には臨床研究法の特定臨床研究及び再生医療等安全性確保法の再生医療等から除外することにより、研究等の円滑な実施を推進する。

※３　薬事承認された医薬品等を承認された用法等と異なる用法等で使用すること（がんや小児領域の研究に多い。）

②　通常の医療の提供として使用された医薬品等の有効性等について研究する目的で、研究対象者に著しい負担を与える検査等を行う場合は、その研究について、臨床研究法の対象となる旨を明確化することにより、研究対象者の適切な保護を図る。

施行期日

公布の日から起算して１年以内において政令で定める日

付録2　厚生科学審議会医薬品医療機器制度部会における次期医薬品医療機器等法改正に向けた検討テーマ

厚生科学審議会　医薬品医療機器制度部会　令和6年4月18日資料より
〈令和元年法律第63号の検討規定を踏まえた医薬品医療機器等法の見直しの検討〉

事務局（厚生労働省医薬局総務課）が示した次期制度改正に向けた4つの検討テーマとその少し詳しい内容

1．ドラッグロスや供給不足などの医薬品等へのアクセスの課題に対応した安全かつ迅速な承認制度の確立
①小児用医薬品のドラッグロス解消に向けた制度的対応（小児用医薬品開発の計画策定の努力義務化、小児用医薬品等の特定用途医薬品に係る制度の見直し等）　②医療上の必要性の高い医薬品への早期アクセスの確保（条件付き早期承認制度の見直し等）　③リアルワールドデータ（RWD）を利活用した薬事申請対応の充実強化　④医薬品等の供給不足を踏まえたアクセス改善に向けた制度の見直し（海外代替品等の迅速な導入の仕組み、製造方法等の中リスクの変更カテゴリの追加）　⑤医薬品製造業における許可制度（管理者の要件を含む）の見直し　⑥適合性調査の見直し　⑦国家検定の見直しや都道府県経由事務等の廃止　⑧再生医療等製品の特性を踏まえた治療アクセスの改善

2．新技術による医薬品等にも対応したリスクに基づく市販後安全性対策の強化、法違反事例を踏まえた更なる法令遵守や品質確保の取組の実施
①リスクベースドアプローチの推進・RMP（医薬品リスク管理計画）制度の見直し　② RWD の安全対策への利活用の明確化　③安全性情報報告制度等の重点化の推進　④製造販売業者による品質保証責任の明確化等による品質管理の向上　⑤全国的な GMP 査察体制の構築　⑥医薬品医療機器等法違反と製品回収の関係の明確化

3．国民からの信頼性確保に向けた体外診断用医薬品・医療機器の規制の見直し
①市販後の継続的な性能確保や不具合報告制度の構築など、体外診断用医薬品の特性を踏まえた制度の見直し　②医療機器の登録認証業務の撤退時のルールの整備など、登録認証制度の安定的な運用に向けた制度の見直し　③デジタルの活用による業務改善等

4．少子高齢化やデジタル化の進展等に対応した薬局・医薬品販売制度の見直し
①調剤業務の一部外部委託の制度化　②薬局の機能等のあり方の見直し　③医薬品の販売区分及び販売方法の見直し（処方箋医薬品以外の医療用医薬品の販売、要指導医薬品の販売方法等、濫用等のおそれのある医薬品の販売時の対応のあり方、一般用医薬品の分類と販売方法）　④デジタル技術を活用した薬剤師等の遠隔管理による医薬品販売

当面の検討スケジュール

4月18日第1回開催（議題：次期制度改正に向けた検討テーマ他）、5月16日第2回開催（議題：次期制度改正に向けた関係業界からのヒアリング）。

以降テーマごとに検討、7月目途に議論の整理。議論の整理を踏まえ、秋以降、更に検討を行い、年内を目途に意見の取りまとめ予定。

索　引

あ

安全管理情報 417, 418, 422, 471, 475, 476, 479, 537, 538, 540
安全性定期報告 400

い

委託安全確保業務 418-424, 476-482, 537-542
一日平均取扱処方箋数 347, 349
一部変更の承認 391, 408, 447, 464, 518, 533
一般医療機器とは 12
一般用医薬品 16
…に関する情報提供等 111
…の区分 110
…の陳列 643
…の販売等 589
…の販売に従事する者 110
違反広告に係る措置命令等 157
医薬品営業所管理者 106, 107, 119, 158, 573, 575, 576, 577, 595, 596
…の義務 106
…の業務及び遵守事項 575
医薬品製造管理者 42, 63, 413, 428, 469
医薬品等外国製造業者の
…認定 27, 47, 257, 258, 381, 392, 393, 395, 405, 406
…保管のみを行う製造所に係る登録 28, 258, 259, 385
医薬品等行政評価・監視委員会 177, 178
医薬品等区分適合性調査 263-266, 394, 395
医薬品等承認取得者 40
医薬品等総括製造販売責任者
…等 41, 158, 427
…の基準 409, 735
…の業務及び遵守事項 411
…補佐薬剤師 373-375, 415, 427, 428
医薬品等適合性確認
…台帳の記載事項 406
…の申請 270, 405
医薬品等適合性調査
…台帳の記載事項 393
…の申請 261, 392
医薬品等変更計画確認台帳の記載事項 405
医薬品とは 11
医薬品の直接の容器等の記載事項 631
医薬品の適正管理 577
医薬品の販売業の
…許可 99
…許可の種類 99
医薬品の品質管理及び製造販売後安全管理 409, 410, 411
医薬品リスク管理 419, 422, 477, 480
医薬部外品等責任技術者 25, 27, 42-45, 158, 190, 376, 378-380, 426, 428, 429
…の業務及び遵守事項 414
…の資格 413, 414
医薬部外品とは 11
医薬部外品の
…直接の容器等の記載事項 644
…表示 644
…品質管理及び製造販売後安全管理を行う者 410
医薬部外品又は化粧品の製造販売後安全管理業務を委託 420
医療機器安全管理責任者 483
医療機器修理責任技術者
…等の変更の届出 615
…の業務及び遵守事項 611
…の資格 611
医療機器責任技術者 62
…等の変更の届出 486
…の業務及び遵守事項 468
…の資格 467
医療機器たる附属品 719
医療機器等適合性確認の申請 285, 461
医療機器等安全管理責任者 467, 470, 477, 478, 482
医療機器等外国製造業者 49, 67, 168, 278, 279, 440, 448, 449, 461, 475, 494, 695
医療機器等承認取得者 60, 61, 452, 465, 486, 496
医療機器等総括製造販売責任者 62
…等の設置及び遵守事項 61
…等の変更の届出 484
…の基準 465
…の業務及び遵守事項 466
医療機器等適合性調査
…台帳の記載事項 449
…の申請 280, 289, 448
医療機器等認証取得者 71, 452, 496, 499, 500
医療機器等変更計画適合性確認通知書 451
医療機器等リスク管理 445-477, 480
医療機器とは 12
医療機器の直接の容器等の記載事項 651
医療機器の範囲 245, 341
医療機器プログラム 13, 112-114, 116, 118, 130, 131, 136, 153, 215, 228-230, 437, 596-600, 603, 607, 653, 654, 665, 667, 731
…の広告 599
医療等の用途 14, 179, 237, 238
医療用医薬品 359, 395, 396, 399-401, 415, 577, 726

う

疑わしい点を確かめ 358

え

営業時間 345-347, 349, 370, 554, 564, 594, 595
営業所の
…管理 106, 107, 113, 117, 309-313, 575, 577, 599,

601, 602, 605, 606, 618-620
…管理に関する帳簿 577, 599, 618
…構造設備 105, 106, 113, 114, 116, 117, 575, 595, 601, 605, 619, 620

お

卸売販売業者 106
…からの医薬品の販売 577
…の遵守事項 107, 575
…の法令遵守体制 107, 575
卸売販売業における
…医薬品の販売等の相手方 552
…薬剤師以外の者による医薬品の管理 573
卸売販売業の許可 100, 105, 106, 209, 573
オンライン服薬指導 367

か

外国医薬品 671, 672, 684
外国指定高度管理医療機器製造等事業者 68
外国製造医薬品
…等特例承認取得者 45, 273, 433
…等の製造販売の承認 45, 163, 429
…の特例承認 46
外国製造医療機器等
…特例承認取得者 66, 288, 339, 490, 491
…の製造販売の承認 65, 487
…の特例承認 67
外国製造化粧品の製造販売に係る届出 697
外国製造再生医療等製品特例承認取得者 97, 306, 339, 550, 551
回収 141, 142, 154, 181, 233, 424, 470, 471, 482, 542, 599, 600, 613, 672, 674, 676-678, 702, 706, 710
開設の申請 345
改善命令 75, 154
開店時間 345, 351, 353, 361, 559, 563
…外 351, 353
開封販売等の制限 119
鍵をかけた陳列設備 361, 559, 643, 644
加工細胞等に係る治験 708, 712
過去五年間のうち 555, 565, 566, 728, 733
課徴金
…納付命令 168-173, 175, 318, 319, 688, 689
…対象期間 169
…対象行為 151, 169-173, 318, 319, 687, 688
…対象行為者 151, 169, 170
…の額の減額 169
…の納付義務等 170
家庭用電気治療器 604, 605
…営業所管理者 605
感染症定期報告 143, 144, 148, 316, 431, 488, 548, 679, 680, 684, 685
管理医療機器
…とは 12
…の販売業及び貸与業の届出 114, 229
…の販売業者等の法令遵守体制 606
…の販売業又は貸与業の届出 598
…プログラム 112-114, 228-230, 596-598, 603, 607
管理者の設置 113, 117, 231

き

機械器具等に係る治験 703, 704, 707
危害の防止 141
機構による
…医薬品等審査等 33, 265
…医療機器等審査等 55
…再生医療等製品審査等 86
…製造販売の届出の受理 41, 61, 273, 287, 409, 465
…立入検査等 152, 316
…治験の計画に係る調査等 191
…注意事項等情報の届出の受理 136
…調査に係る輸出用医薬品等の範囲 323
…調査の実施 26, 80
機構のホームページ 632, 640, 664, 666, 682, 717
機構を経由しないで行う承認の申請の範囲 263, 282, 298
記載禁止事項 122
記載製造所 451
基準確認証の交付等 31, 84
基準適合証の有効期間 54, 70
基準適合性認証 71
…審査 501, 503
…についての申請 75, 504
…の業務の範囲 74, 504
…のための審査の義務 74
希少疾病用 14, 29, 30, 35, 50, 52, 83, 89, 182-185, 233, 320, 389, 398, 444, 445, 524, 690, 691, 693
基礎講習 597, 598, 604, 605, 611, 731
基本情報等の変更の報告 356
休日及び夜間 351, 353
休廃止等の届出 23, 45, 65, 97, 219, 226, 505, 607
教育訓練 600
業務規程 74
業務経験の証明及び記録 363, 561, 570
業務の全部若しくは一部の停止 76, 155, 161, 163, 164
許可事業者 726
許可台帳 247, 252, 255, 275, 293, 295, 308, 349, 375, 378, 437, 509, 512, 597, 610
許可等の
…更新を拒否する場合 175
…の条件 188, 694
許可の
…基準 16, 24, 48, 79
…失効 252, 293
…取消し等 161
許可又は許可の更新に係る調査の申請 378, 512
許可を
…与えない 16, 24, 25,

48, 79, 80, 100, 103, 106, 110, 113, 115, 117
…受けた者でなければ 24, 25, 47, 79, 80, 99, 112, 115, 116, 200
虚偽の答弁／報告 77, 157, 163, 167, 168, 207
居宅等 18, 352, 367
緊急命令 153
緊急承認 32, 54, 86, 265, 326, 388, 395, 443, 453, 517, 522,
…医薬品〔等〕 697
…に係る医薬品の範囲 265
禁止 123, 131, 133, 134, 146, 178, 180, 199, 200, 362, 560, 569

く

区域管理者 103-105, 158, 555, 556, 564-566, 570, 571, 595, 728
…の義務 104
…の業務及び遵守事項 566
…の指定 565
区域の管理 103, 566
区分等表示 638, 639
…変更医薬品 638, 639

け

掲示 23, 103, 370
継続的研修 365, 555, 563, 565, 571, 600, 615
競売 362, 560
軽微な変更
…に係る特例 404, 461, 529
…の届出 392, 448, 518, 717
…の範囲 391, 447, 518, 716
劇薬 119
化粧品とは 12
化粧品の
…直接の容器等の記載事項 648
…特例 330
…品質管理及び製造販売後安全管理を行う者 41, 410
権限の委任 195, 337, 718
健康サポート薬局 346, 347, 364, 371
…の表示 364
検査命令 154, 689
研修実施機関 365, 366, 563, 571, 572
研修中の登録販売者 361, 559, 568
検証的臨床試験 390
検定 118
…合格証明書 314, 628
…の試験品 314
…の申請 235, 314, 621, 622, 626
原薬たる医薬品 13, 29, 260, 417
原薬等登録原簿 29, 50, 82, 192, 193, 389, 447, 518, 713-717
…の登録証 715, 717
…の登録の申請 714

こ

広告 133, 315, 664
…の禁止 134
…の制限 134, 179
公示送達 174, 242, 243
厚生労働大臣による基準適合性認証の業務の実施 78
高度管理医療機器等 68, 112, 229, 352, 732
…営業所管理者 113
…営業所管理者の業務及び遵守事項 601
…の販売業及び貸与業の許可 112
…の販売業者等の法令遵守体制 602
…の販売業又は貸与業の許可の申請 596
高度管理医療機器とは 12
高度管理医療機器プログラム 112, 113, 228, 596, 597, 603
高度管理医療機器又は処方箋体外診断用医薬品 476-481
購入等に関する記録 359, 557, 567, 577, 601, 618
交付の制限 120
国内品質業務運営責任者 422, 467, 470, 477, 480, 482, 483, 540
誇大広告 133, 318, 319
コンタクトレンズ 118, 597, 658

さ

再委託安全確保業務 421-424, 479-482, 540-542
…等に係る記録の保存 424, 482, 542
再教育研修
…修了登録証 348, 371
…命令 19, 348, 370
最終製品 379, 438, 450, 469, 616
…の保管 438, 450, 616
再受託安全管理実施責任者 421-424, 479-481, 540, 541
再審査 35, 88
…申請書に添付すべき資料 398, 524
…の申請 301, 398, 399, 401, 408, 429, 430, 432, 524, 526, 533, 547-549
再生医療等製品 12
…営業所管理者 117
…営業所管理者の基準 617
…営業所管理者の業務及び遵守事項 619
…外国製造業者の認定 81, 99, 167, 295, 296, 512, 520, 530, 531, 714, 716
…区分適合性調査 298-300, 520-522
…承認取得者等 140, 141, 670, 671
…製造管理者 94, 545
…総括製造販売責任者 94, 545
…に関する記録及び保存 140, 233
…に関する指導及び助言 141
…の製造業者の法令遵守体制 544
…の製造販売業者の法令遵守体制 542
…の直接の容器等の記載事項 659
…の範囲 90, 245, 295, 299, 300, 302, 316, 343, 525

…の販売業者の遵守事項 617
…の販売業者の法令遵守体制 619
…の販売業の許可 116, 231, 307-309, 616
…の販売業の許可の申請 616
…の表示 659
再製造単回使用医療機器 438, 450-452, 460, 470-472
サイバーセキュリティ 356
再評価 37, 90
…に係る公示の方法 402, 527
…の申請 303, 402, 408, 429, 430, 432, 526, 527, 533, 547-549

し

歯科用金属の表示 651
資質の確認 110
実務の証明及び記録 363, 561, 569
指定卸売
…医療用ガス類 574
…歯科用医薬品 574
指定高度管理医療機器等 68
指定再生医療等製品 140, 233, 540, 659, 665, 670, 671
指定視力補正用レンズ等 596-598, 604
指定第二類医薬品 346
…の配置 569
…の販売等 363, 561
指定薬物 13
…等に係る違法広告 181
…の取扱い 178, 689
市販直後調査 349, 419, 420, 422, 423, 538-541, 672
…実施計画書 420, 423, 539, 541
事務の区分 194, 335
収去 151-153, 182, 207, 316, 317, 686, 687, 690
従事者の区別 361, 559, 568
修理及び試験に関する記録 612
修理業者の法令遵守体制 612
修理業の
…許可 115, 312, 608-610, 615
…許可証 609, 610
…許可の更新の申請 610
…許可の申請 608
…許可の有効期間 312
…特例 312, 616
修理区分 115, 187, 609-611
…の変更等の申請 610
受託安全管理実施責任者 418-424, 476-481, 537-542
承継 40, 60, 71, 93, 717
…の届出 408, 464, 499, 532
条件及び期限付承認 84, 522, 659
…の表示 659
条件付き承認 390, 391, 397
承認申請書に添付すべき資料 387, 388, 442, 443, 516, 517
…の提出の猶予 388, 443, 517
承認台帳 260, 279, 296, 392, 430, 448, 487, 519, 547
承認
…の条件 349, 450, 460, 585
…の取消し等 159, 163, 166
…を受けなければならない 28, 31, 49, 53, 82, 84, 447, 448
情報の整理及び調査の実施 143, 144, 148
情報の提供及び指導を行う場所 579, 583
処方箋医薬品以外の医薬品の製造販売後安全管理業務を
…委託 420
…再委託 423
処方箋医薬品の製造販売後安全管理業務
…を委託 418
…を再委託 421
処方箋医薬品の
…販売 120
…譲渡に関する帳簿 630
処方箋数の届出 248, 372
処方箋体外診断用医薬品 476-481
使用及び取扱い上の必要な注意 122, 130, 135, 136, 666
使用成績評価 57, 283, 284, 455, 456, 457
…申請書に添付すべき資料 455
…に係る確認又は調査の申請 456
…の申請 455
…の調査に係る医療機器又は体外診断用医薬品の範囲 456
使用の期限 121, 126, 127, 129, 132, 359, 362, 413, 560, 569, 577, 633, 660, 670, 683, 726
…を超過した医薬品の販売等の禁止 362, 560, 569
使用の成績に関する資料その他の資料 30, 52, 390, 408, 429, 446, 464, 487
資料の保存 429, 433, 486, 491, 546, 551
視力補正用レンズ 596-598, 604
新医薬品 35
新再生医療等製品 89
申請期間 35, 36, 89
信頼性の基準 388, 391, 399, 444, 447, 456, 517, 525

せ

製造管理及び品質管理に協力 475
製造管理又は品質管理の方法
…に影響を与えるおそれがある変更 39, 59, 92, 404, 460, 529
…の基準への適合 416, 475, 536
…の基準を適用する〔モノ〕 260, 279, 288, 320, 321
製造業者の法令遵守体制 425, 483, 544
製造業の許可 25, 80
…台帳の記載事項 378, 512
…の区分

375, 376, 378, 381, 384, 386, 440, 441, 510-512, 514, 697
…の区分の変更等の申請 378, 511
…の更新の申請 377, 511
…の申請 376, 510
…の有効期間 252, 293
製造業の登録 48, 49, 215, 276-278, 437-440, 696
…証 276, 277, 278, 439
…台帳の記載事項 440
…の更新の申請 440
…の申請 438
…の有効期間 276
…を受ける製造所の製造工程 437
製造工程の区分 30-32, 83, 395, 522
製造所の構造設備 25, 80, 377, 378, 382, 428, 510, 511, 513, 546
製造専用
…医薬品 631, 635, 645, 646, 649, 656, 662, 664, 665, 668, 681, 682
…医療機器 656, 664, 665, 668
…再生医療等製品 662, 664, 665, 668
製造等 13, 690
…の禁止 123, 131, 133, 146, 178
製造の禁止 199, 200
製造販売業者等の
…遵守事項等 43, 63, 95
…法令遵守体制 43, 64, 95
製造販売業者の
…遵守事項 415, 430, 469, 472, 488, 535, 548
…選任 70
…法令遵守体制 424, 482, 542
製造販売業の許可 23, 47, 79
…証 249-251, 274, 275, 291-293, 374, 436, 508, 509
…台帳 252, 275, 293, 375, 437, 509
…の更新の申請 374, 436, 509
…の申請 373, 435, 508
…の有効期間 249, 273, 291
製造販売後安全管理業務
…手順書等 418-423, 476-482, 537-542
…を委託 417, 418, 420, 475, 476, 478, 536, 537
…を再委託 418, 421, 423, 475, 476, 479, 481, 537, 540
製造販売後臨床試験 415, 416, 472, 535, 536
製造販売とは 13
製造販売の
…承認 28, 45, 49, 65, 82, 97
…承認の申請 16, 110, 386, 429, 441, 487, 515, 547
…特例 325
…届出 41, 61, 219, 273, 287, 409, 465
…認証 68
生物学的製剤 332, 333, 622, 627
生物由来製品 13
…承認取得者等 146, 147
…に関する記録及び保存 146
…に関する指導及び助言 147
…の製造管理者 144
…の特例 144, 316, 680
成分同一物 395, 396, 400
設計のみを行う製造所 468
設置管理医療機器 473, 474, 479, 608, 614
…等の販売業者等の遵守事項 608
…の修理業者の遵守事項 614
設置管理基準書 473, 474, 608, 614, 615
設置に係る管理に関する文書 473
先駆的〔医薬品等〕 14, 29, 30, 35, 50-52, 83, 89, 183-185, 389, 398, 444, 445, 524, 691, 693
選任外国製造医薬品等製造販売業者 45
…に関する変更の届出 46, 239, 431
…の遵守事項 430
選任外国製造医療機器等製造販売業者 66
…に関する変更の届出 66, 222, 489
…の遵守事項 488
選任外国製造再生医療等製品製造販売業者
…に関する変更の届出 97, 227, 548, 549
選任した製造販売業者 68, 70-72
専門医療機関連携薬局 18, 19, 151, 162, 248, 352, 355, 372
…の基準等 352
…の認定を取り消す 162

そ

総取扱処方箋数 249, 372

た

第一類医薬品 110
…陳列区画 361, 559, 643
体外診断用医薬品 13
…製造管理者 63
…製造管理者の業務及び遵守事項 469
…の製造の管理 63, 65, 468, 469, 484
第三類医薬品 110
第二類医薬品 110
代理人 172, 208, 588
立入検査等 149, 152, 181, 316, 686
他の物と区別して 120, 125
単回使用の医療機器 438, 470, 471, 651

ち

地域包括ケアシステム 350, 351
地域連携薬局 17, 18, 151, 156, 162, 247, 248, 350, 352, 354, 355, 370, 372
…等の掲示 370
…等の認定証 247, 248, 354, 355

…等の認定台帳 248, 355
…等の変更の届出 372
…の基準等 350
…の認定を取り消す 162
治験使用
…機器 704-708
…薬 191, 195, 239, 331, 698-703, 707, 708, 712
…薬物等 191
治験とは 14
治験に関する
…不具合情報等の報告 703, 704, 708
…副作用等の報告 700, 713
治験の届出を要する場合 698, 703, 708
地方厚生局長に委任 195, 337, 718
地方厚生支局長に委任 195, 337, 719
地方薬事審議会 14, 245
注意事項等情報 135
…に関する届出事項 666
…の公表 134, 146, 664, 682
…の公表の方法等 664
…の提供を行うために必要な体制の整備 136, 665
…の特例 664, 665, 682
…の届出等 136
…を入手するために必要な 122, 129, 132
中古品の販売等に係る通知等 600
調剤させてはならない 358
調剤させなければならない 358
調剤された薬剤
…に係る情報提供及び指導の方法 366
…に関する情報提供及び指導等 22
…の販売 15, 16, 18, 22, 366
…の販売に従事する者 22
調剤専用医薬品 637
帳簿を備え 75, 120, 207, 359, 432, 490, 550, 557, 566, 577, 599, 618
直接の容器等の記載事項 120, 125, 127, 129, 131, 144, 631, 644, 648, 651, 659

て

適合性確認
…台帳 272, 406, 462, 530
…の結果の通知 272, 287, 306, 406, 462, 531
…の申請 270, 285, 304, 405, 461, 530
適合性調査
…台帳 262, 265, 280, 289, 297, 299, 393, 395, 449, 520, 521
…の結果の通知 261, 263, 280, 289, 297, 298, 393, 394, 449, 520, 521
…の申請 261, 266, 280, 289, 296, 300, 392, 394, 448, 519
…の特例 262, 280, 289, 297
…を行わない承認された事項の変更 393, 449, 520
適合命令 75
添付すべき資料 387, 388, 398, 429, 442, 443, 455, 487, 516, 517, 524, 547
添付文書等
…の記載事項 145, 681
…の特例 654
…への記載を要する医薬品 632
…への記載を要する医療機器 652
店舗管理者 101
…の義務 101
…の業務及び遵守事項 556
…の指定 555
…を補佐する者 556, 728, 729
店舗における掲示 103, 563
店舗の管理 101, 102, 555-557, 562, 563
…に関する帳簿 557
店舗の構造設備 100, 101, 557, 594
店舗販売業者 101, 237, 562
…の遵守事項 102, 557
…の法令遵守体制 102, 561
店舗販売業の許可 99-101, 200, 209, 210, 236, 553
…の申請 553
店舗販売品目 101

と

動物用医薬品 199-201
…等 195, 337, 339
…特例店舗販売業者 200
…再生医療等製品 200, 201
登録医薬品等外国製造業者 259, 417, 435, 686
登録台帳 257, 259, 278, 279, 380, 440, 715
登録認証機関 68
…の行う製造管理又は品質管理の方法の基準に係る調査の期間 288
…の業務規程 223, 503
…の審査基準 503
…の登録証 501-503
…の登録の有効期間 290
…の報告書 499
登録の
…更新の申請 380, 440, 502
…申請 26, 27, 192, 193, 215-218, 221, 223, 231, 232, 235, 240, 379, 385, 438, 440, 464, 499, 501, 586, 714, 716
…取消し等 76, 163, 168
…変更の届出 503
登録販売者 16, 588
…試験 586, 587
…名簿 587, 588
…名簿の登録事項の変更 588
…を置く場合 15, 347, 554, 564
特殊疾病 134, 315, 664
特定違法広告 158
特定医療機器
…承認取得者等 139, 490, 669
…に関する記録及び保存 138
…に関する指導及び助言 139
…利用者 139, 668, 669
特定管理医療機器 598, 604-608, 732

…営業所管理者 598, 604-607
…の販売業者等の遵守事項等 604
特定生物由来製品 13
…取扱医療関係者 146-148
…に係る説明 146
特定電気通信 158, 181, 243
特定販売 345
…の実施の有無 346, 371, 594
…の方法等 363, 560
…のみを行う時間 346, 347, 554
…を行うことについての広告 346, 554
特定保守管理医療機器 12
…以外の医療機器の修理業者 614
…の修理業者 613, 614
特定用途〔医薬品等〕 14, 29, 30, 35, 51, 52, 83, 89, 183-185, 389, 444, 445, 691-693
毒薬 119
毒薬及び劇薬の
…取扱い 118
…範囲 195, 629
毒薬又は劇薬の譲渡手続に係る文書 629
特例承認〔医薬品等〕 697
…の取消し等 166
…を受けた者に義務 283, 300
都道府県等が処理する事務 194, 331
都道府県知事
…等の経由 47
…に報告 20, 356
…の経由 67, 99
…の登録 110, 587
…への報告 356
届出の特例 308
取扱処方箋数の届出 248, 372

に

二項医薬品注意事項等情報 639, 640, 646, 649, 657
二次元コード 631, 653, 660
日本薬局方 117, 621
認証台帳の記載事項等 494
認証
…取消し等の命令 75, 224
…の申請 222, 223, 239, 240, 493, 499, 500, 643
…の取消し等 71
…を受けなければならない 68, 69, 73
認定
…医薬品等外国製造業者 258, 317, 416, 435, 686
…台帳 248, 258, 296, 355
…の取消し等 167
…の有効期間 257, 295

は

バーコード 631, 653, 660
廃棄等 153, 180
配置従事者の身分証明書 105, 572
配置従事の届出 105, 572
配置販売業者 103, 211, 734
…の遵守事項 104, 566
…の法令遵守体制 104, 570
配置販売業の
…監督 159
…許可 100, 103, 211, 564
…許可の申請 564
配置販売に関する文書の添付 569
配置販売品目 103
販売従事登録 347, 554, 564, 586-589
…証 587, 588, 589
…の消除 588, 589
…の申請 586
販売方法等の制限 112

ひ

被験機器 704-708
被験薬 698, 699, 701-703, 707, 708, 712
表示の特例 632-635, 637, 644, 648, 652, 659, 660, 680, 681

ふ

封 119, 125, 471, 627, 644
不具合等の報告への協力 601
副作用救済給付 142, 233, 677
副作用等の報告 141, 143, 233, 239, 315, 425, 483, 543, 671, 678, 700, 713
符号 121, 129, 132, 137, 631, 654, 667
不適当な場合 386, 387, 404, 442, 459, 516, 529, 716
不当景品類及び不当表示防止法 169, 171, 318, 319
プログラム
…医療機器 215-218, 220-223, 232, 234, 654, 731
…高度管理医療機器 228, 229, 597, 598, 604
分割販売 112, 631, 637, 667

へ

閉鎖 361, 559
変更計画 38, 59, 92
…確認台帳 270, 285, 303, 405, 461, 530
…に従つた変更に係る届出の届書等 407, 463
…の確認 38, 58, 91
…の確認の申請 403, 457, 527, 528
…の確認を受けることができない場合 404, 459, 529
…の確認を受けることができる場合 403, 458, 528
変更を行うことができるようになるまでの日数 406, 463, 531

ほ

放射性医薬品 333, 347, 349, 370, 375, 377, 381, 382, 438, 573, 595
法定受託事務 195, 337
邦文記載 639, 719
保管のみを行う製造所に係る登録 26, 28, 256-259, 379, 380, 385, 392, 393, 405
…台帳の記載事項 380
…の申請 379, 385
…の有効期間 256, 258
補聴器 604, 605
…営業所管理者 604, 605

ま

麻薬取締員 176, 182, 686, 690

麻薬取締官　176, 182, 686, 690

み

身分証明書　105, 572

む

無菌医薬部外品　376, 381
無菌製剤処理　351, 358
無菌調剤室　351, 358

め

名称の使用制限　17
名称の使用の特例　350

も

模造に係る医薬品　123, 176

や

薬学的知見に基づく
　…指導　13, 16-18, 22, 23, 108, 109, 326, 350, 352
　…調剤及び指導　18, 19, 353
薬剤師以外の技術者
　…に行わせることができる　410, 412, 466
　…をもつて　41, 42, 62, 63, 409
薬剤師不在時間　345, 349, 361, 370, 371
薬事監視員　176, 314, 315, 319, 627, 628, 686, 690
　…の資格　319
薬事審議会
　…の意見を聴いて　12-14, 16, 32, 33, 35-37, 54-57, 85, 86, 88-90, 118, 119, 160, 183, 201
　…への報告　142
薬物に係る治験　698-700
薬局　13, 17
薬局医薬品　16
　…に関する情報提供及び指導等　108
　…の貯蔵等　361
　…の販売等　578
　…の販売に従事する者等　107
薬局開設者　10, 247, 354
　…が薬剤師　19
　…が薬剤師でないとき　19
　…による薬局に関する情報の提供等　20
　…の遵守事項　21, 357
　…者の法令遵守体制　21, 364
薬局開設の許可
　…証　246, 247, 348
　…台帳　247, 349
　…の更新の申請　348
薬局製造販売医薬品
　…陳列区画　361, 643
　…の製造業者の遵守事項　417
　…の特例　582
　…を陳列する場合　643
薬局における
　…医薬品の広告　362
　…掲示　23, 370
　…調剤　21, 358
薬局の開設の許可　23
薬局の管理　19
　…者の業務及び遵守事項　355
　…者を指定　15, 19, 21, 310, 313, 347
　…に関する帳簿　359
薬局の構造設備　15, 16, 20, 356, 370
薬局を
　…再開　23, 373
　…廃止　23, 373

ゆ

有効期間　413
輸出業者　324, 695, 696
輸出用
　…医薬品等　320, 321, 323, 695
　…医療機器等　321, 324, 696
　…再生医療等製品　322, 325, 696
　…の医薬品　142, 155, 188, 189, 233, 234, 320, 677, 694
　…の医療機器又は体外診断用医薬品の製造業者　188
　…の再生医療等製品の製造業者　188
輸入
　…に係る手続　416, 474, 536
　…の確認　124, 640, 641, 642
輸入の確認の申請　640
輸入の確認をしない場合　641
輸入の確認を要しない場合　642

よ

要指導医薬品　16, 346
　…陳列区画　361, 559, 643
　…に関する情報提供及び指導等　109
　…の販売等　583
　…の販売に従事する者等　109
　…の表示　630
　…を陳列する場合　643
予測することが　671-677

ら

濫用等のおそれのある医薬品
　…の配置　568
　…の販売等　362, 559

り

旅費の額　291, 505, 506
臨床試験の試験成績に関する資料　14, 33, 50, 55, 82, 85, 442
　…の一部の添付を要しない　29, 30, 51, 52, 387, 389, 390, 443, 444, 445

ろ

六年を超える期間当該医薬品の副作用　398

わ

賄賂　201, 202

令和６年度版　薬事法令ハンドブック

２００２年　９月３０日　初版発行
２０２４年　６月２４日　令和６年度版第１刷発行

発行　株式会社薬事日報社　https://www.yakuji.co.jp/
本社　東京都千代田区神田和泉町１番地
電話 03 － 3862 － 2141
支社　大阪市中央区道修町２－１－10
電話 06 － 6203 － 4191

印刷　昭和情報プロセス株式会社